W0258456

BEITRÄGE

ZUR

PATHOLOGIE UND THERAPIE DER SYPHILIS

UNTER MITWIRKUNG

VON

DR. **G. BÄRMANN**-PETOEMBOEKAN (SUMATRA), DR. **C. BRUCK**-BRESLAU DR. **DOHI**-TOKIO, DR. **KOBAYASHI**-SASHEHO (JAPAN), **ERICH KUZNITZKY**-BRESLAU, DR. **R. PÜRCKHAUER**-DRESDEN, DR. **L. HALBERSTÄDTER**-BERLIN, DR. **S. VON PROWAZEK**-HAMBURG, DR. **SCHERESCHEWSKY**-GÖTTINGEN UND DR. **C. SIEBERT**-CHARLOTTENBURG

HERAUSGEGEBEN

VON

DR. ALBERT NEISSER

ORDENTLICHER PROFESSOR AN DER UNIVERSITAT BRESLAU
GEHEIMER MEDIZINALRAT

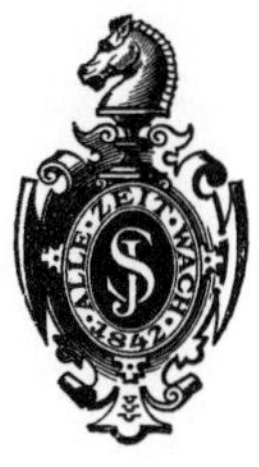

SPRINGER-VERLAG BERLIN HEIDELBERG GMBH

Erscheint zugleich als Band XXXVII der

„Arbeiten aus dem Kaiserlichen Gesundheitsamte"

unter dem Titel

„Bericht über die unter finanzieller Beihilfe des Deutschen Reiches während der Jahre 1905—1909 in Batavia und Breslau ausgeführten Arbeiten zur Erforschung der Syphilis".

ISBN 978-3-642-50526-3   ISBN 978-3-642-50836-3 (eBook)
DOI 10.1007/978-3-642-50836-3

Softcover reprint of the hardcover 1st edition 1911

Vorwort.

Der nachstehende Bericht enthält die Ergebnisse der wissenschaftlichen Forschungen, die von mir und meinen Mitarbeitern über Fragen der Pathologie und Therapie der Syphilis unter finanzieller Beihilfe der Deutschen Reichsregierung (in Batavia und Breslau) ausgeführt worden sind. Berücksichtigung haben dabei auch alle diejenigen Untersuchungen gefunden, welche schon vor der seit dem Jahre 1906 erfolgten Gewährung der Reichssubvention begonnen waren und sich in derselben Richtung bewegten.

Hätte ich mich auf eine einfache Darstellung der während der Javaexpedition ausgeführten Arbeiten beschränken wollen, so hätte ich schon viel früher diesen Bericht vorlegen können. Da ich aber durch die großherzige Gewährung weiterer Mittel sowohl seitens des Deutschen Reichs wie des Königlichen Preußischen Kultusministeriums und aus der Stiftung des Herrn Geheimen Kommerzienrat Dr. Eduard Simon in Berlin in der glücklichen Lage war, die in Batavia begonnenen Arbeiten fortführen und namentlich nach der therapeutischen Seite hin ausgestalten zu können, so verzögerte sich der Abschluß der Arbeit.

Meinem persönlichen Empfinden freilich kommt die Veröffentlichung auch jetzt noch viel zu früh. Denn fast bei jedem Abschnitt bestehen Lücken und ich hätte gewünscht, noch viele weitere Versuche anstellen und ihre Resultate abwarten und verwerten zu können. Aber trotz der Unvollkommenheiten, die, wie ich besser als jeder andere weiß, der ganzen Arbeit anhaften, hoffe ich auf eine freundliche Aufnahme und Beurteilung, die namentlich derjenige mir und meinen Mitarbeitern nicht versagen wird, der die großen Schwierigkeiten, die gerade bei der Materie der Syphiliserforschung zu überwinden sind, kennt. —

Wie mein erster, dem Berner Kongreß der Deutschen Dermatologischen Gesellschaft 1906 vorgelegte Bericht, enthält der vorliegende nicht nur eine Aufzählung der experimentell festgestellten Tatsachen, sondern ich habe versucht, überall die experimentell gewonnenen Erfahrungen für die wissenschaftliche Erkenntnis und die praktische Diagnostik und Therapie der menschlichen Syphilis zu verwerten. Studieren wir doch die Affensyphilis nicht ihrer selbst wegen, sondern als Mittel, den Rätseln der menschlichen Krankheit beizukommen! Die Arbeit ist durch diese Betrachtungen und das Heranziehen von an Menschen gemachten Erfahrungen freilich umfangreicher geworden; dafür aber hoffe ich, auch inhaltsreicher und brauchbarer. —

Einige Kapitel haben zwei meiner Bataviamitarbeiter, Herr Dr. Bruck und Herr Dr. Siebert, selbständig ausgearbeitet. Auch bei diesen schien es mir richtig, die gesamte Materie im Zusammenhang und in abschließender Form vorzulegen, so daß insbesondere Dr. Brucks Darstellung der Serodiagnostik ein vollkommenes Bild dieses ganzen neuen Forschungsgebietes bringt.

Angeschlossen sind kleinere Abhandlungen, teils weil ihr Inhalt mit dem Forschungsgebiet der Syphilis zusammenhängt, teils weil sie ihre Entstehung der Javaexpedition verdanken. —

Ich möchte aber dieses Vorwort nicht schließen, ohne meinen Mitarbeitern für ihre treue und zuverlässige Hilfe zu danken. Ich hoffe, daß ihnen allen, den Kollegen Baermann, Halberstädter, Siebert, Bruck, Kaiser und von Prowazek, sowie unseren Wärtern Carl Rönisch, Carl Leschner und Alois Bunzek die Erinnerung an die in Java verbrachte Zeit ebenso erfreulich sein und bleiben möge, wie es bei mir der Fall ist. —

Breslau. im Dezember 1910. **A. Neisser.**

Inhalts-Verzeichnis.

Einleitung 3; — Erste Tierversuche und die Entdeckung von Metschnikoff und Roux 3; — Gründung der Station in Batavia 6; — Beschreibung derselben 9; — Tierhaltung 10; — Art der Versuche 22; — Übernahme der Station seitens des Deutschen Reiches 30; — Eingabe an den Herrn Reichskanzler 31; — Auflösung der Station 40.

Wissenschaftlicher Teil.

Abschnitt I—XI. Bearbeitet von A. Neisser.

Abschnitt I. Die primären Erscheinungen bei der Affensyphilis. — Inkubationszeit der Prim.-Aff. 45; — Aussehen der Prim.-Aff. 47; — Tuberkulöse Impfstellen 49; — Prim.-Aff.-Entwicklung 49; — Spirochäten in der Inkubationszeit 50; — Prim.-Aff.-Weiterimpfung in Generationen 51; — Methoden der Impfung 52; — Impfung ohne Eröffnung der Blutgefäße 54; — Syphilis d'emblée bei Menschen und Tieren 54; — Verlauf der Prim.-Aff. 55.

Abschnitt II. Ursachen der verschiedenen Inkubationszeit 56; — Sitz der Spirochäten 56.

Abschnitt III. Bedeutung der experimentellen Forschung und des Spirochäten-Nachweises für die Pathologie und für die Diagnose der menschlichen Syphilis 59; — **Primäre** und **sekundäre** Syphilis 60; — Spirochäten in **abgeheilten** Formen und die Bedeutung dieser Befunde für Kontagiosität und Rezidive 60; — **zerfallende** Formen (Chancre mixte, maligne Syphilis, pustulöse Formen) 63; — **tertiäre** Formen 64; — Spärlichkeit der Spirochäten 66; — avirulente Formen? 67; — Verhalten in der Praxis 67.

Abschnitt IV. Fortsetzung. 1. **Virulenz der Drüsen** 70; — 2. Verimpfbarkeit des **Blutes** 70; — 3. Verimpfbarkeit des **Sperma** 71; — „Paterne" Infektion 74; — „Immunität" der Mutter 75; — 4. Infektiosität der **Milch** 79; — 5. Infektiosität der **Spinalflüssigkeit** 79; — 6. Infektiosität der **Organe** bei akquirierter und hereditärer Syphilis 80; — 7. Infektiosität des Coryzasekretes 80; — 8. Infektiosität von Sputum, Schweiß und Harn von kongenitalsyphilitischen Kindern 80; — 9. Infektiosität des Serums 80.

Abschnitt V. Pathologie der Affen-Syphilis. Impfungen mit Affen-Material (Primäraffekte. — Drüsen. — Sekundäre Prozesse. — Innere Organe. — Blut) 82; — Spirochäten in inneren Organen 82; — Zahl der Prim.-Aff. 83; — **Differenz der höheren und niederen Affen 84;** — anatomische Differenzen der Haut 85; — Kombination der Impfung mit örtlichen Reizungen und Vaccine 87; — Chancre mixte 87; — sekundäre disseminierte Syphilis bei Schimpansen 88; — sonstige Allgemein-Prozesse bei Schimpansen 88; — disseminierte Syphilis bei niederen Affen 88; — regionäre Rezidive bei niederen Affen 89; — makroskopisch-klinische Erscheinungen bei niederen Affen 90.

Abschnitt VI. Generalisierte Syphilis bei allen Affenarten 91; — Differenz zwischen Affen und Menschen 92; — subjektives Befinden der infizierten Tiere 92; — Nachweis der allgemeinen Durchseuchung bei höheren und niederen Affen 93; — **Organverimpfungen** von niederen Affen 93; — Befallensein der einzelnen Organe 97; — **Blutverimpfungen** 98.

Abschnitt VII. Subcutane Infektions-Versuche 102; — Einfluß der Phagocytose auf den Erfolg 105.

Abschnitt VIII. Intravenöse Infektions-Versuche 113.

Abschnitt IX. Intraperitoneale Versuche 119; — **Lymphdrüsenspaltung** 119; — **Hoden-impfung** 119.

Abschnitt X. Eigenschaften der Spirochäten 120; — Lebensfähigkeit der Spiroch. 120; — chemische und physikalische Beeinflussung derselben 122.

Abschnitt XI. Begriff der konstitutionellen Syphilis.

    A. Problem der Durchseuchung. Schnelligkeit der Verbreitung der Spirochäten von der Impfstelle aus 126; — Excisionsversuche 127; — Excision mit Jodpinselung der Wund-fläche 131; — Gleichzeitige Allgemeinbehandlung 131; — Heißluftzerstörung (Hol-länder) 131; — Zeitliches Auftreten des Virus in Organen und im Blut 132.

    B. Umstimmung der Gewebe. Definition 139; — maligne Syphilis 146.

    C. Immunitätsfragen. Allgemeines 147; — Echte Immunität und „Anergie" 148; — Superinfektion 149; — **Reinokulationsversuche an Tieren** 149.

    D. Superinfektionserfahrungen am Menschen 155; — 1. primäres Stadium 156; — 2. sekun-däres und tertiäres Stadium 161; — Besprechung der sekundären Fälle 161; — Be-sprechung der tertiären Fälle 167; — Kritisches über Superinfektion überhaupt 172; — „Cutireaktion" bei Lues 173.

    E. Echte „Immunität" nach Syphilis. Tierversuche 181; — Vorkommen beim Menschen 185; — Haut- und Organ-Immunität 189.

    F. Frage der Rezidive. Impfungen mit fremden und eigenen Spirochäten 190; — Perioden-weises Schwanken der Immunität 192; — Phagocytose 194; — wann gehen die Virus-metastasen vor sich? 195.

    G. Vererbung der Immunität. Profetasches Gesetz 196; — Milderwerden der Syphilis in Europa 196; — Syphilis bei undurchseuchten Rassen 200; — Syphilis in Java 202.

Abschnitt XII. Immunisierungs-Versuche. Bearbeitet von A. Neisser und C. Bruck. Immunisierungsresultate bei verwandten Krankheiten 203; — „Antikörper" bei Syphilis 205; — Agglutination 205; — A. Versuche mit **aktiver Immunisierung** 206; — B. Versuche mit **passiver Immunisierung** 213; — **ätiologische Therapie von Kraus und Spitzer** 216.

Abschnitt XIII. Therapie. Bearbeitet von A. Neisser.

    A. Allgemeines. Bedeutung der chemotherapeutischen Forschungen Ehrlichs für die Syphilistherapie 227.

    B. Lokale abortive Therapie. (Direkte Einwirkung der Specifica auf das Virus: Hg; — Atoxyl; — Arsenobenzol; — parasiticide Wirkung der Allgemeinbehandlung) 238; — präventive Behandlung durch örtliche Chemotherapie an Tieren 245; — therapeutische Versuche am Menschen 246.

    C. Allgemein-Behandlung mit Quecksilber. Präventivversuche an Tieren 248; — Heil-versuche an Tieren 249; — Bedeutung für die menschliche Therapie 251.

    D. Allg.-Beh. mit Acidum arsenicosum 255.

    Die organischen Arsenpräparate. Allgemeines 258.

    E. Allg.-Beh. mit kakodylsaurem Natron 261; — **Arrhenal** 261.

    F. Allg.-Beh. mit Atoxyl und Arsacetin 261; — **Soamin** 267; — **Hectin** 267.

G. Versuche mit Phenylarsinsäure, Acet-Anthranilsäure und **„Arsuran"** 267.

H. Versuche mit Arsenophenylglycin. Affenversuche 271; — Erfahrungen an Trypanosomenkrankheiten 276; — Ausscheidungsverhältnisse 277; — **therapeutische Versuche an Menschen** 278; — Dosierung 279; — Nebenwirkungen 285; — ein Fall mit Exitus letalis; histologische Befunde (Dr. Schlecht) 286; — Exantheme 290; — Frage der **Überempfindlichkeit** 291; — Methodik: Einzelschläge oder Etappenbehandlung? 292; — Gang der Behandlung 294.

J. Tierversuche mit Dioxydiamido-Arsenobenzol. Von Erich Kuznitzky. Einleitung 295; — I. Präventivversuche 297; — II. Heilversuche 299.

K. Versuche über Kombination von Arsen mit Quecksilber 303.

L. Versuche mit Jodkaliumbehandlung 306; — Präventivversuche 307; — Heilversuche 307; — Nebenwirkungen 308.

M. Versuche mit Chinin-Behandlung 308.

N. Versuche über die Verwendbarkeit verschiedenartiger Farben, kolloidaler Metalle und **Medikamente** 310.

Literaturverzeichnis zu den Abschnitten I—XIII 313.

Verzeichnis der Tabellen in den Abschnitten I—XIII.

    I. Inkubationszeiten bei höheren und niederen Affen 46.
    II. Inkubationszeiten bei verschiedenem Impfmaterial 57.
    III. Organverimpfungen von niederen Affen 95.
    IV. Vergleichsverimpfungen von Milz, Knochenmark, Drüse, Hoden 97.
    V. Blutverimpfungen mit negativen Resultaten 99.
    VI. Blutverimpfungen mit positiven Resultaten (Übersicht) 99.
    VII. Blutverimpfungen mit positiven Resultaten in Einzelversuchen 100.
    VIII. Vergleichsverimpfungen von Blut und Organen 101.
    IX. Anscheinend gelungene subcutane Infektionen mit 32 negativ verlaufenen cutanen Probeinokulationen 107.
    X. Anscheinend gelungene subcutane Infektionen, bewiesen durch positive Organverimpfungen 110.
    XI. Infektionsmaterial der gelungenen subcutanen Versuche 111.
    XII. Infektionsmaterial der nicht gelungenen subcutanen Versuche 112.
    XIII. Intravenöse Infektionsversuche 114.
    XIV. Intravenöse Infektionsversuche 117.
    XV. Positive Organverimpfungen zwischen 1—40 Tagen post inoculat. 134.
    XVI. Positive Organverimpfungen zwischen 1—40 Tagen post inoculat. (Zusammenfassung) 138.
    XVII. Negativ verlaufende Reinokulationen 150.
    XVIII. Positiv verlaufende Reinokulationen 151.
    XIX. Positiv verlaufende Reinokulationen 152.
    XX. Positiv verlaufende Reinokulationen 152.
    XXI. Inkubationszeiten bei Reinokulationsversuchen 154.
    XXII. Negative Reinokulationen, Organprüfung: positiv 183.
    XXIII. Negative Reinokulationen, Organprüfung: negativ 184.
    XXIV. Organexstirpationen und Autoinokulationen 191.
    XXV. Mit der Infektion einsetzende subcutane Behandlung 219.
    XXVI. Mit der Infektion einsetzende intravenöse Behandlung 220.
    XXVII. Subcutane Behandlung nach dem Auftreten des Prim.-Aff. 222.
    XXVIII. Intravenöse Brei-Injektionen nach Auftreten des Prim.-Aff. 223.
    XXIX. Präventivversuche mit Quecksilber 249.
    XXX. Heilversuche mit Quecksilber 250.
    XXXI. Präventivversuche mit Acid. arsenicosum 256.
    XXXII. Heilversuche mit Acid. arsenicosum 257.

XXXIII. Präventivversuche mit Atoxyl und Arsacetin 265.

XXXIV. Heilversuche mit Atoxyl und Arsacetin 266.

XXXV. Präventivversuche mit Phenylarsinsäure 268.

XXXVI. Heilversuche mit Phenylarsinsäure 269.

XXXVII. Präventivversuche mit Acet-Anthranylarsinsäure 269.

XXXVIII. Heilversuche mit Acet-Anthranylarsinsäure 269.

XXXIX. Präventivversuche mit Arsuran 270.

XL. Präventivversuche mit Arsenophenylglycin 272.

XLI. Heilversuche mit Arsenophenylglycin 273.

XLII. Präventivbehandlung mit 1—3 Einzeldosen 274.

XLIII. Etappenbehandlung, präventiv 274.

XLIV. Heilversuche (Breslau) 274.

XLV. Berücksichtigung der Toxizität bei Arsenophenylglycin 275.

XLVI. Zusammenstellung der mit A. behandelten Krankheitsfälle 280.

XLVII. Präventivversuche ante inf. mit „606" 298.

XLVIII. Präventivversuche cum inf. mit „606" 298.

IL. Heilversuche mit „606" 299.

L. Reinokulationsversuche (nach „606") 301.

LI. Heilungsdauer von Affen-Prim.-Aff. bei „606"-Behandlung 302.

LII. Präventivversuche mit Hg. salicyl. + Atoxyl resp. Arsacetin 303.

LIII. Heilversuche mit Hg. salicyl. + Atoxyl resp. Arsacetin 303.

LIV. Heilversuche mit Hg. arsanilicum 304.

LV. Präventivversuche mit Jodkalium 307.

LVI. Heilversuche mit Jodkalium 307.

LVII. Präventivversuche mit Chinin 309.

LVIII. Heilversuche mit Chinin 309.

LIX. Versuche mit verschiedenen Farben und Medikamenten 310.

LX. Versuche mit kolloidalen Metallen 312.

Verzeichnis der Abbildungen*):

1. Straße und Platz in Weltevreden 8. — 2. Straße und Platz in Pegansaan 9. — 3. Unsere Arbeitsstation; Hintergalerie und Garten 10. — 4. Großer Affenkäfig 11. — 5. Orang-Utan-Käfige 11. — 6. Gibbons 12. — 7. Laboratorium: Prof. Neisser, Dr. Bruck, Dr. Kaiser, Wärter Karl Leschner 12. — 8. Laboratorium: Dr. Halberstätder, Dr. von Prowazek, Wärter Karl Leschner 13. — 9. Dependance 14. — 10. Dependance am Fluß 14. — 11. Unser größter Orang-Utan 15. — 12. Zahme, heilige Affen (Cynomolgi) am blauen See, Java 16. — 13. Wärter mit Orang-Utan 17. — 14. u. 15. Junge Orang-Utans 18. — 16. Reisküche für die Affen 20. — 17. Eine Bananen-Mahlzeit 20. — 18. Das malaiische Wartepersonal 21. — 19. Orang-Utan mit Impfprodukt 23. — 20. Urwaldstation Tjibodas 29.

Abschnitt XIV. Serodiagnostik. Bearbeitet von Dr. Carl Bruck.

Historisches 345.

Wesen der Komplementbindungsreaktion bei Syphilis 349.

Technik der Komplementbindungsreaktion bei Syphilis 369.

Modifikationen:

A. Änderungen in der Herstellung des Antigens bzw. Ersatzmittel der Organextrakte 372; — Wässeriger Extrakt aus normalen Organen 372; — Alkoholische Extrakte aus normalen Organen 373; — Alkoholische Extrakte aus luetischen Lebern 374; — Ersatzmittel für Organextrakte 376.

B. Ersatz der Blutseren von Luetikern durch andere Körperflüssigkeiten 378.

---

*) Den größten Teil der Bilder hat Herr Dr. Halberstädter hergestellt.

C. Änderungen in der Technik der Komplementbindungsreaktion 379; — Bauers Modifikation 379; — Hechts Modifikation 381; — Sterns Modifikation 381; — Tschernogubows Modifikation 385; — v. Dungerns Modifikation 386; — Komplementoidverstopfung 388; — Die an der Breslauer Klinik übliche Technik 388.

Die Spezifizität der Komplementbindungsreaktion für die Syphilis 391; — Framboesie und Trypanosomenerkrankungen 398; — Lepra 398; — Scharlach 401; — Malaria 403; — Lyssa, Psoriasis, Sklerodermie, Pellagra 404.

Vorkommen und Verwertbarkeit der Reaktion in den verschiedenen Stadien der Syphilis: A. Primärstadium 405; — B. Sekundärstadium 412; — C. Tertiäre Periode 414; — D. Latenzstadien 417.

Hereditäre Syphilis 430.

Der Einfluß der spezifischen Behandlung auf den Reaktionsausfall 440.

Über die Verwendbarkeit der Reaktion für andere medizinische Disziplinen: Innere Medizin 469; — Chirurgie 471; — Augenheilkunde 471; — Geburtshilfe 472; — Laryngologie 473; — Pathologische Anatomie 473.

Anhang 475; — Porgessche Reaktion 475; — Präcipitationsmethode nach Fornet usw. 477; — Klausnersche Fällungsreaktion 478; — Schürmannsche Farbenreaktion 487.

Literatur bis Ende Oktober 1910 482; — Bisher erschienene größere Referate über die Serodiagnose der Syphilis 505.

Anhang zu Abschnitt XIV.

Über die Verwertbarkeit wässeriger und alkoholischer Extrakte aus normalen Organen zur Komplementbindungsreaktion bei Syphilis. Von Dr. Kobayashi 507.

Experimentelle Studien über das Wesen der Wassermann-Neisser-Bruckschen Reaktion bei Syphilis. Von Dr. Sh. Dohi 514.

Abschnitt XV. Experimentelle Untersuchungen und praktische Vorschläge zur persönlichen Syphilisprophylaxe. Von Dr. Conrad Siebert. Wichtigkeit der persönlichen Prophylaxe 530; — I. Abtötung des luetischen Virus in vitro 531; — II. Desinfektionsversuche an Affen 537; — III. Allgemeines über Salbendesinfektion 542; — Die individuelle Syphilis-Prophylaxe 547; — Metschnikoffs Kalomelsalbe 550; — Amylum-Traganth-Gelatinesalbe mit Sublimat 555; — Erwägungen über die praktische Durchführbarkeit 560; — Literaturverzeichnis 564.

Abschnitt XVI. Prophylaxisversuche mit Chininsalben. Von Dr. Schereschewsky 566.

Abschnitt XVII. Syphilis-Übertragungsversuche auf verschiedene Tiere.

A. **Eigene Versuche in Batavia.** Von A. Neisser 568.

B. **Die bisherigen Resultate der an Kaninchen angestellten Syphilisversuche.** Von Dr. Rudolf Pürckhauer 569; — Augenimpfungen 570; — Hodenimpfungen 578; — Therapeutische Versuche 579; — Literaturverzeichnis 585.

Abschnitt XVIII. Über Analogien in den Immunitätsverhältnissen zwischen der experimentellen Syphilis und der experimentellen Taubenpocke. Von Dr. Conrad Siebert 588.

Abschnitt XIX. Experimentelle Untersuchungen über die Vaccine der Affen. Von Dr. L. Halberstädter und Dr. S. v. Prowazek 601.

Abschnitt XX. Über experimentelle Hauttuberkulose bei Affen. Von Dr. Gustav Baermann und Dr. L. Halberstädter 612.

Dr. Carl Bruck: Die biologische Differenzierung von Affenarten und menschlichen Rassen durch spezifische Blutreaktion (Autoreferat) 618.

Verzeichnis der sonstigen während der Java-Expedition und später mit Unterstützung der gewährten Subventionen gemachten und bereits veröffentlichten Arbeiten 622.

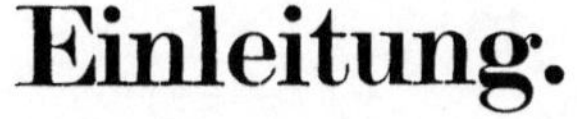

Einleitung.

Liegen auch aus früheren Zeiten eine ganze Anzahl von Versuchen vor, Syphilis auf Tiere zu übertragen — eine ausführliche Zusammenstellung aller bis zum Jahre 1883 bekannt gewordenen Versuche, venerische Krankheiten auf Tiere zu übertragen, findet sich bei J. K. Procksch; ferner im ersten Kapitel des Levaditi'schen Buches — so hat doch keiner derselben sich allgemeine Anerkennung, daß dabei wirklich Syphilis übertragen worden sei, erwerben und damit irgendwelche Bedeutung für den Ausbau unserer Kenntnisse über das Wesen der Krankheit gewinnen können. Keiner der Experimentatoren war in der Lage, klinisch oder auf irgendeine andere Weise beweisen zu können, daß die von ihm an Tieren erzeugten Impfprodukte wirklich syphilitischer Natur waren. Es kommt hinzu, daß in fast allen früheren Inokulationsversuchen an Menschen wie Tieren keine scharfe Trennung zwischen Ulcus molle-Eiter, Syphilis-Virus und von Syphilitischen stammendem Eiter gemacht wurde, so daß die allergrößte Zahl dieser mit so viel Mühe und Scharfsinn angestellten Experimente — siehe z. B. das Buch von W. Boeck — wertlos ist. Die ausführlichste und durch die beigefügte Kritik wertvollste Zusammenstellung dieser Versuche enthält das Buch von H. Auspitz. —

Erst Metschnikoff und Roux erbrachten 1903 diesen Beweis und haben sich dadurch ein unvergängliches Verdienst um die Erforschung der Syphilis für alle Zeiten erworben. Ein glücklicher Instinkt veranlaßte sie, Schimpansen, also anthropoide und, wie sich herausgestellt hat, ganz besonders für Syphilis empfängliche Affen, zu diesen Versuchen zu wählen, und sie hatten dabei das Glück, sofort auf Tierindividuen zu stoßen, welche nicht bloß typische primäre, sondern auch, was eben besonders beweiskräftig war, sekundäre Erscheinungen aufwiesen. Und so war denn mit der Feststellung der Tatsache, daß beim Schimpansen die Syphilis in ganz derselben Form und Reihenfolge wie beim Menschen auftrat und sich als „konstitutionelle Krankheit" erwies, das alte Dogma, daß nur der Mensch für Syphilis empfänglich sei und daß experimentelle Syphilisforschungen an Tieren überhaupt unmöglich seien, beseitigt. Wesentlich war auch, daß sie von vornherein mit einem glücklichen Griff bestimmte Körperstellen, an denen die Impfung leicht, ja bei den niederen Affen fast ausschließlich haftet: die Augenbrauen herausfanden. Die Versuche erschienen von vornherein, schon nach der ersten Publikation Metschnikoffs und Rouxs, um so überzeugender, als es den beiden Autoren sofort gelungen war, die Krankheit von einem Schimpansen auf einen anderen durch Verimpfung sowohl des Primäraffektes wie von Papeln zu übertragen, und auch bei dem zweiten Impftier dieselbe typische, der menschlichen Syphilis analoge Krankheit zu erzeugen.

1*

Diese im Institut Pasteur angestellten Versuche wurden sehr bald in Deutschland einer Nachprüfung unterzogen und sowohl von Lassar wie von mir selbst bestätigt. —

So eminent wichtig diese Feststellung der Übertragbarkeit der Syphilis auf anthropoide Affen war, so wäre doch die Syphilisforschung auf sehr große, man kann wohl sagen, fast unüberwindliche Schwierigkeiten gestoßen, — wie hätte man sich in Europa die Unzahl von diesen nicht nur überhaupt schwer erhältlichen, sondern auch ungemein teuren Tieren beschaffen und wie sie genügend lange am Leben erhalten sollen! — wenn nicht, und zwar auch von Metschnikoff und Roux die Tatsache festgestellt worden wäre, daß auch die viel leichter und billiger beschaffbaren und bequemer zu erhaltenden „niederen" Affen für Syphilis empfänglich seien. Den Beweis dafür, daß die an den Makaken erzeugten Erscheinungen syphilitischer Natur seien, erbrachten sie dadurch, daß es gelang, von ihnen aus Schimpansen zu infizieren.

Ich selbst hatte anfänglich Bedenken, die von den französischen Autoren an den Makaken erzeugten Primärläsionen ohne weiteres als typische Syphilis anzuerkennen, weil die von Metschnikoff und Roux in ihrer ersten Arbeit beschriebenen Erscheinungen mir gar zu uncharakteristisch erschienen. Ich habe jedoch später alle Zweifel fallen lassen, um so mehr, als es später gelang, in der Tat ganz typische unverkennbare Primärerscheinungen auch an niederen Affen zu erzeugen. Durch diese Feststellung gewannen auch die früheren Versuche von Klebs (1879), Sperck, Nicolle (1903), Martineau und Hammonik (1883) eine große Bedeutung. Es kann wohl keinem Zweifel unterliegen, daß es auch diesen Forschern bereits gelungen war, Affensyphilis zu erzeugen. Klebs und Martineau haben ja sogar Allgemeinerscheinungen beschrieben und Sperck bereits die Weiterverimpfbarkeit der Makakensyphilis auf einen zweiten und schließlich auf einen dritten Makaken beobachtet.

Im Laufe der Jahre 1903 und 1904 sind dann eine ganze Anzahl Versuche in Paris, Breslau, Berlin, Wien, Petersburg angestellt worden; Versuche, die eine ganze Menge interessanter und wichtiger Einzelpunkte feststellten, die mir aber doch einen wirklichen und namentlich gesicherten Fortschritt in der Erkenntnis der Syphilis, eben weil es sich um Einzelbeobachtungen handelte, nicht erbringen zu können schienen.

Denn bei der Affensyphilis stellte sich eine fast noch größere individuelle Verschiedenheit der klinischen Symptome als bei der menschlichen Syphilis heraus. Ferner aber zeigte sich, daß wir bei der Anstellung jedes einzelnen Versuches mit so vielen Unregelmäßigkeiten und Zufälligkeiten, die das Resultat des Versuches beeinträchtigen können, zu rechnen hätten, daß, wo nicht ein eindeutiges positives Impfergebnis vorlag, sich über die Deutung eines einzelnen — namentlich negativ ausfallenden — Versuches die allergrößten Zweifel erheben konnten. Es genügt hier darauf hinzuweisen, daß wir — namentlich noch in den Jahren 1903 und 1904 — einerseits noch nicht die Spirochäten als Kriterium über die Infektionstüchtigkeit unseres zur Verwendung gelangenden Impfmaterials zur Verfügung hatten, andererseits mit nicht sehr empfänglichen Tieren zu tun hatten.

Diese Schwierigkeit konnte nur aus der Welt geschafft werden, wenn man alle Versuche in größtem Maßstabe an einem sehr reichlichen Tiermaterial anstellen konnte, um die bei einem Einzelversuch sich ergebenden Zufälligkeiten durch die große Anzahl der erreichten positiven oder negativen Resultate auszuschalten.

In Europa Versuche in solch großem Umfange anzustellen, war (und ist) aber ganz unmöglich. Jeder einzelne von uns, der sich mit Affenversuchen beschäftigt hat, hat erfahren müssen, daß, selbst wenn man nur mit den „billigen" niederen Affen arbeitet, nicht bloß die großen Kosten, welche die Anschaffung der Tiere mit sich bringt, sondern auch die Schwierigkeit, die Tiere lange genug am Leben zu erhalten, das Anstellen großer Versuchsreihen geradezu unmöglich macht. Will man aber die Syphilis erforschen, so muß man für eine sehr große Anzahl von Versuchen in der Lage sein, die Tiere monate- und eventuell jahrelang in Beobachtung halten zu können. Grade die wichtigsten Probleme der Syphilislehre hängen unmittelbar mit dem chronischen Verlauf der Krankheit zusammen. Kaninchen, Hunde, Hammel usw. — alles Tiere, die in der Tat auch für Syphilis empfänglich sind — für diese experimentellen Arbeiten zu benutzen, halte ich bei der noch viel größeren Schwierigkeit, gleichmäßige Impfresultate zu erzielen, für weniger zweckmäßig und je weiter sich der allgemeine Verlauf der Syphiliskrankheit dieser Tiere von der menschlichen Syphilis entfernt, um so weniger können wir aus dem Studium der tierischen Lues etwas für unsere Zwecke: die menschliche Syphilis kennen und heilen zu lernen, profitieren.

So entstand bald in mir der Gedanke und der Wunsch, die Versuche aus Europa in die Tropen, d. h. also dahin zu verlegen, wo das Affenmaterial leicht zugänglich ist und wo die Chancen, die Tiere lange am Leben zu erhalten, von vornherein günstiger liegen müssen, als bei uns. Es war ganz klar, daß durch die Möglichkeit, ein und dieselbe Versuchsanordnung sofort an einer sehr großen Anzahl von Tieren auszuführen, nicht bloß eine schnellere, sondern auch eine sicherere Lösung der betreffenden Fragen in Aussicht stand. Freilich stieß die Ausführung dieses Planes auf große Schwierigkeiten, als es sich darum handelte, die dazu notwendigen — damals übrigens viel zu niedrig angenommenen — Geldmittel zu beschaffen. Aber die Größe und Wichtigkeit der Aufgabe ließ mich nicht ruhen. Unsere Anschauungen über den Verlauf der Syphilis, speziell die fast als gesicherte Tatsache geltende Annahme, daß die Syphilis analog anderen Infektionskrankheiten eine Immunität schaffe und hinterlasse, hatten in uns allen auch den Glauben an die Möglichkeit erzeugt, daß eine Serumtherapie oder eine künstliche Schutzimpfung existieren müsse, ganz abgesehen von der Hoffnung, wenigstens einen Teil der zahlreichen Probleme, welche in der Pathologie der Syphilis vorlagen, der Lösung näher zu führen.

Durchdrungen von der Wichtigkeit dieser Aufgabe entschloß ich mich schließlich, da öffentliche Mittel mir nicht zur Verfügung gestellt wurden, auf eigene Kosten das Unternehmen durchzuführen und verließ am 15. Januar 1905 zusammen mit meinem damaligen Assistenten, Herrn Privatdozenten Dr. Baermann — wir beide begleitet von unseren Frauen — und einem Wärter Europa, um in Java, dem Affenlande, mein Glück zu versuchen.

Mitte Februar erreichten wir unseren Bestimmungsort Weltevreden-Batavia.

Unser erster Weg war zu Professor Treub, dem Direktor des botanischen Gartens und der ihm angegliederten naturwissenschaftlichen Laboratorien in Buitenzorg — etwa eine Stunde Schnellzug von Batavia entfernt —, um uns mit ihm zu beraten. Dieser allen europäischen Forschern, die Java betreten haben, durch seine unermüdliche Hilfsbereitschaft und seine herzliche Liebenswürdigkeit unvergeßliche Mann hatte schon vor unserer Ankunft in der weitgehendsten Weise für uns die Wege geebnet; er wollte uns auch in Buitenzorg nicht nur Laboratoriums-räume, sondern auch das für unsere Tierställe notwendige Areal zur Verfügung stellen. Aber so verlockend die Aussicht, in diesem, im Vergleich mit Batavia kühlerem (700 m hoch gelegenen) Platze, in der Nähe dieses stets hilfsbereiten Freundes uns niederlassen zu können, war, so mußte doch die Rücksicht auf die Beschaffung des Tier- und Syphilismateriales uns nach Batavia führen. Und — wie gesagt — wir fanden in Batavia alles, was wir brauchten!

Ich hatte Java gewählt, weil die Sundainseln bekanntlich die Heimatsstätte einer Anzahl höherer, wie namentlich niederer Affen sind. Freilich mußte ich auf die Benützung der sehr wertvollen, für die Syphilisuntersuchungen vielleicht sogar wichtigsten Affen, der Schimpansen, die nur in Westafrika zu Hause sind, und auf die Benützung der afrikanischen Cercopithecus- und Cynocephalusarten verzichten. Aber ich glaubte nach meinen schon in Breslau gemachten Erfahrungen, was höhere Affen betrifft, an den Orang-Utans und Gibbons (Hylobates) genügenden Ersatz für die Schimpansen zu finden, und betreffs der niederen Affen war auch bereits festgestellt, daß gerade die in Java und Sumatra in kolossaler Massenhaftigkeit vorkommende Art: Macacus cynomolgus und Macacus nemestrinus geeignete Ver-suchstiere für die Syphilisübertragung seien. Dazu kam noch die in Nord-Celebes vorkommende übrigens sehr brauchbare Art Macacus niger (Heck).

Für die Wahl der Sundainseln, speziell Batavias, kam ferner aber auch in Betracht, daß dort ein wohleingerichtetes pathologisches und bakteriologisches Laboratorium sich befand und ein großes Militärkrankenhaus, von dem ich hoffte, genügend Material von Syphiliskranken, um meine Syphilisimpfungen ausführen zu können, zu finden, während in Westafrika, wie mir berichtet wurde, die Verbreitung der Syphilis eine so geringe ist, daß ich fürchtete, dort nicht in genügendem Maße Impfmaterial zu finden[1]).

---

[1]) Von Goldschmidt (Paris) war vorgeschlagen worden, ein großes, und zwar internationales Institut auf Madeira oder einer der anderen westlich von Afrika liegenden Inselgruppen zu errichten. Einerseits sollten die sehr viel günstigeren klimatischen Verhältnisse den europäischen Forschern den Aufenthalt erleichtern, andererseits sollte die Affenbeschaffung aus Afrika und ihre Erhaltung leichter sein.

Ich glaube nicht, daß der Gedanke ein glücklicher ist. Ganz abgesehen davon, daß es sicher nicht leicht gewesen wäre, an den dortigen spärlichen Syphiliskranken Gelegenheit zu Excisionen u. dgl. zu

Schließlich kam hinzu, daß die holländische Regierung von vornherein ihr größtes Entgegenkommen zusagte, als ich durch Vermittlung des Deutschen Auswärtigen Amtes um die Unterstützung der holländischen Regierung in ihrer indischen Kolonie bat.

Nach vieler Richtung hin wäre Singapore ein recht geeigneter und bequemer Arbeitsplatz gewesen, wenigstens soweit es sich um die Beschaffung von Orang-Utans und Gibbons handelt. Beide Arten werden wesentlich in Borneo gefangen und der gesamte mit diesen Tieren getriebene, leider recht ausgedehnte Handel geht seit jeher über Singapore, dem Zentralplatz des Handels im indischen Archipel. Trotzdem mußte ich von vornherein von Singapore absehen, weil die englische Regierung die Errichtung meiner Arbeitsstätte in ihrer Kolonie Singapore nicht gern gesehen hätte.

Frage ich mich jetzt, nachdem ich die jahrelangen Erfahrungen der Expedition hinter mir habe, ob ich mit meiner Wahl, in Batavia die Arbeitsstation zu errichten, das Richtige getroffen habe, so kann ich diese Frage mit gutem Gewissen bejahen. Die Unterstützung, welche mir die niederländische Regierung zugesagt hatte, ist nach jeder Richtung hin von der niederländisch-indischen Verwaltung in der großherzigsten und großartigsten Weise gewährt worden. Durch das von vornherein bekundete Wohlwollen des Gouverneurgenerals Exzellenz von Hoetz und seiner obersten Beamten, speziell des Allgemeene Sekretaris Herrn van Rees habe ich auch bei allen untergeordneten Verwaltungsstellen das allergrößte Entgegenkommen gefunden.

Dazu trat aber die gar nicht dankbar genug anzuerkennende, vom ersten bis zum letzten Tage währende Hilfsbereitschaft, die ich beim Vorstande der wissenschaftlichen Institute in Buitenzorg, Herrn Professor Treub und besonders dem Direktor des Geneeskundigen Laboratoriums, Herrn Dr. J. de Haan und seinen Mitarbeitern, Dr. Grijns und de Doess, dem Direktor des Tropeninstitutes, Dr. Kiewiet de Jonge, dem Vorstande (Dr. Roll) und den Ärzten der Doktor-Djawa-Schule, und bei meinem Spezialkollegen Dr. Kajser fand.

Hätte ich nicht von allen diesen Herren dauernd und täglich die weitgehendste Unterstützung gefunden, so wäre es kaum möglich gewesen, die unendlichen Schwierigkeiten, die sich der Durchführung meines Unternehmens entgegenstellten, zu überwinden.

Freilich will ich nicht leugnen, daß ich, sollte ich noch einmal in Java zur Fortsetzung der Syphilisarbeiten eine Station gründen, trotz der Notwendigkeit, auf den kollegialen Verkehr mit den wissenschaftlichen Freunden in Batavia verzichten zu müssen, vielleicht einen anderen Platz, als gerade Batavia-Weltevreden[1])

finden, so wäre es zweifellos unmöglich gewesen, die Mengen von Tieren, die nun einmal notwendig sind, nach Madeira zu schaffen. Würde man daran denken, nicht selbst in den tropischen Heimatsländern der Affen arbeiten zu wollen, so würde mir immer noch Lissabon als ein geeigneter Arbeitsplatz vorschweben; ich selbst hatte sogar schon nach dieser Richtung hin Verhandlungen eingeleitet.

[1]) Ursprünglich war Batavia die von den Holländern bewohnte Stadt und bildete, durch einen schmalen Fluß mit dem Meer verbunden, auch den Hafenplatz für den Schiffsverkehr. Jetzt aber ist ein neuer großer Hafen, Tanjong Priok, geschaffen, der durch einen Schiffahrtskanal und durch

wählen würde. Einmal ist Batavia, wie alle an der Küste gelegenen Orte, fast für jeden an die Tropen nicht gewöhnten Europäer durch sein außerordentlich heißes und selbst in der Trockenzeit ungemein feuchtes Klima recht erschlaffend und auf die Dauer schwer ertragbar und setzt Arbeitslust und Arbeitskraft recht bedeutend herab. Besonders vermißten wir die abendliche und nächtliche Abkühlung. Unter 21° R sind wir meines Wissens nie gekommen. Dann aber wären auch für die Zufuhr der javanischen Affen andere Plätze (z. B. das zwei Stunden weiter

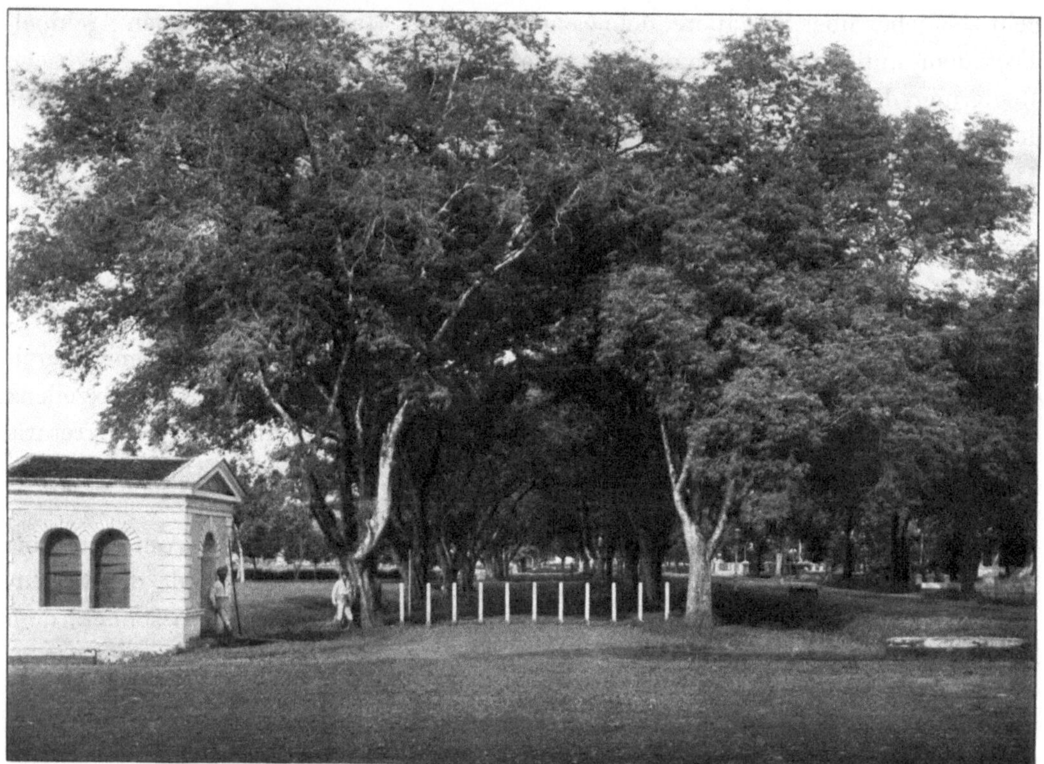

Fig. 1. Straße und Platz in Weltevreden.

gelegene Poervakarta), die näher den Urwaldbezirken, aus denen ich wesentlich die Affen erhielt, liegen, bequemer. Für die aus Borneo, Sumatra und Celebes kommenden Tiere: Orang-Utans, Gibbons, Macacus nemestrinus und Macacus niger freilich lag Batavia günstiger, da von dem zu Batavia gehörigen Hafen Tanjong Priok bis zu meiner Station nur eine verhältnismäßig kurze Eisenbahnfahrt

eine Eisenbahn mit der alten Stadt verbunden ist. Seitdem dient Batavia seiner sehr ungünstigen Gesundheitsverhältnisse halber nur noch für die malaiische Bevölkerung und für eine sehr große, wesentlich aus Handwerkern bestehende chinesische Kolonie zum Aufenthalt. Die alten, zum Teil sehr schönen holländischen Paläste und Wohnhäuser sind in Verwaltungs- und Geschäftsgebäude umgewandelt, während alle Europäer in dem wiederum etwa dreiviertel Stunden entfernten, etwas höhergelegenen Weltevreden, einer großen Villen- und Gartenstadt, wohnen. Weltevreden ist so gut wie ganz frei von Malaria, während Batavia und noch mehr die dem Meere nähergelegenen Bezirke ungemein gefährlich sind.

notwendig war, während, wenn die Station z. B. in Poervakarta oder in dem hochgelegenen, klimatisch bedeutend günstigerem Bandoeng gelegen hätte, noch ein mehrstündiger Eisenbahntransport als weiteres ungünstiges Moment die schon recht schädliche Seefahrt (Seekrankheit, schlechte und schädliche Fütterung, Durchnässung usw.) kompliziert hätte.

Die Arbeitsstation wurde von mir in Pegansaan, einem zu Weltevreden gehörenden Vorort eingerichtet. Es wurde für diesen Zweck ein großes Gartengrundstück gemietet. Auf demselben befand sich hinter einem Vorgarten ein kleines massives Wohnhaus, welches, wie die meisten in Weltevreden befindlichen Häuser,

eine Vorder- und Hintergalerie, vier Zimmer und einen Durchgang, alle zu ebener Erde gelegen, enthielt. Das Haus wurde anfangs von mir und meiner Frau und Herrn Dr. Baermann und seiner Frau, später von den Mitarbeitern Dr. Halberstädter, Dr. Siebert und der die Station bewirtschaftenden Hausdame bewohnt. Das Haus war mit Gas und Telephon versehen, die Wasserversorgung geschah durch in der Nähe gelegene artesische Brunnen. Hinter dem Hause befanden sich zwei Seitenflügel, von denen der eine, massive, das Zimmer für einen europäischen Wärter, Küche, Vorratskammer, Badestube und Aborte enthielt, der andere, aus Bambus aufgebaute, zu Wohnungen für malaiische Bediente benutzt wurde. Die größeren Tierställe, an

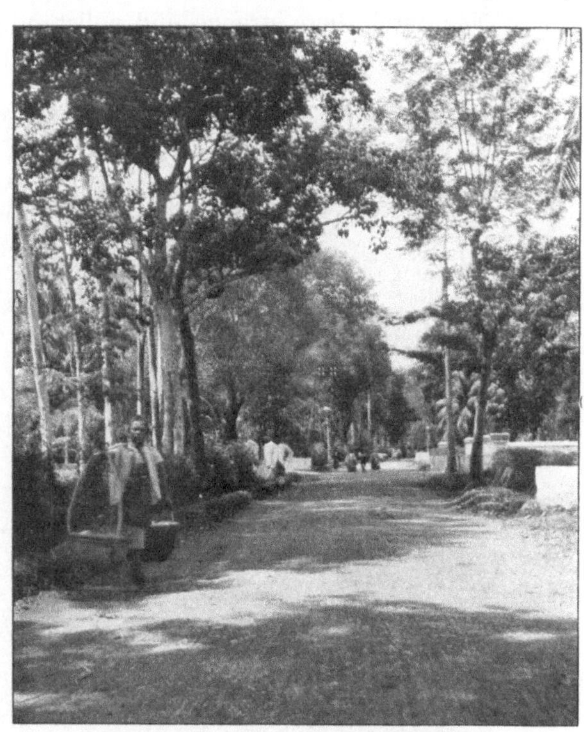

Fig. 2. Straße nach Pegansaan.

fangs sieben an der Zahl, wurden, da das erst verwandte billigere Holz sich nicht bewährte und schnell von den Ameisen zerstört wurde, nunmehr aus festem Djatiholz gebaut, mit verzinktem Eisendraht bespannt und gegen Sonne und Regen durch hohe Atap-(Blätter-)Dächer geschützt. Der Fußboden wurde mit Flußkieseln belegt, die von Zeit zu Zeit erneuert wurden. Im Innern der Ställe, deren etwa jeder 5 m Breite zu 13—15 m Länge und $2\frac{1}{2}$ m Höhe hatte, waren Baumäste und Bambusstangen zum Klettern für die Tiere angebracht; Bänke an den Längsseiten dienten zur Aufnahme des Futters und Blechbassins zur Aufnahme des Trinkwassers. Die kleineren Käfige (5 zu 5 m) waren aus Bambus gebaut, im übrigen aber ebenso eingerichtet, wie die großen.

Neben den größeren Käfigen wurde eine Anzahl von Einzelkäfigen errichtet, die teils zur Aufnahme kranker Tiere, teils zur Isolierung solcher, die eine beson dere Beobachtung erforderten, dienen sollten. Die Orang-Utans (Utan: Wald, Orang: Mensch), die anfangs auch in größerer Zahl in einem großen Stall gehalten wurden, wurden schließlich jeder für sich in einem Holzkäfig untergebracht. Die Holzkäfige wieder standen in einem isolierten, großen, offenen Bambusschuppen.

Diese Holzkäfige für die Orang-Utans hatten eine Größe von 125 cm nach jeder Ausdehnung hin, ruhten auf Bambuspfählen und waren von einem Atapdach überdeckt. Jeder Käfig hatte einen doppelten Boden und eine ausziehbare Gittertür und war mit besonderen Eß- und Trinknäpfen, Eimer und Besen zum Reinigen und mit Decken für die Nacht ausgerüstet.

Nur durch diese strenge und vollständige Isolierung war es möglich, die von einzelnen Tieren ausgehende Infektion mit Dysenterie zu verhüten.

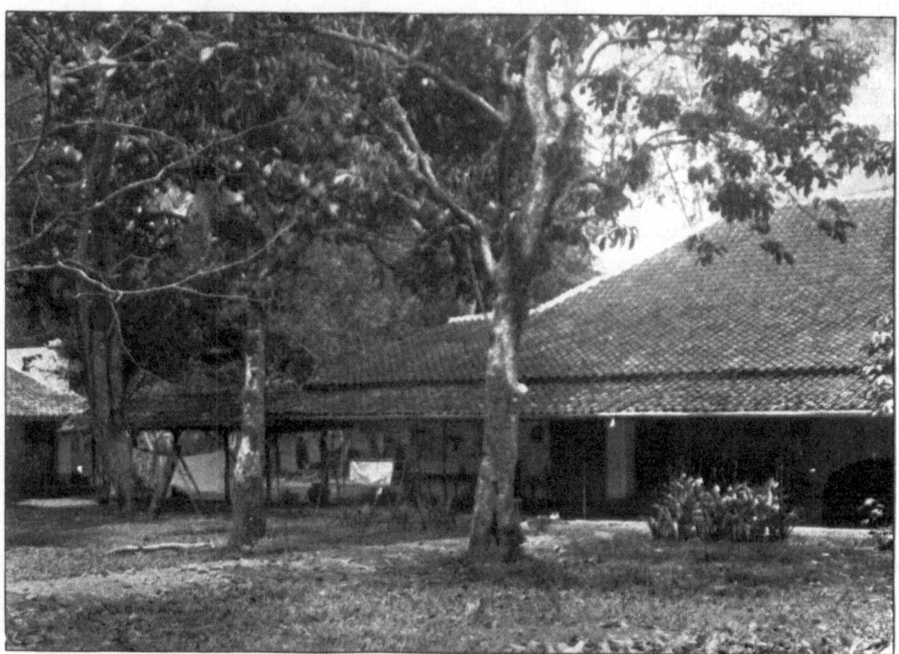

Fig. 3. Unsere Arbeitsstation; Hintergalerie und Garten.

Die Gibbons wurden alle frei an Bäumen und Kletterstangen, durch dünne Ketten befestigt, gehalten. Diese ungemein behenden Tiere bedürfen eines möglichst großen Maßes von Bewegungsfreiheit.

Auch die äußerst lebhaften und geradezu possierlichen Macaci nemestrini vertrugen den Aufenthalt in den Käfigen, so geräumig dieselben auch waren, nicht lange; sie wurden zusehends blaß und anämisch. Sie wurden daher an Ketten an Bäume gebunden, einzelne sogar, die schon längere Zeit in Gefangenschaft waren, konnte man ganz frei herumlaufen lassen (wobei sie freilich oft den größten Unfug stifteten).

Kaninchen und Meerschweinchen waren in Drahtkäfigen untergebracht; für größere Versuchstiere, wie Hammel, Rinder, Pferde war ein geräumiger Bambusstall eingerichtet.

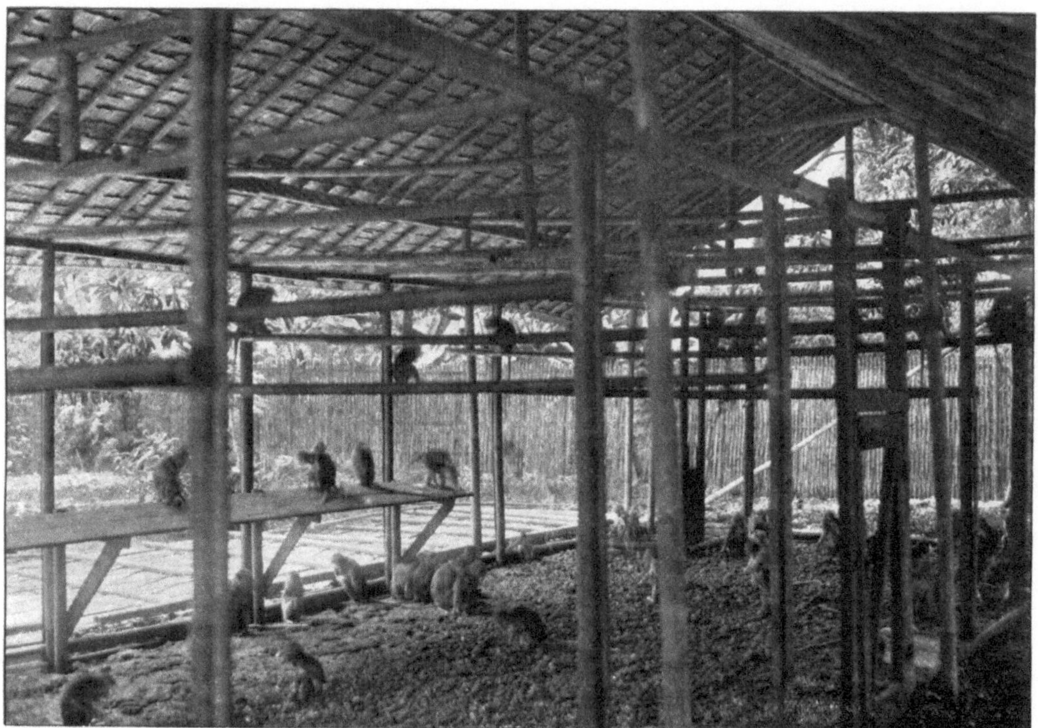

Fig. 4. Großer Affenkäfig für Cynomolgi.

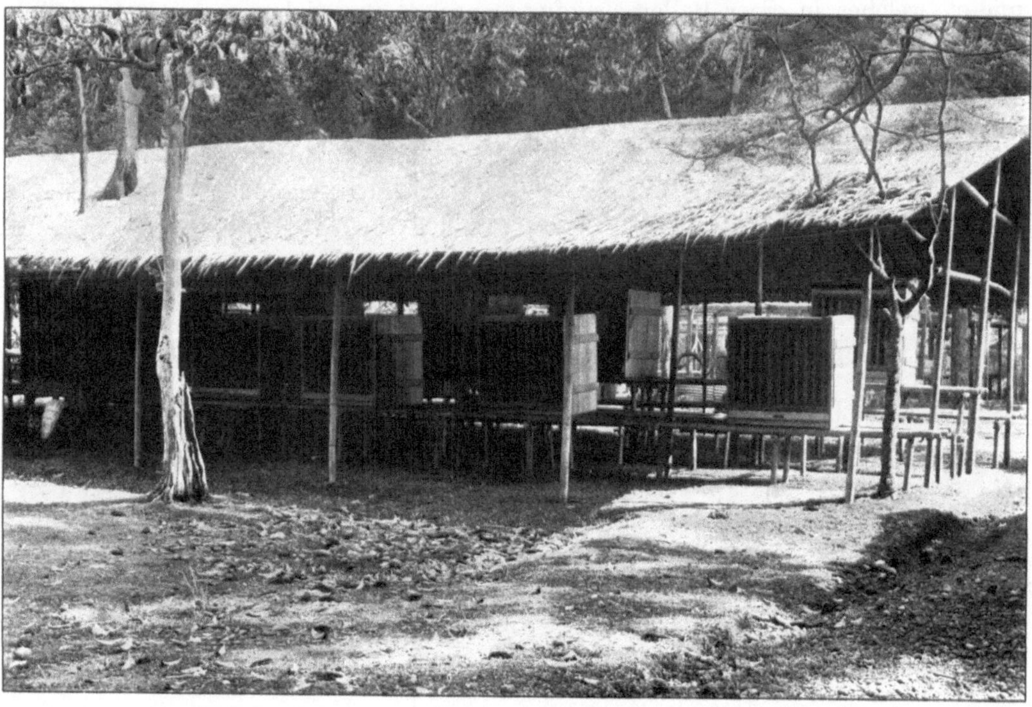

Fig. 5. Orang-Utan-Käfige.

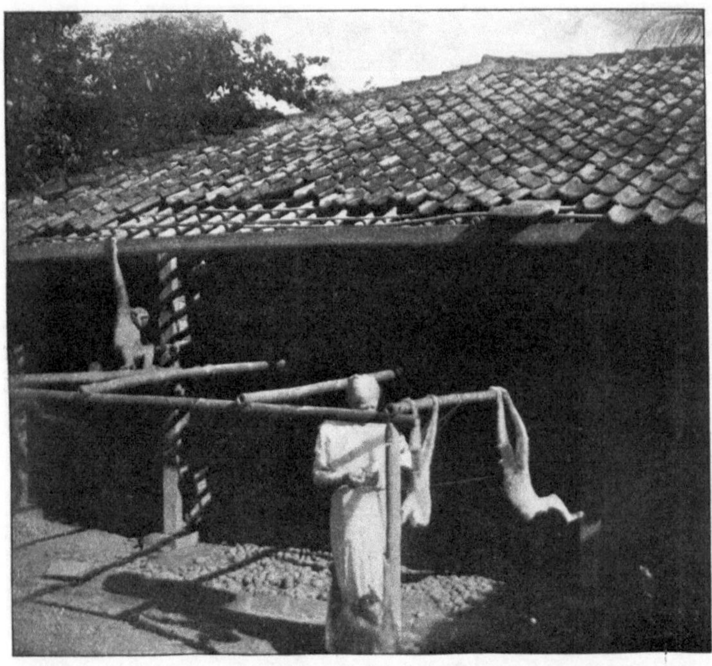

Fig. 6. Gibbons.

In der Nähe der Käfige wurde ein besonderer Raum als „Laboratorium" zum Impfen der Tiere aufgeführt. Derselbe war aus Bambus gebaut und mit zementiertem Fußboden versehen und enthielt alle zum Impfen, Sezieren und Präparieren notwendigen Instrumente und Utensilien; ferner Chemikalien und Reagentien für mikroskopische Untersuchungen. —

Sehr bald stellte sich die Notwendigkeit heraus, neben der Hauptstation eine Nebenstation zu errichten, welche ausschließlich zur Aufnahme von Orang-Utans diente. Zu diesem Zwecke wurde ein kleines Gartengrundstück gemietet, welches in einer Bodenvertiefung angelegt und daher gegen Luftzug sehr

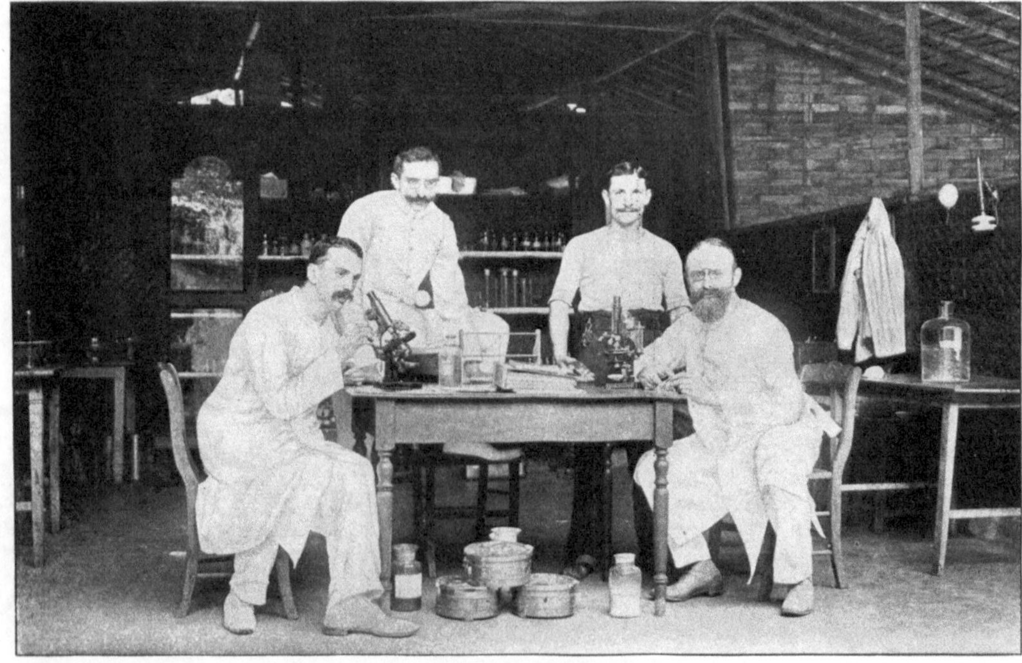

Fig. 7. Laboratorium. Professor Neisser, Dr. Bruck, Dr. Kaiser, Wärter Karl Leschner.

gut geschützt war. Ein kleines daselbst befindliches Häuschen wurde von dem einen hier stationierten europäischen Wärter bewohnt.

Der ersten Nebenstation folgten bald noch zwei weitere. Letztere waren nötig, um eine vollständige Isolierung der ganz frisch ankommenden Tiere von den bereits längere Zeit auf der Station befindlichen, teils der von etwaigen Seuchen betroffenen Tiere von den gesunden, durchzuführen.

Ich möchte hier die Bemerkung einfügen, daß es auch in den Tropen durchaus nicht so leicht ist, wie wir es uns hier vorstellen, die Affen, namentlich Orang-Utans und Gibbons, lange am Leben zu erhalten, wenn auch selbstverständlich die Verhältnisse unendlich viel günstiger liegen, als in unseren Zonen. Viele Tiere

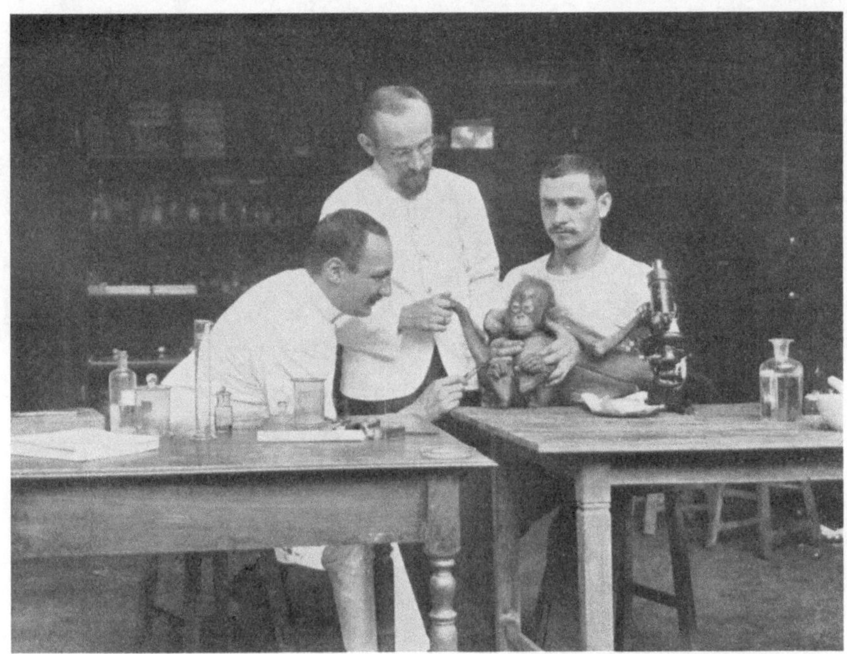

Fig. 8. Laboratorium. Dr. Halberstädter, Dr. von Prowazek, Wärter Karl Leschner.

gehen an den Verletzungen, die sie beim Einfangen davontragen, zugrunde; andere bringen Darmkrankheiten, speziell Dysenterie, mit, welche sie auf den Transporten, speziell auf den Schiffen, akquirieren. Ferner spielen tödliche Erkrankungen an Eingeweidewürmern eine große Rolle. Zu all dem gesellt sich, allerdings in merkwürdig verschiedener Weise, der Einfluß der Gefangenschaft als solcher. Am empfindlichsten sind nach dieser Richtung hin die Gibbons (besonders die schwarzen in Sumatra heimischen, weniger die grauen aus Borneo und Süd-Java stammenden) und alle Semnopithekenarten, so daß wir es schon nach kurzer Zeit aufgegeben haben, mit diesen schönen und kostbaren Tieren zu arbeiten. Schon nach wenigen Tagen beginnen sie vollständig die Freßlust zu verlieren und sitzen oder liegen apathisch in den Käfigen herum. Ich habe den Eindruck, daß es sich wesentlich um psychische Einflüsse dabei handelt; wir haben mehrfach solche anscheinend

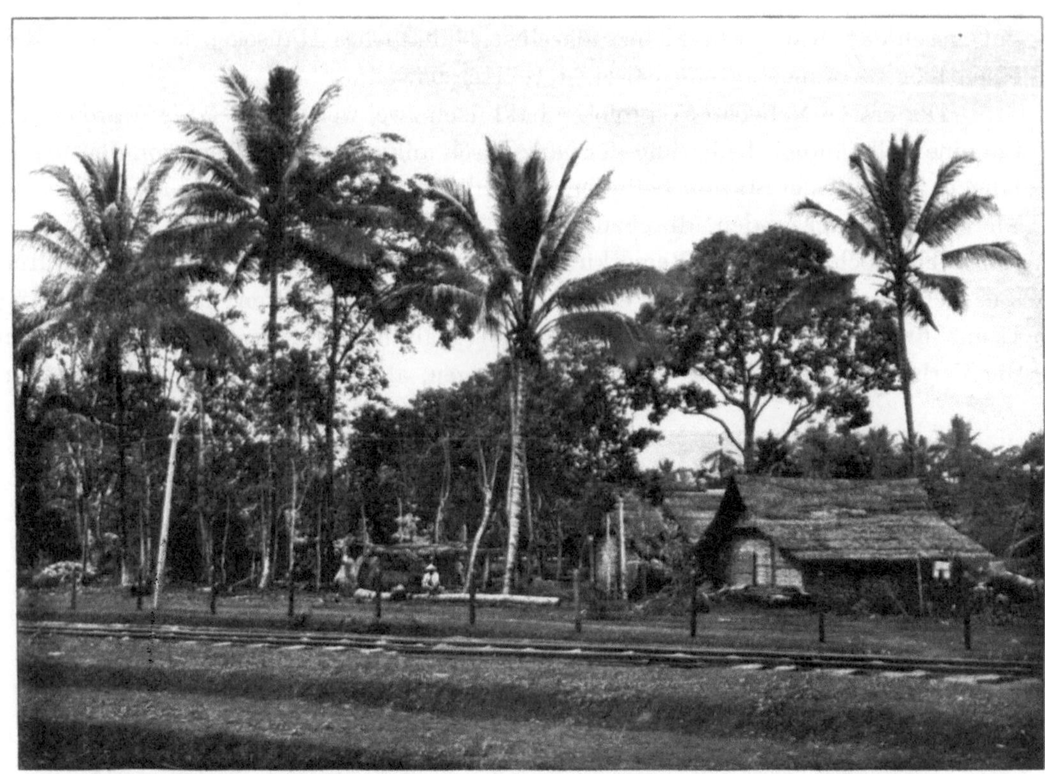

Fig. 9. Erste Dependance.

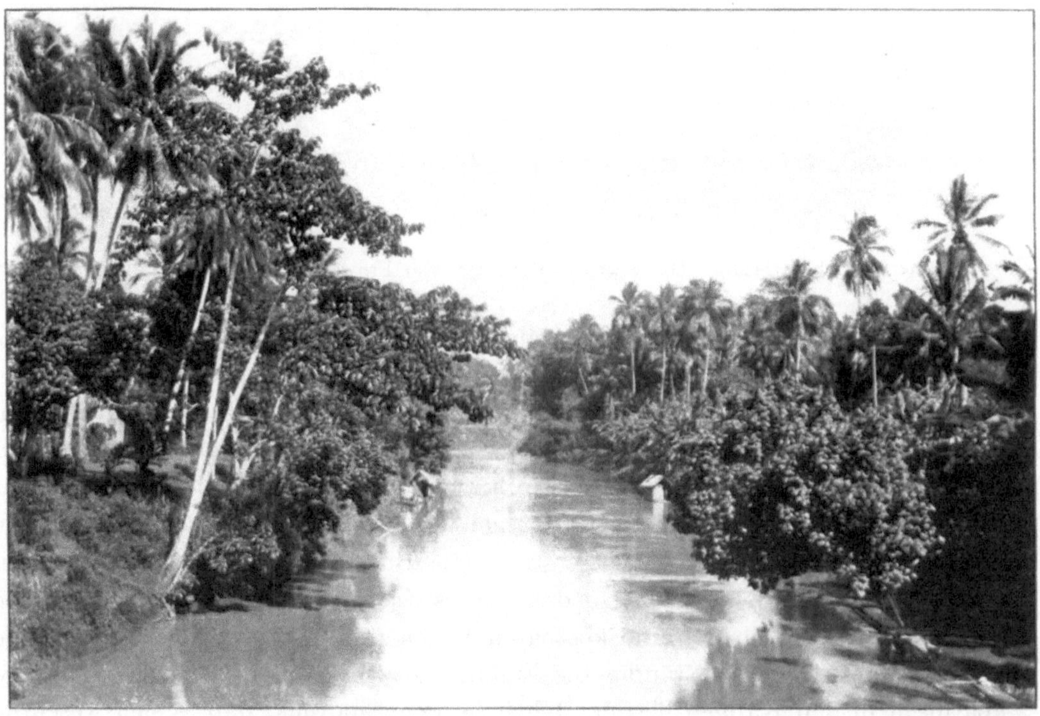

Fig. 10. Zweite Dependance am Fluß.

ganz kranke und dem Verenden nahe Tiere frei gelassen und haben konstatieren können, wie sie sich schnell erholten und dann Monate lang in den Bäumen der Nachbarschaft und der Station das lustigste und beweglichste Leben führten.

Viel leichter vertragen Orang-Utans die Gefangenschaft. In Käfigen sitzen sie teilnahmlos und gleichgültig gegen die Umgebung da und sind anscheinend mit ihrem Dasein zufrieden. Läßt man sie aber aus den Käfigen heraus oder entwischen sie, so sieht man erst, mit welcher Behendigkeit und Schnelligkeit sie sich fortbewegen und auf den Bäumen herumklettern, so daß es bisweilen große Mühe macht, ihrer wieder habhaft zu werden.

Was epidemische Krankheiten betrifft, so waren es im ersten Jahre schwere Dysenterien, welche namentlich unter den Orang-Utans eine große Sterblichkeit herbeiführten. Später kam durch Einschleppung eine sehr schwere und

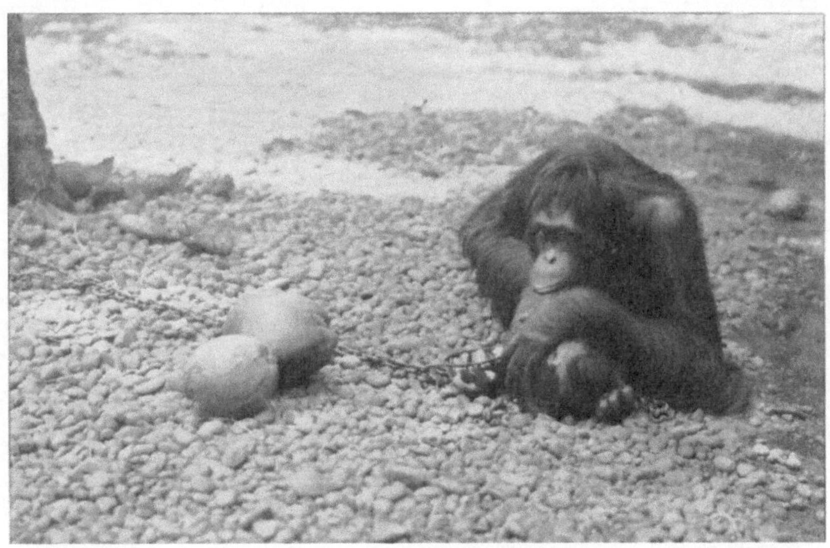

Fig. 11. Unser größter Urang-Utan.

unendliche Opfer an Tieren und Zeit kostende Tuberkuloseepidemie in unsere Ställe, und ganz zuletzt (während der Regenzeit) hatten wir es noch mit einer Epidemie von schwersten krupösen Pneumonien mit Pleuritis und Pericarditis, die besonders die größten und sonst kräftigsten Tiere befielen, zu tun. Anscheinend brachten häufig die Tiere die Erkrankung schon mit, die Mehrzahl aber erkrankte durch Ansteckung in den Ställen.

Die Beschaffung des Tiermaterials machte anfangs nicht unerhebliche Schwierigkeiten, ehe es gelang, die mehrfachen Beziehungen, die mir später ungemein nützlich waren, aufzufinden und anzuknüpfen. Die gewöhnlichen grauen Javaaffen erhielten wir schließlich aus den Urwäldern, welche bei Poervakarta, etwa zwei Stunden von Weltevreden entfernt, sich befinden. Durch die Vermittlung und ständige Fürsorge eines befreundeten Arztes, Dr. Kwast, dem ich für sein besonderes Interesse zu größtem Danke verpflichtet bin, hatte der dortige

Assistentresident einen ausgiebigen Tierfang derart organisiert, daß es nur einer kurzen Benachrichtigung an die malaiischen Dorfhäuptlinge bedurfte, um Affen in beliebiger Anzahl zu bekommen. Mit der Eisenbahn kamen sie dann nach der Station Weltevreden und von dort wurden sie durch Kulis nach Pegansaan getragen.

Die sog. Lamponggaffen: Macacus nemestrinus, erhielten wir aus dem Bezirk Lampong in Sumatra; Orang-Utans und einen Teil der Gibbons besorgten uns zwei Firmen, welche in Pontianak (Südwest-Borneo) und in Bandjermassin (Südost-Borneo) sich für unsere Arbeiten interessierten und mit den Tierjägern in Verbindung standen. Einen Teil der Gibbons erhielten wir später aus den südlichen Bezirken von Java. Besonderen Dank muß ich hier meinem verehrten deutschen

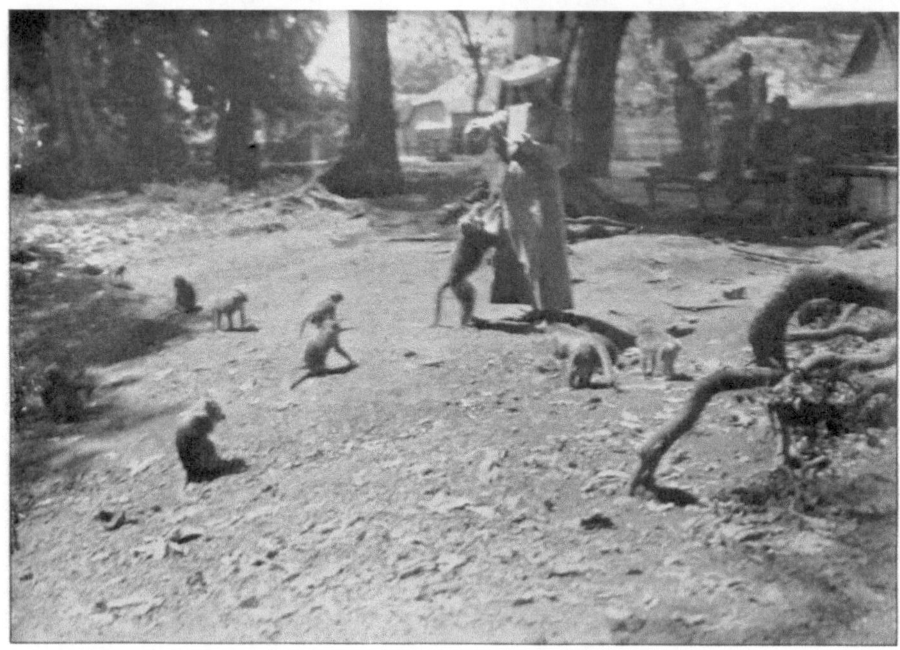

Fig. 12. Zahme „heilige" Affen (Cynomolgi) am „blauen See", Ost-Java.

Kollegen Dr. Georg von Wedel in Singapore aussprechen. Wie oft hat er uns durch seine Vermittlung bei den Singaporer Tierhändlern aus der Not geholfen!

Zu diesen einheimischen Tieren gesellten sich einige Transporte Rhesusaffen, welche ich aus Kalkutta bezog.

Alle neuankommenden Tiere wurden zuerst auf der einen Nebenstation untergebracht. Erst wenn die Tiere einige Wochen lang an die Gefangenschaft gewöhnt waren und sich als gesund erwiesen hatten, wurden sie zu Versuchen verwendet.

Das war um so notwendiger, als die Erfahrung lehrte, daß fast $^1/_6$ der frischgefangenen Tiere in den ersten Wochen der Gefangenschaft noch zugrunde ging; teils infolge der anscheinend beim Gefangenwerden erlittenen Verletzungen (Knochenbrüche, Hämatome und Abscesse), teils infolge der mit der größten Erbitterung geführten Kämpfe, die jedesmal zwischen älteren schon im Käfig vorhandenen und neu hinzugesetzten Tieren ausgefochten wurden und bei denen es regelmäßig recht erhebliche Biß- und Rißwunden gab. Anscheinend handelte es sich dabei immer um die allgemeine Vorherrschaft und Führerschaft des stärksten Tieres.

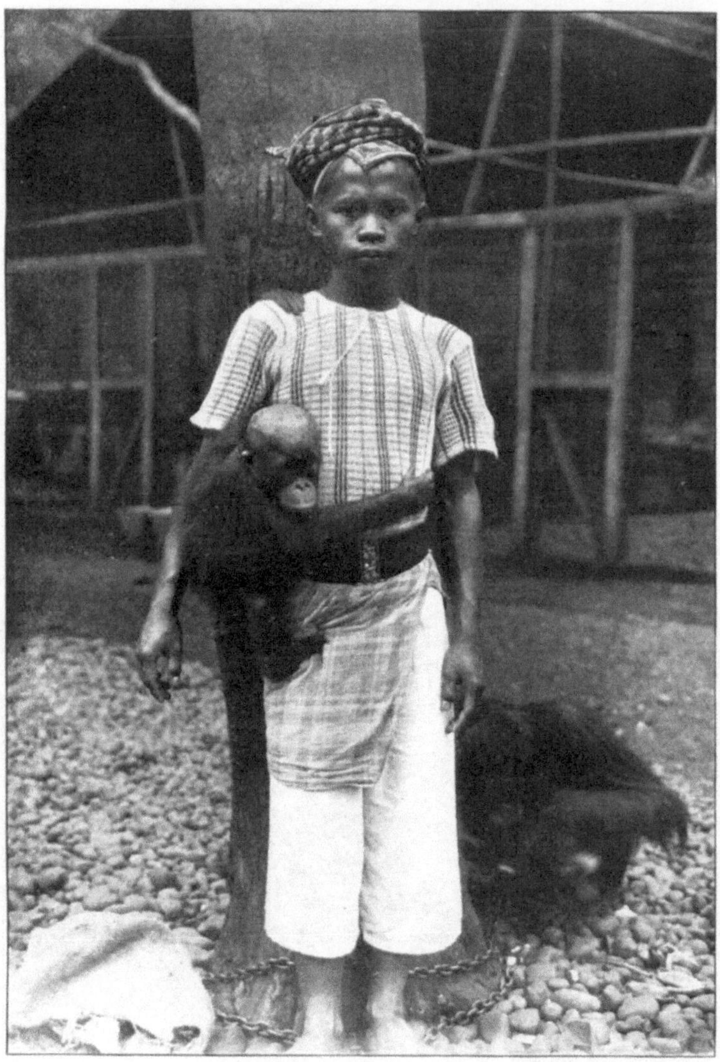

Fig. 13. Junge mit Orang-Utan.

Am resistentesten unter allen Tieren waren zweifellos die Cynomolgi, am diffizilsten die Gibbons. Unter ihnen, wie unter den Orang-Utans, sind es wieder die alten Tiere, die man kaum an die Gefangenschaft und die damit verbundene künstliche Ernährung gewöhnen kann. Verhältnismäßig leichter ist es, namentlich wenn sich Frauen der Pflege widmen, ganz junge Tiere (Orang-Utans und Gibbons) aufzuziehen; freilich bedarf es dazu unendlicher Mühe und Sorgfalt, namentlich

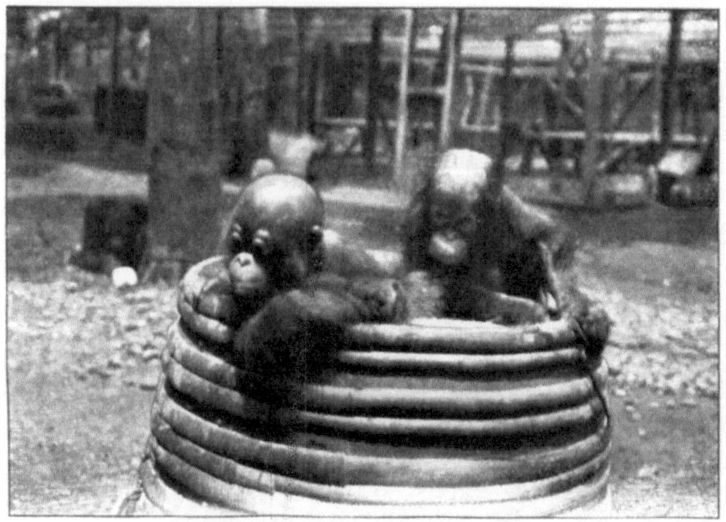

Fig. 14. Junge Orang-Utans.

wenn es sich darum handelt, die bis dahin an die Mutterbrust gewöhnten Tiere an künstliche Nahrung zu gewöhnen. Wochenlang mußte solchen Tierchen Milch mit dem Löffel oder mit der Saugflasche oder mit den Füllgläschen der Füllfederhalter beigebracht werden.

Konzeptionen in der Gefangenschaft haben wir trotz des sehr reichlichen geschlechtlichen Verkehrs der Tiere unter sich nicht ein einziges Mal beobachtet. Oft genug wurden zwar Tiere in der Gefangenschaft geboren, aber wir haben eigentlich von der sog. Affenliebe der Mütter zu ihren Jungen nichts beobachten können. Die kleinen Tiere wurden sehr bald sich selbst überlassen und blieben von der Mutter unbeachtet. (Ich habe nur ein einziges Mal trotz reichlichen Nachfragens

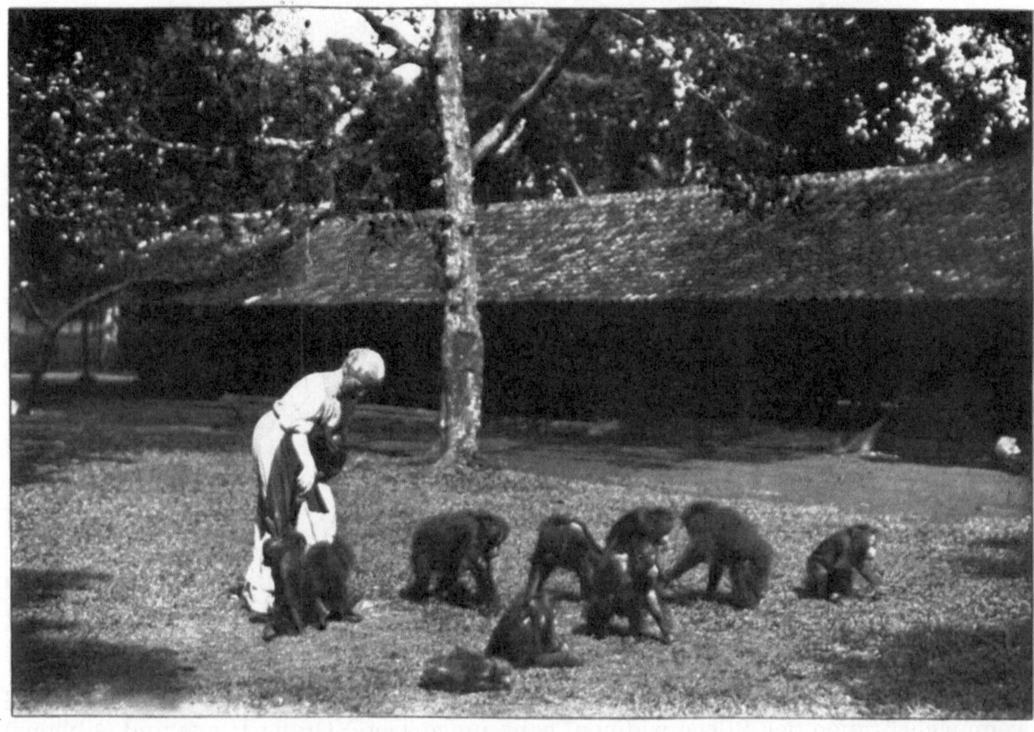

Fig. 15. Junge Orang-Utans.

bei den Pflanzern, welche ja viele Tiere halten, gehört, daß ein in der Gefangenschaft gehaltenes Cynomolguspaar Junge gebracht habe.)

Mit Hilfe des Zoologen Dr. Moszkowski, welcher als Mitglied der Selenkaschen Expedition nach Java gekommen war, haben wir versucht, bei einer großen Anzahl von weiblichen Tieren künstliche Befruchtung mit Hodenflüssigkeit, von deren Gehalt an lebenden Spermatozoen wir uns vorher natürlich überzeugt hatten, zu erzielen. Leider ist kein einziger dieser Versuche geglückt.

Auch mit der Ernährung der Tiere mußten wir erst unsere Erfahrungen sammeln. Viele Früchte erwiesen sich wegen eintretender Darmreizung als ganz unzweckmäßig. Anfangs glaubten wir, daß eine ganz rein vegetabilische Nahrung notwendig, weil den natürlichen Gewohnheiten der Tiere am besten entsprechend, sei. Wir haben uns aber schließlich überzeugt, daß neben der Hauptnahrung: abgekochter Reis, Bananen[1]) und Brot, die Verabreichung von Eiweiß teils in Form von Eiern, teils von (in Java glücklicherweise sehr billigen) Hühnern sehr angebracht sei. In der Tat konnten wir entsprechend den Beobachtungen dortiger Pflanzer und Tierbesitzer konstatieren, daß die Tiere jeden Käfer oder Vogel, den sie zufällig fangen konnten, mit Begierde fraßen. Auch die Art und Weise, wie sie Eier verzehrten, deutete darauf hin, daß sie gewohnt waren, Nester auszunehmen. Die Affen scheinen also keine prinzipiellen Vegetarier zu sein.

Durch die große Güte von Frau Professor Selenka erhielten wir einen, einem geschossenen Orang-Utan entnommenen Magen. Derselbe enthielt allerdings nur Pflanzenbestandteile.

Die Ernährung der Tiere geschah in folgender Weise. Die niederen Affen erhielten:

> 6¹/₂ Uhr vormittags: Bananen (Pisangs),
> 10 Uhr vormittags: Brot,
> 4 Uhr nachmittags: roten gekochten Reis,
> zweimal täglich frisches Wasser.

Die Orang-Utans und Gibbons erhielten:

> 6¹/₂—7 Uhr vormittags: Reis oder Brot, Grütze, Tee,
> 10 Uhr vormittags: Bananen (Pisangs) resp. nach der
> Jahreszeit auch andere Früchte,
> 12 Uhr vormittags: Bananen,
> 4 Uhr nachmittags: weißen Reis, Tee, Biskuits, Huhn.

Die Ernährung der Orang-Utans ist keine gleichmäßige für alle Tiere, da die einzelnen bald die eine, bald die andere Nahrung bevorzugen resp. ablehnen.

Im ganzen wurden durchschnittlich täglich verfüttert: 1700 bis 2000 Bananen, 60 kg Reis, 120 kleine Brote, 6—12 Hühner; dazu Tee, Zucker,

---

[1]) Es ist übrigens durchaus nicht gleichgültig, welche der 160 bis 170 verschiedenen Bananenarten, die auf Java wachsen, man verabreicht. Sie unterscheiden sich nach ihren, den Stuhlgang teils fördernden, teils hemmenden Eigenschaften ganz außerordentlich; ebenso natürlich nach dem Geschmack. Die Tiere, namentlich die Orang-Utans, sind nach dieser Richtung ungemein wählerisch.

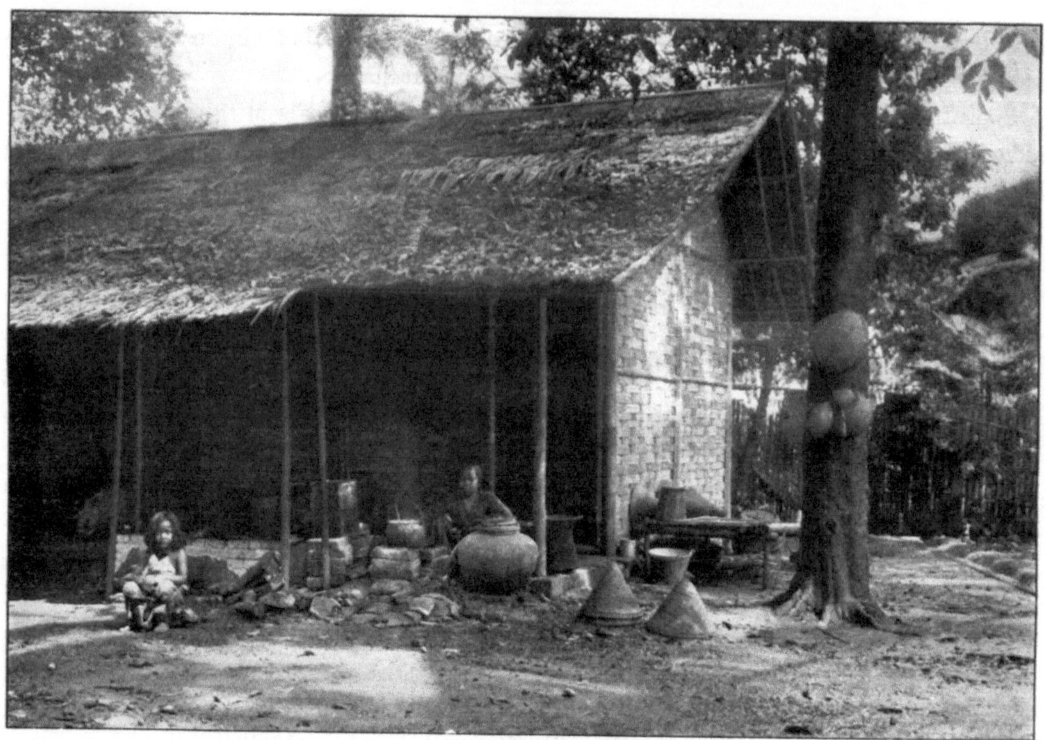

Fig. 16. Reisküche für die Affen.

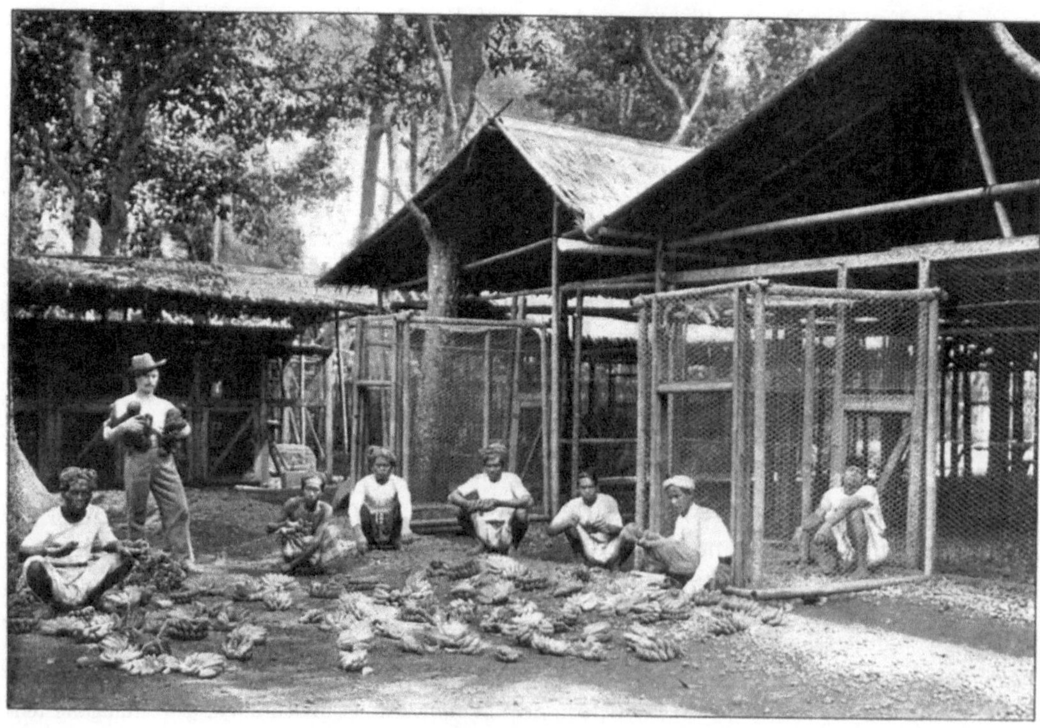

Fig. 17. Eine Bananenmahlzeit.

Biskuits, wechselnd. Für das Kochen von Reis und Grütze mußte eine besondere
Küche sowohl auf der Hauptstation, wie auf der Dependance eingerichtet werden.

Die Bewirtschaftung der Station, d. h. die Sorge für die Verpflegung der in
der Station untergebrachten Europäer und für die Anschaffung und Bereitung
der Tiernahrung lag ursprünglich in den Händen von Frau Dr. Baermann. Als
Herr Dr. Baermann mit seiner Frau Batavia verließ, mußte eine holländische
Dame, die seit langen Jahren in Niederländisch-Indien lebt, engagiert werden, da
die Ärzte nicht in der Lage waren, die Bewirtschaftung selbst zu leiten. Es ist
zu berücksichtigen, daß es sich nicht um eine gewöhnliche europäische Wirtschafts-

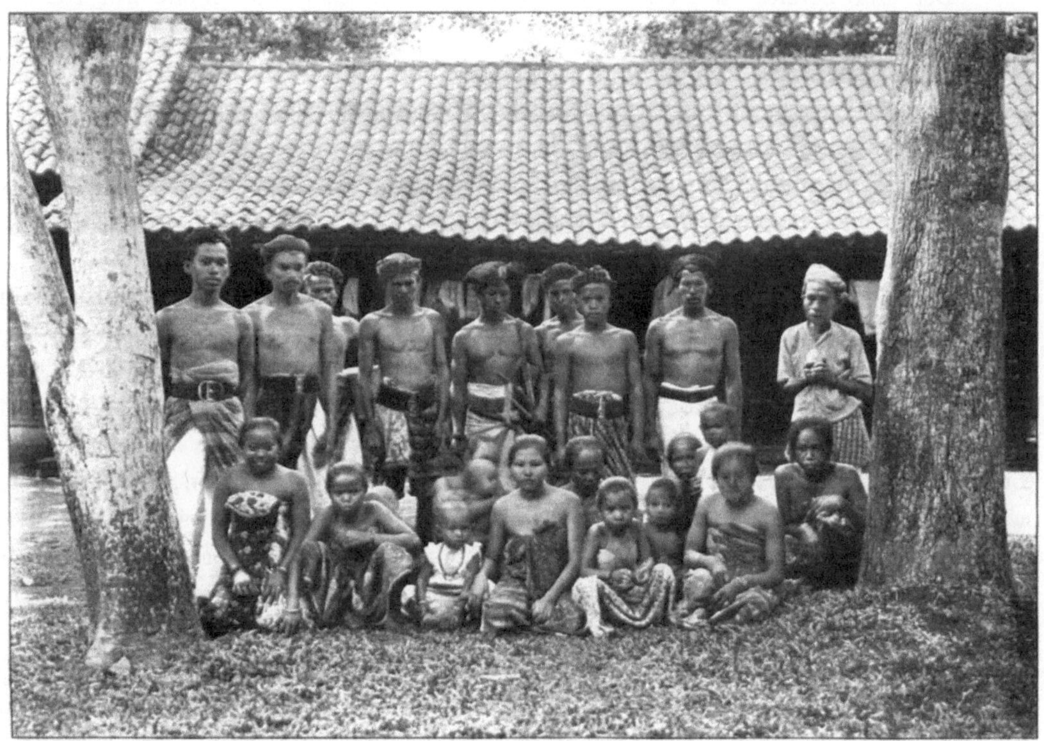

Fig. 18. Das malaiische Wartepersonal.

führung handelt, sondern um die recht umständlichen und große Sach- und Sprach-
kenntnis voraussetzenden Verhandlungen mit den malaiischen Bedienten und den
malaiischen Händlern. Es ist unzweifelhaft, daß auf diese Weise trotz der Aus-
gabe für die Wirtschafterin im ganzen billiger gewirtschaftet wurde, als wenn wir
allein hätten versuchen wollen, die Aufsicht zu führen.

Die Durchführung der Versuche, die Pflege und Beaufsichtigung der Tiere
wäre nun wesentlich leichter gewesen, wenn wir nicht auf malaiisches Personal
dabei angewiesen gewesen wären. Ich hatte zwar stets zwei europäische, gut
geschulte Wärter bei mir; wir brauchten aber außerdem stets 9—12 Malaien,

und leider sind die Angehörigen der malaiischen Rasse weder besonders arbeitslustig noch zuverlässig. Wären die europäischen Wärter K a r l R o e n i s c h, K a r l L e s c h n e r und A l o y s B u n z e k nicht so willig und fleißig gewesen, so wäre es kaum möglich gewesen, die Versuche in dem großen Maßstabe auszuführen, wie es der Fall war. Sicherlich würde ich ein andermal noch mehr europäische Wärter mitnehmen[1]).

Wir hatten durchschnittlich etwa 10 Orang-Utans, einige Gibbons und etwa 600—800 kleinere Tiere zugleich in unseren Ställen. Bei den gesunden Tieren war ja nur Reinigung der Ställe und regelmäßige Fütterung notwendig. —

Bei den bereits in Arbeit genommen Tieren aber war nicht nur für das Personal, sondern auch für uns eine sehr große Arbeit zu leisten.

Fast täglich waren I m p f u n g e n (oft 50—80) und die dazu notwendigen Vorbereitungen (Excisionen von Primäraffekten, Herstellung von Organbrei), die E i n s p r i t z u n g e n von Medikamenten oder von Serum, usw. zu Immunisierungszwecken vorzunehmen; die geimpften Tiere mußten wöchentlich mindestens einmal genau angesehen werden, um festzustellen, ob sich Primäraffekte entwickeln; bei anderen mußte nach etwaigen sekundären Recidiven gesucht werden.

Die R e v i s i o n e n vollzogen sich in folgender Weise: Wir Ärzte saßen vor oder in den Käfigen, mit den zugehörigen Protokollen. Die Tiere wurden von den Wärtern in großen Fischnetzen, die ihnen über den Körper geworfen wurden, gefangen. Freilich ging es dabei sehr häufig ohne großes Herumjagen der Tiere nicht ab, und leider auch nicht ohne gelegentliche Verletzungen gerade an den Augenbrauen, wenn die Tiere mit dem Kopfe an den Drahtgittern abprallten; Verletzungen, welche bisweilen die Beurteilung der Inokulationsresultate sehr erschwerten. Die durch Nummern gekennzeichneten und von uns revidierten Tiere wurden in für diesen Zweck stets leer gehaltene Käfige gesetzt. Interessant war es zu sehen, wie die Tiere sehr bald lernten, sich diesem, ihnen anscheinend höchst unangenehmen Fangen zu entziehen. Sie hielten sich in der Nähe der Türen auf, um gelegentlich, ehe sie gefangen wurden, zu entwischen; oder aber, sie suchten sich in die Abteilung des Stalles, in welchem sich die bereits revidierten Tiere befanden, hineinzuschmuggeln. Stets auch wurden diejenigen Tiere, welche schon am längsten in Gefangenschaft waren und schon häufig solche Revisionen mitgemacht hatten,

---

[1]) Während meines Aufenthaltes in Batavia boten sich nicht selten ausgediente holländische Soldaten zu Dienstleistungen in der Station an. Ich habe aber, und wohl mit Recht, Bedenken getragen, diese solch anstrengender Arbeit doch mehr oder weniger entwöhnten Menschen in Dienst zu nehmen. Die Lebens- und Arbeitsweise, an welche sich die meisten, Jahrzehnte in Niederländisch-Indien lebenden Europäer gewöhnt haben, hätte sich mit den Ansprüchen, die ich an mich, an meine Mitarbeiter und selbstverständlich auch an das Wartepersonal stellen mußte, kaum vereinigen lassen. Es kommt hinzu, daß ein unmittelbares Mitangreifen von Europäern zusammen mit Malaien in Indien etwas ganz Ungewöhnliches ist. Überall tritt der weiße Europäer nur als Herr (tuan) und Aufseher, nicht als eigentlicher Arbeiter auf, und es ist den Malaien demgemäß etwas Ungewöhnliches, den weißen „Tuan" (Herr) wie seinesgleichen arbeiten zu sehen. Ich muß es als eine große Geschicklichkeit meiner europäischen Wärter ansehen, daß sie (die übrigens zum Teil die malaiische Sprache vorzüglich beherrschen gelernt hatten) es verstanden haben, sich so die Autorität den malaiischen Bediensteten gegenüber zu wahren, wie es der Fall war.

zuletzt gefangen. Ältere große Cynomolgi konnten dabei recht bösartig werden und sowohl beim Fangen wie bei der Revision oder beim Impfen kräftig zubeißen. Es wurden daher immer die sehr gefährlichen Eckzähne bei erster Gelegenheit den Tieren abgezwickt; aber trotzdem hat fast jeder von uns einen oder mehrere bisweilen recht bösartig werdende Bisse davongetragen.

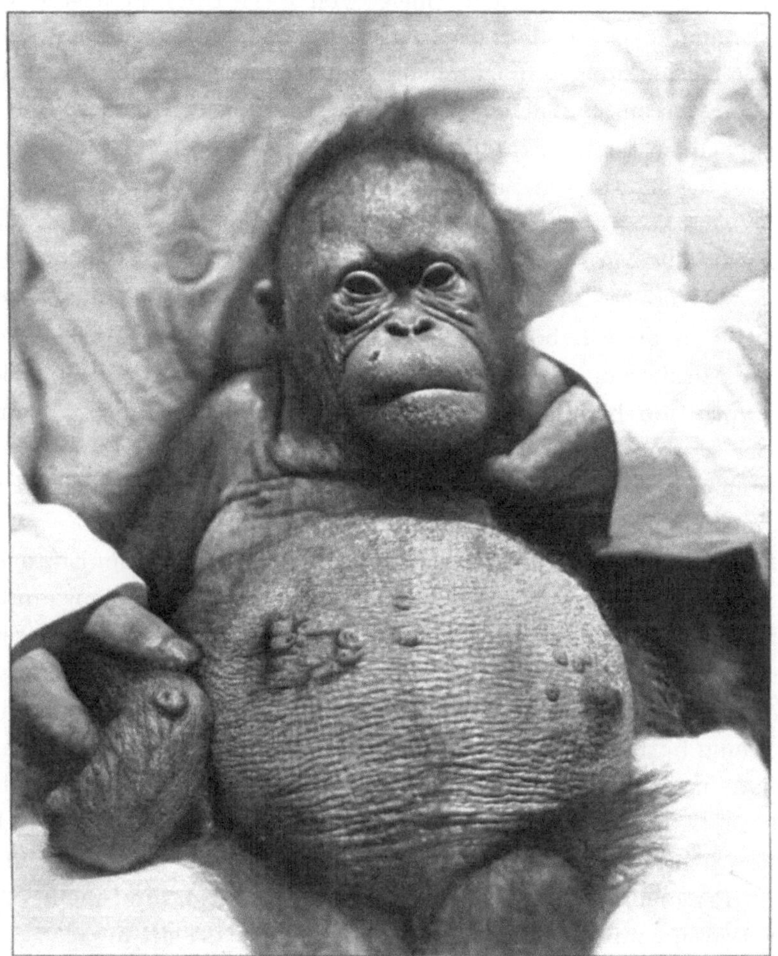

Fig. 19. Orang-Utan mit Impfprodukt.

Natürlich wurden Tiere, bei denen sich während der Revision Befunde ergaben, die eine öftere Beobachtung erforderlich machten, in kleinere Käfige gesetzt, um sie jederzeit leicht einfangen zu können.

Hin und wieder passierte es bei den Revisionen, bisweilen aber auch dadurch, daß die Tiere die Drahtnetze losrissen und zur Seite bogen, daß einzelne oder manchmal auch eine ganze Anzahl Tiere entwischten. Gewöhnlich ging es dann ohne große Reklamationen seitens der Nachbarn nicht ab, da die Tiere höchst unerwünschte Besuche in den Bäumen, bisweilen auch in den Zimmern und Speisekammern abstatteten und recht unangenehme Störungen veranlaßten. Auch für uns waren derartige Vorkommnisse störend, weil gar nicht selten ganz wichtige Tiere verloren gingen. Die meisten freilich wurden uns immer wieder von den Einwohnern der benachbarten Eingebornenkampongs (Dörfern), die dann reguläre Jagden veranstalteten, wiedergebracht.

Kurz: wir hatten eine tägliche, rein mit den Tieren sich beschäftigende Tätigkeit von durchschnittlich 5 Stunden (meist von 8—1 Uhr) zu leisten.

Dazu kamen, meist in den Nachmittagsstunden, die genaue Fixierung der Protokolle, die Festsetzung und Durchsprechung neuer Versuche; auch eine zwei- bis dreistündige wissenschaftliche Tätigkeit. Da ja noch andere Versuche und Untersuchungen über Lepra, Framboesie, Vaccine, Ulcus tropicum, Trachom usw. daneben einhergingen, war die Zeit für alle reichlichst ausgefüllt.

In der Tierstation in Pegansaan konnten kleinere Laboratoriumsarbeiten ausgeführt werden; es waren die dazu notwendigen Materialien, Farben, Mikroskope usw. daselbst vorhanden. Die hauptsächlichsten wissenschaftlichen Untersuchungen wurden dagegen in dem Laboratorium des Militärhospitals in Weltevreden ausgeführt, wo uns zu diesem Zwecke Arbeitsplätze eingerichtet waren. Außer den im Besitz der Expedition befindlichen Utensilien standen dank der großen Liebenswürdigkeit der Herren Direktoren Dr. de Haan und Dr. Grejns daselbst auch die Einrichtungen des Laboratoriums zur Verfügung. Daselbst befand sich auch eine sehr gut eingerichtete, reichhaltige Bibliothek.

Aus dem bisher Gesagten ergibt sich, daß die getroffene Einrichtung, die Tierstation in unmittelbarer Nähe des von den ärztlichen Leitern bewohnten Hauses anzulegen, zweckentsprechend war. Es wäre sonst nicht möglich gewesen, die bei der Unzuverlässigkeit der malaiischen Wärter doppelt notwendige Beaufsichtigung der Ernährungsweise und des Gesundheitszustandes der Tiere durchzuführen, und ebenso wenig hätten die ärztlichen Arbeiten selbst sich abwickeln lassen, wenn nicht die Tiere unter der ständigen Kontrolle der Ärzte gestanden hätten. Aus diesem Grunde habe ich von Anfang an die Kosten des Hauses auf Rechnung der Expedition übernommen, obgleich dadurch die Ausgaben für die Unterhaltung des ärztlichen Personals größer geworden sind, als wenn ich und meine Mitarbeiter uns in einer Pension untergebracht hätten. Die Bewirtschaftung der Station war eben im Interesse der Durchführung der Arbeit durchaus erforderlich.

Natürlich ist mir heute, nachdem ich die dreijährigen Erfahrungen des Arbeitens in Batavia hinter mir habe, klar, daß wir unsere Station nach mancher Richtung hin in zweckmäßigerer Weise hätten anlegen können, als es geschehen ist. Doch möge man bedenken, daß nie zuvor in ähnlicher Weise eine Station, die mit einem solch großen Tiermaterial arbeiten mußte, vorhanden gewesen ist. Wir haben leider alle Erfahrungen, wie man es hätte besser machen können, erst selbst sammeln müssen.

Würde ich noch einmal derartige Versuche zu machen haben, so würde ich zwar die Ställe kleiner, dafür aber um so zahlreicher errichten. Es wäre dadurch die Möglichkeit gegeben, kleinere Gruppen von Tieren je nach den Versuchsanordnungen voneinander zu trennen. Kranke Tiere können leichter isoliert werden oder, wenn sie miteinander sitzen, sind weniger Tiere durch das Zusammensitzen gefährdet, als wenn sehr viel Tiere in einem Stall sich befinden. Die Ställe müssen einzeln für sich auf ein viel größeres Terrain verteilt stehen, um Infektionen von einem Käfig zum Nachbarkäfig sicherer auszuschließen. Die Käfige müssen zwar überdacht sein, um die Tiere vor dem Regen und vor der prallen Sonne zu schützen, andererseits muß aber doch die Möglichkeit gegeben sein, daß sich die Tiere in die Sonne setzen können. Es müssen von vornherein die Ställe auf mehrere, ganz voneinander getrennte Plätze gebaut werden. Jedes Arbeiten mit anderem Infektionsmaterial, namentlich mit Tuberkulose, ist auf das strengste zu vermeiden. Wir, wie gesagt, haben uns die Tuberkulose selbst durch Arbeiten mit Tuberkelbacillenkulturen eingeschleppt und dadurch Hunderte von Versuchen verloren. — Auch dadurch, daß die zum Zwecke der Syphilisverimpfung gesetzten Scarificationswunden der Augenbrauen ungemein leicht mit Tuberkelbacillen infiziert wurden und sich daselbst eine Hauttuberkulose entwickelte, ergaben sich lange Zeit große Schwierigkeiten differential-diagnostischer Art. Die ersten erythematösen, mäßig infiltrierten Stadien sind bei beiden Krankheiten kaum zu unterscheiden. Dann folgt freilich bei der Tuberkulose eine so charakteristische Ulceration nach, daß eine Verwechslung nicht mehr möglich ist, um so weniger, als es in allen solchen Prozessen von Tuberkelbacillen wimmelt.

Es wird vielleicht mancher fragen, ob denn ein solches, nach vielen Richtungen hin so große Schwierigkeiten erzeugendes Massenexperimentieren zweckmäßig oder gar notwendig gewesen sei. Ich glaube aber — und jetzt nach meiner Rückkehr und den neueren Erfahrungen, die ich wieder hier in Breslau mache, erst recht — daß es gar keinen andern Weg, um auf diesem schwierigen Gebiete der Syphilispathologie und Syphilistherapie vorwärts zu kommen, gibt, als diesen. Eine einwandfreie Beurteilung des Impfresultates, namentlich eines negativen, läßt sich auf keine andere Weise erzielen, als durch eine große Versuchsreihe. Wir müssen durch die Zahl der Versuche ersetzen, was uns an Sicherheit des Einzelversuches abgeht.

1. Die Unsicherheit bei den Syphilisexperimenten war in erster Reihe bedingt dadurch, daß wir gar keinen Anhaltspunkt für die Beurteilung, ob wir mit infektiösem oder nicht infektiösem Material arbeiteten, hatten. Bei Primäraffekten und Kondylomen konnten wir zwar mit einiger Sicherheit darauf rechnen, virulentes Material zu verimpfen und konnten uns später durch Spirochätennachweis davon überzeugen. Aber unendlich viel unsicherer wurden die Verhältnisse bei Verwendung der inneren Organe von Affen, namentlich wenn es sich um Tiere handelte, bei denen eben festgestellt werden sollte, ob ihre inneren Organe virulent seien oder nicht. In keinem Falle aber konnten wir auf eine gleichmäßige Verteilung des Virus in Milz, Knochenmark usw. rechnen. Wir haben demgemäß auch erst dann leidlich regelmäßige Impfungen mit diesen Organen erreichen können, nachdem wir nicht, wie anfangs, einzelne Stückchen dieser Gewebe zum Impfen benützten, sondern aus dem ganzen Organ einen Brei herstellten und nun möglichst viel Breimasse in die Wunden hineinrieben. Aber auch da sahen wir

häufig, daß, wenn wir mit demselben Brei 10 Tiere impften, nur 2 oder 3 ein positives Resultat aufwiesen. Ich möchte daran erinnern, daß auch die Entdeckung der Spirochaeten uns für die Beurteilung der Virulenz innerer Organe keinen Fortschritt gebracht hat. In diesen Organen sind die Spirochäten so unendlich spärlich, daß man sie meistens überhaupt nicht findet, also aus negativen Spirochätenbefunden absolut keinen Schluß ziehen kann. Die Frage, ob es neben der Spirochätenform noch andere im Verlauf der Entwicklung und Vermehrung dieser Parasiten auftretende Formen (Körnchen u. dgl.) gibt, muß wohl noch als ungelöst offen bleiben.

Übrigens hatten wir bei der Färbung der Spirochäten, speziell der von Affen stammenden, anfangs Schwierigkeiten, bis Prowazek herausfand, daß man wenigstens 48 Stunden lang färben müsse, um schöne Bilder zu erhalten.

2. Eine besondere Schwierigkeit liegt darin, daß alle Prüfungen eines Organs auf Virulenz wesentlich nur durch cutane Impfungen vorgenommen werden können. Aber wieviel Zufälligkeiten können da das Resultat beeinflussen! Es kommt entweder zufällig überhaupt kein Virus in die Scarificationswunden, oder es wird sofort oder kurze Zeit hinterher durch Blutung entfernt oder es werden die ersten sich entwickelnden oberflächlich sitzenden Virusherde im Laufe der mehrwöchentlichen Inkubationszeit abgestoßen oder es treten Nebenumstände, namentlich traumatische Excoriationen der Brauen hinzu, welche eine Deutung, ob wir es mit einer gelungenen Impfung zu tun haben oder nicht, unmöglich machen.

3. Nimmt man aus irgendeinem Grund eine subcutane oder intravenöse oder sonstige nichtcutane Impfung vor, so fehlt jedes klinische Symptom, welches uns über Angehen oder Nichtangehen der Erkrankung informieren könnte. In vielen Fällen genügt zwar eine Reinokulation, die, wenn sie mit Sicherheit negativ ausfällt, das Gelingen des vorausgegangenen Infektionsversuches beweist. Oft aber kann die Prüfung nur dadurch vorgenommen werden, daß man die Tiere tötet und ihre Organe auf weitere Tiere verimpft, um festzustellen, ob diese Tiere syphilitisch geworden sind oder nicht. Da beginnt aber erst recht, wie schon gesagt, die Unsicherheit, ob negativ bleibende Impfungen mit Milzbrei, Leberbrei oder Knochenmarkbrei wirklich bedeuten, daß Milz und Knochenmark wirklich frei von Syphilisgift waren, oder ob negative Resultate nur dadurch entstanden, daß man unglücklicherweise Partikelchen, die syphilisgiftfrei waren, zur Impfung benützt hatte. Man kann sich also nur durch zahlreiche Versuche, die mit ein und demselben Milzbrei angestellt werden, gegen falsche Schlüsse schützen.

Entstehen an den mit den Organen geimpften Stellen unklare Erscheinungen, so haben wir entweder diese Lokalaffekte excidieren und auf neue Tiere übertragen müssen oder mußten die Organe dieses Tieres einer erneuten Prüfung unterziehen.

Die serodiagnostische Methode hat, wie Dr. Bruck's eingehende Untersuchungen festgestellt haben, bei der diagnostischen Beurteilung der Affensyphilis nicht dieselbe große Bedeutung wie bei der menschlichen Syphilis. Einmal gibt es eine Menge niederer Affen (übrigens auch Kaninchen), die schon normalerweise positive Reaktionen ergeben; man darf also zu serodiagnostischen Untersuchungen nur solche Tiere benützen, die bei mehrfachen Untersuchungen vor der Inokulation negative Resultate ergeben. — Ferner aber verschwinden auch im Laufe der Erkrankung die positiven Reaktionen, selbst bei Fortbestehen der Erkrankung.

Zu all diesen in der Natur der Sache begründeten Fehlern gesellt sich hinzu die Tatsache, daß eben viele Tiere vorzeitig sterben. Man muß also, um wenigstens einen gewissen, nicht zu niedrigen Prozentsatz von Tieren, die so lange am Leben bleiben, bis das Versuchsergebnis endgültig festgestellt ist, zu erhalten, von vornherein eine recht große Anzahl von Versuchen anlegen.

Und wie oft muß ein und derselbe Versuch mehrfach wiederholt werden, wenn Unklarheiten und Widersprüche vorliegen!

Schließlich bedenke man die Unzahl der Aufgaben, die zu lösen waren und selbstverständlich so zahlreich wie möglich gleichzeitig in Bearbeitung genommen werden mußten.

Kurz: ich kann mit gutem Gewissen sagen, daß wir unnötigerweise kein Tier in Benützung genommen haben.

Es sei aber gegenüber den vielen Angriffen, die natürlich von deutschen wie von holländischen sog. „Tierfreunden" erhoben worden sind, darauf hingewiesen, daß wir mit höheren Affen: Orang-Utans und Gibbons, sehr sparsam umgegangen sind, ja sogar ganz darauf verzichtet haben, sobald wir sahen, daß diese nach jeder Richtung hin wertvollen und in ihrem Bestande zu schonenden Tiere für unsere Arbeiten nicht unumgänglich notwendig seien. — Ebenso haben wir von Macacus nemestrinus, die in Java und Sumatra sogar zum Abpflücken der Kokosnüsse abgerichtet werden, sehr wenig Gebrauch gemacht. Aber den Macacus cynomolgus zu schonen, lag gar keine Veranlassung vor. Diese Tiere sind für alle Kulturen und Plantagen die schlimmsten Feinde und Vernichter. Wo die Bevölkerung ihrer habhaft wird, werden sie getötet. Wir brauchten uns also um so weniger ein Gewissen daraus zu machen, sie in nützlicher Weise im Interesse unserer der Menschheit dienenden Arbeit zu verwenden, als die Tiere durch den Versuch selbst — abgesehen vom Gefangensein — weder Schmerzen, noch irgendwelche Qualen auszuhalten hatten. Der Akt der Impfung ist ein denkbar harmloser. Und mußten wir die Tiere töten, so geschah dies durch einen Schlag auf den Hinterkopf, der stets momentanen Tod zur Folge hat. Ich habe mehrfach von den holländischen Behörden Zuschriften bekommen, in welchen sie mir mitteilten, daß sie um so lieber meiner Bitte, mir Tiere zu verschaffen, nachkämen, als es nur im Interesse der Felder und Plantagen läge, möglichst viele von diesen Räubern zu beseitigen.

Die Beschaffung des zu den Tierimpfungen notwendigen menschlichen Syphilismateriales hat ursprünglich sehr große Schwierigkeiten verursacht. Die Syphilis ist zwar sowohl unter der malaiischen wie namentlich unter der chinesischen Bevölkerung ungemein verbreitet. Bei der großen Unkenntnis über die Bedeutung der Krankheit und bei der allgemeinen Indolenz kommen aber gerade in den ersten Stadien, in welchen die für die Impfungen wichtigsten Krankheitsprodukte auftreten, die Patienten fast nie zu den europäischen Ärzten, während man später tertiäre Erscheinungen, welche sich durch Schmerzen und große Geschwürsbildungen bemerkbar machen, unverhältnismäßig häufig zu Gesicht bekommt. Auf diese Weise bekamen wir aus der von der Regierung eingerichteten Poliklinik der indischen Ärzteschule und der von Dr. Kajser geleiteten Ambulanz des Diakonissenhauses trotz des allergrößten Entgegenkommens der ärztlichen Vorstände nur wenig verwendbares Material.

Auch das Militärhospital stand uns nach jeder Richtung hin zur Verfügung, aber teils war die Zahl der brauchbaren Fälle gering und schwankend, teils stießen wir häufig bei den Patienten auf Widerspruch, sich irgendeinen kleinen operativen Eingriff gefallen zu lassen.

Aus diesem Grunde entschloß ich mich, selbst eine Poliklinik für Malaien und speziell für Chinesen einzurichten, und in der Tat erhielten wir unser Impfmaterial lange Zeit in allererster Reihe aus dieser, auch mit Unterstützung der zuständigen Behörden eingerichteten und im Dezember 1905 in Gang gesetzten Poliklinik.

Allmählich aber kamen wir in die glückliche Lage, ganz auf menschliches Material verzichten zu können, da wir teils genügend Primäraffekte, teils innere Organe von geimpften Affen mit ausreichender Virulenz zur Verfügung hatten. Anscheinend nämlich nahm die Virulenz des Giftes durch die zahlreichen Tierpassagen für die niederen Affen zu.

Die Tatsache, daß man die syphilitischen Tiere zur Impfung benützen kann, eröffnet späteren Forschern, die etwa in den Tropen Tierversuche mit Syphilis machen wollen, die Möglichkeit, Orte zu wählen für ihre Arbeitsstation, in denen syphilitisches Menschenmaterial nicht zur Verfügung steht. Sie hätten nur nötig, irgendeine größere Anzahl mit Syphilis geimpfter und an Syphilis erkrankter Tiere mit an ihre spätere Arbeitsstation zu transportieren.

Entsprechend dem zunehmenden Umfange unserer Arbeiten stellte sich sehr bald heraus, daß Dr. Baermann und ich den sich täglich mehrenden Aufgaben nicht gewachsen seien, zumal sowohl Dr. Baermann wie ich neben den rein experimentellen Arbeiten an Tieren uns mikroskopischen und klinischen Studien widmen wollten, um das uns neue sich in den Tropen darbietende Material an Syphilis und Haut- und sonstigen Infektionskrankheiten kennen zu lernen. Es schien uns geradezu eine Pflicht, die Gelegenheit, Lepra, Framboesie, Hautkrankheiten, besonders die tropischen Dermatomykosen (Tinea imbricata, Trichophytie, usw.), die sehr merkwürdigen Formen des Ulcus tropicum und der sog. Tinea albigena usw. zu sehen, nicht ungenützt verstreichen zu lassen.

Auch die Syphilis, bot sie auch nicht so absonderliche Formen dar, wie wir eigentlich erwartet hatten, hatte doch so vieles Interessantes und Lehrreiches, auch im klinischen Sinne, daß wir überall das in den Hospitälern und Polikliniken sich ansammelnde Material aufsuchten.

So ließ ich denn einen zweiten meiner Breslauer Assistenten, Herrn Dr. Halberstädter, im Mai 1905 nachfolgen. Dadurch bot sich uns allen auch die

Möglichkeit, dem durch das Klima höchst strapaziösen Bataviaaufenthalt hin und wieder zu entfliehen und kurze Erholungsreisen in den nahe gelegenen javanischen Bergen mit ihren sehr günstigen klimatischen Verhältnissen zu machen. Besonders gern suchten wir die Urwaldstation Tjibodas, welche zum botanischen Garten in Buitenzorg gehört, auf. Welche Wohltat war es, abends in diesem ca. 1500 m hoch gelegenen Berghause die Abendkühle zu genießen! Nachts freilich machte sich der kolossale Temperaturunterschied zwischen 5—6° R gegen die gewöhnlich in Batavia herrschende Nachttemperatur von 24° R recht unangenehm bemerkbar.

In die ersten Monate meines javanischen Aufenthaltes fielen die Berichte Siegels über seine Entdeckung des Cytorrhyctes luis und die von ihm mit

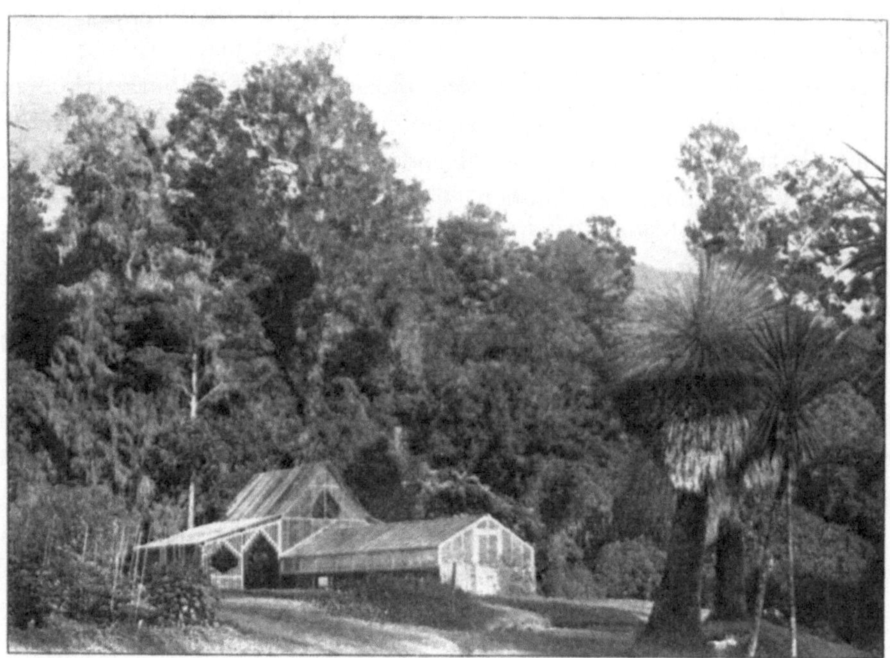

Fig. 20. Urwaldstation Tjibodas.

so auffallend großer Leichtigkeit erzeugte Kaninchensyphilis und ferner die Entdeckung der Spirochaete pallida durch Schaudinn. So wenig mich die Berichte über die Siegelschen Befunde und Behauptungen aufregten, so sehr frappierte mich vom ersten Augenblicke an die (mir telegraphisch mitgeteilte) Schaudinnsche Spirochaetenentdeckung, um so mehr, als wir sie — Baermann widmete sich sofort mit größtem Eifer den Nachuntersuchungen — sofort in vielen Fällen bestätigen konnten. Ich will nicht leugnen, daß sich meiner eine tagelange große Unruhe und Bestürzung bemächtigte. — Mußte ich mir doch die Frage vorlegen, ob nicht durch die Entdeckung des Syphilisparasiten die ganze von mir mit so großen Opfern inszenierte Expedition überflüssig und zwecklos geworden sei! Aber sehr bald kam ich zu dem Schluß, daß dem nicht so sei. Die Zukunft hat bestätigt, daß beide Forschungsmethoden, die parasitologische und die experimentelle, sich zwar ergänzen, daß aber nach keiner Richtung hin, namentlich was die wissenschaftliche Erforschung der Syphilis betrifft, die eine die andere überflüssig macht und ersetzen kann.

Ich selbst blieb mit meiner Frau bis Mitte Oktober 1905 in Batavia und kehrte dann, den Kollegen Baermann und Halberstädter nach eingehendster Besprechung des Versuchsplanes die Fortführung der Versuche anvertrauend, nach Breslau zurück. Ich mußte dies tun, nicht nur um den Verpflichtungen meines Breslauer Amtes zu genügen, sondern weil auch für die Fortführung der Versuche mir eine eingehende Rücksprache und Fühlungnahme mit den heimischen Forschern notwendig erschien, und schließlich, weil ich, von der Notwendigkeit und Wichtigkeit der experimentellen Forschungen und ihrer Fortführung in Java mehr denn je durchdrungen, den Versuch machen wollte und mußte, öffentliche Mittel zu gewinnen, um die Expedition durch einige Jahre erhalten zu können. Die Kosten des Javaaufenthaltes waren so sehr viel größer, als ich ursprünglich angenommen hatte, daß ich einsah, aus eigenen Mitteln ein jahrelanges Arbeiten in Batavia nicht ermöglichen zu können.

War es nun auch nicht leicht, meinen Plan in die Tat umzusetzen, so muß ich doch, und zwar mit größter Dankbarkeit konstatieren, daß meine Wünsche und Anträge überall eine wohlwollende und freundliche Aufnahme fanden. Dank der Fürsprache sowohl der beteiligten Reichsbehörden, wie der maßgebenden Persönlichkeiten im preußischen Kultusministerium wurde in den Etat des Reichsamtes des Innern für 1906 die Summe von 100 000 Mark zur Förderung der Syphilisforschung, hauptsächlich aber zur Unterstützung meiner Expedition eingesetzt und vom Bundesrat wie vom Reichstag bewilligt.

Und so wurde denn die von mir im Januar 1905 errichtete Arbeitsstation in Batavia vom 1. April 1906 ab aus Mitteln des Deutschen Reiches unterhalten. Die dort ausgeführten Arbeiten vollzogen sich unter den von der Reichsverwaltung dafür festgesetzten Bedingungen. Letztere sowie der Arbeitsplan waren in mehreren Sitzungen im Kaiserlichen Gesundheitsamt festgestellt worden, welches von nun ab für mich die Vermittlungsstelle zum Reichsamt des Innern bildete. In den Etats des Reichsamts des Innern für die Jahre 1907—1909 wurden weitere Geldmittel zur Förderung der Syphilisforschung bewilligt; sie erreichten schließlich die Höhe von 280 000 Mark, wovon etwa 230 000 Mark für meine Expedition nach Java und sich anschließende Arbeiten in Breslau gewährt wurden.

Das Deutsche Reich war aber nicht die einzige Stelle, der ich finanzielle Unterstützung zu danken habe. Einen Teil der im Jahre 1905—1906 gemachten Ausgaben konnte ich aus der von Herrn Dr. Eduard Simon errichteten großen Stiftung und aus einer mir von Herrn Kommerzienrat Dr. Georg Kauffmann gemachten Schenkung bestreiten. Sodann muß ich der hochherzigen Unterstützung, welche ich sowohl bei der Direktion der Hamburg - Amerika - Linie, wie namentlich des Norddeutschen Lloyds fand, dankbar gedenken. Beide Gesellschaften haben alle unsere Reisen und die kostspieligen Transporte — und es waren deren nicht wenige — vollständig kostenlos gewährt. Die großen c h e m i - s c h e n F a b r i k e n versorgten uns reichlichst mit allen nur einigermaßen in Betracht kommenden Farben, Reagenzien, Arzneien.

Schließlich fand ich in N i e d e r l ä n d i s c h - I n d i e n auch noch nach finanzieller Richtung hin wertvolle Hilfe. Die N i e d e r l ä n d i s c h - I n d i s c h e R e g i e - r u n g beteiligte sich mit einem namhaften Betrage an den Unkosten der Expedition und gewährte für alle Reisen und Transporte auf den Staatseisenbahnen freie Beförderung. Des gleichen Vorzuges hatten wir uns seitens der K o n i n k l i j k e P a k e t v a a r t M a a t s c h a p p i j zu erfreuen. Nicht nur, daß mir dadurch die sehr erheblichen Kosten, welche die vielen Affentransporte aus Borneo und Sumatra sonst verursacht hätten, erspart blieben: ja, es wäre ihre Durchführung überhaupt unmöglich geworden; denn die Schiffe dieser Gesellschaft befördern sonst überhaupt keine Tiere, speziell keine Affen, und nur im Interesse meiner wissenschaftlichen Arbeit wurde eine besondere Verfügung erlassen.

Meinem Gesuche an den Herrn Reichskanzler um Gewährung einer Reichssubvention hatte ich eine ausführliche Denkschrift beigegeben. Es erscheint mir nicht unzweckmäßig, sie an dieser Stelle (mit gewissen Kürzungen) wiederzugeben, da darin die Gründe, welche für eine Fortsetzung der Syphilisarbeiten sprachen, ferner die weiteren Aufgaben, deren Lösung mir vorschwebte und deren Lösung i m d a m a l i g e n Z e i t p u n k t auch nicht unmöglich erschien, ausführlich dargelegt sind.

E i n g a b e a n d e n H e r r n R e i c h s k a n z l e r.

Seit August 1903 bin ich mit Syphilis-Übertragungsversuchen an menschenähnlichen Affen beschäftigt. Seit dieser Zeit habe ich die Versuche nicht ruhen lassen, und, soweit es überhaupt gelang, mir geeignetes Tiermaterial zu verschaffen, in Breslau bis Ende 1904 weiter gearbeitet. Ich hielt mich dazu für verpflichtet, weil ich durchaus von der Überzeugung durchdrungen war, daß jede Möglichkeit, auf dem Gebiete der Diagnostik und Behandlung der Syphilis einen Fortschritt zu erzielen, auf das intensivste verfolgt werden muß, um dieser vielleicht fürchterlichsten endemischen Volksseuche, unter der die gesamte Menschheit leidet, entgegenzuarbeiten.

Es ist überflüssig, Euer Durchlaucht ausführlich darzulegen, welche Bedeutung die Syphilis als Krankheit für das Menschengeschlecht hat, daß tagtäglich ungezählte Tausende in den frischen Stadien der Krankheit arbeits- und erwerbsunfähig werden, daß durch die Übertragung auf Frauen und Kinder und durch die Vererbungsfähigkeit der Krankheit die Bevölkerungszunahme in wesentlichster Weise herabgesetzt wird, daß durch das Ergriffenwerden der inneren Organe und speziell des Gehirns und des Rückenmarkes eine von Jahr zu Jahr zunehmende Zahl von sonst kräftigen Menschen dauerndem Siechtum und frühzeitigem Tode erliegt.

Es ist daher auch erklärlich, daß in den europäischen Kulturstaaten wohl keine Krankheit so von den Menschen gefürchtet wird wie die Syphilis, weil gerade sie, wie keine andere, ihre Ansteckungs- und Vererbungsfähigkeit und die Tendenz, in Form schwerster Nacherkrankungen sich unerwartet wieder einzustellen, Jahre und Jahrzehnte trotz scheinbarer Gesundheit des Erkrankten und oft trotz sorgfältigster Behandlung behält. Ist doch die Syphilis jahraus jahrein gar nicht so selten die Ursache von Selbstmorden, weil so viele nicht über die Angst, es könnten alle die so häufig beobachteten Folgen der Hirn- und Rückenmarkssyphilis sich einstellen, hinwegkommen!

Dazu kommt, daß die Syphilis eine s o u n g e m e i n v e r b r e i t e t e, ja, soweit es den Anschein hat, trotz aller Abwehrmaßregeln i m Z u n e h m e n b e g r i f f e n e K r a n k h e i t ist. Statistische Kenntnisse über den Grad der Verbreitung stehen uns nicht zur Verfügung. Aber aus einzelnen Zahlen läßt sich wenigstens ungefähr erkennen, mit welchem Grade der Durchseuchung wir es zu tun haben. Besonders wertvoll ist eine am 30. April 1900 in Preußen auf Veranlassung Sr. Exzellenz des Herrn Kultusministers gemachte Erhebung. Es wurden sämtliche Ärzte befragt, wie viele G e s c h l e c h t s k r a n k e sie an diesem Tage in Behandlung hätten. Obgleich nur zwei Drittel der Ärzte auf diese Anfrage geantwortet haben, und obgleich zweifellos ein sehr großer Teil der Geschlechtskranken entweder gar nicht in ärztlicher Behandlung sich befand oder gerade in dieser Zeit nicht in ärztlicher Behandlung war, wurden doch nicht weniger als 11 000 Fälle frischer Syphilis als in Behandlung befindlich gemeldet. Alle Kenner der Verhältnisse sind darüber einig, daß man diese Zahl, ohne fürchten zu müssen, in Übertreibung zu geraten, verdoppeln muß, um zu einer einigermaßen richtigen Schätzug der wirklichen Syphilisverbreitung zu kommen.

Aber auch in dieser Zahl würden sich immer nur diejenigen Fälle befinden, die wegen gerade vorhandener syphilitischer Erscheinungen sich hätten in Behandlung befinden sollen. Noch gar nicht in Betracht gezogen sind die Fälle, die als „syphilitisch" bezeichnet werden müssen, weil sie sich noch von einer in vorausgehenden Jahren erworbenen Syphilis her unter dem Einflusse der Syphilis befinden, also noch ansteckungs- und vererbungsfähig sind. Rechnen wir nur drei Jahre für dieses hygienisch ungemein gefährliche Stadium, so ergibt sich als Minimalziffer die Zahl von 66 000 ansteckungsfähigen Syphilitikern in Preußen. Aber auch dann fehlt noch das Heer der Fälle von Herz-, Leber-, Nieren-, Gehirn-, Rückenmarkskrankheiten, welche auf Syphilis zurückzuführen sind, wenn auch wegen des lange zurückliegenden Zeitpunktes der Ansteckung der Zusammenhang des vorhandenen Leidens mit der früheren Ansteckung nicht immer recht erkennbar ist.

Ebensowenig sind in Betracht gezogen die vielen Tausende von Kindern, die an angeborener Syphilis zugrunde gehen, bei denen aber die eigentliche Krankheitsursache verschwiegen oder wegen ungenügender Beobachtung nicht festgestellt wird. Es ist gar kein Zweifel, daß ein sehr großer Teil der im ersten Lebensjahre an „angeborener Lebensschwäche" Gestorbenen (1899 waren es ca. 46 000 in Preußen) auf Erbsyphilis zurückzuführen ist.

Um das Bild zu vervollständigen, möchte ich noch darauf hinweisen, daß an dem bereits oben erwähnten Zählungstage (30. April 1900) allein in Berlin 3000 Frischsyphilitische als unter ärztlicher Behandlung stehend gemeldet wurden. Doch ist dabei zu bedenken, daß in Berlin nur die Hälfte der Ärzte geantwortet hat und außerdem alle jene, welche sich bei Kurpfuschern usw. in Behandlung befanden, in der Statistik fehlen. Erwägt man, daß zwei Drittel aller Geschlechtskrankheiten die jungen Männer zwischen 20 und 30 Jahren betreffen, während diese wiederum nur ein Drittel der männlichen Bevölkerung ausmachen, so kommt man zu der Berechnung, daß in Berlin alljährlich von tausend jungen Männern zwischen 20 und 30 Jahren etwa 34 an Syphilis frisch erkranken. Nun beträgt aber die Zeit, während welcher die männliche Jugend der Gefahr einer geschlechtlichen Infektion ausgesetzt ist, für manche Bevölkerungsschichten fünf, für manche zehn Jahre und darüber. Auf diese Weise kann es kommen, daß nach vier bis fünf Jahren jeder zehnte, nach acht bis zehn Jahren jeder fünfte junge Mann Syphilis erwerben kann, d. h. aber nichts anderes, als daß jeder vierte oder fünfte Mann, der über 30 Jahre alt in die Ehe tritt, syphilitisch sein würde. Natürlich liegen, was die Verbreitung der Syphilis in kleineren Städten und besonders auf dem flachen Lande betrifft, die Verhältnisse günstiger. Dafür aber ist es eine sehr traurige sicher feststehende Tatsache, daß gerade die jungen Männer der gebildeten Stände: Offiziere, Studenten, Kaufleute in einem unendlich viel höheren Prozentsatz von der Syphilis durchseucht sind, als die Männer der ärmeren Klassen.

Ich habe mich für verpflichtet gehalten, in diesen wenigen Worten auf die Bedeutung der Syphilis hinzuweisen, um die Notwendigkeit, den Kampf gegen diese Volksseuche — zu der nun als nicht weniger gefährlich die Trippererkrankung hinzutritt — zu betonen. Einige weitere Angaben und Darlegungen enthält das beigelegte Heft 1 der „Mitteilungen der Deutschen Gesellschaft zur Bekämpfung der Geschlechtskrankheiten" Bd. I.

An Anstrengungen, die furchtbaren Folgen der Syphilis zu mildern, hat es nicht gefehlt. Die wissenschaftliche Medizin ist dauernd an der Arbeit, durch Ausbau und Vervollkommnung ihrer Behandlungsmethoden eine schnellere und sichere Heilung herbeizuführen.

Durch die an den meisten Universitäten durchgeführte Errichtung von Kliniken und Polikliniken haben die Staatsregierungen für eine unendlich bessere Ausbildung der Ärzte im Fache der Syphilis gesorgt.

Das ärztliche Fortbildungswesen nimmt sich gerade dieses Teiles der Medizin mit besonderer Anstrengung an. In sehr zahlreichen Städten Deutschlands sind neue Krankenhausabteilungen und Ambulatorien für Geschlechtskranke teils bereits geschaffen, teils in der Errichtung begriffen, so daß kein Land so reichliche Behandlungsgelegenheit den venerisch Erkrankten bietet, wie unser Vaterland. Die Ausbildung der polizeilichen und hygienischen Prostituiertenüberwachung ist der Gegenstand sorgsamster Beobachtung und in ständiger Besserung begriffen. Eine große Anzahl von

Vereinen, in erster Reihe die „Deutsche Gesellschaft zur Bekämpfung der Geschlechtskrankheiten", bemühen sich mit Wort und Schrift in intensivster Weise, Belehrung und Aufklärung in alle Volksschichten zu tragen, um durch Hinweis auf die großen Gefahren, welche die Syphilis und die anderen Geschlechtskrankheiten mit sich bringen, teils auf eine Einschränkung des außerehelichen Geschlechtsverkehres hinzuwirken, teils wenigstens zu erreichen, daß die Erkrankten für eine möglichst schnelle und sorgsame Behandlung sorgen. Ganz besonders werden allerorten Anstrengungen gemacht, die heranwachsende Jugend vor frühzeitigem und außerehelichem Geschlechtsverkehr zu warnen und sie auf die sittlichen und gesundheitlichen Gefahren, welche der Umgang mit der Prostitution mit sich bringt, hinzuweisen.

Ist nun auch die Hoffnung durchaus begründet, daß alle diese Bestrebungen, konsequent und eifrig durchgeführt, allmählich eine Verringerung der durch die Geschlechtskrankheiten und besonders durch die Syphilis erzeugten Schädigungen des Volkes herbeiführen werden, so ist es doch nicht minder sicher, daß man, trotz aller vorbeugenden Maßregeln, noch auf unabsehbare Zeiten hinaus mit einer gewaltigen Zahl von Syphilitischen zu rechnen haben wird.

Nach wie vor wird es Aufgabe der medizinischen Wissenschaft und der ärztlichen Kunst sein, den Erkrankten Heilung zu schaffen, sowohl um ihrer selbst willen, als auch um ihre Ansteckungsfähigkeit so schnell als möglich zu beseitigen und auf diesem Wege der Weiterverbreitung entgegenzuarbeiten.

Hier muß nun aber festgestellt werden, daß trotz der intensivsten Arbeit die Syphilisforschung an einem toten Punkt angelangt war, über welchen die uns bisher einzig zur Verfügung stehenden Forschungsmethoden, die klinische Untersuchung des Kranken und die mikroskopische Untersuchung der Syphilisprozesse nicht hinweghelfen.

Es ist hier nicht der Ort, mit fachwissenschaftlicher Gründlichkeit die Grenzen unserer wissenschaftlichen Erkenntnis auf dem Syphilisgebiete abzufassen und darzulegen, wo wir überall das „ignoramus" aussprechen müssen.

Nur einige Punkte, deren eminente praktische Tragweite auch dem Laien sofort klar wird, seien hier herausgegriffen:

1. Die Therapie und Hygiene der Syphilis leidet schwer unter unserer ungenügenden Fähigkeit, in allen Stadien das Vorhandensein der Erkrankung festzustellen bzw. auszuschließen.

In sehr vielen Fällen sind die ersten Erscheinungen, welche sich an eine Infektion mit Syphilisgift anschließen, so uncharakteristisch, daß wochen-, ja monatelang eine Diagnose selbst von den erfahrensten Ärzten nicht gestellt werden kann. Darunter leidet aber nicht nur der Kranke — denn es unterbleibt jede Behandlung — sondern auch die Allgemeinheit. Denn häufig bilden gerade solche Kranke den Ausgangspunkt für diejenigen Fälle der Krankheit, welche wir gewöhnlich unter dem Namen „Syphilis insontium" (Syphilis der Unschuldigen) zusammenfassen. Irgendeine kleine Wunde bei einem Arzt, bei einer Hebamme, an der Lippe irgendeines Menschen, an der Brust einer Amme u. dgl. scheint gänzlich harmloser Natur zu sein, es wird daher keinerlei Vorsichtsmaßregel getroffen und ohne jede Rücksicht werden die kranken Stellen in Berührung mit anderen Menschen gebracht. Und so entstehen dann Ansteckungen von Kranken und Wöchnerinnen, von Kindern und Säuglingen, und gerade solche Fälle nehmen wieder deshalb häufig einen besonders ungünstigen Verlauf, weil wiederum erst sehr spät, wenn ganz schwere Syphilisformen sich einstellen, der wahre Charakter der Krankheit zutage tritt und zur richtigen Beurteilung führt, ganz abgesehen davon, daß auch diese Fälle wieder in ihrer Unklarheit den Ausgangspunkt neuer „Epidemien" bilden können.

Ebensowenig können wir heute mit Sicherheit feststellen, ob ein früher syphilitisch infizierter Mensch, der äußerlich schon seit Jahren keine Zeichen von Syphilis dargeboten hat, wirklich, oder nur scheinbar gesund ist. Jahre- und jahrzehntelang kann, wie wir aus einer leider nur allzu reichen Erfahrung wissen, die Syphilis im Körper verborgen schlummern, um dann plötzlich in irgendeinem Organ einen vielleicht lebensgefährlichen Rückfall zu verursachen.

Solche Fälle bleiben dann vielleicht unbehandelt, weil man nicht unnötig und nur auf vage Vermutungen hin, eingreifende und störende Kuren vornehmen will. Die Patienten heiraten! Mit und ohne Erlaubnis des Arztes, weil kein zwingender Grund vorliegt, an ihrer Gesundheit zu zweifeln, zumal ja in scheinbar analogen vielen Fällen wirkliche Gesundheit eintritt. Hinterher wird der Irrtum erkannt, nachdem Frau und Kinder angesteckt worden sind.

Welches Maß von ständiger quälender Sorge aus dieser diagnostischen Unsicherheit für den gewissenhaften Arzt und für den gewissenhaften Patienten erwächst, welch fürchterliche Folgen für den einzelnen und für weitere Kreise daraus entspringen können, liegt klar auf der Hand.

2. Wir wissen heute viel zu wenig darüber, wie lange das Syphilisgift an Ort und Stelle der Ansteckungswunde liegen bleibt, ehe es sich in die Umgebung und in die Säfte des ganzen Körpers verbreitet. Hierin liegt ein schweres Hemmnis für die Therapie. Wir müssen uns bei dem heutigen Stande unserer Kenntnisse vor frühzeitigen radikalen Heilungsversuchen hüten, weil wir darüber, ob durch solche ein wirklicher und dauernder Erfolg erzielt werden kann, im unklaren bleiben und weil wir befürchten müssen, nur einen Scheinerfolg zu erzielen, nämlich eine akute Syphilis in eine latente zu verwandeln, die in ihren Konsequenzen, wie oben gezeigt, noch weit verderblicher sein kann.

3. Hieran knüpft sich unmittelbar die speziellere therapeutische Frage, durch welche Methoden, ob durch die örtliche Einwirkung von Medikamenten, oder durch Zerstörung und Excision der Impfstellen und in welchem zeitlichen Zwischenraum nach dem Impfakt eine radikale Heilung am sichersten herbeigeführt werden kann. Auch diese Frage läßt sich mit Hilfe der bisherigen Methoden der Syphilisforschung zuverlässig nicht lösen, ebensowenig wie die weitere, in welchen Organen das Syphilisgift sich definitiv festsetzt und auf welche demgemäß die Behandlung am zweckmäßigsten zu richten ist.

4. Über die Dauer der Lebensfähigkeit des Syphilisgiftes innerhalb und außerhalb des Körpers unter verschiedenen Verhältnissen (Temperatureinwirkung, Absterben des Körpers, Einwirkung von Chemikalien, Wechsel der Feuchtigkeitsverhältnisse u. dgl.) wissen wir noch gar nichts. Und doch wäre es für die Praxis, insbesondere für die Beurteilung der „indirekten Übertragung" (durch Wäsche, Instrumente usw.) eminent wichtig, diese Lücke unserer Erkenntnis auszufüllen.

5. So sicher feststeht, daß Quecksilber und Jod ausgezeichnete und unersetzliche Heilmittel gegen die Syphilis sind, so wissen wir doch über die Art und Weise, wie diese Heilmittel wirken, so gut wie gar nichts. So ist uns bisher unbekannt geblieben, ob das Syphilisgift von den genannten Heilmitteln angegriffen wird, oder ob diese vielleicht nur auf das Krankheitsprodukt eine heilende Einwirkung ausüben, oder ob Jod und Quecksilber gewissermaßen nur das Terrain für das Syphilisgift verschlechtern. Hieraus ergibt sich eine sehr bedenkliche Unsicherheit für das ärztliche Handeln, unter der die Bekämpfung der Krankheit im einzelnen Falle wie im allgemeinen ungemein leidet.

6. Die Syphilis wird bekanntlich auf die Nachkommenschaft erkrankter Eltern übertragen. Aber auch in der Vererbungslehre gibt es eine Menge einzelner Fragen, die der Klärung noch dringend bedürfen. Welche Bedeutung aber einer dringenderen Kenntnis auf diesem Gebiete für die Frage des Ehekonsenses und der Behandlung der Eltern zukommen würde, ist klar. Lebensfähigkeit und Gesundheit der Nachkommenschaft, sowie familiäres Glück hängen hier in unzähligen Fällen von dem Ausspruche des Arztes ab, der eben heute leider mit Sicherheit vielfach nicht abgegeben werden kann.

7. Jahrhundertelang geleugnete Ansteckungsfähigkeit gewisser Syphilisformen, der sogenannten tertiären, hat man in den letzten Jahren aus theoretischen Gründen als möglich angesehen, ohne daß aber bis in die allerjüngste Zeit hinein diese Hypothese sicher erwiesen werden konnte. Wie wichtig es ist, in jedem einzelnen Falle genau zu wissen, ob irgendein auf der Körperoberfläche des Kranken zutage tretendes Symptom ansteckender Natur ist oder nicht, bedarf keines Beweises.

8. Nicht einmal die Lehre, daß der Ausheilung der Syphilis eine gegen zweite Ansteckung schützende Immunität nachfolge, konnte bisher sicher begründet werden. Hierdurch aber sind zahlreiche Personen verführt worden, sich leichtsinnig Ansteckungsgefahren auszusetzen, die zu wiederholter Ansteckung Anlaß gaben.

Woran hat es denn aber gelegen, daß unsere Kenntnisse ungeachtet jahrhundertelanger intensiver Forschungsarbeit und trotz reichlichster Gelegenheit zum Studium der Syphiliserkrankung so unzureichend geblieben sind?

Zwei Momente namentlich sind für das Defizit verantwortlich zu machen:

1. Das Dunkel, in welches die Erreger der Syphilis gehüllt waren,
2. die Unmöglichkeit, die Erkrankungsverhältnisse experimentell zu erforschen.

Was die Frage der Syphiliserreger betrifft, so sind zwar in den letzten Jahrzehnten zahlreiche Forscher mit der Behauptung aufgetreten, den Parasiten der Syphilis — denn darüber, daß die Syphilis eine parasitäre Krankheit sei, hat nie ein Zweifel bestanden — entdeckt zu haben, aber alle diese Befunde konnten der Kritik nicht standhalten. Erst in dem eben abgelaufenen Jahre 1905 ist diese Frage wiederum durch zwei Arbeiten, die eine von Siegel, die andere von Schaudinn in Fluß gebracht worden. Soweit bis jetzt ein Urteil möglich ist, ist wohl mit Sicherheit anzunehmen, daß die von Schaudinn gefundenen „Spirochäten" (Parasiten, welche denjenigen, die das Rückfallfieber erzeugen, am nächsten stehen) als die Erreger der Syphilis zu betrachten sind. Diese Entdeckung ist von allergrößter Bedeutung für eine große Anzahl von diagnostischen und therapeutischen Fragen, da nun für eine sehr große Anzahl von Fällen die Möglichkeit gegeben ist, auch durch mikroskopische Untersuchung die Verbreitungswege und Eigentümlichkeiten der Parasiten im infizierten Körper, ihre Beziehungen zu den Geweben u. dgl. festzustellen.

Leider ist es bisher nirgends gelungen, die Spirochäten zu züchten und dann durch Übertragung sogenannter Reinkulturen die Syphilis an einem geeigneten Tier neu zu erzeugen, so daß der letzte und unanfechtbarste Beweis, daß diese Parasiten die Erreger der Syphilis seien, noch nicht erbracht ist. Wie weit aber auch alle diese Arbeiten gefördert werden, sicherlich wird die mikroskopische Parasitenforschung die experimentelle Bearbeitung der Syphilis niemals ersetzen können. Beide Forschungsmethoden werden sich gegenseitig unterstützen müssen. Aber nur die experimentelle Forschungsmethode ist imstande, eine wirkliche Erkenntnis des Wesens gerade einer Krankheit, wie die Syphilis ist, zu ergründen. Nur sie allein kann sichere Aufschlüsse über die An- und Abwesenheit und über die Verteilung der Krankheitserreger an den verschiedenen Stellen des erkrankten Organismus gewähren. Nur sie allein unterrichtet uns über den Grad der Giftigkeit des Infektionsstoffes. Es genügt ein Blick auf die uns am genauesten bekannten Infektionskrankheiten, wie z. B. auf die Tuberkulose, um zu beweisen, daß selbst da, wo wir die Krankheitserreger auf das genaueste kennen, doch die experimentelle Methode das Wesentlichste für die Erkenntnis der Krankheit geleistet hat; zu schweigen von denjenigen Erkrankungen, z. B. der Hundswut und der Vaccine, wo wir von den Krankheitserregern noch gar nichts wissen und dennoch durch das Experiment alle für die Heilung und Prophylaxe notwendigen Vorbedingungen kennen gelernt haben.

Die experimentelle Forschung könnte ferner Aufschluß geben über das Tempo der Wanderungen des Syphilisgiftes durch den Organismus, über die Art und Weise der Einwirkung von Quecksilber und Jod. Sie könnte uns wirkliche sichere diagnostische Hilfsmittel an die Hand geben, Klarheit über die zweifelhaften Fragen der Vererbung, der Ansteckungsfähigkeit und der Immunisierung bringen.

Der experimentellen Forschung allein aber bleibt es auch vorbehalten, den letzten großen Schritt zu tun, der von der Syphilisprophylaxe und Syphilistherapie erhofft wird, nämlich eine Schutzimpfungsmethode gegen die Krankheit und eine sichere Heilmethode für die bereits Erkrankten zu entdecken.

So muß der Arzt und der Menschenfreund ein gleiches Interesse daran haben, die Methoden der experimentellen Untersuchung der Syphilisforschung zugänglich zu machen.

Niemand vermag heute mit Sicherheit vorauszusagen, ob eine solche Schutzimpfungs- und Heilmethode gefunden werden kann, aber mit vollster Überzeugung kann ich es aussprechen, daß nicht die geringste Berechtigung dazu besteht, die Möglichkeit der Erreichung dieses Zieles anzuzweifeln.

Denn dafür, daß die bisherigen noch sehr spärlichen Versuche mehr oder weniger mißlungen sind, gibt es zahlreiche Erklärungsmöglichkeiten. Keine Erfahrung aber liegt bis heute vor, die die definitive Lösung des großen Problems ausschließt. Man darf nicht vergessen, daß das Werk der experimentellen Syphilisforschung sich im Kindheitsalter befindet. Bis vor 2½ Jahren war es überhaupt nicht möglich, auf dem Gebiete der Syphilis experimentell zu arbeiten, weil wir kein für Syphilis empfängliches Tier kannten. Es liegen zwar eine unendlich große Zahl von Arbeiten vor, welche sich mit der Übertragung der Syphilis auf Tiere beschäftigen — auch ich habe viele Jahre hindurch derartige Studien betrieben — aber alle Versuche an Kaninchen, Meerschweinchen, Hunden, Schweinen, Ziegen usw. schlugen fehl.

Versuche, die Krankheit auf den Menschen zu übertragen, waren natürlich ausgeschlossen und die von mancher Seite, auch von mir gehegte Hoffnung, die bei anderen Infektionskrankheiten erprobten Heil- und Schutzimpfungsmethoden mittels Heilserum, soweit sie mit irgendwelcher Gefahr für den behandelten Menschen nicht verbunden waren, bei der Syphilisprophylaxe und Syphilistherapie verwenden zu können, erwies sich als trügerisch, da sich das angewandte Serum zwar, wie von vornherein anzunehmen war, als völlig unschädlich, aber auf der anderen Seite auch nicht als heilkräftig und prophylaktisch wirkend zeigte.

Da waren es die Arbeiten von Metschnikoff und Roux aus dem Institut Pasteur in Paris, welche durch die Feststellung der Tatsache, daß man sowohl auf die anthropomorphen höheren als auch die gewöhnlichen niederen Affenarten die Syphilis übertragen könne, zuerst eine brauchbare Basis für die experimentelle Erforschung der Syphilis schufen.

Damit ist nun die Syphilisforschung in ein neues Stadium getreten. Der Weg ist gewiesen, auf dem wir zu einer tieferen Erkenntnis der syphilitischen Krankheitsprozesse gelangen können, und damit eröffnen sich auch für die Therapie neue erfolgverheißende Ausblicke.

Nunmehr erscheint es auch möglich, ein Programm aufzustellen, welches bei konsequenter Durchführung vielleicht dazu hilft, das letzte Ziel unserer Arbeit, die Auffindung einer neuen Schutzimpfungs- und einer neuen Heilmethode, in greifbare Nähe zu rücken.

Auch die zum Zwecke einer Entdeckung einer Syphilisimmunisierung anzustellenden Versuche würden sich auf diesen soeben kurz angedeuteten Bahnen zu bewegen haben, aber es müssen vorher noch eine große Anzahl Fragen aus der allgemeinen Krankheitslehre der Syphilis geklärt werden, da ohne erweiterte Erkenntnis auf diesem Gebiete sich die weiteren Immunitätsprobleme nicht bearbeiten lassen.

1. Man hat zwar schon heute auf Grund einer großen Anzahl von Versuchen an den verschiedensten Arten von höheren und niederen Affen den allgemeinen Eindruck gewonnen, daß Differenzen des Krankheitsverlaufes je nach der Wahl der Tierart bestehen. Aber eine genaue Kenntnis der tatsächlichen Verhältnisse fehlt noch immer, obgleich es ungemein wichtig wäre, zu wissen, ob wirklich einzelne Arten eine besondere Resistenz gegen die Krankheit aufweisen, da in diesem Falle diese Arten als zur Abschwächung des Virus ganz besonders geeignete Passagetiere in Betracht kämen. Es müssen also weiter die verschiedensten Affenarten in möglichst großer Zahl geimpft und der Ablauf der Krankheit bei ihnen festgestellt werden. Im einzelnen lassen sich bei Anwendung cutaner Impfung auf niedere und höhere Affen Differenzen der Inkubationszeit und des Verlaufes bei den beiden Tierklassen feststellen:

A. je nachdem das Impfmaterial stammt

    a) vom Mensch,

    b) vom höheren Affen,

    c) vom niederen Affen?

B. je nach dem Stadium und Alter des jeweilig zur Impfung benützten Syphilisprozesses mit besonderer Berücksichtigung der als primär, sekundär und tertiär bezeichneten Syphilisformen?

2. Über die Dauer der Infektiosität und über die Infektiosität der einzelnen Krankheitsformen steht bisher fest, daß primäre und sekundäre Prozesse leicht übertragbar sind. Die Frage nach der Infektiosität tertiärer Erscheinungen ist insofern durch die bisherigen Versuche gefördert, als es sowohl Finger in Wien, als auch mir geglückt ist, von einem Gumma Syphilis an Affen zu erzeugen. Diesen positiven Versuchen gegenüber aber stehen negative Ergebnisse mit anderen der tertiären Syphilis zugerechneten Prozessen. Es ist für die Praxis von äußerster Wichtigkeit, diese Frage, ob alle Formen der tertiären Syphilis infektiös sind, und ob die Dauer der Gesamterkrankung dabei eine Rolle spielte, zu klären.

3. Wird der Verlauf der Syphilis beeinflußt durch eine größere oder geringere Menge von Gift, welche gleichzeitig zur Verimpfung gelangt?

Die Beantwortung dieser Frage ist wichtig, weil sich möglicherweise ein der Hundswutbehandlung ähnliches Verfahren bei der Syphilis würde ausarbeiten lassen, wenn festgestellt würde, daß der Krankheitsverlauf sich ändert, je nach der Infektion mit geringerer oder größerer Menge Giftmaterial.

4. Ist die beim höheren Affen entstehende Syphilis in ihrem Verlauf und in ihrer Intensität verschieden von der beim niederen Affen erzeugten?

Insbesondere: wird auch beim niederen Affen die Syphilis konstitutionell (d. h. den ganzen Körper befallend und seine Säfte durchseuchend), oder bleibt sie eine auf die Impfstelle beschränkte örtliche Erkrankung?

Aus der Beantwortung dieser Fragen wird hervorgehen, ob man ein dem Jennerschen Schutzimpfungsverfahren gegen die Pocken analoges Impfverfahren (Abschwächung des normalen starken Giftes vermittels Passieren desselben durch einen geeigneten Tierkörper) gegen die Syphilis finden kann.

Für die höheren Affen ist es bereits festgestellt, daß sie, ähnlich wie die Menschen, sekundäre Symptome bekommen, am regelmäßigsten die Schimpansen. Seltener die Gibbons, am wenigsten die Orang-Utans. Gerade deshalb aber ist die Verwendung letzterer Tiergattung für die Fragen der Immunisierung von Wichtigkeit.

Es ist aber auch bereits festgestellt, daß bei niederen Affen Erscheinungen auftreten, welche den sekundären in gewisser Weise gleichzustellen sind, und namentlich konnte ich durch meine in Batavia angestellten Versuche die allgemeine Durchseuchung des niederen Affen mit Syphilisgift erweisen.

5. Ferner habe ich Anhaltspunkte dafür gefunden, daß solches in der Milz und im Knochenmark niederer Affen vorhandene Gift in seiner Virulenz gegenüber dem gewöhnlichen, aus Hautprozessen stammenden, modifiziert ist. Es ist dies der erste objektive Nachweis, daß eine Veränderung der Giftigkeit des Syphilisgiftes überhaupt vorkommt.

Andererseits habe ich Andeutungen gefunden dafür, daß, wenn das Gift eine Reihe von niederen Tieren (durch Impfung von Affe zu Affe) passiert hat, eine Virulenzverstärkung sich einstellt.

Gelingt es, eine immer stärker werdende Abschwächung des Syphilisgiftes herbeizuführen, so könnte man auf diesem Wege vielleicht zu einem brauchbaren „Schutzstoff" gelangen, der, auf höhere Affen übertragen, bei ihnen eine mildere Krankheit erzeugt als die durch normales (menschliches) Gift erzeugte.

Steigerung der Virulenz würde gestatten, diejenigen aktiven Immunisierungsversuche durchzuführen, wobei wir nur die chemischen, von den Parasiten abgesonderten oder in den Parasitenleibern steckenden Stoffe dem zu schützenden Organismus zuführen. Benutzung solchen Virus zur Infektion ist vielleicht geeignet, die zur passiven Immunisierung erforderlichen Antikörper im geimpften Tiere zu erzeugen.

6. Die Versuche, durch chemische, physikalische usw. Einwirkungen das Syphilisgift zu modifizieren, sind bisher mißlungen. Bisher kennt man nur einerseits lebendes, anscheinend voll virulentes, andererseits abgetötetes unwirksames Virus.

Es ist aber zu bemerken, daß man bisher, da man von der von mir studierten Generalisation des Giftes im Tierkörper nichts wußte, immer nur Angehen oder Nichtangehen einer Impfung als Maßstab benützte. In Zukunft wird es notwendig sein, dieselben Fragen zu studieren mit Berücksichtigung der Schnelligkeit des Eintretens und des Verschwindens der Generalisation.

7. Es ist für manche Krankheiten erwiesen, daß man sowohl zum Krankmachen, wie zum Immunisieren nicht immer die lebenden Parasiten oder die Leiber der abgetöteten Parasiten dem Tierkörper einzuverleiben braucht, sondern daß es genügt, entweder die von den Parasiten abgesonderten oder in ihren Leibern enthaltenen Stoffe einwirken zu lassen.

Auch diese ganze Versuchsreihe ist vorderhand nur mit den von mir als infektiös nachgewiesenen inneren Organen möglich.

8. In zahlreichen von mir und anderen gemachten Versuchen hat sich herausgestellt, daß nur durch Impfung auf die Haut, nicht durch Einführung des Giftes ins Unterhautbindegewebe (subcutane Injektionen) sich eine Syphiliserkrankung der Affen herbeiführen läßt. Diese Verhältnisse bedürfen dringend der Aufklärung, speziell mit Berücksichtigung der Frage, ob die subcutane Zuführung, wenn auch nicht Infektion, so doch die Bildung von Antikörpern im geimpften Organismus herbeizuführen vermöge. Speziell für die Ermöglichung einer Serumtherapie würde der Nachweis solcher (durch immer wiederholte Giftzufuhr) gesteigerter Antikörperwirkung von Wichtigkeit sein.

In gleicher Weise und zu gleichem Zwecke muß die intravenöse und intraperitoneale Einführung des Syphilisgiftes in den Organismus studiert werden.

9. Über die Frage, ob passive Immunisierung, speziell eine Serumtherapie überhaupt möglich ist, sind wir noch gänzlich im unklaren. Die bisherigen Versuche, Menschen und Tiere durch Zufuhr von Syphilisserum zu heilen und zu immunisieren, sind gescheitert; es konnten weder Heilerfolge, noch Schutz gegen Infektion mit Sicherheit erzielt werden. Es ist aber sehr leicht möglich, daß bei anderer Versuchsanordnung doch ein sowohl zur Behandlung wie zur Schutzimpfung brauchbares Serum hergestellt werden kann, z. B. durch Steigerung des Antikörpergehaltes des Blutes auf dem Wege immer erneuter Zufuhr von Syphilisgift in das schon einmal infizierte Tier, oder durch Verwendung eines Serums von solchen Tieren, welche wirklich von ihrer Krankheit geheilt sind u. dgl.

10. Es ist aber auch leicht möglich, daß sich viel reichere und kräftigere Antikörper nicht im Blut resp. im Blutserum, sondern in denjenigen Organen (Milz und Knochenserum) befinden, welche ich als innere Hauptherde des Giftes feststellen konnte. Also auch mit Milz und Knochenmark müßten entsprechende Immunisierungsversuche gemacht werden, wobei dann wiederum das verschiedene Alter der Syphilis der Tiere, von denen Milz und Knochenmark entnommen wird, ferner der Virulenzgrad des verwendeten Syphilisgiftes usw. zu berücksichtigen sein werden.

Hierbei werden die Versuche in doppelter Weise ausgeführt werden müssen, einmal durch direkte Vermischung des Giftes mit den etwaige Antikörper enthaltenden Substanzen (Serum, Milz, Knochenmark) vor Einführung in den Tierkörper, oder durch gleichzeitige oder sukzessive Impfung des Tieres mit den ungesonderten Substanzen.

11. Es wird zu untersuchen sein, ob der Syphilisverlauf beim Tier und die Virulenz des in ihm befindlichen Giftes sich durch andere Maßnahmen, welche das Gesamtbefinden des Tieres beeinflussen, abändern läßt.

In erster Reihe wird natürlich die Rolle, welche das seit Jahrhunderten in der Syphilistherapie bewährte Quecksilber spielt, studiert werden müssen, denn von der Beantwortung der Frage: „Beeinflußt das Quecksilber in irgendeiner Weise direkt oder indirekt die Syphilisparasiten, ihre Virulenz und ihre Lebensfähigkeit, oder ist es nur ein Heilmittel für die von den Parasiten geschaffenen Krankheitsprodukte?" hängt die Art und Weise der Krankheitsbehandlung ab.

Bisher konnte ich feststellen, daß weder die Entwicklung der primären Impferscheinungen, noch die Generalisation durch gleichzeitige Quecksilberzufuhr mit Sicherheit und vollkommen gehemmt wird, daß aber sehr schlecht heilende Primäraffekte unter Quecksilberbehandlung sofort abheilen. Eine Fortsetzung all dieser Versuche ist im höchsten Grade wünschenswert, und natürlich sind dieselben auch für die Jodpräparate zu lösen.

12. Aber auch andere Versuche (Kombination mit anderen Erkrankungen, Erzeugung chronischer Vergiftungen und Stoffwechselanomalien, Verwendung anderer Medikamente, Veränderungen der Ernährungsweise u. dgl.) kämen hier in Betracht. Es würde hierdurch vielleicht eine Grundlage für die hydrotherapeutischen, diätetischen usw. Heilmethoden geschaffen werden.

13. Durch Zusammenpaarung gesunder und kranker Tiere, Männchen und Weibchen, wird es wahrscheinlich gelingen, in exakter Weise einzelne Fragen der Vererbungslehre zu klären, z. B. die so strittige und für den ärztlichen Heiratskonsens wichtige Frage, ob der syphilitisch kranke Vater, ohne die Mutter anzustecken, die Veranlassung geben kann zur Geburt eines syphilitisch kranken Kindes. Ich selbst habe die Ansteckungsfähigkeit des Hodens schon feststellen können, während Finger (Wien) mit Samen syphilitischer Männer Affen infizieren konnte.

14. Das Studium der Generalisation hat auch bereits ergeben, daß anscheinend gar nicht die Drüsen das wesentlichste Depot des Giftes im latenten Stadium darstellen, sondern in erster Reihe das Knochenmark, in zweiter Reihe vielleicht die Milz. Und doch hat bisher jeder Arzt aus der Anwesenheit oder Abwesenheit von Drüsenschwellungen den Zustand eines Syphiliskranken beurteilen zu können geglaubt!

Besonders nach dieser Richtung werden die Untersuchungen infizierter Affen aufs eifrigste fortgesetzt werden müssen. Es bedarf keiner ausführlichen Darlegung, um jedem klarzumachen, welch ungeheurer Fortschritt es wäre, sicher erkennen zu können, ob ein früher syphilitisch infizierter Mensch wirklich geheilt oder nur latent syphilitisch sei.

Ich glaube, schon diese ganz kurze Skizze reicht aus, um die Bedeutung des Experiments für die Erforschung der Syphilis jedem klar vor Augen zu führen, und es handelt sich dabei, wie gezeigt worden ist, nicht nur um dem Theoretiker interessante Probleme, sondern um Fragen, von deren Beantwortung tagtäglich das Handeln der Ärzte in diagnostischer wie therapeutischer Beziehung abhängt.

Schließlich aber möchte ich noch darauf hinweisen, daß das für die Syphilisversuche zusammengebrachte und für diese in Verwendung befindliche Affenmaterial nebenbei zu allen möglichen anderen wichtigen Studien verwendet werden kann und auch schon von mir verwendet worden ist. Ich führe hier nur an die für die Durchführung der Vaccination in den Kolonien wichtige Tatsache, daß auch die allergewöhnlichsten, überall in Ost- und Westafrika vorhandenen Affen leicht vacciniert werden können und daß sie vielleicht die zur Lymphgewinnung für die Schutzpockenimpfung geeigneten Tiere in den Kolonien sind.

Ich habe feststellen können, daß die in den tropischen Kolonien ungemein verbreitete Framboesie gleichfalls auf Affen übertragbar ist.

Die Übertragung der Lepra auf Affen ist noch nicht mit Sicherheit erwiesen. Sollte sich aber der Affe als ein für Lepra empfängliches Tier herausstellen, so würden manche sehr wichtige, speziell die Frage der Ansteckungsfähigkeit betreffende und noch strittige Fragen gelöst werden können.

Will man aber die experimentellen Arbeiten in zweckentsprechender Weise fördern und ihren Abschluß nicht in eine ganz unübersehbare Ferne hinausschieben, so steht nach meiner Erfahrung kein anderer Weg offen, als die Arbeit in die Tropen zu verlegen, weil man sonst nicht über genügend reichliches Tiermaterial verfügen kann.

Gewiß wird es von der allergrößten Wichtigkeit sein, auch hier in Europa weiter zu arbeiten, und es wird sicherlich auch gelingen, einzelne prinzipielle Fragen zu lösen, aber die praktische Verwendbarkeit, notwendige Kontrolle und die Prüfung einer Durchführung der verschiedenen Immunisierungsmethoden wird doch immer wieder nur mit so reichlichem, immer neu zur Verfügung stehendem Tiermaterial, wie die Tropen es darbieten, möglich.

Ich halte mich für verpflichtet, diese unbedingte Notwendigkeit, die Syphilisarbeiten in den Tropen, und zwar in einer eigenen Station zur experimentellen Erforschung der Syphilis fortzusetzen, immer wieder mit größtem Nachdruck hervorzuheben und auf die

Bedeutung unserer in Deutschland bzw. in Batavia gemachten Arbeiten hinzuweisen, weil manche der Ansicht sind, daß durch die in Paris inaugurierten Versuche das Wesentlichste bereits geleistet sei.

Diese Ansicht ist falsch. So großen Dank wir auch Metschnikoff und Roux für die Feststellung der Tatsache, daß die Syphilis überhaupt einer experimentellen Bearbeitung zugänglich sei, und für eine ganze Anzahl wertvoller Versuchsergebnisse schulden — der Probleme, die noch der Lösung harren, sind so unendlich viele und wichtige, daß unsere deutsche Arbeit sicherlich nicht überflüssig sein wird, zumal es ausgesprochen werden darf, daß unsere deutschen Arbeiten ganz besonders wichtige Ergebnisse gerade für die Zwecke der Schutzimpfungsmethoden ergeben haben!

Und sollte es sich auch später herausstellen, daß alles Suchen nach einer Schutzimpfung vergeblich war, so wird doch unter allen Umständen die Syphilisforschung unendliche Vorteile von all diesen Versuchen haben. Selbst das unerwünschte negative Ergebnis wird von der weittragendsten Bedeutung sein für die Art und Weise, wie ärztlich und sozial gegen die Syphilis vorgegangen und wie dieselbe bekämpft werden soll. Sicherlich wird niemand die für solche wichtigen Untersuchungen aufgewendeten Opfer als vergeblich betrachten können.

Die Versuche müssen also fortgesetzt werden, und zwar, soweit es sich heute übersehen läßt, wohl mehrere Jahre hindurch.

So übergebe ich denn Euer Durchlaucht dieses Gesuch, dessen Bewilligung meiner innersten Überzeugung nach ebensosehr als eine humanitäre Pflicht, wie als eine nationale Ehrensache erscheint. Und wenn ich dabei das Vertrauen in Anspruch nehme, daß die Lösung dieser großen und schönen Aufgabe mir anvertraut wird, so darf ich diesen Anspruch wohl damit als begründet erachten, daß es sich ja nur um eine Fortsetzung meiner, seit mehr als zwei Jahren bereits im Schwunge befindlichen Versuche handelt, und daß diese Versuche mein eigenstes Fach, in dem ich nun seit mehr als 25 Jahren tätig bin, betreffen!

Freilich hat sich herausgestellt, daß viele Voraussetzungen, von denen ich — und mit mir wohl alle Kenner der Syphilis — damals, im Anfang des Jahres 1906, ausging, irrig waren. Es waren ja gerade die Arbeiten der Expedition selbst, welche diese zum Teil wenig erfreulichen Feststellungen gezeitigt haben. Aber, sind wir dadurch auch um eine große Hoffnung, eine Schutzimpfung finden zu können, ärmer geworden, so wurde doch unsere Erkenntnis der Syphiliskrankheit in einem der wesentlichsten Punkte erweitert und vertieft, und ich meine, daß dadurch nicht nur der Wissenschaft, sondern auch unseren ärztlichen Zwecken am besten gedient ist. Ich glaube auch heute noch aufrecht erhalten zu können, was ich damals (Mitte Februar 1906) an den Herrn Reichskanzler schrieb:

„Ich halte mich für verpflichtet, diese unbedingte Notwendigkeit, die Syphilisarbeiten in den Tropen — und zwar in einer eigenen Station zur experimentellen Erforschung der Syphilis — fortzusetzen, immer wieder mit größtem Nachdruck hervorzuheben und auf die Bedeutung unserer in Deutschland bzw. in Batavia gemachten Arbeiten hinzuweisen, weil manche der Ansicht sind, daß durch die in Paris inaugurierten Versuche das Wesentlichste bereits geleistet sei.

„Diese Ansicht ist falsch. So großen Dank wir auch Metschnikoff und Roux für die Feststellung der Tatsache, daß die Syphilis überhaupt einer experimentellen Bearbeitung zugänglich sei, und für eine ganze Anzahl wertvoller Versuchsergebnisse schulden — der Probleme, die noch der Lösung harren, sind so unendlich viele und wichtige, daß unsere deutsche Arbeit sicherlich nicht überflüssig sein wird, zumal es ausgesprochen werden darf, daß unsere deutschen Arbeiten ganz besonders wichtige Ergebnisse gerade für die Zwecke der Schutzimpfungsmethoden ergeben haben!

„Und sollte es sich auch später herausstellen, daß alles Suchen nach einer Schutzimpfung vergeblich war, so wird doch unter allen Umständen die Syphilisforschung unendliche Vorteile von all diesen Versuchen haben. Selbst das unerwünschte negative Ergebnis wird von der weittragendsten

Bedeutung sein für die Art und Weise, wie ärztlich und sozial gegen die Syphilis vorgegangen und wie dieselbe bekämpft werden soll. Sicherlich wird niemand die für solche wichtigen Untersuchungen aufgewendeten Opfer als vergeblich betrachten können.

Die Versuche müssen also fortgesetzt werden, und zwar, soweit es sich heute übersehen läßt, wohl mehrere Jahre hindurch."

Ich selbst habe, wie gesagt, Mitte Oktober 1905 Batavia verlassen, und so unterstand denn die Station den beiden Herren Dr. Baermann und Dr. Halberstädter. Die beiden Herren sandten alle acht Tage einen ausführlichen Bericht über alle ausgeführten Versuche und sonstigen Beobachtungen. In gleicher Weise erteilte ich alle acht Tage ausführliche Darlegungen, in welcher Weise die Versuche weiter fortzusetzen wären. Es war auf diese Weise die einheitliche Arbeit vollständig gesichert.

Ende Mai 1906 übernahm Herr Dr. Baermann ein in Petoemboekan bei Loeboekpakam, Sumatra, Ostküste, gelegenes großes deutsches Hospital. An seine Stelle trat der bisherige Assistent an der Königlichen Klinik für Hautkrankheiten der Universität Breslau, Dr. Siebert, so daß eine Unterbrechung der Arbeit nicht stattfand.

Im August 1906 wurde dann speziell zur Vornahme parasitologischer Studien der damalige Hilfsarbeiter im Kaiserlichen Gesundheitsamte, Herr Dr. von Prowazek, der Station beigegeben. Er verblieb bis März 1907 in Batavia und hat seine Untersuchungen in mehreren Arbeiten niedergelegt.

Im November 1906 ging ich selbst (wieder begleitet von meiner Frau) und Herr Dr. Bruck (früher Assistent am Königlichen Institut für Infektionskrankheiten in Berlin, dann Assistent an der mir unterstellten Königlichen Universitätsklinik) wieder nach Batavia. Im Januar 1907 folgte, da Herr Dr. Halberstädter im Februar aus der Station ausschied, Herr Dr. Kaiser, auch Assistent an der Königlichen Hautklinik zu Breslau, nach, so daß dann außer mir die Herren Dr. Siebert, Dr. Bruck und Dr. Kaiser tätig waren. —

So kam das Ende des Jahres 1907 heran, damit aber der Zeitpunkt, an dem ich mich entschloß, beim Herrn Staatssekretär des Innern den Antrag zu stellen, die Station aufzulösen und die Fortführung der Arbeiten nach Deutschland zu verlegen.

So sehr ich mir bewußt war, nie in Deutschland in derselben Weise die Untersuchungen fortführen zu können, wie mir dies das unbeschränkte Tiermaterial Javas erlaubt hatte, so konnte ich mich andererseits nicht der Einsicht verschließen, daß eine Fortführung der Arbeiten in Java nicht mehr unumgänglich notwendig sei.

Meinem damaligen Antrage hatte ich folgendes zur Begründung beigefügt:

„Unsere seit März 1905 hier an einem großen Affenmaterial durchgeführten experimentellen Arbeiten haben natürlich nicht alle Rätsel des Gesamtverlaufes der Syphilis erklärt, aber in den wichtigsten Fragen so viel Aufschluß gebracht, daß nunmehr ein gewisser Abschluß erreicht worden ist. Vor allem sind gewisse grundlegende Vorfragen so weit beantwortet, daß auf der neu erreichten Basis experimentell weiter erfolgreich wird geforscht werden können."

(Folgt nun die Darlegung der erreichten Resultate, speziell über die Klarstellung, daß anscheinend eine Immunität bei Syphilis nicht existiert und demgemäß auch Immunisierungsmethoden irgendwelcher Art weder gefunden worden wären, noch vermutlich gefunden werden könnten.)

„Somit glaube ich nun, daß die hiesigen mühevollen, mit großen Opfern an Zeit, Geduld und Geld angestellten Untersuchungen einen Abschluß finden sollen.

„Die Grenzen, in denen sich eine zukünftige Forschung zu bewegen haben wird, sind nunmehr viel enger gezogen und mit viel geringerem Materiale durchzuführen. Alles Jagen nach neuen Immunisierungsmethoden dürfte mit den heutigen Mitteln erfolglos sein. Ob eine etwaige Entdeckung der Spirochäten-Reinkultur hierin eine große Änderung bringen würde, muß abgewartet werden."

„Um so mehr wird sich die künftige Syphilisforschung vor allem zweier Aufgaben annehmen müssen:

1. einer schnellen und sicheren Erkenntnis der Erkrankung durch ausgedehnte praktische Verwertung der Serodiagnose, und

2. einem weiteren vertiefenden Studium der Wirkungsweise von Arzneimitteln, um diejenigen Stoffe und Anwendungsweisen experimentell festzustellen, mit deren Hilfe am sichersten das Syphilisgift im Organismus angegriffen und zerzerstört wird."

„Keinesfalls, glaube ich, stehen die mit einer etwaigen Weiterführung der hiesigen Arbeit verbundenen Kosten und persönlichen Opfer im Verhältnis zu den in absehbarer Zeit zu erzielenden Resultaten."

In der Tat, das Mißverhältnis zwischen den enormen Kosten der Expedition und den eventuell zu erzielenden Resultaten war es, was mich zu dem Antrage bewog, die Expedition aufzulösen, um die etwa zur Verfügung stehenden Gelder in Deutschland nützlicher anwenden zu können. Ich glaubte nach vieler Richtung hin in Deutschland durch die stete Fühlung mit meinen Fachgenossen und wissenschaftlichen Freunden der Syphilisforschung mehr dienen zu können, als in Java, wo namentlich durch das Fehlen klinischen Materials viele wichtige Gebiete überhaupt nicht bearbeitet werden konnten.

Besonders lag mir der Ausbau der Therapie und die Förderung der von Wassermann inaugurierten Serumuntersuchungsmethode am Herzen.

Waren doch sowohl Dr. Bruck, wie ich selbst ganz besonders an der Ausarbeitung dieser Methode, deren enorme Bedeutung für die Praxis mir vom ersten Augenblick an klar war, persönlich interessiert. Dr. Bruck war schon bei den früheren Arbeiten über das Problem, die von Bordet-Gengou gefundene Methode der Komplementfixation für diagnostische Zwecke resp. für den Nachweis von bakteriellen Stoffen zu benützen, der Mitarbeiter Wassermanns gewesen.

Auch ich selbst darf mich neben dem eigentlichen Schöpfer der Methode, Wassermann, als nicht ganz unbeteiligten Helfer hinstellen, indem ich es war, der — am 29. November 1905, unmittelbar nach meiner ersten Rückkehr aus Java — Wassermann zu den Syphilisversuchen aufforderte und ihm das nach den damaligen Anschauungen unumgänglich notwendige Material an syphiliskranken Affen beschaffte und zur Verfügung stellte. So nannte denn auch die als erste über diesen Gegenstand erschienene Arbeit als Autoren: „Wassermann — A. Neisser — Bruck.“

In Java hatte dann Dr. Bruck in ausgedehntester Weise sich weiter mit dieser Methode beschäftigt und die wichtigen, dort erzielten Resultate dann mitgeteilt. —

Meinem Antrage, die Station auflösen zu dürfen, gab der Herr Staatssekretär des Innern statt, und so verließen Dr. Bruck, Dr. Kaiser und ich Ende November 1907 Batavia.

Nur Dr. Siebert, der inzwischen einen Urlaub zu einer wissenschaftlichen Reise nach Deutsch-Neu-Guinea benützt hatte und auf Veranlassung des dortigen Gouverneurs Exz. Dr. Hahl das Wesen und die Verbreitung der Haut- und Geschlechtskrankheiten in Neu-Mecklenburg, eine für das Aussterben der dortigen Bevölkerung sehr wichtige Frage, studiert hatte, blieb zurück, teils um die Beobachtung der im Versuch befindlichen Tiere noch fortzuführen, teils, um schließlich die Station aufzulösen. Dies geschah am 1. März 1908.

Herr Dr. Siebert verblieb dann noch ein Jahr in Breslau bei mir, um einige in Java begonnene Arbeiten zu ergänzen und weiter fortzuführen.

Damit fanden diese javanischen Syphilisforschungen, welche im Februar 1905 begonnen hatten und seit 1. April 1906 auf Reichskosten fortgeführt worden waren, ihr Ende.

Aber glücklicherweise wurden mir auch für die anschließenden Jahre nicht unerhebliche Reichszuschüsse gewährt, um in Breslau die daselbst im Gange befindlichen Arbeiten, wie die in Java begonnenen, fortzuführen. Die Resultate dieser Breslauer Arbeiten sind auch in den nachstehenden Berichten mit berücksichtigt.

Wissenschaftlicher Teil.

Abschnitt I—XI.

Bearbeitet von **A. Neisser.**

Abschnitt I.

Die primären Erscheinungen bei der Affensyphilis.

Das Ziel, welches wir bei allen unseren experimentellen Untersuchungen an Affen verfolgten, war natürlich nicht, die Eigenart der Affensyphilis zu studieren, sondern den Versuch zu machen, aus den an Affen gewonnenen Beobachtungen Schlüsse zu ziehen für die Erkennung der menschlichen Syphilis, insbesondere für die Erweiterung unserer diagnostischen und therapeutischen Kenntnisse.

Um dieser Aufgabe gerecht zu werden, bedarf es erst der Feststellung, wie bei unseren Versuchstieren die Syphilis sich abspielt und ob die bei ihnen erzeugte Krankheit wirklich so viel Analogien mit der menschlichen aufweist, daß wir eben aus der Affensyphilis Schlüsse für die Pathologie und Therapie der menschlichen ziehen dürfen.

Mit Bezug hierauf dürfen wir an die Spitze all unserer Untersuchungen den Satz stellen:

Sämtliche echten Affen, mit denen wir gearbeitet haben, sind für die Syphilis empfänglich und bekommen eine der menschlichen Syphilis analoge konstitutionelle Erkrankung.

Es liegen bisher Versuche vor:

1. an anthropomorphen sogenannten „höheren" Affen: Schimpansen, Hylobates (Gibbons), Orang-Utans;
2. an Semnopitheken, Cercopitheken, Cynocephalen und Makaken der verschiedensten Art.

E. Hoffmann hat auch die Empfänglichkeit einer südamerikanischen Halbaffenart: Hapale Jacchus (Seidenäffchen) festgestellt. Durch Einimpfung von menschlichem Virus erzeugte er an der Augenbraue einen Primäraffekt (mit Spirochäten), dem später noch eine, gleichfalls spirochätenhaltige Papel auf der Conjunctiva nachfolgte.

Alle diese Tierarten bekommen, entsprechend dem beim Menschen beobachteten Verlauf, nach einer durchschnittlich drei- bis vierwöchentlichen Inkubation — die aber, ganz wie beim Menschen, auch auf einen viel kürzeren oder längeren Zeitraum sich ausdehnen kann — Affektionen an der Impfstelle, welche nach Entwicklung, Aussehen, Verlauf, histologischem und parasitologischem Befund durchaus dem entsprechen, was wir beim Menschen als „Primäraffekt" bezeichnen.

— 46 —

Inkubationszeit.

Ich habe eine Zusammenstellung von über 1200 Affen-Primäraffekten gemacht und dabei folgende Listen aufstellen können:

Tabelle I a. A. Höhere Affen.

Geimpft mit	Primäraffekt nach Tagen
menschl. Primäraffekt	18, 26, 31, 31, 33, 34, 34, 38, 39, 40, 40
sekund. menschl. Syphilis	23, 26, 27, 27, 33, 35, 36, 39, 41
P. A. höherer Affen	27, 27, 48
Organen höherer Affen	45, 62
P. A. niederer Affen	24, 35, 37, 40, 42
Organen niederer Affen	20, 20, 20, 25, 27, 27, 27, 32, 32, 32, 36, 42, 42, 45, 54, 55, 56, 56
Organbrei niederer Affen	38, 40, 40, 51, 51
Blut niederer Affen	20, 20, 49

Tabelle I b. B. Niedere Affen.

Cynocephal. sphinx; C. babuin. —
Cercopithec. fuliginos. usw. Macac. cynomolg., nemestr., rhesus, niger, usw.

Zeit von der Impfung bis zum Auftreten des Primäraffektes Tage	vom Menschen stammenden			von niederen Affen stammenden				von höheren Affen stammenden			
	P. A.	sekund. Produkt.	tertiär. Produkt.	P. A.	einzeln. Organen	Organbrei	Blut	P. A.	Organen	Blut	Papeln und rezidiven Papeln
bis 10	—	—	—	1	—	—	—	—	—	—	—
11—15	2	1	—	3	—	1	—	—	—	—	—
16—20	10	11	—	12	10	8	—	2	—	—	—
21—25	18	3	—	17	21	17	3	—	—	—	2
26—30	34	12	—	37	34	119	5	2	2	—	—
31—35	18	10	—	48	41	163	2	4	—	—	2
36—40	27	5	—	22	50	119	1	2	4	1	1
41—45	8	6	—	21	42	112	1	4	2	—	1
46—50	9	2	—	5	20	38	3	1	2	—	—
51—55	2	6	1	5	19	33	1	2	—	—	—
56—60	8	2	—	4	11	14	—	—	2	—	—
61—65	2	1	—	2	4	7	—	—	—	—	2
66—70	2	1	1	2	2	8	—	1	—	—	2
71—75	—	3	—	—	—	1	—	—	—	—	—

Es ist dabei zu berücksichtigen, daß eine ganz exakte Berechnung überhaupt nicht vorgenommen werden kann. Man kann entweder das erste Auftreten der spezifischen Erscheinungen der Berechnung zugrunde legen, wie Finger - Landsteiner das getan haben — und in der Tat ist ja bei der Entstehung der Primäraffekte, ebenso wie beim Menschen, das Charakteristische der primären Syphilis, daß die ersten beim Impfakt gesetzten Verletzungen erst vollkommen abheilen und verschwinden und daß dann erst nach längerer Zeit in der makroskopisch völlig intakten Haut (wenn nicht zufällige Verletzungen oder Mischinfektionen störend dazwischentreten) der örtliche Luesprozeß sich entwickelt. Da wir aber nicht glaubten, die ersten Anfangserscheinungen der Primäraffektbildung immer richtig diagnostizieren zu können, so haben wir lieber, um die natürlich nie ganz zu vermeidenden Fehlerquellen wenigstens auf das möglichst geringe Maß zurückzuführen, den Zeitpunkt abgewartet, an welchem ein klinisch deutlich diagnostizierbarer Primäraffekt vorlag. Bei unseren Batavia-Arbeiten waren wir schon aus dem äußerlichen Grunde dazu gezwungen, weil wir beim besten Willen nicht imstande waren, jedes Tier jeden Tag zu besichtigen, sondern unsere Revisionen nur alle sechs bis sieben Tage vornehmen konnten.

Die große Differenz der Inkubationszeiten, die zwischen 11 und 75 Tagen schwankten, wird keinen Kenner der menschlichen Syphilis überraschen. Auch bei dieser sind Fälle mit ganz kurzen und ganz langen Inkubationen oft genug beobachtet. Im allgemeinen freilich finden sich bei Makaken häufiger verlängerte, über den 30. Tag hinausgehende Inkubationen, als beim Menschen.

Diday fand bei seinem Material eine mittlere Inkubationszeit von 14 Tagen,

Clerc	von 14—16 Tagen	
Lefaure	„ 19	„
Rollet	„ 25	„
Fournier	„ 31	„
Siegmund	„ 28—35	„
Mauriac	„ 37—40	„

Besonders interessant ist eine zweite Serie von 92 Fällen Mauriacs mit einer Durchschnittsziffer von 34—35 Tagen. Im einzelnen verteilen sich diese Fälle auf:

2	Fälle mit	9 Tagen,
6	„ „	10—20 Tagen,
11	„ „	20—30 „
22	„ „	30—40 „
24	„ „	40—50 „
8	„ „	50—60 „
19	„ „	mehr als 60 Tagen.

Das Aussehen der Primäraffekte war kein gleichartiges. In den allermeisten Fällen entwickelte sich zwar eine blaurote, derbe, gegen die Umgebung mehr oder weniger scharf abgesetzte, oft knotige Infiltration, sogar Induration. Aber es wechselte ungemein das Verhalten der Oberfläche, indem sie bald trocken schuppend blieb, bald ganz charakteristische, „gefirnißte", spärlich sezernierende Flächen aufwies. Hin und wieder bildete sich auch eine tief zerfallende Ulceration, bei der nur noch die Ränder ein charakteristisches Aussehen behielten. Aber trotz dieses Wechsels der spezifischen Induration nach Tiefe und Ausdehnung war doch im großen ganzen das Bild nicht weniger charakteristisch, wie bei menschlichen Primäraffekten (bei denen ja auch die größten Verschiedenheiten des Aussehens vorkommen), oft sogar war das Bild so typisch, daß jeder Kenner menschlicher Initialsklerosen auch an den Tieren die Diagnose Primäraffekt hätte stellen können.

Eine Trennung in papelartige Primäraffekte und eigentliche Sklerosen vorzunehmen, scheint mir bei den Affen ebensowenig notwendig, wie bei den menschlichen Primäraffekten. Meines Erachtens hängt es ganz von der Zufälligkeit der Viruseinbringung, oft auch von der anatomischen Beschaffenheit des Impfbezirks ab, ob eine mehr lokalisierte oder mehr diffuse Spirochätenansiedlung stattfindet und dementsprechend entweder eine knotig-circumscripte oder mehr diffuse Sklerosierung sich entwickelt. Selbstverständlich spielt bei den Impfversuchen die Größe des Scarificationsbezirks eine Rolle.

Unsere Beobachtungen beziehen sich in erster Reihe auf Makaken der verschiedensten Art (Mac. cynomolg., rhesus, nemestrin., niger, speciosus); ferner haben wir Primäraffekte bei Schimpansen, Orang - Utans, Gibbons, Cercopithek. fuliginos., ruber, sabaeus und Cynocephalus babuin, sphinx in sehr reichlicher Zahl gesehen. Ich kann aber nicht finden, daß irgendwie wesentliche Unterschiede bei den verschiedenen Arten und Gattungen bestehen. Das Bild ist im großen und ganzen bei allen Rassen und Arten dasselbe, resp. bei allen Arten in gleicher Weise wechselnd.

Für die an den Augenbrauen-Primäraffekten beobachteten Differenzen scheint mir am wahrscheinlichsten das Alter (also das Ausgewachsensein der Tiere) und die damit verbundenen anatomischen Differenzen der Brauen der jungen und alten Tiere entscheidend zu sein. — Alte Tiere zeigen öfter sehr schöne, nach der Breite wie Tiefe gut entwickelte Indurationen, während die kleinen Tiere häufiger nur ganz kleine, papelartige, schuppende, distinkt stehende Efflorescenzen aufwiesen. Wir in Europa erhalten aber von manchen Arten fast nur jüngere, noch lange nicht ausgewachsene Exemplare (was man am besten bei männlichen Tieren aus der Entwicklung der Hoden feststellen kann), und so erklärt sich die Anschauung, daß manche Affenarten, z. B. Mac. rhesus, cynomolgus usw. schwer impfbar und verhältnismäßig unempfänglich seien und nur unbedeutende Primäraffekte bilden könnten. (Siehe auch meine früheren Beschreibungen: D. M. W. 1905 [II. Mitteil.] Nr. 19.)

Levaditi (S. 28/29) ist geneigt, einen durchgreifenderen Unterschied zwischen den Primäraffekten des Menschen und der Schimpansen einerseits, der niederen Affen andererseits anzunehmen. Letztere sollen „weniger ausgesprochen, flüchtiger und weniger induriert" sein, bisweilen so uncharakteristisch, daß man nur durch Weiterimpfung und Spirochätennachweis eine Diagnose stellen könnte. — Gewiß, alle diese Beobachtungen sind richtig und oft genug auch von uns gemacht worden. Nur deute ich sie nicht als Ausdruck einer verschiedenen Empfänglichkeit der einzelnen Rassen, sondern, wie gesagt, als Folgen anatomischer Differenzen der Impfstellen, wobei wieder das Alter der Tiere eine Rolle spielt, ferner als abhängig von bald größeren, bald kleineren Spirochätenmengen, die in die Inokulationsstelle eingebracht werden und daselbst sich festzusetzen vermögen, und schließlich als Folgen wechselnder, bei der Impfung sich abspielender Vorkommnisse. Natürlich ist die Lokalisation für das Aussehen von Bedeutung. An den Augenbrauen bleiben die Primäraffekte im großen ganzen, wenn nicht besondere Umstände hinzutreten, trocken-schuppig, oder zeigen höchstens die charakteristisch „gefirnißte", dunkelglänzende Oberfläche. — Wirkliche Ulcerationen sind wohl immer durch sekundäre (traumatische oder infektiöse) Neben-einflüsse hervorgerufen (wenn man nicht etwa auch eine „maligne" Lues bei den Affen mit Neigung zu besonderem Zerfall der Syphilome annehmen will).

An den Genitalien entwickeln sich leicht nekrotisch-zerfallende, speck-belegte Geschwüre. — Die an den Lidrändern von Thibierge - Ravaut er-zeugten Primärläsionen begannen mit einem deutlichen, den ganzen Lidrand ein-nehmenden Ödem, aus dem sich ein erst akut-entzündlicher, dann mehr chronisch-dunkelroter Knoten (ganz wie bei der menschlichen Lidsklerose) entwickelte.

Eine besondere Aufmerksamkeit erfordern die „Primär"-Erscheinungen überall da, wo die Möglichkeit vorliegt, man könnte tuberkulöses Material verimpft haben, oder es könnte sich um externe cutane Tuberkuloseinfektion handeln.

Wir haben in Batavia darüber — leider — sehr ausgedehnte Erfahrungen sammeln können, da sich an unsere absichtlich zum Studium der Hauttuberkulose unternommenen Experimente (siehe Baermann und Halberstädter, Experimentelle Hauttuberkulose bei Affen, Berl. klin. Wochenschr. 1906, 7) eine recht ausgedehnte Epidemie von Tuberkulose anschloß. Dabei kam es nicht selten vor, daß wir Organe von anscheinend tuberkelfreien Tieren verimpften und so örtliche Impftuberkulose erzeugten. Daneben aber kamen nachträgliche tuberkulöse Infektionen von Scarificationswunden und Primäraffekten vor.

Nur die ersten Anfangserscheinungen der tuberkulösen Inokulationsprozesse kommen diffe-rentialdiagnostisch der Lues gegenüber in Betracht.

Die Erscheinungen an der Impfstelle traten 3—5 Wochen nach der Impfung auf. Im Beginn zeigte sich bei allen Tieren eine akut entzündliche, diffuse Schwellung; die Weiterentwicklung dagegen gestaltete sich nicht einheitlich.

Dann aber trat sehr rasch eine allmählich größer werdende, seichte Ulceration auf, die sich etwa nach 1—2 Wochen in ein tiefes Ulcus mit ausgezackten, unterminierten Rändern und schmierigem Grunde umwandelte. Bei einem anderen Teil bildeten sich auf der gleichmäßig geschwellten Basis distinkte, kleine Infiltrate, die bald in kleinste, wie mit dem Locheisen ausgestanzte Geschwürchen übergingen, welche schließlich zu einer größeren Ulceration konfluierten. Endlich betteten sich bei einigen Tieren in die etwas entzündlich geschwellte Basis einzelne lupusähnliche, schuppende Knötchen ein, die keine Tendenz zu Ulceration und Konfluenz zeigten.

Diese tuberkulösen Hauterscheinungen wichen also in diesem Stadium von dem Bilde des Primär-affektes bei Affen vollständig ab.

Die tuberkulöse Natur der Hauterscheinungen wurde auch leicht durch den Nachweis von Tuberkelbacillen im Abstrich sichergestellt.

Was die **Entwicklung der Primäraffekte** betrifft, so ging in sehr vielen Fällen dem Bilde des typischen Primäraffektes eine allmählich sich entwickelnde entzündlich-schuppende „verdächtige" Infiltration voraus, die in den meisten Fällen von uns auch ganz richtig als erstes Anzeichen der örtlich sich entwickeln-den Syphilis erkannt werden konnte. Oft aber verschwanden auch solche „ver-dächtige" Stellen schneller oder langsamer, so daß wir zu einer sicheren Diagnose nicht kommen konnten und bei solchen Tieren, da wir uns auf negative Spiro-chätenbefunde nicht verlassen wollten, nichts übrigblieb, als entweder von solchen verdächtigen Stellen weiter abzuimpfen oder später Reinokulationen zu machen, um festzustellen, ob die erste Diagnose: „beginnender Primäraffekt" richtig war.

Bemerkenswert aber ist auch, daß manchmal in fast explosiver Weise aus ganz unbedeutenden Erscheinungen sich ganz typische Primäraffekte ent-wickelten. Es kam vor, daß wir bei Tieren die schönstentwickelten Sklerosen fanden, wo acht Tage vorher noch kaum eine Andeutung erkennbar war.

Auch bei Menschen sind solche Beobachtungen gemacht worden. Matzenauer (Archiv Bd. 52, S. 341), Lasch (Archiv 1891) berichten darüber und auch aus meiner Praxis sind mir solche Beobachtungen bekannt.

Jadassohn ist geneigt, daraus auf das Verhalten der Spirochäten in der ersten Inkubationsperiode den Schluß zu ziehen, daß die Spirochäten, ehe sie sich vermehren und ihre örtliche Wirkung entfalten können, erst eine längere Zeit der Angewöhnung durchmachen müßten, um dann relativ plötzlich sich zn vermehren und schnell den entzündlichen Indurationsprozeß hervorzurufen.

Mikroskopische Untersuchungen sowohl histologischer Art, wie mit Bezug auf die Spirochäten - Verhältnisse während der Inkubationsperiode liegen vor von Levaditi und Yamanouchi.

In ihrer ersten Mitteilung, welche sich mit den Inkubationsverhältnissen bei der Keratitis der Kaninchen beschäftigt, stellten die beiden Autoren fest:

1. den Befund von typischen Spirochäten in mehr oder minder großer Zahl (aber ohne das Vorhandensein von irgendwelchen Entwicklungsformen der Parasiten). Die 30—40 tägige Inkubation kommt dadurch zustande, daß die in die vordere Augenkammer eingeführten Spirochäten erst sich gar nicht oder jedenfalls sehr wenig vermehren und daß erst, wenn sich entzündliche Reaktionserscheinungen einstellen, die Spirochätenmasse in sinnfälliger Weise zunimmt. Dabei bleibt die Cornea noch klar und anscheinend normal, obgleich sich schon reichlich Spirochäten in ihr festgesetzt haben.

2. In späteren Stadien das Vorhandensein deutlicher histologischer Veränderungen (Lymphocytenansammlung um die Blutgefäße herum und Verdickung der Gefäßendothelien), und zwar gehen auch diese Erscheinungen dem Auftreten der makroskopisch erkennbaren Veränderungen voraus.

In einer zweiten Arbeit beschrieben sie, daß auch bei Schimpansen zu einer Zeit, wo nicht das geringste makroskopische Zeichen die Anwesenheit eines Primäraffektes andeutete, schon eine lebhafte Spirochätenvermehrung und charakteristische histologische Veränderungen nachweisbar seien.

Diese Befunde haben allerdings eine sehr scharfe Kritik seitens Terebinsky erfahren. Er behauptet, daß das, was Levaditi und Yamanouchi als sich entwickelndes mikroskopisches Impf-Syphilom auffaßten und beschrieben, gar nichts mit spezifischen syphilitischen Veränderungen zu tun hätte, sondern nur die entzündliche Reaktion auf das zur Impfung benutzte und in die Subcutis eingeführte Stück Kaninchen-Cornea sei. Dagegen glaubt Terebinsky mit Levaditi und Yamanouchi, daß von den mit der Kaninchen-Cornea eingeführten Spirochäten aus eine Vermehrung derselben im Unterhaut-Bindegewebe stattgefunden habe, sowohl in der Cornea selbst, wie in der umgebenden Zone der Entzündungsreaktion (wobei Terebinsky die relativ sehr geringe Zahl der Polynucleären betont).

Hallopeau nimmt dagegen nicht diese unbemerkt bleibende Spirochätenvermehrung an („sonst müßte auch klinisch eine zwar langsame, aber doch stetig fortschreitende Entwicklung der Induration während der ganzen Inkubationsperiode nachweisbar sein"), sondern glaubt, daß erst im Moment der Indurationsentwicklung 1. die genügend reichliche Spirochätenvermehrung und damit Hand in Hand 2. die Toxinproduktion in genügender Quantität vor sich gehe, um das Auftreten der Induration zu ermöglichen. Allerdings nimmt Hallopeau noch eine weitere (meiner Überzeugung nach überflüssige und unbewiesene) Hypothese von einer „suractivité des treponémas générateurs du chancre" zu Hilfe, um das merkwürdige Bild der Initialsklerose zu erklären.

Audry wiederum will überhaupt von einer „Inkubation" nicht sprechen. Es schließt sich zwar dem Moment der Inokulation eine Periode der Latenz an, aber während derselben existiert der primäre Schanker, wenn man ihn auch nicht sieht.

Metschnikoff hat bei regelmäßigem Untersuchen der Inokulationsstelle festgestellt, daß sich 15 Tage lang keine Spirochäten in Abstrichpräparaten finden ließen.

Wir selbst haben uns mit histologischen und Spirochätenuntersuchungen wenig beschäftigt. Daß Spirochäten in den allermeisten Primäraffekten zu finden waren, habe ich selbst schon früher und speziell v. Prowazek aus Batavia berichtet. Ebenso haben Metschnikoff und Roux, Finger-Landsteiner, Grünbaum und Smedly, Hoffmann usw. ihr Vorkommen festgestellt. Anscheinend ist ihre Zahl bei Affenprimäraffekten etwas spärlicher als bei Menschen; auch mußte, wenigstens in Batavia, eine intensivere, mindestens 48stündige Färbung angewendet werden. Aber über das Vorkommen der Spirochäten besteht kein Zweifel.

Untersuchungen über histologische Veränderungen an den Inokulationsstellen bei Cynomolgi hat Sh. Dohi an einer sehr großen Zahl von Augenbrauen, die vor Auftreten der Primäraffekte excidiert waren, an meiner Klinik angestellt. Dohi konnte aber keinerlei charakteristische Befunde erheben. — Freilich bleibt ja hier immer der Einwand, daß an den betreffenden Augenbrauen die Inokulation vielleicht gar nicht angegangen wäre und daß es kaum möglich ist, in so vielen Fällen alle Partien einer Augenbraue zu durchsuchen.

Abgesehen von den positiven Spirochätenbefunden — es gibt ja immer noch Zweifler, welche die Spirochäten nicht als die Ursache der Syphilis anerkennen wollen und für die daher Spirochätennachweis kein Beweis für die syphilitische Natur der erzeugten Affenimpfstellen ist — ist der Beweis, daß diese Affektionen wirklich syphilitische Primäraffekte sind, dadurch erbracht,

a) daß von solchen Affektionen vorgenommene Weiterimpfungen auf neue Tiere immer typische, den gleichen charakteristischen Verlauf zeigende Affektionen erzeugen;

b) daß solche Primäraffekte zwar stets, aber auch nur sich entwickeln, wenn man Syphilismaterial irgendwelcher Abkunft zur Impfung verwendet, während mit nichtsyphilitischem Material: Tuberkulose, Ulcus molle, Carcinom, Sarkom u. dgl. sich solche Primäraffekte nie und nimmer erzeugen lassen.

So verfügen denn auch alle Experimentatoren über lange Serien von Syphilisübertragungen von Tier zu Tier: wir selbst bis zur 24. Generation. Einer brieflichen Mitteilung von Hoffmann verdanke ich die Kenntnisse, daß er eine Hapaleserie bis zur 10. Generation, eine Kaninchenserie bis zur 20. Generation fortführen konnte. Löhe hat bis zur 16. Generation weitergeimpft, Finger von Affe zu Affe sogar bis zur 50. Generation.

Uhlenhuth berichtet: „Es ist uns auf diese Weise gelungen, bereits die 7. Kaninchenhodenpassage von tierischem Virus zu erzielen. Das Ausgangsmaterial entstammt einer syphilitischen Kaninchencornea der von uns erreichten 20. Passage (Bertarelli-Virus). Wie aus dem von uns fortgeführten Stammbaum ersichtlich, ist die Virulenz des Materials von Passage zu Passage gestiegen. Während wir in der 1. und 2. Passage nur 8% bzw. 25% positiver Impferfolge zu verzeichnen hatten, konnten wir in der 5. und 6. Passage bereits 75% bzw. 85% erhalten. Auch die Inkubationszeit, die anfänglich 8—10—12 Wochen betrug, verkürzte sich in den höheren Passagen auf 2—3—4 Wochen."

Es sei schon hier erwähnt, daß niemand eine Virulenzabschwächung bei solchen Giftpassagen hat beobachten können. —

c) daß diese typischen Gebilde sich stets nach einer mehrwöchentlichen Inkubation entwickeln, und

d) daß, wo diese lokalen charakteristischen Prozesse sich entwickeln, stets die Allgemeindurchseuchung in nachweisbarer Weise nachfolgt.

Übrigens verfügen wir über einige Spirochätenbefunde in gewissen Impfprodukten, die nicht anders als ein vollgültiger Beweis für die ätiologische Bedeutung der Spirochäten gedeutet werden können.

Hierher rechne ich

1. die Serienimpfungen von Thibierge und Ravaut,

2. die Impfungen Uhlenhuths von Mensch auf Kaninchen, von da auf Affen und wiederum zurück auf Kaninchen; jedesmal nach einer für Syphilis charakteristischen Inkubationszeit und mit regelmäßigem Nachweis der Spirochaete pallida. Uhlenhuth fügt mit Recht hinzu: „Diese Impfung gleicht einer Impfung mit einer Reinkultur und dürfte deshalb auch ohne das eigentliche Experimentum crucis, d. h. ohne die Rückimpfung auf Menschen statt auf Affen mit absoluter Sicherheit für die syphilitische Natur dieser experimentellen Krankheitsprodukte und für die Natur der Spirochaete pallida als Erreger der Syphilis sprechen".

3. die Blutimpfungen Hoffmanns.

Thibierge und seine Mitarbeiter haben in einer langen Serie von Tier zu Tier weiter geimpft und am letzten wie am ersten Tiere und wie am Ausgangsmaterial typische Spirochäten gefunden.

Hoffmann fand die Spirochäten in einem durch Impfung mit syphilitischem Blut erzeugten Affenprimäraffekt.

Methode der Impfung.

Die Impfung wurde stets in der Weise vorgenommen, daß gründlich und tief scarifiziert und dann das Impfmaterial mindestens 5 Minuten lang in die Scarificationswunde eingerieben wurde. Wenn die Zeit es irgend ermöglichte, wurden die Tiere dann 5—10 Minuten festgehalten, damit sie sich nicht das Impfmaterial aus den Impfwunden herauswischten oder herausleckten. Durch Gerinnungsvorgänge werden etwaige Spirochäten festgehalten, und sie finden vielleicht auch in diesen fibrinösen und blutigen Gerinnseln einen günstigen Ansiedelungsboden. Bei sehr tiefen Scarificationen entstehen freilich leicht große Blutungen, welche die Gefahr mit sich bringen, daß mit dem Blut zusammen die eingebrachten Spirochäten wieder herausgeschwemmt werden. Es gelingt aber leicht, sich eine derartige Technik anzueignen, daß man zwar reichlich tief scarifiziert, aber doch starke Blutungen vermeidet.

Andere Experimentatoren ziehen andere Methoden vor: Ganz oberflächliches Scarifizieren der Epidermis und Einreiben des Virus, oder Anlegung von subepidermidalen Taschen, in welche man möglichst große Mengen des infektiösen Agens einzubringen versucht. Ich habe mich nicht überzeugen können, daß diese Methoden ein sichereres Haften bewirken, und wir sind daher immer wieder zu unserer tieferen Scarificationsmethode zurückgekehrt.

Hoffmann scarifiziert zuerst und kneift dann mehrfach mit einer Klauenpinzette die Augenlidhaut durch, reibt dann syphilitisches Sekret oder syphilitischen Gewebsbrei in die entstandenen Wunden und Taschen energisch und längere Zeit ein.

Im übrigen wird man daran festhalten müssen, daß die Art der Gifteinbringung um so bedeutsamer für das Gelingen der Infektion ist, je geringer die örtliche oder allgemeine Disposition des Tieres oder der Rasse im allgemeinen ist. Beim Menschen und Schimpansen reichen auch kaum merkliche Inokulationen aus; bei anderen Affen oder Tierarten bedarf es sorgfältigster und intensivster Gifteinbringung und Deponierung, um die dem Virushaften entgegenwirkenden Widerstände aller Art zu überwinden.

Die Scarifications-Impfwunden heilten meist in ganz kurzer Zeit ab, so daß die Entwicklung der primären Affekte in makroskopisch gesunder Haut sich abspielte. Doch waren nicht selten die mechanischen und traumatischen Läsionen, welche die in den Käfigen herumjagenden Tiere sich durch Anschlagen an die Gitter selbst zuzogen und die natürlich meist die gerade für uns wichtigen Augenbrauen betrafen, sehr störend. In allen solchen Fällen mußte entweder durch Abimpfung oder spätere Reinokulation festgestellt werden, ob eine Impfinfektion wirklich stattgefunden hatte oder nicht.

Ich hatte früher die Frage aufgeworfen, ob überhaupt eine Infektion der Haut ohne Eröffnung der Blutgefäße möglich sei. Diese Frage muß unbedingt bejaht werden, zum mindesten für die besonders disponierten Schimpansen (und Menschen). Allerdings scheint (siehe später) eine um so intensivere tiefere Impfmethode notwendig, je weniger disponiert im allgemeinen eine Tiergattung für die Syphilis ist.

Auch die Cornealimpfungen haben erwiesen, daß zwischen den Epithelschichten die Spirochäten zu haften vermögen.

Einfaches Einreiben von virulentem Material auf die unverletzte Oberfläche der Tonsillen, der Nasenschleimhaut und der Conjunctiva ist uns resultatlos geblieben. Dagegen behauptet Cozanet, daß Syphilisgift die gesunde Schleimhaut passieren könne, ohne Primärerscheinungen zu erzeugen. Auch sind mit Trypanosomen Infektionen von der intakten Conjunctiva, Nasen- und Vaginal-Schleimhaut aus gelungen (siehe Römer, Stargardt, G. Martin und Ringenbach, während Battaglia die Möglichkeit einer solchen Ansteckungsweise bestreitet.

Mehr Erfolg hatten wir anscheinend bei energischer Einreibung des Impfmateriales auf die unverletzte, nur vorsichtig rasierte Augenbraue.

Man wird aber natürlich hier zweifeln dürfen, ob man es wirklich mit Eindringen von Spirochäten in ganz intakte Haut zu tun hat, oder ob trotz der makroskopischen Intaktheit nicht doch Epithel- und Follikelläsionen, Foramina contagiosa, wie Mauriac sich ausdrückt, vorlagen, die wir nur nicht sehen und erkennen konnten. —

Wie aber auch die Impfmethode gehandhabt wurde, nie haben wir, wenn die Infektion sich später als gelungen erwies, bei den cutanen Impfversuchen an Affen irgendeine Art von primärer Affektion vermißt. Eine wirkliche „Syphilis d'emblée" ganz ohne primäre Läsion haben wir niemals gesehen, wenn auch, wie schon erwähnt, die primären Läsionen bisweilen so uncharakteristisch und unbedeutend waren, daß eine klinische Diagnose unmöglich war, ja, daß wir überhaupt oft nicht an eine gelungene Syphilisinokulation glaubten. Erst das Mißlingen späterer — in vielen Fällen zwei und drei — Wiederimpfungen und namentlich der bisweilen gelungene Nachweis der Organsyphilis belehrte uns, daß die bei der ersten Impfung entstandenen Erscheinungen doch primäre Syphilisaffektionen gewesen waren. Ohne den Nachweis der Organsyphilis hätte man daran denken können, daß es sich in solchen Fällen um absolut unempfängliche Tiere gehandelt habe.

Ich kann mich daher der von Levaditi (S. 27) geäußerten Ansicht nicht anschließen, wenn er an die absolute Immunität gewisser Affenarten oder einzelner Individuen glaubt. Ich bin überzeugt, daß es sich dann stets um bei der ersten Impfung entstandene, aber unerkennbare und daher unerkannt gebliebene Primäraffekte gehandelt hat, denen aber selbstverständlich ebenso allgemeinkonstitutionelle Syphilis folgte, wie bei typischen Inokulationsprodukten.

Beim Menschen liegen höchst wahrscheinlich andere Verhältnisse vor. Ich glaube, man wird nach dem vorliegenden Beobachtungsmaterial annehmen müssen, daß wirklich auch auf cutanem Wege Syphilisinfektionen ohne die geringste makroskopische, ja sogar ohne jede mikroskopische Andeutung eines primären Affektes zustande kommen können. Man wird in solchen Fällen an eine (allerdings weniger wahrscheinliche) rein subcutane (mit Spirochätenverschleppung in die Lymphbahnen) oder an rein intravasculäre Blutinfektion denken müssen, ohne jegliche Spirochätendeponierung loco infectionis oder mit sofortiger Zerstörung der etwa ins subcutane Gewebe deponierten Spirochäten (siehe S. 127 u. ff., Besprechung der Excisionsfrage).

Auf die Frage der Syphilis d'emblée, die früher nur in einzelnen kurzen Mitteilungen gestreift worden ist (Barthélemy, Jullien, Magian), brauche ich nach den eingehenden Bearbeitungen seitens Waelschs und Bettmanns (siehe daselbst die ausführliche Literaturzusammenstellung) nicht eingehen. Beide Autoren erkennen die Möglichkeit einer Syphilis d'emblée, ebenso wie ich, an. —

Was den **Verlauf der Primäraffekte** anlangt, so bestehen hier die weitgehendsten Verschiedenheiten: bald ungemein schnelles Verschwinden, bald monatelanges Persistieren; bald Abheilen ohne Excoriationen nur mit Schuppenbildung, bald ulceröser Zerfall mit wechselnder Neigung zu serpiginöser Ausbreitung und mit Narbenbildung; bald anscheinende restitutio ad integrum, bald Atrophie mit und ohne Pigmentanomalien, bei denen wieder sowohl Hyper-, wie Depigmentierungen zur Beobachtung gelangten.

Hin und wieder folgten, durch einen kaum merklichen Zeitabschnitt getrennt, progrediente serpigino-papulöse Neubildungen dem Abheilen des Primäraffektes. —

Der Einfluß der Behandlung (durch Hg-Präparate, Atoxyl, Arsacetin, Arsenophenylglycin) war durchwegs zu konstatieren derart, daß ein auffallendes Verschwinden der Primäraffekte erfolgte, während einige mit Acidum arsenicosum behandelte Tiere gerade umgekehrt auffallend lange derbe und feste Indurationen bewahrten.

Abschnitt II.

Ursachen der verschiedenen Inkubationszeit.

Ich habe oben erwähnt, daß recht weitgehende Unterschiede mit Bezug auf die Dauer der Inkubation, den Verlauf und das Aussehen der Primäraffekte zu verzeichnen waren. **Welche Momente bringen nun diese Unterschiede hervor?**

Überblicke ich die gesamten, von mir beobachteten, nach Hunderten zählenden Versuche, wobei ich in der Lage bin, einerseits Impfungen mit dem verschiedensten Syphilismaterial, andererseits Impfungen an den verschiedensten Tiergattungen zu vergleichen, so glaube ich folgendes feststellen zu dürfen:

1. **Es besteht bisher kein nachweisbarer, prinzipieller Unterschied des Impfresultates nach der Herkunft des Impfmateriales.**

Es bezieht sich dies allerdings nur auf die Menschen- und Affensyphilis. Bei Kaninchen haftet an der Cornea (an der Scrotalhaut haften die Inokulationen viel leichter) menschliches und von Affen stammendes Syphilisgift sehr schwer, dagegen von Kaninchen stammendes viel leichter. — Man kann dies Verhalten deuten entweder als „Angewöhnung" oder aber, was mir plausibler erscheint, in der Weise, daß nur diejenigen Spirochäten, die von vornherein mehr auf den Kaninchennährboden eingestellt sind, haften, sich vermehren und dann auch leichter, weil in größerer Masse übertragen, bei Weiterverimpfen auf Kaninchen haften.

2. **Auch die Art der verwendeten Affengattung ist nicht von ausschlaggebender Bedeutung**, wenn zweifellos nicht ganz ohne Belang.

3. **Mir scheint bei weitem der wichtigste Faktor die Quantität der im Impfmaterial befindlichen Spirochäten** für den Grad der Verimpfbarkeit und die Schnelligkeit der Entwicklung der Primäraffekte zu sein.

4. Ferner die beim Inokulationsakt selbst mitspielenden **Zufälligkeiten**, welche auf das Haften einer größeren oder geringeren Spirochätenmenge von Einfluß sind.

Meine Anschauungen stützen sich auf folgende Beobachtungen:

1. **Welche Tiergattung und welches Impfmaterial** man auch wählte, stets zeigte sich, daß kurze und lange Inkubationszeiten, unbedeutende und deutlich entwickelte Primäraffekte bei anscheinend gleicher Versuchsanordnung wechselten.

2. Am gleichen Tiere, z. B. an einem Schimpansen, mit verschiedenen Primäraffekten (von Mac. rhesus, Cynoceph. babuin, Cercopith. fuligin., Mensch) vorgenommene Inokulationen ergaben so gleichmäßig stark und deutlich ausgebildete

Inokulationsprodukte, daß keinerlei erkennbare Unterschiede zwischen diesen verschiedenen Primäraffekten bestand.

3. Das gleiche beweist die nachstehende Tabelle II, obwohl hin und wieder Differenzen in der Inkubationszeit je nach dem verwendeten Virus zur Beobachtung kommen.

Wir haben ferner öfter eine Anzahl der gleichen Rasse angehörige Tiere (Cynomolgus) mit demselben Material unter möglichst gleichen Verhältnissen geimpft und doch ganz verschiedene Inkubationszeiten gefunden.

Vergleiche übrigens auch die Tabelle I, deren große Zahlen eine gewisse Beweiskraft beanspruchen dürfen.

Tabelle II.

Versuchstier Nr.	Impfung links mit	Inkubat. Tage	Impfung rechts mit	Inkubat. Tage	Bemerkungen
M. niger 73	P. A. Gibbon 52	37	P. A. M. cyn. 68	37	
„ „ 74	P. A. Mensch	35	„ „ „ „ 68	48	
„ cyn. 81	„ „ „	45	P. A. Gibbon 42	negativ	
„ „ 1250	P. A. M. cyn. 805	42	P. A. Orang 1105	42	M. cyn. 805 wurde mit menschlichen P. A. geimpft.
„ „ 1251	„ „ „ „ 805	42	„ „ „ 1105	42	Orang 1105 wurde wie folgt geimpft: Mensch auf Gibbon 42,
„ „ 1252	„ „ „ „ 805	36	„ „ „ 1105	36	Genitalpapel · von Gibbon 42 auf M. cyn. 155, P. A. von M. cyn. 155 auf M. cyn. 238, Knochenmark von M. cyn. 238 auf Orang 1105.
„ „ 1301	P. A. Mensch	50 etwas filtriert	P. A. M. cyn. 1193	50 großer P. A., sehr entwickelt.	Mac. cyn. 1193 wurde folgendermaßen geimpft: Mensch auf Orang 150, P. A. Orang 150 auf M. cyn. 445, Organe M. cyn. 445 auf M. cyn. 1193.
„ „ 1302	„ „ „	58	„ „ „ „ 1193	negativ	
„ „ 1303	„ „ „	43	„ „ „ „ 1193	43	
„ „ 1304	„ „ „	43	„ „ „ „ 1193	43	
„ „ 1305	„ „ „	58	„ „ „ „ 986	58	M. cyn. 986 wurde mit menschlichen P. A. geimpft.
„ „ 1306	„ „ „	58	„ „ „ „ 986	58	
„ „ 1307	„ „ „	58	„ „ „ „ 986	negativ	
„ „ 1308	„ „ „	58	„ „ „ „ 986	negativ	

Die Bedeutung der Quantität geht mir auch aus folgenden Beobachtungen hervor:

Impfungen mit menschlichem Material gelingen am sichersten, wenn man in ihm leicht und reichlich Spirochäten nachweisen kann. Floride progrediente Formen erweisen sich stets als inokulabler als ältere abheilende.

Bei Benutzung von Affenmaterial zu Impfserien geht fast stets Hand in Hand einerseits die Zahl der in einer Serie gelingenden Inokulationen mit der Deutlichkeit der sich entwickelnden Primäraffekte andererseits. —

Übrigens finden wir die gleichen Verhältnisse, d. h. die Abhängigkeit der Inkubationsdauer von der Menge des eingebrachten Impfstoffes bei vielen Infektionskrankheiten.

Beim Tetanus kann man die Inkubationsdauer ganz beliebig, je nach der Menge der eingeführten Tetanusbacillen, gestalten.

Für die Tuberkulose berichten Bernard, Lion und Gougerot über ähnliche Verhältnisse; besonders aber O. Grüner und F. Hamburger konnten nach ihren experimentellen Untersuchungen, bei denen sie mit genau angegebenen Bacillenmengen arbeiteten, die genaue Abhängigkeit der Inkubationsdauer von der Größe der verwendeten Infektionsdosis feststellen. Daneben konstatierten sie eine Abhängigkeit vom infizierten Organismus. Dieser hat entweder vorgebildete „Antikörper" oder bildete sie infolge der Infektion. Aber auch diese Antikörpermenge steht in gradem Verhältnis einerseits zur Zeit, die seit der Infektion verstrichen ist, andererseits zu der Größe der Infektionsdosis. Die Antikörperbildung hat Überempfindlichkeitserfolge; die Intensität dieser aber hängt wieder von der Menge der Antikörper ab. Sobald der Empfindlichkeitsgrad für die Menge der anwesenden Bakterienstoffe genügt, um eine entsprechend große, d. h. krankmachende Giftmenge zu erzeugen, tritt die Krankheit in Erscheinung.

Jedenfalls halte ich es — sowohl für die wissenschaftliche Erforschung der Syphilis, wie für die Beurteilung einzelner Fälle aus der Praxis — für ungerechtfertigt, aus dem Verhalten der primären Erscheinungen bei unseren Impftieren irgendeinen bindenden Schluß auf irgendeinen höheren oder geringeren Virulenzgrad des Impfmaterials oder auf eine etwa erzielte Resistenzänderung des Tieres gegenüber dem Virus zu ziehen. Nicht wie die primären Erscheinungen beschaffen sind, sondern ob sich eine allgemein-konstitutionelle Erkrankung entwickelt und wie sie verläuft, ist bei unseren Experimenten von entscheidender Bedeutung. Verhält es sich doch bei der menschlichen Syphilis ganz ebenso! Auch hier wissen wir aus tausendfacher Erfahrung, daß weder die Art noch der Verlauf der primären und sekundären Prozesse irgendeinen prognostischen Anhaltspunkt für die Zukunft des Erkrankten abgeben.

Durch diese die Inkubationszeit betreffenden Erörterungen und Feststellungen bleibt unberührt die Frage, ob nicht eine verschiedene Empfänglichkeit der verschiedenen Tiere und Menschen für Syphilis, oder vielleicht besser gesagt: ein verschiedener Resistenzgrad der Gewebe und Säfte gegen die Spirochäten existiere, sich darin äußernd:

1. daß die Spirochäten leichter und häufiger haften,
2. daß sie sich schneller und reichlicher verbreiten,
3. daß sie schwerere Prozesse hervorrufen.

Wir kommen auf diese Frage später (S. 82 u. ff.) zurück.

Metschnikoff und Roux (Levaditi S. 49—50) bringen allerdings auch die Differenzen der Inkubationszeiten mit den verschiedenen Dispositionen der Arten in Beziehung. Sie gehen von der — von mir nicht anerkannten — Voraussetzung aus, daß bei den unteren Affen die Inkubationsdauer kürzer sei als bei den Anthropoiden und erklären dies mit der Annahme, daß die an der Inokulationsstelle sich entwickelnde Primärinduration die Gegenaktion des infizierten Körpers sei, um sich gegen das Eindringen der Spirochäten zu schützen, sie möglichst lange loco inoculat. festzuhalten und sich ihrer zu entledigen. Bei den unteren Affen sei nun im allgemeinen die Disposition am geringsten und daher die örtliche Abwehr am markantesten.

Levaditi fügt hinzu: „Aber diese Hypothese Metschnikoffs ist zurzeit durchaus nicht allseitig akzeptiert." (Siehe auch Bordet und de Waele.)

Abschnitt III.

Bedeutung der experimentellen Forschung und des Spirochäten-Nachweises für die Pathologie und für die Diagnose der menschlichen Syphilis.

Durch die Möglichkeit, an Tieren, speziell an Affen, Primäraffekte zu erzeugen, ist der experimentellen Erzeugung der Affensyphilis eine ausschlaggebende Rolle bei der Entscheidung der Frage, ob in einem Gewebe oder in einer Flüssigkeit sich infektiöses Material befindet, zuerteilt. Naturgemäß werden bei diesen diagnostischen Arbeiten die histologisch-mikroskopischen Methoden des Spirochätennachweises stets mit dem Nachweis der Verimpfbarkeit eines fraglichen Krankheitsproduktes zu kombinieren sein.

Wo es sich um praktisch-wichtige Diagnosenstellung bei unklaren menschlichen Krankheitsfällen handelt, wird allerdings der Spirochätennachweis, besonders der positive, weil er schneller ein brauchbares Resultat ergibt, für die Ärzte wichtiger sein als das Impfexperiment (siehe u. a. Hoffmann, Blaschko, Danziger, Scholtz, Ciuffo, Chirivino, Róna, Vörner, Nuttal, Geraghty) und auch als die serodiagnostische Blutuntersuchung. Ich erinnere hierbei an die vielen Fälle von unscheinbaren Erosionen und Herpes-Efflorescenzen, die im Anschluß an einen verdächtigen Coitus oder bei anamnestisch unklaren Fällen auftreten, z. B. auch bei hereditärer Syphilis, und klinisch absolut nicht zu diagnostizieren sind. Auch bei Blut- und Drüsenuntersuchungen, mag man die exstirpierte Drüse in Schnittpräparaten oder nur den durch Punktion gewonnenen Saft untersuchen, wird man unter Umständen durch Spirochätenfinden schneller zur gesuchten Diagnose gelangen als durch Impfversuche an Affen.

In vielen Fällen muß das Impfexperiment auch hinter der klinischen Beobachtung zurückstehen. Das Impfexperiment gewährt bestenfalls nach vier bis fünf Wochen einen Aufschluß, d. h. also zu einer Zeit, in der meistens die Sachlage auch beim Menschen sich geklärt hat. Auch arbeitet schließlich das Impfexperiment nicht mit mathematischer Sicherheit und namentlich bei der Benützung der weniger empfindlichen niederen Affenarten (besonders von Makaken, wenn man nur wenige Tiere zum Versuch benützt) ist ein negativer Ausfall des Versuches nicht ein absolut sicherer Beweis für die nichtsyphilitische Natur der untersuchten Affektion; höchstens für den geringen Parasitengehalt derselben. Aber das Impfexperiment arbeitet sicherer als die mikroskopische Spirochätensuchmethode und wird daher namentlich für die Entscheidung wissenschaftlich-prinzipieller Probleme stets eine große Bedeutung behalten. So ist ja auch die Infektiosität der tertiären Syphilis und der inneren Organe der niederen Affen durch das Impfexperiment vor dem Spirochätennachweis festgestellt worden.

Auch ist in Betracht zu ziehen, daß Spirochätenanwesenheit im erkrankten Gewebe und Erhaltensein ihrer Lebensfähigkeit und Virulenz sich nicht eo ipso zu decken brauchen. Jedenfalls bedarf es dazu eingehender vergleichender mikroskopischer und experimenteller Prüfungen.

Welche „diagnostischen" Resultate hat das Impfexperiment nun zutage gefördert?

Betreffs der Virulenz syphilitischer Prozesse und gewisser Bestandteile syphilitischer Personen ist vorderhand folgendes festgestellt:

Charakteristische Primäraffekte sind bisher erzeugt worden:

1. mit sämtlichen Erscheinungsformen der menschlichen Syphilis;
   a) mit primärer, sekundärer und tertiärer Syphilis der Haut;
   b) mit primären und sekundären Drüsen;
   c) mit Blut;
   d) mit Sperma;
   e) mit Organen, Blut und Coryzasekret von kongenital-syphilitischen Kindern;
2. mit Produkten von Affensyphilis:
   a) Primäraffekten;
   b) sekundären papulösen Efflorescenzen der Haut und Schleimhaut;
   c) Milz, Leber, Knochenmark, Hoden, Ovarien, Drüsen;
3. mit Produkten von Kaninchensyphilis.

Was **primäre** und **sekundäre Syphilis** betrifft, so sind am infektiösesten nässende Papeln und breite Kondylome; dann folgen frische noch nässende Primäraffekte. Doch kann es gerade bei Benutzung sehr ausgebildeter und breiter Sklerosen passieren, daß, wenn man eine große Anzahl von Tieren impft, recht viele Impfungen mißlingen. Es entspricht das vollkommen der unregelmäßigen Spirochätenverteilung, wie sie von Blaschko und anderen mikroskopisch nachgewiesen ist. Mit trockenen Papeln des Körpers gelingen Impfungen meist ganz gut, namentlich bei frischen Eruptionen.

Mit in Abheilung begriffenen Primäraffekten haben wir positive Resultate viel unsicherer, mit abgeheilten Affenprimäraffekten überhaupt nicht erzielen können. Andere aber, z. B. Sandmann, E. Hoffmann, haben nach dieser Richtung hin mehr Glück gehabt.

Sandmann gelang es in nicht weniger als acht Fällen von geheilten Sklerosen und in einem Fall aus einem geheilten Papelrest positive Impfresultate zu erhalten. Die Zeit zwischen der Infektion des Pat. und der Impfung schwankte zwischen 3 und 17 Monaten, die Zeit zwischen Heilung der Sklerosenreste und Impfung zwischen einigen Tagen bis ungefähr 14 Monaten, und in keinem Fall war irgendeine spezifische Erscheinung an dem Sklerosenrest zu erkennen. Übrigens hatten die meisten Patienten eine reichliche Quecksilberbehandlung hinter sich.

Spirochäten-Befunde in alten abheilenden oder abgeheilten Prozessen liegen vor von:

Pasini: Zahlreiche Spirochäten in einem atrophischen und pigmentierten Fleck, 2 Jahre nach einem papulösen Syphilid zurückgeblieben.

E. Hoffmann: In frischeren oder älteren Sklerosennarben gutbewegliche und gar nicht seltene Spirochäten. Ebenso in Exanthemresiduen (Dermat. Zeitschr. **15,** 293).

Arning und C. Klein, die in ganz oder fast verheilten Primäraffekten 17 mal ein positives und nur zweimal ein negatives Resultat erzielten.

Guszmann hat jüngst sogar in einer Mitteilung nachgewiesen, daß man Spirochaetae pallidae selbst an symptomfreien Stellen des Körpers finden kann, wenn diese kürzere oder längere Zeit vorher der Sitz spezifischer Veränderungen gewesen. Vorwiegend waren es die Tonsillen, in welchen selbst nach völligem Verschwinden der klinischen Symptome noch immer Pallidae nachgewiesen werden konnten. Der Schwerpunkt dieser Untersuchungen lag also in der Tatsache, daß der Spirochätenbefund mitunter auch ohne „klinische" Erscheinungen erhoben werden kann. In der Folge suchte G. aber nach Spirochäten auch in solchen Tonsillen, welche überhaupt seit der Infektion noch keine sekundären klinischen Symptome gezeigt hatten. Unter fünf hierauf untersuchten Fällen (3—8 Monate nach der Infektion), welche durchwegs eine Frühbehandlung durchgemacht und zum Zeitpunkt der Untersuchung überhaupt keine Erscheinungen gezeigt hatten, konnte er in drei Fällen typische Pallidae in den von scheinbar vollkommen intaktem Epithel überzogenen Tonsillen nachweisen, und zwar konnte dieser Befund Wochen hindurch wiederholt erhoben werden, ohne daß inzwischen anderweitige syphilitische Veränderungen entstanden waren. Bei scheinbar intaktem Epithelüberzug zeigten aber diese Tonsillen durchwegs eine gewisse Derbheit, so daß sich in derartigen Fällen bei einiger Erfahrung eben auf Grund dieser geringfügigen Infiltration die Spirochäten schon bei der klinischen Untersuchung vermuten lassen.

Interessant sind auch die Beobachtungen von Levaditi und Yamanouchi, welche 113 Tage nach Abheilen der durch direkte Inokulation erzeugten Kaninchenkeratitis ein Rezidiv mit erneuter Cornealtrübung konstatierten. So lange Zeit hatten sich in makroskopisch durchaus intakt erscheinender Cornea virulente Spirochäten erhalten.

Ganz analog sind die Feststellungen von A. Fontana: Spirochäten in der Kaninchencornea lange Zeit nach der Heilung und ferner ein Rezidiv in der Cornea, nachdem längere Zeit vollkommene Heilung eingetreten zu sein schien. Siehe ferner Pürckhauer, Abschnitt XVII.

Alle diese Befunde sind von Bedeutung einmal für die Frage der Kontagiosität, andrerseits der Entstehung der Rezidive.

Betreffs der Kontagiosität lehren sie uns, auch den unbedeutendsten Resten von primären und sekundären Efflorescenzen, namentlich wenn sie an den Genitalien oder an den Mundlippen sitzen, die größte Aufmerksamkeit zuzuwenden. Namentlich solange noch irgendwelche Infiltrate nachweisbar sind, ist die Möglichkeit, daß die immer noch nicht normal gefügte Hornschicht leicht lädiert wird und so den in der Tiefe gelagerten Spirochäten den Austritt gestattet, zu berücksichtigen.

Betreffs der Rezidive beweisen die Spirochätenbefunde und die positiven Impfresultate die Richtigkeit der Deutung, die man längst bekannten klinischen Beobachtungen gegeben hatte, daß sich nämlich Rezidive, sekundärer wie tertiärer Art, häufig an solchen Orten, wo früher primäre und sekundäre Erscheinungen gesessen haben, einstellen. Neumann, Hjelmann hatten ursprünglich die an solchen Stellen gefundenen entzündlichen Infiltrationsreste als den Ausgangspunkt der Rezidive beschrieben; aber natürlich können nicht die zelligen Konglomerate, sondern nur die jahrelang latent in situ zurückgebliebenen, aber immer noch lebenden und virulenten Spirochäten verantwortlich gemacht werden, und zwar nicht nur für die Rezidive in situ, sondern wohl auch für einen Teil der metastatischen. (Siehe auch S. 190).

Es ergibt sich aus diesen Befunden auch die Notwendigkeit einer sehr sorgsamen und intensiven Lokalbehandlung aller einer solchen zugänglichen Prozesse, um das Zurückbleiben von Spirochäten zu verhüten.

Vielleicht hängt auch die Tatsache, daß an gewissen Körperstellen Lueserscheinungen Jahre und Jahrzehnte bestehen bleiben — ich denke hier wesentlich an die Vola manus, die Planta pedis und die Zunge — damit zusammen, daß gerade hier eine örtliche Einwirkung sowohl der im Blute zirkulierenden, wie der von außen örtlich applizierten Heilmittel auf die besonders geschützt liegenden Lues- resp. Spirochätenherde erheblich erschwert ist.

Ebenso wie sich latente, der makroskopischen Untersuchung unzugängliche Herde als Ausgangspunkte für Rezidive nachweisen lassen, wird man solche latent verborgen tief sitzende Prozesse als Ursache und Ausgang für gewisse klinische Erscheinungen ansehen können, bei denen wir nicht das primäre, die krankhaften Erscheinungen verursachende Syphilom, sondern nur die Folgeerscheinungen beobachten. Hierher gehören für mich das Leukoderm und der fleckenweise Haarausfall am Kopfe, welche sich häufig ohne vorausgegangene sichtbare cutane exanthematische Prozesse entwickeln.

Eine histologische Unterlage für diese Deutung geben Untersuchungen von Hefter.

Von vier Luetikern wurden ½—1 Jahr post infectionem pathologisch nicht veränderte Hautstückchen (Bauchhaut) excidiert und der mikroskopischen Untersuchung unterworfen.

In allen vier Fällen fanden sich Veränderungen, denen man in der normalen Haut nicht begegnet.

(In der Papillar- und Subpapillarschicht streifen- und gruppenförmig angeordnete Lymphocyten und spindelförmige Bindegewebszellen. [Die tiefere Schicht wurde leider nicht excidiert.] Plasmazellen wurden nicht gefunden. Die Kerne der Endothelien geschwollen, springen in das Innere der Gefäßlichtung vor.)

Diese Beobachtungen mahnen auch zur Vorsicht in der Beurteilung von Fällen, in denen Rezidive (Exanthem!) nicht zur Beobachtung gelangen. Es können anscheinend sehr wohl in der Haut exanthematische Vorgänge sich abspielen, ohne daß wir sie mit unsern klinischen Methoden erkennen können.

Auch Guszman betont, daß selbst in den Fällen, wo durch eine energische Frühbehandlung die erste „klinische" Eruption unterdrückt wird, gleichwohl eine Überschwemmung des Organismus mit Spirochäten statthaben kann, wahrscheinlich ohne daß überhaupt die Behandlung auch nur den Zeitpunkt dieses Ereignisses verschieben könnte. Die Spirochaete pallida kann sich also für kürzere oder längere Zeit in Organen ansiedeln, ohne in der Folge „klinische" Erscheinungen zu setzen. Analogerweise werden in syphilitischen Foeten ungeheure Mengen von Spirochäten gefunden in Organen, welche selbst mikroskopisch keine pathologische Veränderung zeigen.

———

Tritt oberflächlicher Zerfall, Gewebsvereiterung und Erweichung ein, so scheinen die Spirochäten in ihrer Hauptmasse zugrunde zu gehen. Die Impfung mißlingt dann meistens, wenn man den eitrigen Belag selbst benützt, während man bei Verwendung der mehr in der Tiefe gelegenen Partien oder bei Verwendung des aus der Tiefe gewonnenen „Reizserums" gewöhnlich positive Inokulation erzielt.

Dasselbe, was von zerfallenen Primäraffekten gilt, trifft auch auf die Formen des Chancre mixte, der malignen Syphilis und der pustulösen Syphilide zu.

Bei **Chancre mixte** findet man, namentlich bei Schnittpräparaten, Spirochäten leicht und reichlich in der Tiefe unter der eigentlichen Ulcus molle-Zone. Auch ist es uns einmal gelungen, durch Abimpfung von einem Chancre mixte einen typischen Primäraffekt bei einem Mac. cyn. zu erzielen.

Was die **ulcerösen Formen** der sog. **malignen Syphilis** anbelangt — die ich mit Jadassohn als den Ausdruck einer individuellen Idiosyncrasie gegen sonst ganz „normale‟ Spirochäten und ihre Toxine betrachte — so verfüge ich über 7 negative und 5 positive Inokulationen, wobei sich, wie zu erwarten, die erzeugten Primäraffekte durch nichts (auch nicht durch beschleunigtes Auftreten) von gewöhnlichen Impfprodukten unterscheiden. Auch Buschke - Fischer haben über gelungene Inokulationen berichtet. Bei 6 Fällen, die sie untersuchten, hatten sie zweimal positive Impfresultate, ebenso bei einem Spätfall (17 Jahre post infectionem) mit malignem Zerfall.

Es ist hier nicht der Platz, ausführlich alle die interessanten, die maligne Syphilis betreffenden Fragen zu erörtern, zumal Jadassohn erst 1907 in prägnanter Form das Wichtigste dargelegt hat. Ich schließe mich ihm fast vollkommen an. — Hinzufügen möchte ich den auffallend günstigen Einfluß, den die Behandlung mit Arsenpräparaten, speziell Arsacetin, Arsenophenylglycin und Arsenobenzol auf die Abheilung der Ulcerationen ausüben, namentlich in Fällen, in denen Hg-Behandlung versagt oder sogar schädlich wirkt.

Zur Erklärung der Malignität hat Sellei die ungenügende Produktion von spezifischen Antikörpern herangezogen. „Wenn sich bei syphilitischen Infektionen in der Haut keine Antikörper in der erforderlichen Menge bilden, die Haut sich also gegen das Virus nicht refraktär verhält und nicht denjenigen Grad der Resistenz erreicht, die sie gegen die Wirksamkeit des Virus zu schützen imstande ist, so tritt der Zustand ein, den man Malignität nennt. In erster Reihe kommen hier die in der Haut produzierten Antikörper in Betracht, was auch zur Folge hat, daß sich der Prozeß in erster Linie in der Haut abspielt.‟ Man wird aber zugeben müssen, daß diese Darlegung auch nur eine Hypothese ist, die sich leider nach keiner Richtung hin auf Tatsachen stützen kann.

Pustulöse, resp. **papulös-pustulöse Efflorescenzen** habe ich nur einmal verimpft und zwar mit positivem Erfolge.

Fontana konnte mit dem Eiter einer syphilitischen „Akne‟ Pustel typische Keratitis parenchymatosa beim Kaninchen erzeugen.

Übrigens geht Seltenheit der positiven Spirochätenbefunde und der positiven Inokulation bei all den besprochenen, mit Eiterung und Zerfall einhergehenden Formen ziemlich parallel.

Für **maligne Lues** berichten Herxheimer - Cohn, Nobl, Buschke - Fischer, für pustulöse Formen: Doutrelepont, Flügel, Grouven, Fabry, Hoffmann, Lipschütz, daß die Spirochäten verhältnismäßig oft gar nicht oder nur sehr spärlich zu finden seien (sogar bei positiven Inokulationen).

Tertiäre Formen.

Über die positive Verimpfung **tertiärer Produkte** und deren große Bedeutung für die praktische Medizin habe ich bereits früher berichtet. Es liegen jetzt vor an **positiven Versuchen** 6 von mir, 2 von Finger - Landsteiner, 2 von E. Hoffmann, 1 von Buschke - Fischer und **negative** von Salmon, Metschnikoff, Neisser, Hoffmann, Tschlenow und Gabritschewsky, Tomasczewski und Sobernheim.

Anzuschließen an die obenerwähnten positiven mit tertiärem Material erzielten Impfresultate an Affen sind die Versuche von Hänsell, Simonelli und Chirivino, welche mit Gummaten am Kaninchen die spezifische Keratitis erzeugten. Hänsells Versuche sind die ersten — wenn auch erst neuerdings anerkannten — sicheren Übertragungen der Syphilis auf Kaninchen.

Hänsell machte folgende sechs Experimente: Der dünnflüssige eiterige Inhalt eines noch intakten Gummiknotens wurde vermittels einer Pravazschen Spritze einem Kaninchen in die vordere Augenkammer beider Augen, einem zweiten in die vordere Kammer und in das Parenchym des Hornhautzentrums geimpft. Der Impfstoff bestand aus viel Flüssigkeit und wenig Eiterkörperchen. Das erste Tier starb schnell.

Beim zweiten Tier war der Impfstoff am vierten Tage resorbiert und die Augen blieben bis zum 25. Tage normal; dann erst bildete sich eine Iritis mit Trübung des Kammerwassers und Ciliarinjektion. Am neunten Tage nach Beginn der Iritis entstanden vier kleine grau-rötliche Knötchen, die dann wochenlang die Größe eines Gerstenkorns behielten. Allmählich bildete sich eine Gefäßwucherung, die im dritten Monat nach der Impfung die Knötchen durch einen nach und nach vom Rande zum Zentrum fortschreitenden Pannus der Beobachtung entzog. Der Randteil der Cornea und die anstoßenden Teile der Conjunctiva und Sclera wurden in vier Monaten nach der Impfung von mehreren ziemlich großen gelblichen vascularisierten Knoten hervorgetrieben, die Hänsell als vom Ciliarkörper ausgehende gummöse Geschwülste auf Grund anatomischer Veränderungen auffaßte.

Am anderen Auge, an welchem der Impfstoff in das Parenchym Cornea gespritzt worden war, entwickelten sich erst sechs Wochen nachher, nachdem auch der Impfstoff bis auf eine leichte Trübung resorbiert worden war, sehr langsam mehrere kleine Knötchen, welche auch von einem sehr feinen dichten Netz von Gefäßen überzogen waren.

So blieben beide Augen bis zu dem im sechsten Monat nach der Impfung unter beträchtlicher Abmagerung des Tieres erfolgten Tode desselben. Am übrigen Körper des Tieres konnten, mit Ausnahme von kleinen, erbsengroßen Verhärtungen in der Bauchhaut und der Leber, während des Lebens keine auf Syphilis hinweisenden Veränderungen nachgewiesen werden. Bei der Sektion aber fanden sich die Lunge und die Leber durchsetzt von kleinen ziemlich harten Knoten, die aus Rundzellen, größeren mehrkernigen epitheloiden Zellen und spärlichen Riesenzellen aufgebaut waren.

Ein drittes Kaninchen wurde mit den Produkten der Impfsyphilis in die vordere Augenkammer geimpft und bot in derselben chronologischen Reihenfolge wie Kaninchen II die gleichen Erscheinungen an der Iris dar. Ebenso ergab die Sektion die gleichen makroskopischen wie mikroskopischen Befunde.

Kaninchen IV und V wurden mit Teilen von Plaques muqueuses geimpft. Bei allen vier Augen entstanden sehr heftige Entzündungserscheinungen, welche bei zweien eine klinische Beobachtung der Iris vollständig unmöglich machten; jedoch die mikroskopische Untersuchung post mortem ergab die oben beschriebenen Knötchen in der Iris. An den beiden anderen Augen gingen die Entzündungserscheinungen nach zehn Tagen vollständig zurück, so daß die vordere Fläche der Iris wieder beobachtet werden konnte. Da, am 31. Tage nach der Impfung, stellten sich wiederum alle Symptome einer Iritis ein; nach weiteren zehn Tagen konnte man an der unteren Hälfte drei bis vier kleine vascularisierte Knötchen nachweisen, die bis zu der nach drei Monaten vorgenommenen Tötung des Tieres bestehen blieben. Bei der Sektion fanden sich in der Leber einige erbsengroße Knötchen von demselben histologischen Aufbau, wie er oben geschildert worden ist.

Das VI. Tier wurde mit Stückchen einer noch nicht ulcerierten Sklerose in die vordere Augenkammer geimpft. Nach 32 Tagen entwickelten sich, wie bei einer Iritis syphilitica des Menschen, Reiz- und Entzündungserscheinungen, die vier Wochen lang bestehen blieben. Am Anfang des dritten Monats nach der Impfung traten neue kleine erhabene vascularisierte Prozesse auf. — —

Betreffs all dieser Tierversuche stellte ich früher folgendes Resümee auf: „Die frische bzw. noch nicht durch Nekrose und Vereiterung zerstörte syphilitische Neubildung (also unversehrte Gummata, die Randpartien serpiginöser Formen) enthält, auch wenn sie als sog. tertiäre Form auftritt, Parasiten, die, auf Affen überimpft, typische Primäraffekte erzeugen."

Aber selbst wenn ein und dasselbe tertiäre Material zu einer Anzahl von Tierimpfungen benützt wird, so fällt immer nur ein Teil der Versuche positiv aus. Man muß daraus schließen, daß entsprechend der schon vor Jahren von Jadassohn aufgestellten Hypothese und entsprechend den mikroskopischen Spirochätenbefunden sich verhältnismäßig wenig lebendes Virus in der tertiären Neubildung befindet, so daß je nach der zufälligen An- und Abwesenheit der Parasiten in den einzelnen gerade verimpften Gewebspartikelchen bald positive, bald negative Ergebnisse resultieren.

Ist jedoch eine spezifisch gummöse Degeneration der Gewebe oder einer Nekrose und Vereiterung eingetreten, so gelingt die Impfung nicht mehr.

Es ist jedoch für das Gelingen oder Nichtgelingen der Impfung ganz gleichgültig, ob diese tertiären Formen in verhältnismäßig frühen oder erst sehr späten Zeiten nach der Infektion auftreten. In einem positiv verlaufenen Falle Hoffmanns bestand die Lues 24 Jahre.

Es gibt übrigens auch eine ganze Anzahl von Impfversuchen mit tertiärem Material auf gesunde Menschen: Ricord, 2 Versuche mit syphilitischem Ekthyma; Diday, 14 Versuche mit Blut, das er der Hautdecke über einer syphilitischen Periostitis und einem Gumma entnahm; Sarhos, 12 Impfungen mit verschiedenem Material; ebenso Bärensprung, Tanturri, Profeta und Boeck. Schließlich hat Finger 30 Impfungen zerfallender Gummata und anderer tertiärer Produkte auf 10 Gesunde vorgenommen, und alle Versuche verliefen negativ.

Anfügen möchte ich an dieser Stelle die Versuche von Krafft-Ebing, der bei neun Paralytikern Impfungen mit dem Sekret von Sklerosen und Kondylomen machte. Die betreffenden Kranken wurden 80 Tage hindurch beobachtet; bei keinem aber zeigte sich irgendeine Reaktion auf die Syphilisimpfung, woraus er schloß — und wir wohl mit ihm —, daß diese „Immunität" als Zeichen einer noch bestehenden unausgeheilten Syphilis anzusehen sei.

Was das Vorkommen der Spirochäten in tertiären Formen betrifft, so verweise ich auf die Mitteilungen von Schmorl, Kraus, Alvarez, Gondez, Malinowski, Tomasczewski, Branch, Doutrelepont und Grouven, Benda, Chirivino (ganz besonders ausführliches Literaturverzeichnis).

Es geht aus denselben hervor, daß ganz wie bei den Inokulationsversuchen auch mikroskopisch positive und negative Befunde wechseln und daß es stets nur durch äußerst langes Suchen gelingt, die sehr spärlich vorhandenen Spirochäten aufzufinden.

Die mit tertiärem Material erzeugten Primäraffekte unterscheiden sich nicht von den gewöhnlichen Primärerscheinungen der Impftiere und ebensowenig der weitere Verlauf der Allgemeinkrankheit. Es liegt also keinerlei Berechtigung vor, irgendeine Virulenzmodifikation der „tertiären" Spirochäten gegenüber den „primären" und „sekundären" von Frühprozessen stammenden Spirochäten anzunehmen. Man muß daher die Eigenart der tertiären Prozesse nicht auf Veränderungen der Spirochäten (wie das früher Michaelis, Lang, Lesser u. a. annahmen), sondern wesentlich auf Veränderungen der Gewebe und deren spezifisch-modifizierte Reaktionsweise im tertiären Stadium zurückführen. Die im Laufe der Krankheit sich vollziehende Änderung der Gewebe, auf die Spirochäten und deren Toxine (und vielleicht auch auf andere Reize und Schädigungen) anders zu reagieren als vor der Infektion und in den ersten Jahren nach der Infektion, macht das Charakteristische der tertiären Periode und der allermeisten in ihr auftretenden Krankheitsprozesse aus.

Es kommt aber wohl noch ein zweites Moment hinzu: die spärliche Zahl der Krankheitserreger. Jadassohn formuliert das in dem Satze, „daß bei tertiärer Syphilis die Proportion zwischen den Erregern und Terrain so geändert ist, daß die ersteren nicht mehr üppig vegetieren können und daß auf ihre spärliche Vegetation wie bei anderen Krankheiten auch chronische und (gerade darum?) deletär wirkende Gewebsalterationen eintreten."

Die „Spärlichkeit" ist zurückzuführen auf gewisse Immunitätsvorgänge, die sich im Laufe der Erkrankung einstellen und einer üppigen Vermehrung der Spirochäten entgegenarbeiten.

Siehe über alle diese Fragen auch S. 147 u. ff.

Durch die Tierversuche ist erwiesen, daß in einer Anzahl von verimpften tertiären Formen virulente Spirochäten sich nachweisen ließen.

Folgt daraus, daß neben solchen durch Spirochäten erzeugten virulenten tertiären Formen nicht auch tertiäre „avirulente" Formen existieren könnten? Formen, die von beliebigen entzündlichen Prozessen (Furunkeln, Knochenbrüchen, sonstigen traumatisch erzeugten Herden) ihren Ausgangspunkt nehmen und sich in „tertiäre" umwandeln, weil ja eine von der Syphilis herrührende spezifische Änderung der Reaktionsfähigkeit der Gewebe vorliegt? (Siehe meine diesbezüglichen Auseinandersetzungen, Archiv 1898.)

Beweisen kann man dies Vorkommen solch avirulenter tertiärer Formen kaum, weil man in jedem Fall die Abwesenheit von Spirochäten und die Nichtkontagiosität in einer jeden Einwand ausschließenden Weise beweisen müßte; aber wohl auch nicht strikte ablehnen.

Für die Beurteilung der tertiären Formen in der Praxis wird man sich aber nicht an diese theoretische Spekulation, „es könnte auch avirulent entstandene Gummata u. dgl. geben", halten, sondern an die positiven Tatsachen der Verimpfbarkeit und der Spirochätenbefunde in tertiären Prozessen; d. h. also:

1. Jeder Träger eines tertiären Prozesses ist als Träger vollvirulenter Spirochäten anzusehen.

2. Jeder tertiäre Prozeß kann kontagiös sein.

Ad 1 bedeutet in praxi **a)** Eine als sichtbare tertiäre Form erscheinende Affektion muß daran denken lassen, daß noch mehr Spirochätenlokalisationen vorhanden sein können, die zum Ausgangspunkt weiterer Rezidive werden können.

Diese Rezidive in der tertiären Periode sind zwar meist tertiärer Natur, häufiger aber, als man denkt, auch sekundärer Natur und dann wieder mit demselben Spirochätenreichtum, wie sekundäre Prozesse in der Frühperiode. Zumeist sitzen solche sekundäre Rezidive in der Spätperiode wieder an Haut, Mund, sind also auch durch ihre Lokalisation als leicht kontagiös gefährlich.

Andererseits hat es den Anschein, als wenn manche tertiäre Prozesse rein lokale Prozesse wären, so daß die sonst von Spirochätenherden ausgehenden biologischen Beeinflussungen des Gesamtorganismus ausbleiben.

Beispiele hierfür sind:

1. negative Reaktion bei tertiärer Syphilis,

2. Aufhören der Syphilisierung des übrigen Körpers, Impfbarkeit und Entstehung von Primäraffekten.

b) Daß der Träger eines tertiär-syphilitischen Prozesses behandelt werden muß wie jeder andere Syphilitiker, d. h. mit denjenigen Mitteln, die wir als Heilmittel bei Syphilis kennen, und da wir die Überzeugung haben, daß das Syphilisvirus in spezifischer Weise z. B. durch Quecksilberbehandlung beeinflußt wird, so folgt daraus, daß jeder Patient mit tertiärer Syphilis auch gründlicher merkurieller Behandlung unterworfen werden muß; und zwar nicht nur einmal zum Zwecke der Beseitigung des gerade sichtbar gewordenen Syphilisparasitenherdes, sondern wenigstens noch ein zweites Mal, um Rezidiven, welche von anderen latenten Syphilisparasitenherden ausgehen könnten, vorzubeugen. Es ist daher für uns ein feststehendes Prinzip, auch im tertiären Stadium jeden Syphiliskranken mehreren intermittierenden Quecksilberkuren zu unterwerfen. Solange die tertiären Prozesse noch bestehen, sind die Quecksilberkuren mit energischer Jodbehandlung zu kombinieren. Bei denjenigen merkuriellen Kuren, die vorgenommen werden, ohne daß tertiäre Erscheinungen vorliegen, scheint mir eine Jodbehandlung nicht notwendig; dagegen lege ich auf die Kombination mit energischen Bade- und Schwitzprozeduren besonderen Wert, ausgehend von der Hoffnung, auf diese Weise irgendwo im Körper latente Parasiten gleichsam in Zirkulation zu bringen und damit zugleich der Quecksilberbehandlung zugänglich zu machen. —

Die vorliegenden Versuche haben ergeben, daß noch nach 10—17—24 Jahren tertiäre Prozesse infektiös waren. Selbst wenn also noch so lange Zeitperioden seit der Infektion verstrichen sind, darf das keinen Einfluß auf das geschilderte ärztliche Vorgehen haben. Freilich mag im allgemeinen die Hypothese: „je älter die Syphilis, um so mehr nimmt die im Körper vorhandene Virusmenge ab" richtig sein. Demgemäß wird mit dem Alter der Syphilis die Wahrscheinlichkeit, daß tertiäre Rezidive auftreten, und die Gefahr der Vererbungsfähigkeit immer geringer werden. In praxi aber haben wir uns nicht an solche Hypothesen und optimistischen Hoffnungen zu halten, sondern an die Tatsache, daß lebendes Virus noch vorhanden war und daß dasselbe mit allen uns zu Gebote stehenden Mitteln beseitigt werden muß.

Ad 2. Jede tertiäre Erscheinung muß als kontagiös und jeder mit tertiären Erscheinungen behaftete Mensch als Träger von noch lebendem, zur Krankheitsübertragung befähigtem Virus angesehen werden. Verwischt sich auch auf diese Weise vom Standpunkt der Kontagiosität und hereditären Übertragungsfähigkeit aus der bisher allgemein akzeptierte, prinzipielle Gegensatz zwischen sekundären und tertiären Formen und zwischen sekundärer und tertiärer Periode, so bleiben doch sehr große graduelle Differenzen übrig.

a) Die primären und namentlich die sekundären Formen haben sich, wenn sie nicht schon ganz im Schwinden und Abheilen begriffen waren, entsprechend den klinischen Erfahrungen, auch im Impfversuch auch als leicht übertragbar erwiesen; vermutlich, weil sie stets sehr viel Parasiten beherbergen.

b) Die primären und sekundären Erscheinungen sind auch deshalb besonders gefährlich, weil sie wesentlich an denjenigen Körperstellen — Genitalien, Lippen nnd Mundhöhle — lokalisiert sind, welche besonders häufig mit anderen Menschen in Berührung gebracht werden.

c) Und gerade an diesen Stellen kommt es sehr leicht zur Beseitigung der deckenden Epidermisschicht, so daß wir es mit offenen, den Parasiten leicht den Austritt gestattenden Krankheitsprodukten zu tun haben.

d) Dazu kommt, daß diese sekundären Syphilisformen sehr häufig einen so harmlosen Charakter tragen, daß sie vom Patienten entweder übersehen oder nicht als wichtige Krankheitserscheinungen beachtet werden.

Diesen, eine eminent große Infektionsgefahr bedingenden Verhältnissen gegenüber finden wir bei den tertiären Prozessen folgendes:

a) Gerade diejenigen tertiären Formen, von denen aus mit Erfolg abgeimpft werden konnte, waren geschlossene, mit unversehrter Haut überzogene Prozesse, während überall, wo zerfallenes Material, besonders aus schon ulcerierten Formen entnommenes, verimpft wurde, sich ein negatives Resultat ergab.

b) Die Lokalisation der tertiären Prozesse betrifft verhältnismäßig selten Genitalien, Lippen und Mundhöhle, viel häufiger die für die Kontagionsgefahr kaum in Betracht kommenden Extremitäten, Brust- und Rückenflächen u. dgl.

c) Tertiäre Formen bleiben, bald wegen ihrer Schmerzhaftigkeit, bald wegen des Vorhandenseins großer geschwüriger Prozesse nie unbeachtet, so daß sie schon aus diesem Grunde — ganz abgesehen davon, daß solche zerstörende Vorgänge auch anderen Abscheu einflößen — kaum je in Berührung mit anderen Menschen gebracht werden.

Aus allen diesen Verhältnissen ergibt sich allerdings ein verhältnismäßig geringer Grad von Ansteckungsgefährlichkeit für die tertiären Prozesse und insbesondere für die offenen, zerfallenen und vereiterten Formen. Trotzdem wird man in praxi stets die Möglichkeit dieser Gefahr in Betracht ziehen müssen — ich habe auch keinen Zweifel, daß, wenn man sehr viel Tiere in jedem Falle benützte, man hin und wieder positive Resultate selbst bei Benützung zerfallender Gummis haben würde — und man wird namentlich da, wo die Lokalisation die Gefährlichkeit erhöht, für möglichst schnelle Heilung durch energische Lokalbehandlung und Jodzufuhr sorgen müssen.

Es ist hier nicht der Platz, in eine monographische Durcharbeitung aller mit dem Tertiarismus zusammenhängenden Fragen einzugehen. Ich verweise nur auf einige besonders wichtige und erschöpfende Arbeiten, die entweder die allgemeine Pathologie oder mehr die Kontagiosität der tertiären Prozesse vom klinischen Stundpunkte behandeln: Klotz, Tomasczewski, Veiel, von Zeissl (S. 162), Delbanco, Tarassevitsch, Mibelli, Buba, Möller, Williams, Grön, Sanguineti, Fournier, Neumann, Ehrmann, Jadassohn (Syphilidolog. Beitr. Abschn. III; Archiv 1907, Bd. 86, S. 71f.), Shaw.

Abschnitt IV.

Fortsetzung.

1. Virulenz der Drüsen.

Mit Drüsen, primären und sekundären, und zwar sowohl mit Punktions-flüssigkeit (worauf besonders Hoffmann aufmerksam gemacht hat), wie ex-stirpiertem Material, sind eine ganze Reihe positiver Versuche von uns, Finger-Landsteiner, Hoffmann, Metschnikoff gemacht worden. Doch muß man auch hier bei der unregelmäßigen Verteilung der Spirochäten möglichst die ganze Drüse allmählich in gut zerquetschtem Zustande in die Scarificationswunden einreiben. Leider rührten die bisher untersuchten Drüsen immer von verhältnis-mäßig frischen Syphilisfällen her, in einem Falle Hoffmanns aber aus einer Zeit, wo klinisch noch keine Diagnose möglich war. Es würde von großer Be-deutung sein, von ganz alten Fällen Drüsen auf ihren Gehalt an Virus zu unter-suchen, um dadurch Aufschluß über die diagnostische Bedeutung solcher, ja be-kanntlich häufig sehr lange bestehender und meiner Überzeugung nach in ihrem diagnostischen Wert — nach der positiven wie negativen Seite hin — überschätzter Drüsenschwellungen zu gewinnen.

2. Verimpfbarkeit des Blutes.

Was die Verimpfbarkeit des Blutes betrifft, so liegen verhältnismäßig wenig gelungene positive Versuche vor.

Hoffmann ist es dreimal gelungen, bei sechs Wochen, sechs Monate und drei Monate alter Syphilis Blut zu verimpfen. Unsere und Finger-Landsteiners Versuche sind alle mißglückt. Die berichteten Versuche entsprechen den in früheren Dezennien an Menschen gefundenen (siehe Hoffmanns erschöpfende Zusammen-stellung Deutsche med. Wochenschr. 1906, 13) Blutimpfungsresultaten und lehren, daß beim Menschen nur verhältnismäßig selten und dann in mäßigen Mengen die Parasiten zirkulieren (zu der von Hoffmann geäußerten Annahme, daß viel-leicht auch eine Virulenzverminderung in Betracht käme, sehe ich keine zwingenden Gründe). Auch haften die Blutimpfungen nach Hoffmann nur bei sehr schneller und tiefer Einimpfung größerer Mengen (2—5 ccm).

Übrigens gleichen die Impfresultate den fast überall vergeblich gebliebenen Versuchen, auf mikroskopischem Wege Spirochäten im Blute bei akquirierter Syphilis nachzuweisen. Ravaut und Ponselle, Fouquet et Foltrain, Dou-trelepont, Spitzer, Roscher, Siebert, Radaeli, Oppenheim und Sachs,

Herxheimer und Hübner, Nicolas Faure und André konnten keine Spirochäten finden. Positive Befunde liegen bei Blutentnahme aus gesunder Haut bzw. aus der Vene vor von Noeggerath - Staehelin, Nattan - Larrier et Bergeron, Flügel, Buschke und Fischer, Reckzeh, Wolters, Raubitschek, Bodin, Sobernheim und Tomasczewski, Zabolotny, und auch da handelte es sich um ganz vereinzelte Spirochäten in einem kleinen Teil der untersuchten Fälle. Selbst wenn wenige Tage nach der Blutuntersuchung ein reichliches Exanthem erschien, waren keine Spirochäten zu finden. Im Blut aus Syphilisefflorescenzen wurden häufiger, aber auch durchaus nicht regelmäßig Spirochäten nachgewiesen. (Bertarelli - Volpino, Richards und Hunt, Bandi und Simonelli, Wiens.) Keinesfalls wird man den negativen Ausfall einer Blutuntersuchung, sei es durch Inokulationsversuch, sei es mit Bezug auf Spirochätenanwesenheit, diagnostisch verwerten können.

Es ist daher auch wenig Aussicht vorhanden, daß sich die von mir ausgesprochene Hoffnung, durch Blutuntersuchungen bei noch nicht offenkundiger kongenitaler Syphilis, also vor Auftreten klinischer Symptome, die Diagnose zu stellen, verwirklichen wird (vgl. Buschke - Fischer).

Die Frage, ob und namentlich wann sich im Blut zirkulierende Spirochäten aufhalten, ist von Bedeutung für die Lösung der Frage, ob im späteren Krankheitsverlauf sich einstellende Rezidive stets auf Spirochäten-Metastasen, die schon bei dem ersten generalisierenden Schub gesetzt waren, zurückzuführen sind, oder ob auch im späteren Verlauf von irgendwelchen Nestern aus noch neue metastatische Verschleppungen stattfinden.

Wer solchen Versuchen näher treten will, wird sich dann besser nicht cutaner Impfungen, sondern intravenöser Blutinjektionen oder intratestikulärer Injektionen bedienen, da bei diesen Methoden größere Blutmengen zur Infektion verwendet werden und damit die Aussichten eines positiven Erfolges steigen. (Vergleiche die Versuche mit Affenblut S. 98).

In praxi wird man stets mit der Infektiosität des Blutes, namentlich rezent-Syphilitischer, rechnen müssen. Operateure und Geburtshelfer sind daher, wenn sie selbst offene Eingangspforten für das Virus an den Händen haben (Ekzeme, Riß- und Schnittwunden), stets einer gewissen Gefahr ausgesetzt, obgleich gerade die Versuche des „Pfälzer Unbekannten" beweisen, daß selbst bei den günstigsten Infektionsbedingungen (große Wundflächen und sehr reichliche und energische Blutapplikationen) nur ein Teil der beabsichtigten Syphilisübertragungen zustande kamen. —

Ob Menstruationsblut Spirochäten führen und daher infektiös sein kann, ist noch unbekannt. (Spirochaete Duttoni ist bereits im Menstruationsblut von Brumpt nachgewiesen.)

3. Verimpfbarkeit des Sperma.

Mit Sperma ist es Finger (Untersuchungen über Syphilis an Affen. II. Mitteilung) zweimal gelungen, ein positives Impfresultat zu erzielen,

Jch selbst habe sieben vergebliche Versuche gemacht. Das ganz frisch verwendete Sperma entstammte Patienten aus den verschiedensten Jahren der Syphilis. Dagegen konnte ich bei Verwendung von Hoden syphilitischer (niederer) Affen in sehr vielen Fällen positive Abimpfungen erzielen. Ja, es scheint sogar, als wenn der Hoden häufiger verimpfbar war, als Milz und Knochenmark. Den negativen Tierversuchen schließen sich an die negativen Impfversuche, die Mireur an Menschen gemacht hat und ihn zu der bestimmten Überzeugung der non-contagiosité des Spermas brachten.

Hoffmann berichtet über drei negative Versuche mit Sperma von $2^1/_2$ Monate, 11 Monate und $1^1/_2$ Jahre kranken Männern.

Spirochäten sind bisher im Sperma nicht gefunden worden. (Thibierge, Ravaut et le Sourd, Bab, Radaeli, wir und Scholtz [im Dunkelfeld].)

Es scheint mir notwendig, die an sich wohl ganz unzweifelhaften positiven Resultate der Versuche Fingers etwas näher zu besprechen. Hat doch die Frage der Infektiosität des Spermas eine große Bedeutung für die Entscheidung der Frage der sogenannten „paternen" kongenitalen Infektion. Finger berichtet über seine Impfungen mit Sperma folgendes:

Es wurden im ganzen vier Impfungen vorgenommen. Ein Fall ist auszuscheiden, weil das Versuchstier 13 Tage nach der Impfung einging. Ein zweiter Fall verlief negativ.

In dem ersten positiven Falle wurde ein Pavian mit dem Sperma (zentrifugierter Bodensatz) eines Patienten, der eine frische floride sekundäre Syphilis hatte, geimpft. Das Sperma wurde durch Expression der Samenbläschen und der Prostata vom Mastdarm aus gewonnen und sofort verimpft. Es war ein mikroskopisch vollkommen normales Sperma ohne Beimischung von Blut oder Eiterzellen, mit verhältnismäßig reichlichen, gut beweglichen Spermatozoen. Eine Vermischung des Spermas mit irgendwelchen, von Syphilisefflorescenzen stammenden Bestandteilen war vollkommen ausgeschlossen. Das Impfresultat am Affen war eine vollkommen typische Primäraffektion.

Im zweiten positiven Falle wurde ein Macacus rhesus mit dem Sperma eines Patienten, der an einer beiderseitigen interstitiellen Orchitis bei drei Jahre alter Syphilis litt, geimpft. Das unter denselben Kautelen durch Expression der Samenbläschen gewonnene Sperma enthielt keine Spermatozoen, wohl entsprechend der diffusen Erkrankung beider Hoden, führte keine Eiterzellen und wurde in der typischen Weise in der Augenbrauengegend des Tieres verimpft. — An der Impfstelle erschienen nach einer Inkubation von 36 Tagen kleine blasse Knötchen. Doch steht Finger nicht an, diese als typische und sichere, wenn auch geringfügige Erscheinungen der gelungenen Impfung zu erklären.

Resümieren wir, so war die eine positive Inokulation zustande gekommen durch Verwendung eines normalen Spermas, bestehend aus Hodenprodukt, Sekret der Samenbläschen und der Prostata, während die zweite erzeugt wurde allein durch das Sekret der Samenbläschen und der Prostata, ohne Beimischung von Spermatozoen, also vermutlich ohne Hodensekret.

Es ist also eine „Sperma"-Infektion möglich — wenn man nicht überhaupt das Resultat des zweiten Versuches mit seinen so überaus geringfügigen Erscheinungen anzweifeln will — ohne Mitbeteiligung des Hodenproduktes, ohne Spermatozoen.

Was nun den Gehalt des Hodens an infektiösem Virus betrifft, so haben wir allerdings in ungemein zahlreichen Versuchen festgestellt, daß zerriebenes Hodengewebe ganz auffallend oft verimpfbares Virus enthält. Damit ist aber gar nicht erwiesen, daß es die Spermatozoen als solche sind, resp. das zur Befruchtung eines Ovulums dienende Spermatozoon, die die Träger des infektiösen Virus waren.

Wie soll man sich überhaupt diese Infektiosität eines Spermatozoon vorstellen? In seinem Inneren, speziell in seinem Köpfchen, kann es nach unseren bisherigen Kenntnissen Virus nicht beherbergen, da wir ein Körnerstadium oder gar eine etwa ultramikroskopisch nachweisbare Form des Syphilisvirus nicht kennen. Jedenfalls haben die Versuche von Klingmüller - Baermann und von Metschnikoff nichts für das Vorhandensein eines derartigen feinkörnigen filtrierbaren Stadium der Spirochäten ergeben. (Freilich hat Seleneff die Anwesenheit von Gonokokken im Kopf und im Schwanzteil von Samenfäden beschrieben.)

Man könnte also nur daran denken, daß die Spermatozoen die Spirochäten gleichsam transportierten; aber auch darüber wissen wir gar nichts.

Die Infektion des Ovulums, die in utero erfolgt, könnte man sich aber auch ohne Spermatozoen vorstellen, ganz allein durch die Aufwanderung der ja durch ungemeine Beweglichkeit ausgezeichneten Spirochäten (siehe Gräfenberg); Spirochäten, die dann ja nicht mehr dem Hoden, sondern ebensogut den Samenbläschen oder der Prostata entstammen können, wie wir ja auch aus dem Fingerschen Versuch gelernt haben, daß „Sperma" auch ohne Spermatozoen infektiös sein kann.

Es sei hier nur kurz erwähnt, daß auch bei Dourine (siehe z. B. Baldrey) Trypanosomen im Sperma nachweisbar sind. Es ist ferner erwiesen, daß gerade die Samenbläschen häufig Virusträger sind. Ich verweise hier auf die Arbeit von Gallandat - Huet. Seine aus reichlichen Beobachtungen und Versuchen — freilich nicht an Syphilis — gezogenen Schlußfolgerungen sind folgende:

1. In den Samenblasen gesunder Tiere können Mikroorganismen vorkommen.

2. Im Sekret der Samenblasen von Tieren, welche an einer akuten Septikämie gestorben sind, kommen die spezifischen Mikroorganismen vor.

3. Durch die Praxis und durch Untersuchungen darüber im Reichsseruminstitut hat sich das Vorkommen von Infektionsstoffträgern, welche die Krankheit beim Begattungsakt übertragen, als sicher erwiesen.

4. Bei experimentell erzeugten Infektionskrankheiten bei kleinen Versuchstieren kann sich das Virus noch in den Samenblasen aufhalten, wenn es in der Blutbahn und in den parenchymatösen Organen nicht mehr nachgewiesen werden kann.

Es wäre also nicht verwunderlich, wenn auch bei der Syphilis ähnliche Verhältnisse vorlägen und demgemäß das Sperma durch die Beimischung des Samenbläscheninhalts infektiös wäre.

Ferner ist daran zu denken, daß, worauf Rochon und E. Hoffmann hingewiesen haben, alle akuten sowie chronischen syphilitischen Affektionen der Prostata und Harnröhre im papulösen Stadium der Syphilis bewirken können, daß dem Sperma virulentes Blut beigemengt und das Sperma auf diese Weise inokulabel wird. Diese dem Sperma zukommende Virulenz kann sich durch syphilitische Primäraffekte an der allgemeinen Bedeckung oder auch durch im Cervix oder im Corpus uteri befindliche Primäraffekte äußern.

Über Infektion durch Sperma bei Menschen ist freilich nichts Sicheres bekannt. 1904 hat Jesionek über einen solchen Fall berichtet und neuerdings

Pini; aber mit Recht ist beiden Beobachtungen entgegengehalten worden, daß, wenn man auch die Möglichkeit zugeben wollte, daß die betreffenden Frauen nur durch das Sperma infiziert worden seien, doch die andere Möglichkeit nicht abgewiesen werden könne, daß durch irgend eine kleine Excoriation am Penis des kohabitierenden Mannes latente Spirochäten ausgetreten sein könnten und die Infektion zustande gebracht hätten. Auffällig aber bleibt immerhin, wie oft Frauen infiziert werden von Männern (auch Ärzten), die mit der größten Aufmerksamkeit auf sich achten und jede, auch die kleinste Erosion kontrollieren.

Beweisender sind die von Rochon mitgeteilten Fälle. In dem einen Fall war das Sperma, um die Frau nicht durch eventuelle Schwängerung zu infizieren, auf die Bauchdecken deponiert worden, und da diese eine Erosion trugen, entstand an der betreffenden Stelle ein syphilitischer Primäraffekt mit nachfolgender allgemeiner Syphilis.

Die Frage der „spermatischen" Infektion hat aber, wie schon oben erwähnt, noch eine größere Bedeutung, weil mit ihr auch die **Frage der „paternen" Infektion** zusammenhängt, d. h. der direkten Infektion eines Ovulums oder der sich schon entwickelnden Frucht a patre, wobei dann für die Mutter sich drei Möglichkeiten ergeben könnten:

1. Die Mutter wird zu gleicher Zeit wie das Ovulum durch das Sperma infiziert und zeigt intra graviditatem klinische Zeichen der erfolgten Ansteckung. Ob diese Möglichkeit der gleichzeitig erfolgten fötalen und mütterlichen Ansteckung tatsächlich eintritt, läßt sich natürlich nicht konstatieren, weil wir in einem solchen Fall immer die Syphilis der Mutter konstatieren und von ihr die kongenitale Syphilis des Kindes ableiten können. Ob mit Recht oder Unrecht, bleibt dahin gestellt. Jedenfalls scheiden solche Fälle für die Frage der späteren Infektion aus.

2. Die Mutter bleibt vollständig gesund. Es sind dies diejenigen Mütter, welche als sogenannte Ausnahmen vom Colles - Beaumèsschen Gesetz hingestellt werden; Ausnahmen insofern, weil sie nicht, wie das genannte Gesetz sagt, „immun" gegen post partum erfolgende Syphilisinfektion geworden sind, sondern als vollständig gesunde Menschen der Syphilisinfektion leicht zugänglich sind.

Bekanntlich leugnen viele Autoren, daß solche Fälle überhaupt existieren und sagen: „ohne mütterliche Syphilis keine kongenitale Syphilis". (Matzenauer, Pernet, A. Lucas, Baisch, Rietschel.) Und ferner: „Wenn selbst verhältnismäßig frisch infizierte Männer heiraten, so können die Kinder gesund sein, wenn nur die Frau nicht infiziert wird" (Jullien, Carle). Auch ich selbst habe keinen hierher gehörigen Fall gesehen, glaube aber doch, daß in der Literatur Fälle existieren (De Keyser, Bergh, Travis Drennen, Ogilvie, Sternthal, Scarenzio, Gaucher - Bory, Freck, Cüth, M. Zeissl), welche das tatsächliche Vorkommen der obenerwähnten Möglichkeit: „auch eine vollständig gesunde Frau kann ein vom Vater her syphilitisches Kind zur Welt bringen", erweisen. Auch Bab zitiert zwei solcher Fälle: Rogina und Novy, die er für einwandfreie Beweisfälle hält.

Natürlich genügt ein einziger sicherer Fall, um die Möglichkeit einer spermat-paternen Infektion der Frucht zu erweisen.

3. Es kommt schließlich zu einer Infektion der Mutter, aber nicht direkt vom Manne, sondern auf dem Umwege der vom Vater herrührenden Syphilis des Kindes her.

Nun besteht das merkwürdige Verhalten, daß an diesen Müttern durch unsere gewöhnliche klinische Beobachtung sich nichts von Syphilis nachweisen läßt, daß sie klinisch gesund erscheinen, sich aber doch wie mit Syphilis angesteckte Menschen verhalten, nämlich refraktär gegen zufällige oder absichtliche Syphilisinfektionen.

Zum Beweise dieser „Immunität" möchte ich auf Hochsingers Beobachtungen hinweisen:

Er konnte in 98 Familien Mütter und Kinder einer mehr als dreijährigen fortlaufenden Kontrolle ihres Gesundheitszustandes unterziehen. Diese 98 Familien gliedern sich in 73, bei denen man wegen absoluter klinischer Gesundheit der Mutter an eine rein väterliche Vererbung der Lues dachte, und in 26 Familien, bei welchen die Mutter bei oder vor der Konzeption infiziert wurde. Es zeigte sich nun, daß in den ersterwähnten 72 Familien bei 102 von den 166 lebendgeborenen kongenital luetischen Kindern die ausdrückliche Angabe vorliegt, die betreffenden Kinder seien von ihren eigenen Müttern gestillt worden. Hochsinger schließt daraus, meines Erachtens mit Recht, daß in dieser Tatsache doch ein recht stringenter Beweis für die „Immunität" der Mutter vorliege. Denn daß während der Stillperiode für die Mutter reichliche Gelegenheit zur Erwerbung eines syphilitischen Primäraffektes an den Brüsten geboten sei, kann keine Frage sein.

Stringenter noch sind die vorliegenden Impfversuche an solchen Müttern, wie sie von Caspary (ein Versuch), Neumann (ein Versuch) und Finger (drei Versuche) ausgeführt worden sind. An diesen Müttern wurden mehrfache Impfungen teils mit Sklerosen, teils mit Papeln vorgenommen, stets ohne jeden Erfolg.

Bekanntlich haben diese Tatsachen dazu geführt, daß Zweifel darüber bestanden, ob diese Mütter wirklich infiziert oder nur durch chemische Schutzstoffe, die vom Kind per placentam auf die Mutter übergehen oder in der Mutter erst erzeugt werden sollten, „immunisiert" seien.

Diese Frage ist, glaube ich, gelöst, und zwar zugunsten derjenigen, welche, wie Fournier, immer behauptet haben, daß die Mütter nur deshalb refraktär gegen erneute gewöhnliche cutane Infektionen seien, weil sie eben schon syphilitisch infiziert seien. Erstens haben unsere eigenen Versuche uns gelehrt, daß wir keinerlei Berechtigung haben, überhaupt von einer echten Immunität oder der Möglichkeit einer Immunisierung zu sprechen (siehe Seite 181). Ferner aber haben die serologischen Untersuchungen (Bab, Opitz, Knoepfelmacher und Lehnsdorf, Plaut, Bauer, Engelmann, Ledermann) und Buschkes Spirochätenbefund im Drüsensaft erwiesen, daß fast alle solche Mütter trotz ihrer klinischen Gesundheit auf Grund der positiven Reaktion als infiziert anzusehen seien (siehe auch Bruck Abschnitt XIV).

Es ist also die Syphilis der Mehrzahl solcher „immuner" Mütter erwiesen. Ist aber damit die Frage der paternen Infektion, das heißt also die Frage, ob es sich nicht doch um eine vom Vater herstammende Syphilis der Frucht handelt, erledigt? Denn nun erhebt sich die neue Frage: wie kommt die mütterliche Syphilis zustande? Primär vom Manne? Oder durch choc en retour vom (a patre infizierten) Kinde?

Und diese Frage werfe ich auf wesentlich aus klinischen Gründen. Woher stammt, so frage ich, in solchen Fällen der ganz eigenartige Verlauf der Syphilis bei solchen Müttern? Wir sehen ja unzählige Frauen, bei welchen wir von primärer Syphilis nichts wissen und bei denen weder die Anamnese, noch die sorgsamste Untersuchung den Sitz der primären Affektion nachweisen lassen; aber wir finden bei ihnen ganz dieselben typischen sekundären Erscheinungen, wie bei Frauen, deren primäre Affektion wir beobachten konnten. Aber nichts von diesen sekundären Erscheinungen sehen wir bei den in Rede stehenden Müttern. Im Gegenteil: sie erscheinen vollkommen gesund.

Weniger klar ist es, ob solche Mütter nicht doch später an typischen tertiären Erscheinungen erkranken. Bei der großen Anzahl von Frauen, welche sich mit tertiären Erscheinungen ohne jegliche Anamnese vorstellen, ist es wohl möglich, daß darunter auch solche sind, deren Infektion auf eine unerkannt gebliebene Infektion, die mit dem Gravidwerden zusammenhängt, zurückzuführen ist. Aber bei der vollkommenen Unklarheit dieser Verhältnisse kann man diese Fälle mit tertiärer Lues für die Beurteilung der uns interessierenden Frage gar nicht berücksichtigen. (Siehe Hochsinger, Kapitel VI.) Um so nachdrücklicher aber muß ich die Frage aufwerfen: wie erklärt sich der ganz eigenartige auch von sekundären Erscheinungen freie Verlauf der Syphilis bei solchen Müttern? Und weist dieser eigenartige Verlauf nicht vielleicht doch darauf hin, daß hier ganz eigenartige Infektionsverhältnisse sich abspielen?

Besonders möchte ich auf die auch heute noch sehr interessanten Ausführungen Hochsingers hinweisen, wenn dieselben auch nach vieler Richtung hin durch die neuesten Entdeckungen überholt oder widerlegt sind.

Aber auch heute noch bedeutungsvoll erscheinen mir die von ihm auf S. 15 seines Buches gemachten klinischen Beobachtungen.

Ich habe bereits oben berichtet, daß H. in der Lage war, nicht weniger als 72 Mütter, welche, ohne selbst irgendwelche Anzeichen der Syphilis zu zeigen, kongenital-syphilitische Kinder zur Welt gebracht hatten, jahrelang zu beobachten. Aus seiner Zusammenstellung ergibt sich, daß:

12 Familienmütter einer		3jährigen	8 Familienmütter einer		10jährigen
9	,, ,,	4 ,,	3	,, ,,	11 ,,
5	,, ,,	5 ,,	5	,, ,,	12 ,,
6	,, ,,	6 ,,	2	,, ,,	13 ,,
4	,, ,,	7 ,,	1	,, ,,	15 ,,
9	,, ,,	8 ,,	1	,, ,,	17 ,,
6	,, ,,	9 ,,	1	,. ,,	19 ,,

Kontrolle unterworfen gewesen wären. Und trotzdem ist es nicht ein einziges Mal gelungen, ein Syphilissymptom bei den Müttern dieser vielköpfigen und vieljährigen Untersuchungsreihe ausfindig zu machen. Auf die Schlüsse, die Hochsinger aus diesen Beobachtungen zieht (daß die Mütter nicht infiziert, sondern immunisiert würden), will ich hier nicht eingehen. Die Beweiskraft dieses Materials gewinnt aber durch einen Vergleich der Schicksale dieser 72 Mütter mit denen in der zweiten Gruppe von Frauen, 26 an der Zahl, welche schon syphilitisch in die Ehe getreten oder bei der Konzeption syphilitisch geworden sind, dabei aber gleichfalls einer mehr als dreijährigen Beobachtung ausgesetzt waren, noch wesentlich an Bedeutung. Bei diesen 26 Müttern nämlich fanden sich im Laufe der Jahre viermal Symptome der Sekundärperiode und siebenmal Erscheinungen tertiärer Natur. Übrigens sind sämtliche Mütter früher merkuriell behandelt.

Hochsinger fährt fort:

„Nun aber sei es mir gestattet, folgendem Gedankengange Raum zu geben. Ebenso, wie wir bei diesen 26 Müttern nach Jahresfrist Symptome einer kondylomatösen oder gummatösen Syphilis entdecken konnten, so hätten wir eine solche auch, wären sie bei einem noch so kleinen Prozentsatz der 72 erstbezeichneten Mütter vorgekommen, gleichfalls entdecken müssen. Die 72 Mütter der ersten Reihe hatten doch nicht mehr Grund, eine eventuelle Syphilis zu übersehen oder zu verheimlichen, als die 26 der zweiten Gruppe. Ganz im Gegenteile! Die von der Konzeption her gesunden Frauen der ersten Gruppe, welche an ihren eigenen Kindern sehen konnten, was die Syphilis zu leisten imstande ist, hätten doch allen Grund gehabt, jedes verdächtige Symptom an ihrem eigenen Körper zu unserer Kenntnis zu bringen, um nicht in dieselbe Krankheit zu verfallen, wie ihre Kinder. Im Lichte dieser Gegenüberstellung gewinnen die negativen Befunde bei den 72 Frauen der ersten Gruppe sehr an Wert.“

Wenn man an die Möglichkeit denkt, daß es sich um einen „Choc en retour“ von den (a patre) infizierten Früchten auf die Mütter per placentam handelt, so müssen wir an den Modus einer intravenösen Infektion denken; vielleicht nicht in einem einmaligen Schube reichlicher Spirochätenmassen, sondern an das ein- oder mehrmalige Eindringen weniger Spirochäten, deren ungemeine Beweglichkeit sie zu aktiver Wanderung befähigt und die sich daher ihren Weg durch die Scheidewände zwischen kindlicher und mütterlicher Placenta bahnen können. (Vergl. Trinchese.) Vielleicht werden sie dann in den Drüsen des Beckens abgefangen. Man könnte sich auf diese Weise wohl einerseits das Eintreten aller konstitutionellen Folgen, welche die Syphilis bei solchen Müttern mit sich bringt: Refraktärwerden gegen Neuinfektion, positive Serumreaktion erklären, ohne andererseits eine solche Vermehrung der Spirochäten erwarten zu müssen, daß sich dieselbe in Exanthemen u. dgl. zu äußern hätte.

Dieselbe Hypothese kann man freilich auch aufstellen, wenn man an eine intrauterine Infektion der Frauen, sei es durch Sperma, sei es durch bei anderer Gelegenheit in das Cavum uteri gelangende Spirochäten denkt, wobei vielleicht die Menstruationsvorgänge eine die Infektion begünstigende Rolle spielen.

Und schließlich bliebe noch eine Hypothese übrig: nicht Infektion der Mütter, aber toxisch-syphilitische Erkrankung der Mütter durch die per placentam in sie hineingelangenden Toxine, die in der Mutter erzeugen

1. das Refraktärwerden gegen Neuinfektion und

2. die positive Seroreaktion.

Aber gerade die Resultate der serodiagnostischen Untersuchungen sprechen gegen die Hypothese. — Wir haben die Überzeugung gewonnen, daß ein Andauern einer positiven Reaktion nur zustande kommen kann durch die gleichzeitige Anwesenheit der Spirochäten im Organismus, welche andauernd die Produktion der „Reagine“ anregen. Bei den untersuchten Müttern aber war die Reaktion oft positiv noch jahrelang post partum des kongenital-syphilitischen Kindes, d. h. die Mütter müssen auch die Spirochäten in sich beherbergen.

Wenn man an die Möglichkeit der „paternen" direkten Infektion der Frucht denkt, so muß es sich hier um ein Eindringen von Spirochäten — mit oder ohne Zuhilfenahme eines Spermatozoon — entweder ins Ovulum oder in die schon weiterentwickelte Frucht handelt.

In der Tat sind Spirochäten von Wolters, Hoffmann, Levaditi und Sauvage, Bab, Mc Intosh im Ovulum nachgewiesen. Aber

1. betrafen diese Befunde nur hereditär-syphilitische Neugeborne, und

2. ist nichts bekannt darüber, ob eine solche Eizelle befruchtet werden und sich entwickeln kann.

Bei anderen Spirillosen (Spir. gallinar. und Spirochaete Duttoni) ist freilich dieser ovuläre Infektionsmodus erwiesen (siehe Levaditi, S. 313).

Es ist vielleicht nicht uninteressant, auf einige bei der Hühner-Spirillose gemachte Erfahrungen hinzuweisen, weil dieselben nach vieler Richtung hin Analogien mit den Verhältnissen bei Syphilis aufweisen.

In erster Reihe haben Levaditi und Manouélian den Nachweis geführt, daß das von Marchoux und Salimbeni entdeckte Spirillum gallinarum nach mannigfacher Richtung hin so viel Ähnlichkeit mit der Syphilisspirochäte hat, daß man z. B. beim Vergleich einer infizierten Hühnerleber und eines Schnittes von hereditär-syphilitischer Leber kaum einen Unterschied finden kann.

Ferner wurde festgestellt, daß man das Spirillum gallinarum, wenn man infizierte Tiere auf der vollen Höhe ihrer Krankheit tötet, ziemlich reichlich in den Eiern findet, wenn dieselben einen bestimmten Grad von Entwicklung erreicht haben. Anscheinend werden die Spirillen durch leukocytäre Elemente in das Ei hineingebracht.

Die Hoden von infizierten Hähnen waren aber stets von Spirillen in den Spermazellen frei. In einer späteren Versuchsreihe hat dann Levaditi früher schon von Borrel gemachte Befunde, daß man auch Eier infizieren könne, nachgemacht und gefunden, daß man in der Tat Eier infizieren könne, daß die Spirillen aber nur dann lebend bleiben und sich vermehren, wenn das Ei befruchtet ist und ein Embryo entwickelt. Allerdings geht der Embryo dann infolge der Infektion zugrunde. Die Hauptmasse der Spirillen findet man dann in der Leber.

Wenn nun auch ganz prinzipielle Differenzen zwischen den Hühnerspirillen und den Syphilisspirochäten bestehen, derart, daß erstere Blutparasiten, letztere Gewebsparasiten sind, ferner dadurch, daß bei der hereditären Syphilis, welche ja eigentlich auch eine akute oder subakute Spirillose ist, entzündliche mononucleäre Prozesse im interstitiellen Bindegewebe und um die Gefäße herum entstehen, während bei der Hühnerspirillose solche Infiltrationen fehlen, so gibt es doch andererseits eine große Menge von Analogien zwischen den beiden Krankheiten, die Levaditi in folgender Weise charakterisiert:

1. Besonders schwere Erscheinungen in der Leber, welche den ersten und hauptsächlichsten Schub bei der kongenitalen Infektion in uteri erhält.

2. Bei beiden Krankheiten degenerative und hämorrhagische Prozesse der parenchymatösen Zellen.

3. Bei den absterbenden Embryonen ganz gleiche Macerationsvorgänge bei beiden Krankheiten, wobei sich übrigens auch sehr verwandte histologische Befunde herausstellten.

4. Bemerkenswert ist bei beiden Krankheiten die Resistenz der Parasiten trotz der Macerationsvorgänge der Gewebe.

5. Schließlich ausgeprägte Phagocytose, welche zum Untergang der Parasiten führt.

Schließlich hat Levaditi festgestellt, daß Eier, welche von geheilten Hühnern gelegt waren, sich normal zu gesunden Tieren entwickelten. Diese jungen Tiere aber waren passiv immunisiert durch Übertragung der mütterlichen Antikörper auf die Jungen.

————————

Ein besonders ausgesprochener Anhänger der germinativen Infektion des kongenital-syphilitischen Kindes ist Gräfenberg:

„Immer ist die fötale Komponente des wachsenden Eis die primäre Lokalisation der Syphiliserreger, weil eben immer es sich um eine Infektion der Frucht durch die dem Sperma beigemengten Spirochäten handle. Dabei sei es gleichgültig, ob die Spirochäten dem infektiösen Genitalsekret des Mannes entstammen oder erst im Genitaltraktus des syphilitischen Weibes dem Sperma beigefügt werden, wenn letzteres durch das spirochätenhaltige Sekret des cervikalen Kanales hindurchgeht. In dem einen Falle ist die Frucht durch rein paterne Vererbung, in dem andern durch materne Übertragung germinativ syphilitisch infiziert. Die Behauptung, daß immer die fötalen Komponenten des wachsenden Eis die primäre Lokalisation der Syphiliserreger darstellen, begründet er damit, daß der Spirochätengehalt der Placenta niedriger sei als der der inneren Organe des Kindes und fast ausschließlich die fötalen Abschnitte der Placenta betreffe."

„In den von uns untersuchten Fällen lagen die Spirochäten vorwiegend in den Wandungen der Zottengefäße, weniger häufig im Zottenstroma selbst und nur vereinzelte Exemplare waren selten bis dicht unter oder gar in die Langhanssche Zellschicht vorgedrungen. In der Placenta materna haben wir ebenso wie Mohn die Spirochäten immer vermißt, während Hübschmann allerdings sie einmal dort gefunden hat."

„Solche Befunde sprechen sicherlich für die ausschließliche Erkrankung der Eianlage. Die Spirochäten sind mit Beginn der Fruchtentwicklung in das Ei eingedrungen und sind in ihm lokalisiert geblieben. Die bekannte Affinität der embryonalen Zellen zu den Spirochäten hat diese in der Eianlage verankert."

Aber es gibt noch andere Momente, welche das tatsächliche Vorkommen der paternen Infektion nahelegen.

1. Eine Behandlung des Mannes führt zu gesunden Kindern.

2. Neue Heirat führt zu gesunden Kindern.

ad 1. Kassowitz wie Hochsinger haben eine größere Anzahl von Beobachtungen gemacht, welche zeigen, daß in Familien durch eine energische merkurielle Behandlung des syphilitischen Ehemannes die Syphilisvererbung vollkommen erlöschen kann.

ad. 2. „Wenn eine Frau, welche von einem syphilitischen Manne syphilitische Kinder geboren hat, ohne sonst sichtbar infiziert zu sein, späterhin eine sexuelle Verbindung mit einem nichtsyphilitischen Manne eingeht, so bekommt sie sofort gesunde Kinder, selbstverständlich falls sie nicht von ihrem ersten Manne angesteckt worden ist."

Natürlich ist damit nicht strikte und einwandfrei die paterne Infektion erwiesen, da ja in den meisten Fällen die Mutter latent syphilitisch war und blieb; aber diese Beobachtungen sprechen doch für eine Mitbeteiligung der väterlichen Syphilis an der kongenitalen der Kinder.

---

4. **Infektiosität der Milch.** Milch erwies sich (Finger-Landsteiner) in einem Falle nicht verimpfbar.

5. **Infektiosität der Spinalflüssigkeit.** Mit Spinalflüssigkeit ist es Hoffmann einmal gelungen, Syphilis zu inokulieren. Dieselbe stammte von einem Kranken mit papulöser Syphilis, die Inkubationszeit betrug 32 Tage.

Negativ dagegen blieben ähnliche Versuche von Thibierge und Ravaut. Fünfmal versuchten sie, die zentrifugierten Gerinnsel von Lumbalflüssigkeit mit starkem Lymphocytengehalt von sekundären und hereditären Syphilitikern vergeblich zu verimpfen.

Ebenso mißlang ein zweiter Impfversuch von Hoffmann und zwei von mir angestellte.

Auch hier entsprechen den Inokulationsversuchen die wechselnden Spirochätenbefunde.

Dohi und Tanaka, Sézary und Paillard, Gaucher und Merle, Babes und Panea, Schriede konnten Spirochäten nachweisen, während Siebert, Rosenberger, Widal und Ravaut in 15 Fällen erfolglos suchten.

6. **Infektiosität der Organe bei akquirierter und hereditärer Syphilis.** Mit Organen menschlicher, akquirierter Syphilis haben wir — und soviel ich weiß, auch andere — keine Versuche gemacht. (Schmorl berichtet über einen Spirochätenbefund in einem Fall sekundärer Lues, und zwar in entzündlichen Herden in der Lunge und in der Leber.

Dagegen habe ich über Versuche mit hereditärer Syphilis berichten können, und zwar über gelungene Impfungen mit Herzblut, Knochenmark, Hoden, Ovarien, Lunge, Nebennieren, Niere, Leber und Milz. Alle diese Versuche ergaben in kurzer Zeit besonders schön ausgeprägte Primäraffekte.

7. **Infektiosität des Coryzasekretes.** Die Verimpfbarkeit und der entsprechende Spirochätengehalt des Coryzasekrets haben insofern eine größere Bedeutung, als sie die Möglichkeit einer vom Nasenschleim kongenital-syphilitischer Kinder ausgehende Kontagiosität erweisen; um so mehr als wir bereits aus anderen Beobachtungen wissen, daß sich gerade in solchem langsam austrocknenden Schleim Spirochäten auffallend lange virulent erhalten.

Wie weit die Anschauung Gräfenbergs, die Coryza als häufige primäre Affektion des Kindes, erworben durch das Passieren durch die infektiösen mütterlichen Geburtswege, anzusehen, berechtigt ist, ist noch nicht erwiesen. Bab verlangt mit Recht den histologischen Nachweis eines Primäraffekts in der Nase. In einer unter seiner Leitung gemachten Dissertation konnte Aosarkishoff jedenfalls auf Primäraffekte hindeutende pathologische Veränderungen nicht finden. Aber die Möglichkeit, daß auch gesunde Kinder auf diesem Wege intra partum infiziert werden können, will auch ich gern zugeben.

8. Auf die Möglichkeit, daß **Sputum, Schweiß** und **Harn von kongenital-syphilitischen Kindern** kontagiös sein könnten, hat Pasini hingewiesen.

9. **Infektiosität des Serums.** Mit Serum von menschlichem Syphilisblut haben wir eine große Anzahl von Impfungen vorgenommen; dieselben sind sämtlich resultatlos geblieben.

Ich persönlich möchte auf diese Versuche ein besonderes Gewicht legen, weil sie in absolut schlagender Form den Beweis erbringen, daß ich bei meinen früheren am Menschen gemachten Seruminjektionen, die mir so viele und schwere, auch jetzt noch immer auftretenden Angriffe eingetragen haben, von einer ganz richtigen Voraussetzung ausgegangen bin, nämlich der, daß das Serum unter allen Umständen unschädlich sei und unter keinen Umständen Syphilis zu übertragen geeignet sein könne.

Ich habe damals an neun Menschen: drei jugendlichen und sechs erwachsenen, Seruminjektionen vorgenommen. Es stellte sich heraus, daß bei allen denjenigen Personen, welche noch viele Monate lang wegen anderweitiger Affektionen im Hospital zurückgehalten werden mußten und demgemäß jeder anderen Syphilisinfektion unzugänglich waren (und außerdem einer Prostituierten), Syphilis nicht auftrat. Dagegen erkrankten die fünf Erwachsenen, und zwar waren dies alle Prostituierte, die bald zur Entlassung kamen und dann durch ihr Gewerbe einer Ansteckung ausgesetzt waren, später an Syphilis.

Mir erschienen von Anfang an diese Resultate geradezu als ein exakter naturwissenschaftlicher Beweis für die Unschädlichkeit des injizierten Serums. Trotzdem wurden Zweifel laut, ob nicht doch bei den Prostituierten die Syphilis durch das Serum erzeugt sei. Speziell wurde ein Fall herausgegriffen, in welchem vier Wochen nach der Seruminjektion bereits eine allgemeine Syphilis sich bemerkbar machte. Die Aufmerksamkeit auf diesen Fall hatte ich selbst durch einige epikritische Bemerkungen gelenkt. indem ich die Frage aufwarf, ob nicht dieser schnelle Eintritt der Allgemeinsyphilis zu erklären sei durch eine sofort erzeugte allgemeine Säfteinfektion als Folge der Seruminjektion. Ich selbst hatte diese Deutung für verfehlt erklärt; denn mir war von vornherein klar, daß in dem erwähnten Fall die Allgemeinerscheinungen nur dadurch so zeitig aufgetreten seien, weil die Injektionen schon mitten in die Inkubationsperiode hineinfielen bei einer fälschlich für gesund gehaltenen Patientin. deren Infektion bei der Serumeinspritzung schon acht bis zehn Wochen zurücklag und deren primäre Erscheinungen, wie so oft, unerkannt und unbeobachtet geblieben waren. Bekanntlich hat man aber gerade aus dieser meiner Fragestellung und Erörterung, welche ich, um nach jeder Richtung hin objektiv zu sein, glaubte nicht unterdrücken zu dürfen, den Schluß gezogen, ich selbst habe an das Zustandekommen der Syphilisinfektion auf dem Wege der Serumzuführung geglaubt. Allerdings muß ich zugeben, daß meine Darstellung so knapp und kurz war, daß sie zu Mißdeutungen führen konnte.

Alle diese Zweifel über die Unschädlichkeit des Serums sind wohl jetzt ein für allemal beseitigt; denn, wie gesagt, nicht ein einziges Mal ist es gelungen, mit Serum Tiere zu infizieren. Ich verfüge über eine Anzahl von, den damaligen Menschenversuchen analogen Tierversuchen, welche ich ausführlicher früher (Deutsche med. Wochenschr. 1904, 38/39) beschrieben habe. Besonders zu erwähnen ist ein Versuch, in welchem ein Schimpanse trotz subcutaner Injektion von 420 ccm Serum, welches rezent syphilitischen Personen entstammte, nicht infiziert wurde; bewiesen durch die Tatsache, daß er wenige Wochen hinterher mit Lues cutan ohne weiteres infiziert werden konnte.

So erfreulich es für mich ist, durch all diese Versuche die Tatsache der absoluten Unschädlichkeit des syphilitischen Serums erwiesen zu haben, so bedauerlich war und bleibt doch die Bestätigung meiner schon damals aufgestellten Behauptung. daß solches Serum, auch in kolossalen Mengen eingeführt, nicht ausreicht, um irgendeine Form der Immunität zu erzeugen.

Abschnitt V.

Pathologie der Affensyphilis.

Über die Verwendbarkeit **des von Affen stammenden Syphilismaterials** zu Impfungen läßt sich folgendes aussagen:

Primäraffekte waren im allgemeinen sicherer und häufiger zu verimpfen, als innere Organe.

Betreffs der Primäraffekte gilt, wie bei den menschlichen Formen, der Satz: je frischer und florider die Prozesse, um so schneller und deutlicher waren die Impfresultate.

Drüsen, primäre wie sekundäre, haben wir mehrfach mit Erfolg verimpft.

Sekundäre Prozesse erwiesen sich als gut inokulierbar. Viermal haben wir disseminierte Efflorescenzen des Körpers und der Lippe von Gibbons und Orang-Utans verimpft und siebenmal die annulär-regionalen Rezidive, die sich um abgeheilte Primäraffekte herum entwickelt hatten.

Die **inneren Organe** sind meist verimpfbar; doch besteht keine absolute Regelmäßigkeit. Ganz regellos durcheinander fanden wir die Organe bald ganz besonders infektionstüchtig, bald ganz versagend. Gewöhnlich aber gaben die Organe welche bei vielen oder allen inokulierten Tieren positive Resultate ergaben, auch schöne, wohlausgeprägte Primäraffekte, so daß man auch aus diesem Zusammentreffen einen Schluß auf die Bedeutung der Quantität machen kann. Makroskopische Veränderungen irgendwelcher Art, die für die Verimpfbarkeit einen Anhalt hätten geben können, haben wir nicht gefunden.

Es bleibt daher gar nichts übrig, wenn man die Virulenz der inneren Organe studieren will, als stets eine große Anzahl von Tieren mit den einzelnen Organen zu inokulieren.

Dasselbe gilt von den Impfungen mit **Blut** von syphiliskranken Tieren.

Auf diese Blut- und Organimpfungen komme ich später noch einmal zurück. (Siehe S. 93 und 98.)

In einem auffallenden, immer noch nicht ganz geklärten Gegensatz zu der großen Zahl positiver Organverimpfungen stehen die äußerst spärlichen Befunde von Spirochäten in Milz, Hoden, Knochenmark.

Prowazek berichtet darüber (S. 29, letzter Absatz):

„In Milzausstrichen wurde einmal eine kurze, nicht sehr deutliche Spirochäte gesehen, in den nach Levaditi gefärbten Schnitten durch einen Macacus cynomolgus-Hoden wurden in zwei Fällen freie Spirochäten konstatiert. Zabolotny demonstrierte auf dem Berner Kongreß (1906) Präparate aus der Milz von Cynocephalus babuin mit Spirochäten, die Schaudinn im Knochenmark der Affen einmal nachgewiesen hatte. In einem annullärserpiginös sich entwickelnden Rezidiv bei einem in

Berlin (Kaiserl. Gesundheitsamt) geimpften Pavian konnten vegetative normale Stadien von Spirochäten in Ausstrichpräparaten beobachtet werden; die Blutimpfung von diesem Tier auf einen anderen Affen fiel negativ aus.

Für die Entwicklung und Form usw. der primären Erscheinungen war es ganz gleichgültig, ob das Syphilismaterial, durch das sie erzeugt wurden, von irgendwie behandelten Tieren herstammte, oder ob es selbst irgendwelchen chemischen, physikalischen u. dgl. Einflüssen ausgesetzt war. Kam es überhaupt zur Bildung von primären Erscheinungen, so unterschieden sich dieselben nach keiner Richtung hin von irgendwelchen anderen Primäraffekten.

Kurz: ich glaube, um es noch einmal zu wiederholen, daß alle bezüglich der Primäraffekte beobachteten Differenzen: Inkubationszeit, Schnelligkeit der Entwicklung, Ausbreitung und Form nicht zu beziehen sind auf irgendwelche Qualitätsdifferenzen der Giftigkeit der Spirochäten, sondern nur auf einen Wechsel der Quantität der mit dem Impfmaterial eingebrachten Parasiten und vielleicht auf Schnelligkeitsdifferenzen ihrer Vermehrung im Gewebe; ein Wechsel, der nicht auf Eigenschaften der Spirochäten, sondern auf individuelle Eigenschaften des Impftieres zurückzuführen ist.

Und ich möchte gleich hier hinzufügen: Ebenso wie sich für die verschiedene Entwicklung der primären Erscheinungen keinerlei Qualitätsdifferenzen des Virus haben nachweisen lassen, ebensowenig haben sich bis jetzt irgendwelche Tatsachen feststellen lassen, welche eine Abhängigkeit des weiteren Allgemeinverlaufes auf Qualitätsdifferenzen zurückzuführen gestatten. Wie wir aus tausendfacher Erfahrung am Menschen wissen, daß weder die Art noch der Verlauf der primären (und sekundären) Formen irgendeinen prognostischen Anhaltspunkt für die weitere Entwicklung der Krankheit abgeben, ebensowenig scheint bei den Impftieren der weitere Krankheitsverlauf von der Art des Impfmaterials und der Art der Primärerscheinungen abzuhängen. Die Syphilis der Impftiere ist und bleibt ein und dieselbe, sobald überhaupt Syphilis von dem Tiere akquiriert wird, mögen die Primäraffekte sich entwickelt haben und verlaufen wie sie wollen.

Wir hatten mit Rücksicht auf das z. B. bei der Lyssa brauchbare Immunisierungsverfahren Versuche inszeniert, mit wechselnden Mengen zu infizieren; aber es hat sich herausgestellt, daß für die Syphilis ein derartiges Immunisierungsverfahren zwecklos ist. Haftet überhaupt etwas Virus, dann entsteht typische Syphilis.

Die Zahl der Primäraffekte am Impftier scheint gleichgültig zu sein. Bei einem Orang-Utan hatten wir 15 wundervoll sich entwickelnde Primäraffekte erzeugt. Aber irgendwelcher Unterschied im weiteren Verlaufe konnten wir solchen Tieren gegenüber, die nur einen Primäraffekt hatten, nicht konstatieren.

Natürlich will ich die Möglichkeit, daß es gewisse Virulenzschwankungen des Syphilisgiftes gibt — ich werde selbst noch darauf zurückkommen — nicht prinzipiell ableugnen. Aber wir wissen darüber nichts Genaues; nichts, was bei irgendwelchen Fragen der Praxis wesentlich in Betracht kommen könnte. Alles deutet darauf hin, daß überall in allererster Reihe die Disposition des Erkrankten (einerseits des Gesamtorganismus, andererseits einzelner Organe und Systeme) den Verlauf der Krankheit bestimmt (abgesehen natürlich von der Möglichkeit, den Verlauf durch therapeutische Maßnahmen zu beeinflussen), mag es sich handeln um die Gegenüberstellung von Rassen, Gattungen usw., oder um verschiedene Individuen innerhalb derselben Menschenrasse oder Tiergattungen.

Konnten nach dem bisher Gesagten Differenzen der erzeugten Syphilisprimäraffekte bei den verschiedenen Affenarten nicht festgestellt werden, so besteht doch ein sehr bemerkenswerter Unterschied zwischen den sogenannten „höheren", anthropoiden Affen und den „niederen" Affen derart, **daß die ersteren eine größere Disposition für die Syphilis haben, als die letzteren.**

Dies zeigt sich darin, daß

1. bei höheren Affen die Impfungen im großen ganzen leichter und regelmäßiger angehen, als bei niederen Affen;

2. daß höhere Affen anscheinend an jeder beliebigen Körperstelle erfolgreich geimpft werden können, während es bei den niederen Affen, speziell bei den Makaken, nur gelingt, an den Augenbrauen und am Penis typisch und schön entwickelte Primäraffekte zu erzeugen;

3. daß bei den höheren Affen sich die Allgemeinsyphilis in klinisch erkennbaren Allgemeinerscheinungen äußert, während dies bei den niederen Affen zu den allergrößten Ausnahmen gehört.

Ad. 1. Bei höheren Affen gehen die Impfungen leichter und regelmäßiger an, als bei niederen Affen. Ich würde hier folgende Reihenfolge aufstellen:

Schimpansen

Gibbons

Orang-Utans

Cynocephalus babuin

Cynocephalus sphinx

Cynocephalus hamadryas

Cercopithecus fuliginosus

Macacus niger

Macacus nemestrinus

Macacus cynomolgus

Macacus sinicus

Macacus speciosus

Macacus rhesus.

Die Tatsache, daß bei niederen Affen die Impfung nicht mit absoluter Regelmäßigkeit haftet, darf bei unseren Versuchen nicht gering angeschlagen werden. Sie kann, wenn man nur wenige Tiere zur Verfügung hat, zu einer ungeheuren

Fehlerquelle werden, namentlich dann, wenn man aus den negativen Impfresultaten irgendeinen Schluß über die, auf irgendeine Weise beabsichtigte Beeinflussung des Impfmaterials ziehen will. Das war ja auch nur der Grund, der mich hauptsächlich bewogen hat, nach Java zu gehen, um mir dort die Möglichkeit zu verschaffen, immer wiederholte Versuche an großen Tierreihen durchzuführen.

Ad. 2. Höhere Affen können anscheinend an jeder beliebigen Stelle des Körpers erfolgreich geimpft werden; niedere anscheinend nur an Augenbrauen, Augenlidrändern und am Penis.

Hier ist anzufügen, daß es Finger gelungen ist, bei Cynocephalusarten auch an der Bauchgegend hin und wieder Impfungen anzulegen; vielleicht ist — ähnlich wie bei Kaninchen — auch bei Affen die Scrotalhaut eine geeignete Impfstelle. — An Brustwarzen haben wir vergebliche Versuche gemacht.

Worauf dieser merkwürdige Unterschied beruht, ist vorderhand unklar. Ich selbst habe ursprünglich geglaubt, daß wesentlich der verschiedene Reichtum an Blutgefäßen an der zur Impfung gewählten Stelle ausschlaggebend sei; es hat sich aber herausgestellt (siehe oben), daß Impfungen auch an Stellen, wo Blutgefäße überhaupt fehlen, haften. — Man wird demgemäß an andere anatomische Differenzen des Baues der Haut zur Erklärung denken müssen.

Diesbezügliche Untersuchungen verdanken wir Terebinsky.

Betreffs der Epidermis fand er zunächst, daß auf deren Dickenentwicklung viel mehr die Region, als die Affenart von Einfluß sei. Leider konnte Terebinsky das Alter der Tiere, das natürlich bei der Beurteilung der gefundenen Maße eine sehr große Bedeutung beansprucht, nicht berücksichtigen, weil wir das Alter der Affen sehr schwer abschätzen können. Im allgemeinen freilich war bei Schimpansen die Epidermis stets dicker als bei den niederen Affen. — Epitheleinsenkungen resp. Papillen fehlten an dem größten Teil der Rumpf- und Extremitätenhaut, Handteller und Fußsohle natürlich ausgenommen. Einer Tabelle Terebinskys entnehme ich folgende Zahlen:

	Augenbrauen	Bauch	Extremitäten
Schimpanse	0,150—0,250	0,040—0,060	0,038—0,1—0,18
Cynocephalus hamadryas . . .	0,038—0,053	0,019—0,035	0,019—0,023
Macacus cynomolgus	0,019—0,027	0,011—0,027	0,015—0,025
Macacus rhesus	0,056—0,076	0,011—0,019	0,022—0,030
Macacus sinicus	0,020—0,050	0,019	0,020—0,070

Bedeutsamer für uns sind die an der eigentlichen Cutis gefundenen Verhältnisse. Hier sind die bei den einzelnen Arten bestehenden Differenzen viel ausgesprochener:

Schimpanse . . . . 1,0 —1,2—1,8,
Cynocephalus hamadryas . . . . 0,85—1,10,
Cynocephalus sphinx . . . . 0,53—0,76,
Macacus sinicus . . . . 0,70—0,98,
Macacus cynomolgus . . . . 0,53—0,83,
Macacus rhesus . . . . 0,45—0,83,
Cercopithecus . . . . 0,40—0,45.

Was die Differenzen einzelner Körpergegenden betrifft, so fand Terebinsky:

	Daumen	Bauch	Rücken	Extremitäten	Augenbrauen	Hodenhaut
Macac. cynom. . . .	0,68—1,06	0,68—0,91	0,53—0,85	0,53—0,76	1,06—1,113	0,45—0,60
Schimpanse . . .	0,76—1,06	1,70—2,32	1,00—2,00	1,06—1,56	1,21	1,90—2,50

Wir finden also beim Schimpansen im großen ganzen eine beträchtlichere Dicke des Coriums, als bei den niederen Affen, d. h. also derjenigen Schicht, in der sich im wesentlichen die pathologischen Vorgänge des syphilitischen Prozesses abspielen. Es ergeben sich also in der Tat gewisse Anhaltspunkte für eine anatomisch-histologische Deutung der Tatsache, daß die Haut der Schimpansen an der gesamten Körperoberfläche für die Entwicklung von Syphilomen geeignet ist im Gegensatz zu der Haut niederer Arten, deren anatomische Konfiguration nur an bestimmten Stellen diesen disponierenden anatomischen Bau aufweist. — Zwischenstufen in klinischer wie histologischer Hinsicht stellen gewisse Arten der Cynocephali und der Makaken dar.

Diese „lokale Immunität" so großer Körperflächen bei den niederen Affen war für die praktische Durchführung der Impfversuche (besonders der Reinokulationen) häufig recht störend. Wir gaben uns daher Mühe, dieses Refraktärsein dadurch zu überwinden, daß wir die Syphilisimpfungen kombinierten mit allerlei örtlichen Eingriffen und Krankheitsprozessen anderer Art, die das Haften oder Eindringen des Virus erleichtern oder das Gewebe empfänglicher machen sollten. Aber alle diese Versuche, durch oberflächliche Verbrennung, durch Quetschung, Erzeugung von Blasen, Ekzemen u. dgl. ein Haften des Syphilisgiftes an der Brust- oder Bauchhaut zu erzielen, mißlangen.

Ebenso mißlang die Impfung granulierender Wundflächen.

Sodann versuchten wir die Syphilisimpfung mit einer Vaccineimpfung zu kombinieren. Merkwürdigerweise blieben fast alle Versuche (40 an der Zahl) negativ. Es ging zwar regelmäßig die Vaccine, von einem sehr starken Infiltrat begleitet, an, aber nur zweimal zeigte sich an der geimpften Stelle ein Primäraffekt, und von diesen zwei Fällen ist einer nicht einwandfrei.

Diese Impfung mit Syphilis plus Vaccine wurde am 29. Mai vorgenommen. Nach wenigen Tagen zeigte sich das typische Vaccineimpfresultat. Am 10. Juni wurde in der Annahme, daß das Syphilisgift hier ebensowenig wie in den anderen Fällen angehen würde, eine neue Impfung mit Syphilis vorgenommen, und diese ergab am 15. Juni einen deutlichen Primäraffekt. Am 3. August aber konnte an der ersten Impfstelle (Vaccine plus Syphilis) ein deutlicher Primäraffekt konstatiert werden. Ob es sich hier wirklich um eine so stark verspätet auftretende Induration mit einer 66 Tage! währenden Inkubation handelte, oder vielleicht um eine nachträgliche, von der zweiten Syphilis herrührende Übertragung von Syphilisgift auf die erste Impfstelle, will ich nicht entscheiden.

Es besteht nun eine auffallende Differenz dieser Versuchsreihen gegenüber den aus früheren Zeiten vorliegenden Erfahrungen beim Menschen, welche ja das gelegentliche Vorkommen gemeinschaftlicher Inokulationen von Vaccine plus Syphilis lehren. Das auffallende Verhalten bei den Makaken erkläre ich mir aus dem ungemein schnellen Auftreten von sehr harten und langsam schwindenden Infiltraten. (Dieses Verhalten wiederum ist vielleicht bedingt durch die große Empfindlichkeit gerade der niederen Affen für die ganz frische Kälberlymphe, wie ich sie immer benutzt habe. Vielleicht würden weniger entzündliche Begleiterscheinungen die Vaccineimpfung begleiten, wenn man mehrfach durch Affen passierte Vaccine benützte. Erzeugt ja auch die von Mensch zu Mensch gegangene humanisierte Lymphe geringere Reiz- und Entzündungserscheinungen als die unmittelbar dem Tier entnommene.)

Diese Beobachtungen sind interessant mit Bezug auf die Verhältnisse, welche mir auch bei den subcutanen Infektionsversuchen (siehe später) das Angehen der subcutanen Impfungen zu verhindern scheinen.

Eine große Anzahl der Tiere, welche bei gleichzeitiger Verwendung von Vaccine und Syphilisgift auf das letztere nicht reagierten, wurden übrigens später noch ein zweites Mal mit Syphilis geimpft und dann regelmäßig mit positivem Resultat, also ein Beweis für das absolute Nichthaften des Virus bei der ersten Impfung.

Übrigens betrafen die beiden positiven Resultate, in denen die Syphilis bei Verwendung von Syphilis plus Vaccine anging, auch wieder die Augenbrauen, während die übrigen geimpften Körperstellen ohne Primäraffekte blieben. —

Was die Versuche, die **Syphilisimpfung mit Ulcus molle zu kombinieren,** betrifft, so verfüge ich hier nur über wenige Versuche. Die meisten verliefen ganz negativ. Nur bei einer Impfung mit Chancre mixte ging die Syphilisimpfung an.

Diese Impfung mit Chancre mixte war insofern interessant, als der Patient (ein holländischer Soldat) angab, seine Krankheit (Chancre mixte) erst seit zehn Tagen zu haben. Am Tage der Abimpfung bestand ein mäßig tiefes Ulcus mit stark entzündeter Umgebung und einer nur sehr mäßig angedeuteten Induration. Am 28. Tage nach der Impfung entstand ein verdächtiges Infiltrat, welches elf Tage später zu einem deutlichen Primäraffekt sich entwickelte. — Wenn man sich auf die Anamnese beim Patienten verlassen kann, so wäre es hier in der Tat gelungen, schon während der Inkubationszeit von seinem eben erst in Entwicklung begriffenen Primäraffekt abzuimpfen.

Ad 3. Während es bei den anthropoiden Affen zu klinisch sichtbaren Allgemein-Symptomen der den Körper durchseuchenden Syphilisinfektion kommt, gehört es bei den niederen Affengattungen zu den größten Ausnahmen, daß derartige disseminierte Krankheitsherde sich einstellen.

In der Tat haben Metschnikoff und Roux bei Schimpansen unter 22 Versuchstieren acht disseminierte papulöse Haut- und Schleimhautformen beobachtet. Natürlich ist dabei zu berücksichtigen, daß sehr viele Schimpansen vorzeitig vor dem Termin, an dem Allgemeinerscheinungen hätten auftreten können, gestorben sind. Wahrscheinlich wäre ohne solche Zwischenfälle die Zahl der „sekundär" gewordenen Schimpansen viel größer geworden.

Wir selbst haben papulöse Exantheme auf Haut und Schleimhaut mehrfach bei Gibbons und auch dreimal bei Orang-Utans gesehen. Bei Orang-Utans sind derartige Eruptionen auch die Ausnahme; Metschnikoff hat sie nie beobachten können.

Der spezifische Charakter dieser Haut- wie Schleimhauteruptionen ist mehrfach derart festgestellt worden, daß man von ihnen wieder mit positivem Erfolge abimpfen könnte.

Neben solchen typischen Exanthemen hat Metschnikoff bei zwei Schimpansen auch ein reichliches ulcerierendes Exanthem, vielleicht durch sekundäre Mischinfektion bedingt, beobachtet. Bei einigen anderen fand er nervöse Störungen, Parese und Paralyse der hinteren Extremitäten. Innere Organerkrankungen wurden nicht beobachtet, nur hin und wieder Milzhypertrophien. (Siehe ferner Milhit: Lebersyphilis bei Schimpansen; Grünbaum und Smedley: Veränderungen von Hirngefäßen.)

Diesen Befunden an höheren Affen gegenüber steht die Tatsache, daß bei allen niederen Affenarten disseminierte Syphilide nur ganz selten beobachtet worden sind. Wir selbst haben bei keinem der vielen Hunderte von syphilitischen Cynomolgi und Nemestrini, auch bei keinem unserer Cercopitheken und Cynocephalen, mit einer Ausnahme, Exantheme beobachtet, die wir für syphilitisch erklären müssen. Freilich sahen wir, ebenso wie Klebs, Martineau, Neumann, Siegel, Hügel-Schereschewsky, Kraus-Volk, Hauk hin und wieder Defluvium und disseminierte papulo-squamöse, oft auffällig annuläre Eruptionen; aber nur einmal gelang es, in ihnen Spirochäten zu finden. Nach unseren Erfahrungen ist es jedenfalls ganz unmöglich, auf rein klinischem Wege die Differentialdiagnose zwischen den bei Affen so häufigen ekzemartigen und papulo-krustösen Exanthemen und Syphilis zu stellen. Ohne Abimpfung und Spirochätennachweis ist demgemäß jede derartige Behauptung in der Luft schwebend.

Der einzige positive Fall betrifft einen Cynocephalus (Nr. 249), der Anfang November inokuliert wurde und am 4. Dezember einen typischen Primäraffekt aufwies. — Derselbe verschwand Ende des Monats wieder. Am 7. Januar zeigte sich an derselben Augenbraue ein serpiginöses papulöses Rezidiv, und am 17. Januar wurden zwei isolierte, mit oberflächlichen Krusten bedeckte Papeln an beiden Gesäßbacken gefunden. Dieselben wurden excidiert; nach Levaditis Methode gefärbt fanden sich sichere Spirochäten.

Unseren (bis auf eine Ausnahme negativen) Beobachtungen analog sind die von Metschnikoff, Finger-Landsteiner und Kraus, Tschlenoff, welche auch nie sichere disseminierte sekundäre Erscheinungen beobachten konnten.

Positive Beobachtungen sind aber mitgeteilt von Zabolotny und E. Hoffmann, auf dessen zusammenhängende Mitteilung ich verweise.

Hoffmann sah bei zwei im Hoden geimpften Tieren nach einer Inkubationszeit von 12 bis 13 Wochen ein disseminiertes papulöses Exanthem auftreten, welches am reichlichsten an den Lidern und Augenbrauen, am Kinn und um den Mund herum, an der Haut der Genitalien, des Halses und den Beugeseiten der Extremitäten sich entwickelte, aber in immer neuen Schüben auch die übrige Körperhaut ergriff und stellenweise circinäre und satellitiforme Gestalt annahm. Diesem Exanthem ging im zweiten Fall ein deutlich ausgeprägter Primäraffekt an der Einstichstelle um acht Wochen voraus, während im ersten Fall nur ein geringes Infiltrat zehn Tage vorher an dem Stichkanal entstand. Die Excision des Primäraffekts und des geschwollenen Hodens verhinderte den Ausbruch des Exanthems nicht, wenn es auch seine Intensität etwas abzuschwächen schien.

Durch diese Untersuchungen Hoffmanns ist mit völliger Sicherheit festgestellt, daß auch auf der Haut niederer Affen allgemein verbreitete syphilitische Exantheme entstehen können und daß hierbei auch circinäre und satellitiforme Efflorescenzen auftreten, die ganz entsprechenden Formen der Hautsyphilide der

Menschen gleichen. Der zwingende Beweis für die syphilitische Natur dieser schon klinisch recht charakteristischen disseminierten Exantheme wurde erbracht sowohl durch den vielfach geführten Nachweis der lebenden und nach Giemsa gefärbten Spir. pallida, wie auch durch die gelungene Überimpfung auf ein anderes Tier.

Bemerkenswert bei diesen beiden Fällen ist nun, daß beide Tiere nicht cutan, sondern durch Einspritzung von reichlich Spirochäten enthaltendem Saugserum in die Substanz des Hoden infiziert worden sind. Es ist wohl möglich, daß ein innerer Zusammenhang zwischen dieser besonders reichlichen Zufuhr von Spirochäten und der vielleicht gerade im Hoden besonders günstigen Vermehrungsstätte einerseits und dem Auftreten der disseminierten Exantheme andererseits besteht.

Wenn wir aber bei niederen Affen auf hämatogenem Wege entstandene typische sekundäre Prozesse für seltene Ausnahmen erklären müssen, so sind dagegen regionäre, um die ursprüngliche Impfstelle herum, früher oder später sich entwickelnde annuläre, serpiginöse Eruptionen, sowie örtliche Rezidive an der Stelle eines schon vollkommen verheilten Primäraffektes keine besondere Seltenheit. Sie sind von allen Experimentatoren beobachtet worden. In zwei Fällen sahen wir zweimal, durch mehrwöchentliche Zwischenzeiten getrennt, Rezidive in derselben Augenbrauenregion auftreten.

Daß diese regionären Eruptionen und Rezidive syphilitischer Natur waren, konnten wir durch positive Abimpfungen erweisen. Einen prinzipiellen Unterschied zwischen diesen örtlichen und disseminierten sekundären Eruptionen kann ich nicht anerkennen. In beiden Fällen handelt es sich um sekundäre Eruptionen, die eben als Neueruptionen auf einem bereits durchseuchten Organismus auftreten zu einer Zeit, in welcher schon Refraktärsein gegen Neuinokulation ausgebildet ist.

Wie ist denn nun diese auffällige Verschiedenheit zu erklären, daß die Schimpansen, Gibbons und allenfalls noch die Orang-Utans verhältnismäßig oft, die niederen Gattungen fast nie disseminierte sekundäre Erscheinungen zeigen?

Wir müssen dabei an die Tatsache erinnern, daß dieser Differenz betreffend die hämatogen-entstehenden Syphilide parallel geht die Differenz, daß die höheren Affen anscheinend überall, die niederen Affen nur an ganz beschränkten Hautregionen inokulabel sind.

Daraus schloß ich, daß vielleicht anatomische Differenzen der Haut der höheren und der niederen Affen eine Rolle spielen. Absolut durchgreifend können diese aber nach den Resultaten Hoffmanns nicht sein; sie können höchstens das Haften der Spirochäten, mögen sie von außen inokuliert oder von innen in die Haut verschleppt werden, erleichtern oder erschweren.

Mir erscheint es plausibler, wieder den Wechsel in der Quantität der kreisenden Spirochäten für die Entstehung oder das Ausbleiben disseminierter Hautsyphilide als Erklärungsmoment heranzuziehen. Bei Menschen, Schimpansen, Gibbons ist sie sehr groß — diese bilden den besseren Nährboden —, bei den niederen Affen ist sie, wenn man cutane Impfung anwendet, sehr gering und — wegen der ungünstigen Disposition — auch in den inneren Organen gering bleibend. Wählt man einen anderen Infektionsmodus, der günstigere Vermehrungsbedingungen für die Spirochäten bietet — und der Hoden scheint bei Affen wie Kaninchen sich nach dieser Richtung hin günstig zu verhalten — so überwindet die größere Spirochätenmasse die ungünstigeren Ansiedlungsverhältnisse.

Was anderweitige **klinische Erkrankungen bei niederen Affen** anbetrifft, so haben wir gefunden:

1. **Drüsenerkrankungen.** Bei den niederen Affen sind die primären Drüsen meist in vivo schwer aufzufinden; hin und wieder aber konnten sie nach dem Tode herauspräpariert und zu positiven Impfungen benützt werden.

Allgemeine Drüsenschwellungen haben wir bei Cynomolgi meist nicht konstatieren können; nur einmal finde ich bei einem Cynocephalus notiert: Schwellungen in den Achseln, unter dem Kinn und in der Inguinalgegend. Eine Drüse wurde verimpft; aber das Resultat war zwar sehr suspekt, aber nicht absolut klar.

2. **Erkrankungen des Nervensystems** haben wir mehrfach gesehen. Es ist jedoch nach keiner Richtung hin erwiesen, daß es sich hierbei um durch Syphilis bedingte Erkrankungen handelt; auch ungeimpfte Tiere bekommen, wie wir und andere festgestellt haben, Nervenerkrankungen aller Art.

In unseren Fällen handelte es sich um Lähmungen der hinteren Extremitäten, bisweilen mit gesteigerten Reflexen, um epileptiforme Anfälle, um Contracturen der Oberschenkel, um typisch-ataktische Bewegungsstörungen. Viele dieser Symptome hielten bis zu dem meist schnell nachfolgenden Exitus an, hin und wieder gingen sie wieder zurück und machten vollständiger Restitutio ad integrum Platz.

Einer dieser Fälle ist ausführlich von Schröder beschrieben worden. In 23 anderen Rückenmarken konnte Schröder nichts irgendwie Charakteristisches, namentlich nichts, was auf eine syphilitische Erkrankung hinwies, auffinden.

3. Über **Knochen- und viscerale Erkrankungen** klinischer und pathologisch-anatomischer Art kann ich auch so gut wie gar nichts berichten. Wir haben bei unseren an vielen Hundert von Cynomolgi und Nemestrini vorgenommenen Verarbeitungen dieser Organe nichts gesehen, was wir makroskopisch für Lues erklären konnten, obwohl diese Organe zum größten Teil Spirochäten beherbergten. — Bei den in Breslau untersuchten Tieren, die meist Cynocephali und Cercopitheci waren, fanden sich hin und wieder an den Rippen periostale Lockerungen und Ablösungen.

Zabolotny hat einmal im Nasensekret bei Erkrankung der Nasenknochen und einmal im stark gewucherten Bindegewebe der Milz Spirochäten gefunden. — Einen Herd von Caries sicca des Schädels beobachtete Hoffmann bei einem Mac. rhesus.

Über Leber-Syphilis berichten Siegel und Sézary.

Abschnitt VI.

Generalisierte Syphilis bei allen Affenarten.

Überblickt man die bisher mitgeteilten Tatsachen, so könnte es scheinen —
und in der ersten Zeit nach dem Bekanntwerden der ersten Metschnikoffschen
Versuche an höheren und niederen Affen teilten wir wohl alle diese Ansicht, um
nicht zu sagen: Hoffnung (siehe Einleitung S. 35) — als wenn die höheren Affen
eine prinzipiell andere Form der Syphilis akquirierten, als die niederen. Denn nur
die höheren Affen ergaben bei klinischer Beobachtung eine allgemeine Syphilis,
bei den niederen dagegen wurde nur eine lokalisierte beobachtet; also ein Unterschied, der unwillkürlich an die Gegenüberstellung von Variola und Vaccine hinwies — Levaditi braucht direkt den Ausdruck „Syphilis atténuée“, „abgeschwächte!“ Syphilis — und der auch die Hoffnung erweckte, es könnte in ähnlicher Weise gelingen, mit der lokalisiert bleibenden „abgeschwächten“ Syphilis der
niederen Affen eine Schutzimpfung zu schaffen gegenüber der Allgemeinsyphilis der
höheren Affen und der Menschen.

**Das Experiment lehrte aber, daß auch bei den niederen Affen eine Allge-
meindurchseuchung mit Syphilis sich vollzieht mit all ihren typischen konstitutionellen Folgen.** Mit der größten Leichtigkeit läßt sich durch Verimpfbarkeit
und Krankheitsübertragung auf andere Tiere in vielen inneren Organen: Milz,
Knochenmark, Leber, Hoden, Ovarien (Nebennieren) verimpfbares Syphilisgift
nachweisen, und in gleicher Weise wie beim Menschen entwickeln sich
während der Erkrankung die konstitutionellen Folgen, das Refraktärwerden der Gewebe, speziell der Haut gegen Reinokulation.

Auffallend ist, wie ich schon mehrfach betont habe, gegenüber der Verimpfbarkeit die Seltenheit des Spirochätennachweises (nur spärliche Befunde liegen
vor von Schaudinn, Levaditi, Zabolotny und Prowazek).

Besteht aber trotz dieser Tatsache der „konstitutionellen“ Durchseuchung,
die sich bei den unteren Affen ebenso wie bei den höheren Affen und Menschen
vollzieht, nicht doch ein prinzipieller Unterschied zwischen der Syphilis
der beiden Gruppen?

Die Menschen werden krank durch die Syphilis, bzw. durch die in allen Organen vorkommenden Metastasen, während bis jetzt von solchen konstitutionellen
Erkrankungen der unteren Affen nichts bekannt geworden ist. Sie sind „Spiro-

chätenträger" mit allerdings virulenten lebenden Spirochäten; „pathische Pallida-
wirte mit apathischen Lokalisationen" (Lang); sie sind, wie Jadassohn sich ausdrückt, anscheinend nur „invadiert", vielleicht nicht „infiziert".

Aber wer weiß heute — bei der sehr kurzen Frist, die uns für die Beobachtung der unteren Affensyphilis zu Gebote stand — welche Folgeerscheinungen
aus diesen latenten „apathischen" Spirochätenherden auch bei unteren Affen sich
hätten entwickeln können? Besteht nicht die Möglichkeit, daß wie bei Menschen Jahre und Jahrzehnte schlummernde Spirochäten erwachen und spezifische
pathologische Prozesse erzeugen, auch bei den unteren Affen diese in den Organen
schlummernden Spirochäten früher oder später Rezidive erzeugen können?

Ich habe während meines Aufenthalts in Batavia mehrfach den Plan erwogen, mit Syphilis
geimpfte Tiere auf einer der vielen vor Batavia gelegenen Inseln (den sogenannten „Tausendinseln")
auszusetzen, in der Hoffnung, daß sie sich in Freiheit viel länger erhalten und vielleicht auch vermehren würden, wobei man vielleicht Erfahrungen über kongenitale Syphilis hätte sammeln können.
Ich habe mich aber überzeugen müssen, daß dieser Gedanke undurchführbar sei, teils wegen der Unsicherheit der Ernährungsverhältnisse, teils wegen der großen Schwierigkeit der weiteren Beobachtung.
Jedenfalls rieten mir alle, mit denen ich meinen Plan besprach, einen solchen einerseits sehr kostspieligen
und andererseits recht aussichtslosen Versuch nicht zu machen. Besonders wurde ich darauf hingewiesen,
daß auch sehr mit den Anschauungen der Malaien gerechnet werden müsse.

Kurz, ich glaube, es besteht keinerlei Berechtigung, zwischen der Syphilis
der Menschen, der höheren und der unteren Affen eine prinzipielle Scheidung
zu machen. Bei allen handelt es sich um eine chronisch verlaufende Infektion mit biologisch-konstitutioneller Beeinflussung der gesamten
Gewebe. Verschieden sind nur die äußerlich in die Erscheinung tretenden
klinisch, anatomisch und histologisch nachweisbaren Folgen.

Beim Menschen bedeutet jeder irgendwo deponierte Spirochätenherd die
Gefahr einer früher oder später eintretenden metastatischen Erkrankung; für die
Affen ist dieses Eintreten der Gefahr nur noch nicht erwiesen.

Ja, die Differenzen sind kaum größer als die Differenzen, die wir bei der
menschlichen Syphilis beobachten. Sehen wir nicht auch bei den Menschen oft
genug Syphilisfälle, die außer dem Primäraffekt — und wie unbedeutend kann der
sein! — kaum etwas oder sogar gar nichts von sichtbaren Erscheinungen aufweisen und doch, nachdem sie Jahre und Jahrzehnte „Spirochätenträger" waren,
plötzlich an Formen schlimmster Art erkranken? Und in der Praxis rechnete
wohl jeder von uns mit dieser Möglichkeit; sicherlich auch Jadassohn (S. 13),
obgleich er auch bei Menschen den Schluß, daß, wo Spirochäten im Blut seien,
die metastatische Syphilis unvermeidlich ist, zwar für sehr wahrscheinlich, aber
nicht für unbedingt bindend halten will.

Was den Einfluß der syphilitischen Durchseuchung und der schließlich eintretenden Allgemeinsyphilis auf das Wohlbefinden der Tiere betrifft,
so haben wir bei niederen Tieren nie eine Störung des Allgemeinbefindens konstatieren können. Auch Tiere, die wir jahrelang in unseren Käfigen hatten, und die

sich schließlich als syphilitisch herausstellten, waren anscheinend vollkommen gesund, lebendig und freßlustig.

Bei Orang-Utans stellte sich oft eine sehr starke Verminderung der Freßlust und Abgeschlagenheit ein, und zwar schon wenige Tage nach der Impfung; dann auch später um die Zeit, wo sich die Primäraffekte sehr deutlich entwickelten. Es scheint mir auch kein Zufall, daß gerade um diese Zeit sich häufig dysenterische Erscheinungen (vermutlich akute Exacerbationen chronischer Darmaffektionen) einstellten. Auch bei den in Breslau beobachteten Schimpansen hatten wir auffallend oft ähnliches gesehen. Natürlich halte ich diese Vorgänge nicht für direkt syphilitische Erkrankungen; es ist aber wohl denkbar, daß durch die sich entwickelnde Allgemeininfektion die Tiere anderen Infektionen und schädlichen Einflüssen leichter zugänglich wurden oder ihnen gegenüber ihre Widerstandsfähigkeit verloren. — Bei Gibbons haben wir in den Anfangsstadien solche Störungen nicht gefunden, wohl aber beim Hervorbrechen der sekundären Allgemeinerscheinungen. — —

Ich berichte nun über unsere Versuche, welche die Frage, **ob eine allgemeine Giftdurchseuchung regelmäßig stattfinde,** klären sollten.

Bei all diesen Versuchen mit Blut und inneren Organen ist, wie ich immer wieder betonen muß, zu bedenken, daß eine große Zahl von ganz unübersehbaren Umständen den Ausfall des Experimentes beeinflussen kann. Bei den **Blutimpfungen** ist es fast — wie beim Menschen — ein glücklicher Zufall, wenn man den Zeitpunkt und diejenige Blutmenge erwischt, in denen sich verimpfbares Virus in Zirkulation befindet.

Organverimpfungen.

Auch die Durchsetzung der einzelnen **Organe** mit dem Virus ist meist eine so ungleichmäßige und anscheinend so wenig reichliche, daß man nur dann einigermaßen auf einen sicheren positiven Erfolg rechnen kann, wenn man eine große Menge Organsubstanz zu Impfungen auf eine große Anzahl von Tieren benützt.

Als wir daher in den ersten Versuchen immer nur Gewebsstücke aus Milz, Knochenmark usw. herausschnitten, um damit die scarifizierten Augenbrauen an den neuen Tieren einzureiben, mißlangen die Versuche viel häufiger, als in den späteren Zeiten, wo wir uns immer aus den ganzen Organen oder aus mehreren Organen zusammen durch Zerschaben eine große Menge Brei herstellten und diesen dann in immer erneuten Portionen in die Scarificationswunden einrieben. Ja, es macht sogar einen großen Unterschied, ob man nur die Organe eines einzelnen Tieres oder einen Brei, welcher aus den Organen mehrerer Tiere besteht, zum Impfen benützt.

Je größer die Organe sind, desto geringer daher die Chancen, daß man positive Impfungen erzielt. Da keinesfalls eine reichliche Durchsetzung der inneren Organe mit Spirochäten bei akquirierter Syphilis besteht, so hat man tatsächlich bei ganz kleinen Organen kleiner Tiere mehr Aussicht, das verhältnismäßig spärliche Virus durch den Inokulationsversuch nachzuweisen, als bei den größeren Lebern und Milzen z. B. der Orang-Utans.

Mit diesen rein äußerlichen Verhältnissen, die weder in der Natur der Tiergattung, noch in einer Verschiedenartigkeit der Syphilis bei den verschiedenen Tiergattungen beruhen, erkläre ich mir die Tatsache, daß wir im Vergleich zu den niederen Affen verhältnismäßig selten Anwesenheit von syphilitischem Virus in inneren Organen höherer Affen nachweisen konnten.

In einer früheren Mitteilung (Deutsche med. Wochenschr. 1906, 1—3, III. Mitteilung) hatte ich berichtet, daß Organverimpfungen niederer Affen sich viel leichter und regelmäßiger auf höhere, als auf andere niedere Affen erzielen ließen und hatte daraus den Schluß gezogen, daß möglicherweise im Körper der niederen Affen eine Abschwächung des Virus zustande käme, und daß dementsprechend dieses Virus niederer Affen zwar an den empfänglicheren höheren Affen hafte, nicht aber an den verhältnismäßig unempfänglichen niederen Affen.

Heute glaube ich nicht mehr an die Richtigkeit dieser Deutung, sondern erkläre mir das damalige Fehlschlagen der Organverimpfungen niederer Affen auf niedere Affen mit den obenerwähnten Zufälligkeiten, welche gerade bei der Abimpfung innerer Organe (jedenfalls mehr, als wenn man Primäraffekte benützt) mitspielen; und da gerade diese Vergleichsversuche in die erste fehlerreichere Periode unserer Bataviaarbeit fielen, möchte ich doppelt vorsichtig sein.

Im Gegenteil ist sogar auffallend die große Zahl von mißlungenen Versuchen, Organe niederer Affen auf höhere zu überimpfen. Auf Gibbons ist das bisher sogar nie gelungen; aber auch unter den Orang-Utans scheinen hin und wieder sehr schwer empfängliche (vielleicht die alten?) Tiere sich zu befinden. Einige reagierten erst auf eine zweite und dritte Impfung, andere reagierten gar nicht, obgleich sie an verschiedenen Stellen mit Material ganz verschiedener Provenienz geimpft wurden und obgleich dieses Material hin und wieder an niederen Tieren, die sonst im großen ganzen unempfänglicher sind, angingen. Man sieht, wie vorsichtig man die wechselnden Impfresultate beurteilen muß, und daß immer erst nach reichlichster Wiederholung an größten Tierreihen brauchbare Schlüsse gezogen werden können.

A. **Organimpfungen von niederen auf höhere Affen;** hier liegen im ganzen 34 brauchbare Versuche vor. 21 verliefen vollständig negativ, 13 dagegen positiv.

B. **Organe höherer Affen** wurden 20 mal verimpft, aber nur 5 mal mit positivem, 15 mal mit negativem Resultat.

Metschnikoff und andere (Goldschmidt) haben darauf hingewiesen, daß es unter diesen Umständen nicht zweckmäßig sei, mit Orangs und Gibbons zu arbeiten. Gewiß ist zuzugeben, daß Schimpansen geeigneter sind als Orang-Utans.

C. Es wurden **Organverimpfungen niederer Affen** von je einem Tiere vorgenommen, im ganzen 336 mal. 69 Tiere wurden in der Zeit bis zum 40. Tage, 267 Tiere nach dem 40. Tage untersucht.

Unter 267 Versuchen (bei welchen Organuntersuchungen frühestens am 41. Tage nach der Impfung vorgenommen wurden) ergaben 212 ein positives, nur 55 ein negatives Resultat. Siehe Tabelle III.

Tabelle III.

| Organ-Verimpfungen | | |
| vorgenommen nach der cutanen Impfung am | ergaben ein | |
	positives Resultat	negatives Resultat
41.— 50. Tage	28 mal	6 mal
51.— 60. „	23 „	5 „
61.— 70. „	18 „	4 „
71.— 80. „	23 „	7 „
81.— 90. „	16 „	2 „
91.—100. „	14 „	2 „
101.—125. „	14 „	5 „
126.—150. „	13 „	4 „
151.—175. „	8 „	5 „
176.—200. „	9 „	3 „
201.—225. „	12 „	3 „
226.—250. „	3 „	1 „
251.—275. „	4 „	—
276.—300. „	7 „	1 „
301.—350. „	3 „	1 „
357. 365. 387. u. 398. Tage	4 „	2 „
401.—450. Tage	—	2 „
467. 469. 478. Tage	3 „	1 „
527. 543. Tage	2 „	—
564. 594. „	2 „	578 1 „
606. 637. „	2 „	—
670. 699. „	2 „	—
715. 785. „	2 „	—
	212 mal	55 mal

Ferner wurden 123 Breigemische, welche aus Organen von je 2—4 Tieren (zusammen 398 Tieren) hergestellt wurden, untersucht, und zwar 112 mal mit positivem Resultat. Prüft man die 11 negativ gebliebenen genauer, so ergibt sich, daß es sich durchgehend um solche Versuche handelt, bei denen von 4—6 geimpften Tieren nur 1 oder 2 lange genug am Leben geblieben waren. Die übrigen waren innerhalb der bisweilen ja 8 Wochen währenden Inkubationszeit gestorben.

Eine Durchsicht der Listen ergibt, daß fast durchgängig nur ein Teil der mit ein und demselben Organbrei geimpften Tiere Primäraffekte bekommt, weil die Organe nicht so reichlich mit Virus durchsetzt sind, daß jedes verimpfte Teilchen auch wirklich virulent ist.

Was das Impfmaterial betrifft, so befinden sich unter den auf Generalisierung des Giftes untersuchten Tieren teils solche, welche mit Menschensyphilis geimpft sind, teils solche, bei denen das Gift vorher durch eine Anzahl von Tieren passiert war. Bei letzteren sind zwei Kategorien zu trennen, indem zur Passageimpfung bald die Primäraffekte von Affen, bald ihre inneren Organe verwendet worden waren.

In meinem früheren Berner Bericht hatte ich 59 mit Menschensyphilis geimpfte Affen und 34 mit „Passagevirus" geimpfte Affen gegenübergestellt.

Unter den 59 ersteren Versuchen sind 33 (56%) positiv und 26 (44%) negativ, unter den 34 der zweiten Serie 16 (47%) positiv und 18 (53%) negativ verlaufen, so daß es den Anschein hat, als wenn von den mit Menschensyphilis geimpften etwas häufiger eine Organimpfung möglich gewesen wäre, als von denjenigen Tieren, die mit Passagevirus geimpft waren.

Doch sind die Differenzen wohl zu unbedeutend, als daß man aus ihnen ableiten könne eine durchgreifende Verschiedenheit der Virulenz der Menschensyphilis einer-, der Affensyphilis andererseits.

Viel mehr kommt in Betracht die Differenz zwischen Primäraffekten, Kondylomen einerseits, Organen andererseits.

Trennt man die 34 „Passagetiere", je nachdem die Passageimpfung von Primäraffekt zu Primäraffekt oder mit ein- und mehrfacher Zwischenschaltung von Organabimpfungen vorgenommen wurde, so finden sich bei 22 Organpassagetieren nur 8 positive gegenüber 14 negativen Versuchen, während bei den 12 Primäraffekttieren 8 positive auf 4 negative kommen.

Die obenerwähnten 267 Organverimpfungen — siehe Tabelle III — betreffen Tiere, welche frühestens am 41. Tage nach der Impfung getötet worden waren. Die Tabelle III, enthält die näheren Angaben und es ergibt sich aus derselben, soweit die spärlichen Zahlen einen Schluß gestatten, daß auch bei Syphilis, welche länger als ein Jahr besteht, sich ziemlich regelmäßig eine Virulenz der Organe nachweisen läßt. Die späteste Impfung wurde am 785. Tage nach der Impfung mit positivem Resultat vorgenommen.

Die bis zum 40. Tage vorgenommenen Organuntersuchungen sind in einer besonderen Tabelle XVI — siehe S. 138 — zusammengestellt. Dieselbe enthält 74 Versuche. Vergleicht man die positiven und die negativen Resultate, so stehen 27 positive und 47 negative gegenüber. Zieht man aber von den 47 negativen diejenigen 25 Fälle, die innerhalb der ersten 10 Tage untersucht worden sind, ab, so haben wir 27 positiven gegenüber 22 negative zwischen dem 11. und 40. Tage. Nach dem 40. Tage werden die positiven Zahlen den negativen gegenüber immer größer.

Es ergibt sich daraus (um dies vorwegzunehmen), daß bei der von uns untersuchten Affenart ein Zeitraum von mindestens 11 Tagen notwendig ist, um eine derartige Verbreitung des Virus in die inneren Organe zu veranlassen und daselbst eine solche Vermehrung des Virus zu ermöglichen, daß das Virus durch Organverimpfung nachweisbar ist. Jedenfalls ist erwiesen, daß Organverimpfung schon möglich ist zu einer Zeit, in der der Primäraffekt noch nicht ausgebildet, ja in vielen Fällen gar noch nicht einmal angedeutet ist.

Unter den Organen haben wir wesentlich nur untersucht Milz, Knochenmark, Leber, Hoden und Ovarien.

Am regelmäßigsten scheinen Milz, Knochenmark, Leber und Hoden befallen zu werden.

Eine ältere Zusammenstellung ergab folgende Resultate:

Tabelle IV.

Anzahl der Versuche	Impfungen mit			
	Milz	Knochenmark	Drüse	Hoden
5	4	3	2	3
6	4	6	2	—
6	2	2	—	3
29	20	29	—	—
Sa.: 46	30	40	4	6

Die **Hoden** erwiesen sich hin und wieder infektiös, wo Milz und Knochenmarkimpfungen versagten. Es wäre denkbar, daß die Hoden ganz besonders gern und lange als Depot des Virus funktionierten.

Auf die Beziehungen des Virusnachweises im Hoden zum spermatisch-paternen „Vererbungs"modus habe ich schon früher — S. 71 u. ff. — hingewiesen. Mag auch die Möglichkeit dieses Modus zugegeben werden müssen, erwiesen ist das Vorkommen dieses Modus noch keineswegs. Die von Levaditi (S. 58) gezogenen Schlußfolgerungen gehen nach unseren heutigen Kenntnissen wohl etwas zu weit.

Ovarien haben wir mehrfach mit Erfolg verimpft. Es gilt wohl betreffs der ovulär-germinativen Syphilisübertragung von Mutter auf Kind dasselbe, was wir mit Bezug auf die spermatisch-germinative erörtert haben.

Leber haben wir in der letzten Zeit unseres Bataviaaufenthaltes mit besonderer Sorgfalt geprüft und dabei in 55% der untersuchten Tiere positive Abimpfungen erzielt.

Lunge, Nieren, Nebennieren, Gehirn, Rückenmark haben wir nur in ganz spärlichen Fällen verimpft. Ich halte mich daher nicht für berechtigt, aus unseren unzureichenden Versuchen und negativen Resultaten zu schließen, daß diese Organe etwa stets frei von Virus seien, wenn auch vielleicht nach Analogie der in der menschlichen Pathologie gemachten Erfahrungen man annehmen darf, daß im Gros der Syphilisfälle diese Organe verschont werden.

Levaditi (S. 57) hat aus unseren Versuchen den Schluß gezogen, daß der Hauptansiedelungssitz der Spirochäten in den blutbildenden Organen zu suchen sei. — Es wird abzuwarten sein, wie weit man sich diesen Anschauungen wird anschließen dürfen.

Blutverimpfungen.

Den Organimpfungen schließen sich die Blutimpfungen an, welche wir 92 mal vorgenommen haben. Unter diesen 92 Versuchen sind 18 mit anscheinend positivem Resultat verlaufen; aber selbst diese sind teilweise nicht einwandfrei.

Die geringe Anzahl dieser positiven Blutimpfungen gegenüber der großen Anzahl gelungener Organimpfungen ist nicht überraschend. Mußten wir doch schon aus den Untersuchungen menschlichen Blutes (siehe S. 70) schließen, daß die Syphilisparasiten keine eigentlichen Blutparasiten sind und sich immer nur vorübergehend und in geringer Anzahl im Blut aufhalten. Um sie daher im Blute nachzuweisen, stellt die cutane Blutverimpfung eine verhältnismäßig ungünstige Versuchsanordnung dar, da ja nur sehr geringe Spuren Blutes in den Scarificationswunden der Inokulationsstelle haften. Zweckmäßiger ist daher die intravenöse und eventuell die subcutane Einführung von Blut. Unter 4 subcutanen Versuchen ist aber, um dies hier schon zu erwähnen, nur einer, der anscheinend gelungen ist. Zweifellos aber spielen bei den subcutanen Infektionsversuchen (siehe S. 102) noch andere Momente, welche das Gelingen einer Infektion erschweren, eine große Rolle.

Auf intravenösem Wege sind 6 Versuche mit Blutinjektionen gemacht worden; darunter befinden sich nicht weniger als 5 gelungene.

Es geht daraus hervor, daß im Blute doch häufiger, als man im allgemeinen annimmt auch bei akquirierter Syphilis Virus zirkuliert. Es ist aber so spärlich, daß es mehrfach wiederholter Injektionen größerer Mengen Blutes bedarf, um eine zur Infektion genügende Menge von Spirochäten den Versuchstieren einzuverleiben.

Ich erwähnte, daß unter den 18 anscheinend gelungenen positiven Blutimpfungen noch eine Anzahl höchst zweifelhaft sei. In der Tat glaube ich, — siehe die Tabelle VII — daß 8 wegfallen und als negativ angesehen werden müssen, weil bei ihnen später gemachte Reinokulationen ein zweifellos positives Resultat ergaben. 4 andere halte ich deshalb für unsicher, weil die Blutimpfungen angestellt wurden schon am 5., 14., 15., 15. Tage nach der Injektion. Es ist mir besonders deshalb verdächtig, daß so zeitig die Impfungen mit Blut gelungen sein sollen, weil auch unter den 8 Tieren mit nachträglich gelungener Reinokulation sich 4 befinden, in den verhältnismäßig zeitig post infectionem das Blut zur Weiterimpfung benutzt wurde, nämlich am 8., 23., 23., 23. Tage. Rechnen wir diese 12, teils ganz sicher negativen, teils zweifelhaften Blutimpfungen ab, so bleiben nur 6 gelungene Blutimpfungen unter im ganzen 92 übrig.

Der Irrtum, daß es sich um gelungene Blutimpfungen gehandelt habe, ist dadurch entstanden, daß Rötungen und Schwellungen auftraten, die klinisch ungemein verdächtig waren. Erst nachträglich, als die häufigen Reinokulationen beobachtet wurden, wurde eine Revision der alten Resultate vorgenommen.

Tabelle V.

Cutane Blutimpfungen mit negativem Resultat wurden 74 mal vorgenommen, und zwar wurde das Blut dem infizierten Tier entnommen und verimpft:

am	2. Tage nach der Impfung	1 mal		am	71. Tage nach der Impfung	3 mal
„	4. „ „ „ „	1 „		„	72. „ „ „ „	1 „
„	5. „ „ „ „	3 „		„	75. „ „ „ „	1 „
„	6. „ „ „ „	1 „		„	76. „ „ „ „	1 „
„	8. „ „ „ „	2 „		„	78. „ „ „ „	1 „
„	9. „ „ „ „	2 „		„	80. „ „ „ „	1 „
„	11. „ „ „ „	2 „		„	82. „ „ „ „	1 „
„	12. „ „ „ „	2 „		„	95. „ „ „ „	1 „
„	13. „ „ „ „	1 „		„	105. „ „ „ „	2 „
„	14. „ „ „ „	2 „		„	115. „ „ „ „	2 „
„	18. „ „ „ „	3 „		„	126. „ „ „ „	2 „
„	21. „ „ „ „	2 „		„	133. „ „ „ „	1 „
„	23. „ „ „ „	1 „		„	139. „ „ „ „	1 „
„	24. „ „ „ „	1 „		„	140. „ „ „ „	2 „
„	27. „ „ „ „	1 „		„	141. „ „ „ „	1 „
„	34. „ „ „ „	2 „		„	162. „ „ „ „	1 „
„	35. „ „ „ „	1 „		„	206. „ „ „ „	1 „
„	44. „ „ „ „	2 „		„	207. „ „ „ „	1 „
„	52. „ „ „ „	1 „		„	215. „ „ „ „	1 „
„	55. „ „ „ „	1 „		„	237. „ „ „ „	1 „
„	58. „ „ „ „	3 „		„	244. „ „ „ „	1 „
„	60. „ „ „ „	1 „		„	255. „ „ „ „	1 „
„	61. „ „ „ „	1 „		„	259. „ „ „ „	1 „
„	65. „ „ „ „	1 „		„	283. „ „ „ „	2 „
„	69. „ „ „ „	1 „		„	284. „ „ „ „	1 „
„	70. „ „ „ „	3 „				

Tabelle VI.

Cutane Blutimpfungen mit positivem Resultat wurden 18 mal vorgenommen, und zwar wurde das Blut dem infizierten Tier entnommen und verimpft:

am	5. Tage nach der Impfung	1 mal
„	8. „ „ „ „	1 „
„	12. „ „ „ „	1 „
„	14. „ „ „ „	1 „
„	15. „ „ „ „	2 „
„	18. „ „ „ „	1 „
„	23. „ „ „ „	3 „
„	34. „ „ „ „	1 „
„	63. „ „ „ „	1 „
„	71. „ „ „ „	2 „
„	72. „ „ „ „	1 „
„	135. „ „ „ „	1 „
„	142. „ „ „ „	1 „
„	283. „ „ „ „	1 „

Tabelle VII. Positive Blutimpfungen.

dem Tier Nr.	am	geimpft mit Material	P. A. nach Tagen	Datum	Tage nach der Infekt.	auf	
M. cyn. 803	2. 1. 06	Prim.-A. Mensch	29	14. 3. 06	71	M. cyn. 1330	Der P. A. bei 1330 begann am 42. Tage und war deutlich am **50.** Tage.
„ „ 820	2. 1. 06	„ „ „	43	6. 3. 06	63	„ „ 1313	P. A. bei 1313 nach **50** Tagen.
„ „ 908	2. 1. 06	„ „ „	29	15. 3. 06	72	„ „ 1344	P. A. bei 1344 nach **49** Tagen.
„ „ 1268	6. 3. 06	„ „ „		20. 3. 06	**14**	„ „ 1379	1268 wurde vor Entwicklung seines P. A. getötet. — Der P. A. 1379 entstand am **36.** Tage. — 6 Paralleltiere, mit demselben Blut 1268 geimpft, blieben negativ.
„ „ 1270	6. 3. 06	„ „ „		24. 3. 06	**18**	„ „ 1405	P. A. 1405 entstand nach **40** Tagen. — 1270 vor Entwicklung des P. A. getötet.
„ „ 251	21. 7. 05	„ „ „	50	28. 4. 06	283	„ „ 1524	Am 23. 5. nach **25** Tagen beiderseits P. A. bei 1524.
„ „ 1516	25. 4. 06	P. A. 1304	36	30. 4. 06	**5**	„ „ 1546	Der P. A. 1546 ist s e h r fraglich: nach **22** Tagen am 22. 5. (also nach typischer Inkubation) entsteht beiderseits eine schuppende Infiltration, die 14 Tage besteht.
„ „ 799	2. 1. 06	P. A. M.	36	17. 5. 06	135	„ „ 1588	P. A. 1588 entsteht am 7. 6. nach **21** Tagen.
„ „ 1638	7. 6. 06	„ „ „	13 beginnende Knötchen	22. 6. 06	**15**	„ 1720 Orang 1721	Beide Tiere 1720 und 1721 bekommen P. A. am 20. bzw. 12 7. 06 nach 28 bzw. 20 Tagen. — 1721 wird reinokuliert, aber ohne Erfolg.
„ „ 1637	7. 6. 06	„ „ „		22. 6. 06	**15**	M. cyn. 1714 Orang 1721	Dasselbe wie bei 1638. P. A. am 12. 7. 06 nach 20 Tagen.
„ „ 905	2. 1. 06	„ „ „	29	14. 3. 06	71	M. cyn. 1334	16. 4. rechte Braue infiltriert, schuppend. — 7. 6. **Reinokulation positiv.**
„ „ 1272	6. 3. 06	„ „ „		29. 3. 06	**23**	Orang 1448	17. 5. ist „P. A." notiert. — **Reinokulation am 2. 6. ergibt deut-lichen P. A.** —
„ „ 1273	6. 3. 06	„ „ „		29. 3. 06	**23**	M. cyn. 1446	Am 7. 6. eine „linsengroße Primärpapel". — **Reinokulation am 23. 6. positiv.**
„ „ 1278	6. 3. 06	„ „ „		9. 4. 06	34	„ „ 1486	Am 10. 5. links, am 17. 5. rechts „P. A.". — **Reinokulation am 2. 6. positiv.**
„ „ 1518	25. 4. 06	P. A. 1304	56	3. 5. 06	8	„ „ 1549	Am 31. 5. „typ. P. A.". — **Reinokulation am 29. 11.** — Am **2. 1. P. A.**
„ „ 1519	25. 4. 06	„ „ 1304	36	7. 5. 06	**12**	„ „ 1563	Am 23. 6. suspekt. — Aber **Reinokulation am 10. 10. positiv.**
Orang 1553	5. 5. 06	Condyl. lata	27	28. 5. 06	**23**	„ „ 1601	Am 3. 7. links „infiltr. schuppend." — **Reinokulation 23. 7.** positiv.
M. cyn. 1303	6. 3. 06	P. A. M. und P. A. 1193	43	26. 7. 06	142	„ „ 1910	Am 23. 8. beiderseits „P. A.". — **Am 3. 1. Reinokulation, positiv am 6. 2.**

Ich füge noch eine Tabelle hinzu, in der nebeneinander Organ- und Blut-impfungen verzeichnet sind. Es geht aus derselben hervor, daß entweder die Impfungen gleichmäßig ein positives bzw. negatives Resultat ergaben oder die Verimpfung der Organe positiv war, während die Blutimpfung negativ verlief.

Tabelle VIII.

Vergleichsimpfungen mit Blut und inneren Organen am gleichen Untersuchungstage.

Tier Nr.	Impfung				Bemerkungen
	Dauer der Krankheit von der Impfung bis zur Untersuchung Tage	Milz	Knochen-mark	Blut	
1638 auf Orang 1721	15	+	+	+	
„ M. cyn. 1717		+	+		
1637	15	+	0	+	
1632	5	+	0	0	
Orang 1001	215	+	+	0	
799	135	+	+	+	
1215	115	—	+	0	
251	283	+	+	+	
1276	34	+	+	0	
1273	23	+	+	+	
1219	68	0	0	0	
1272	23	0	+	+	
1271	18	+	+	0	
1270	18	+	+	+	
1268	14	+	0	+	
1267	14	0	0	0	
1634	11	0	0	0	
1631	5	0	0	0	
Orang 1553	60	0	+	0	(am 23. Tage Blut positiv.)
1278	34	+	+	+	
1625	58	0	0	0	
1624	70	0	0	0	
1607	70	Drüse +	Hoden +	0	
1536	58	+	+	0	
1582	69	+	+	0	
1558	65	+	+	0	
295	206	0	0	0	
1170 (Hg.)	115	0	0	0	
1455 (Hg.)	140	0	0	0	
1201 (Hg.)	206	0	0	0	
1457 (Hg.)	126	0	0	0	
1303 (Hg.)	142	0	0	0	
1641	27	0	0	0	
1642	21	0	0	0	
1649	21	0	0	0	
1636	11		0	0	

Abschnitt VII.

Subcutane Infektionsversuche.

Versuche, Tiere auf subcutanem Wege zu infizieren, habe ich sehr zeitig begonnen.

In erster Reihe bewog mich dazu die Unsicherheit, welche bei allen c u t a n e n Infektionsversuchen bestand und welche trotz aller Modifikationen der Impfmethode doch nie ganz auszuschalten sein wird. Immer wieder haben wir bei cutanen Impfversuchen uns überzeugen müssen, daß bei einer anscheinend gleichmäßig geimpften Reihe von Tieren doch nur bei einem Teil positive Ergebnisse erzielt wurden. Es ist klar, daß dieses wechselnde Verhalten nur dadurch zustande kommen konnte, daß in die zum Zwecke der Inokulation angelegten Scarificationswunden entweder zufälligerweise kein virulentes Material hineingebracht, oder, ehe es haften konnte, wieder entfernt wurde.

Demgegenüber mußten bei subcutaner Einbringung des virulenten Materiales alle diese Fehlerquellen wegbleiben.

Freilich mußte andererseits die Beurteilung, ob ein Infektionsversuch auf subcutanem Wege erfolgreich sei oder nicht, bei niederen Affen auf besondere Schwierigkeiten stoßen, nachdem wir uns immer und immer wieder überzeugen mußten, daß allgemeine sekundäre Erscheinungen bei ihnen gar nicht oder (wie sich nachträglich herausstellte) nur äußerst selten vorkommen. Die Möglichkeit freilich, daß durch Einbringung sehr reichlichen Giftmateriales auf subcutanem Wege die Infektion anders verlaufen und reichliche cutane Symptome hervorbringen würde, war zwar gegeben. Leider aber hat sich diese Hoffnung nicht erfüllt, und so mußten denn die Tiere, bei denen subcutane Infektionsversuche gemacht worden waren, entweder cutan p r o b e i n o k u l i e r t werden, oder man mußte i h r e O r g a n e a u f w e i t e r e T i e r e v e r i m p f e n. — Da begann aber eine neue Schwierigkeit:

Nach dem vorher Gesagten ist es klar, daß auch diese Versuche nur beweiskräftig sein konnten, wenn man sowohl bei der cutanen Probeinokulation, wie bei der cutanen Verimpfung der (dem subcutan injizierten Tiere entnommenen) Organe die große Fehlerquelle, welche stets bei cutanen Infektionsversuchen besteht, berücksichtigte. Wo diese cutanen Probeimpfungen negativ ausfielen, war immer der Einwand eines nicht ganz fehlerfreien Experimentes möglich.

Die Frage, ob man auf subcutanem Wege i n f i z i e r e n könne, hat aber auch eine große Bedeutung für alle Immunisierungsversuche mit lebendem Virus; von vornherein durfte man mit der Möglichkeit rechnen, daß es vielleicht zwar nicht gelingen würde, auf subcutanem Wege zu i n f i z i e r e n, wohl aber zu i m m u n i s i e r e n.

Die nachstehend mitgeteilten subcutanen Infektionsversuche zerfallen nun in zwei Gruppen:

I. Anscheinend gelungen sind 36 Versuche.

II. Anscheind mißlungen sind 87 Versuche.

I. Die anscheinend gelungenen Versuche zerfallen in:

a) 32 Versuche, bei denen die nachträgliche Probeinokulation negativ verlief.

b) 4 Versuche, in welchen die Organverimpfungen positiv ausfielen.

II. Die anscheinend mißlungenen 87 Versuche zerfallen in

a) 48 Versuche mit positiven Probeinokulationen,

b) 39 Versuche mit negativen Organprüfungen.

Berücksichtigen wir die bei allen diesen cutanen Impfungen vorhandenen Fehlerquellen, so kann man die Frage aufwerfen, ob die unter Ia berichteten 32 negativen cutanen Probeinokulationen und die unter IIb berichteten 39 negativen Organverimpfungen wirklich einwandfrei sind.

Es wird aber wohl nicht angängig sein, in all diesen 71 cutanen Versuchen Fehlerquellen anzunehmen, um so weniger, wenn man berücksichtigt, daß diesen 71 negativen Inokulationen gegenüberstehen 4 (I b) + 48 (II a) positive cutane Impfungen.

Freilich ist als neuer Einwand gegen das anscheinende Mißlingen des subcutanen Infektionsmodus zu berücksichtigen, daß in einer großen Anzahl der Fälle das zur subcutanen Injektion verwendete Material nicht virulent und infektionstüchtig gewesen sei, wodurch diese Versuche auszuschalten wären.

Erwägt man alle diese Verhältnisse zusammen, so ergibt sich, daß in der Tat die Zahl der Versuche, welche die Möglichkeit, auf subcutanem Wege zu infizieren, einwandfrei beweisen, gering ist; eigentlich sind nur die 4 Fälle, in denen eine positive Organimpfung der vorher subcutan behandelten Tiere vorliegt, ganz klar. Und man wird daher im allgemeinen wohl sagen müssen:

Es ist zwar möglich, auf subcutanem Wege Tiere zu infizieren, aber diese subcutane Infektion scheint nur unter ganz besonderen Umständen zu gelingen.

Welche Momente sind es, welche die subcutane Infektion erschweren bzw. ermöglichen?

Bekanntlich spielen sich alle syphilitischen Prozesse im Bindegewebe und an den im Bindegewebe liegenden Gefäßen ab. Man müßte daher erwarten, daß gerade im Bindegewebe eine Ansiedlung und Vermehrung des Virus leicht vor sich gehen könne.

Die experimentell festgestellten Tatsachen haben aber das Gegenteil gezeigt.

Man konnte daran denken, daß vielleicht das Bindegewebe als solches einen für die Ansiedlung ungünstigeren Nährboden darstellt, als die oberen Hautschichten oder Hoden oder die Cornea, wo überall neben Gefäßbindegewebe Epithel vorhanden ist, und daß vielleicht gerade das Epithel eine besonders geeignete Nährstätte darstelle. Ich glaube in der Tat, daß Epithelgewebe die Ansiedlung und Vermehrung der Spirochäten wesentlich begünstigt.

Vielleicht war auch in Erwägung zu ziehen, ob nicht eine gewisse Sauerstoffarmut im subcutanen Gewebe ungünstig wirkt, obgleich wir sonst mehr Grund haben, die Spirochäten als anaerob vegetierende Parasiten anzusehen. In der Tat stellen in der menschlichen Pathologie subcutan sich abspielende Syphilisprozesse eine große Seltenheit dar, namentlich wenn man sie den im Corium und Papillarkörper lokalisierten Syphiloiden gegenüberstellt. (Siehe die zusammenfassende Darstellung bei Mauriac, S. 801.)

Vielleicht spielen auch bei den subcutanen Infektionen spezielle Eigentümlichkeiten einzelner Körperregionen ebenso mit, wie bei den cutanen Inokulationsversuchen. Es ist vielleicht kein Zufall, daß Hoffmann, Löhe und Mulzer, Schereschewsky, Truffi, Tomaczewski, wir selbst gerade an der Hodenhaut sowohl von Affen wie von Kaninchen eine Fortentwicklung der in das subcutane Bindegewebe eingeführten Spirochäten konstatieren konnten.

Es ist übrigens zu bemerken, daß bei allen diesen Versuchen es sich nicht um eine rein subcutane Einbringung des Infektionsmaterials handelt, sondern um eine cutan-subcutane Infektion. Daher bildet sich auch stets ein typisch-cutaner Primäraffekt (häufig in Form ganz besonders schöner Indurationen). Das subcutane Depot ist vielleicht nur der Ausgangspunkt für die in der Haut sich ansiedelnden Spirochäten.

Viel näher aber mußte der Gedanke liegen, daß das Virus, also die Spirochäten, vielleicht durch entzündliche Prozesse, die sich an die subcutane Infektion an Ort und Stelle anschließen, in der Vermehrung verhindert, vielleicht sogar durch Phagocytose seitens der Leukocyten abgefangen und zerstört würden. Und mit solchen, vielleicht sogar eitrigen Prozessen mußte man um so mehr rechnen, als wir einerseits bei der Verwendung menschlichen Materiales (Primäraffekten und Kondylomen) nie sterile Gewebe injizierten, andererseits bei Verwendung von Organbrei von Affen stets so beträchtliche Mengen von Gewebspartikelchen einbrachten, daß lokale entzündliche Prozesse kaum vermeidlich waren. Wir machten demgemäß zwei Versuchsreihen, welche die Richtigkeit dieses Gedankenganges erweisen.

Auch schon die oben erwähnten Versuche (S. 86) Syphilis plus Vaccine wiesen auf die Möglichkeit, daß starke Entzündungsprozesse — wenigstens bei niederen Affen — die Vermehrung und Verschleppung der Spirochäten verhinderten, hin. — Beim Menschen liegen die Verhältnisse für die Spirochäten zu günstig, als daß ihr Eindringen durch Entzündungen verhindert werden könnte. Sehen wir doch, daß selbst die dem Ulcus molle angehörenden starken Eiterungs- und Zerfallsvorgänge bei Chancre mixte die Syphilisinfektion nicht aufhalten.

Es wurden an einer Anzahl von Tieren subcutane Injektionen mit syphilisinfektiösem, sonst aber möglichst steril bereiteten Gewebsbrei gemacht. Die Infektiosität wurde durch cutane Verimpfung des Breies auf andere Tiere erwiesen.

Es wurden sodann nach 24, 48, 72 Stunden durch Incision die subcutan injizierten Stellen eröffnet und die an Ort und Stelle befindlichen Massen zur cutanen Infektion anderer Tiere verwendet.

Keine dieser Impfungen ging an; es war also tatsächlich die Infektiosität des vorher virulenten Breies durch den Aufenthalt im subcutanen Gewebe verloren gegangen. Erklärlich war diese Tatsache dadurch, daß überall eine mehr oder weniger große Eiteransammlung an den Injectionsstellen sich gebildet hatte.

Es gelang übrigens nicht, diese Eiterbildung zu verhüten, auch wenn wir mit $1/4$ und $1/2$ proz, Chininlösungen den Brei, den wir subcutan injizieren wollten, anrührten. (Diese Chininlösungen sind an sich nicht geeignet, die Virulenz von Brei zu beeinträchtigen.)

Hatten wir auf diese Weise den Beweis erbracht, daß an Ort und Stelle stark entzündliche, ja sogar eitrige Vorgänge sich entwickeln, welche im subcutanen Gewebe das eingeführte Virus vernichten, so konnten wir auf der anderen Seite den Beweis erbringen, daß die subcutanen Infektionen gelangen, wenn alle entzündlichen örtlichen Prozesse im subcutanen Bindegewebe verhütet wurden, dadurch, daß

1. der eingebrachte Brei wirklich absolut frei von Staphylokokken und anderen Eitererregern war und

2. daß der eingebrachte Brei frei war von gröberen Gewebspartikelchen. Wir verdünnten eine große Menge Brei mit steriler Kochsalzlösung, filtrierten mehrfach durch Mullschichten und gewannen so eine trübe, makroskopisch von Partikelchen freie Flüssigkeit.

Bei dieser Versuchsanordnung gewannen wir zwei Reihen von Tieren:

1. solche, deren Organe sich nachträglich als infektiös erwiesen,

2. solche, welche bei nachträglicher cutaner Impfung trotz Verwendung eines ausgezeichnet virulenten Breies sich refraktär, nichtinokulabel erwiesen.

Es scheint also in der Tat, als wenn entzündliche Prozesse, welche sich im Anschluß an die subcutane Impfung im subcutanen Bindegewebe entwickeln, die Weiterverbreitung der Spirochäten und damit die Allgemeininfektion verhüteten. Selbstverständlich richtet sich unser Blick dabei auf die phagocytäre Tätigkeit der Leukocyten, und so erklärt denn auch die Metschnikoffsche Schule, in erster Reihe Levaditi, das Mißlingen der subcutanen Infektion durch Leukocytenvorgänge.

„Wir wissen, daß die Spirochäten leicht die Beute der Phagocyten werden, wie man das leicht in der Lunge, Leber, Milz bei hereditärer Syphilis konstatieren kann. Mikrophagen und selbst polynucleäre Zellen bemächtigen sich der Spirochäten und zerstören sie in ihrem Protoplasma, ganz ebenso wie wir das bei anderen Spirillen, z. B. Tick-fever konstatieren können, bei denen wir unter dem Einfluß von Opsoninen eine Aufnahme der Spirillen durch Leukocyten beobachten können. Es ist dabei in Betracht zu ziehen, daß möglicherweise im subcutanen Gewebe sich solche Leukocytenansammlungen viel reicher entwickeln als in den oberflächlichen Hautschichten. Daß durch diese rein subcutanen Vorgänge keine „Immunisierung zustande kommt, hat nichts Überraschendes, denn nur dasjenige Virus, welches in die blutbereitenden Organe eindringt, kann die Produktion von Antikörpern nach sich ziehen.“

Freilich herrscht über die Bedeutung der Phagocytose für die Vernichtung der Spirochäten durchaus keine Übereinstimmung unter den Autoren.

Mit Levaditi ist Ehrmann ein Anhänger der Lehre, daß z. B. im Primäraffekt die Spirochäten durch die fixen und beweglichen Leukocyten zugrunde gehen.

Es kommen ferner die sowohl von Gierke, wie von Levaditi gemachten Feststellungen, daß sich Spirochäten auch in polynucleären Zellen finden, in Betracht. Gierke macht dazu freilich den Vorbehalt, daß man nicht mit Sicherheit feststellen kann, ob die Spirochäten von den Zellen gefressen werden, oder ob die beweglichen Spirochäten nicht am Ende in die Zellen selbständig eindringen.

Schließlich hat Hoffmann Spirochäten in Riesenzellen gefunden, mit gleichzeitiger Alteration ihrer Formen, wie ihrer tinktoriellen Eigenschaften.

Demgegenüber bekämpft Rabinowicz in der energischsten Weise die Metschnikoffschen Anschauungen.

Auch Mapaglia glaubt, daß die natürliche Verteidigung der Organismen, wenigstens gegen Trypanosomeninfektion, nicht bei den Leukocyten liege, sondern mittels spezifischer Antikörper stattfinde, welche zerstörend auf die Mikroorganismen einwirken, eine Anschauung, welche Levaditi und Roché wiederum in der intensivsten Weise bekämpfen.

Auch Terebinsky hat sich eingehend mit der Phagocytosefrage beschäftigt und äußert sich in folgender Weise darüber:

Metschnikoff hat als allgemeine Regel über die Phagocytose folgende Sätze aufgestellt:

„Während den Makrophagen beim Resorbieren der von außen in den Organismus eingeführten Zellen die Hauptrolle zukommt, kommen die Mikrophagen als erste in Betracht bei der Zerstörung der Mikroben, indem sie diese unmittelbar erfassen, und zerstören oder indem sie selber zerfallen und das in ihnen enthaltene Ferment (die sogenannte Mikrocytase), in welchem bactericide Eigenschaften vorherrschen, auf die Mikroben zerstörend einwirkt.

„Nach Terebinskys Untersuchungen muß auch hinsichtlich der Spirochaete pallida dieses Gesetz Anwendung finden. In der Tat kann die bei Einführung der syphilitischen Cornea ins Derma der Affen mit solcher Intensität sich äußernde Reaktion der Makrophagenpolyblasten die Ansteckung des Organismus durch Syphilis nicht verhüten. Ganz anders aber liegen die Verhältnisse bei Impfungen ins subcutane Bindegewebe. Hier wird die Cornea selbst eingekapselt, und sie infiltriert sich dicht mit polynucleären Mikrophagen. Syphilis entwickelt sich jedoch nicht infolge der Zerstörung der Spirochäten durch die Einwirkung der polynucleären Mikrophagen.

Ähnliche Erfahrungen machte C. Stern bei Übertragungsversuchen von Sklerosen auf Kaninchennieren. 20 mal versuchte er eine Allgemeininfektion des Kaninchens durch Einbringen von Sklerosenstückchen unter die Nierenkapsel zu erzeugen; jedesmal aber stellte sich eine starke lokale Leukocytose ein, welche „die Infektion in Schranken hält, die Infektionsträger rasch einscheidet, sie verdaut und so zweifellos den wirksamsten Schutz gegen die Allgemeininfektion bildet." —

Von dem Gesichtspunkt aus, daß etwa eine Einwirkung bakteriolytischer Substanzen des Blutserums die Spirochätenentwicklung aufhalten könne, wurden von uns Versuche angestellt, um diese Einwirkung durch eine künstliche Herabsetzung des Komplementgehaltes auszuschalten. Zu diesem Zwecke wurde vor der subcutanen Jnjektion eine Mischung von Pferdeserum mit dem Serum eines Kaninchens, das selbst mit Pferdeserum vorbehandelt worden war, injiziert, in der Erwartung, daß beim Zusammentritt von Präcipitinogen und Präcipitin eine starke Komplementabsorption stattfinden würde. Aber diese Versuche mißglückten ebenso wie alle andern subcutanen Versuche, wenn nicht in der sorgsamsten Weise für die Verhütung jeglichen lokalen Vorganges in der subcutanen Injektionsstelle gesorgt war.

Übrigens ist bei allen „gelungenen" subcutanen Versuchen daran zu denken, daß vielleicht an den Einstichstellen sich Primäraffekte entwickelt haben, welche aber ihrer Kleinheit wegen übersehen wurden. Beinahe wäre es uns mit dem Versuch Orang 150 ebenso ergangen; doch gelang es da, die zwar sehr kleinen, aber doch absolut typischen Primäraffekte an den Einstichstellen aufzufinden. So wurde aus der anscheinend gelungenen „subcutanen" eine ganz gewöhnliche cutane Infektion.

In nachstehenden Tabellen IX und X sind unter anderem zusammengestellt:

I a. die 32 Tiere mit negativ verlaufener Probeinokulation und

II b. die 39 Tiere mit negativ verlaufener Organprüfung.

Tabelle IX. Anscheinend gelungene **subcutane** Infektionen mit 32 negativ verlaufenen cutanen Probeinokulationen.

Versuchstier und Nummer	Subcutane Injektion		Zeitraum zwischen der subcutanen Injektion und der cutanen Probeinokulation in Tagen	Datum	mit Impfmaterial	
	Datum	mit				
M. cyn. 116	16. 5. 05	Milz von M. nem. 20	50 162	5. 7. 05 25. 10. 05	P. A. M. „ „ „	Die Milz von Nemestr. 20 ergab bei cutaner Impfung ein positives Resultat. — Die zweite Inokulation ist nicht ganz einwandfrei, weil das Tier am 23. 11. starb, die Beobachtungsdauer also zu kurz ist
„ „ 199	3. 7. 05	Organsaft von M. cyn. 16	114	25. 10. 05	„ „ „	Mit dem P. A. (Mensch) wurden am 25. 10. geimpft Tier 199 und folgende nachstehende Tiere 340, 428, 465, 315, 403, 423. Alle diese Probeinokulationen blieben negativ. Dagegen war eine große Anzahl Kontrollimpfungen an frischen Tieren positiv.
			183	2. 1. 06	„ „ „	Nicht ganz einwandfrei. Gestorben am 7. 2., also zu kurze Beobachtungszeit. — P. A. Mensch (2. 1.) war gut infektiös.
„ „ 340	21. 7. 05	Milz-Knochenmark von Orang 1	96	25. 10. 05	„ „ „	Die cutanen Impfungen mit Milz-Knochenmark von Orang 1 blieben negativ.
„ „ 428	2. 8. 05	Knochenmark-Milz von cyn. 27	84	25. 10. 05	„ „ „	Zwei andere in ganz gleicher Weise behandelte Tiere (429 und 431) ergaben positive Resultate bei der cutanen Probeinokulation.
„ „ 465	3. 8. 05	Milz von Gibbon 42	83 152 304	25. 10. 05 2. 1. 06 2. 6. 06	„ „ „ „ „ „ „ „ „	Das Tier wurde am 21. 2. getötet und die Organe auf 7 Tiere verimpft. Nur bei einem zeigte sich eine suspekte Stelle. Außerdem ließ sich die Milz 42 nicht mit positivem Ergebnis cutan verimpfen. P. A. Mensch (2. 1.) war gut infektiös.
„ „ 1005	26. 10. 05 23. 11. 05	Milz cyn. 68 Milz nem. 973	85 bzw. 57	19. 1. 06	P. A.	
„ „ 315	21. 7. 05	Lunge Orang 1	96 165	25. 10. 05 2. 1. 06	P. A. M. „ „ „	Am 11. 11. suspekte Infiltration! — Die übrigen Organe von Orang-Utan 1 (siehe Versuch 340 oben) waren cutan nicht verimpfbar.
„ „ 403	2. 8. 05	Lunge cyn. 27	84 153 262	25. 10. 05 2. 1. 06 21. 4. 06	„ „ „ „ „ „ „ „ „	Die Lunge 27 war cutan nicht verimpfbar.
„ „ 423	2. 8. 05	Rückenmark von cyn. 27	84	25. 10. 05	„ „ „	Das Rückenmark 27 ergab bei cutaner Verimpfung negative Resultate.
„ „ 856	27. 9. 05	M. primäre Drüse 2 ccm plus 0,5 ccm Chininlösung (5 g Chinin in 10 ccm Wasser) 5. 10. Nekrose	97	2. 1. 06	„ „ „	Am 5. 10. entstand Nekrose an der Injektionsstelle am Oberschenkel. — P. A. Mensch ergab bei Kontrolltieren positive Resultate.

Tabelle IX. (Fortsetzung.)

Versuchstier und Nummer	Subcutane Injektion		Zeitraum zwischen der subcutanen Injektion und der cutanen Probeinokulation in Tagen	Datum	mit Impfmaterial	
	Datum	mit				
„ „ 1113	20. 12. 05	Milz cyn. 221	30 122	19. 1. 06 21. 4. 06	P. A. M. „ „ „	Die Paralleltiere 1112 und 1114 ergaben bei den Probeinokulationen positives Ergebnis.
Orang 77	19. 4. 05	Gumma-Inhalt	77	5. 7. 05	P. A.	Die Organverimpfungen des Tieres 77 ergaben negative Ergebnisse.
M. cyn. 205	5. 7. 05	primäre Drüse, M. (Glycerin-Aufschwemmung)	73 127	16. 9. 05 9. 11. 05	„ „ „ „	15. 7. entstand ein Absceß an den Injektionsstellen. — Das Tier wird am 23. 12. getötet. Organverimpfungen bleiben negativ! —
„ „ 891	26. 7. bis 12. 9. 06	Blut Nr. 5—13 9 × je 10 ccm	40	4. 9. 06	P. A. M.	Beobachtet bis 4. 10.
„ „ 890	26. 7. bis 27. 9. 06.	Blut 10 × je 10 ccm	63	27. 9. 06	P. A. 272	Beobachtet bis 31. 10. — Der P. A. 272 ergab bei mehreren anderen Tieren positive Impfergebnisse. —
„ „ 888	26. 7. bis 27. 9. 06	Blut 10 × je 10 ccm	40	4. 9. 06	P. A. M.	Beobachtet bis 4. 10.
„ „ 854	19. 7. bis 27. 12. 06	Brei 14 × je 5 ccm	42 83	30. 8. 06 10. 10. 06	P. A. 748 P. A. 53	Siehe das nachstehende Tier 826.
„ „ 826	19. 7. bis 27. 12. 06	Brei 18 × je 5 ccm	42 83	30. 8. 06 10. 10. 06	P. A. 748 P. A. 53	Auch die mit dem P. A. 748 geimpften Kontrolltiere bleiben negativ, bis auf eine Ausnahme. Alle mit dem P. A. 53 geimpften Tiere bleiben negativ.
„ „ 823	19. 7. bis 10. 10. 06	Brei 12 × je 5 ccm	47 83	4. 9. 06 10. 10. 06	P. A. M. P. A. 37	Konnte nicht genügend beobachtet werden (weggelaufen). — Der P. A. 37 war nicht sehr infektiös bei Kontrolltieren.
„ „ 219	18. 10. 06 bis 17. 1. 07	Brei und Blut 9 Injekt.	105	31. 1. 07	P. A. 504	Das P. A. 504 hat nirgends positive Impfresultate ergeben.
„ „ 220	18. 10. 06 bis 17. 1. 07	Brei 9 Injekt.	105	31. 1. 07	P. A. 504	Das P. A. 504 hat nirgends positive Resultate ergeben.

„ „ 224	18.10.06 bis 17.1.07	Brei 9 Injekt.	105	31.1.07	P. A. 504	Beobachtet nur 27. 2.
„ „ 445	27.12.06 bis 25.2.07	Brei 6 ×	67	4.3.07	Brei 34	Beobachtet bis 3. 4., also sehr kurze Zeit. — Der Brei 34 war bei Kontrolltieren gut infektiös.
„ „ 450	27.12.06 bis 25.2.07	Brei 6 ×	67	4.3.07	Brei 34	Brei 34 war gut infektiös.
M. cyn. 457	27.12.06 bis 25.2.07	Brei 6 ×	67	4.3.07	Brei 34	Brei 34 war gut infektiös.
			141	17.5.07	Brei 57	Gestorben 10 6.; also sehr kurze Zeit beobachtet.
„ „ 865	18.7.	Brei 74	61	17.9.	Brei 94	Der Brei 74 war mit besonderer Sorgfalt steril und frei von gröberen Gewebsteilchen angerichtet worden. — Der Brei 94 war bei cutaner Verwendung gut infektiös.
„ „ 867	18.7.	Brei 74	61	17.9.	Brei 94	
„ „ 869	18.7.	Brei 74	61	17.9.	Brei 94	
„ „ 871	18.7.	Brei 74	61	17.9.	Brei 94	
„ „ 307	22.11. bis 31.1.	2 × 5 ccm defibrin. Blut M. 2 × 10 ccm Tierblut m. Hirudin	91	21.2.	Brei von 465	Der Brei 465 ist selbst von einem subcutan injizierten Tier und von den mit Brei 465 cutan geimpften Tieren hat nur eins ein etwas verdächtiges Resultat, keinen
„ „ 309	22.11. bis 31.1.	2 × 5 ccm defibrin. Blut M. 4 × 10 ccm Tierblut m. Hirudin	91	21.2.	Brei von 465	
„ „ 554	28.6.	Brei 70	40	7.8.	Brei 80	Der Brei 70 war ganz steril. Der Brei 80 war bei andern Tieren gut infektiös.

Tabelle X.

Anscheinend gelungene **subcutane** Infektionen, bewiesen durch positive Organverimpfungen.

Versuchstier und Nummer	Subcutane Injektion		Zeitraum zwischen der subcutanen Injektion und der Organverimpfung in Tagen	Organprüfung		
	Datum	mit		Datum	Erfolg	
M. cyn. 349	1. 4.	Brei 45	14	15. 4.	+	Bei den Versuchen 349 bis 346 war mit ganz besonderer Vorsicht der zu subcutanen Injektionen benützte Brei 45 hergestellt. Er war vollkommen steril und frei von gröberen Gewebspartikeln. Trotzdem sind unter den 6 Versuchen nur 3 positiv ausgefallen.
(„ „ 342	1. 4.	Brei 45	33	3. 5.)	0	
(„ „ 343	1. 4.	Brei 45	33	3. 5.)	0	
„ „ 344	1. 4.	Brei 45	27	27. 4.	+	
„ „ 345	1. 4.	Brei 45	27	27. 4.	+	
„ „ 346	1. 4.	Brei 45	33	3. 5.	+	
„ „ 990	25. 10.	Milz cyn. 583	42	6. 12.	+ ?	Verimpfung von Milz-Knochenmarkbrei auf 6 Thiere. Bei einem M. nemestr. (1084) entsteht am 11. April, also nach 126 Tagen! (6. 12. bis 11. 4.), ein Primäraffekt, der excidiert und auf 4 weitere Tiere verimpft wird; alle 4 bekommen Primäraffekte —. Die Inkubationsdauer ist so lang, daß man sicherlich zweifeln muß, ob der Primäraffekt bei M. nemestr. 1084 wirklich von der Verimpfung der Organe des subcutan injizierten Tieres abhängt.
	23. 11.	Milz nem. 973	13			

Kann man diese Versuche nicht ansehen als Beweis für eine auf subcutanem Wege erzielte Immunisierung?

Dieser Annahme widerspricht aber die große Anzahl von 48 positiven cutanen Probeinokulationen; denn diese beweisen, daß weder eine Immunisierung noch eine Infektion bei den betreffenden Tieren stattgefunden hat.

Bei einer großen Anzahl von Tieren mit subcutaner Viruszufuhr haben wir beobachtet, daß eine auffallend starke Abmagerung und Kachexie nachfolgte, so daß der Gedanke einer Intoxikation nahegelegt wird. Sicherlich ist auch die Sterblichkeit der subcutan behandelten Tiere auffallend groß.

Über die verschiedene Art des zur subcutanen Injektion verwendeten Materials und über die Zahl der Injektionen geben die vorstehenden zwei Tabellen XI und XII Aufschluß.

Zu diesen in Batavia gemachten Versuchen treten hinzu eine Reihe von 25 in Breslau an Cynocephali, Cercopitheken, Macacus rhesus und sinicus gemachten Versuchen, mit Primäraffekten, Kondylomen usw. subcutan zu infizieren. Alle verliefen ohne Ergebnis.

Einige Versuche wurden auch an drei Schimpansen und vier Orang-Utans gemacht, auch ohne Erfolg, soweit die — in vielen Fällen freilich etwas kurze — Beobachtungsfrist ein Urteil gestattete.

In Breslau wurden auch eine größere Anzahl von subcutanen Injektionen mit Menschenblut gemacht und zwar mit Verwendung größerer Quantitäten sowohl an höheren wie niederen Affen. Es ließ sich nie auf diesem Wege eine Infektion erzielen.

Tabelle XI.

Die anscheinend gelungenen subcutanen Infektionsversuche wurden vorgenommen mit Material von

	Menschen		Mensch und Affen	Affen				Insgesamt
	P. A. Kondylomen-Drüse	Blut	Blut	P. A.	Einzel-organe	Blut	Brei	
Im ganzen an	3	—	2	—	9	3	19	36 Tieren
Der subcutane Infektionsversuch wurde vorgenommen je 1 mal an	2	—	—	—	7	—	10	19 Tieren
„ 2 „ „	1	—	—	—	2	—	—	3 „
„ 4 „ „	—	—	1	—	—	—	—	1 „
„ 6 „ „	—	—	1	—	—	—	3	4 „
„ 9 „ „	—	—	—	—	—	1	3	4 „
„ 10 „ „	—	—	—	—	—	2	—	2 „
„ 12 „ „	—	—	—	—	—	—	1	1 „
„ 14 „ „	—	—	—	—	—	—	1	1 „
„ 18 „ „	—	—	—	—	—	—	1	1 „
Die cutane Probeinokulation verlief negativ bei	3	—	2	—	9	3	15	32 Tieren
Die Organprüfungen verliefen positiv bei	—	—	—	—	—	—	4	36 Tieren

Tabelle XII.

Die nicht gelungenen subcutanen Infektionsversuche wurden vorgenommen mit Material von

	Menschen		Mensch und Affen	Affen				Insgesamt
	P. A. Kondylomen-Drüse	Blut	Blut	P. A.	Einzel-organe	Blut	Brei	
Im ganzen an	11	2	2	1	33	3	35	87 Tieren
Der subcutane Infektionsversuch wurde vorgenommen je 1 mal an	9	—	—	—	27	—	24	60 Tieren
„ 2 „ „	—	1	2	—	6	—	2	11 „
„ 3 „ „	2	1	—	1	—	3	—	7 „
„ 6 „ „	—	—	—	—	—	—	3	3 „
„ 7 „ „	—	—	—	—	—	—	1	1 „
„ 9 „ „	—	—	—	—	—	—	5	5 „
Die cutane Probeinokulation verlief positiv bei	6	1	2	—	27	3	9	48 Tieren
Die Organprüfungen verliefen negativ bei	5	1	—	1	6	—	26	39 Tieren

Abschnitt VIII.

Intravenöse Infektionsversuche.

Gegenüber der Schwierigkeit, auf subcutanem Wege zu infizieren, ist es anscheinend leicht, durch intravenöse Giftzufuhr Syphilis zu erzeugen, wie die nachstehende Tabelle (S. 114) ergibt.

Fasse ich die nachstehend zusammengestellten Versuche zusammen, so ergibt sich folgendes:

Unter 46 Versuchen befinden sich 28 positiv ausgefallene und 18 negativ verlaufene. Der Erfolg wurde beurteilt in 31 Fällen danach, ob eine nachträgliche ein- oder mehrmals vorgenommene cutane Inokulation einen Primäraffekt ergab oder nicht. Elfmal verlief die Impfung positiv. (Darunter befindet sich aber eine Serie, in der sämtliche sechs mit demselben Material ausgeführten intravenösen Infektionsversuche mißlangen.)

Bei 24 Tieren wurden Organprüfungen vorgenommen. Unter diesen 24 befinden sich elf, bei denen schon vorher auch cutane Inokulationen, zumeist mit negativem Erfolg, ausgeführt waren.

Eine besondere Gruppe bilden sechs Tiere, welche erst intravenös injiziert worden waren und bei denen später teils cutane Probeinokulationen, teils Organexstirpationen vorgenommen worden waren. A priori mußte man erwarten, daß Tiere, bei denen der kutane Inokulationsversuch negativ verlief, infektiöse Organe haben müßten, und umgekehrt. Tatsächlich war aber das nur zweimal der Fall (bei den Tieren 33 und 34).

Bei zwei Tieren blieb die cutane Inokulation negativ, aber auch die mit den exstirpierten Hoden dieser Tiere vorgenommenen Impfungen. Möglicherweise ist bei der intravenösen Infektion der Hoden vom Virus verschont geblieben, so daß deshalb die mit ihm vorgenommene Impfung kein Resultat ergab. Tatsächlich ergaben Impfungen mit Milz - Knochenmark und Leber eines in gleicher Weise mit demselben Material intravenös infizierten Tieres positive Resultate.

Auch beim Tier 35 sind die Impfungen mit der exstirpierten Milz negativ geblieben, wie auch die cutane Probeinokulation ohne Effekt. In diesem Falle aber ist die Milz acht Tage! nach der intravenösen Injektion exstirpiert und vergeblich verimpft worden. Es ist wohl anzunehmen, daß das etwa in die Milz eingedrungene Virus sich so wenig vermehrt hatte, daß es nur ganz spärlich und vereinzelt in der Milz vorhanden war, so daß vielleicht giftfreie Milzgewebe zur Ver-

Tabelle XIII. Intravenöse Infektionsversuche.

Versuchs-tier Nummer	Intravenöse Injektion		Zeitraum zwischen					
			der intravenösen Injektion und der cutanen Probeinokulation				der intravenösen Injektion und der Organverimpfung	
	Datum	mit	in Tagen	Datum	mit	Re-sultat	in Tagen	Datum
M. cyn. 1	15. 9.	Knochenmark M. niger 105	109	2. 1.	P. A. M.	0		
„ „ 2	15. 9.	Knochenmark von M. niger 105	109	2. 1.	P. A. M.	0		
„ „ 3	15. 9.	Knochenmark M. cyn. 253					99	23.12.	0
„ „ 4	15. 9.	Knochenmark M. niger 105					105	2. 1.	0
„ „ 5	15. 9.	Milz von M. niger 105	109	2. 1.	P. A. M.	P. A. 29		
„ „ 6	15. 9.	Milz von M. niger 105	109	2. 1.	P. A. M.	P. A. 36		
„ „ 7	15. 9.	Milz von M. cyn. 253	109	2. 1.	P. A. M.	P. A. 36		
„ „ 8	15. 9.	Milz von M. cyn. 253	109	2. 1.	P. A. M.	P. A. 29		
„ „ 9	15. 9.	Milz 253	109	2. 1.	P. A. M.	P. A. 36		
„ „ 10	15. 9.	Milz cyn. 151	109	2. 1.	P. A. M.	P. A. 36		
„ „ 11	29. 4.	Rückenmark M. cyn. 25	70	8. 7.	P. A. M.	P. A. 20		
„ „ 12	15. 9.	Knochenmark M. cyn. 253					167	1. 3.	0
„ „ 13	28. 4. bis 24. 5.	Blut von Affen 4 mal	19 / 85 / 154	17. 5. / 23. 7. / 29. 9.	Cond. lata / P. A. M. / Brei 19	0 / 0 / 0	294	16. 2.	+
„ „ 14	29. 4. bis 15. 5.	Blut von Affen 3 mal	34	2. 6.	P. A. 1520	P. A. 18		

Spätere Organverimpfung am 23. 8. mehrfach positiv.

M. cyn. 15	29. 4. bis 24. 5.	Affenblut 4 mal	128 230	4. 9. 15.12.	P. A. M. P. A. 2236	0 0				
„ „ 16	29. 4. bis 15. 5.	Affenblut 3 mal	34	2. 6.	P. A. 1520	P. A. 26				Spätere Organverimpfung am 30. 7. mehrfach positiv.
„ „ 17	9. 8. bis 24.10.	Breiflüssigkeit 11 mal	62 91	10.10. 8. 11.	P. A. 2037 P. A. 1848	0 0				
„ „ 18	9. 8. bis 24.10.	Breiflüssigkeit 11 mal	62 91	10.10. 8. 11.	P. A. 2053 P. A. 1848	0 0				
„ „ 19	9. 8. bis 24.10.	Breiflüssigkeit 11 mal	62 91	10.10. 8. 11.	P. A. 2089 P. A. 1848	0 0				
„ „ 20	20.12.	Knochenmark M. cyn. 2167					46	4. 2.	+	einer der durch Organimpfung entstandenen P. A. wird excidiert und ergibt verimpft neue P. A.
„ „ 21	20.12.	desgl.					25	14. 1.	0	
„ „ 22	20.12.	desgl.					39	28. 1.	0	
„ „ 23	20.12.	desgl.					32	21. 1.	+	
„ „ 24	20.12.	desgl.					18	7. 1.	0	
„ „ 25	10. 1.	Knochenmark M. cyn. XXIV	19	29. 1.	P. A. 2520	0	95	15. 4.	+	
„ „ 26	16. 1. bis 4. 3.	Knochenmark- aufschwemmung 6 mal	54	11. 3.	Brei 37	0				
„ „ 27	16. 1. bis 4. 3.	desgl.	54	11. 3.	Brei 37	0				
„ „ 28	16. 1. bis 4. 3.	desgl.	54	11. 3.	desgl.	0	121	17. 5.	+	
„ „ 29	16. 1. bis 4. 3.	desgl.	54	11. 3.	desgl.	0				
Orang X	8. 4.	Brei 49	98 111	15. 7. 18. 7.	Brei 73 Brei 74	0 0				
„ XI	8. 4.	desgl.	98 111	15. 7. 18. 7.	Brei 73 Brei 74	0 0	121	7. 8.	+	

Tabelle XIII. (Fortsetzung.)

Versuchs-tier Nummer	Intravenöse Versuche		Zeitraum zwischen						
			der intravenösen Injektion und der cutanen Probeinokulation				der intravenösen Injektion und der Organverimpfung		
	Datum	mit	in Tagen	Datum	mit	Resultat	in Tagen	Datum	
M. cyn 30	4. 3.	Brei 34 2 ccm	59	2. 5.	Brei 52	0	58	1. 5.	0	Hoden exstirpiert ergibt verimpft keinen P. A.
				6. 7.	Brei 71	0			
„ „ 31	4. 3.	desgl.	—	—	—	—	58	1. 5.	+	Impfungen mit Milz-Knochenmarkbrei und Leber des getöteten Tieres ergaben positive Resultate.
„ „ 32	4. 3.	desgl.	59	2. 5.	Brei 52	0	52	25. 4.	0	Hoden exstirpiert, Impfungen bleiben negativ.
				6. 7.	Brei 71	0			
„ „ 33	4 3.	desgl.	59	2. 5.	Brei 52	0	58	1. 5.	0	Milz exstirpiert, Impfungen bleiben negativ.
				6. 7.	Brei 71	P. A.			
„ „ 34	4. 3.	desgl.	59	2. 5.	Brei 52	P. A. 47	55	29. 4.	0	Hoden exstirpiert, Impfungen bleiben negativ.
„ „ 35	18. 3.	Brei 40 4 ccm	17	4. 4.	Brei 46	0	8	26. 3.	0	Milz exstirpiert, Impfungen bleiben negativ.
„ „ 36	18. 3.	desgl.					18	5. 4.	0	Milz-Knochenmarkbrei des getöteten Tieres.
„ „ 37	18. 3.	desgl.	60	17. 5.	Brei 57	0			
„ „ 38	18. 3.	desgl.	60	17. 5.	Brei 57	0			
„ „ 39	18. 3.	desgl.	60	17. 5.	Brei 57	0			
			122	18. 7.	Brei 74	0			
„ „ 40	18. 3.	desgl					73	30. 5.	+	
„ „ 41	18. 3.	desgl.					73	30. 5.	+	
„ „ 42	2. 11.	P. A. M.					41	13. 12.	+	
„ „ 43	24. 7.	Brei 76					64	26. 9.	+	
„ „ 44	24. 7.	desgl.					54	16. 9.	+	

Zu dieser Versuchsreihe ist zu bemerken, daß der Brei 34, der zu den intravenösen Injektionen benutzt wurde, gut infektiös war, während der Brei 52 auch bei den cutanen Kontrollimpfungen an gesunden Tieren versagte.

impfung gelangten. — Die cutanen Probeinokulationen wurden erst am 17. Tage nach der intravenösen Inokulation vorgenommen. Daß diese negativ blieb, ist erklärlich durch die Annahme, daß jetzt schon ein refraktärer Zustand der Haut sich ausgebildet hatte.

Allgemeinerscheinungen haben wir bei unseren Makaken nie gesehen. Uhlenhuth berichtet dagegen, daß es ihm gelungen ist, bei einem Cercopitheken durch intravenöse Injektion syphilitischen Kaninchenhodenmaterials eine syphilitische Allgemeinerkrankung ohne Primäraffekt zu erzielen, welche sich durch ein außerordentlich typisches papulocircinäres Syphilid des Stammes und der Gliedmaßen mit gleichzeitiger multipler Drüsenschwellung manifestierte.

Über den **Zeitpunkt,** wann die allgemeine konstitutionelle Beeinflussung des Körpers, speziell die Haut-„Immunität" nach der intravenösen Injektion eintritt, ergeben die Versuche kein rechtes Bild, da die allermeisten diesbezüglichen Prüfungen (cutane Probeinokulation oder Organverimpfung) erst an sehr späten Terminen vorgenommen worden sind.

Am kürzesten war die Frist bei den gelungenen intravenösen Versuchen mit 17, 19, 32, 34, 41 Tagen; bei den mißlungenen mit 8, 18, 18, 25, 34 Tagen.

Ein Blick auf die nachstehende Liste XIV ergibt das fast selbstverständlich erscheinende Resultat, daß die intravenösen Injektionen um so sicherer infizieren, je größer die Zahl derselben ist. Wir haben 31 Versuche mit nur einer intravenösen Injektion, darunter 16 gelungene, während unter 13 Versuchen mit mehrfachen Injektionen nur ein mißlungener sich befindet.

Die Zusammenstellung berücksichtigt auch die Art des zur intravenösen Injektion verwendeten Materials.

Tabelle XIV. Intravenöse Versuche.

Verwendetes Injektions-Material	Zahl der In-jektionen	Zahl der Versuche	mit Erfolg	ohne Erfolg
Affen-Organbrei	11	1	1	—
,, ,, ...	2	2	2	—
,, ,, ...	1	13	9	4
,, -Knochenmark . . .	6	4	4	—
,, ,, . . .	1	11	5	6
,, -Milz	1	6	—	6
,, -Rückenmark . . .	1	1	—	1
,, -Blut	11	2	2	—
,, ,, ...	4	4	3	1
Mensch-Primäraffekt . . .	1	1	1	—

Bei Kaninchen haben wir auf intravenösem Wege keine Infektionen erzielen können. Uhlenhuth war glücklicher; er berichtet darüber:

„Eine Generalisierung des syphilitischen Virus bei Kaninchen konnten wir weiterhin durch intravenöse Injektion größerer Mengen spirochätenhaltigen Materials (in physiologischer Kochsalzlösung aufgeschwemmter Hodensyphilome und Primäraffekte) erzielen. Die gelungene Allgemeininfektion dokumentierte sich in zwei Fällen dadurch, daß nach einer Inkubationszeit von ca. 2 Monaten auf der Scrotalhaut spirochätenhaltige Erosionen mit gleichzeitiger typischer circumscripter syphilitischer Orchitis und Periorchitis auftraten. In einem dieser Fälle bildete sich etwa 6 Wochen nach Abheilung der Hodenerkrankungen spontan eine typische oberflächliche Keratitis syphilitica (mit Spirochäten!) des einen Auges aus. Bei zwei wiederholt intravenös geimpften Kaninchen, die kurze Zeit nach der letzten Impfung gestorben waren, fanden sich in fast allen inneren Organen bei Levaditifärbung massenhaft Spirochäten. Ob hier eine Vermehrung stattgefunden hat, und wieviel auf Rechnung des eingespritzten Materials zu setzen ist, ist schwer zu sagen.“

„Bei zwei ganz jungen Kaninchen, die in derselben Weise mehrmals intravenös geimpft worden waren, entstanden etwa 8 Monate nach der ersten Impfung an beiden knorpeligen Nasenöffnungen halbkugelige, etwa haselnußgroße Tumoren von derber Konsistenz. Diese Tumoren, welche zahlreiche Spirochaetae pallidae sowohl im Quetschsaft als auch im Gewebeschnitt enthielten, glichen makroskopisch wie mikroskopisch menschlichen Gummiknoten. Die Übertragung von Stückchen dieser Geschwülste auf Kaninchenhoden gelang in mehreren Fällen. Die schwere Allgemeinerkrankung bei den Tieren zeigt sich auch in dem sehr reduzierten Ernährungszustand und in einem auffallend geringeren Wachstum ihren anderen, gesunden Geschwistern gegenüber.“

Abschnitt IX.

Intraperitoneale Versuche.

Intraperitoneale Versuche haben wir 15 mal angestellt, jedoch stets mit negativem Resultat. In einigen Versuchen wurde der ganz dünne zur Injektion verwandte Organbrei mit schwachen Chininlösungen und mit Anti-Pferdeserum vermischt.

Ob auch in diesen Versuchen eine zu starke Leukocytose (bzw. Phagocytose) das Angehen der Syphilis verhindert hat, ist nicht näher festgestellt worden.

Lymphdrüsenspaltung und Einreiben der auf diese Weise freigelegten Flächen mit Virusmaterial wurde zweimal vorgenommen, beide Male ohne Resultat; denn eine spätere Reinokulation ergab ein positives Resultat.

Diesen Versuchen schließen sich an diejenigen, bei denen wir die **Innenfläche der Vena femoralis** bloßlegten und das Gefäßendothel energisch mit Virus einrieben. Das Resultat war ein negatives, denn eine spätere Reinokulation verlief positiv.

Die wichtigsten Versuche waren direkte **Impfungen des Hodens.** In der ersten Serie spalteten wir die Hoden und rieben die Schnittflächen intensiv mit Virusmaterial ein. Von fünf Versuchen verliefen zwei positiv, indem das eine Tier vergeblich (mit gutem Material) reinokuliert wurde, während die Organe des andern sich bei der Verimpfung als deutlich infektiös erwiesen. In einer späteren Reihe wurde ganz dünne Breiflüssigkeit in das Gewebe des Hodens injiziert. Auch hier liegen sechs Versuche vor.

Bekanntlich hat sich diese Methode, den Hoden zur Inokulationsstelle zu wählen, als ganz besonders nützlich erwiesen.

Hügel berichtet über eine ganz besonders reichliche Spirochätenvermehrung, die er im Hodengewebe von geimpften Rhesusaffen konstatieren konnte.

Hoffmann hat (siehe S. 88) zweimal disseminierte papulöse Syphilide bei niederen Affen gesehen, die nicht cutan, sondern durch Injektionen von Spirochäten in den Hoden infiziert waren.

Kaninchenversuche liegen vor von Parodi, mir selbst, Hoffmann, Löhe und Mulzer, Truffi, Tomasczewski, Mezinesku, Ossola, Uhlenhuth.

Es scheint also, als wenn in der Tat das Hodenparenchym einen ganz besonders günstigen Nährboden für Luesspirochäten darstellte, und vielleicht läßt sich daraus der weitere Schluß ziehen, daß es überhaupt das Epithelgewebe ist, welches diese günstigen Entwicklungs- und Vermehrungsbedingungen für die Spirochäten darstellt.

Abschnitt X.

Über die Eigenschaften der Spirochäten.

A. Wie lange bleiben die Spirochäten im Körper lebendig und virulent?

B. Wie lange leben die Spirochäten außerhalb des Körpers?

C. Einwirkung chemischer Mittel und physikalischer Vorgänge.

Ad A. Wie lange bleiben die Spirochäten im Körper lebendig und virulent?

Unsere Affenversuche haben ergeben, daß man noch 785 Tage nach der Impfung lebendes Virus in den Organen der geimpften Tiere nachweisen konnte. Aber diese Zahl ist eine verschwindend kleine gegen die in der menschlichen Pathologie gemachten Beobachtungen, welche uns lehren, daß noch 40 und 50 Jahre post infectionem tertiäre Prozesse auftreten können. Da nun erwiesen ist, daß tertiäre Prozesse, welche 24 Jahre nach der Ansteckung aufgetreten waren, verimpfbar waren, haben wir auch keinen Grund zu zweifeln, daß man auch mit den 40—50 Jahre post infectionem entstandenen tertiären Prozessen hätte impfen und damit die Existenz lebender virulenter Spirochäten hätte nachweisen können.

Es ergibt sich aus diesen Rezidivbeobachtungen, daß in allen Fällen, in denen wir auf Grund einer positiven Reaktion die Anwesenheit von Spirochäten anzunehmen haben, wir auch immer mit der Möglichkeit eines Rezidivierens rechnen müssen, entweder an der Stelle selbst, an der die Spirochäten latent lagen oder an anderen, wenn vom latenten Spirochätenherd her vielleicht weitere metastatische Verschleppungen angenommen werden können.

Ad B. Wie lange leben die Spirochäten außerhalb des Körpers?

Nach allen bisherigen Erfahrungen sind alle noch beweglichen Spirochäten als virulent anzusehen.

Experimentell ist folgendes von uns festgestellt:

I. Das Virus war abgetötet und zur Verimpfung unbrauchbar, sobald ein Eintrocknen der Flüssigkeit oder Gewebe eingetreten war; ferner

durch einen dreistündigen Aufenthalt in einer Temperatur von 10° C;

durch durch 20 stündigen Aufenthalt im Eisschrank.

II. Das Virus blieb wirksam in aufgehobenen größeren Stücken von Primäraffekten, breiten Kondylomen bis zu sechs Stunden, bisweilen bis zu zehn Stunden; in Organgemischen (von Affen) drei Stunden lang. —

Anderweitige diesbezügliche Beobachtungen liegen vor von Truffi, welcher 52 Stunden nach dem Tode bei einem mit Primäraffekten behafteten Individuum noch bewegliche Spirochäten fand.

Flexner fand lebensfähige Spirochäten 24 Stunden nach der Excision im Primäraffekt.

Gastou et Comandon haben experimentell festgestellt, daß Speichel und Belag von Plaques muqueuses, welche Spirochäten enthielten, ½ Stunde lang die Spirochäten an der Glaswand lebend konservierten und daß auch nach einer oberflächlichen Waschung die Spirochäte ihre Beweglichkeit und Vitalität bewahren kann.

Im Anschluß daran unterzog Fournier die Frage der Syphilisansteckung durch Gläser einer eingehenden Besprechung, wobei er besonders über die mit Tuberkulose gemachten Versuche und über die Frage, wie weit durch gemeinschaftliche Benutzung des Abendmahlkelches eine Übertragungsgefahr bestände, berichtet.

Gastou berichtet, in den Lebern syphilitischer Kinder lebende Spirochäten bis zu zehn Tagen beobachtet zu haben, ferner in der Serumflüssigkeit von Plaques muqueuses über 24 Stunden. Schereschewsky fand sie bis zu 48 Stunden.

Scheuer hat an Schwämmen, an welchen er Syphilissekret antrocknen ließ, Versuche gemacht und dabei eine Lebensdauer von 1½ Stunden festgestellt.

Hierher gehört auch ein Fall von Little. Ein Kind hatte auf einem Spielplatz ein Kondom gefunden und aufgeblasen. Drei Wochen hinterher entwickelte sich eine typische Sklerose an den Lippen. Es muß sich also um ein mehrstündiges Erhaltenbleiben der Spirochäten gehandelt haben.

Eine eingehende Besprechung der ganzen Frage hat Hertmanni geliefert. Die Versuche ergaben, daß der bloße Vorgang des Eintrocknens die Spirochäten dauernd bewegungslos und damit wahrscheinlich (Impfkontrolle fehlt allerdings) auch im Sinne der Infektion unschädlich mache. (Die Arbeit enthält eine Zusammenstellung aller vorausgehenden Versuche.)

Nach Levaditi verlieren im Gewebssaft die Spirochäten nach 5—6 Stunden bei Zimmertemperatur ihre Beweglichkeit, Souza und Pereira fanden nach 20 Stunden noch einige bewegliche.

Im Serum, in Capillarröhrchen konserviert, fand Schade sie nach 10—20 Tagen beweglich; Beer-Hoffmann bei Luftabschluß sogar nach 33 und 50 Tagen, während Landsteiner-Mucha sie nur 48 Stunden beweglich fanden.

Eine interessante Beobachtung über das lange Erhaltenbleiben der Lebensfähigkeit der Spirochäten machte Mühlens bei seinen Züchtungsversuchen:

Eine Anzahl Serumagarröhrchen war mit Spirochäten aus Reinkulturen in tiefem Stich beimpft worden. Während zehntägigen Verweilens im Brutschrank wuchsen in den meisten keine Spirochätenkolonien. Ich machte nun nach einigen Tagen, während die Röhrchen in Zimmertemperatur gestanden hatten, in jedes der Röhrchen drei tiefe Stiche mit dem Zusatz III. Und nun sah ich zu meiner größten Überraschung nach einigen Tagen zwischen den Bakteriumstichen noch je einen vierten Stich von üppigen Spirochätenkolonien entstehen. Offenbar handelte es sich um den alten, vor 14 Tagen gemachten Impfstich, und man muß annehmen, daß durch das Wachstum des Zusatz III in dem Nährboden erst die günstigen Entwicklungsbedingungen für die Spirochäten geschaffen wurden und so die Spirochäten nachträglich zur Entwicklung kamen. Es folgt hieraus weiterhin, daß die Spirochäten sich in dem Nährboden, ohne sich zunächst durch Wachstum makroskopisch bemerkbar zu machen, längere Zeit selbst bei Zimmertemperatur entwicklungsfähig (vielleicht in einer Dauerform?) halten können. Die Untersuchungen bedürfen in dieser Hinsicht noch der Ergänzung.

Wir selbst haben bei einem totgebornen Foetus noch bis 50 Stunden nach der Geburt lebende Spirochäten in Milz und Leber nachweisen können. In sieben anderen Fällen waren zwar mehr oder weniger reichlich Spirochäten vorhanden, aber keine beweglichen.

In excidierten breiten Kondylomen fanden wir sie (Pürckhauer) nach 24 Stunden noch sehr beweglich, nach 30 Stunden wenig, nach 34 Stunden gar nicht beweglich. Die excidierten Stücke hatten während der ganzen Zeit bei 37° im Brutschrank gelegen und waren künstlich feucht gehalten worden.

Nimmt man die „Kulturspirochäten" hinzu, so ist deren Beweglichkeit bis drei Wochen zu konstatieren. Doch bestehen ja bekanntlich noch Zweifel, ob diese von Schereschewsky gezüchteten Spirochäten wirklich echte pallidae sind. —

Es bedarf keines Hinweises, welche Bedeutung diese Untersuchungen für die Frage der Leicheninfektion und der indirekten, nicht von Mensch zu Mensch, sondern durch Geräte, Gebrauchsgegenstände u. dgl. vermittelten Syphilisübertragungen haben. Hat sich auch aus den vorliegenden Untersuchungen keine Gesetzmäßigkeit ergeben, so doch jedenfalls die Lehre, daß wir viel länger, als man im allgemeinen annimmt, mit der Möglichkeit zu rechnen haben, daß auch in Organen, Schleimabsonderungen usw., die von Syphilitischen stammen, kontagiöses Material vorhanden sein kann, solange noch keine vollkommene Austrocknung erfolgt ist. Absolutes Eintrocknen erscheint allerdings mit Sicherheit das Syphilisgift zu töten.

Ob es eine Art von „Scheintod", der durch Wiederanfeuchten, namentlich mit kochsalzhaltigen Lösungen wieder beseitigt werden kann, bei den Spirochäten ebenso gibt, wie bei den Trypanosomen (nach den Feststellungen von Biot), ist noch nicht festgestellt.

C. Einwirkung chemischer Mittel und physikalischer Vorgänge.

C. Was die **Einwirkung chemischer Mittel und physikalischer Vorgänge** betrifft, so ist bisher darüber folgendes bekannt:

1. Das Virus wird abgetötet und zur Erzeugung von Syphilis unbrauchbar durch

a) Eintrocknen,

b) dreistündigen Aufenthalt in einer Temperatur von 10° C,

c) durch 20stündigen Aufenthalt im Eisschrank,

d) durch halbstündiges Erwärmen auf 48° C, durch Erwärmen auf 45° C (Landsteiner - Mucha), auf 51° C (Metschnikoff).

Landsteiner - Mucha stellten fest, daß die Spirochäten bei 37° unter dem Deckglas bei Luftabschluß aufbewahrt, anfangs sehr viel lebhaftere Bewegungen zeigen, als bei gewöhnlicher Temperatur, daß aber bald ein Absterben eintritt.

e) durch Bestrahlung mit der Uviollampe in 20 cm Entfernung, 20 Minuten lang (Wärmewirkung? Eintrocknung war sicher vermieden),

f) durch Einwirkung von Röntgenstrahlen während 10 Minuten, weiche Lampe, Distanz 10 cm,

g) durch mehrtägige Einwirkung von Glycerin. pur. auf Gewebsstücke. In Gewebssaft befindliche Spirochäten werden schon nach 5—6 Minuten unbeweglich und nehmen eine ganz veränderte Gestalt an:

durch Aufenthalt in einer Mischung von einem Teil Glycerin in zehn Teilen physiologischer Kochsalzlösung; Virus und Glycerinmischung in einer Glasröhre eingeschmolzen, 24 Stunden lang, bei 30° C;

durch dreistündigen Aufenthalt in physiologischer Kochsalzlösung;

durch Einwirkung der Heißluftbehandlung auf Primäraffekte (Roscher).

2. Das Virus blieb wirksam

bei ½stündigem Liegen von Gewebsstücken in Glycerin. pur.,

bei Mischung mit einem Teil Glycerin und zehn Teilen physiologischer Kochsalzlösung, Dauer der Einwirkung einige Stunden;

in isotonischen Kochsalzlösungen, Einwirkung 6 Stunden (Schaudinn);

in Adrenalinlösung 1 : 10 000, Dauer der Einwirkung 10 Minuten;

in schwacher Chininlösung, Dauer der Einwirkung 1 Stunde,

in Erythrosinlösung 1 : 1000, Dauer der Einwirkung im Licht 1 Stunde, im Dunkeln 3 Stunden. —

Einige hierhergehörige interessante Versuche hat Prowazek in Batavia angestellt und darüber wie folgt berichtet:

„Wie die übrigen Spirochäten wird auch die Syphilisspirochäte durch taurocholsaures Natrium in verschiedenen Verdünnungen gelöst (meist 1 : 10 angewendet), während mit Ausnahme der Pneumokokken alle anderen Bakterien von diesem Reagens nicht angegriffen werden. Zunächst werden wie beim roten Blutkörperchen die lipoidartigen Komponenten des Spirochätenperiplasts in Lösung übergeführt, worauf der flüssige Plasmainhalt heraustritt, später verschwindet auch der Periplast. Bei den größeren Spirochäten (Sp. buccalis) sind die einzelnen Periplastfibrillen noch längere Zeit nachweisbar. Die Gallensubstanzen scheinen allein die Spirochäten wirklich aufzulösen, durch Saponin wird nur der Inhalt mit Ausnahme des Periplasts zum Verschwinden gebracht. Nach den Untersuchungen von Neufeld und mir kann mit durch taurocholsaures Natrium gelösten Hühnerspirochäten noch mit Erfolg immunisiert werden. — Fein zerkleinerte Primäraffekte mit taurocholsaurem Natrium 1 : 10 eine halbe Stunde lang behandelt, erzeugten nach ihrer Verimpfung keine luetische Affektion an der Augenbraue des Affen mehr; dagegen konnte eine derartige Erkrankung durch gleiche subcutane Einspritzungen nicht mehr verhindert werden (0,4 ccm 1 : 10 taurochols. Natrium). Wurden infizierte Augenbrauen eine halbe Stunde nach der Infektion mit 5proz. taurocholsauren Natrium und Glycerin eingerieben, so konnte auf diese Weise das Auftreten eines Primäraffektes nicht mehr verhindert werden, allerdings wurde bei den Versuchen das Virus ziemlich tief in die Haut eingebracht, so daß in diesem Sinne der natürliche Infektionsmodus nicht nachgeahmt worden ist."

Hierher gehören auch die zahlreichen Desinfektionsversuche, über die Siebert im Abschnitt XV berichtet hat.

Desgleichen verweise ich auf die Untersuchungen von Bab und von Uhlenhuth (siehe S. 239).

Der Vollständigkeit halber sei auch auf die Versuche von Siebert hingewiesen, welcher konstatierte, daß in Kochsalzlösung befindliche Spirochäten ein Papierfilter wohl passieren könnten, während Klingmüller und Baermann, wie Metschnikoff und Roux feststellten, daß durch Porzellanfilter das Virus nicht passieren könnte. Bekanntlich liegen die letzt erwähnten Versuche noch vor der Schaudinnschen Entdeckung.

Abschnitt XI.

Begriff der konstitutionellen Syphilis.

So wichtig und interessant die bisher berichteten Untersuchungen und die gewonnenen Resultate sind, **so liegt die wesentliche Bedeutung der Tatsache. daß Affen für Syphilis empfänglich sind und eine der menschlichen Erkrankung so ähnliche Infektion akquirieren, darin, daß wir hoffen können, auf experimentellem Wege den vielen Rätseln beikommen zu können, welche durch die Eigenart der Syphilis als „konstitutioneller" Erkrankung bestehen.**

Die menschliche Syphilis ist stets eine chronische und zwar „konstitutionelle Erkrankung". Wir verstehen darunter:

I. Daß stets eine allgemeine Durchseuchung mit Syphilisparasiten und eine disseminierte, wenn auch graduell nach Intensität ungemein wechselnde Ansiedlung mit Bildung von metastatischen Krankheitsherden stattfindet.

II. Daß sich unter dem Einfluß der von den Parasiten abgesonderten oder in ihren Leibern befindlichen und durch Absterben ev. frei werdenden chemischen Stoffe eine „Umstimmung der Gewebe" entwickelt, derart, daß eine, je nach der Dauer dieser „toxischen' Einwirkung immer markanter werdende Änderung der Gewebsreaktion auf die von dem Virus ausgehende Einwirkung eintritt, bis sie am Ende der Krankheit wieder verschwindet.

Diese „Umstimmung der Gewebe" bedeutet also: bestimmte Zellarten, anscheinend die dem Bindegewebe entstammenden, und die Gefäße reagieren auf die Parasiten nicht mehr wie normale Gewebe (wie sie vor der Infektion oder nach kompletter Heilung vorhanden sind) mit „primären" Erscheinungen, sondern in spezifisch veränderter Weise, bald mit sogenannten „sekundären", bald mit sogenannten „tertiären" Formen.

III. daß Vorgänge immunisatorischer Art sich einstellen. Es tritt ein ziemlich hoher, ja fast absoluter Grad von Refraktärsein gegenüber neu in die infizierten Gewebe eintretenden Spirochäten auf, so daß sie gar nicht oder jedenfalls sehr viel schwerer als bei normalen Menschen haften, und ferner wird die Vermehrung der Spirochäten im Körper erschwert durch von den Geweben und Säften ausgehende Gegenwirkungen.

(Vergleiche die schon im Jahre 1904 von Nagelschmidt gegebene Darstellung dieser seit jeher von mir vertretenen Auffassung der allgemein-pathologischen Vorgänge bei Lues.)

Diese beiden Vorgänge der „Umstimmung" und „Immunität" sind nun naturgemäß zeitlich meist kombiniert und gehen gewöhnlich parallel.

Es liegt daher der Gedanke nahe, beide Vorgänge ätiologisch zu verknüpfen. Und in der Tat könnte man, von einem rein chemischen Standpunkte ausgehend, sich vorstellen, daß es sich um eine von den Spirochäten resp. deren toxischen Stoffen ausgehende chemische Nährbodenveränderung, und zwar Verschlechterung, handle. Diese führt einerseits zu einer Erschwerung der Vermehrung (also „immunisatorische" Vorgänge), andererseits zu veränderten physiologisch-chemischen Eigenschaften der Spirochäten, derart, daß sie gleichsam „bösartiger", den Geweben gegenüber deletärer werden, wie das bei vielen Mikroorganismen der Fall ist, wenn sie durch Wachstumsbehinderung spärlicher auftreten. (Siehe nachher S. 141.) Auf diese Weise entstehen dann die den tertiären Prozessen eigentümlichen Zerfallserscheinungen. Diese deletäre „Bösartigkeit" äußert sich aber nur auf dem verschlechterten Nährboden. Bringt man die Spirochäten wieder auf einen frischen, noch nicht spezifisch veränderten Nährboden zurück, so stellt sich sofort eine Regenerierung ein, d. h. die normale unbeschränkte Vermehrungsfähigkeit wie die „Gutartigkeit". — So bestechend diese Deutung ist, vorderhand fehlen ihr alle tatsächlichen Unterlagen. Es handelt sich höchstens um eine Arbeitshypothese. —

Bis vor wenigen Jahren hatte man geglaubt, daß die beiden Vorgänge der Umstimmung und der Immunisierung ganz schematisch derartig verliefen, daß entsprechend der Dauer der Krankheit auch ganz bestimmte, den jeweiligen Stadien der Krankheit entsprechende, durch die „Umstimmung" bedingte Formen der Syphilis auftreten. Auch die während der Krankheit sich entwickelnde „Immunität" hatte man für eine absolute gehalten. Jetzt wissen wir, daß zwar im großen ganzen ein solches gesetzmäßiges Verhalten besteht, daß also im Frühstadium gewöhnlich „sekundäre", im Spätstadium gewöhnlich „tertiäre" Formen sich entwickeln, daß aber nicht als absonderliche Raritäten auch Ausnahmen von dieser Regel vorkommen; und ebenso ist das Dogma von dem absoluten Refraktärsein eines syphiliskranken Organismus gegen Neuzufuhr von Spirochäten nicht mehr aufrecht zu erhalten, sondern es ist die Möglichkeit einer Art von „Superinfektion" erwiesen.

In neuerer Zeit haben verschiedene Autoren: Lang, Jadassohn, Blaschko, gemeint, die Bezeichnung „konstitutionell" ausmerzen zu sollen. Syphilis sei, so sagen sie, keine konstitutionelle Krankheit, wie Gicht, Diabetes u. dgl., sondern ein aus disseminierten Metastasen und einzelnen Krankheitsherden sich zusammensetzender Komplex. Demgegenüber möchte ich, wenn ich auch zugebe, daß der Name „konstitutionell" nicht besonders glücklich gewählt ist, doch an der alten Bezeichnung festhalten, weil er zum Ausdruck bringt, daß bei der Syphiliskrankheit es sich nicht allein um eine generalisierte Metastasierung handelt, sondern zugleich und ganz wesentlich um eine in den Geweben (und Säften?) sich abspielende, spezifische biologische Alteration, welche sich teils als „Umstimmung", teils als eine gewisse „Immunität" äußert.

Wir wollen uns nun der Reihe nach mit den drei Fragen:

A. der Generalisierung oder Metastasierung,

B. der Gewebsumstimmung,

C. der Immunität beschäftigen.

A. Problem der Durchseuchung.

Hierbei handelt es sich um folgende Punkte:

a) Wie lange verharren die Spirochäten am Orte der Infektion, resp. wann sind die Spirochäten schon so weit auf ihrer Einwanderung in die Nachbarschaft vorgedrungen, daß eine lokale Beseitigung des primären Invasionsherdes die Allgemeininfektion nicht mehr hintanhalten kann? Hat man aber auch, wenn die Beseitigung des primären Invasionsherdes gelungen scheint (indem an der behandelten Stelle kein „Primäraffekt" sich bildet), die Sicherheit, daß nicht doch schon eine Generalisierung der Parasiten in dem Gesamtorganismus stattgefunden hat, so daß die Gesamterkrankung trotz des lokalen Heilerfolges sich doch entwickelt?

b) Wie aber vollzieht sich diese Weiterverbreitung von der Infektionsstelle aus? Nur gleichsam per Kontiguität, durch Fortwanderung auf den Lymphwegen in die nächsten — beim Menschen: „primären" — Drüsen

oder gleichzeitig und sehr bald (mit oder ohne Lymphdrüsenbeteiligung) auf dem Blutwege?

c) Wann ist die Generalisierung, d. h. die Ansiedlung von Spirochäten in Organen und Bezirken, die über den regionären Infektionsbezirk hinausreichen, vollzogen? Und welches sind diese metastatischen Lokalisationsstätten?

d) Wo findet die Vermehrung der Parasiten statt? Überall? Nur an den primären Ansiedlungsstätten oder auch im Blute und später auch an den disseminierten metastatischen Herden? Besteht eine Möglichkeit, seine An- oder Abwesenheit nachzuweisen? Wo und wie lange ist generalisiertes Virus vorhanden, besonders in „latenten" Fällen, in denen klinisch wahrnehmbare Zeichen der noch bestehenden Spirochätenanwesenheit nicht vorliegen?

Zur Beantwortung der Frage: **Wann beginnt die Verbreitung der Spirochäten?** können verschiedene Wege eingeschlagen werden:

1. Die örtliche Beseitigung der ganzen Infektionsstelle oder Vernichtung der Parasiten in dem Infektionsherde in verschieden späten Terminen nach dem Infektionsakt.

2. Die Anlegung zweiter Inokulationen, um festzustellen, ob die von der ersten Impfung sich vollziehende Durchseuchung und das damit verbundene Refraktärwerden der Haut gegen erneute Impfversuche sich beim Termin der Reinokulation eingestellt hat. (Siehe hierüber: Immunitätsfragen.)

3. Der Nachweis verimpfbarer Parasiten jenseits der Impfstelle, also in den zugehörigen Drüsen und dann weiter im Blute und inneren Organen.

ad 1. Was die **örtliche Beseitigung der Impfstelle** betrifft, so ist bekanntlich schon längst die möglichst frühzeitige **Excision** (eventuell Ätzung, Paquelinisierung, Heißluftverbrennung u. dgl.) zu therapeutischen Zwecken geübt worden. Leider waren früher die Resultate anscheinend gelungener Excisionen wissenschaftlich-theoretisch nicht vollkommen verwertbar, weil der Einwand, daß man in solch glücklich verlaufenden Fällen vielleicht gar keine syphilitische Affektion excidiert habe, nie ganz widerlegt werden konnte. Der Spirochätennachweis hat nach dieser Richtung hin natürlich einen großen Fortschritt mit sich gebracht; er ermöglicht in einer viel früheren Periode auch ohne klinische Symptome eine Diagnose und sichert sie in wissenschaftlich einwandfreier Weise.

Für die Beurteilung des therapeutischen Wertes der Excision und für die Beantwortung der Frage, wann die Einwanderung des Giftes in den Organismus beginnt, kommt aber auch in Betracht, daß je nach der Art der Läsion an der Infektionsstelle — und das betrifft ebenso die zufällige Infektion bei Kohabitation, wie die künstlich gesetzte bei unseren Experimenten — a priori ganz verschiedene Einwanderungsbedingungen für die Parasiten vorliegen können. Es kommen drei Möglichkeiten in Betracht:

a) Eintreten der Parasiten nur in die Spalträume des Rete Malpighii;
b) sehr frühes Eintreten in die Lymphräume des Papillarkörpers;
c) Eintreten sofort in die Blutgefäße.

Es liegt auf der Hand, daß im ersten Falle eine verhältnismäßig lange Zeit verstreichen wird, ehe die Spirochäten in die tiefen Lymphräume gelangen, in denen sie sich schnell wenigstens regionär verbreiten, oder ehe sie gar in die allgemeine Säftezirkulation geraten können. Die Chancen einer lokalen Vernichtung sind dann also verhältnismäßig günstig.

Und ebenso klar ist es, daß im letzten Falle c. die Chancen für ein Gelingen der Absicht, den Gesamtorganismus vor der Einwanderung der Parasiten zu bewahren, bei jeglicher Lokaltherapie der Infektionsstelle sehr ungünstig liegen, selbst wenn man sehr zeitig eingreift. Die wechselnden Resultate der Excisionsversuche — an deren Wert ich glaube — erkläre ich mir auch aus diesen Differenzen des ersten Parasiteneindringens in die einzelnen Gewebe.

Und wonach sollte man die Erfolge der Excision und sonstiger lokaler Präventivbehandlung beurteilen?

Es kann sehr wohl an der Infektionsstelle eine vollkommene Parasitenvernichtung und dadurch auch ein lokaler Erfolg, d. h. Ausbleiben jeder spezifischen Induration usw. erzielt werden. Ist aber damit auch eine Garantie gegeben, daß nicht Parasiten schon längst in die Blutbahn und in die inneren Organe oder Drüsen eingewandert sind und dort sich vermehren und früher oder später von diesen latenten Herden Rezidive erzeugen?

Bisher haben wir solche Generalisierungsuntersuchungen bei mit positivem Erfolge excidierten Tieren noch nicht angestellt, dagegen statt ihrer die auch von Metschnikoff in seinen gleich zu erwähnenden Präventivversuchen angewendete Reinokulationsmethode.

Die Excisionen hatten Erfolg:

nach 10 Minuten bei 3 Tieren
,, 30 ,, ,, 2 ,,
,, 2 Stunden ,, 1 ,,
,, 4 ,, ,, 2 ,,
,, 6 ,, ,, 2 ,,
,, 3 Tagen ,, 3 ,,
,, 8 ,, ,, 1 ,,
,, 12 ,, ,, 1 ,,
,, 16 ,, ,, 1 ,,
,, 27 ,, ,, 1 ,,

In allen Fällen konnten später positive Reinokulationen vorgenommen werden. — Der Fall mit 27 Tagen ist höchst zweifelhaft, da mit dem excidierten Primäraffekt (?) andere Tiere nicht geimpft werden konnten.

Keinen Erfolg hatten die Excisionen

nach 8 Stunden bei 3 Tieren
,, 14 ,, ,, 1 ,,
,, 24 ,, ,, 4 ,,
,, 3 Tagen ,, 3 ,,
,, 12 ,, ,, 4 ,,
,, 16 ,, ,, 2 ,,
,, 17 ,, ,, 2 ,,
,, 22 ,, ,, 1 ,,
,, 24 ,, ,, 1 ,,
,, 27 ,, ,, 1 ,,

Bei fast allen wurden örtliche Rezidive beobachtet oder durch mißlungene Reinokulationen der Mißerfolg der Excisionen festgestellt.

Überblickt man diese Resultate, so ergibt sich, daß keinerlei Gesetzmäßigkeit, auf die man sich verlassen könnte, besteht. Bald haben die Excisionen bei verhältnismäßig langen Zwischenzeiten Erfolg, bald bei kürzester Frist keinerlei Erfolg.

Die positiven Resultate sind insofern beweiskräftig, als fast überall durch positiv verlaufende Reinokulationen bewiesen ist, daß die Excision nicht bloß einen örtlichen, sondern einen wirklichen Heilerfolg erzielt hat.

Die negativ verlaufenden Versuche dagegen lehren, daß bei Affen wenigstens das gewünschte Resultat deshalb ausblieb, weil an der Inokulationsstelle nicht alle Spirochäten entfernt worden waren. Beweis für diese Deutung sind die fast regelmäßig an der Excisionsstelle beobachteten örtlichen Rezidive.

Eine weitere sehr schöne Bestätigung bilden hier die Untersuchungen von Levaditi und Manouélian, welche bei einem Macacus cynomolgus zwei 3 und 5 Tage alte Impfstellen excidierten und die Narben 22 Tage nach der Operation mikroskopisch untersuchten. Sie fanden, daß trotz der Excision die Spirochäten sich in der Nachbarschaft reichlichst vermehrt hatten und sogar die submaxillaren Drüsen befallen hatten.

Wir haben demgemäß bei einer großen Reihe von Tieren nach der Excision die ganze Wundfläche noch energisch mit Jodtinktur bepinselt, in der Hoffnung, daß die tiefer ins Gewebe eindringende Jodtinktur etwa noch im zurückbleibenden Gewebe sitzende Spirochäten abtöten würde, und es scheint in der Tat damit ein Erfolg erzielt worden zu sein. —

Diese Versuche betreffen:

2 Affen am 2. Tage
3 ,, ,, 5. ,,
3 ,, ,, 7. ,,
2 ,. ,, 9. ,,
1 ,, ,, 11. ,,
1 ,, ,, 12. ,.
1 ,, ,, 13. ,,

Die Excisionsnarbe blieb weich und die Tiere konnten später reinokuliert werden.

Erfolglos blieb die Excision in 9 Versuchen zwischen dem 5. bis 13. Tage. Überall traten örtliche Reindurationen in der Narbe auf.

In einer weiteren zwölf Tiere umfassenden Versuchsreihe haben wir die Excision kombiniert mit einer sofort einsetzenden Arsacetinbehandlung. Die Versuche verliefen günstig, obgleich die Excision erst verhältnismäßig spät, am 11. und 13. Tage nach der Inokulation vorgenommen wurde. Alle diese Tiere waren später mit Erfolg reinokulabel.

Die Versuche beweisen aber nicht präzise, daß man wirklich dieser Kombination von Excision und sofortiger Allgemeinbehandlung den erzielten Heilerfolg zuschreiben müsse, denn wir haben ähnliche Erfolge auch bei reiner Excision und namentlich bei reiner zeitig einsetzender Allgemeinbehandlung erreicht.

Trotzdem würde ich — ebenso wie Dreyer, Sack, Nobl u. a. — für die Behandlung syphilitisch infizierter Menschen gerade dieser Art der Behandlung energisch das Wort reden, überhaupt die Excision so häufig wie möglich und natürlich so zeitig wie möglich zur Ausführung bringen. Excisionen natürlich nur da, wo sie ohne besondere Zerstörungen des betreffenden Organs durchführbar sind.

Zu Excisionen wird man raten müssen, da ja a priori die Möglichkeit, den vielleicht lange Zeit lokal gebliebenen Spirochätenherd zu entfernen, nicht abgeleugnet werden kann. Die Wahrscheinlichkeit, daß dieser günstige Fall vorliegt, ist, wie die Erfahrungen am Menschen liegen, freilich nicht groß; aber solange das Verfahren unschädlich ist und die Hoffnung auf Erfolg besteht, liegt auch keinerlei Grund vor, das Verfahren nicht in möglichst vielen Fällen zu versuchen. Es liegen ja auch heute die Chancen für einen Erfolg dadurch viel günstiger, daß man durch Spirochätennachweis viel früher die Diagnose einer syphi-

9

litischen Ansteckung stellen kann als vor der Spirochätenentdeckung, wo man auf rein klinische Symptome angewiesen war.

Ja, man könnte sich jetzt sogar auf den Standpunkt stellen, jede irgendwie verdächtige Infektionsstelle zu excidieren und auch sofort eine Allgemeinbehandlung einzuleiten, weil wir jetzt bei einem solchen Menschen durch eine lange Zeit durchgeführte und häufig wiederholte serodiagnostische Untersuchung des Blutes eine Kontrolle darüber ausüben können, ob in der Folgezeit bei einem solchen Menschen — bei dem also eine sichere Syphilisdiagnose gefehlt hatte und trotzdem eine Therapie eingeleitet worden war — es sich wirklich um völliges Syphilis-freisein handelt oder nicht. In früheren Zeiten haben wir bekanntlich strictissime den Standpunkt festgehalten, nur bei sicher konstatierter Syphilis zu behandeln, weil wir uns in praxi überzeugen mußten, daß den kranken Menschen gegenüber dieses abwartende Verfahren immer noch richtiger war als das (theoretisch erwägenswerte) sofortige Behandeln selbst unklarer Fälle. Da wir früher gar keine Möglichkeit hatten, bei einem symptomfrei bleibenden Menschen festzustellen, ob er symptomfrei blieb, weil er überhaupt nicht syphilitisch infiziert war, oder ob er nur einer der gar nicht seltenen symptomfreien Syphilisfälle sei, mußten wir das Auftreten irgendwelcher Syphiliserscheinungen abwarten und durften sie nicht durch ener-gische Behandlung coupieren, um überhaupt zu wissen, ob der Mensch mit Syphilis behaftet sei oder nicht.

Jetzt können wir diese Coupierungsversuche in allen Fällen machen, und zwar so energisch wie möglich, wie gesagt durch sofortige Excision und sofortige Allgemeinbehandlung, weil wir auch bei symptomfreien Menschen durch die Serodiagnose in der Lage sind, uns Klarheit über den wahren Zustand des Betreffenden zu schaffen.

Noch auf dem Berner Kongreß (1906) hatte sich eine lebhafte Diskussion darüber entsponnen, ob man im Anschluß an gelungen erscheinende Excisionen eine chronisch-intermittierende Behandlung einleiten solle oder nur eine einmalige Syphiliskur vornehmen oder auch gar nichts vornehmen soll. Dieser Streit ist müßig geworden durch die Möglichkeit einer fortlaufenden serodiagnostischen Kontrolle aller Excisionsfälle.

Man hat früher auch viel die Frage ventiliert, ob die Entfernung eines Primäraffektes, selbst wenn sie nicht einen vollen Erfolg, d. h. absolute Entfernung aller Spirochäten aus dem Körper und damit Verhinderung der allgemeinen Infektion erzielt, nicht doch unter allen Umständen ein nützlicher Akt sei. Da höchstwahrscheinlich die Primäraffektstelle den wesentlichsten Vermehrungsherd der Spirochäten in den Anfangsstadien der Krankheit darstellt, so vermutete man einen milderen Verlauf der Krankheit, wenn durch Beseitigung dieses Hauptherdes eine geringere Überschwemmung des Organismus zustande käme. Ich halte diesen Gedankengang für richtig insofern, als ich glaube, daß in der Tat bis zu einem bestimmten Zeitpunkt der Primäraffekt wenn nicht den einzigen, so doch den wesentlichsten Herd, in dem sich Spirochäten vermehren, darstellt. Haben sich allerdings erst weitere Metastasen ausgebildet, so wird man auch dort eine Vermehrung der Spirochäten annehmen dürfen. Um so dringlicher wird uns daher der Versuch nahegelegt, mit der Excision auch eine energische Allgemeinbehandlung zu verbinden, um eine Vernichtung aller verschleppten Keime, die aber in diesem frühen Stadium noch sehr spärlich sind und sich vielleicht noch nicht vermehren, anzustreben. Man würde also die Excision, und zwar in Kombination mit energischer Allgemeinbehandlung in praxi bis in die zweite Inkubationsperiode hinein zu empfehlen haben, außer wenn der Patient schon gar zu dicht vor dem Ausbruch der sekundären Erscheinungen steht.

Auf die Frage, welche **Methode** am geeignetsten sei, um eine sichere Entfernung des an der Inokulationsstelle sich einnistenden Spirochätenherdes herbeizuführen, kann ich hier nicht eingehen.

Ich selbst würde bei Excisionen, wenn irgend möglich, dieselben mit Ausätzung der gesamten Wundfläche sowohl nach der Tiefe wie nach den Rändern kombinieren.

Der Excision weit überlegen soll nach Holländers Erfahrungen und reichlichen Versuchen die Heißluftzerstörung der Infektionsstelle sein. Da ich selbst keine Erfahrung besitze, will ich Holländers letzte Auslassungen über diesen Punkt selbst reproduzieren.

Er behauptet, in einem überraschend großen Prozentsatz (19,2%) bei den mit Heißluft behandelten Primäraffekten ein Freibleiben von sekundären Erscheinungen festgestellt zu haben und leitet dieses auffallend günstige Resultat von der Überlegenheit der Heißluftkauterisation über die Excision her.

„Zunächst ist die Excision nur in einer beschränkten Anzahl der Fälle anwendbar, die Heißluftkauterisation in allen. Der Sitz in der nichtbeweglichen Hautpartie, die Multiplizität der Ulcerationen, die Kombination mit weichen Geschwüren und die gereizte Umgebung verhindern die Excision in vielen Fällen. Ist sie aber technisch ausführbar, so rezidiviert der Schanker oft erklärlicherweise, wenn man sich ein Excisionspräparat mikroskopisch ansieht, wie es z. B. Blaschko demonstriert hat; in der Schnittfläche liegen oft mit Spirochäten vollgefüllte Lymphgefäße. Hat man aber das seltene Glück, das ganze Infektionsnest aufzuheben, so kann man auch mit dieser Methode abortiv wirken, wie dies der Fall Rosenthal mit der Beweiskraft eines Experimentes gezeigt hat. Wir müssen es uns nur vergegenwärtigen, daß wir mit dem Moment der Naht den therapeutischen Pfeil abgeschossen haben. Anders liegt die Gelegenheit bei der Kauterisation. Hier leisten wir außer der Zerstörung des Herdes noch mehr, indem durch die Erwärmung des anämisierten Gliedes auf weite Strecken die Erreger abgetötet oder jedenfalls alteriert werden. Die große Empfindlichkeit der Spirochäten gegen Hitze ergab sich für mich aus der überaus günstigen Beeinflussung tertiärer syphilitischer Produkte durch den thermischen Reiz. Es werden also auch die in der Umgebung liegenden Spirochäten „gekränkt“. Als weitere unterstützende Tatsache weise ich auf die Ausschwemmung hin, die in den nächsten Wochen im Anschluß an die Verbrennung erfolgt. Die lymphatische Absonderung wirkt fontanellenartig und im Gegensatz zu der gewöhnlichen Lymphrichtung. Wir müssen nun annehmen, daß die Selbstreinigung des Körpers die frühzeitig und spärlich eingedrungenen Keime, analog anderen Infektionen, durch geformte und ungeformte Schutzkräfte eliminiert. Verhindern wir den Nachschub, so liegt die Chance der abortiven Kur vor. Ich kann also die Bitte, die ich damals bei meiner vorläufigen Mitteilung gestellt habe, nur mit Nachdruck wiederholen, daß man jetzt diese Ergebnisse an der Hand des Spirochätenbefundes nachprüft. Der negative Erregerbefund ist meiner Ansicht bisher nicht maßgebend, denn ich habe in zwei Fällen, die von kompetenter Seite mit negativem Resultat auf Spirochäten untersucht waren (Saft und Excision), nach der Kauterisation sekundäre Erscheinungen beobachtet. Der Weg ist uns also vorgeschrieben. Wir müssen geeignete Fälle von frühen Schankern mit positivem Spirochätenbefunde nach meiner Methode behandeln und zunächst sehen, in welcher Weise der Gang der Infektion beeinflußt wird; in einer zweiten Gruppe empfiehlt es sich gleichzeitig, nach diesen Maßregeln auch eine allgemeine Behandlung einzuleiten, um die spärlichen, bereits eingedrungenen Erreger abzuschwächen."

Ungleich bequemer und, weil in noch viel früherer Zeit nach der Infektion einsetzend, wirksamer sind die von Metschnikoff - Roux empfohlenen **Präventivmaßregeln.** Metschnikoff und Roux haben bekanntlich festgestellt, daß bei einer großen Reihe von Schimpansen und niederen Affen und auch bei einem Versuche am Menschen die Syphilisinokulation mißlang, wenn die Inokulationsstelle 1—20 Stunden hinterher mit einer 30 proz. Kalomelsalbe eingerieben wurde.

Wir haben diesen Versuchen sowohl in Batavia, wie hier in Breslau große Aufmerksamkeit gewidmet. Ich verweise auf den Abschnitt XV, in welchem Herr Dr. Siebert die ganze Frage und unsere eigenen Versuche in ausführlicher Weise dargestellt hat.

Was den **Nachweis des Virus jenseits der Impfstelle,** speziell im Blut und in den Organen betrifft, so geben die nachstehenden Tabellen XV und XVI darüber Aufschluß, daß jedenfalls längst vor dem Auftreten irgendwelcher Veränderungen an der Impfstelle, geschweige denn primärer Indurationserscheinungen sich impfbares Virus im Gesamtorganismus nachweisen läßt. Bei all den Tieren mit positiven Blut- und Organimpfungen wäre also eine Excision, die nach dem betreffenden Impftage vorgenommen wäre, natürlich resultatlos verlaufen; man müßte denn gerade die Annahme machen, daß der Organismus mit dem wahrscheinlich noch spärlichen Parasitenmaterial, welches um diese Zeit bereits zirkuliert, hätte fertig werden können und daß durch die Beseitigung des cutanen Herdes, also gerade derjenigen Brutstätte, welche für die schließliche unüberwindliche Allgemeindurchseuchung mit Parasiten verantwortlich zu machen sei, doch der Allgemeininfektion hätte vorgebeugt werden können.

Fände man in den allerersten Tagen und Wochen nach der Infektion oder selbst noch kurz vor der Ausbildung des Primäraffektes die Parasiten nur im Blut, so wäre eine solche Annahme vielleicht plausibel. Der Nachweis der Parasiten aber in den Organen macht es mir unwahrscheinlich, daß eine solche Selbstreinigung des Organismus noch möglich sei, wenn überhaupt erst einmal eine Einwanderung in Blut und Organe stattgefunden hat.

In der Tabelle VIII sind diejenigen Tiere, bei denen gleichzeitig Blut, Milz und Knochenmark untersucht worden sind, zusammengestellt worden. Es ergibt sich daraus, ebenso übrigens auch aus dem Vergleich der Tabellen VI und XV, daß keinesfalls das Blut eher und häufiger in den ersten Tagen nach der Infektion Parasiten enthält als die Organe.

Der Nutzen der Excisionstherapie wird aber durch die ebenerwähnten Feststellungen nicht berührt; denn es muß unter allen Umständen nützlich sein, gerade einen solch wichtigen Giftherd, wie der Primäraffekt ihn darstellt, zu beseitigen.

Wir sehen also, daß vom 11. Tage an verhältnismäßig häufig positive Organimpfungen möglich wurden, also um diese Zeit eine ziemlich starke Generalisierung des Giftes bereits stattgefunden haben mußte, und es ist interessant zu sehen, wie die Zahl der positiven Verimpfungen steigt mit der Anzahl der seit der Inokulation verflossenen Tage. —

Wie weit sich alle diese bei Affen festgestellten Verhältnisse über die Schnelligkeit der Spirochätenverbreitung von der Infektionsstelle aus, sei es nur in die nächste Nachbarschaft und die dazugehörige Drüse, sei es in den Gesamtorganismus, auf die Verhältnisse beim Menschen übertragen lassen, ist nicht ganz klar. Aber nach allem, was wir aus den zahlreichen Excisions- und Verätzungsversuchen, die zum Teil nach ganz wenigen Stunden vorgenommen wurden, und nach den Erfahrungen über die Syphilis d'emblée wissen, haben wir allen Grund zu der Annahme, daß beim Menschen die Verhältnisse weit ungünstiger liegen wie beim niederen Affen, daß ungleich schneller die Verbreitung der Spirochäten in die Nachbarschaft und in die allgemeine Zirkulation vor sich geht, so daß alle örtlichen Behandlungsversuche dann scheitern müssen. Daß wir trotzdem in möglichst vielen Fällen immer diese therapeutischen Versuche machen sollen, habe ich oben ausgeführt und zu begründen versucht.

Abgesehen von den mißglückten Excisionen und ähnlichen Zerstörungsversuchen der Inokulationsstellen haben wir bestimmte Anhaltspunkte über die Schnelligkeit der Generalisierung durch die serodiagnostischen Untersuchungen gewonnen, welche lehren, daß bei einzelnen Fällen sogar schon vor der Entwicklung des Primäraffekts eine sichere positive Reaktion nachzuweisen ist, welches wir nicht anders als durch vollkommene Generalisierung und schon einsetzende Reaktion des Körpers deuten können. Ich komme auch bei der Besprechung der „Immunität" auf diesen Punkt noch einmal zurück.

Ein sicherer Beweis aber für die Schnelligkeit der Generalisierung wäre es, wenn die Beobachtung Fourniers richtig ist, daß man von einem in der ersten Inkubation geimpften Kinde unter Umständen nicht nur Vaccine, sondern auch Syphilis auf weitere Impflinge übertragen könne. Er berichtet darüber ausführlich auf S. 94 usw. seines Buches.

Man wird jedoch der Fournierschen Deutung entgegenhalten müssen, daß es sich möglicherweise bei den Spirochäten, welche bei den Abimpfungen die Syphilis auf weitere Kinder übertragen haben, nur um die Spirochäten gehandelt hat, die auf den Abimpfling selbst bei der Vaccination übertragen wurden und sich dann an Ort und Stelle unter den günstigen Verhältnissen der Vaccinepustelbildung vermehrten. Es handelt sich also eigentlich nur um eine Abimpfung von gleichsam „im Depot" gebliebenen Spirochäten, nicht um solche, welche bei der ersten Inkubation von irgendeinem anderen primären Inokulationsherde aus in Zirkulation geraten und der zur Impfung benutzten Vaccine sich beigemengt haben.

Einen Anhaltspunkt für die schnelle Verbreitung des Virus beim Menschen gibt auch die von Reiß mitgeteilte Beobachtung, daß sich bei einem Kinde, dessen Mutter erst im 9. Monat der Gravidität infiziert wurde, eine kongenitale Syphilis nachweisen ließ.

Tabelle XV.

Positive Organverimpfungen zwischen 1 bis 40 Tagen post inoculat.

Tierart und Nummer	Der Impfung			Datum	Tage nach der In-fektion	Organe verimpft auf			
	Datum	Material	Erfolg			höhere		niedere	
M. cyn. 1	27. 12.	Brei XXI	0	7. 1.	11			M. cyn. 537 +?	537 reinokuliert: 0!
								„ „ 538 0	
								„ „ 539 0	
								„ „ 540 0	
								„ „ 541 0	
M. cyn. 2	6. 3.	P. A. M.	0	20. 3.	14	Orang 1385	0	M. cyn. 1380 ⎫	Blut 2 auf cyn. 1379: + ? ?
						„ 1386 +		„ „ 1381 ⎪	
								„ „ 1382 ⎬ 0	
								„ „ 1383 ⎪	
								„ „ 1384 ⎭	
M. cyn. 3	7. 6.	P. A. M.	0	22. 6.	15	Orang 1721 +		M. cyn. 1711 ⎫	Orang 1721 reinokuliert: 0.
								„ „ 1712 ⎪	
								„ „ 1713 ⎬ 0	Blut 3 auf Orang 1721: +.
								„ „ 1714 ⎪	
								„ „ 1715 ⎭	
M. cyn. 4	7. 6.	P. A. M.	0	22. 6.	15	Orang 1721 +		M. cyn. 1716 0	Orang 1721 reinokuliert: 0.
								„ „ 1717 +	
								„ „ 1718 ⎫	
								„ „ 1719 ⎬ 0	Blut 4 auf Orang 1721: +.
								„ „ 1720 ⎭	
M. cyn. 5	8. 3.	P. A. M.	0	24. 3.	16	Orang 1411 +	0	M. cyn. 1413 0	
						„ 1412		„ „ 1414 0	
								„ „ 1415 +	Blut 5 auf cyn. 1405: +?
								„ „ 1416 +	
								„ „ 1417 +	

Tier	Nr.	Datum	Material	P. A.	Datum	Tage	Orang		Weiterimpfung		Bemerkungen
M. cyn.	6	8. 3.	P. A. M.	0	24. 3.	16	Orang 1411	0	M. cyn. 1418	0	
							„ 1412	0	„ „ 1419	0	
									„ „ 1420	+	
									„ „ 1421	+	
									„ „ 1422	0	
M. cyn.	7	27. 12.	Brei XXI	0	12. 1.	16			Brei M. cyn. 588	+	
									„ „ 589 ⎫		
									„ „ 590 ⎬	0	
									„ „ 591 ⎪		
									„ „ 592 ⎭		Blut 8 auf Orang 1448: anscheinend +; aber Reinokulat. +.
M. cyn.	8	8. 3.	P. A. M.	0	29. 3.	21	Orang 1448	0	M. cyn. 1428	0	
							„ 1449	0	„ „ 1429	0	
									„ „ 1430	0	
									„ „ 1431	+	
									„ „ 1432	0	Blut 9 auf cyn. 1446: anscheinend +; aber Reinokulat. +.
M. cyn.	9	8. 3.	P. A. M.	0	29. 3.	21	Orang 1448	0	M. cyn. 1438	0	
							„ 1449	0	„ „ 1439	0	
									„ „ 1440	+	Reinokulat. +.
M. cyn.	10	3. 1.	Organbrei von 291	30. 1. P. A.	31. 1.	28			Brei M. cyn. 735	+	
									„ „ 736	+	
									„ „ 737	0	
									„ „ 738	+	
M. cyn.	11	21. 2.	P. A. von 249	13. 3. P. A.	21. 3.	28			Brei M. cyn. 243	+	
									„ „ 244	+	
									„ „ 245	+	
									„ „ 246	0	
									„ „ 247	+	

Tabelle XV. (Fortsetzung.)

Tierart und Nummer	Der Impfung Datum	Material	Erfolg	Datum	Tage nach der Infektion	höhere		niedere		
M. cyn. 12	31. 1.	P. A. von 2469	27. 2. P. A.	28. 2.	29			Brei M. cyn. 962	+	
								„ „ 963		0
								„ „ 964		0
								„ „ 965		0
M. cyn. 13	6. 3.	P. A. M.	0	9. 4.	34	Orang 1477	0			
						„ 1478	0			
								M. cyn. 1489	+	
								„ „ 1490	+	
								„ „ 1491		0
								„ „ 1492		0
								„ „ 1493		0
M. cyn. 14	6. 3.	P. A. M.	0	9. 4.	34	Orang 1477	0			Blut 14 auf cyn. 1486 u. 1487: +.
						„ 1478	0			
								M. cyn. 1594		0
								„ „ 1496		0
								„ „ 1497	+	
								„ „ 1498	+	
								„ „ 1495		0
M. cyn. 15	23. 7.	Cond. lat. Mensch	18. 8.	27. 8.	35			M. cyn. 2058		0
								„ „ 2059		0
								„ „ 2060	+	
								„ „ 2061	+	
								„ „ 2062		0
								„ „ 2063		0
								„ „ 2064		0
								„ „ 2065		0
								„ „ 2067		0
								„ „ 2068		0
M. cyn. 16	3. 12. 06	Organe 217	2. 1.	3. 1. 07	31			M. cyn. 502		0
								„ „ 503		0
								„ „ 504	+	

M. cyn.	17	3. 12. 06	P. A. 217	2. 1.	3. 1. 07	31
Rhes.	18	2. 2.	Brei 215	6. 3.	7. 3.	33
M. cyn.	19	31. 1.	Organe 504	12. 3.	12. 3.	40
M. cyn.	20	14. 12.	Brei 244	19. 1.	19. 1.	36
M. cyn.	21	28. 12.	Brei 266	30. 1.	2. 2.	36
M. cyn.	22	2. 4.	Brei 259	7. 5.	11. 5.	39
M. cyn.	23	12. 7.	Brei 72	16. 8.	20. 8.	39
M. cyn.	24	15. 10.	Brei 100	P. A. 17. 11.	22. 11.	38

		+	0
M. cyn.	505	+	
„ „	506	+	
„ „	507		0
M. cyn.	082		0
„ „	083		0
„ „	084	+	
„ „	085		0
„ „	086		0
„ „	087		0
M. cyn.	134	+	
„ „	135	+	
„ „	136	+	
„ „	137		0
M. cyn.	347		0
„ „	348	+	
„ „	349	+	
„ „	350		0
M. cyn.	756		0
„ „	757		0
„ „	759	+	
M. cyn.	941		0
„ „	942	+	
„ „	943		0
„ „	944	+	
M. cyn.	247		0
„ „	248		0
„ „	249		0
„ „	257	+	
„ „	258	+	
M. cyn.	273		0
„ „	279	+	
„ „	280	+	
„ „	282		0
„ „	287	+	

Tabelle XVI.

Zusammenfassende Übersicht der Organverimpfungen am 1. bis 40. Tage nach der Impfung.

Positiv: 27	Negativ: 47
	2, 2, 2, 2, 4, 4, 4, 4, 5, 5, 5, 6, 6, 7, 7, 7, 7, 7, 7, 8, 9, 9, 9, 10, 10 (zusammen 25)
11, 11, 14, 15, 15, 16, 16, 16, 16 (zusammen 9)	11, 11, 11, 12, 12, 13, 14, 14, 15, 15, 18, 20 (zusammen 12)
21, 21, 28, 28, 29 (zusammen 5)	21, 21, 23, 26, 27, 30 (zusammen 6)
31, 31, 33, 34, 34, 35, 36, 36, 38, 39, 39, 40, 40 (zusammen 13)	35, 35, 38, 39 (zusammen 4)

B. Umstimmung der Gewebe.

Der Ausdruck „Umstimmung der Gewebe" stammt meines Wissens von
Hutchinson. In der deutschen Literatur ist er zuerst von Bäumler und dann
wesentlich von mir selbst in meiner 1882 geschriebenen „Pathologie der Syphilis" akzeptiert worden. Früher hatte schon Bärensprung auch von einer
„Umstimmung der Gewebe" gesprochen, dieselbe aber nicht als durch das Syphilisgift hervorgerufen, sondern als eine Folge der Quecksilberwirkung angesehen.

Im Jahre 1882 schrieb ich (Ziemssen, Pathol. u. Therap. XIV., 1., S. 680 ff.):

„Von der Bäumlerschen Ansicht akzeptieren wir als sicher nur den einen Teil: die durch die
Durchseuchung des Organismus mit Syphilisgift in den Körpergeweben bewirkte Umstimmung. Fraglicher ist dagegen, ob wir mit Bäumler „beliebige Reize" oder nicht statt deren wieder das spezifische Syphilisvirus zur Hervorrufung gummöser Prozesse in Anspruch nehmen sollen."

„Diejenigen, welche die Ansicht von der Entstehung des gummösen Vorgangs durch das Syphilisgift selbst verwerfen, stützen sich auf die geringere Infektiosität im gummösen Stadium. In der Tat
wird die Syphilis in dieser Periode seltener auf andere Personen übertragen, als in der papulösen Frühperiode. Dies beruht aber auf äußeren zufälligen Ursachen. Die gummösen Prozesse sind fast stets
nur in wenigen Exemplaren zu gleicher Zeit vorhanden und befinden sich an für die Weiterübertragung
ungünstigen Körperstellen, während die zahlreichen, mit Vorliebe Mund und Genitalien befallenden
Frühefflorescenzen, die noch dazu durch eine hochgradige Neigung zu Rezidiven ausgezeichnet sind,
naturgemäß die Hauptvermittler der Syphilis von Person zu Person sind; bekanntlich ja, und zwar
aus demselben Grunde, viel häufiger als die Primäraffekte."

Ferner: „Gehen wir nun selbst an einen Erklärungsversuch für die Verschiedenartigkeit der einzelnen Syphilisformen heran, so ist festzuhalten:

Bei allen syphilitischen Neubildungen ohne Ausnahme haben wir es in den ersten Entwicklungsstadien mit einem Granulationszellenhaufen zu tun, mag dieser Vorgang früher oder später nach der
Infektion und in welchem Organ auch immer sich abspielen. Erst die weiteren Entwicklungsstadien
dieser Zellenmasse schlagen verschiedene Wege ein und führen zur Bildung all der mannigfachen Formen,
die wir als harter Schanker, Knoten und Abscesse, tuberöse und gummöse Prozesse, interstitielle Schwar-
tenbildung usw. in fast allen Organen wiederfinden. Gummös bezeichnet also durchaus nicht eine
eigene Form der Neubildung, sondern nur des Zerfalls.

Welches sind nun die Faktoren, welche diese Verschiedenheit in der Entwicklung der Syphilome
bedingen?

Es handelt sich in erster Linie um die aktive Wirkung des Virus. Dieselbe ist

1. eine entzündungserregende;

2. eine den Ablauf ebendieser Entzündungsprodukte spezifisch modifizierende;

3. eine im ganzen Organismus sich äußernde Alteration der Gewebe, Gefäße,
   fixen Gewebszellen usw.

Diese Alteration der Gewebe wird schon bald nach der Infektion, sowie die Krankheit konstitutionell geworden, zu einem selbständigen Faktor, der jedesmal bei der Frage nach der
Wirkung des Virus selbst in Rechnung zu ziehen ist. Es handelt sich hier nicht um jene
sogenannten Konstitutionsanomalien (Skrofulose, Skorbut usw), sondern um eine spezifische Umstimmung, welche die Gewebe erfahren, wenn sie von Syphilisgift selbst durchseucht
sind.

Diese Umstimmung zeigt sich sofort in zwei Richtungen:

1. Daß nur das gesunde Gewebe (also vor der Infektion und nach totaler Heilung) die Fähigkeit besitzt, eine „Induration" zu bilden, ein prinzipieller Unterschied zu den späteren Perioden, in denen histologisch die Produkte aller Syphilisstadien weniger differieren, so daß zahlreiche Übergangsformen jeden Versuch einer schematischen Einteilung zunichte machen.

2. In der eigenartigen größeren Hinfälligkeit der produktiven Zellenmassen, ein an Bedeutung, je länger die Erkrankung dauert, immer mehr zunehmender Faktor.

Ist diese neue Basis, die Umstimmung der Gewebe, vorhanden, dann tritt wieder die wechselnde Intensität des Virus als bestimmender Faktor für die Gestaltung der einzelnen Syphilisprozesse hervor, und zwar hauptsächlich die wechselnde Quantität des im Organismus zirkulierenden und lokal auf einmal zur Wirkung kommenden Virus.

Die Frage, um die es sich handelt, wird am besten klargestellt durch die Frage: Warum entstehen im sekundären Stadium, also nach Ablauf der zweiten Inkubation an Stelle der in so vielen Fällen absolut charakteristischen (primären) Indurationen oder Sklerosen alle möglichen anderen papulösen Gebilde? Warum entstehen — bei normalem Ablauf gewöhnlich erst einige Jahre später — dann nicht mehr diese papulösen, harmlosen, gewöhnlich mit Restitutio ad integrum ablaufenden Neubildungsformen, sondern anstatt ihrer die zum Zerfall tendierenden tertiären gummösen Prozesse?

Alles, was wir als „Umstimmung" bezeichnet haben und bezeichnen, ist im Grunde genau dasselbe, was von Pirquet als Allergie bezeichnet, nämlich jede veränderte Reaktionsfähigkeit gegenüber einem fremden Agens, — und auch Pirquet trennt die Allergie von der Immunität, welche vollkommene Unempfindlichkeit des Organismus gegen die fremden Agenzien bedeutet.

Der Ausdruck Anergie Sieberts (siehe Abschnitt XV) ist enger gefaßt. Er ist nur ein Ersatz für die längere Beschreibung eines bestimmten Zustandes der „Immunität", nämlich einer solchen, die nicht durch Überstehen der Infektionskrankheit und nach kompletter Heilung zurückbleibt, sondern im Gegenteil sogar gebunden ist an die noch vorhandene Anwesenheit der Krankheitserreger im Körper.

Vor der Entdeckung der Spirochäten konnte man sich vorstellen, daß diese verschiedenen Syphilisprodukte verschiedenen Graden der Giftigkeit des Syphilisvirus entsprächen. Heute wissen wir auf Grund der mit primären, sekundären und tertiären Syphilomen angestellten Inokulationsversuche, daß solche Differenzen in der Virulenz der Spirochäten nicht existieren, zum mindesten nicht nachweisbar und daher zur Erklärung nicht heranziehbar sind. Natürlich kann man sich, wie schon oben S. 125 erwähnt, vorstellen, daß doch im Laufe der Krankheitsjahre infolge der Nährboden-(Gewebe und Säfte) Veränderungen auch die toxisch-chemischen Eigenschaften der Spirochäten sich ändern, so daß auch durch dieses Moment in den späteren Perioden der Krankheit andere Affektionen mit anderem Verlauf sich einstellen, als in frühen Perioden. Aber man weiß eben von solchen Vorgängen nichts Tatsächliches, und darum scheint es zurzeit richtiger, zu sagen: Wenn die Spirochäten aus Produkten aller Stadien sich anderen Individuen gegenüber ganz gleich verhalten, so kann das nur in Veränderungen des Terrains und der Reaktionsfähigkeit dieses

Terrains liegen; also ein Zustand, den wir der Bequemlichkeit halber mit „Umstimmung der Gewebe" bezeichnen.

An Modifikationen der Spirochäten selbst denken, soweit ich die Literatur übersehe, zurzeit nur Hallopeau und Thalmann. Hallopeau geht nur von theoretischen Erwägungen aus, und Thalmann schließt die Virulenzverminderung „tertiärer" Spirochäten aus der bei Affenimpfungen angeblich in Erscheinung tretenden verlängerten Inkubationszeit. Ich habe aber oben (S. 56) ausführlich zu beweisen gesucht, daß man gerade Qualitätsdifferenzen des Virus nicht für die wechselnden Inkubationszeiten verantwortlich machen darf.

Wenn nun nicht Qualitätsdifferenzen der Spirochäten eine Rolle spielen, sind es dann nicht vielleicht die sehr erheblichen Verschiedenheiten in der Spirochätenquantität, welche für die Differenz der verschiedenen Syphilisformen verantwortlich zu machen sind? In der Tat hat in sehr glücklicher Weise Jadassohn schon seit Jahren auf die Wichtigkeit dieses Momentes für die Eigenart der erzeugten pathologischen Produkte hingewiesen und dabei die sehr merkwürdige Ähnlichkeit der Syphilis mit verschiedenen Infektionskrankheiten (Tuberkulose, Lepra, Rotz, Trichophytie) betont. Auf der einen Seite bei sekundärer Lues, akuter Miliartuberkulose, manchen leprösen Erythemen, vesiculärer Trichophytie, anfängliche Anwesenheit sehr zahlreicher Mikroben mit relativ starken Reaktionserscheinungen und akutem entzündlichen Verlauf ohne spezifischen Zerfall, und auf der anderen Seite bei tertiär-gummöser Lues, bei „tuberkuloiden" Lepraprozessen, bei Lupus spärliche Erreger mit chronischeren Formen der Granulationsneubildung und mit Neigung und Ausgang zum Zerfall, der sich in spezifischer Art (Verkäsung, Gummibildung) äußert.

Man könnte sich ganz gut vorstellen, daß durch die Anwesenheit vieler Spirochäten so starke entzündliche Reaktions- und Abwehrerscheinungen (mit Ansammlung polynucleärer Leukocyten) des Körpers ausgelöst werden, daß die Spirochäten gar nicht dazu kommen, ihre spezifischen deletären Einwirkungen zu entfalten. Treten sie aber sehr spärlich auf, so entsteht langsam aber stetig und ungestört eine Granulationsgeschwulst (aus Lymphocyten und Bindegewebszellabkömmlingen), die dann unter dem spezifischen Einfluß der Spirochäten, resp. deren Giften, zwar auch langsam, aber stetig einer ganz eigenartigen (gummösen) Degeneration anheimfällt.

Eine Stütze für die Richtigkeit der Auffassung, daß die Quantität der Spirochäten im gegebenen Falle nicht ohne Bedeutung ist, geht aus den Beobachtungen von „sekundären Spätformen" hervor, d. h. also von mehr akut-entzündlichen Formen, die beim gewöhnlichen Ablauf nur in den ersten Jahren der Syphilis sich einstellen: Papeln, Plaques muqueuses, kondylomatöse Wucherungen u. dgl., hin und wieder — und zwar viel häufiger, als man annimmt — sich aber auch im Spätstadium einstellen und dann wieder mit einem sehr reichlichen Spirochätengehalt einhergehen. Also auch hier wieder parallel gehend akute Neubildungsformen und reichlicher Spirochätengehalt!

Das Gegenstück zu diesen Fällen bilden die Beobachtungen der Syphilis tertiaria praecox (siehe z. B. Flügel, die Fälle von O. Müller, Urban) mit verhältnismäßig spärlichem Spirochätengehalt der Prozesse.

Es geht also im großen ganzen sekundäre resp. tertiäre Form des Syphilisprozesses mit reichlichem resp. spärlichem Spirochätengehalt parallel. (Siehe Jadassohn.)

Aber auch ganz allgemein würde ich für das Gros der Syphilisfälle daran festhalten, daß die Kontagionsgefahr, die von einem Syphilitiker ausgeht, um so größer ist, je frischer die Syphilis. Je jünger die Syphilis ist, um so größer die Gesamtzahl der Spirochäten im Körper, um so leichter bilden sich lokale Metastasen, die wieder — ganz abgesehen von ihrer für den Kontakt mit Nebenmenschen gefährlicheren Lokalisation — besonders spirochätenreich sind, um so größer die Möglichkeit, daß auch nicht spezifische Läsionen zum Ausgangspunkt von Infektionen werden.

Die Ausnahmen — tertiäre Formen in früheren Krankheitsperioden — sind günstige, die Kontagionsgefahr mindernde Ausnahmen. Die andere Ausnahme — späte Früherscheinungen — aber fällt unter die allgemeine Regel, daß alle Frühformen spirochätenreich sind, daher stark infektiös sein können.

Die Ursache für die im Laufe der Jahre immer geringer werdende Quantität von Spirochäten im Körper überhaupt und in den einzelnen (tertiären) Syphilisprodukten ist vielleicht in den „Immunitäts"-Verhältnissen zu suchen, d. h. wir müssen wohl annehmen, daß, je älter die Syphilis ist, um so ungünstiger die Vermehrungs- und Wachstumsbedingungen für die Spirochäten werden. Daß es auch hier Ausnahmen gibt, lehren die eben zitierten Fälle vom Auftreten sekundärer, sehr spirochätenreicher Formen im Spätstadium.

So sehr wir aber geneigt sind, die Quantität der in Aktion tretenden Spirochäten als einen Faktor anzuerkennen, von dem die Gestaltung des pathologischen Produktes (sei es sekundär, sei es tertiär) abhängt, so kann man doch auf die Mitwirkung einer Terrainumstimmung zur Erklärung der verschiedenen Formen der Syphilisprozesse nicht verzichten. Jedenfalls geht aus den später zu berichtenden Versuchen, bei denen eine Einwirkung auf die Haut nicht nur mit lebenden Spirochäten (siehe Superinfektion S. 155), sondern auch mit Spirochätenextrakten versucht wurde (siehe S. 173), hervor, welch einschneidende Rolle die Eigenart des Terrains in den verschiedenen Syphilisstadien spielt. Auch bei diesen „Cutireaktionen" fanden sich sekundäre, tertiäre und „maligne" Reaktionen, je nachdem die Untersuchten sich in dem einen oder anderen Stadium der Krankheit befanden.

Zur Erklärung des Zustandekommens der tertiären Prozesse sind auch die neueren Erfahrungen über Anaphylaxie herangezogen worden. Freilich war man dabei über allgemeine Betrachtungen naturgemäß nicht herausgekommen. Diesbezügliche Andeutungen haben sowohl Wassermann wie Landsteiner gemacht. —

Je älter die Syphilis wird, desto mehr tritt auch die „Umstimmung" der Gewebe in Erscheinung, d. h. die Fähigkeit der Gewebe, auf die Spirochätengifte mit spezifischen Zerfallserscheinungen zu reagieren, sei es, daß man sich das erklären will durch eine verminderte Resistenz oder durch Überempfindlichkeit der Gewebe oder durch eine verminderte Fähigkeit der Gewebe, die Spirochäten abzutöten, wodurch wieder eine längere Einwirkung der Spirochäten auf die Gewebe erzielt wird. Kommt nun eine Aktion der Spirochäten und eine Reaktion der Gewebe zuwege, so entstehen langsam sich entwickelnde entzündliche Granulationsgeschwülste, d. h. lange bestehende Zellinfiltrationen, die unter dem Einfluß der auf die Zellen wie auf die Gefäße einwirkenden spezifischen Toxine zu spezifischen Nekrobiosen der Granulationsgeschwulst führen, also zu dem, was wir „gummöse Degeneration" nennen.

Es erhebt sich die Frage: Muß, wenn es sich um einen chronischen Verlauf der Syphilis handelt und nicht etwa eine frühzeitige Heilung der Syphilis in den ersten Krankheitsjahren erfolgt, die tertiäre Umstimmung der Gewebe immer in allen Fällen eintreten? Natürlich läßt sich diese Frage nur beantworten in Fällen, in denen überhaupt viele Jahre nach der Infektion syphilitische Prozesse auftreten, falls man nicht durch „Cutireaktion" die Reaktionsart der Gewebe der Haut erproben will.

Zieht man die vorliegenden klinischen Erfahrungen von sekundärer Spätsyphilis heran, so wird man annehmen müssen, daß die Umstimmung nicht in allen Fällen eintritt. Ich will hier nur an den einen Fall Blaschkos erinnern.

16 Jahre nach der Infektion entstand an der Innenseite des rechten Oberschenkels ein etwa 10 cm langes und in seiner breitesten Ausdehnung zirka 6 cm breites serpiginöses papulöses Syphilid. Das Exanthem war in diesem unteren Drittel trocken-papulös, in seinen oberen zwei Dritteln, wo es dem Scrotum anlag, aber ausgesprochen kondylomatös. Man fand eine von oben nach unten fortlaufende Kette typischer breiter Kondylome, die bis zu 2 mm über die Haut hervorragten, stark näßten und sehr reichlich Spirochäten enthielten. Das ganze Exanthem trug bis auf die auf den oberen Schenkel lokalisierte Lokalisation den Charakter eines papulösen Frühexanthems; auch traten nirgends Zerfallserscheinungen auf; die gesamte Eruption verschwand ohne jegliche Narbenbildung.

Siehe das ausgezeichnete Buch von Fournier, ferner Einzelbeobachtungen von Nielsen, Jeanselme, Zieler, Gaucher-Fouquet.

Die „Umstimmung" ist im allgemeinen eine den ganzen Körper in allen Regionen und in allen Organen gleichmäßig treffende Erscheinung, d. h. in der Regel finden sich bei einem Patienten Efflorescenzen nur papulösen oder nur tertiären Charakters.

Ich möchte hier darauf hinweisen, daß die früher ziemlich allgemein verbreitete Anschauung, alle visceralen, cerebralen usw. Erscheinungen eo ipso als „tertiäre" zu bezeichnen und aufzufassen, falsch, zum mindesten unberechtigt ist. Im Frühstadium werden wir, wo auch die Syphilis lokalisiert sein mag (im Bindegewebe der Leber, der Hoden, in der Wand der Hirnarterien usw.), a priori mit dem Vorhandensein „papulöser" Frühformen zu rechnen haben, im Spätstadium mit gummösen Formen. In praxi freilich wird man bei visceralen, cerebralen usw. Prozessen, da man sie nicht sehen und demgemäß in ihrem Wesen nicht beurteilen kann, auch der Möglichkeit einer sogenannten Syphilis tertiaria praecox Rechnung tragen müssen. Ebenso wie es vorkommt, daß Syphilitiker schon im ersten und zweiten Jahr echte tertiäre gummöse Prozesse der Haut aufweisen, könnten ähnliche gummöse Prozesse auch in cerebro oder in einem inneren Organ ganz zeitig nach der Infektion sich einstellen. Um nichts zu versäumen, wird man also therapeutisch bei allen visceralen und cerebralen Formen auch dieser Möglichkeit einer gummösen Frühsyphilis Rechnung tragen, d. h. auf das für gummöse Syphilis spezifische Jod nicht verzichten. Andererseits ist natürlich eine spezifische Spirochätentherapie durch Quecksilber usw. selbstverständlich, da ja auch jeder gummöse Prozeß durch Spirochäten hervorgerufen wird.

Von der obenerwähnten Regel gibt es aber auch Ausnahmen, da Fälle reichlich genug beobachtet sind, in denen sekundäre und tertiäre Prozesse zu gleicher Zeit an verschiedenen Körperstellen desselben Patienten vorkommen, ganz abgesehen von den Übergangsformen (Mibelli, Jadassohn, Eméry und Druelle, Papée, Scholtz) zwischen sekundärer und tertiärer Lues.

Auch in unmittelbarer Nachbarschaft nebeneinander können, wie eigene Beobachtungen und ein Fall von Oppenheim beweisen, gummöse und papulöse vorkommen.

Interessant ist ein Fall von Haan, in dem nach Auskratzung eines Gumma 7 Jahre nach der Infektion ein maculo-papulo-squamöses disseminiertes Syphilid, Plaques und ein Gumma der Tonsille auftraten — also, wie Jadassohn hinzufügt, analog den Fällen von akuter Miliartuberkulose nach Lupusauskratzung.

Möglicherweise spielt auch hier neben lokalen Differenzen in dem Umstimmungsgrade verschiedener Hautregionen die Quantität der Spirochäten für die gerade zustande kommende Exanthemform eine Rolle. Wo, vielleicht durch äußere Umstände (Reiben, Reibung und dadurch erzeugte Dermatitis usw.) eine reichliche Vermehrung der Spirochäten ermöglicht und begünstigt wird, entstehen sekundäre Prozesse; wo die Spirochäten spärlich bleiben, tertiäre. Der „tertiäre Zustand" des Gewebes kann gleichsam überwunden werden durch viele Spirochäten.

Die von außen kommenden Momente: Reiben, Scheuern, Ansammlung von Schweiß und Talgdrüsensekret und die dadurch erzeugte oberflächliche Dermatitis haben vielleicht insofern eine Bedeutung für die Spirochätenvermehrung, als durch sie den sonst bei trockenen papulösen Prozessen in der Tiefe der Gewebe bleibenden Spirochäten Gelegenheit gegeben wird, in die oberen gelockerten und verdickten, von entzündlichem Transsudat durchtränkten Epithelschichten einzudringen, wobei wir uns daran zu erinnern haben, daß Epithelgewebe anscheinend überhaupt einen ganz besonders günstigen Nährboden für die Vermehrung der Spirochäten darstellen.

Fassen wir das Bisherige zusammen, so kommen wir zu dem Schluß, mit einer im Laufe der Erkrankung sich vollziehenden „Umstimmung der Gewebe" rechnen zu müssen. Die Umstimmung ist eine spezifische, sie wird erzeugt durch von den Spirochäten abgesonderte „Toxine" oder durch „Endotoxine", die in den Spirochätenleibern vorhanden sind und erst bei deren Zerfall frei werden. —

Es erhebt sich aber nun die Frage: Tritt diese Umstimmung der Gewebe zutage nur dann, wenn durch **Spirochäten** angeregte entzündliche Prozesse und Granulationsneubildungen entstehen, oder werden auch andere, durch irgendwelche Reize oder Schädigungen hervorgerufene Entzündungen in ihrem Ablauf durch die vorhandene Umstimmung der Gewebe modifiziert? Mit anderen Worten: Entstehen — die „Umstimmung" des Terrains vorausgesetzt — alle tertiären Prozesse nur durch lebende verimpfbare Spirochäten (siehe oben S. 64) oder auch durch andere ätiologische Momente? (Siehe Neisser, Archiv 1898, Anm. 14, Band 44). Zu denken wäre

1. an die Möglichkeit, daß abgestorbene Spirochäten im Ablauf ähnliche, aber dann natürlich nicht progrediente und serpiginöse Prozesse erzeugen könnten wie lebende Spirochäten.

Bekannt ist darüber nichts. Aber möglicherweise sind die abgekapselten gummösen Prozesse, die ja häufig über die von vornherein bestehende Größe nicht hinauswachsen, auf die Einwirkung toter Spirochäten zurückzuführen.

2. Zu denken wäre an die obenerwähnten Versuche, in denen mit Spirochätenextrakten „Cutireaktionen" erzeugt wurden. Sie deuten darauf hin, daß auch ohne lebende Spirochäten der tertiären Syphilis sehr nahe stehende Prozesse erzeugt werden können. —

In den beiden erwähnten Fällen haben wir es immer noch mit spezifischen Spirochätenstoffen zu tun, welche als Reize auf das spezifisch umgestimmte Terrain einwirken.

3. Es erhebt sich aber die Frage, ob nicht nun auch beliebige traumatische Reize, wenn sie auf umgestimmtes Gewebe treffen, tertiär ablaufende Prozesse erzeugen könnten. Die Möglichkeit eines solchen Vorkommens wird man nie vollkommen beweisen können, da man nie in der Lage sein wird, in allen solchen an Traumata irgendwelcher Art sich anschließenden gummösen Prozessen die Mitwirkung von Spirochäten vollständig auszuschließen.

Andererseits ist es natürlich nicht leicht, sich immer eine präzise Vorstellung darüber zu machen, in welcher Weise Spirochäten z. B. zu Knochenbruchstellen, zu einem Furunkel, zu einer Wunde, die sich allmählich gummös umwandelt, hingeraten sein sollen. Sollte es sich um ein zufälliges Zusammentreffen von Trauma und einer alten, längst bestehenden Spirochätenlokalisation gehandelt haben? oder hat das Trauma, „provokatorisch" wirkend, die Spirochäten aus irgendeinem latenten Nest an die Traumastelle hingelockt?

Schließlich wäre allerdings auch denkbar, daß ähnlich wie bei der oben erwähnten „Cutireaktion" nicht Spirochäten selbst, sondern nur Spirochätenstoffe an der Traumastelle sich sammelten und selbst einen gummaartigen Prozeß erzeugten.

In den bisherigen Ausführungen habe ich immer nur von dem Gegensatz zwischen Frühformen und tertiären Spätformen gesprochen.

Die „Umstimmung" setzt aber schon in den ersten Wochen nach der Inokulation ein und dokumentiert sich im Auftreten der papulösen Formen im Gegensatz zu den typischen, oft knorpelartigen Indurationen. Wenn auch nicht jeder Primäraffect diese besondere charakteristische Form der syphilitischen Granulationsgeschwulst annimmt, so fehlt doch andererseits den sekundären Papeln (selbst wenn sie auf denselben Körperstellen wie primäre Prozesse sitzen) stets der knorpelartig-indurative Charakter. Es geht, wie es scheint, der geschwulstartige Charakter der Neubildung mit der „sekundären" Umstimmung verloren.

An das Kapitel „Umstimmung" schließt sich die Frage nach der **Entstehung der „malignen" Syphilis** an. Während die Umstimmung als normale Wirkung der Syphiliskrankheit selbst auf die Gewebe entsteht, haben wir es bei der malignen Syphilis mit einer meist von vornherein bestehenden anormalen Reaktionsweise der Gewebe zu tun. Ob der akut ulceröse Zerfall bei den Efflorescenzen der malignen Syphilis mehr auf eine anormale akute Nekrobiose des Gewebes infolge des Syphilisgiftes oder mehr auf die absonderlich starke Eiterung zurückzuführen ist, ist fraglich.

Die Neigung zum Zerfall des Syphiloms bei der malignen Syphilis kann

1. von vornherein vorhanden sein. Schon der Primäraffekt zeigt dann einen malignen, ulcerösen, phlagedänischen Charakter;

2. sich allmählich entwickeln. Hierher gehören die Fälle, wo erst nach **dem** maculösen Syphilid die disseminierte Rupia sich einstellt;

3. kann sich auch örtlich circumscript einstellen, indem sich neben normalen papulösen Efflorescenzen maligne krustöse, ulceröse Formen finden. Freilich kommt in solchen Fällen in Betracht, ob es sich nicht wenigstens in manchen Fällen um örtliche Mischinfektion handeln könnte.

4. Schließlich wäre zu erwähnen die häufig nicht leichte Entscheidung, ob man es in gewissen Fällen mit einer Syphilis tertiaria praecox oder mit einer wahren Syphilis maligna, die ich am liebsten der sekundären Syphilis einreihen möchte, zu tun hat. In praxi haben diese Fragen aber keine **große** Bedeutung.

C. Immunitätsfragen.

Ich komme schließlich zur Frage der „Immunität" bei Syphilis.

Wenn man sonst bei den Infektionskrankheiten von „Immunität" spricht, so versteht man darunter den Zustand, daß ein Körper, welcher einmal die durch einen bestimmten Krankheitserreger erzeugte Krankheit durchgemacht hat, die Krankheit überwindet und nun für sein ganzes Leben oder wenigstens für eine gewisse, bald kürzere bald längere Periode gegen diese Krankheitserreger vollständig unempfindlich ist. Entweder ist der Körper dabei frei von den Krankheitserregern oder, falls solche in ihm leben, haben sie keinerlei schädigenden krankmachenden Einfluß auf den Organismus. Versucht man die Krankheitserreger von neuem in einen solchen „immunen" Körper einzuführen, so haften dieselben entweder gar nicht oder, falls sie eindringen und sogar im Körper zu leben und sich zu vermehren vermögen, so beeinflussen sie den Körper in keiner Weise.

Auch bei der Syphilis hat man von jeher von „Immunität" gesprochen. Bei genauerem Zusehen ergibt sich aber, daß dazu weder eine sachliche, noch eine formale Berechtigung vorliegt, denn

1. scheint es bei der Syphilis eine echte Immunität, d. h. Freigewordensein von den Erregern einer vorausgegangenen Infektion und doch Geschütztsein gegen neue Infektion, überhaupt nicht zu geben. Nach der Heilung ist vielmehr der Körper in demselben Empfänglichkeitszustand für neue Infektion wie ein Körper, der mit Syphilis noch nie in Kontakt gekommen ist;

2. ist es falsch, den Ausdruck „Immunität" anzuwenden für einen Zustand, in welchem zwar ein gewisser Grad von Unempfänglichkeit gegen Neuinfektion besteht, aber nur dadurch, daß noch virulente und aktionsfähige Parasiten im Körper beherbergt werden. Das, was man also bisher während des Bestehens der Krankheit als „Immunität" bezeichnete, ist nur ein Zustand einer mehr oder weniger starken Unempfänglichkeit der Haut und keine echte Immunität; denn sie besteht auch in denjenigen Stadien der Krankheit, in welchen noch Rezidive auftreten, die alten Krankheitserreger noch aktiv und wirksam sind. Seit jeher haben daher ich und andere (Jadassohn, Detre - Deutsch, Finger) gegen diese Verquickung der Begriffe wirklicher „Immunität" und „Refraktärsein" gegen neue Einimpfungen opponiert.

10*

Allerdings äußern sich die „immunisierenden" Einflüsse der im Körper hausenden Spirochäten auch darin, daß sich, je älter — wenigstens bis zu einem gewissen Zeitpunkt — die Krankheit wird, immer stärker werdende Widerstände gegen ihre Vermehrung und Verbreitung einstellen. Es nimmt (in der tertiären Periode) die Zahl der Spirochäten im Gesamtorganismus, die Zahl der Lokalisationsherde und die Zahl der Spirochäten im Einzelherd ab.

C. Siebert hat — siehe Abschnitt XVIII — für diesen Zustand des Refraktärseins den Namen „Anergie"[1]) und „anergische Vorgänge" vorgeschlagen. Im Zustande der „Anergie" ist also (im Gegensatz zur Immunität) ein Körper noch selbst unter dem Einflusse der in ihm befindlichen Krankheitserreger und dadurch relativ geschützt gegen Neuinfektion, wofür dann besser der Ausdruck „Superinfektion" am Platze ist. Die Bezeichnung „Reinfektion" ist zu reservieren für eine nach vollständigem Ablauf der Krankheit neu eintretende zweite Erkrankung. „Allergie" (v. Pirquet) bedeutet „Umstimmung" der Gewebe.

Ehrlich bezeichnet einen solchen Zustand von „Immunität" und anscheinend voller Gesundheit und Parasitenpersistenz als Halbimmunität. Jedoch bleiben in den meisten dieser Fälle die Parasiten dauernd harmlos, während sie bei der Syphilis trotz jahrzehntelanger Latenz vollkommen ihre Virulenz sowohl dem Träger wie fremden Individuen gegenüber bewahren.

Es muß also im Zustand der „Anergie" von den restierenden Parasiten eine dauernde Schutzwirkung ausgehen,

a) entweder durch Beeinflussung der Gewebe und Zellen, so daß diese auf die Spirochäten schwer oder gar nicht reagieren;

b) oder durch Vermittlung des Serums, welches entweder direkt spirochätenabtötend wirkt oder seine antiparasitären Eigenschaften vielleicht dadurch entfaltet, daß es (durch Opsonine oder Neufelds bacteriotrope Substanzen) die Phagocytose begünstigt.

Der Zustand der Anergie kann sein:

1. ein totaler, d. h. eine Superinfektion ist absolut unmöglich:

2. ein relativer. Die Superinfektion kann zwar unter bestimmten Bedingungen gelingen, gehört aber zu den Ausnahmen, und ihr Verlauf wird beeinflußt durch die im Körper eingetretene Gewebs- und Säfte-Alteration.

Bei der Syphilis scheint es sich um eine solche relative Anergie, wenn auch in ziemlich hochgradiger Ausbildung zu handeln.

Ganz zu trennen von allen diesen Verhältnissen der „Immunität" und „Anergie" ist, wie oben ausführlich auseinandergestzt, die „Umstimmung der Gewebe", d. h. die Art und Weise, die Form, in welcher die Gewebe auf Spirochäten reagieren. Die „Immunität" betrifft die Frage, ob und in welcher Menge die Spirochäten sich geltend machen können.

---

[1]) Der Ausdruck „Anergie" ist auch schon von v. Pirquet für diejenige Form der Allergie verwendet worden, welche bei wiederholten Seruminjektionen hin und wieder an Stelle der erst eintretenden Überempfindlichkeit sich einstellt. Dieselbe Erscheinung der Abnahme der Empfindlichkeit wird auch als „Antianaphylaxie" bezeichnet. (Siehe S. 481 u. ff. des Pirquetschen Berichts.)

Was wissen wir von der Superinfektion? d. h. also von positiven Reinokulationen bei Spirochäten beherbergenden Menschen oder Tieren, wobei es anscheinend ganz gleichgültig ist, ob bei diesen die Spirochäten latent irgendwo als inaktive latente Parasiten liegen oder zu erkennbaren wirklichen Krankheitsmanifestationen geführt haben.

Wie schon früher erwähnt, lautete die alte Lehre, daß Syphilitiker für Neuinfektionen absolut unempfänglich seien.

Seit jeher hat man demnach Reinokulationen benutzt, um festzustellen:

1. den Zeitpunkt, zu welchem infolge einer vorausgegangenen Impfung mit der sich daran anschließenden Generalisierung der Spirochäten die allgemeine konstitutionelle Beeinflussung (Anergie und eventuell Umstimmung) sich eingestellt hat;

2. in welchem Grade diese konstitutionelle Beeinflussung während der ersten Jahre post infectionem besteht und in welcher Form sie sich äußert und

3. ob vielleicht, wenn man einen späten Zeitpunkt wählt, die konstitutionelle Krankheit schon wieder verschwunden ist.

Reinokulationsversuche an Tieren.

Fast alle unsere an niederen Affen angestellten cutanen Reinokulationsversuche sind negativ verlaufen.

Wir haben — auf die Ausnahmen komme ich noch zu sprechen — keinerlei als syphilitische Prozesse zu deutende Erscheinungen gesehen, wenn wir sicher kranke Tiere wieder impften. Wir sahen weder primäraffektähnliche Prozesse, noch den ja gar nicht seltenen regionären Rezidiven ähnliche Formen.

Bei Schimpansen und Gibbons wären vielleicht — ich selbst glaube es zwar nicht — andere Resultate erzielt worden; wir haben aber solche Versuche aus Mangel an geeignetem Tiermaterial nicht angestellt.

Auch bei den Untersuchungsreihen, über die nachstehend berichtet wird, ist man großen Täuschungen ausgesetzt. Wie bei den ersten Impfungen von Tieren kann man auch bei Reinokulationen nicht mit absoluter Sicherheit darauf rechnen, daß jede Impfung haftet; manchmal erzielten wir einen Reinokulationseffekt erst das zweite- oder drittemal. Freilich kann man hierbei die Frage aufwerfen, ob vielleicht die ersten Reinokulationen deshalb mißlangen, weil das Tier noch immun war, und die letzte einige Monate später deshalb anging, weil die Immunität inzwischen verschwunden war.

Bei einer ganzen Anzahl von Versuchen war bald die erste Impfung, bald die Reinokulation so unbedeutend oder so undeutlich entwickelt, daß der ganze Versuch unbrauchbar wurde, da man nicht wußte, ob man bei der ersten bzw. zweiten Impfung wirklich Syphilis erzeugt hatte.

Die erste Impfung war höchst wahrscheinlich positiv, die zweite Impfung negativ bei 6 Tieren.

Die erste Impfung war fraglich, dagegen die zweite positiv bei 12 Tieren.

Reinokulationen mit negativem Resultat wurden im ganzen vorgenommen bei 135 Tieren 165 mal. Darunter sind 9 Tiere, bei denen zugleich Autoinokulationen mit eigenen exstirpierten Organen vorgenommen worden waren, und 6 Tiere, bei denen der Primäraffekt der ersten Infektion nicht ganz sicher zu beurteilen war, aber, weil höchst suspekt, als positiv angesehen wurde (266, 315, 922, 961, 963, 1352).

Tabelle XVII.

Die bei 112 Tieren 141 mal vorgenommenen Reinokulationen verteilen sich nach dem Termin der Reinokulation auf folgende Tage:

21— 30 Tage nach der ersten Impfung	3 mal	261—270 Tage nach der ersten Impfung	4 mal
31— 40 ,, ,, ,, ,, ,,	3 ,,	301—310 ,, ,, ,, ,, ,,	1 ,,
41— 50 ,, ,, ,, ,, ,,	1 ,,	331—340 ,, ,, ,, ,. ,,	1 ,,
51— 60 ,, ,, ,, ,, ,,	4 ,,	341—350 ,, ,, ,, ,, ,,	1 ,,
61— 70 ,, ,, ,, ,, ,,	4 ,,	351—360 ,, ,, ,, ,, ,,	1 ,,
71— 80 ,, ,, ,, ,, ,,	15 ,,	361—370 ,, ,, ,, ,, ,,	1 ,,
81— 90 ,, ,, ,, ,, ,,	10 ,,	401—410 ,, ,, ,, ,, ,,	1 ,,
91—100 ,, ,, ,, ,, ,,	12 ,,	411—420 ,, ,, ,, ,, ,,	5 ,,
101—110 ,, ,, ,, ,, ,,	15 ,,	421—430 ,, ,, ,, ,, ,,	4 ,,
111—120 ,, ,, ,, ,, ,,	5 ,,	471—480 ,, ,, ,, ,, ,,	1 ,,
121—130 ,, ,, ,, ,, ,,	10 ,,	481—490 ,, ,, ,, ,, ,,	3 ,,
131—140 ,, ,, ,, ,, ,,	2 ,,	491—500 ,, ,, ,, ,, ,,	1 ,,
141—150 ,, ,, ,, ,, ,,	2 ,,	501—510 ,, ,, ,, ,, ,,	3 ,,
151—160 ,, ,, ,, ,, ,,	2 ,,	510—520 ,, ,, ,, ,, ,,	1 ,,
161—170 ,, ,, ,, ,, ,,	1 ,,	531—540 ,, ,, ,, ,, ,,	1 ,,
171—180 ,, ,, ,, ,, ,,	2 ,,	541—550 ,, ,, ,, ,, ,,	2 ,,
181—190 ,, ,, ,, ,, ,,	5 ,,	571—580 ,, ,, ,, ,, ,,	1 ,,
191—200 ,, ,, ,, ,, ,,	4 ,,	591—600 ,, ,, ,, ,, ,,	1 ,,
201—210 ,, ,, ,, ,, ,,	2 ,,	621—630 ,, ,, ,, ,, ,,	1 ,,
211—220 ,, ,, ,, ,, ,,	2 ,,	641—650 ,, ,, ,, ,, ,,	1 ,,
241—250 ,, ,, ,, ,, ,,	2 ,,		

Mehrfache Reinokulationen wurden 30 mal vorgenommen: an 25 Tieren zweimal, an 5 Tieren dreimal.

Mehrfache, stets negative Impfungen wurden an 9 Tieren vorgenommen. Ich habe aber guten Grund zu der Annahme, daß es sich nicht um wirklich natürlich-immune Tiere handelt, sondern um Beobachtungsfehler, indem die Impfprodukte der ersten oder der späteren (zweiten, dritten bis fünften Inokulation übersehen oder falsch gedeutet worden waren.

Diesen insgesamt bei 135 Tieren 165 mal negativ gebliebenen Reinokulationen stehen gegenüber **27 Tiere mit anscheinend gelungenener Reinokulation** (siehe Tabelle XVIII).

Bei all diesen Tieren entstanden neue „Primäraffekte". Irgendwelche „papulösen" oder „ulcerösen" Formen haben wir nie gesehen, trotz besonders auf diesen Punkt gerichteter Aufmerksamkeit.

Tabelle XVIII. Positive Reinokulationen.

Versuchstier	Erste Impfung		P. A. nach einer Inkubationszeit von Tagen	Wiederimpfung			P. A.		
	Datum	Material		Datum	Tage nach der 1. Impfung	Material	Datum	nach Tagen	
M. cyn. 86	8. 7. 05	P. A. M. l.	20 l.	5. 5. 06	301 r.	Condyl. lata r.	7. 6. 06	33	
„ „ 136	29. 5. 05	P. A. 65	66 (zufällige Infekt. von der 2. Impfung)	10. 6. 05	12	P. A. M.		36	
„ „ 268	21. 7. 05	prim. Drüse M.	28	18. 8. 05	28	Condyl. lata		34	
„ „ 269	21. 7. 05	„	29	24. 7. 05	3	P. A. M.		51	
„ „ 272	21. 7. 05	„	34	26. 7. 05	5	prim. Drüse M.		25, 38	
„ „ 273	21. 7. 05	„	34	2. 8. 05	12	P. A. M.		49	
„ „ 276	21. 7. 05		38	10. 8. 05	20	P. A. M.		30	
„ „ 1237	7. 2. 06	P. A. 1149 l.	43 l.	5. 5. 06	87 r.	Condyl. lata r.	13. 6.	39	Der neue P. A. wird am 13. 6. excidiert und verimpft auf 1689: fragl. P. A. — Reinokulation negativ. 4. 12. getöt. Organe positiv. 1691: fragl. P. A.
„ „ 1497	9. 4. 06	Organe cyn. 1278 l. r.	24 l. r.	2. 6. 06	54 l.	P. A. 1515 l.	3. 7.	31	
„ „ 1486	9. 4. 06	Blut 1278 k. P. A.	31	2. 6. 06	44	P. A. 1515	3. 7.	31	
„ „ 1416	24. 3. 06	Organe 1270 r. l.	25 l.	7. 6. 06	75	P. A. M. r.	28. 6.	21	1416 war geimpft mit Organen von 1270, welches am 16. Tage p. inf. getötet worden war. Es sind aber andere Impfungen mit Blut und Organen von 1270 als positiv bezeichnet.
„ „ 1420	24. 3. 06	Organe 1271 r. l.	25 l.	7. 6. 06	75	P. A. M. r.	20. 6.	13	1420 ist geimpft mit Organen von 1271, welches am 16. Tage p. inf. getötet worden ist. Auch ein zweites mit diesen Organen geimpftes Tier hat anscheinend P. A. bekommen.
„ „ 1440	29. 3. 06	Organe 1273 l. r.	20 l. r.	7. 6. 06	70 l.	P. A. M. l.	12. 7.	35	1440 geimpft mit Organen 1273, welches am 21. Tage p. inf. getötet worden ist. Alle anderen mit denselben Organen geimpften Tiere blieben negativ; nur ein mit Blut von 1273 geimpftes Tier bekam einen „P. A.“
„ „ 1446	29. 3. 06	Blut 1273 k. P. A.	70 ?	23. 6. 06	86	P. A. M.	17. 8.	55	Die Tiere 1270, 1271 und 1273 waren mit einem Material geimpft, welches bei Kontrolltieren P. A. ergab.
„ „ 1531	28. 4. 06	Organe 251 l. r.	25	23. 6. 06	56 47	P. A. M.	20. 7.	27	Gut.
„ „ 1563	7. 5. 06	Blut 1519	23 fragl.	23. 6. 06 10. 10. 06	155	P. A. M. P. A. 2071	nihil 31. 10.	nihil 21	
„ „ 1601	28. 5. 06	Blut Orang 1553	35	23. 7. 06	56	Condyl. lata	17. 8. 06	25	
„ „ 261	21. 7. 05	prim. Drüse M. l.	54	11. 11. 05 15. 12. 06	114 503 r.	P. A. M. P. A. 2259 r.	nihil 9. 1. 07	nihil 25	Gut. Der P. A. wird am 9. 1. excidiert und auf drei Tiere verimpft; alle drei Tiere bekommen P. A.
„ „ 1549	3. 5. 06	Blut 1518	28	29. 11. 06	210	Brei 19	2. 1. 07	34	
„ „ 1910	26. 7. 06	Blut 1303	28	3. 1. 07	161	P. A. 2277	6. 2. 07	34	
„ „ 1498	9. 4. 06	Organe 1278	31	6. 6. 06	58	P. A. 1638	15. 8. 06	70	Organe verimpft auf vier Tiere; bei zwei suspekte (nicht sichere) P. A.
Orang 3	11. 3. 05	P. A. M.	40	12. 4. 05	32	P. A. M.	19. 5. 05	37	
„ 4	11. 3. 05	P. A. M.	40	12. 4. 05	32	P. A. M.	28. 5. 05	46	
Gibbon 78	19. 4. 05	Gumma Rand M.	67	9. 6. 05	51	P. A. 69	16. 7. 05	37	
Orang 1448	29. 3. 06	Blut 1272	49	2. 6. 06	65	P. A. 1516	12. 7. 06	40	
„ 1753	4. 7. 06	Organe 1553	61	4. 9. 06	61	P. A. M.	17. 10. 06	43	
„ 2351	19. 1. 07	P. A. M.	60 suspekt!	22. 2. 07 6. 4. 07	32 77	Condyl. lata P. A. 2968	3. 4. 30. 4.	40 24	Nicht ganz sicher.

Tabelle XIX.

Die positiven Reinokulationen wurden also vorgenommen:

bis 10 Tage nach der ersten Impfung 2 mal	81— 90 Tage nach der ersten Impfung	2 mal
11—20 „ „ „ „ „ 3 „	91—100 „ „ „ „ „	—
21—30 „ „ „ „ „ 1 „	151—160 „ „ „ „ „	1 „
31—40 „ „ „ „ „ 2 „	161—170 „ „ „ „ „	1 „
41—50 „ „ „ „ „ 1 „	201—210 „ „ „ „ „	1 „
51—60 „ „ „ „ „ 5 „	301—310 „ „ „ „ „	1 „
61—70 „ „ „ „ „ 3 „	501—510 „ „ „ „ „	1 „
71—80 „ „ „ „ „ 3 „		

Prüft man diese „positiven" Reinokulationen genauer, so ergibt sich folgendes:

1. Bei 9 Tieren wurde die zweite Inokulation vorgenommen, noch ehe der Primäraffekt der ersten Inokulation entwickelt war, also innerhalb der ersten Inkubation. Es sind dies folgende Tiere:

Tabelle XX.

	Impfung: Tage nach der ersten Inokulation	P. A. der ersten Inokulation entwickelt sich am	P. A. der zweiten Inokulation entwickelt sich am
Tier 136	12	66. Tage	36. Tage
„ 269	3	29. „	51. „
„ 272	5	34. „	49. „
„ 273	12	34. „	25. „
„ 276	20	38. „	30. „
Orang 3	32	40. „	37. „
„ 4	32	40. „	46. „
Gibbon 78	51	67. „	37. „
Orang 2351	32	60. „	35. „

2. Bei zwei Tieren (M. cyn. 268 und Orang 1753) wurde die zweite Reinokulation vorgenommen an demselben Tage, an welchem der Primäraffekt der ersten Impfung deutlich entwickelt war, und zwar am 28. bzw. 61. Tage nach der ersten Infektion.

Diese 11 Tiere sind meiner Ansicht nach als positive Reinokulationen im engeren Sinne des Wortes nicht aufzufassen, da es sich um Tiere mit anscheinend noch nicht voll entwickelter „konstitutioneller" Allgemeinsyphilis handelt. Wenn auch vielleicht schon eine Spirochätenverschleppung in verschiedene Körperorgane stattgefunden hat — was nach den Resultaten der Organverimpfungen möglich wäre — so ist doch die der Giftverschleppung nachfolgende konstitutionell-biologische Gewebs- resp. Säftebeeinflussung des Körpers noch nicht eingetreten, d. h. kein immunisierendes Refraktärwerden der Haut gegen neue Gifteinbringung. Es gehören also diese Impfungen in die auch beim Menschen beobachtete Serie von multiplen, nacheinander während der ersten Inkubation resp. vor der allgemeinen Durchseuchung auftretenden Primäraffekten.

3. Unter den positiven Reinokulationsfällen befinden sich ferner 7 Tiere (1486, 1446, 1563, 1601, 1549, 1910, 1448), bei denen die erste Reinokulation mit Blut anderer Syphilistiere vorgenommen worden ist. Ich habe Bedenken, ob man

alle diese ersten von Blutimpfungen herrührenden „Primäraffekte" wirklich als solche auffassen darf.

Wir haben bei unseren Blutimpfungen (siehe Tabelle VI, S. 99) im ganzen 18 anscheinend positive (gegenüber 74 negativen) Resultate verzeichnet. Aber eine genauere Prüfung der 18 positiven Blutimpfungen ergibt, daß sich darunter 8 Fälle befinden mit sicher gelungener Reinokulation, und außerdem 4 Fälle, bei denen das Blut zur weiteren Verimpfung an einem so frühen Termin nach der Impfung den betreffenden Tieren entnommen worden war, daß man an der Infektiosität dieses Blutes wird zweifeln dürfen. Auch unter den gelungenen 8 Reinokulationen sind 4 Tiere, bei denen die erste Impfung mit Blut, welches noch während der Inkubationszeit entnommen war, ausgeführt worden war.

Daß bei den ersten Blutimpfungsversuchen eine ganze Anzahl möglicherweise oder anscheinend falscher Diagnosen gestellt wurden, liegt daran, daß in der Tat in ganz auffallender Weise bei Blutimpfungen sich Rötungen und Schwellungen entwickeln, die sich entwickelnden Primäraffekten ungemein ähnlich sehen. Erst später wurden wir durch die große Anzahl der anscheinend positiven Reinokulationen aufmerksam, daß wohl ein Irrtum in der Beurteilung der ersten durch die Blutimpfung erzeugten Primäraffekte untergelaufen sein müsse.

So glaube ich denn, daß von den 28 Versuchen anscheinend positiver Reinokulation 18 in Wegfall kommen müssen. Bei den übrigen 10 Fällen bin ich nicht in der Lage, stichhaltige Einwendungen zu machen. Allerdings ist es auffällig, daß 3 Tiere (1416, 1420 und 1444) bei der ersten Inokulation mit Organen von Tieren (ähnlich wie oben bei den Blutimpfungen) geimpft worden sind, die verhältnismäßig zeitig, noch während der ersten Inkubation zur Organentnahme getötet worden waren. Ich möchte jedoch andrerseits erwähnen, daß auch andere mit demselben Materiale geimpfte Tiere anscheinend Primäraffekte bekommen haben.

Außer den eben erwähnten positiven Reinokulationen haben wir aber noch **102** andere positive beobachtet, bei denen es sich aber um **durch Behandlung geheilte** Tiere handelte. Gerade die große Anzahl dieser sicher gelungenen Reinokulationen bei behandelten resp. geheilten Tieren gegenüber der kleinen Anzahl „gelungener" Reinokulationen bei solchen Tieren, deren Syphilis sich selbst überlassen war, wird jedem den Zweifel erregen, ob diese 9 Fälle als unanfechtbare Beweise dafür gelten dürfen, daß Spontanheilungen mit Reinfektion oder daß Superinfektionen mit neuen Primäraffekten bei ungeheilten Tieren möglich wären.

Man könnte daran denken, daß, ähnlich wie Schilling es nach Heilung von Trypanosomenerkrankungen durch Arsenophenylglycin gesehen hat, sich an die Heilung ein mehr oder weniger langes Stadium von wirklicher Immunität anschlösse. Wir haben aber von einem solchen eingeschobenen Immunitätsstadium nichts feststellen können. Unter unseren geheilten, und zwar durch positiv verlaufende Reinokulation als geheilt erwiesenen Tieren sind 23, welche 7—19 Tage nach Vornahme der letzten Behandlung reinokuliert wurden und typische Primäraffekte bekamen.

Unter den Tieren, welche mit negativem Resultat reinokuliert worden sind, befinden sich 29, bei denen nachträglich eine Organverimpfung stattgefunden hat. Diese Versuche sind vorgenommen worden, um festzustellen, ob die mißlungenen Reinokulationen zu deuten sind als Ausdruck einer durch die überstandene und ausgeheilte Krankheit erworbenen echten Immunität oder als Ausdruck noch bestehender Krankheit. Bei 22 Tieren ist das Ergebnis ein ganz klares: **die Organe ergaben bei Verimpfung zweifellose typische Primäraffekte, d. h. die nicht reinokulablen Tiere waren noch krank und nicht immun.** Die Organprüfung wurde vorgenommen an folgenden Tagen nach der Impfung: 60, 111, 139, 140, 164, 180, 215, 228, 237, 254, 281, 323, 475, 477, 546, 561, 584, 594, 606, 637, 699, 715.

Bei der Kaninchensyphilis scheinen diese „Immunitäts"-Verhältnisse in anderer Weise sich abzuspielen als beim Menschen. „Eine Immunität für weitere Impfungen scheinen die luetischen Hodenerkrankungen ebensowenig wie die stärksten syphilitischen Augenerkrankungen dem Kaninchen zu verleihen, da Nachimpfungen erkrankter und erkrankter Tiere hin und wieder von Erfolg begleitet waren." (Uhlenhuth.) Tomasczewski dagegen berichtet:

1. Kaninchen mit syphilitischer Keratitis sind für skrotale Nachimpfungen auch Monate p. infect. ebenso empfänglich wie gesunde Tiere.

2. Bei Kaninchen mit skrotalen Primäraffekten scheint in einer Reihe von Fällen 7—9 Wochen p. infect. eine veränderte Reaktionsfähigkeit der Hautdecke, eine sog. Hautimmunität, aufzutreten.

3. Kaninchen mit skrotalen Sklerosen bleiben für intraokulare Impfungen auch Monate p. infect. ebenso empfänglich wie gesunde Tiere.

Siehe Pürckhauer, Abschnitt XVII.

Eine besondere Verkürzung der Inkubation nach der Reinokulation haben wir im allgemeinen nicht feststellen können, wie dies Finger-Landsteiner getan haben; ich habe aber schon oben darauf hingewiesen, daß wir die Inkubation gewöhnlich berechneten nach dem Zeitpunkt, in dem die Primäraffekte deutlich und typisch entwickelt waren, während Finger-Landsteiner den ersten Beginn des spezifischen Prozesses zugrunde legten.

In unseren positiven Reinokulationsfällen (siehe Tabelle XVIII) betrugen die Inkubationszeiten im Vergleich zur Inkubation bei der ersten Impfung wie folgt:

Tabelle XXI.

Inkubationszeiten bei der

1. Infektion	2. Infektion	1. Infektion	2. Infektion
20	33	31	70
43	39	31	31
24	31	70	55
25	27	23	21
54	25	35	25
25	21	28	34
25	13	28	34
20	35	49	70

Berichte über Reinokulationen an Affen liegen noch vor von **Metschnikoff-Roux** und namentlich von **Finger - Landsteiner**, **Kraus und Volk**, **Truffi**.

Finger - Landsteiner machten 5 Versuche, und zwar am 9.—14. Tage nach der ersten Inokulation. In allen Versuchen entwickelten sich, und zwar mit verkürzter Inkubation, Primäraffekte auch an den zweiten Inokulationsstellen.

In neun weiteren Versuchen, die erst einige Tage nach dem ersten Auftreten des ersten Primäraffektes vorgenommen wurden (12—19 Tage nach der ersten Inokulation), erhielten sie sechs positive Resultate, auch zum Teil mit verkürzten Inkubationszeiten und mit weniger ausgebildeten und schneller vorübergehenden Erscheinungen.

In späteren Krankheitszeiten haben dann weder Metschnikoff - Roux noch Finger - Landsteiner — bis auf einen Fall zehn Monate nach der ersten Infektion — Reinokulationen erzielen können.

Auch Kraus und Volk haben eingehende Versuche über das zeitliche Entstehen der Immunität nach der Infektion durch sukzessive Impfungen am Macacus rhesus angestellt.

„Superinfektionen, 5 bis 6 bis 13 bis 20 bis 21 Tage nach der ersten Infektion ausgeführt, ergaben ein positives Impfresultat. Auch Superinfektionen, die nur wenige Tage vor Ausbruch des erst gesetzten Infektes gemacht wurden, hafteten und entwickelten sich zu typischen oder doch charakteristischen Impfeffekten.

„Das Inkubationsstadium war manchmal verschieden von dem des ersten Primäraffektes, insofern als dieser in einzelnen Fällen nach 28 bis 23 bis 21 Tagen aufgetreten war, der zweitgesetzte dagegen in 12 bis 14 bis 17 Tagen. In anderen Versuchen konnte keine Verkürzung beobachtet werden, indem die Primäraffekte nach 14 bis 16 bis 30 Tagen, die zweitgesetzten Infekte nach 15 bis 18 bis 26 Tagen entstanden.

„Reinfektionen bei schon kürzere oder längere Zeit bestehenden Primäraffekten gaben zum Teil ein positives Resultat. 2 bis 4 und 6 Tage nach Manifestation des Primäraffektes gesetzte Infektion führte nach 13 bis 27 und 35 Tagen zu Impfeffekten, die allerdings nicht immer das typische Bild darboten. In einem vierten Falle traten nach 11 Tagen als Effekt der Reinfektion zwei bis drei isolierte, stecknadelkopfgroße Knötchen auf, die sich nicht weiter entwickelten.

„Weitere Versuche, in welchen nach 2 bis 4 bis 5 bis 7 bis 10 bis 19 Tagen und noch später Reinfektionen aufgeführt wurden, fielen insgesamt negativ aus. Das von Finger - Landsteiner beschriebene Phänomen der mitunter starken Verkürzung des Inkubationsstadiums konnten wir bisher nicht beobachten. Auch die durch Reinfektion gesetzten Impfeffekte nehmen oft nicht die typische Form an. Einen bestimmten Zeitpunkt des Auftretens der Immunität der Haut nach dem Manifestwerden des Primäraffektes festzustellen, dürfte wahrscheinlich nur in einer sehr großen Versuchsreihe möglich sein, und voraussichtlich werden da individuelle Schwankungen eine Rolle spielen.“

Fassen wir die Resultate all dieser Tierversuche zusammen, so ergibt sich, daß positive Reinokulation bei Tieren, die man sich selbst überlassen und nicht durch Behandlung von ihrer Krankheit befreit hat, nur in ganz seltenen Ausnahmefällen vorkommen.

Ob man diese anscheinend gelungenen Reinokulationen als Reinfektionen nach spontan eingetretener Heilung oder als Superinfektion bei noch ungeheilten Tieren auffassen soll, steht natürlich dahin. Die erstere Annahme wäre die wahrscheinlichere, weil als Reinokulationsprodukt wieder ein Primäraffekt entstanden ist.

D. Superinfektionserfahrungen am Menschen.

Die Bezeichnung „Superinfektion“ deutet schon darauf hin, daß es sich nur handeln soll um Neuinokulationen bei schon und noch syphilitischen Menschen, und unter „syphilitisch“ ist zu verstehen ein Organismus oder eine Körperregion, die (schon oder noch) unter dem Einflusse der Spirochäten (und deren Toxinen) stehen. „Syphilitisch“ im eigentlichen Sinne des Wortes ist man also —

vom Moment der Infektion an gerechnet — erst dann, wenn nicht nur eine Verbreitung des Giftes, sondern auch die dazugehörige Beeinflussung der Gewebe: Umstimmung wie Anergie eingetreten ist. Man könnte die Zeit, in der sich diese Vorgänge abspielen, vielleicht als „biologisches Inkubationsstadium" bezeichnen; dasselbe ist, um es vorwegzunehmen, nicht identisch mit der Periode der klinischen Inkubation, unter welcher man bekanntlich die Zeit versteht zwischen Infektionstermin und Auftreten der ersten klinisch-charakteristischen Primärerscheinungen.

„Syphilitisch" ist ein Körper oder eine Körperregion nicht mehr, wenn die biologisch-konstitutionellen Gewebsalterationen aus ihnen wieder geschwunden sind.

Zwischen diesem initialen an die Infektion sich anschließenden Inkubationsstadium und dem in Heilung übergehenden Endstadium der Krankheit liegt die Zeit, in welcher anscheinend der ganze Körper gleichmäßig in allen seinen Teilen und Geweben unter dem Einflusse des Syphilisgiftes steht. Für diese Mittelzeit besteht nun eine fast absolute Anergie, d. h. Unempfänglichkeit gegen Neuinokulationen. Vorher und nachher nähern sich die Verhältnisse dem Normalen, d. h. also solcher Individuen, die frei von Syphilis sind.

Im initialen wie im Endstadium der Krankheit finden sich nun mit Bezug auf die Möglichkeit von Superinfektionen recht wesentliche Differenzen dadurch, daß sowohl Generalisation, wie konstitutionell-biologische Beeinflussung sich allmählich schrittweise vollziehen, sowohl zeitlich wie regionär nacheinander.

Nebenher ist bestimmend für die Form, in welcher eine eventuell gelingende Neuinokulation sich dokumentiert, der — bekanntlich auch nach dem Alter der Erkrankung wechselnde — Grad der Umstimmung des betroffenen Gewebes.

Die Verhältnisse werden wir am klarsten übersehen, wenn wir nach dem alten Schema: primär, sekundär, tertiär diese einzelnen Stadien der Krankheit der Reihe nach betrachten.

1. Primäres Stadium.

Hier gilt der Satz: Während zu gleicher Zeit Primäraffekte in ganz beliebiger Anzahl an der Körperoberfläche erzeugt werden können, können nacheinander nur neue typische Primäraffekte entstehen, insoweit wie die späteren Inokulationen noch in Zeiten fallen und in Regionen vorgenommen werden, in welchen die durch die ersten frühesten Inokulationen erzeugten biologischen Gewebsalterationen (Umstimmung und Allergie) noch nicht ihre Einwirkung entfaltet haben. Nur „jungfräulicher" Boden kann Primäraffekte hervorbringen.

Würde man also einen Menschen vom 1. Januar ab alle Tage mit Syphilisvirus impfen, so würde man so lange an den Impfstellen typische Sklerosen entstehen sehen, bis — vielleicht von der 3. oder 4. Januarwoche an — im Anschluß an die inzwischen vollzogene Generalisierung Anergie und Umstimmung sich entwickelt haben[1]). Je später die Impfungen fallen, um so weniger werden sie, entsprechend der vollzogenen Umstimmung, noch den Charakter von Indurationen tragen oder entsprechend der sich vollziehenden Anergie überhaupt angehen. Die ersten 10—15 Impfungen werden gleichmäßig sich zu typischen vollen Primäraffekten heranbilden; dann wird sich eine „abortive" Gegenwirkung bemerkbar machen und schließlich werden die Impfungen gar nicht angehen, oder es werden papelartige Formen entstehen.

Bei den vorliegenden Beobachtungen über multiple und sukzessive entstehende Primäraffekte herrscht natürlich keine schematische Gesetzmäßigkeit, indem bald auffallend kurze Zeit nach einer ersten Inokulation jede spätere Inokulation resultatlos blieb, bald auffallend lange noch neue Primärindurationen entstanden; ja sogar bei Menschen, an welchen schon typisch ausgestaltete Primäraffekte bestanden. Aber das ist nichts Überraschendes. Die Entwicklung eines Primäraffektes ist eben noch kein Beweis, daß sämtliche Regionen des Körpers unter dem Einfluß der vom ersten schon bestehenden Primäraffekt ausgehenden Metastasierung der Spirochäten und deren konstitutionellbiologischen Folgen stehen. Klinische Inkubation und biologische Inkubation fallen eben nicht immer zusammen, ebensowenig wie Spirochätenmetastasierung und deren konstitutionell-biologische Einwirkung auf die Gewebe und Zellen. Es bedarf einer gewissen Zeit, ehe nach der Spirochätengeneralisierung die Umstimmung der Gewebe und Allergie und bekanntlich auch die Seroreaktion einsetzt.

Diese soeben vorgetragenen Anschauungen sind seit Jahrzehnten bei uns wohlbekannt und allseitig akzeptiert gewesen. Ich verweise nur — mit Übergehung der älteren Autoren — auf eine im Jahre 1891 erschienene Arbeit von Lasch (-Jadassohn) aus meiner Klinik, in der die Frage: wann wird die Syphilis konstitutionell? in dem eben erörterten Sinn, auf Grund eigener Beobachtungen und kritischer Benutzung der bisherigen Literatur, besprochen wird. Schon damals spitzten die Autoren die Frage nach dem „Konstitutionellwerden" auf die präzisere zu: Wann tritt die Immunisierung ein?

Spätere Bearbeitungen fand die Frage von Sabaréanu, Quentin und besonders von Queyrat. Aber etwas prinzipiell Neues haben sie nicht gebracht, und ich bin daher einigermaßen erstaunt, daß die Bearbeitung dieser Fragen besonders bei unseren französischen Kollegen soviel Aufsehen erregt hat.

Kasuistische Mitteilungen liegen neuerdings vor von Pawloff, Knowles, Bellezza, Taylor, Sklarek, Nicolas und Montot, Bonnet und Courjon, Hutchinson jun., Gaucher-Fouquet-Joltrain, Fouquet und Joltrain, Gaucher und Nathan, Du Bois, Preis.

---

[1]) Theoretisch kann man sich natürlich die Entwicklung der „Anergie" und der „Umstimmung" auch ohne Generalisierung vorstellen, bedingt durch eine vom örtlichen Spirochätenherd ausgehende „toxische" Durchtränkung und Beeinflussung der Gewebe und Zellen, wie z. B. bei der Trichophytie. Bei der menschlichen Syphilis sprechen aber alle Erfahrungen mehr für eine sehr schnell nach der Inokulation einsetzende Spirochätenwanderung.

Einen Fortschritt allerdings verdanken wir den experimentellen Inokulationen, die man teils mit eigenem, teils mit fremdem Syphilismaterial auf Sklerosenträgern gemacht hat, indem etwas genauer der Termin, an welchem die Hautimmunität einzusetzen scheint, klargestellt ist.

Queyrat hat 19 Autoinokulationen vorgenommen und dabei zehn positive erhalten mit Schankern, die 4, 5, 6, 7, 8, 9, 10 und 11 Tage alt waren. Dagegen waren alle Versuche, nach dem 11. Tage (12.—30.) Autoinokulationen zu erzeugen, vergeblich.

Ähnliche Versuche machte Nobl. Aus der ersten, auf dem Berner Kongreß 1906 berichteten Versuchsserie ergab sich, daß die Autoinokulation des Syphilisvirus am Ende der zweiten Inkubation bis zum 8. Tage der Impfung keinerlei Reaktionserscheinungen im Gefolge hat. Er brachte Geschabe von gutentwickelten Primäraffekten teils mittels tiefer Scarificationen, teils durch Taschenbildung zur cutanen Einverleibung. Zwischen dem 3. und 8. Tage wurden die Stückchen excidiert und nach der Levaditimethode untersucht. Nobl konnte aber weder durch Spirochätennachweis, noch durch histologische Befunde feststellen, daß an der Impfstelle ein spezifisches Syphilisprodukt entstanden sei.

In Budapest berichtete er über weitere, in die 3.—5. Infektionswoche fallende Impfungen mit fremdem, keimhaltigem Material. Auch diesmal erzielte er nur in einem geringen Prozentsatz papulöse Efflorescenzen unbestimmten Charakters, die nirgends ein Zeichen von Spirochätenhaftung darboten.

Lambkin meint, daß nur in den ersten 10 Tagen nach dem Auftreten einer Sklerose eine Autoinokulation möglich sei, Hutchinson jun. dagegen, daß noch ein zweiter Schanker, selbst 3, 4, ja sogar 8 Wochen nach dem ersten inokuliert, entstehen kann.

Taylor, der sich ganz ausführlich mit dem Thema der multiplen und sukzessiven Initialsklerosen beschäftigt hat, hat schon im Jahre 1871 und 1872 Autoinokulationen auf Sklerosenträger vorgenommen. Er konnte noch 14 Tage nach Auftreten des ersten Herdes neue erzielen.

Im übrigen glaubt er nicht, daß das sukzessive Auftreten der Schanker auf einer allmählichen Durchseuchung und Immunisierung der einzelnen Regionen beruhe, sondern daß von Anfang an eine allgemeine Infizierung des ganzen Organismus stattfinde, daß es aber einige Wochen daure, bis die Intensität der Infektion so weit gestiegen sei, daß man sie als eine vollkommene bezeichnen könne.

Unsere diesbezüglichen Erfahrungen beziehen sich auf einige zu diagnostischen Zwecken bei fraglichen, aber luesverdächtigen Ulcera (Ulc. mollia resp. Chancre mixte?) vorgenommene Inokulationen, wobei das eigene Sekret der ulcerierten Erosionen verwendet wurde.

Ein irgendwie typischer Primäraffekt entwickelte sich in keinem Fall; zweimal eine kleine Papel, resp. ein papelartiges Infiltrat, zweimal eine deutliche Infiltration. Spirochäten konnten weder im Saft dieser Inokulationsprodukte noch histologisch auf irgendeine Weise gefunden werden.

Bei den inokulierten Fällen ergab die Serodiagnostik kurze Zeit nach der Probeinokulation meist ein positives Resultat.

Wir hatten es also, wie auch das später auftretende Exanthem und die Serodiagnostik erwiesen, anscheinend stets schon mit zu weit vorgeschrittenen Luesfällen zu tun gehabt. Stets lag auch die Infektion mindestens, 3 meist 4—5 Wochen zurück.

Aus der älteren Literatur liegen noch eine Anzahl von Impfexperimenten vor, die ich kurz reproduzieren will:

1. Zwei Fälle von Bidenkap. Es handelte sich um Patienten, die vor wenigen Wochen infiziert, mit einem typischen Primäraffekt ins Hospital kamen. Das Sekret von diesen Schankern gibt bei der Inokulation bei den Kranken selbst nach einer Inokulationszeit von 2—3 Wochen typische Papeln.

2. Zwei ähnliche Beobachtungen berichtet W. Boeck: Papulöse Formen an Inokulationsstellen während der zweiten Inkubationsperiode.

Besonders wichtig ist die einzig dastehende Inokulation, die Puche an einem gesunden Menschen vorgenommen. Es wurden zwei Impfungen gemacht, und zwar die zweite 21 Tage nach der ersten. Alle beide geben ein deutlich positives Resultat. 39 Tage nach der ersten, 17 Tage nach der zweiten Inokulation entstehen zwei papulöse Efflorescenzen, die sich in typischen indurierten syphilitischen Schanker umwandeln. Einen Monat später Roseola.

Die Experimentatoren, speziell auch Levaditi, der sich ausführlich mit diesen Fragen beschäftigt, betonen mit besonderem Nachdruck, daß die Inkubation dieser zweiten Impfprodukte auffällig viel kürzer sei als beim ersten Schanker. Sie schwankt zwischen 10 und 21 Tagen. — Bei Taylor dauerten die Inkubationen der Autoinokulationen 7, 9, 10, 12, 15, 21, 24 und 27 Tage.

Sind denn aber diese bei der zweiten Impfung erzeugten Prozesse wirklich Primäraffekte und überhaupt mit Sicherheit Impfprodukte?

Was die erste Frage anbetrifft, so hat auch Queyrat nie typische Schanker mit deutlicher Induration u. dgl. beobachtet, sondern immer nur papulöse Gebilde, die bei weitem den gewöhnlichen Papeln der sekundären Periode näher standen als Initialsklerosen. Levaditi schließt daraus, daß es sich bei diesen experimentell erzeugten Syphilomen um „abgeschwächte" und deshalb unvollkommen bleibende Primärerscheinungen handle. Möglicherweise aber handelt es sich mehr um durch die Impfung provozierte prodromale Papeln, wie man sie ja auch sonst nicht so selten mit der Roseola zugleich oder sogar vor derselben bei Kranken beobachten kann. Auch in den Queyratschen Versuchen handelt es sich fast immer um Erscheinungen, welche der universellen disseminierten Eruption nur um wenige Tage vorausliefen. In dem von Levaditi besonders referierten Schulfall Queyrats bestanden die ältesten Primärerscheinungen seit 10 Tagen (also seit 15. Dezember). Am 25. Dezember werden 2 Inokulationen gemacht. Am 5. Januar erscheinen an den Inokulationsstellen die Impfprodukte, und am 10. Janur tritt bereits ein allgemeines makulo-papulöses Syphilid auf.

Daß die Impfung als solche und die verimpften Spirochäten das Impfprodukt erzeugt haben, will ich nicht leugnen, da in den Queyratschen Versuchen die mit beliebigem Material angelegten Kontrollreizungen resultatlos blieben. Freilich stehen denen gegenüber von ganz analogen Gesichtspunkten ausgehende Versuche Tarnowskys, der auch ohne Spirochäten papulöse Efflorescenzen in der zweiten Inkubation erzeugte. Auch Neumann und Cehak berichten über ähnliche Versuche. Levaditi selbst berichtet über eine Papel an einer Kontrollimpfungsstelle (mit harmlosem Impfmaterial), in der sich sogar Spirochäten nachweisen ließen. Aber, so lautet Levaditis Deutung, „da hier eine spätere externe Infektion nicht mit Sicherheit auszuschließen war, so beweist dieser Befund nichts gegen die von Queyrat und anderen vertretene Anschauung von der Autoinokulabilität des Primäraffekts auf den Träger".

Im übrigen hat diese ganze Frage in praxi meist keine große Bedeutung. Freilich muß der Infizierte darauf hingewiesen werden, daß er sich von seinem eigenen Schanker aus (z. B. vom Penis) selbst (z. B. im Gesicht, an den Fingern) infizieren könne. Für den Gesamtverlauf der Krankheit scheint aber die Anzahl der Primäraffekte ganz belanglos zu sein.

Einen weiteren Fortschritt in der Erkenntnis, wann wir den Eintritt der Immunität der Haut anzunehmen haben, verdanken wir den serodiagnostischen Untersuchungen. Sind die bei einer positiven Reaktion in die Erscheinung tretenden Körper auch keine wahren „Antikörper“, so sind es doch, was die Citronsche Bezeichnung „Reagine“ in sehr passender Weise andeutet, vom infizierten Organismus herstammende Reaktionsstoffe, ebenso wie wirkliche Antitoxine oder wirkliche bactericide Antikörper, und es ist daher in gewissem Maße gestattet, aus dem Verhalten der einen auf das der anderen Schlüsse zu ziehen. Und in der Tat besteht eine weitgehende Analogie zwischen dem zeitlichen Auftreten der positiven Reaktion einerseits und der Entwicklung der Hautimmunität andererseits.

Aus allen Statistiken über die Seroreaktion geht hervor, daß ganz im allgemeinen mit dem Eintreten der sekundären Erscheinungen die Prozentziffer der positiv Reagierenden ungemein steigt, fast bis zu 100%, während bei der Untersuchung primärer Fälle die Ziffern beträchtlich niedriger bleiben. Die Schwankungen in den Ziffern der einzelnen Autoren kommen dadurch zustande, daß die einen ihre Fälle bald näher dem Infektionstermin, die anderen bald näher dem Ausbruch der sekundären Erscheinungen untersuchten.

Präzise neuere Angaben liegen vor von Basset - Smith, Fischer, Blumenthal und Reinhart. Siehe auch Bruck, Kapitel Serodiagnose.

Experimentell wurde die Frage von Levaditi, Laroche und Yamanouchi bearbeitet.

In 6 Fällen verglichen sie die Resultate der Autoinokulation mit der Seroreaktion und hatten folgende Resultate:

	Alter des P. A.	Seroreaktion	Resultat der Autoinokulation
I.	4 Tage	0	+
II.	8 „	0	+
III.	8 „	0	+
IV.	8 „	+	0
V.	9 „	0	0
VI.	9 „	+	0

Ihre Schlußfolgerung lautet daher: „Der Schanker ist auf den Träger inokulabel, so lange als die Serodiagnostik negativ bleibt.“

Auch Gaucher, Fouquet und Joltrain berichten über Serumuntersuchungen bei 15 Fällen mit Primäraffekten. Fünfmal unter 6 Fällen war sie negativ in den ersten Tagen nach dem Auftreten der Primäraffekte. In 15 Fällen dagegen, die erst in der dritten und vierten Woche vor dem Auftreten der Roseola untersucht wurden, hatten sie 12 positive und 3 negative Resultate.

Bei Affen verhalten sich, wie Bruck festgestellt hat, die Termine des Auftretens der positiven Reaktion zur Generalisierung und zum Einsetzen der Hautimmunität (Nicht-Reinokulabilität) derart, daß Generalisierung und Refraktärwerden eher auftreten als die positive Reaktion. Während die erstgenannten Erscheinungen meist dem Auftreten des Primäraffekts vorausgehen, folgen in klaren eindeutigen Fällen letztere dem Primäraffekt nach.

2. Sekundäres und tertiäres Stadium.

In den der primären Periode folgenden sekundären und tertiären Stadien ist die „Anergie" die Regel und Superinfektionen gehören — falls sie in der Sekundärperiode überhaupt vorkommen — zu den Ausnahmen.

Vorsichtigerweise müssen wir unter „tertiär" nur diejenigen Individuen verstehen, die manifeste Symptome aufweisen oder vor kurzem aufgewiesen haben. Denn in den späteren Jahren post infectionem fehlt uns — außer wenn wir die Serodiagnose zu Hilfe nehmen — ohne sichtbare Symptome jedes Kriterium, ob das betreffende Individuum noch (latent-) syphilitisch oder gesund schon ist.

Es waren bekanntlich Versuche von Finger-Landsteiner, welche Zweifel an dem alten Dogma von der absoluten Unempfänglichkeit Syphilitischer wachriefen.

Die alte Lehre stützte sich wesentlich auf die zu Tausenden gemachten Versuche von Ricord, Wallace, Diday usw., so daß Rollet schreiben konnte:

„Obgleich ich und meine Vorgänger diese Versuche, primäre, sekundäre oder tertiäre Syphilis auf Syphilitiker zu impfen, tausendmal gemacht haben, haben wir nicht ein einziges Mal ein positives Resultat erhalten. Ich kenne nicht ein einziges besser bewiesenes Faktum als dieses von dem refraktären Zustand eines Syphilitikers gegenüber der Aktion eines neuen Virus, und dabei sind diese Versuche so gleichgültig und harmlos, daß man sie ohne jedes Bedenken bei beliebig viel Kranken ausführen kann."

Nicht minder präzis drückt sich Mauriac aus:

„Alle bis auf unsere Tage gemachten Reinokulationen im sekundären Stadium, an denen ich mich reichlich beteiligt habe, haben immer negative Resultate ergeben. Die Immunität in diesem virulenten Stadium der konstitutionellen Krankheit muß also eine absolute sein. Die von Cazenave, Vidal, Richet berichteten Ausnahmen haben keinen Anspruch auf ernsthafte Beachtung: denn bei den erzielten Reinokulationspusteln handelt es sich um rein traumatische, abortiv verlaufende, ohne Inkubation auftretende, ohne charakteristische Symptome irgendwelcher Art entstehende Pusteln. Dabei war es ganz gleichgültig, ob die Inokulation mit Krankheitsprodukten desselben oder fremder Individuen gemacht wurde. Nur Wallace berichtet über einen anscheinend nur mit fremdem Virus gelungenen Fall, wo bei einer Sekundärsyphilitischen am 26. Tage der Inokulation, nachdem die der traumatischen Irritation unmittelbar sich anschließenden Folgeerscheinungen längst geheilt waren, die geimpfte Stelle papulo-squamös wurde."

Mauriac will auch diesen Fall nicht anerkennen und hält auch ihn nur für die Folge der lokalen Excitation.

In der tertiären Periode erkennt aber auch Mauriac eher die Möglichkeit, Syphilisreinokulationen zu erzielen, an.

Finger-Landsteiner dagegen erklären, „daß auch der Sekundärsyphilitische gegen Neuinfektion mit Syphilisvirus noch empfänglich ist und daß dasselbe bei ihm analoge Papeln, wie bei dem Primärsyphilitischen zu erzeugen vermag, wenn auch die Resultate etwas geringer und weniger konstant sind als bei diesem. Eigentümlich ist das Verhalten des Tertiärsyphilitischen gegenüber neuerlicher Infektion mit Syphilisvirus. Bei demselben entsteht häufig in unmittelbarem Anschluß an die Infektion, am Orte dieser, zunächst ein entzündliches Erythem, in dessen Zentrum dann ein braunrotes Infiltrat, das in seinem weiteren Verlaufe auffällige Übereinstimmung mit den an dem betreffenden Patienten bestehenden tertiären Hautsyphiliden zeigt."

Salmon machte bei 3 Personen, welche typische tertiäre Erscheinungen hatten, 8 Inokulationen. Sechs verliefen völlig negativ, zwei ergaben ganz uncharakteristische papulo-squamöse Efflorescenzen. Salmon schließt daraus, daß, solange die Infektion bestehe, auch eine Immunität vorhanden sei. „Der Syphilitiker besitzt eine cutane absolute Immunität gegen eine von außen kommende Reinokulation."

Die wichtigsten diesbezüglichen Untersuchungen verdanken wir Ehrmann.

Schon 1906 berichtete er über 5 Autoinokulationen mit positivem Resultat auf Träger von ulcerokrustösen Papeln. In allen diesen Fällen entstanden schuppende oder krustöse Papeln, während Kontrollimpfungen mit sterilem Wasser kein Resultat ergaben. Fünf dieser Impfpapeln zeigten den typischen histologischen Bau einer echten sekundären Papel. Spirochäten wurden zweimal im Gewebe nachgewiesen. Die Inkubation dieser Impfpapeln dauerte 8—10 Tage. Die Impfung geschah in einem vorher mit einer Impfnadel angelegten Stichkanal, der horizontal zur Hautoberfläche geführt wurde und die Spitze der Papillen traf.

In Budapest berichtete Ehrmann über weitere Versuche: 1. über 2 Fälle, die in der gleichen obenbeschriebenen Weise superinokuliert wurden, und 2. über 6 Fälle, die mit den eigenen breiten Kondylomen geimpft wurden.

In dieser dritten Serie wurde die Übertragung entweder auf dem Oberschenkel oder auf dem Rücken des Patienten ausgeführt in der Weise, daß mit sterilem Messer nach vorheriger lokaler Desinfektion der Impfstelle die Epidermis abgeschabt wurde, bis eine multiple punktförmige Blutung aus dem Papillarkörper eintrat. Diese wurde durch sterile Kompressen gestillt und nun wurde 3—5 Tage hintereinander auf dieser Stelle das Papelgeschabe eingerieben. Die Impfstelle wurde dauernd durch ein Uhrschälchen bedeckt. Zur Kontrolle wurden in jedem Falle auf korrespondierende Stellen mit demselben Material, das aber auf 60° erhitzt war, ebensolche Einreibungen durchgeführt. Siebenmal unter 8 Fällen erzielte Ehrmann auf diese Weise ein positives Resultat in Form von schuppenden, leicht erhöhten Infiltrationen, einmal sogar in Form einer kondylomartigen nässenden Wucherung. Die histologische Untersuchung ergab am dritten Tage noch typische Spirochäten in Gewebsspalten mit geringen entzündlichen Reaktionserscheinungen. Am achten Tage dagegen waren wohlerhaltene Spirochäten nur in sehr vereinzelten Exemplaren mühselig zu finden, dagegen in allen Schnitten typische Phagocytose, zum Teil bis in die tiefen Schichten der Gewebe hinein. —

In der tertiären Periode konnte Ehrmann unter 4 Impfungen einmal ein positives Resultat, d. h. typische zentral zerfallende Infiltrate nach einer kurzen Periode entzündlicher Hauthyperämie erzielen. —

Sehr charakteristisch ist wiederum der positiv verlaufene Versuch von Queyrat und Pinard, interessant auch dadurch, daß die Seroreaktion trotz des bestehenden tertiären Prozesses negativ war. Spirochäten waren weder im Dunkelfeld, noch gefärbt nachzuweisen.

Besonders möchte ich auf die schönen und charakteristischen Abbildungen hinweisen, aus denen einerseits der Charakter einer typischen tertiär-ulcerösen Affektion, andererseits die Tatsache, daß es sich um einen langsam wachsenden Prozeß gehandelt hat, hervorgeht.

Es lag natürlich nahe, einmal die ältere Syphilisationsliteratur darauf durchzusehen, ob nicht unter den Tausenden damals gemachten Impfungen sich solche fänden, die wir für die Beurteilung der uns heute interessierenden Frage benutzen könnten. Es ist aber tatsächlich kaum möglich, die vielleicht brauchbaren von den ganz unbrauchbaren heute noch zu trennen. Infolge der unitaristischen Auffassung haben wir einerseits Verwechslungen von Ulcus molle und Syphilis; dazu gesellt sich die Konfusion, welche dadurch entsteht, daß verwechselt und zusammengeworfen werden eigentliche Syphilisimpfungen mit Impfungen mit Eiter, welchen man künstlich auf syphilitischen Efflorescenzen erzeugt hat. Wenn man bedenkt, welche unendliche Fülle von Arbeit auf diese damaligen Versuche verwendet worden ist, so muß man bedauern, daß so gar kein positives Resultat, welches wir verwerten könnten, vorliegt.

Ich verweise auf die Werke von W. Boeck aus dem Jahre 1850 und 1875 und auf die kritischen Zusammenfassungen von Auspitz (1866), Mauriac (1900) und Lang (S. 65).

Übrigens existiert ein altes Experiment aus dem Jahre 1851 von Schnepf, das ich kurz resümiere (siehe Mauriac, S. 284).

Eine 38 Jahre alte Frau, vor 18 Jahren infiziert und jetzt mit Gummata und Zerstörungen des Gaumens behaftet, wird am 29. Juni mit Sekret von Plaques muqueuses inokuliert. Die Inokulationswunden heilen rasch; aber am 21. Juli, also 22 Tage nach der Inokulation, zeigen sich zwei lentikulare schinkenfarbene Papeln, die sich verhärten, mit Krusten bedecken und einen entzündlichen Hof zeigen. Sie wandeln sich in tiefe Geschwüre um, so daß Cazenave sie als ein typisches Beispiel eines „Ecthyma syphiliticum" erklärte. Einen Monat nach der Inokulation entstehen Kopfschmerzen, Übelbefinden, eine große Schwellung in der linken Wade, nicht scharf abgegrenzt, tief im subcutanen Bindegewebe liegend, mit bläulichroter Verfärbung der Oberfläche und Schmerzen beim Druck. Ähnliche rote subcutane Intumescenzen finden sich vor dem linken Knie. Alle diese Erscheinungen verschwinden nach 15—20 Tagen.

Nach unserer Anschauung handelt es sich sicher um eine gelungene Inokulation, die aber entsprechend dem tertiären Status der Patientin auch einen tertiären Charakter annahm. Auch Mauriac, der den Fall kritisiert, betont die Möglichkeit, daß es sich zwar um keine echte Reinokulation handle (weil die bei einer regulären Reinokulation notwendigen Drüsenschwellungen und sekundären Erscheinungen fehlten), wohl aber um eine Neuinfektion mit jenen bei tertiärer Syphilis allgemein vorkommenden Formen von „Erythema nodosum" syphiliticum.

Besonders erwähnen muß ich hier einen von Gaucher und Hallopeau berichteten Fall:

Es handelt sich um eine Patientin, die im Jahre 1867 das erstemal infiziert wurde, seitdem wegen einer Menge von Rezidiven aller Art immer wieder erneuter Behandlung unterworfen wurde, so daß sie deshalb in dauernder Behandlung und Beobachtung stand. Im Mai 1909: Seroreaktion negativ. — Im Oktober 1909 eine sehr reichlich disseminierte tubero-serpiginöse Eruption und einzelne gummöse Knoten. Reaktion jetzt positiv.

Die Autoren deuten diesen Fall als eine Superinfektion, zustande gekommen bei einer Infektionsgelegenheit im Juni 1909. Daß die universelle Eruption sofort einen tertiären Charakter annahm, bringen sie in Zusammenhang mit dem immer noch nicht verschwundenen Einfluß der ersten Syphilis.

Hierher gehören vielleicht auch Delbancos merkwürdige Fälle, die er als „sekundäre Gummibildung sive gummöse Lymphdrüseninfektion" bezeichnet.

Ein Pseudoschanker redux penis wird für Primäraffekt gehalten, Roseola und Drüsen abgewartet, bleiben aber aus. Dafür entwickelt sich unter stark remittierendem Fieber eine einseitige derbe, von den Lymphdrüsen der Weichen ausgehende, die angrenzende Bauchhaut mitergreifende Infiltration, welche Delbanco durch ein Fortschreiten des spezifischen Virus vom Gumma des Penis auf die Drüsen erklärt.

Eine Art Superinfektion scheint in dem Fall, den Gastou und Detot berichten, vorzuliegen.

Eine Frau, welche vor 20 Jahren Syphilis gehabt hat, ist zweimal verheiratet gewesen und hat aus diesen beiden Ehen 4 Kinder gehabt: Das erste stirbt bald nach der Geburt an Krämpfen, das zweite 3 Monate alt ebenso, das dritte lebt, hat aber multiple Dystrophien, das vierte lebt und hat Schädeldifformität. „Der Einfluß der Syphilis scheint sich also allmählich im Laufe der Zeit abgeschwächt zu haben." Nun wird die Frau zum fünften Male extra-konjugal gravid, nach den Angaben der Mutter von einem mit frischer Syphilis behafteten Manne. Dieses fünfte Kind ist 7 Wochen anscheinend gesund, bis plötzlich schwere Haut- und Schleimhauterscheinungen eintreten, zugleich mit Diarrhoen, an denen das Kind zugrunde geht. Die beiden Autoren schließen daraus, daß anscheinend die im Verschwinden begriffene mütterliche Syphilis durch die neu hinzugekommene väterliche Syphilis wieder aufgelebt sei und so die frische Syphilis des Kindes verursacht habe, also gleichsam: Superinfektion der Mutter, sich äußernd in schwerer Form einer kongenitalen Syphilis ihres Kindes.

In der Diskussion weist Barthélemy auf die Möglichkeit hin, daß es sich um eine direkt paterne Infektion des Kindes durch den syphilitischen Vater handeln könnte, wobei zu bemerken wäre, daß die Syphilisation der Mutter das Kind nicht gegen die Syphilis des Vaters geschützt hat. — Ich möchte darauf hinweisen, daß auch eine Reinfektion der schon gesundeten Mutter vorliegen könnte.

Als Fälle von syphilitischer Reinfektion, die aber als Superinfektionsfälle aufzufassen wären, beschreibt Milian einige Beobachtungen, die strenger Kritik freilich nicht standhalten.

Im ersten Fall entstand 18 Monate nach der ersten Infektion ein sogenannter „Chancre syphilitique ecthymateux", und zwar etwa 40 Tage nach einem verdächtigen Coitus. Diesem „Chancre" folgten starke Lymphdrüsenschwellung, eine sklerosierte Lymphangoitis am Rücken des Penis und einige verdächtige Flecken am Unterarm. 14 Tage nach Auftreten dieses „Chancre" war die Seroreaktion positiv. Spirochäten wurden nicht gefunden, was Milian auf eine graue Ölkur bezieht, die schon vor der Reinokulation wegen der ersten Syphilis begonnen war.

Im zweiten Falle handelt es sich um ein „schankriformes Gumma", welches 3 Wochen nach einem Coitus mit einer sicher syphilitischen Frau entstanden war. Es folgte zuerst nur eine Lymphdrüsenschwellung, aber 45 Tage nach dem Auftreten der schankriformen Affektion entstand eine disseminierte, über den ganzen Körper verbreitete Eruption von papulösen, papulo-squamösen und papuloulcerösen Efflorescenzen, die durchaus an maligne Syphilis erinnerten. Außerdem fand sich eine große Cubitaldrüse und ein gummöses Infiltrat der linken Hüfte. Der Patient hatte ein Jahr vorher einen Primäraffekt mit nachfolgenden Plaques muqueuses, in welchen Milian selbst Spirochäten gefunden hatte.

Im Anschluß möchte ich über einige im Laufe der Jahre gemachte klinische Beobachtungen berichten, die natürlich nicht so klar liegen wie beabsichtigte Experimente, aber doch für das Studium unserer Frage verwertbar sind.

Im ersten Fall handelt es sich um eine **Lues maligna:**

Bei dem Patienten bestanden neben einem Palmarrezidiv und Plaques muqueuses in der Mundhöhle zahlreiche, ganz im Abheilen begriffene Ulcera („Rupia") an den verschiedensten Stellen des Körpers. Die Infektion hatte vor $1^1/_4$ Jahren stattgefunden. Die Seroreaktion war zurzeit negativ, vermutlich infolge einer soeben durchgemachten Injektionskur. Um so erstaunter war der Kranke, daß er am Oberschenkel ein „Rezidiv" bekam. Auf näheres Befragen gibt er an, seit einem Jahre keinen Coitus ausgeführt zu haben bis zum 27. Februar. — Schon am 1. März bemerkte er dann am rechten Oberschenkel an einer Stelle, die ihn schon vorher etwas gejuckt hatte (kleine Ekzemstelle?), einen umschriebenen eitrigen und schmierig belegten Herd. Er hält es für sehr wahrscheinlich, daß er diese Stelle bei der Kohabitation in reibende Berührung mit den weiblichen Genitalien gebracht habe.

In den nächsten Tagen vergrößerte sich die eiternde Stelle, bis sich am 7. März (dem Tage der ersten Konsultation) eine markstückgroße Ulceration gebildet hat, deren Grund infiltriert und schmierig-eitrig belegt ist und deren rote Ränder wallartig erhaben und von derber Konsistenz sind.

Zwischen die Finger genommen, kann man eine auffallende Härte der ganzen Gewebspartie konstatieren (siehe Moulage der klinischen Sammlung).

Im Ausstrich des Sekrets sind keine Spirochäten zu finden.

9. 3. Excision. Auch in Schnittserien lassen sich Spirochäten nicht nachweisen.

14. 3. Heilung per primam; Entfernung der Nähte.

25. 3. Es hat sich eine solide glatte Narbe gebildet, aber oberhalb und unterhalb derselben zeigen sich zwei schuppende infiltrierte linsengroße Efflorescenzen.

27. 3. Die beiden Efflorescenzen haben sich zu typischen spezifischen Papeln entwickelt, doch lassen sich in mehreren Ausstrichpräparaten Spirochäten nicht nachweisen.

1. 4. Erneutes Spirochätensuchen erfolglos.

5. 4. Die oberhalb der Narbe befindliche Papel beginnt zentral ulcerös zu zerfallen.

7. 4. Beide Papeln mit Krusten bedeckt.

13. 4. Die Erscheinungen jetzt vollständig abgeheilt, die obere ulcerös zerfallene Papel mit geringer Narbenbildung.

Bei genauerem Nachforschen stellt sich heraus, daß die Person, mit der Patient am 27. 2. den Beischlaf vollzogen hatte, mit Condylomata lata behaftet war.

Ferner verfüge ich über drei Fälle meiner Privatpraxis, die an **tertiären Erscheinungen** litten und nach mehrmonatlicher geschlechtlicher Enthaltsamkeit an genau den Patienten bekannten Tagen den Beischlaf vollzogen hatten. Zweimal waren wir in der Lage, eine kondylomatöse Lues bei den in Frage kommenden Infektionsquellen nachzuweisen. Bei allen drei Fällen entstand in gleicher Weise, nach einer 5 bis 8tägigen Inkubation, an der Haut des Penis resp. an der Wurzel des Penis eine Infiltration mit entzündlicher Rötung, die sich sehr schnell mit einer kleinen Kruste bedeckte. Unter Zunehmen der Infiltration nach der Breite und mit Verdickung der Kruste entwickelt sich allmählich eine Ulceration mit steil abfallenden Rändern, mit wallartig erhabenem entzündeten Rand, umgeben von einem entzündlichen Hof. Auffallend war in allen Fällen die ungemein feste und derbe, geradezu an einen Primäraffekt erinnernde Härte des Walles.

Die Ulcerationen heilten allmählich mit Zurücklassung einer Narbe ab. — Irgendeine Differenz des weiteren Krankheitsverlaufes dieser Patienten gegenüber anderen nicht „superinfizierten" Fällen konnte nicht beobachtet werden. Spirochäten haben sich in keinem Falle finden lassen. In zwei Fällen wurde das Gewebe nach Levaditi untersucht. —

In einem Falle wurde der auffallend harte sklerosenähnliche Wall auf Affen verimpft, auch ohne Resultat. —

Auch einige bei sekundären Fällen entstandene Knötchen waren spirochätenfrei und nicht verimpfbar. —

Handelt es sich in den vorstehenden Beobachtungen um Inokulationen mit fremdem Virus, so liegt in einem von Assmy beobachteten Falle eine Autoinokulation vor, bei der ein tertiär-syphilitischer Prozeß entstanden sein soll.

Was haben wir aus all den eben berichteten Experimenten und Beobachtungen zu schließen?

Wir müssen bei dieser Besprechung die Beobachtungen in der sekundären und in der tertiären Periode trennen.

In der **sekundären Periode** sehen wir auffallend häufig sicher negative Resultate mit absolut uncharakteristischen klinischen wie histologischen Befunden, ohne Spirochäten, und verhältnismäßig wenige anscheinend positive Resultate, in denen ein deutliches Spirochätenhaften mit entzündlicher Neubildung erwiesen ist, so daß man wohl an ein spezifisches Impfprodukt denken könnte.

Bei genauerer Prüfung ergibt sich nun, daß diese anscheinend ganz unvermittelt sich gegenüberstehenden Differenzen bedingt sind durch die verschiedene Art und Weise, wie die Inokulation vorgenommen worden ist. Bei einfacher Impfung mit einmaligem Einreiben in oberflächliche kleine Schnittwunden bleibt das Resultat negativ, während es um so häufiger positiv ausfällt, je reichlicher, sei es in Taschen und Kanälen, sei es durch wiederholte und energische Einreibungsprozeduren, dem Eindringen von Spirochäten in tiefere Hautschichten Vorschub geleistet wird. Und so entsprechen denn die Versuche vollständig den in praxi gemachten klinischen Erfahrungen: „Superinfektionen" kommen nicht vor bei den gewöhnlichen oberflächlichen Berührungen intra cohabitationem oder bei zufälligen Berührungen, wohl aber bei den günstigen Übertragungsverhältnissen, wie sie bei den sogenannten Abklatschpapeln und Kondylomen auf korrespondierenden, sich dauernd berührenden und aufeinanderliegenden Hautflächen entstehen; Erscheinungen, die wir bekanntlich ungemein häufig bei Männern und Frauen in der Crena ani, zwischen Scrotum und Femora usw. beobachten.

Aber gerade diese Abklatschpapeln machen es mir zweifelhaft, ob man diese Erscheinungen und damit auch die Ehrmannschen Impfprodukte als wahre „Superinfektionen" auffassen darf. Denn höchstwahrscheinlich wird in solchen Fällen das Auftreten der korrespondierenden Lueserscheinungen nicht erzeugt durch primäre Einwanderung von Spirochäten in eine unversehrte Haut, sondern es handelt sich um eine durch die Sekrete, durch verschiedene Bakterien, durch mechanische Insulte erzeugte primäre Maceration, an welche sich Entzündungserscheinungen anschließen, welche erst ihrerseits den Spirochäten sekundär Ansiedlung und Vermehrung ermöglichen. Sind freilich die Spirochäten erst einmal angesiedelt, dann erzeugen sie allerdings auch auf der korrespondierenden Fläche spezifische Prozesse, eben die „Abklatschpapeln".

In den Ehrmannschen Versuchen ist zwar auch eine entzündliche Infiltration entstanden; aber man kann sie doch kaum als ein wahres Syphilom auffassen.

Und von Spirochätenvermehrung, was doch eigentlich zum Begriff einer wirklich vor sich gehenden „Infektion" gehören würde, ist keine Rede.

Ob die Entzündung durch die Spirochäten oder die unvermeidliche Mischinfektion entstanden ist, ist auch noch zweifelhaft.

Kurz, wenn auch Ehrmann die Möglichkeit eines vorübergehenden Haftens der Spirochäten erwiesen hat, eine wirkliche „Superinfektion" kann ich selbst durch diese schönen Versuche nicht als erwiesen betrachten.

Betrachten wir die Verhältnisse in der **tertiären Periode,** so ist hier die Situation, sobald wir vom Experiment absehen und die klinischen Beobachtungen zu deuten suchen, bisweilen ungemein kompliziert.

Im Experiment wurde festgestellt, daß bei manifest-tertiären Fällen es verhältnismäßig häufig gelingt, durch Inokulation mit spirochätenhaltigem Material Prozesse hervorzurufen, welche den Erscheinungen tertiärer Syphilis nach vieler Richtung hin entsprechen. Freilich fehlen manche klinischen Charaktere; aber das wesentlichste Symptom, das ulceröse Zerfallen entzündlicher Infiltrate, ist vorhanden.

Auch ein peripheres Wachstum ist in einzelnen Fällen gesehen worden. Spirochäten sind aber meines Wissens nie gefunden, und ein Impfversuch auf Affen verlief negativ.

Man wird also auch hier daran zweifeln dürfen, ob wir es stets mit wirklichen Superinfektionen zu tun haben.

Sobald wir daran gehen, die klinischen, hierher gehörigen Fälle zu deuten, stoßen wir auf noch ganz andere große Unklarheiten.

Bei all den hierher gehörigen Fällen wissen wir nur,

a) daß die aufgetretene Affektion mehr oder weniger lange nach einer verdächtigen Kohabitation entstanden ist; wir wissen aber nicht, ob es sich wirklich um eine neue Inokulation resp. Infektion handelt;

b) daß die Affektion bei einem Menschen entstand, der früher eine Lues durchgemacht hat. Wir wissen aber nicht, ob er schon geheilt oder noch latent syphilitisch ist.

Natürlich ist es in solchem Falle ganz gleichgültig, ob es sich ursprünglich um eine extrauterin erworbene oder um eine kongenitale Syphilis gehandelt hat. Ebenso ist es ohne jeden Belang, ob äußerlich erkennbare Zeichen der alten Syphilis fehlen, oder ob charakteristische Narben oder Dystrophien, die vielleicht in Zusammenhang mit einer alten Syphilis zu bringen sind, vorliegen.

Aber auch weiterhin kommen die verschiedensten Verhältnisse in Betracht:

1. Die Läsion sieht anfangs wie eine harmlose oberflächliche Erosion oder wie ein typisches Ulcus molle aus. Trotz sorgfältiger lokaler Behandlung kommt aber die Affektion nicht zur Heilung, sondern sie wandelt sich langsam in ein typisch tertiäres Geschwür um und heilt unter Jodkaliumbehandlung. —

Verschiedene Deutungen sind möglich: Wiederaufflackern eines residualen Spirochätennestes im Anschluß an das Ulcus molle; oder Superinfektion mit neuen Spirochäten gleichzeitig mit Streptobacillen. Das Syphilisprodukt nimmt tertiären Charakter an, da die tertiäre Umstimmung des Gewebes noch erhalten ist.

2. Wir sehen von vornherein ein typisch tertiäres Geschwür. Aus den Daten über die Infektionsmöglichkeit schließen wir (mit mehr oder weniger großer Wahrscheinlichkeit), daß es durch eine Neuinfektion entstanden ist. In den meisten Fällen

wird sich der Zusammenhang mit einer vorausgegangenen Infektion zwar nicht
erweisen lassen, und es wird die Möglichkeit, daß es sich um ein Wiederaufleben
alter residualer Spirochäten handle, nicht von der Hand gewiesen werden können.
Aber vielleicht ist ein Infektionsfall der Fall Campana, in welchem die syphilitische, in der Tertiärperiode befindliche Mutter an der Brustwarze ein tertiäres
Ulcus bekam, wohl zurückzuführen auf eine Infektion durch ihr kondylomatöses
kongenital-syphilitisches Kind.

Der tertiäre Charakter des infektiösen Produktes erklärt sich aus dem Erhaltenbleiben der tertiären Umstimmung.

3. Am merkwürdigsten sind aber die durchaus nicht seltenen, bei alten
Syphilitikern auftretenden Formen, die zuerst von Hutchinson und dann von
Fournier beschriebenen Pseudochancres indurès, die einerseits durch eine
absolut typische Induration an primäre, durch frische Infektion bei syphilis-
freien Menschen entstandene Infektionsformen erinnern, andererseits tertiären
Charakters sind durch das Auftreten eines charakteristischen zentralen Ulcus und
durch die durch Jodtherapie zu erzielende Heilwirkung.

An der neuen Infektion ist gewöhnlich nicht zu zweifeln, da fast regelmäßig
ein sicherer Zusammenhang zwischen einem verdächtigen Coitus und dem meist
erst nach längerer Inkubation aufgetretenen Affekt zu konstatieren ist. So haben
wir dann eine Kombination von „primären“ und „tertiären“ Symptomen an ein
und demselben Affekt und zugleich das Faktum, daß diese Fälle meist rein lokale
Affektionen bleiben, da weitere Erscheinungen (Syphilide u. dgl.) nicht auftreten.

Wie soll man solche Fälle deuten?

Es handelt sich dabei nicht bloß um theoretische Spekulationen und die
Förderung wissenschaftlicher Erkenntnis, sondern um eminent wichtige praktische Fragen. Wird man durch die typische Induration, die jeden unbefangenen
Beobachter unwillkürlich auf eine frische Syphilisinfektion hinführt, zu der Annahme gedrängt, es handle sich wirklich um eine ganz neue Syphilis, so erhebt
sich sofort die praktisch wichtige Frage: Ist ein solcher Mensch wieder ebenso
kontagiös wie ein zum ersten Male Infizierter? Muß wieder auf Jahre hinaus ein
etwa nachgesuchter Heiratskonsens versagt werden? Muß die Plage einer mehrjährigen chronisch-intermittierenden Behandlung wiederholt werden?

Ganz anders ist natürlich die Sachlage, wenn man nur an ein tertiäres
Rezidiv mit eigenartigem indurativen Verlauf zu denken hat. Dann ist ein solcher
Mensch nicht anders zu behandeln und zu beurteilen wie irgendein anderer ter-
tiärer Fall.

Deshalb haben auch diese Formen von jeher das Interesse der Syphilidologen
erregt. Für uns ist es nur interessant zu sehen, wie damals ganz wie heute diskutiert
wurde, ob man diese Formen als wirklich neue Ansteckungen ansehen solle (Diday,
Hutchinson) oder nur als tertiäre Rezidive, bei denen nur der eigenartige indurative Verlauf den Verdacht eines erneuten Primäraffektes hervorrief; daher auch
Fourniers Bezeichnung „Pseudochancre induré“.

In welcher Weise können wir die Lösung dieser Rätsel herbeiführen?

I. Beweist das **Auftreten der Induration,** daß der fragliche Affekt „primärer" Natur, d. h. also durch Neuinfektion mit fremden Spirochäten herbeigeführt sei? Wenn wir auch die Tatsache konstatieren müssen, daß typische Sklerosierungen sich nur bei Syphilitischen finden und bei diesen wieder fast nur als Ausdruck des Primäraffektes, so liegen doch andererseits genügend Beobachtungen vor, aus denen hervorgeht, daß an bestimmten Körperstellen sich indurative Prozesse auch ohne frische Infektion (also nicht als „primäre") bei früher Syphilitischen einstellen.

So macht Mauriac — um nur einen der älteren Autoren zu zitieren — besonders darauf aufmerksam, daß man ja nicht alle Indurationen, die sich irgendwo vorfinden, als Schanker betrachten dürfe, und es sei falsch, deshalb in der sekundären oder tertiären Periode bei solchen Formen an Reinfektionsschanker zu denken. „Sie werden sie an den Geschlechtsorganen in allen Phasen der Syphilis beobachten. Hüten Sie sich, sie mit dem Primäraffekt zusammenzuwerfen. Man darf in ihnen nur die mehr oder weniger frühzeitigen oder späten Wirkungen der allgemeinen Intoxikation sehen, und sie resorbieren sich oder ulcerieren nach denselben Tendenzen und Gesetzen wie irgendwelche anderen Erscheinungen der konstitutionellen Krankheit." — Ganz besonders betont Mauriac den Einfluß der Örtlichkeit. Je mehr man sich der Corona glandis nähere, um so deutlicher werde die Induration nach Dicke und Umfang, derart daß auch Ulcera mollia und herpetische Erosionen an dieser Stelle fast immer eine indurierte Basis bekämen.

Auch Hoffmann berichtete auf dem Frankfurter Kongreß, daß er bei alten Syphilitikern, bei denen eine Reinokulation oder Superinfektion und ein tertiäres Syphilid ausgeschlossen schienen, mitunter indurierte Erosionen oder flache Ulcerationen am Penis beobachtet habe, die also an Primäraffekte erinnerten. Es ließen sich aber weder Spirochäten nachweisen, noch wurde die Wassermannsche Reaktion positiv. Auch bildeten sich die indurierten Efflorescenzen bei reizloser Behandlung schnell zurück. „In diesem Falle erschien es mir noch am wahrscheinlichsten, daß es sich um banale Ulcerationen handle, die bei früher Syphilitischen, zumal bei Anwendung differenter Mittel, vielleicht wegen gewisser zurückgebliebener Gefäßveränderungen zu einer Verhärtung des Grundes neigen. Auch Ulcera mollia und herpetica zeigen ja bei alten Syphilitikern bisweilen eine vorübergehende Induration des Grundes, die ich mir auf diese Weise am einfachsten erklären möchte."

Am ausführlichsten hat sich mit dieser Frage Finger beschäftigt.

In erster Reihe weist er nach, daß die Induration eines syphilitischen Initialaffektes durchaus nicht immer nachweisbar sei, sondern nach dem anatomischen Bau der betroffenen Hautstelle in allererster Reihe sich richtet. „Wenn wir das männliche Genital berücksichtigen, so entwickeln sich typische Indurationen und Sklerosen vor allem im Sulcus coronarius; auch am margo des Präputiums ist die Derbheit noch sehr bedeutend; an der Haut des Penis und an der inneren Lamelle ist die Induration schon meist teigig und lamellös. Am Körper der Glans dagegen finden sich nur noch ganz oberflächliche Pergamentindurationen." Als Ursache dieser Differenzen wies dann Finger nach, daß man wesentlich die verschiedene Form und den wechselnden Reichtum der Papillargefäße verantwortlich machen müsse. Dann aber legte er auch ausführlich dar, daß die Induration auch nicht einmal ein Symptom sei, das nur dem syphilitischen Primäraffekt allein zukäme, sondern auch bei sekundären Affektionen, bei tertiären Prozessen, ja sogar bei nicht mit der Syphilis zusammenhängenden Affektionen vorkommen könne, namentlich wenn sie, wie gesagt, am Sulcus coronarius, am margo präputii und der Nachbarschaft des frenulums vorkomme.

Aus unseren eigenen Beobachtungen möchte ich darauf hinweisen, daß wir speziell bei den anscheinend positiven tertiären „Superinokulationen" absolut typische Sklerosierungen um die allmählich sich entwickelnden Ulcerationen auftreten sahen. Das Gewebe war so knorpelhart und derb wie bei der typischen Sklerose. Ich bemerke jedoch, daß hier die Sklerosierung als peripherer Wall die vorher entstandene Ulceration umgab und es sich nicht um eine zentral zerfallende Sklerose handelte. Auch handelte es sich um Hautstellen ohne die besondere Struktur des sulcus coron.

Fasse ich das Ganze zusammen, so wird man wohl doch, wenn man solche sklerosierende Prozesse auch bei alten Syphilitikern findet, in erster Reihe an eine gelungene Superinfektion mit neu hinzutretenden Spirochäten denken müssen, wenn die Induration an und für sich auch noch nicht die frische Infektion beweist.

II. Was den **Spirochätengehalt** betrifft, so wissen wir, daß derselbe im allgemeinen bei Primäraffekten verhältnismäßig reichlich, in tertiären Formen sehr spärlich ist. Es liegt also der Gedanke nahe, den mehr oder minder reichlichen Gehalt an Spirochäten zur Diagnostik, ob primäre oder tertiäre Erscheinung vorliegt, heranzuziehen. —

Auch Impfversuche könnte man heranziehen.

Aber man wird sich klarmachen müssen, daß ganz einwandfreie Schlüsse nie gezogen werden können. Es gibt schwer verimpfbare, spirochätenarme Primäraffekte und leicht verimpfbare tertiäre Prozesse.

III. Hat man Gelegenheit zu excidieren, so ist es vielleicht auch möglich, durch eine histologische Untersuchung die Differentialdiagnose einer solchen Sclerosis redux und eines rezidivierenden Gummas herbeizuführen. In letzterem Falle wird man ein zum Zerfall und zur Verkäsung tendierendes Infiltrat finden, bei der Sklerose dagegen die Formen eines formativen Neoplasmas.

IV. Schließlich könnte man das Eintreten oder Ausbleiben von „primären Drüsen" und Allgemeinerscheinungen im Anschluß an solche fraglichen Ulcerationsprozesse für die Deutung: primär oder tertiär? verwerten. Dazu würde aber unter Umständen eine mehrmonatliche Beobachtung ohne jedes therapeutische Eingreifen gehören, wozu man sich doch nie entschließt.

Aber selbst wenn diese Möglichkeit des Abwartens vorläge, ist wieder daran zu denken,

1. daß das Eintreten von Drüsenschwellungen und sekundären Erscheinungen zwar für eine vollkommene Neuinfektion spricht, nicht aber ohne weiteres beweist, daß auch zugleich die alte Lues vollständig abgeheilt sein muß. Für die Praxis ist das natürlich gleichgültig; denn ein solcher Mensch müßte wie jeder andere rezent-syphilitische Mensch beurteilt und behandelt werden;

2. daß Drüsenschwellungen und Sekundärerscheinungen selbst bei frischer Superinfektion ausbleiben könnten, ebenso wie das bei ersten frischen Syphilisinfektionen der Fall ist. Wenn man bei letzteren auch immer den Einwand machen kann, daß man gewisse Allgemeinerscheinungen übersieht, so glaube ich doch, daß es Syphilisfälle gibt, bei denen tatsächlich — ganz ebenso wie bei niederen Affen — alle äußeren irgendwie klinisch nachweisbaren Erscheinungen ausbleiben. Im Prinzip sind ja solche Fälle natürlich nicht anders aufzufassen, als andere mit sichtbaren ausgesprochenen sekundären Erscheinungen; denn es sind nur graduelle Differenzen der Erscheinungsweise, nicht Differenzen im Wesen, da es sich bei allen um eine universell-konstitutionelle Erkrankung handelt. —

Wenn man bei zweiten Infektionen das Ausbleiben der Allgemeinerscheinungen als den Ausdruck eines milderen (durch das Überstehen der ersten Krankheit herbeigeführten) Verlaufs ansehen will (Diday, Bäumler), so ist dagegen nichts einzuwenden. Doch gibt es auch Autoren (Hutchinson, Mraçek, Taylor, Fitz - Gibbon u. a.), welche gerade das Gegenteil behaupten, indem sie bei zweiter Syphilis einen schwereren Verlauf konstatierten.

Durch die Möglichkeit der fortlaufenden serodiagnostischen Kontrolle und den Spirochätennachweis (wenn er sehr reichlich ausfällt) ist natürlich jetzt der Arzt in einer viel günstigeren Position als früher.

Unter allen Umständen wird nicht nur eine energische Jodbehandlung (mit Rücksicht auf den tertiären Charakter einer etwaigen Ulceration), sondern auch eine energische Hg - Behandlung eingeleitet werden müssen. Häufig wiederholte Serumuntersuchungen werden darüber belehren, ob und wie lange dieser ersten Kur sich eine weitere chronische oder chronisch-intermittierende Behandlung wird anschließen müssen.

Die allgemeine wissenschaftliche Deutung solcher Fälle wird die sein können, daß in der infizierten Region sowohl die Anergie wie die Umstimmung relativ verschwunden ist, so daß sich örtlich in dieser Region ein primäraffektähnliches und doch tertiär verlaufendes Gebilde entwickeln konnte. Die Frage, ob und wie sehr der übrige Körper aber noch unter dem immunisierenden anergischen Einfluß der ersten Infektion stand, bedingt durch irgendwelche, irgendwo im Körper vorhandene Spirochäten, bleibt davon unberührt.

4. Es scheint aber auch eine ganz echte „Reinfektion" möglich zu sein mit einem erneuten Primäraffekt und mit nachfolgenden sekundären Erscheinungen, selbst wenn eine einzelne Region des Körpers noch von der ersten Infektion her in sichtbarer Weise tertiär-syphilitisch ist.

Das tatsächliche Vorkommen solcher Verhältnisse beweisen die Fälle von Ducrey, C. Stern und vielleicht von Lubarski, Isekhonovitch, Priklonski, Abulow und vielleicht auch Lacapère. Auf die älteren Fälle, über deren Zuverlässigkeit viel gestritten worden ist, will ich hier nicht eingehen. Siehe darüber Jadassohn (Anm. 108), Tomasczewski (Archiv f. Dermatol., Bd. 85,) und C. Stern. Hierher gehören auch einige Fälle, welche Rostaine berichtet hat.

Dreimal fand er bei hereditär Syphilitischen einerseits noch bestehende gummöse Prozesse, andererseits Symptome einer ganz frischen Infektion.

Wie oft versteckte latente Spirochätenherde (trotz anscheinender Heilung) vorhanden sind bei den vulgo als „echte Reinfektien" aufgefaßten Fällen, können wir natürlich nicht entscheiden. —

Wir sehen also die wechselndsten Verhältnisse. Sie sind aber doch unter einen einheitlichen Gesichtspunkt zu bringen, wenn wir daran festhalten, daß, je älter die Syphiliskrankheit in einem Körper wird, desto mehr Umstimmung und Anergie abklingen, aber nicht mit einem Schlage im ganzen Körper, sondern allmählich Region nach Region.

Wir haben in der Inkubationsperiode gesehen, daß allmählich und regionär-ungleichmäßig sich die allgemeine Durchseuchung progressiv vollzieht. Ebenso sehen wir hier in der Endperiode der Krankheit die Rückkehr zum Normalen sich regionär und ungleichmäßig vollziehen. Trifft eine neue Inokulation in der Spätperiode eine noch „tertiär umgestimmte" Region, so antwortet sie mit einer rein tertiären Form. Wenn aber vielleicht die „Umstimmung" der Region bereits geschwunden ist, so daß wir eine annähernd geheilte Region vor uns haben, so erzeugt die Inokulation eine primäre oder wenigstens der primären Form sehr ähnliche Erscheinung (Reinduration).

Es ist schließlich möglich, daß der „tertiäre" Status sich nur durch einen auf eine bestimmte Region lokalisierten und ganz umschriebenen tertiären Prozeß dokumentiert und der übrige Körper schon gleichsam geheilt ist. Auf diese Weise können die allerdings sehr seltenen Fälle zustande kommen, daß Menschen, die noch an tertiärer Syphilis leiden, schon wieder primäre und sekundäre Erscheinungen infolge einer neuen Infektion aufweisen.

Man kann die Verhältnisse etwa in folgendes Schema zusammenfassen:

Der Gesamtorganismus befindet sich im Spätstadium der Syphilis, mit oder ohne manifeste Erscheinungen.

Status der Umstimmung und Anergie.	Erfolg einer Inokulation.
a) Umstimmung und Anergie sind universell. Dieser Zustand ist so gut wie regelmäßig vorhanden im sekundären Stadium, nicht mehr so regelmäßig im Spätstadium.	Je nach dem Grade der noch bestehenden Anergie haftet eine Inokulation gar nicht oder schwer oder leicht.
b) Die inokulierte Region ist fast frei von Anergie, aber noch nicht von Umstimmung (der übrige Körper steht noch unter dem Einfluß der Anergie und Umstimmung). Fast immer liegt Spätstadium vor.	„Primäre Induration mit nachträglicher tertiärer Ulceration; keine Allgemeinfolgen. (Eventuell tertiäre Syphilide, Fall von Gaucher.)

<table>
<tr><td>

c) Es besteht zwar ein tertiärer Herd, aber sonst sind Umstimmung und Anergie geschwunden.

d) Umstimmung ist noch allgemein, Anergie in einzelnen Regionen geschwunden.

</td><td>

Primäraffekt und sekundäre Erscheinungen treten auf bei gleichzeitigen tertiären Prozessen.

Tertiäre Ulceration. (Fall Campana).

</td></tr>
</table>

(Vgl. auch Selenews Abhandlung über die syphilitische Superinfektion und Jadassohn, Syphilidolog. Beiträge.)

Bei allen als positiv geschilderten Superinfektionen erhebt sich aber die (schon oben bei Besprechung der Ehrmannschen Versuche gestreifte) Frage: **Sind denn die erzeugten Prozesse dann wirklich als Superinfektionen aufzufassen?** Es lassen sich verschiedene Einwände erheben:

1. Es brauchten nicht wirklich Infektionen zu sein, wobei die lebenden Spirochäten eine Rolle zu spielen hätten, sondern sie könnten in das Gebiet der freilich auch spezifischen Cutireaktionen gehören.

2. Die erzeugten Prozesse sind vielleicht „Provokationen", also in das Kapitel von „Syphilis und Trauma" fallend.

3. Hat denn dieser örtliche „Superinfektions"prozeß irgendeine Bedeutung für den Gesamtorganismus? Kommt von ihm aus ein neuer Schub von Infektionserregern zustande? Oder hat er eine Bedeutung für die Erzeugung und Unterhaltung der konstitutionell-biologischen Syphiliserscheinungen?

4. Auch für die mißlungenen Superinfektionsversuche kann man die Frage aufwerfen, ob es vielleicht eine allgemeine Superinfektion gibt ohne einen lokalen Hautherd.

ad 1. Cutireaktionen.

In der Tat ergaben nach Analogie der Pirquetschen Beobachtungen angestellte Versuche, daß man durch spirochätenfreie Extrakte häufig ebenso starke, gewöhnlich sogar stärkere örtliche Entzündungsprozesse hervorrufen kann wie durch Spirochäteninokulation. Man kann sich davon nicht bloß durch die klinische Beobachtung, sondern auch durch die histologische Untersuchung der erzeugten Prozesse überzeugen.

Man wird also wohl daran denken müssen, daß es sich auch bei den Inokulationen, mindestens einzelnen, nur um „toxische" Reaktionsvorgänge handeln könne, wobei die Toxine allerdings erst durch den Zerfall der Spirochäten im Gewebe, vielleicht durch die Phagocytose, frei werden.

Ob es sich im einzelnen Falle um Cutireaktion oder Spirochäten-Superinokulation handelt, ließe sich vielleicht durch Verimpfung der erzeugten Impfstellen feststellen. Bei Cutireaktion ist eine solche Verimpfbarkeit selbstverständlich ausgeschlossen. Hat man aber mit Spirochäten superinokuliert, so wird man unterscheiden müssen die ersten Tage und die spätere Periode. In der ersten Zeit wird man vielleicht durch Verimpfung die Anwesenheit lebender Spirochäten feststellen können, während dieselben vielleicht wenige Tage hinterher doch zugrunde gehen. Beweisend würden also nur in verhältnismäßig später Zeit angestellte Verimpfungen sein. Soweit wir uns bisher ein Bild über die Verhältnisse machen können, haben wir, glaube ich, anzunehmen, daß im sekundären Stadium die Spirochäten regelmäßig wieder zugrunde gehen, sich nicht vermehren und daher auch nicht der Ausgangspunkt eines neuen Allgemeinschubs werden können. In der Spätperiode liegen die Verhältnisse anders, weil wir hier stets mit einem allmählichen Abklingen der Immunität zu rechnen haben; deshalb haften Superinfektionen in der Tertiärperiode leichter. Es ist eine Spirochätenvermehrung und damit sowohl ein peripheres Wachsen des lokalen Prozesses wie auch eine neue Allgemeininfektion möglich. —

Im Anschluß will ich über Versuche, die **Cuti- und Ophthalmoreaktion bei Lues** zu verwerten, berichten (siehe Meirowskys frühere Mitteilung). Die Versuche wurden aus praktisch-diagnostischen Zwecken angestellt, um festzustellen, ob es nicht auch bei Lues eine Überempfindlichkeit der Haut gebe, welche man zur Aufdeckung latenter Fälle verwerten könnte. Es bedarf wohl keines Hinweises, wie wichtig es für die Praxis gewesen wäre, wenn die Versuche zu einem eindeutig brauchbaren Resultate geführt hätten.

Die Extrakte wurden aus syphilitischen Fötallebern in der Weise hergestellt, daß die Leber zerkleinert und bei 40° C eingetrocknet wurde. Das Pulver wurde dann mit Kochsalzlösung oder Glycerin verrieben, die Suspension im Schüttelapparat gründlich geschüttelt und nun durch Reichel-Filter geschickt. Es war also auf diese Weise eine absolut sichere Vernichtung aller Spirochäten gewährleistet. Die Unschädlichkeit cutaner Einimpfung prüfte zunächst Meirowsky an sich selbst. Es wurden sodann Syphilitiker geimpft. Und wirklich stellte sich bei 29 unter 30 Fällen eine zum Teil recht starke Reaktion ein, gekennzeichnet durch schnell auftretendes Erythem, tiefe Infiltration, die erst langsam wieder zurückging. Bei 14 Syphilitikern war die Reaktion mittelstark, aber immer noch mit deutlicher Infiltration verbunden. Bei 10 Patienten entstand nur eine deutliche Quaddel ohne Infiltration. Makroskopisch glich die Reaktion vollkommen einer Pirquet-Reaktion und war von dieser in keiner Weise zu unterscheiden.

Über den mikroskopischen Befund hat Zieler folgendes berichtet:

„Die vorliegenden Schnitte einer solchen, einen Monat nach der Impfung excidierten Spätreaktion zeigen, wie die anderen an der Impfstelle eine oberflächliche Narbenbildung, ein weit über den Impfstich seitlich und nach der Tiefe hinausreichendes dichtes Infiltrat, das zu einer teilweisen Zerstörung des Grundgewebes geführt hat und aus Rundzellen verschiedenster Art, sowie aus epitheloiden und Riesenzellen besteht. Weiter seitlich und besonders tief in der Subcutis zeigen sich die Veränderungen mehr in knötchenförmiger Anordnung, ganz besonders im Verlauf der Venen. Diese Knötchen bestehen im Zentrum meist aus epitheloiden Zellen und einer wechselnden Zahl von Riesenzellen, die gelegentlich sehr deutlich den Langhansschen Typus zeigen, während die Peripherie von einem dichten Wall von Infiltrationszellen (Plasmazellen usw.) gebildet wird. Ganz in der Tiefe, direkt über der Fascie, ist eine kleine Vene von einem derartigen, in ihrer Adventitia entstandenen Knötchen mit typischen Langhansschen Riesenzellen durchwuchert worden, wodurch ein völliger Verschluß des Gefäßes zustande gekommen ist.

Auch eine deutliche Conjunctivalreaktion konnten wir bei Syphilitikern erzielen. Diese zeichnete sich dadurch aus, daß der Höhepunkt der Reaktion etwa 36 Stunden nach der Instillation erreicht wurde und sich durch eine samtartige Schwellung der Conjunctiva zu erkennen gab. Nach weiteren 36 Stunden war die Entzündung abgelaufen, ohne daß irgendwelche Erscheinungen zurückblieben.

Um zu erforschen, ob vielleicht ein bekannter Bestandteil der Leber die Reaktion auslöste, haben wir eine Reihe von Kontrollen mit 10% Lecithin und mit taurocholsaurem Natrium gemacht, ohne damit auch nur eine Spur einer Reaktion zu erzeugen. — Von 116 Kontrollen mit den Extrakten aus normalen Lebern haben wir einmal eine deutliche Quaddel und zweimal eine leichte Reaktion erzielt. Als wir jedoch einen Extrakt aus normaler Leber stark im Vakuum einengten, konnten wir auch mit diesem bei Syphilitikern und Lupösen deutliche und kräftige Reaktionen erzielen, die sich makroskopisch in keiner Weise von der Pirquet-Reaktion unterschieden.

Wir konnten also folgern, daß die die Reaktion erzeugenden Stoffe auch in der normalen Leber vorhanden sein müssen und wahrscheinlich in luetischen Lebern nur durch den Prozeß der Lues eine Steigerung erfahren hatten. Wir haben im ganzen 7 Syphilisextrakte in dieser Weise untersucht, haben jedoch nur 2 gefunden, welche deutliche Reaktionen erzeugten. Aber auch diese beiden Extrakte unterschieden sich wieder dadurch, daß bei dem einen neben Quaddelbildung auch deutliche Infiltrate entstanden, bei dem anderen nur unbedeutende Papeln, die bereits in 22 Stunden nach der Impfung den Höhepunkt ihrer Entwicklung erreicht hatten und Quaddeln, die bereits nach 8 Stunden wieder verschwunden waren.

Auch dieser Befund könnte für die Annahme verwertet werden, daß nicht spezifische, sondern normal in der Leber vorhandene Stoffe die Reaktion ausgelöst hatten. Damit ist aber noch nicht bewiesen, daß der Reaktion nicht doch eine spezifische Bedeutung zukommen kann; denn es bleibt immerhin auffällig, daß die Impfung aus Extrakten mit luetischen Lebern bei 96% aller Luetiker eine positive Reaktion gab.

Nachdem wir uns, wie bereits angeführt, an uns selbst von der Unschädlichkeit der Imprägnierung mit dieser völlig sterilen und durch Passage durch Reichel-Filter auch von korpuskulären Bestandteilen frei gemachten Lösung überzeugt hatten, versuchten wir das Mittel zur Differentialdiagnose in solchen Fällen zu verwenden, in denen die Diagnose Lues zweifelhaft war. Gleichzeitige Kontrollen mit der Seroreaktion ergaben aber, daß dem Extrakt in der von uns angewandten Form eine diagnostische Bedeutung nicht zukomme, wenn auch die Qualität der Reaktionen und der Prozentsatz bei den Luetikern höher war als bei den Nichtluetikern. Die Entscheidung dieser wichtigen und interessanten Frage wird erst möglich sein, wenn es gelingen wird, die Stoffwechselprodukte der Spirochäten frei von anderen toxischen Eiweißbestandteilen, die auch in der normalen Leber enthalten sind, zu erhalten. —

Irgendwelche Folgeerscheinungen sind, wie ja selbstverständlich zu erwarten war, nicht aufgetreten.

Übrigens liegen auch von anderer Seite ähnliche Versuche vor.

Tedeschi stellte wässerige Extrakte von Primäraffekten her und konnte damit sowohl schwache conjunctivale Reaktion, wie deutliche Hautreaktion nach Analogie der Pirquetschen hervorrufen. Bei Gesunden blieb die Reaktion aus, ebenso bei Syphilitischen nach beendeter Quecksilberbehandlung. Sie soll sich auch im Verlaufe einer spezifischen Behandlung abschwächen.

Nobl konnte weder mit wässerigem, noch mit alkoholischem Extrakte Cutireaktionen erzeugen.

Ciuffo machte seine Extrakte auch aus Organen von hereditärer Syphilis. Die Gewebe werden zerkleinert, gekocht und schließlich eingedickt; dann wurden sie mit Glycerin versetzt und filtriert. Bisweilen auch benutzte er Placenten, in welchen er Spirochäten nachweisen konnte. Kontrollversuche wurden mit Lecithin angestellt. Seine Resultate waren aber vollständig negativ, insofern als einerseits bei Syphilitischen irgendwie charakteristische Resultate nicht auftraten, andererseits bei Gesunden dieselben Erscheinungen sich zeigten.

Schließlich liegen noch Versuche vor von Nicolas, Favre und Gauthier. Sie stellten einen konzentrierten Glycerinextrakt einer spirochätenreichen Leber von hereditärer Syphilis her, sogenanntes Syphilin, und machten damit sowohl Intradermo- sowie Cutireaktionen bei Syphilitikern. Während nun die Cutireaktion bei 12 Patienten nur zwei fragliche und zehn negative Resultate ergab, fanden sie bei der Intradermoreaktion sieben positive (Röte und sehr deutliche knotige Infiltration), vier fragliche (mit Röte und sehr leichter Infiltration) und ein negatives Resultat. Bei 3 Gesunden blieben Kontrollversuche vollständig negativ.

Bruck hat an meiner Klinik diese Versuche nachgeprüft, hat aber vorderhand vollständig negative Resultate erhalten, ebenso Bertin und Bruyant.

Besonders interessant ist ein Versuch Jadassohns:

„Mit einem Extrakt von fötaler Lebersyphilis wurde nach Art der Pirquetschen Probe eine Anzahl Syphilitischer inokuliert. Eine deutliche Reaktion trat nur, und zwar wiederholt, bei einem Patienten auf, und gerade das war eine maligne Lues.“ Jadassohn erwähnt diese Beobachtung wesentlich, um die besondere Empfänglichkeit (die „Idiosynkrasie“) der malignen Syphilis gegen das Virus zu erweisen. Mir erscheint die Beobachtung wichtig auch deshalb, weil sie

1. erweist die Bedeutung der spezifischen „Umstimmung“ der einzelnen Stadien und Fälle für die Art der auf eine Viruseinwirkung sich einstellenden Reaktion: der „maligne“ Kranke reagierte in „maligner“ Form;

2. zeigte, daß — wenigstens häufig — kein Unterschied besteht zwischen einem Inokulationsprodukt (nach Verwendung von lebendem Virus) und einer Extrakteinreibung (nach Verwendung eines sicher spirochätenfreien Materials).

Gegen die Deutung, die gelungene Superinokulation als Cutireaktion aufzufassen, wendet sich Finger, indem er betont, daß die Reaktion, die nach der Spirochäteneinbringung auftrete, sich nicht unmittelbar an den Impfakt anschließe, sondern erst 10—12 Tage später, also nach einer gewissen Inkubation zustande käme. Bei Tertiärsyphilitischen waren 2 Erscheinungen zu unterscheiden: die Erscheinung des unmittelbar an die Impfung sich anschließenden Erythems und die erst später in diesem Erythem auftretende Infiltration mit weiterem Zerfall.

Man kann jedoch auch die Einschiebung einer Inkubationszeit zwischen Impfakt und Auftreten der Reaktion sich erklären, selbst wenn man das Ganze nicht als Superinfektion auffaßt. Man könnte sich denken, daß die eingebrachten Spirochäten Zeit zum Zerfallen brauchen, und daß dann erst die frei gewordenen Toxine ebenso eine Cutireaktion hervorrufen, als wenn man von vornherein in einem Extrakt diese Toxine in die Haut appliziert.

ad 2. Sind die berichteten Superinfektionen nicht vielleicht traumatisch provozierte Syphilisprozesse, also Produkte nicht der neu zugeführten, sondern der alten im Körper bereits befindlichen Spirochäten?

Die Beobachtungen über das Auftreten von syphilitischen Prozessen im Anschluß an Traumata und Krankheitsherde aller Art sind so zahlreich, daß man an der Tatsache, das ein genetischer Zusammenhang zwischen Trauma und Syphilis bestehen kann, nicht zweifeln darf. Jedoch fehlen tatsächliche Unterlagen dafür, wie man dieses Auftreten der syphilitischen Prozesse deuten soll, ob an ein Wiederaufleben von zufällig gerade am Orte des Traumas von früher her zurückgebliebenen latenten Spirochäten oder ob an ein Anlocken von Spirochäten an die Traumastelle von irgendeinem in einem anderen Organ gelegenen Spirochätennest her zu denken ist.

Jedenfalls aber wird man die Möglichkeit, daß es sich auch bei den Superinfektionen um eine Art Syphilis durch Trauma handeln könne, nicht ganz von der Hand weisen können.

Betreffs dieser Frage verweise ich auf die beiden ausführlichen Arbeiten von Henry Petit, einem Schüler von Verneuil, und von Düsterhoff, ferner auf eine Anzahl kasuistischer Mitteilungen, von denen ich hier nur einige wenige herausgreife: Gonka, Mibelli, Maas, Delbanco, Scholtz, Bluth, Roth, Audry, Lespinne, Mucha, Neumann, Schröder, Troisfontaines, Stolper, Finger, E. Güntz, Ehrmann, H. Köbner, Cipolla, Verrotti.

Ich kann es mir nicht versagen, speziell aus der Fingerschen Arbeit über „Syphilis und Reizung" einiges zu zitieren, da Finger zurzeit der Hauptvertreter der Lehre einer Superinfektionsmöglichkeit ist.

Im genannten Aufsatz schildert er ausführlich 2 Fälle. Im ersten entstehen syphilitische Efflorescenzen auf einer vorher irritierten ekzematösen Haut 2 Wochen vor der allgemeinen Eruption. Im zweiten entstehen dieselben in einer Latenzphase des Verlaufs der sekundären Syphilis, auch in einer ekzematös gereizten umschriebenen Hautpartie.

Finger stellt dann Betrachtungen an über die Verbreitung des Virus in der zweiten Inkubationsperiode und kommt zu dem Schluß, daß man annehmen müsse, daß das syphilitische Virus schon vor der Eruption während der zweiten Inkubationsperiode im Organismus zirkuliert, daß aber die irritierende Wirkung dieses zirkulierenden Virus in der zweiten Inkubation noch zu gering sei, um an dem intakten Organismus syphilitische Erscheinungen hervorzurufen. Jene können aber entstehen, wenn die Reaktionsfähigkeit, des ganzen Organismus oder einzelner Teile desselben durch vorhergegangene Irritantien herabgesetzt wurde. — Während also die gesunde Haut intakt bleibt, wird die irritierte ekzematöse bald Syphilissymptome aufweisen. Es ist also die Reizung wirklich Veranlassung zum Ausbruch von Syphilissymptomen gewesen.

Besondere Beachtung verdienen hier die Beobachtungen, die man gelegentlich der Impfsyphilis gemacht hat (siehe die ausführliche Besprechung aller dieser Fragen bei Fournier: Syphilis vaccinale, S. 87—94). Aus denselben scheint mit absoluter Sicherheit hervorzugehen, daß Lymphe zu Trägern des syphilitischen Virus werden kann, wenn sie Impfpusteln entstammt, welche auf latent syphilitischen Kindern angelegt worden sind. Man wird nicht umhin können, bei diesen Fällen an die anscheinend positiven Superinfektionsfälle zu denken.

Auch Ehrmann hat sich naturgemäß mit diesen Fragen beschäftigt, lehnt aber die Deutung, es könnte sich bei den gelungenen Superinfektionen um Provokationen handeln, ab.

„Wohl kann man täglich die Beobachtung machen, daß Fälle, die einer längerdauernden mechanischen Irritation unterliegen, Sitz einer gehäuften Eruption sekundärer Syphilide sind usw., doch sieht man sehr viel häufiger solche Reizungen u. dgl., die diesen Erfolg nicht haben. Es ist vielmehr anzunehmen, daß in jenen Fällen, wo eine einfache mechanische Reizung das ebenerwähnte Resultat hat, schon eine, wenn auch nicht klinisch sichtbare Veränderung in der Tiefe des Papillarkörpers vorhanden ist. Solche Reizungen sind z. B. die bekannten korymbösen Syphilide. In der scheinbar normalen Haut zwischen solchen Syphiliden findet man ein reichliches Plasmom, aber nicht im Papillarkörper, sondern um das subpapillare Gefäßnetz herum; in einem Falle fand ich auch vereinzelte Spirochäten. Man muß also annehmen, daß in jenen Fällen, wo die Reizpapel sichtbar wird, das mechanische Moment dazu beigetragen hat, daß die Spirochäten und damit auch die spezifische Gewebsveränderung, die sonst auf die tiefen Schichten beschränkt blieb, bis an die Epidermis sich verbreiten. Sowohl in den positiven Versuchen von Finger - Landsteiner als auch in den meinen kann aber davon nicht die Rede sein, weil die Kontrollimpfungen gänzlich resultatlos verliefen.“

Dagegen habe ich einzuwenden, daß eben die Kontrollimpfungen mit absolut reizlosem Material ausgeführt worden sind, und daß demgemäß dieses Material gänzlich ungeeignet war, irgendwelche „Provokationen“, d. h. entzündliche Prozesse überhaupt, zu erzeugen.

Ehrmann fährt fort:

„Einen weiteren Beweis dafür, daß die frisch übertragenen Spirochäten die lokale Superinfektion oder Autoinokulation erzeugt haben und nicht etwa vom Blutkreislauf durch Reizung angelockte Spirochäten, ergibt der histologische Befund. Solche Impfstellen, die 3 Tage nach der Überimpfung mit der Levaditi-Methode auf Spirochäten untersucht wurden, zeigen solche nur im Papillarkörper und noch vollkommen erhalten. Am 8.—10. Tage finden wir sie nur in den tieferen Schichten der Cutis, um die größeren Venen, um die Schweißdrüsen, und zwar in spärlicher Zahl, dagegen in großer Zahl typische Phagocytosen in den Bindegewebszellen, einzelne in Leukocyten in den Perithelien der Gefäße, in den Endothelien; ferner findet man noch einzelne Spirochäten durchtretend in die Schweißdrüsengänge und typische Leukocytosen in den Schweißdrüsenepithelien. Würde die Papelbildung von innen heraus stattfinden, so müßte der Befund gerade der umgekehrte sein.“

Auch diese Argumentation kann ich nicht gelten lassen, denn die verschiedensten Autoren: Levaditi und Manuélian, Levaditi und Queyrat, Hoffmann, ja Ehrmann selbst haben nachgewiesen, daß auch bei ganz typischen papulösen Syphiliden die Spirochäten mit besonderer Vorliebe in den tiefen Schichten der Epidermis, freilich auch in den Tiefen der Cutis vorkommen. Im Rete Malpighi bilden sie zuweilen geradezu intercelluläre Nester. Auch in den Papillen sind sie reichlich in der Nähe der Gefäße. Kurz, ich kann nicht finden, daß man aus der Lagerung der Spirochäten einen bindenden Schluß darauf ziehen kann, ob die Spirochäten von innen nach außen oder von außen nach innen in die Haut gelangt sind.

Von allgemeineren Gesichtspunkten behandelt die uns interessierende Frage Th. Lippmann in seinem Aufsatz: Mechanismus der Pathogenese bei infektiösen Rückfällen. —

Ferner gehören in das Bereich unserer Frage die Versuche, durch artifizielle Erzeugung akuter Abscesse gleichsam eine Sammlung und Ableitung im Körper verbreiteter Krankheitskeime zu schaffen. (Siehe z. B. die Versuche von J. Carles.)

ad 3. Hat denn der örtliche Superinfektionsvorgang eine Bedeutung für den Gesamtorganismus? Ich habe schon mehrfach diese Frage streifen müssen und erkläre, daß ich für die sekundären sogenannten „Superinfektionen" diese Generalisierung ablehnen muß, dagegen die Möglichkeit der Generalisierung für die tertiäre Periode anerkenne. Im tertiären Stadium gibt es also:

1. lokal bleibende Superinfektionen;

2. generalisierende Superinfektionen und zwar

a) mit sichtbarem tertiären Herd (Fall von C. Stern u. a.);

b) mit unsichtbarem tertiären Prozeß oder mit irgendwo lokalisierten latenten Spirochätenherden. Diese Gruppen werden wir gewöhnlich als „echte Reinfektionen" auffassen, weil wir von der versteckten latenten tertiären Syphilis nichts wissen.

ad 4. Auf die Frage, **ob es eine allgemeine Superinfektion ohne einen lokalen Herd** gebe, brauche ich nicht ausführlich einzugehen, da wir darüber keine sicheren Erfahrungen haben. Nur Milian beschreibt unter der Bezeichnung „Supersyphilisation" zwei Fälle, welche Ärzte betrafen, bei denen sich viele Jahre — bei einem 20 — nach einer ersten Syphilis im Anschluß an einen einige Wochen vorher stattgefundenen Coitus mit einer sicher syphilitischen Frau eine umschriebene papulo-squamöse Eruption auf dem Rücken entwickelte, zugleich mit sehr starken Kopfschmerzen; Symptome, die unter dem Einfluß einer merkuriellen Behandlung verschwanden. Milian schließt seine Betrachtung mit den Worten: „Im Gegensatz zu dem allgemeinen Glauben muß ich betonen, daß es für einen Syphilitiker durchaus nicht gleichgültig ist, ob er sich der Gefahr einer syphilitischen Infektion aussetzt oder nicht." Er sagt also mit anderen Worten dasselbe, was ich bereits 1882 in folgender Weise ausgesprochen habe:

Ich möchte hier kurz bemerken, daß es vielleicht falsch ist, zu sagen: eine syphilitische Person ist für die Zeit des Krankheitsbestandes immun gegen neue Infektion. Richtig ist vorderhand nur, daß während dieser Zeit kein typischer Primäraffekt zustande kommt; ob aber nicht eine neue Invasion von Virus bei neuen Infektionen stattfindet, ist eine offene Frage, die jedenfalls ohne weitere Untersuchungen nicht wird verneint werden können. — Praktisch hat dieses Verhältnis deshalb Bedeutung, weil Ärzte wie Patienten zurzeit ohne weiteres an die Immunität nach der Infektion glauben und letztere unüberlegt neuen Virusinvasionen sich aussetzen.

Im übrigen siehe Diskussion dieser Frage bei Jadassohn (S. 37) und den Hinweis auf die von Detre - Deutsch bei Tuberkulose gemachten Erfahrungen: Superinfektion ohne Primäraffekt erwies sich als schädlich. —

Wir haben auch an **Tieren** diese Fragen zu lösen versucht, freilich ohne brauchbare Resultate zu erzielen.

1. Wir selbst haben syphilitischen Tieren sehr reichlich die ganze Brust- und Bauchfläche scarifiziert und dann sehr lange und intensiv infektiösen Organbrei eingerieben. Wir haben dann geprüft, ob das Serum solcher Tiere irgendwie

andere Eigenschaften bekäme; speziell haben wir den „Antikörpergehalt" verglichen vor und nach diesen Breieinreibungen. Das Resultat war vollkommen negativ.

2. In einer zweiten Versuchsreihe haben wir intravenöse Giftzufuhren bei schon vorher infizierten Tieren vorgenommen. Ob die neu zugeführten Spirochäten im Körper erhalten bleiben, wollten wir durch Verimpfung der Leber, in welcher sich ja bei intravenöser Zufuhr die Hauptmasse des injizierten Materials ansammelt, kontrollieren. Wir konnten jedoch nicht feststellen, daß die Leber solcher Tiere häufiger und regelmäßiger verimpfbar sei als die Leber von nur cutan infizierten Affen.

3. Einen sehr ingeniös angelegten Versuch haben Buschke und Fischer gemacht.

Von der Erfahrung ausgehend, daß der Hoden eine besonders gute Inokulationsstelle für Spirochäten sei, haben sie bei Makaken, die infolge einer früher erfolgten Impfung noch deutlich vorhandene syphilitische Infiltrate an den Augenbrauen zeigten, gleichzeitig eine erneute Hautimpfung wie eine Impfung in die Substanz eines Hodens ausgeführt. Bei zwei Tieren wurden gleichzeitig Cornealimpfungen versucht. Haut- wie Hornhautimpfungen blieben gänzlich erfolglos. Es stellten sich nun nach einer Inokulationszeit von 3—4 Wochen eigenartige Schwellungen der Hoden ein. Ohne jede entzündliche Reizung vergrößerten sie sich, um dann wieder langsam an Volumen abzunehmen.

Die histologische Untersuchung der erkrankten Organe ergab nun herdförmige Infiltrate, die anscheinend fortschreiten und schließlich zu einer diffus interstitiellen Bindegewebsschwiele führen.

Ist aber nun der erzeugte Hodenprozeß wirklich eine syphilitische Superinfektion, hervorgerufen durch die neu zugeführten Spirochäten?

Buschke-Fischer glauben, daß es sich wahrscheinlich um eine Haftung des neu eingeführten Kontagiums handle. Sie haben allerdings weder Spirochäten gefunden, noch ist es ihnen gelungen, mit dem erkrankten Hoden eine sichere Infektion auf einen anderen Affen zu erzielen, noch wollen sie aus dem histologischen Befunde einen stringenten Schluß ziehen. So vorsichtig aber auch Buschke und Fischer sich äußern, so glaube ich, daß ihre Annahme, es handle sich „wahrscheinlich" um eine Superinfektion, noch zu weit geht. Das Experiment beweist vorderhand gar nichts, weder für noch gegen die Möglichkeit einer Superinfektion.

Über eigene analoge Versuche kann ich vorderhand nichts berichten. Der einzige allenfalls verwertbare würde gegen die Annahme einer Superinfektion sprechen.

Auf die Frage, ob das Gelingen oder Mißlingen von Superinokulationen von wechselnden Immunitätsperioden abhängen könne, will ich nicht näher eingehen. Die diesbezüglichen Erwägungen siehe Abschnitt F.

Versuche ich das Vorhergesagte **zusammenzufassen,** so kann ich nichts Besseres tun, als die Zusammenfassung wiederzugeben, welche schon Mauriac am Schluß seines Kapitels „Syphilis expérimentale ou inoculée" (S. 273—289) aufstellt. Er sagt:

1. Reinokulation ist möglich vor Auftreten des Schankers und während der ersten Inkubation, wenigstens bis zum 22. Tage nach der Infektion.

2. Reinokulation ist nicht mehr möglich, wenn der Schanker sich zu entwickeln beginnt.

3. Bei voller Entwicklung des Schankers ist die „Immunität" vollendet.

4. Diese Immunität besteht während der sekundären Syphilis in demselben Grade wie bei der primären.

5. Man findet sie auch bei der tertiären Syphilis und selbst bei alten Syphilitikern jahrelang nach dem Verschwinden einer manifesten Läsion.

6. Die anscheinend erfolgreichen Reinokulationen sind sehr selten; aber auch dann verlaufen sie ohne charakteristische Drüsenschwellungen und sonstige Erscheinungen, die den wahren syphilitischen Schanker begleiten.

7. Während des Tertiarismus ist die Immunität in der Tat geringer als in der sekundären Periode.

8. Es scheint ein Unterschied zwischen eigenem und fremdem Virus bei Reinokulationen zu bestehen — was mir (Neisser) unwahrscheinlich ist — derart, daß fremdes Virus inokulabler ist. Da aber alle diese Reinokulationen sehr hypothetischer Natur sind, so ist daran festzuhalten, daß die Immunität im großen und ganzen die Regel in allen Stadien der Syphilis ist.

Was die zeitlichen Beziehungen der Hautanergie zum Alter und zu den Stadien der Krankheit betrifft, so ist das Nötige schon gesagt.

1. Die biologische Inkubationszeit übertrifft bisweilen diejenige Zeit, welche wir als klinische erste Inkubation bezeichnen; die Anergie ist eine allmählich sich verbreitende, nicht alle Regionen des Körpers gleichzeitig befallende Erscheinung.

2. Im Endsdatium der Krankheit haben wir ganz analog ein allmähliches Abklingen der biologischen Erscheinungen, wobei wiederum, wie auseinandergesetzt, Umstimmung und Anergie weder zeitlich noch örtlich miteinander vollkommen parallel gehen.

3. Gewisse Aufschlüsse ergeben die Beziehungen der Seroreaktion zur Hautanergie.

Was die Beziehungen der Generalisierung und der Hautanergie betrifft, so haben wir festgestellt, daß das einfache Faktum der reichlichen Giftverbreitung im Körper noch nicht genügt, um die biologisch-konstitutionellen Erscheinungen herbeizuführen. Es ist immer eine gewisse Zeit notwendig, ehe die Körpergewebe mit der entsprechenden spezifischen Alteration auf die eingewanderten Spirochäten reagieren. Ganz analog liegen übrigens die Verhältnisse auch bei der Seroreaktion. Aus unseren Versuchen, gleichzeitig mit der cutanen Impfung eine subcutane und intravenöse vorzunehmen, geht hervor, daß die cutanen Primäraffekte sich ganz unbeeinflußt von der gleichzeitigen artifiziellen Generalisierung entwickelten.

E. Echte „Immunität" nach Syphilis.

Gibt es eine echte, durch Überstehen der Syphiliskrankheit zu erwerbende Immunität? Bisher stützte sich diese fast allgemein akzeptierte Lehre — ich müßte hier eigentlich alle Syphilisforscher sowohl der vergangenen wie der gegenwärtigen Zeit aufführen — daß der Syphilis eine echte Immunität folge, auf das ungemein seltene Vorkommen wirklicher Reinfektionen. Darunter darf man natürlich nur solche Fälle verstehen, in welchen Menschen, die schon früher eine ganz sichere Syphilis durchgemacht haben, später noch einmal typische Primäraffekte mit nachfolgenden Sekundärerscheinungen aufweisen. Bei solchen Menschen ist der Beweis gebracht, daß sie sich — siehe die wenigen erwähnten Ausnahmen von Reinfektion bei noch bestehendem Tertiarismus — verhalten wie ganz normale gesunde Menschen, die nie etwas mit Syphilis zu tun gehabt haben. — Da nun, wie gesagt, solche echte Reinfektionen höchst selten zur Beobachtung gelangen, und weil man zugleich das Gros der alten Syphilitiker frei von erkennbaren Syphilissymptomen fand, meinte man, die meisten Syphilitiker hätten zwar die Krankheit verloren, aber dafür eine Immunität erworben, welche sie gegen neue Infektionen schützte.

Ich meine aber, daß diese Deutung vollständig in der Luft schwebt. Zum mindesten ist das Vorhandensein einer solchen Immunität durchaus unbewiesen — und leider die andere Deutung, daß die meisten alten Syphilitiker deshalb gegen Reinfektion geschützt sind, weil sie eben von ihrer Krankheit noch nicht geheilt sind, zum mindesten ebenso berechtigt wie die Immunitätshypothese.

Für meine Anschauung, daß die Syphilis überhaupt keine Immunität hinterläßt, sprechen

1. die nachstehenden Tierversuche, aus denen hervorgeht:

a) Fast alle nicht-reinokulablen Tiere waren noch krank;

b) Tiere dagegen, die man durch entsprechende Heilmethoden von ihrer Krankheit befreit hatte, waren sofort wieder infizierbar.

Ich wüßte keinen Grund, weshalb bei der sonstigen Analogie der Syphiliskrankheit der Tiere einerseits, der Menschen andererseits, bei Menschen die Verhältnisse anders liegen sollten wie bei den Tieren.

Und so sind wir denn heute wieder auf demselben Standpunkt angekommen, den vor Jahrzehnten bereits Reder, M. v. Zeissl, Mracek usw. einnahmen: nämlich der negative Erfolg von Syphilisimpfungen an bestimmten Individuen beweise, daß dieselben noch syphilitisch sind: „denn hätten sie keine Lues mehr, so müßten die Impfungen mit Syphilisvirus haften". (Finger fügt früher hinzu: „Dieser Schluß ist absolut unzulässig. Der negative Erfolg der Syphilisimpfung beweist nicht mehr und nicht weniger, als daß diese Individuen immun sind, nie aber, daß sie noch syphilitisch sind.")

Übrigens machen es alle neueren Arbeiten auf dem Gebiete der Protozoenimmunität wahrscheinlich, daß es sich bei dieser ganzen Krankheitsklasse nicht um wahre Immunität handelt, sondern daß zur Aufrechterhaltung des Immunzustandes das Verbleiben lebender Krankheitserreger im Organismus notwendig ist. Nun ist ja freilich noch nicht erwiesen, daß die Syphilisspirochäten zu den Protozoen gehören; aber soweit ich sehe, ist diese Auffassung doch die allgemeine und besser begründete. Freilich darf man bei solchen Analogieschlüssen nicht schematisch vorgehen. Auch bei Pirosplasmosen sind beispielsweise die Tiere nach dem Überstehen der Erkrankung immun gegen Neuinfektionen und haben noch Parasiten; aber diese Parasiten bleiben dauernd unschädlich für den Wirt und ferner besteht eine ausgesprochene Serumimmunität.

Unsere Tierversuche.
ad a): Die anscheinend immunen Tiere waren noch krank.
Tabelle XXII. Negative Reinokulationen, Organprüfung: positiv.

Versuchstier	Erste Impfung		P. A. nach einer Inkubationszeit von Tagen	Wiederimpfung			Organprüfung positiv
	Datum	Material		Datum	Tage nach der ersten Impfung	Material	
M. cyn. 15	11. 3. 05	P. A. M.	63	11. 5. 06 5. 5. 06 15. 12. 06	245 426 645	P. A M. Condyl. lata P. A. 2259	23. 2. 07 am 715. Tage
„ „ 18	11. 3. 05	„ „ „	38	5. 5. 06 24. 11. 06	426 624	Condyl. lata P. A. 1536	7. 2. 07 = 699 Tage
„ „ 27	16. 3. 05	Plaqu muqu.	53	12. 4. 05 18. 6. 05 23. 6. 05	27 94 99	P. A. M. Condyl. lata P. A. M.	2. 8. 05 = 140 Tage
„ „ 127	5. 7. 05	P. A. M. (vorher 15.5.05 erfolglos mit allg. Drüse von nemest. 20 geimpft	35	5. 5. 06 24. 11. 06	304 508	Condyl. lata P. A. 2176	2. 3. 07 = 606 Tage
„ „ 128	5. 7. 05	P. A. M. (vorher geimpft wie 127)	17	11. 11. 05 24. 11. 06	129 508	P. A. M. P. A. 1563	18. 2. 07 = 594 Tage
„ „ 366	26. 7. 05	prim. Drüse M.	66	11. 11 05 24. 11. 06	108 487	P. A. M. P. A. 1563	7. 2. 07 = 561 Tage
„ „ 1186	19. 1. 06	Org.v.cyn.284	33	5. 5. 06	106	Condyl. lata	13. 9. 06 = 237 Tage
„ „ 956	2. 1. 06	P. A. M.	24	14. 2. 06	43	Brei 31	22. 4. 06 = 112 Tage
Orang 1553	5. 5. 06	Condyl. lata	27	2. 6. 06	28	P. A. 1520	4. 7. 06 = 60 Tage
M. cyn. 251	21. 7. 05	prim. Drüse (Impfstelle nach 24 Stunden excidiert)	50	14. 2. 06	208	P. A. Orang 1105	28. 4. 06 = 281 Tage
„ „ 320	25. 10. 05	P. A. M.	63	13. 12. 06 18. 2. 07	414 481	Brei 20 „ 32	2. 4. 07 = 584 Tage
„ „ 909	2. 1. 06	„ „ „	30	13. 12. 06 14. 2. 07	345 408	„ 20 „ 31	22. 4. 07 = 475 Tage
„ „ 1182	21. 4. 06	„ „ „	18	10. 10. 06	172	P. A. 2037	31. 12. 06 = 254 Tage
„ „ 369	26. 7. 05	prim. Drüse M.	86	24. 12. 06 20. 2. 07	516 574	„ „ 2261 Condyl. lata	24. 4. 07 = 637 Tage
„ „ 821	2. 1. 06	P. A. M.	36	24. 12. 06 20. 2. 07	356 414	P. A. 274 P. A. M.	24. 7. 07 = 477 Tage
Orang 1742	24. 1. 07	P. A. 2416	34	8. 4. 07	74	Brei 49	12. 6. 07 = 139 Tage
M. cyn. 1650	24. 4. 07	Organe v. 316	41	13. 8. 07 10. 10.	111 169	? ?	8. 12. 07 = 228 Tage
„ „ 1188	19. 1. 07	Organe v. 284	26	17. 9. 07	241	Brei 94	9. 12. 07 = 323 Tage
„ „ 211	12. 6. 07	Organe von Orang 1742	40	17. 9. 07	97	„ 94	9. 12. 07 = 180 Tage
„ „ 572	27. 6. 07	Brei 70 ?	32	19. 9. 07	84	„ 95	8. 12. 07 = 164 Tage
„ „ 316	25. 10. 05	P. A. M.	35	15. 2. 06 14. 2. 07	416 477	P. A. 2236 Brei 31	24. 4. 07 = 546 Tage
Orang 1001	25. 10. 05	Organe v. 385	42	19. 1. 06 21. 4.	86 178	P. A. M. „ „ „	nihil 28. 5. 06 = 215 Tage

Diese 22 Versuche sind, soweit ich sehe, ganz eindeutig. Eine sehr große Anzahl der Tiere ist nicht nur einmal, sondern zwei- und dreimal reinokuliert worden und haben sich dabei als immun erwiesen. Daß sie aber nicht wahrhaft

i m m u n waren, bewiesen die positiv ausgefallenen Organprüfungen. Freilich könnte man den Einwand machen, daß die Organprüfungen deshalb positiv ausgefallen seien, weil die Tiere durch die wiederholten Reinokulationen neue Zufuhren von Spirochäten erfahren hätten, also Superinfektion mit Generalisierung ohne Primäraffekt. Man wird jedoch zugeben müssen, daß diese Deutung eine recht gezwungene sein würde. Man würde, um e i n e Hypothese zu beweisen, eine a n d e r e Hypothese zu Hilfe nehmen.

Auffällig sind die folgenden 7 Tiere, die nicht reinokulabel waren und deren Organe nicht mit positivem Erfolg verimpft werden konnten. Man könnte auf den Gedanken kommen, sie als „immun“ anzusehen.

Ich glaube jedoch, daß es sich um nicht ganz brauchbare Versuche handelt, da entweder die Zahl der mit den Organen geimpften Tiere sehr klein war oder letztere vorzeitig starben.

Tabelle XXIII.   Negative Reinokulationen mit Organprüfung.

| Versuchstier | Erste Impfung | | P. A. nach einer Inkubationszeit von Tagen | Wiederimpfung | | | Organprüfung negativ |
	Datum	Material		Datum	Tage nach der ersten Impfung	Material	
M. cyn. 12	11. 3. 05	P. A. M.	47	12. 4. 05 17. 6. 05 23. 6. 05	32 98 104	P. A. M. Cond. lata P. A. M.	10. 7. 05 an zwei Tieren: eins starb am 23., eins am 31. Tage.
„ „ 413	2. 8. 05	Hoden cyn. 27	40 (P.A. excid.ohne sicheres Resultat ver-impft)	19. 1. 06 24. 12. 06	170 510	P. A. M. P. A. 2261	2. 3. 07 (am 578. Tage) an vier Tieren. Zwei starben in der zweiten Woche, die andern zwei vor dem 30. Tage.
„ „ 388	27. 7. 05	excidierte Inokulat.-Stelle 254	48	9. 1. 07 18. 3. 07	531 599	P. A. 2268 Brei 40	29. 5. 07. Alle 5 geimpften Tiere starben vor dem 30. Beobachtungstage.
Orang 1775	19. 1. 07	P. A. M.	46	5. 4. 07	76	P. A. 2968	26. 4. 07.
M. cyn. 616	2. 7. 07	Organe 413	27	17. 9. 07	77	Brei 94	9. 12. 07. Alle Tiere starben vorzeitig.
„ „ 614	2. 7. 07	Organe 413	27	17. 9. 07	77	Brei 94	9. 12. 07. Nur ein Tier konnte bis zum 40. Tage beobachtet werden.
„ „ 693	26. 1. 07	Brei 29	39	22. 10.	269	?	8. 12. 07.

Auf eine merkwürdige Beobachtung von e r w o r b e n e r Immunität bei gewissen Trypanosomenkrankheiten (Nagana) hat S c h i l l i n g hingewiesen. Er konnte nachweisen, daß durch Arsenophenylglycin geheilte Tiere mehr oder weniger lange eine deutliche Immunität gegen Neuinfektionen erwarben.

Ähnliche Resultate erzielte B r o w n i n g bei Mäusen mit para-amido-phenyl-arseniger Säure. Die Immunität währte 10 Tage. Dagegen konnten weder Y a k i m o f f noch P l i m m e r bei Durine durch Trypanrot eine solche Immunisierung erreichen, und ganz dasselbe konstatierten wir bei unsern durch Q u e c k s i l b e r, A t o x y l, A r s a c e t i n und A r s e n o p h e n y l g l y c i n geheilten S y p h i l i s a f f e n. Wir konnten kein Immunitätsstadium, welches sich zwischen Heilung und Reinfektionsfähigkeit einschob, konstatieren.

T a e g e (J a c o b i’sche Klinik), D u h o t, D o b r o v i t s, R a u b i s c h e k haben festgestellt, daß durch Behandlung einer syphiliskranken Mutter mit Arsenobenzol „Antistoffe“ im Serum entstanden, welche, durch die Milch auf den Säugling übertragen, bei diesem die sichtbaren Symptome und die allgemeine Kachexie zum Verschwinden brachten. Meyrowski und Hartmann, ferner Scholtz konnten auch durch subcutane Injektion solchen „606"-Serums die Symptome bei hereditärer Syphilis beeinflussen. Durch Kalomel-Injektionen ließen sich solche Antikörper nicht erzeugen (Kalb). Heilende, spirillolytische Stoffe (wohl „Antikörper", erzeugt als Reaktionsstoffe durch die aus den Spirochätenleibern freigewordenen „Endotoxinen") und antitoxische scheinen also durch die Arsenbenzoltherapie entstanden zu sein. Ob auch immunisierende Stoffe entstehen können, ist noch nicht festgestellt.

Was die Frage nach dem **Vorkommen einer echten Immunität bei Menschen** betrifft, so stehe ich, wie gesagt, auch hier jetzt auf dem Standpunkt, eine solche nicht anerkennen zu können, und zwar aus zwei Gründen.

a) Wenn die Zahl echter Reinfektionen gering ist — daß echte Reinfektionen vorkommen, darüber dürfte heute kein Streit mehr sein — so hat dies seinen Grund darin:

1. daß die Zahl der ungeheilt bleibenden Syphilitiker, wie wir jetzt aus den serodiagnostischen Untersuchungen gelernt haben, bei weitem größer ist, als wir bisher angenommen haben;

2. daß sozusagen äußere Momente mitspielen, welche dazu führen, daß die Menschen in späteren Lebensjahren überhaupt weniger Infektionen ausgesetzt sind als in jüngeren.

In meiner Arbeit: „Was wissen wir von einer Serotherapie bei Syphilis" (Archiv 1898) habe ich bei der Besprechung der Reinfektion die Frage aufgeworfen, ob man nicht die geringe Zahl von tatsächlich beobachteten echten Reinfektionsfällen sensu strictiori auch anders als durch „Immunität" erklären könne oder gar erklären müsse. Heute würden wir statt „Immunität" zwar „noch bestehende Krankheit" sagen; aber die Fragestellung erscheint mir auch heute noch berechtigt. Ich meinte nämlich, daß man bei einem Vergleichen der Häufigkeit der ersten Infektionen mit der der Reinfektionen nicht einfach die absoluten Zahlen gegenüberstellen dürfe, sondern auch die Umstände, unter welchen erste Infektionen einerseits, Reinfektionen andererseits überhaupt zustande kommen, berücksichtigen müsse. Ich dachte dabei daran, daß 1. unverheiratete Männer der Gefahr der Infektion ungeheuer mehr ausgesetzt sind als verheiratete.

2. Unverheiratet sind aber überwiegend die jungen Männer, bei denen die Gefahr wächst, weil ihr sexuelles Bedürfnis größer ist.

3. Dazu kommt, daß sie meist in viel unvorsichtigerer Weise mit Prostituierten verkehren oder in unregelmäßigen, häufig wechselnden Beziehungen zu leicht zugänglichen Frauenspersonen stehen, während ältere Männer nicht nur vorsichtiger sind, sondern auch finanziell leichter in der Lage sind, auch ihre illegitimen Beziehungen durch eine Art Dauerverhältnis zu regeln.

Daraus ergibt sich, daß Infektionen jeder Art, also auch eventuelle Reinfektionen rein durch das numerische Verhältnis der Infektionsgelegenheiten in den verschiedenen Lebensaltern, sowie durch die vollkommen verschiedene soziale und finanzielle Stellung der älteren und jüngeren Männer, im späteren Alter ungeheuer viel seltener sein müssen als bei jungen Leuten. Ein Blick auf die Verteilung der

Ledigen und Verheirateten in der Männerbevölkerung ergibt den krassen numerischen Unterschied der Männerzahlen, welche im späteren Lebensalter überhaupt einer Infektion ausgesetzt ist. Selbst wenn wir dabei den in allen Bevölkerungsschichten gewiß nicht seltenen extramatrimonialen Geschlechtsverkehr verheirateter Männer in Betracht ziehen, so sind andererseits die besser situierten Junggesellen durch die Wahl ihrer „Freundinnen" vor Infektionen geschützt. Noch viel krasser gestaltet sich dieses Mißverhältnis für die Möglichkeit einer Infektion natürlich bei den Frauen.

Ganz klar werden diese Verhältnisse, wenn man eine Statistik über die in den verschiedenen Lebensaltern überhaupt vorkommenden Infektionen nach den Gruppen der drei venerischen Krankheiten aufstellt. Man kann dann vergleichen die Häufigkeit von Gonorrhoe, Ulcus molle einerseits, bei denen ja eine Immunität sicher nicht zustande kommt, mit der Syphilis, bei der die Immunität anscheinend erworben werden kann. Es ergibt sich aber dabei, daß auch Gonorrhoe und Ulcus molle in den späteren Lebensjahren fast ebenso selten akquiriert wird wie eine Syphilisinfektion, d. h. die Seltenheit der Syphilis in den späteren Lebensjahren kann nicht ohne weiteres auf die Immunität bezogen werden, sondern ist auch auf die numerische Verschiedenheit der überhaupt gegebenen Infektionsmöglichkeit in den verschiedenen Lebensaltern zurückzuführen.

Nun ist ja richtig, daß sehr viele frisch infizierte Gonorrhoiker, die wir in ihrem späteren Lebensalter sehen, uns ohne weiteres zugeben, daß sie schon häufiger Gonorrhoen gehabt haben, während wir das bei älteren Syphilitikern eben höchst selten hören. Aber es ist zu berücksichtigen, daß ja eben jede erste Syphilis jahrelang im Körper steckt und solange sie das tut, eine fast absolute Immunität mit sich bringt. Ich meine also: Männer infizieren sich beispielsweise im 20. Lebensjahre, sind dann jahrelang „syphilitisch", also „immun". Sind sie dann geheilt, so infizieren sie sich nicht mehr mit Syphilis, weil sie sich überhaupt keiner Infektionsgefahr aussetzen. Und wenn auch diese von mir angezogenen sozialen Verhältnisse und die Altersverhältnisse nicht allein die Seltenheit von Reinfektionen bedingen, so stellen sie doch e i n e n Faktor dar, welcher zum Gesamtergebnis beiträgt.

b) Andererseits aber haben wir auch gelernt, daß Reinfektionen doch wiederum nicht solche Raritäten sind, wie wir bisher glaubten. Denn wie wir oben auseinandergesetzt haben, sind als Reinfektionen aufzufassen:

1. Die typischen Fälle, in denen sich nicht nur primäre, sondern auch sekundäre Erscheinungen einstellen. Es sei auch hier noch einmal darauf hingewiesen, daß selbst bei solchen Fällen an die Möglichkeit, daß die alte Syphilis noch nicht vollständig getilgt ist, zu denken ist.

Im übrigen will ich die Reinfektionsfrage hier nicht ausführlich besprechen. Die gesamte Literatur ist in einer äußerst sorgfältigen Arbeit von Felix John zusammengestellt und kritisch beleuchtet. Die von John noch nicht berücksichtigte Literatur gebe ich im Literaturverzeichnis unter dem Stichwort „Reinfektion".

2. Die Reinfektionen, die nur Primäraffekte mit mehr oder weniger typischem Verlauf aufweisen. Diese sind ja in ihrer Deutung immer etwas zweifelhaft, doch möchte ich mich auf die Seite derjenigen stellen, die seit jeher sie als „zweite Infektion" aufgefaßt haben.

Soweit ich sehe, haben sich die meisten Autoren dieser meiner an dem Bestehen einer erworbenen Immunität zweifelnden Auffassung angeschlossen. Nur Bab ist der alten Auffassung treu geblieben und sucht sie zu stützen. Doch hat er mich nicht überzeugen können.

Was den Verlauf der „echten Reinfektionen" (mit allgemeinen Erscheinungen) betrifft, so sind teils auffallend milde, teils auffallend schwere Formen beobachtet worden, und jeder Autor hat für seine Fälle sich eine besondere Theorie zurecht gemacht; d. h. also: es scheint hier bei den Reinfektionen ebensowenig eine Gesetzmäßigkeit zu bestehen, wie bei der ersten Infektion. — Zur individuellen Disposition, mit der wir immer rechnen müssen, treten hinzu die Einflüsse des Alters der vorausgegangenen Syphilis, vielleicht der Art und Intensität der Behandlung, die Zahl der bei der ersten Krankheit aufgetretenen Rezidive usw.

Über eigentümliche Beobachtungen bei „Reinfektionen" berichtet Ehrlich bei Naganatrypanosomen. Es wurde erst eine Reihe von Tieren mit einem fuchsinfesten Stamm infiziert und dann die Parasiten durch irgendeine geeignete Behandlungsweise beseitigt. Diese behandelten Tiere wurden nach einem geeigneten Intervall gleichzeitig mit verschiedenen Naganamodifikationen: einem fuchsinfesten, einem atoxylfesten und einem trypanblaufesten Stamme reinfiziert. Dabei ergab sich nun, daß die Reinfektion am spätesten anging, wenn die Wiederimpfung erfolgt war mit derselben Varietät, mit der die erste Impfung ausgeführt worden war. Im vorliegenden Falle also entwickelte sich die Reinfektion mit dem fuchsinfesten Stamme bedeutend später als mit dem Atoxylstamm, bei welch letzterem die Trypanosomen sofort ohne längere eingeschobene Immunitätsphasen sich entwickelten und rasch den Tod herbeiführten.

Es war also von der ersten Infektion noch eine ganz spezifische, wenn auch nicht absolute, aber sich doch immerhin deutlich bemerkbar machende Immunität gegen den Fuchsinstamm von der ersten Fuchsinstamminfektion zurückgeblieben.

Auf die Syphilis übertragen könnte man sich vorstellen, daß in ähnlicher Weise Reinfektionen bald milder, bald ebenso wie die erste Syphilis verlaufen, je nachdem die die Reinfektion erzeugenden Spirochäten mit denen der ersten Infektion identisch sind oder eine Modifikation darstellen.

Fassen wir die gesamten zur Frage der „Immunität" gemachten Ausführungen zusammen, so lassen sich folgende Sätze aufstellen:

I. Von einer echten „Immunität" im engeren Sinne des Wortes ist bei Syphilis nichts bekannt. — Ist die Syphilis geheilt, so kommt es zu echten Reinfektionen.

II. Es gibt nur eine „Anergie", d. h. ein Refraktärsein gegen neue Impfungen, solange der Körper noch Gift beherbergt.

III. Aber auch diese „Anergie" ist keine absolute, sondern eine relative; denn auch während des Nochbestehens der Krankheit sind Superinfektionen möglich, jedenfalls in den späteren tertiären Stadien der Krankheit.

IV. Im Falle von Superinokulation sind theoretisch folgende Möglichkeiten in Betracht zu ziehen:

A. Es entsteht ein lokaler, mehr oder weniger abortiv verlaufender Inokulationseffekt

    1. mit Spirochätenansiedlung,

        a) mit nachfolgender allgemeiner neuer Spirochätengeneralisierung,

        b) ohne allgemeine Infektion mit diesen neuen Spirochäten;

Die lokalen Prozesse entsprechen in ihrem Charakter der „Umstimmung", d. h. der spezifischen gerade vorhandenen Reaktionsfähigkeit der Gewebe:

In der ersten Periode der ersten Inkubation und bisweilen auch noch während der primären Periode entstehen „primäre" (Indurations-) Prozesse.

In der sekundären Periode: eventuell sekundäre Prozesse (?).

Bei Individuen mit maligner Lues: rupiaähnliche Formen.

In der tertiären Periode: tertiäre Prozesse.

Schließlich, wenn in der tertiären Periode (mit oder ohne manifeste Erscheinungen) die „Umstimmung" wieder der normalen Reaktionsfähigkeit Platz macht und die „Anergie" immer schwächer wird, entstehen wieder primäre Erscheinungen, mit oder ohne nachfolgende Allgemeininfektion des Körpers.

2. ohne Spirochäten, eine Art „Cutireaktion" durch die spezifischen Toxine. (Vielleicht kann auch ein beliebiges Agens auf Grund der vorhandenen spezifischen „Gewebsumstimmung" ein spezifisches Reaktionsprodukt erzeugen.)

B. Es enteht kein lokaler Inokulationseffekt, wohl aber eine allgemeine Invasion der neuen Spirochäten, welche

1. sich auf keine Weise klinisch bemerkbar macht,

2. neue Allgemeinerscheinungen irgendwelcher Art herbeiführt.

Allergrößtes Interesse erregen die neuesten Arbeiten von R. Kraus und Volk über Immunität bei aktiver Tuberkuloseinfektion. Ganz wie bei Syphilis konstatierten sie, daß eine bestehende Hauttuberkulose bei Affen diese für eine Reinfektion unempfänglich macht, daß dagegen nach Ausheilung der Tuberkulose die vorher bestehende Unempfänglichkeit wieder verschwindet. Selbst an der ausgeheilten Augenbraue hat eine zweite Infektion eine typische Tuberkulose zur Folge gehabt. Siehe ferner Fr. Kleinhaus' Superinfektionsversuche.

Wenn wir nun sehen, daß so sehr viele Syphilitiker gänzlich symptomlos bleiben, ist dann dieser Latenzzustand nicht insofern etwas Nützliches, als er die betreffenden Individuen vor Neuinfektionen schützt? In der Tat hat man schon die Idee ausgesprochen, Prostituierte, wenn sie vollständig symptomlos geworden sind, deshalb nicht „gleichsam zu Ende" kurieren zu wollen, um sie nicht ein zweites Mal der Infektion aussetzen und sie nicht ein zweites Mal zu kontagiös gefährlichen Menschen zu machen. Ich glaube aber sowohl für diese Kategorie von Menschen, wie für alle anderen Syphilitiker doch den anderen Standpunkt einnehmen zu müssen, daß es unsere erste Aufgabe ist, die Syphilis vollständig zu heilen, da ja jeder im Körper zurückbleibende Spirochätenherd die Gefahr eines in seiner Lokalisation gar nicht zu berechnenden Rezidivs, und nicht bloß die Gefahr eines tertiären Rezidivs, sondern auch der Tabes und der Paralyse in sich birgt. Freilich könnte man sich in bezug auf diese Erkrankungen denken, daß die spezifischen Degenerationen schon in sehr frühen Syphilisstadien beginnen, wenn sie auch erst spät in die klinische Erscheinung treten, und daß es deshalb ganz gleichgültig sei, ob wir später, wenn die Krankheiten zum Ausbruch kommen, die restierenden Syphiliserscheinungen und

Spirochätenherde beseitigen. Wir würden in solchen Fällen zwar die Syphilis heilen; aber die Tabes und die Paralyse würden bleiben.

Eine sehr merkwürdige Bemerkung machte Salomon auf dem Kongreß für innere Medizin zu Wien (1908, S. 202). Er betonte die Seltenheit der Kombinationen von Haut- und Knochen-Erkrankungen mit gleichzeitiger Tabes und Paralyse und fuhr fort: „Ich glaube, daß, wenn die Vorgänge der Immunität bei der Syphilis bisher als solche noch nicht nachweisbar waren, wir gewisse Vorgänge der Organ-immunität aus unseren klinischen Erfahrungen bereits erschließen können. Ich wünsche es gewissermaßen jedem Luetiker, daß er 2, 3 Jahre nach der Infektion ein tertiäres Hautsyphilid bekommt. Dann bin ich überzeugt, er bekommt keine Paralyse und er bekommt keine Tabes, wenigstens in praxi, mit vereinzelten Ausnahmen, und ich wünsche beinahe, wir könnten allen unseren latenten Syphilitikern derartige Hauteruptionen künstlich machen, wenn ich es gewiß auch nicht vorschlagen möchte. Ich glaube, wir würden sie vielleicht vor der Gefahr metasyphilitischer Erscheinungen bewahren."

Es wird also hier die Möglichkeit aufgestellt, daß gleichsam eine Unabhängigkeit der Organe mit Bezug auf die erworbene Immunität bestehe und demgemäß die Syphilis des einen Organes eine Immunität eines anderen herbeizuführen vermöge.

Auch R. Kraus hat bekanntlich dieselbe Idee ausgesprochen. „Der syphilitische Primäraffekt ist wohl imstande", so sagt er, „Immunität der Haut, nicht aber der inneren Organe zu erzeugen." Und von diesem Gedanken ausgehend hat ja Kraus vorgeschlagen, frühzeitig Syphilis- und speziell Sklerosenmaterial dem Organismus zuzuführen, um die durch den syphilitischen Primäraffekt gesetzte Hautimmunität rasch zu einer allgemeinen zu machen. Ich verweise wegen der Besprechung dieser Kraus'schen ätiologischen Therapie auf ein späteres Kapitel (siehe S. 216), möchte aber doch schon hier darauf hinweisen, daß mir dieser Gegensatz von Hautimmunität und Organimmunität durch keinerlei weder klinische noch experimentelle Tatsachen gestützt erscheint. Doch wird sich vielleicht in Verfolgung des zunächst von Buschke gemachten Versuches: Superinokulationen des Hodens bei schon bestehender Syphilis resp. Immunität der Haut, eine Klärung herbeiführen lassen.

Bei anderen Infektionskrankheiten ist solche Selbständigkeit einzelner Organe meines Wissens nicht bekannt, außer bei Vaccine, bei der die Cornea sich im Gesamtorganismus fast wie ein fremder, für sich bestehender Organismus verhält. (Siehe Kraus und Volk, Süpfle, Prowazek, Jürgens usw.)

Fest steht aber die Tatsache, daß man durch primäre syphilitische Infektion der inneren Organe keine Immunität der Haut erzeugen kann. Das beweisen alle gelungenen subcutanen und intravenösen Versuche.

Auch bei gleichzeitiger Vornahme der cutanen Impfung einerseits und subcutaner oder intravenöser Zufuhr andererseits war eine verhindernde Beeinflussung der Primäraffektentwicklung nicht zu konstatieren. Es gingen ja allerdings eine Anzahl von cutanen Impfungen nicht an, aber es waren doch so viel positive zu verzeichnen, daß man daraus schließen kann, daß im Prinzip die von vornherein gesetzte Generalisierung noch nicht genügt, um etwa sofort die konstitutionell-biologischen Folgen der Syphiliskrankheit, speziell die Hautimmunität, hervorzurufen. Es gehört dazu eine gewisse Zeit, in welcher sich die Reaktion der Gewebe entwickelt. (Ganz analog liegen ja die Verhältnisse bei der Seroreaktion.)

Finger griff damals in der Diskussion den von Salomon ausgesprochenen Gedanken auf und meinte auch, daß im großen und ganzen ein Gegensatz bestehe zwischen einerseits gutartig verlaufenden Syphilisfällen mit reichlichen und intensiven Hauterscheinungen, andererseits mehr bösartigen Fällen, in denen mehr eine Einschwemmung in die inneren Organe stattfindet.

Das Faktum mag richtig sein, und gewiß ist eine cutane Syphilis harmloser als eine viscerale, spinale Syphilis oder gar eine parasyphilitische Erkrankungsform, um mich des alten Ausdrucks zu bedienen. Aber die Beobachtung, daß die visceralen usw. Organe weniger befallen werden, weil die Haut in solchen Fällen stärker befallen wird, scheint mir vollständig in der Luft zu schweben.

Auffallend können auf den ersten Blick die bei maligner Syphilis gemachten Beobachtungen erscheinen, bei denen der Malignität der Hauterscheinungen ein auffallendes Freisein der inneren Organe von Syphiliserscheinungen gegenübersteht. Aber überall, wo wir z. B. bei den Arzneiexanthemen auf Idiosynkrasie stoßen, finden wir solche auf einzelne Organe beschränkte Organidiosynkrasien. (Siehe Tomasczewski und die Studien von Kraus, Ranzi und Ehrlich über Immunität bei malignen Geschwülsten.)

F. Frage der „Rezidive".

Mit dem Kapitel: „Superinfektion" hängt zusammen die **Frage nach dem Auftreten der Rezidive,** die ja auch in gewissem Sinne Superinfektionen, freilich von einem schon im Körper vorhandenen Spirochätenherde, sind, und es erheben sich hier zwei Fragen:

1. Weshalb entstehen anscheinend so leicht und so häufig Rezidive, also gleichsam Hautsuperinfektion von innen, und weshalb so schwer „Superinfektionen"? Wobei man sich allerdings klar machen muß, daß man bei Superinfektionen nicht Primäraffekte erwarten darf, sondern eben nur die dem jeweiligen Syphilisstadium entsprechenden Erscheinungsformen.

2. Woher kommt der zyklische Ablauf der Syphilis, weshalb wechseln Latenz und Stadien mit manifesten Erscheinungen ab?

ad 1. Nachdem wir gesehen haben, daß bei Reinokulationsversuchen ein Haften der Spirochäten zwar nicht unter gewöhnlichen normalen Verhältnissen der Haut, aber doch bei besonders günstigen Umständen vorkommt, so wird der Gegensatz von Rezidivierleichtigkeit und Superinfektionsschwierigkeit nur ein gradueller. Ist die Haut erst einmal so präpariert, daß von außen kommende Spirochäten Fuß fassen können, und sorgt man für eine genügend große Masse von Impfmaterial, dann erzielt man einen lokalen Superinfektionsherd. Bei den Rezidiven ist für die von innen kommenden Spirochäten Ansiedlung und Vermehrung anscheinend bedeutend leichter, obgleich wir auch hier nicht vergessen wollen, daß auch für die Vorlockung und

Lokalisation und für die graduelle Ausbildung der Rezidivformen äußere, die betreffende Region disponierende Momente eine sehr große Rolle spielen. —

Vielleicht aber ist das entscheidende Moment darin zu suchen, **daß fremde Spirochäten schwerer in der Haut eines bereits infizierten Körpers Fuß fassen als die eigenen, durch Metastasierung von innen in die Haut gelangenden.**

Gegen diese Annahme aber sprechen 1. unsere Tierversuche und 2. die bei den vielen absichtlichen und unabsichtlichen Autoinokulationen gemachten Beobachtungen am Menschen.

ad 1. Was unsere **Tierversuche** betrifft, so haben wir einer größeren Anzahl von Affen einige Wochen und Monate nach Feststellung des Primäraffekts Milz oder Hoden exstirpiert und mit diesen exstirpierten Organen sowohl das Tier selbst als auch andere Affen geimpft. Letzteres geschah, um die Virulenz des exstirpierten Organes zu prüfen. Es stellte sich dabei heraus — siehe Tabelle XXIV — daß die Autoinokulation in keinem Falle gelang, während die Infektiosität des exstirpierten Organes durch Bildung von Primäraffekten an fremden Tieren fast überall bewiesen wurde. Eine ganze Anzahl der operierten und autoinokulierten Tiere wurde auch mit fremdem Material geimpft, auch ohne jeden Erfolg. Es konnte also ein Unterschied zwischen fremdem und eigenem Virus betreffs der Autoinokulabilität nicht festgestellt werden. —

Ich möchte hier im Gegensatz zu Gonder und Rodenwald, welche bei Malariaversuchen auch Milzexstirpationen vornahmen, bemerken, daß diese Operation jedesmal mit der größten Leichtigkeit auszuführen war und auch die Erhaltung der Tiere keine Schwierigkeiten machte. Die Operation wurde in Chloroformnarkose vorgenommen, die linke Bauchhälfte rasiert, mit Alkohol abgewaschen und mit Jodtinktur gepinselt. Es wurde dann möglichst aseptisch operiert, die Wunde genäht, wiederum mit Jodtinktur gepinselt und dann wurden die Tiere freigelassen. Einen Verband haben wir nie angelegt. Wir haben nicht ein einziges Tier, trotz dieser, wie man zugeben muß, recht sorglosen Operations- und Verbandsweise, verloren.

Tabelle XXIV. Organexstirpationen und Autoinokulation.

Tier Nr.	Cutan geimpft		P. A.		Exstirpation			Verimpfung des exstirpierten Organs auf		Reinokulation		
	Datum	Material	Datum	nach Tagen	Datum	nach Tagen	Organ	Exstirpationstier selbst	fremdes Tier	Datum	Tage p. infect.	Resultat
2036	31. 7.	Brei 78	13. 9.	44	22. 10.	83	Milz	0	+			
2034	31. 7.	„	13. 9.	44	22. 10.	83	„	0	+			
2042	31. 7.	„	3. 9.	34	22. 10.	83	„	0	+			
1885	26. 7. 06	Brei 3	23. 8.	28	3. 5. 07	282	„	0	+			
2552	9. 1. 06	P. A. 261	13. 2.	35	1. 5. 07	478	„	0	+	17. 5.		0
2518	3. 1. 07	Condyl. lata	13. 2.	41	4. 5.	111	„	0	+			
2382	21. 1. 06	Brei 27	27. 2.	37	4. 5. 07	467	„	0	+	17. 5.		0
1188	19. 1. 06	Brei von cyn. 284			3. 5. 07	469	Hoden	0	+	17. 5.		0
2521	3 1.	Condyl. lata	6. 2.	34	2. 5.	119	Milz	0	1 Tier sehr suspekt	17. 5.		0
2621	14. 1.	Brei 25	27. 2.	44	2. 5.	108	„	0		17. 5.		0
2519	3. 1.	Condyl. lata	20. 2.	48	24. 4.	111	„	0	?	17. 5. 18. 7.		0 0
2383	21. 1.	Brei 27	20. 2.	30	29. 4.	98	„	0	+	17. 5.		0
2555	9. 1.	P. A. 2412	6. 2.	28	26. 4.	107	„	0	+	2. 5.		0
2044	23. 8. 06	Hoden 1534	19. 9.	27	27. 4. 07	250	Hoden	0	+	2. 5.		0

Wenn wir also keinen Anhaltspunkt dafür haben, daß bei Superinokulationsversuchen fremde Spirochäten sich anders verhalten wie eigene, so ist damit eigentlich allen den Spekulationen, wie diese supponierte Differenz zwischen fremden und eigenen Spirochäten zu erklären sei, die Berechtigung entzogen. Trotzdem muß ich mit einigen Worten darauf eingehen.

Man hatte sich gedacht, daß die alten von der ersten Infektion herrührenden, noch im Körper befindlichen Spirochäten gleichsam „immunisiert", also geschützt sein sollten gegen die von ihnen selbst im Körper produzierten „Antikörper", und daß sie daher sich leicht und unbeschränkt vermehren könnten. Die fremden Spirochäten dagegen, welche gegen diese Antikörper nicht gefestigt seien, sollten durch sie zugrunde gehen oder in der Vermehrung wenigstens behindert sein.

Auch zur Erklärung der Rezidive könnte man die ähnliche Hypothese zu Hilfe nehmen, daß es einerseits Perioden des Körpers gebe, in welchen er reichlich Antikörper produziere und daher das Auftreten von Rezidiven verhüte, während andererseits in antikörperfreien Perioden die Spirochätenherde sich vermehren und Rezidive erzeugen sollten.

Natürlich kann man diese Hypothese auch auf die Verhältnisse der Superinfektion mit fremden Spirochäten übertragen derart, daß Superinfektionen nur möglich seien in antikörperfreien Perioden des betreffenden Organismus, an dem eine Superinfektion beabsichtigt sei.

Diese Hypothese schwebt nun, was die Syphilis betrifft, vollkommen in der Luft, da wir ja von „Antikörpern" bei Syphilis vorderhand gar nichts wissen und vielmehr alles darauf hindeutet, daß es Eigenschaften der Zellen und Gewebe sind, welche für die anergischen Vorgänge verantwortlich zu machen sind. Die Hypothese war aber aufgestellt auf Grund von Beobachtungen, die man bei anderen Spirillosen gemacht hatte. In erster Reihe war es Gabritschewsky, der bei Recurrens feststellte, daß im Verlauf dieser Krankheit ein Wechsel im Antikörpergehalt (bakteriolytischer wie agglutinierender Art) je nach den Perioden der Remissionen und Rezidive vorhanden wäre.

Levaditi und Roche konnten diese Beobachtungen für Tick-fever allerdings nicht bestätigen, da sie zu allen Zeiten der Erkrankung die Anwesenheit von spirillolytischen und opsonisierenden Antikörpern nachweisen konnten, ebenso wie später Manteufel. Sie nahmen daher an, daß die Rückfälle resp. die neue Vermehrung der Spirillen beim Rückfall nicht abhängen von einem Verschwinden der Antikörper im Serum, sondern davon, daß nun die Spirillen refraktär gegen die mikrobiciden Eigenschaften des Serums geworden seien, und sie konnten in der Tat den Nachweis führen, daß diese Serumfestigkeit auch außerhalb des Körpers persistiere und von Generation zu Generation übertragbar sei.

Ganz analoge Beobachtungen sind von Franke und von Mesnil und Brimont bei Trypanosomen gemacht worden.

Levaditi steht demgemäß auch gar nicht an, den Mechanismus der Syphilisrezidive in ähnlicher Weise zu erklären. „Die während der zweiten Inkubation entstehenden Antikörper persistieren während der ganzen Krankheit und bilden ein gewisses Hindernis für die Vermehrung der Spirochäten. So lange dieselben nun gegen die gebildeten Antikörper empfänglich sind, können sie sich nicht vermehren und Rezidive hervorrufen. Wenn sie sich aber nach einer gewissen Zeit dem Milieu angepaßt haben und gegen die Spirolysine resistent geworden sind, können sie Rezidive erzeugen. Natürlich unterliegen von außen kommende Spirochäten stets dem mikrobiciden Einfluß dieser Antikörper."

Levaditi bezeichnet diese Darlegung selbst als „Hypothese", und in der Tat ist sie auch nicht mehr als das. —

Eine sehr lebhafte Opposition fand Levaditis Behauptung, daß die Rückfälle durch Immunisierung der Spirillen gegen die spirillentötenden Antikörper verursacht werden, durch Marcus Rabinowitsch, welcher annimmt, daß die Rückfälle bei Recurrens zustande kommen durch Spirillen, welche besonders in den Zellen der Milz, Leber und Nieren eingeschlossen und dort gegen alle tötenden Einflüsse der sich bildenden Antikörper geschützt sind. Die Rückfälle wiederholen sich so oft, bis die Intensität der tötenden Antikörper so hoch wird, daß die aus den Zellen austretenden Spirillen durch sie sofort geschädigt und in ihrer Entwicklung verhindert werden.

Für die Möglichkeit, das zyklische Auftreten von Rezidiven bei der Syphilis auf einen Wechsel der Immunität zurückzuführen, sprechen nicht nur die Erfahrungen bei Piroplasmen, bei Malaria, bei Recurrens, sondern auch die experimentell speziell von Ehrlich und Franke bei Trypanosomen gemachten Versuche.

Wenn Ehrlich und Franke Tiere, die sie soeben durch eine nicht komplett heilende Dosis Trypanrot von ihren Mal-de-Cadeiras-Parasiten befreit hatten, im unmittelbaren Anschluß daran wieder infizierten, so zeigte sich, daß solche Superinfektionen zunächst keine Folgen hatten, indem die Versuchstiere anfangs trypanosomfrei blieben. Erst die nach 3 Wochen gemachten Superinfektionen hatten eine schnelle Vermehrung der Parasiten und den Tod der Tiere zur Folge. Spontane Rezidive dagegen traten erst sehr viel später als diese künstlich herbeigeführten Superinfektionen auf. Dieses späte Auftreten von Rezidiven ist offenbar nur dadurch zu erklären, daß die Parasiten resp. die einzelnen Keime, die der Vernichtung des ersten therapeutischen Vorgehens entgangen, durch die daran sich schließende Immunitätsphase zunächst in der Entwicklung gehemmt waren und eine gewisse Abschwächung erfahren hatten, die vielleicht schon auf den initial-therapeutischen Schlag, vielleicht auch zum Teil auf eine sekundäre Schädigung durch die Antikörper zurückzuführen war.

In diesem Versuch, durch Superinfektion die Immunitätsphase nachzuweisen, scheint mir allerdings nicht klar erwiesen, ob die nach dieser Immunitätsphase auftretenden Trypanosomen Abkömmlinge der neu zugeführten sind oder ein wirkliches Rezidiv der von der Urinfektion zurückgebliebenen Trypanosomen darstellen.

Wenn wir nun keine tatsächliche Unterlage für die Annahme irgendwelcher im Serum enthaltener „Antikörper" (im weitesten Sinne des Wortes) haben, so müssen wir uns vorstellen, daß es Differenzen der Zellen und Gewebe in einem normalen Organismus einerseits, in einem syphilisierten Organismus andererseits sind, welche es bewirken, daß Spirochäten, mögen es nun fremde oder eigene sein, im kranken Körper Wachstum und Vermehrung erschwerende resp. verhindernde Verhältnisse vorfinden.

Freilich muß man sich mit Landsteiner vorstellen, daß Antigene oder fertige Antistoffe durch das Serum in die Gewebe, namentlich auch in die Haut gelangen und dort die lange bestehende Immunität hervorrufen.

Man muß also doch annehmen, daß sich im Serum Schutzstoffe befinden. Nur ist im Serum ihre Quantität und Konzentration zu gering, als daß man sie in diesem verdünnten Zustande mit den bisherigen Methoden experimentell in vitro oder in vivo nachweisen oder gar therapeutisch und zu Immunisierungszwecken verwenden könnte. Augenscheinlich werden diese „Antikörper" sowohl aus den Geweben, wo eine gewisse Aufspeicherung stattfindet, wie aus dem Serum ungemein schnell ausgeschieden. Denn auch die Hautimmunität während der Krankheit ist gebunden an eine stete Nachproduktion von den im Körper befindlichen Spirochäten aus. Sobald Heilung, d. h. komplette Spirochätenvernichtung und damit Versiegen der Antikörper-Produktionsstelle eingetreten ist, ist auch die Hautimmunität verschwunden.

Veränderungen in der Reaktionsfähigkeit der Gewebe sind uns übrigens nicht fremd. Gegenüber allen möglichen Reizen und Schädigungen kennen wir eine sogenannte „Angewöhnung" in dem Sinne, daß bei wiederholter Einwirkung die entzündlichen Reaktionen auf den gleichen Reiz schwächer werden. Eine experimentelle Bearbeitung hat diese Frage erst jüngst von Stein aus der Jadassohnschen Klinik erfahren. Auch bei der modernen Lichtbehandlung kann man sehr schöne diesbezügliche Beobachtungen machen. Je häufiger eine und dieselbe Stelle z. B. mit einer Quecksilberdampf-Quarzlampe behandelt wird, um so geringer ist bei gleich starker Einwirkung die Reaktion.

Es ist also wohl denkbar, daß bei einzelnen parasitären Krankheiten auch ähnliche Verhältnisse den Parasiten und deren Toxinen gegenüber sich abspielen. Die Regel ist es freilich nicht, wie die Superinfektionen mit neuen Gonokokken bei chronischen Gonorrhoen beweisen. —

In das Gebiet der veränderten Zellreaktion gehören wohl auch die phagocytären Vorgänge, welche speziell nach Ehrmanns Untersuchungen bei Superinfektionen in einer ganz anderen Weise sich abspielen sollen als bei normalen Geweben.

Wir haben schon oben davon gesprochen, daß in der Tat bei gewissen syphilitischen Prozessen phagocytäre Vorgänge sich abzuspielen scheinen und daß dieselben namentlich bei der Verhütung subcutaner Infektionen von Bedeutung sind.

In ähnlicher Weise sieht Ehrmann die Phagocytose als wesentlichsten Faktor bei der Verhinderung der Autoinokulation an. Dieselbe spiele sich aber hauptsächlich an den Bindegewebszellen ab, und diesem Umstande sei es zu danken, daß das Autoinokulationsprodukt ein so schwach entwickeltes sei, weil diese die Spirochäten früher vernichten, ehe es zu einer merklichen Leukocytose kommt. Ehrmann nimmt überhaupt an, daß es speziell im sekundären Stadium größerer Mengen von Spirochäten bedürfe, um die phagocytäre Eigenschaft der Zellen zu überwinden. „Allmählich nimmt die phagocytäre Eigenschaft der Gewebszellen — und zwar gilt das sowohl den von innen wie von außen kommenden Spirochäten gegenüber — wieder ab, so daß im tertiären Stadium Reinfektionen wieder möglich werden. Sie schwindet aber nur in wenigen Fällen so vollständig, daß auf Neuimpfungen typische Initialsklerosen entstehen."

Demgegenüber möchte ich darauf hinweisen, daß wir sowohl in den Ehrmannschen Versuchen, wie bei den Abklatschautoinokulationen sehen, daß entzündliche, als „Abwehrvorrichtungen" gedeutete Prozesse gerade da eintreten, wo nach der Ansicht der betreffenden Autoren die Superinfektion angeht, während alle entzündlichen Erscheinungen so gut wie ausbleiben bei den negativ verlaufenden Inokulationsversuchen.

Auch was wir sonst über das Auftreten von einer Hyperleukocytose bei Syphilis wissen, spricht nicht dafür, daß wir in ihr eine wesentliche Abwehrvorrichtung des Organismus zu sehen haben.

Keinesfalls wohl kann es sich um eine direkte Vernichtung von Spirochäten durch phagocytäre Zellen handeln. Höchstens ist an eine indirekte, allerdings vorderhand nicht genau zu präzisierende nützliche Wirkung zu denken, darin bestehend, daß die Hyperleukocytose die Widerstandskraft des Organismus gegen Infektion erhöhe. Von diesem Gesichtspunkt aus sind ja auch schon therapeutische Versuche gemacht worden, insbesondere von C. Stern mit nucleinsaurem Natrium, von Brölemann mit Skatol, von Schütte mit Phagocytin. Auch Hg (Hauck, Dohi) wie Atoxyl (Yakimoff) wie Arsenobenzol machen nachgewiesenerweise eine Steigerung des Leukocytengehaltes des Blutes. — Wir selbst haben kolloidale Silberlösungen zu therapeutischen Zwecken versucht.

Doch habe ich, wie gesagt, nicht den Eindruck, daß wir in der Hyperleukocytose das wesentlichste Moment der Heilungsvorgänge bei Syphilis zu erblicken haben. Sie begleitet und unterstützt vielleicht die eigenen Abwehrmaßregeln des Körpers und unterstützt vielleicht auch die Heilwirkung unserer Medikamente (siehe Uhlenhuth, Groß und Bickel). Die Hauptsache aber ist die direkte chemotherapeutische Einwirkung der Heilmittel auf die Spirochäten selbst.

(Vgl. speziell die Arbeit von C. Stern, in welcher diese Frage ausführlich behandelt wird.)

Auch Terebinsky hat festgestellt, daß bei korrekter Einführung eines Stückchens Cornea in die Cutis, und bei der sich daran schließenden entzündlichen Resorption des implantierten Körpers durch Polyblasten, es völlig gleichgültig sei, ob die Cornea normal oder syphilitisch infiziert ist, ob der Versuchsaffe bereits von Syphilis durchseucht oder noch gesund ist.

Ich komme schließlich zu der vielfach diskutierten Frage (Jadassohn, S. 32, 33, E. Lang, Guzmann, Baudon, Dieulafoy, E. Lesser, Blaschko), ob die in den späteren Perioden der Syphilis auftretenden Metastasen, vulgo Rezidive, zu deuten sind als Krankheitsprozesse, die von schon längst an diesen Stellen liegenden, bei der ersten Dissemination deponierten Spirochäten herrühren, oder ob auch im späteren Verlauf der Syphilis von irgendwelchen Spirochätenherden aus noch eine Metastasierung stattfinde.

Mir scheint es zweifellos, daß beide Modi vorkommen.

Aus der großen Zahl von positiven Organverimpfungen, die einerseits schon im unmittelbaren Anschluß an die Infektion und Primäraffektbildung und andererseits noch in verhältnismäßig späten Zeiten nach der Infektion möglich waren, geht hervor, daß eine universelle Disseminierung und Deponierung des Giftes in den verschiedenen Organen, wenn auch mit verschiedener Bevorzugung des einen oder des anderen, schon beim ersten Generalisationsschub stattfindet, und daß damit die Depots für viscerale usw. Rezidive sofort angelegt werden. Bei Menschen wissen wir allerdings von diesen sehr frühzeitigen Metastasierungen in den inneren Organen verhältnismäßig wenig; aber die Fälle von ganz früh auftretender cerebraler usw. Lues deuten doch darauf hin, daß solche Disseminierung stattfinden kann. Daß solche frühzeitig deponierten Spirochäten jahre- und jahrzehntelang latent bleiben können, ist uns wieder aus denjenigen Fällen bekannt, in denen tertiäre Rezidive an der Stelle eines vor 30—40 Jahren bestehenden Primäraffektes auftreten.

Andererseits deuten die positiven Blutimpfungen, über die ich oben berichtet habe, vom 63., 71., 72., 135., 142., 283. Tage und Hoffmanns positive Blutimpfung bei 3 und 6 Monate alter Syphilis und Wolters mikroskopischer Befund darauf hin, daß nicht nur im unmittelbaren Anschluß an die Infektion die Durchseuchung der Gewebe und Organe mit Spirochäten vor sich geht und damit die Anlage für eventuell später auftretende Rezidive geschaffen wird, sondern daß auch in späteren Krankheitsstadien solche zu Metastasen führende Verschleppungen auf dem Blutwege vor sich gehen können.

Ich möchte hier kurz darauf hinweisen, daß durch vielfache Arbeiten (ich nenne nur Dudgeon, Rist und Bondet, Walter Fischer, Malherbe, Spillmann, Bonnet) nicht nur für die Syphilisspirochäten die lange Remanenz wahrscheinlich gemacht ist, sondern auch für Malaria und die verschiedensten Bakterien: Staphylokokken, Streptokokken, Gonokokken, Pneumokokken, Tuberkelbacillen usw. erwiesen ist.

G. Vererbung der Immunität.

Wir haben soeben auseinandergesetzt, daß wir die Annahme einer durch überstandene Syphilis erworbenen Immunität ablehnen zu müssen glauben. Wir meinen auch, daß vorderhand keinerlei Berechtigung besteht, bei einem von der Syphilis geheilten Menschen das Zurückbleiben irgendwelcher biologischen Alterationen seiner Gewebe annehmen zu müssen, derart, daß eine zweite Syphilis vielleicht anders, also eventuell milder verläuft als die erste Syphilis.

Für uns kann demgemäß auch von der Vererbung einer solchen Immunität gar keine Rede sein.

Wie aber verhält es sich mit Vererbung der elterlichen relativen Immunität, welche während des Bestehens der Syphilis vorliegt? Ist vielleicht diese Halbimmunität auf die Nachkommenschaft vererblich?

In erster Reihe ist hier natürlich die Frage zu lösen: Worin könnte sich beim Kinde diese vererbte „Immunität" zeigen? Auch hier wieder sind zwei Fälle denkbar:

1. volles Gefeitsein gegen eine neue Syphilisinfektion;
2. Beeinflussung einer erworbenen Syphilis in dem Sinne, daß dieselbe milder verläuft.

Die erste Möglichkeit einer absoluten, kongenital mitgebrachten Immunität läuft wieder auf die Frage hinaus: Ist eine solche bei einem Kinde vorhandene „Immunität" eine echte, d. h. Immunisation ohne Krankheit? oder nicht etwa wieder der bei Syphilis uns geläufige Zustand der „Anergie" oder „Halbimmunität" oder des Refraktärseins gegen neue Infektion, weil latente Syphilis durch Spirochätenübertragung vorliegt?

Daß diese letztere Möglichkeit vorliegen kann, war uns schon immer nahegelegt durch die Beobachtung aller der Fälle, wo Kinder syphilitischer Eltern jahrelang gesund erschienen und dann plötzlich als Zeichen ihrer kongenital erworbenen Syphilis tardive tertiäre Symptome aufwiesen. Ihre „Immunität" war also klar als durch latente Syphilis zustande gekommen erwiesen.

Neuerdings haben die serodiagnostischen Untersuchungen uns die Hilfsmittel an die Hand gegeben, in jedem einzelnen Falle uns von vornherein über die Frage, ob trotz anscheinender Gesundheit latente Syphilis vorliege, Aufschluß zu verschaffen. Und derartige diesbezügliche Beobachtungen liegen ja bereits reichlich vor (Halberstädter, Müller und Reiche, Rietschel, Baisch, Thomsen und Boas, Opitz, Knöpfelmacher und Lehndorff). So löst sich denn die anscheinende Immunität solcher Kinder auf in eine latente Syphilis derselben.

Trotzdem könnte immer noch neben Fällen mit dieser durch Vererbung der Syphilis vorgetäuschten Immunität ein wirklich kongenitaler Immunitätszustand bestehen.

Man könnte sich vorstellen, daß die während der Syphilis bestehende Gewebs- und Zellanergie, wie sie z. B. an der Haut besteht derart, daß diese refraktär wird, auch die Keimzellen trifft und daß derartig biologisch beeinflußte Keimzellen, sich weiter entwickelnd, die mitbekommene Anergie auf die neue Frucht übertragen.

Aber ebenso wie wir sehen, daß die Hautzellen und -gewebe ihre „Immunität" verlieren mit dem Verschwinden der Krankheit, ebenso wird wohl auch die „Immunität" der Abkömmlinge der Keimzellen, also das neugeborene Kind, sobald der Einfluß der mütterlichen Spirochäten aufhört, verloren gehen und damit eine volle Empfänglichkeit des Kindes für Neuinfektion eintreten.

Bei den eben besprochenen Verhältnissen hätten die väterlichen wie die mütterlichen Keimzellen beteiligt sein können; aber obgleich von manchen Seiten (Kaltenbach, Duclos, Arloing, Charrin et Gley, Tizzoni, Centanni und Cantani) eine solche Vererbung der Immunität seitens des Vaters behauptet worden war, ist durch Ehrlichs Arbeiten, an die sich weitere Arbeiten von Ehrlich und Hübener, Brieger und Ehrlich, Vaillard usw. anschlossen, mit Sicherheit erwiesen, daß von einer Vererbung der väterlichen Immunität nicht die Rede sein könne, während striktissime bewiesen werden konnte, daß jede bei der Nachkommenschaft von den Eltern übernommene Immunität in die Kategorie der passiven Immunität falle und auf einer Mitgabe der maternen Antikörper beruhe. —

Aber selbst für die Annahme dieser Möglichkeit fehlen bei der Syphilis jegliche Anhaltspunkte. Natürlich kann nicht geleugnet werden, daß vielleicht Kinder syphilitischer Mütter, ohne mit kongenitaler Syphilis behaftet zu sein, einige Wochen oder Monate nach der Geburt immun seien. Sicher erwiesen aber ist, daß, selbst wenn dieser Fall vorkäme, diese Immunität im späteren Leben verloren gegangen ist; erwiesen durch Infektionen solcher Kinder. Auch hat man nie feststellen können, daß die Syphilis solcher Menschen anders, also milder verläuft als bei solchen Menschen, deren Eltern gesund waren.

Das sogenannte Profetasche Gesetz kann also nicht anerkannt werden. Kommt wirklich der Fall vor, daß eine Immunität passiv dem Kinde mitgegeben wird, so verschwindet sie in kürzester Zeit. Wo aber ein wirkliches Refraktärsein besteht, muß erst die viel näher liegende Erklärung, daß es sich um eine kongenitale latente Syphilis handelt, als unrichtig erwiesen werden.

Siehe darüber auch Glück: „Wäre das Profetasche Gesetz berechtigt, dann müßte in Bosnien, wo die Syphilis lange Zeit als Volkskrankheit herrscht, die extrauterin erworbene Kindersyphilis selten sein. Glück selbst aber sah, daß 10% seiner an rezenter Syphilis erkrankten Patienten Kinder unter 15 Jahren, $1/_3$ sogar zwischen 5 und 6 Monaten betrafen"; Brüggemann, Carito, von Düring: „Jedenfalls steht eins fest: was heute als Profetasches Gesetz gilt, hat Profeta niemals gesagt, und was dieses Gesetz behauptet, ist vollständig haltlos: eine vererbte Immunität gegen Syphilis, ja nur eine Abschwächung der Syphilisinfektion bei Nachkommen Syphilitischer gibt es nicht"; Moskalew, Ogilvie (sehr ausführliche Literaturbearbeitung), Reitmayer, Paul Richter (nebst Diskussionsbemerkungen von E. Lesser), Rosmarin (Beobachtungen bei endemischer Syphilis in Ostgalizien), Tarnowsky, Tschlenow.

Für die Vererbung der Immunität wird nun immer als Stütze angeführt, daß die Syphilis in ihrem Gesamtverlauf während der 4 Jahrhunderte ihres Bekanntseins in Europa ungemein an Bösartigkeit verloren habe, und **man führt diese Abschwächung auf die Durchseuchung der Bevölkerung mit der Krankheit zurück.** Man meinte, daß von der Immunität, welche der einzelne durch seine Krankheit erwürbe, gleichsam ein Teil auf die Nachkommenschaft übergehe, so daß jede folgende Generation gleichsam einen schlechteren Nährboden für das Gift bilde. Ich selbst habe mich auch früher dieser zuerst von Lee aufgestellten und von vielen anderen (Ricord, Taylor usw.) akzeptierten Hypothese angeschlossen.

Als Gegenstück zu diesem Milderwerden wird angeführt, daß Bevölkerungen und Rassen, die zum ersten Male von der Syphilis durchseucht würden, einen viel bösartigeren Verlauf der Syphilis aufwiesen als solche Völker, die eben schon seit Jahrhunderten durchseucht seien.

Was die erste Behauptung betrifft, daß die Krankheit z. B. bei uns in Europa soviel an ihrer Bösartigkeit verloren habe, so mag diese Tatsache im allgemeinen zugegeben werden. Es fragt sich nur, welche Gründe dafür vorliegen. Gewöhnlich macht man den Vergleich der heutigen Syphilis mit jener ersten schweren Epidemie, welche am Ende des 15. Jahrhunderts in Italien auftrat und dann Europa durchzog. Damals sollen die wirklich schweren Fälle, die wir heute als „Syphilis maligna" bezeichnen, die Regel gewesen sein. Dieser Behauptung ist aber schon vielfach von Proksch, Ogilvie, mir selbst usw. entgegengetreten worden.

Erstens hat man damals sicherlich alle die schweren ulcerösen Formen der tertiären Syphilis zu der ulcerös-malignen Syphilis hinzugerechnet; Fälle, die wir bei uns nur deshalb gar nicht mehr oder höchst selten sehen, weil wir dem Auftreten der tertiären Syphilis durch geeignete Behandlung von vornherein vorbeugen und weil wir tertiäre Erscheinungen fast immer beim ersten Auftreten durch geeignete Behandlung im Keim ersticken. Wir sehen ja auch heute noch, daß in Ländern, in denen keine ordentliche Syphilisbehandlung stattfindet, fast alle Syphilitiker ins tertiäre Stadium mit all den dazugehörigen Zerstörungsformen geraten.

Ferner ist zu bedenken, daß damals am Ende des 15. Jahrhunderts und am Anfange des 16. Jahrhunderts nicht bloß nichts geschah, um die Syphilis zu bekämpfen und sie sachgemäß zu behandeln, sondern eine Menge Umstände: dauernde Kriege, Hungersnot usw. und wohl auch verkehrte Behandlung mitspielten, um einen ungünstigen Verlauf zu fördern.

Kurz, ich glaube: auch ohne Zuhilfenahme jeder Immunitätsvererbung können wir bei Gegenüberstellung der ärztlichen und hygienischen Verhältnisse von damals und jetzt uns wohl erklären, daß die Syphilis heute bei uns einen milderen Verlauf nimmt als damals.

Ebenso unbewiesen aber ist die Behauptung, daß auch heutzutage noch die Syphilis, wenn sie in bisher syphilisfreie Bevölkerungen eindringt, besonders bösartig verlaufe. Wir sehen vielmehr, daß ganz regellos in einer uns freilich unerklärlichen Weise die Syphilis bald auffallend benigne, bald auffallend schwer verläuft, und es kann wohl kein Zweifel darüber bestehen, daß es sich dabei um verschiedene angeborene Disposition der einzelnen Rassen gegenüber der Syphilis handelt, ganz ebenso wie wir ja auch verschiedene individuelle Dispositionen gegenüber der Syphilis (wie allen anderen Infektionen gegenüber) tagtäglich zu beobachten Gelegenheit haben.

Am interessantesten und schlagendsten sind vielleicht die Beobachtungen, die Rotschuh in Zentralamerika machen konnte, und zwar deshalb, weil er eigentlich ein Anhänger der Lehre von der in Generationen sich forterbenden Immunisierung ist. Prüft man aber alle seine Mitteilungen, so kommt man zu dem Schluß, daß der mehr gutartige oder bösartige Verlauf der Syphilis allein abhängt von der Rasse des einzelnen Kranken: bei Weißen und bei Negern schwere Syphilis, bei Indianern und deren Mischlingen auffallend leichte Syphilis, obgleich sonst die Verhältnisse für die Bewohner die gleichen sind.

Über ganz ähnliche Beobachtungen referiert Quennec aus seinen Beobachtungen über Syphilis in Afrika. Auch er glaubt eine durchgehende Differenz des Syphilisverlaufs nach den Rassen feststellen zu können, derart daß Europäer, Araber und Hindus verhältnismäßig schwer, die Neger aber sehr milde an Syphilis erkranken, und bei allen den zahlreichen Mischlingen der verschiedenen Rassen kommt es immer darauf an, wieviel sie europäisches Blut haben.

Wodurch ist denn überhaupt die Idee, daß „durchseuchte" Völker einen leichteren Verlauf von Infektionskrankheiten aufweisen als undurchseuchte, aufgekommen? Man hat sich da an bestimmte Beispiele gehalten, z. B. das Einbrechen der Masern in bisher undurchseuchte Bevölkerungen, wobei allerdings eine ungeheuer hohe, in durchseuchten Völkern unbekannte Mortalitätsziffer zustande kam. Kommt denn aber die geringe Mortalität bei uns durch Vererbung der Immunität zustande? Durchaus nicht, sondern einzig und allein dadurch, daß bei uns die Masern schon fast alle Kinder befallen und immunisieren, so daß die Erwachsenen gegen Masern geschützt sind. Für die Kinder aber sind die Masern eine verhältnismäßig harmlose Erkrankung, während sie für Erwachsene eine weit größere Gefahr darstellen. Treffen aber die Masern eine bisher noch nie durchseuchte Bevölkerung, so werden eben auch eine Unzahl Erwachsener befallen, und so erklärt sich die Bösartigkeit der Masern daselbst.

Bei anderen Infektionskrankheiten besteht allerdings eine Immunität gegen gewisse Infektionen, z. B. bei den Negern gegen Staphylokokken. Aber auch wiederum nicht dadurch, daß spätere Generationen eine durch Krankheit erworbene Immunität von ihren Vorgängern ererbt haben, sondern dadurch, daß in früheren Generationen bereits alle diejenigen Individuen, die für die Infektion besonders disponiert waren und ihr erlagen, zugrunde gingen, so daß die jetzige Generation nur besteht aus Abkömmlingen von solchen Menschen, die von vornherein eine angeborene immanente Widerstandskraft (sagen wir Immunität) besaßen. Der ganze Vorgang ist also keine Vererbung, sondern eine Auslese.

Ferner aber ist speziell für die Syphilis die Frage aufzuwerfen: Was wird denn unter einem schweren Syphilisverlauf verstanden? Natürlich haben die meisten Berichterstatter damit gemeint, daß tertiäre Erscheinungen ungemein häufiger auftreten und vielleicht auch in schwereren Formen sich zeigen als bei uns. Daß das aber ein ganz falscher Standpunkt ist, liegt auf der Hand, wenn nicht zu gleicher Zeit berücksichtigt wird, ob überhaupt eine Behandlung in der Frühperiode stattfindet und welche. —

Auch das Auftreten oder Fehlen von Tabes und Paralyse gibt keine richtige Anschauung über leichte oder schwere Syphilis; denn es kann wohl kein Zweifel darüber bestehen, daß in der Pathogenese dieser Krankheiten die Syphilis zwar das wichtigste, ja sogar wohl unerläßliche ursächliche Moment darstellt, aber nicht das einzige. Sicherlich gehören entweder bestimmte ererbte Prädispositionen oder bestimmte anderweitige Schädigungen (Alkohol) dazu, um bei Syphilitikern Tabes und Paralyse zu erzeugen, falls man nicht die Hypothese, daß es ein spezifisches Nervenvirus gibt, akzeptieren will.

Höchstens könnte man gehäuftes Auftreten von typischer maligner Syphilis als Zeichen einer ganz bestimmten Prädisposition für Syphilis ansehen. Aber gerade davon wird im allgemeinen wenig berichtet.

Es ist hier nicht der Platz, ausführlich auf diese ganze Frage einzugehen. Ich verweise auf die Bemerkungen von E. Lang (Lehrbuch, S. 106) und die ausgezeichnet zusammenfassende Arbeit von Scheube, welcher auf Grund einer umfassenden Umfrage über den Stand und die Bedeutung der venerischen Krankheiten in den warmen Ländern sich ein Urteil zu verschaffen suchte.

Siehe ferner im Literaturverzeichnis einige unter dem Stichwort: Endemische und Tropen-Syphilis zusammengefaßte Arbeiten.

Wenn man überhaupt an eine Abschwächung der Syphilis bei uns in Europa denken will, so könnte ich sie mir, wenn ich von den bereits geschilderten Verhältnissen absehe, nur dadurch zustande gekommen denken, daß das Virus als solches seine Virulenz geändert habe.

Betrachten wir freilich die im Laufe der letzten Jahre bei der experimentellen Syphilis gemachten Erfahrungen, so stellt sich heraus, daß bei Fortimpfung der Syphilis innerhalb Generationen derselben Tiergattung die Spirochäten eher „virulenter" als abgeschwächt werden. Virulenter aber auch nur insofern, als die Impfungen im großen ganzen leichter und regelmäßiger angehen, nicht in dem Sinne, daß die erzeugte Krankheit bösartiger wird. Man wird sich diese Tatsache dadurch erklären können, daß unter einer großen Spirochätenmasse Differenzen der einzelnen Parasiten darin bestehen, daß die einen mehr auf den Menschen, die anderen mehr auf Kaninchen oder mehr auf Affen eingestellt sind. Je länger man in Generationen impft, um so mehr überwiegt die Masse der gerade auf die betreffende Tierspezies eingestellten Parasiten.

Vielleicht aber kommt beim Menschen eine Abschwächung der Virulenz durch fortdauernde Passage zustande oder vielleicht durch die Einwirkung unserer Behandlung, d. h. von spezifischen chemischen Mitteln, die bei genügend starker Konzentration die Spirochäten töten, bei schwächerer sie in ihrer Virulenz modifizieren.

Oder man kann daran denken, daß durch die Behandlung eines Menschen mit Antisyphiliticis und die Heilungsvorgänge der „Nährboden" Mensch derart geändert wird, daß auch die Spirochäten ihre Virulenz modifizieren. Kommen dann solche modifizierte Spirochäten zur Übertragung, so entsteht vielleicht auch eine etwas modifizierte Syphilis; eine Modifikation des Verlaufs, die man freilich nicht im einzelnen Falle genau feststellen kann, die sich aber im Laufe von Generationen doch als ein deutlicher Unterschied zwischen Anfangs- und Endfällen einer Krankheitsserie dokumentiert.

Auch Schilling berichtet über solche Virulenzabschwächung durch den Wirtorganismus bei Naganainfektionen.

Scheube äußert ebenfalls eine ähnliche Hypothese: „Ein Grund, weshalb bei Europäern die Syphilis nicht selten schwer auftritt, ist der, daß dieselben, wie man das besonders in Ostasien beobachten kann, trotz erfolgter Infektion sich nicht schonen, sondern fortfahren, weitere Exzesse in baccho et venere zu begehen. Ferner kommt hier auch in Betracht, daß eine Syphilis, die von einem nicht spezifisch behandelten Individuum erworben wird, noch dazu wenn auch bei den vorhergehenden Generationen keine spezifische Behandlung stattgefunden hat, wahrscheinlich von Haus aus schwerer ist als eine, die von einem spezifisch behandelten Individuum stammt."

Die hierbei von mir angenommene Abschwächung der Virulenz der Spirochäten rechnet mit der Möglichkeit einer Vererbung erworbener Eigenschaften. Aber wenigstens bei den Trypanosomen haben wir durch Ehrlich diese Vererbung als etwas Mögliches kennen gelernt.

Aber Ehrlich betont ausdrücklich, wenn er von verschiedenen Stämmen, die er als „debilis", „tenax" und „ferox" bezeichnet, spricht: Die Begriffsbestimmungen als debilis und tenax beziehen sich nur auf die Reaktion der Parasiten gegen die spezifischen Arzneistoffe, sie haben dagegen mit der Virulenz gar nichts zu schaffen. Die Tierpathogenität als solche hängt von diesen Begriffen nicht ab. Unsere beiden als debilis und tenax getrennten (Trypanrot-) Naganastämme waren von gleicher maximaler Tierpathogenität.

Auf die Syphilis übertragen würden diese Beobachtungen bedeuten: Es gibt Spirochäten, von denen die einen von vornherein mehr quecksilberfest, die anderen mehr arsenikalefest sind, d. h. bald besser, bald schlechter auf die betreffende Behandlung reagieren. Aber betreffs ihrer Virulenz für den Menschen sind sie nicht verschieden. Verläuft die Krankheit bei einzelnen Individuen oder Rassen gutartig,

bei anderen bösartig, so liegt das an der verschiedenen Disposition des Erkrankten gegenüber dem Syphilisgift.

Natürlich kann, wie wir auch an anderer Stelle ausgeführt haben, damit nicht prinzipiell das Vorhandensein jeder Qualitätsdifferenz des Syphilisvirus in Abrede gestellt werden; nur sind wir bisher nicht in der Lage, diese Qualitätsdifferenzen klipp und klar zu beweisen, falls man nicht etwa die allerdings sehr merkwürdigen Beobachtungen der konjugalen Tabes und Paralyse heranziehen will. Ich kann mir in der Tat vorderhand keine andere Vorstellung von diesen gar nicht seltenen Fällen machen als durch die Annahme eines spezifisch auf das Nervensystem eingestellten Virus. (Vgl. die sehr übersichtliche Darstellung des ganzen Materials bei Suntheim.) Es ist klar, daß, wenn man diese eine Abart des Virus anerkennt, man die Möglichkeit, daß es auch andere mit bestimmten Eigenschaften ausgestattete Spirochäten geben könne, akzeptieren muß.

Was den **Verlauf der Syphilis in Java** anbetrifft, so hatten wir dort auch Gelegenheit, denselben bei 3 Rassen: Weißen, Chinesen und Malaien kennen zu lernen. Im allgemeinen schien mir die Syphilis bei den Europäern am heftigsten zu verlaufen, am mildesten bei den Malaien. Doch unterschied sich die Syphilis der Europäer durchaus nicht von den bei uns gewöhnlichen Formen; auch die holländischen Kollegen bestätigten, daß bei vernünftiger Lebensweise und vernünftiger Behandlung die Syphilis bei ihren weißen Patienten nicht anders verlief als in Europa selbst. Überhaupt glaube ich, daß überall, wo von einem schlechten Verlauf der Syphilis bei in den Tropen lebenden Europäern berichtet wird, mehr die allgemeinen für den Europäer ungünstigen Lebensverhältnisse (Klima, Magen- und Darmstörungen, besonders Malaria und Alkoholismus) mitspielen, als etwa die besondere Bösartigkeit der Tropensyphilis.

Bei Malaien wird die Syphilis im primären und sekundären Stadium meist gar nicht beachtet, so daß in diesem Frühstadium zumeist auch gar keine Behandlung stattfindet. Demgemäß ist, wie übrigens fast überall in den Tropenstationen, die tertiäre Syphilis im Verhältnis zu den überhaupt bekannten Syphilisfällen eine ganz kolossale; ob aber der Tertiarismus sich häufiger einstellt als bei uns, ist fraglich.

Was die tertiären Formen anbetrifft, so sind Eingeweide- und Nervensyphilis ungeheuer selten. Tabes und Paralyse kommen überhaupt nicht vor. Auffallend häufig dagegen und in besonders krassen Formen sieht man Knochensyphilis, zum Teil mit riesigen, zu Difformitäten aller Art führenden Periostosen. Ob das Fehlen von Tabes und Paralyse mit der Tatsache, daß diese muselmännische Bevölkerung alkoholfrei ist, zusammenhängt, vermag ich nicht zu sagen; aber merkwürdig ist immerhin die Tatsache, daß wir überall ein Parallelgehen von Alkoholfreisein und Fehlen von Tabes und Paralyse konstatieren können, selbst wenn die betreffenden Völker noch so sehr von Syphilis durchseucht sind und in erschreckender Anzahl tertiäre Formen aufweisen.

Abschnitt XII.

Immunisierungsversuche.

Bearbeitet von A. Neisser und C. Bruck.

Wie in dem Kapitel „Immunität" ausführlich geschildert ist, bietet sich nach unseren heutigen Kenntnissen kein Anhaltspunkt, eine echte erworbene Immunität bei Syphilis anzunehmen. Dieses Fehlen der durch den Ablauf der Krankheit an sich gesetzten Immunität machte es von vornherein unwahrscheinlich, daß es durch künstliche Immunisierungen gelingen würde, einen wirksamen Impfschutz zu erzielen. Immerhin sind ja aus der Immunitätslehre Beispiele bekannt, aus denen hervorgeht, daß es zuweilen bei Infektionskrankheiten, die selbst keine oder wenigstens keine dauernde Immunität hinterlassen, gelingt, durch Vorbehandlung mit den betreffenden Krankheitserregern Schutzstoffe zu erzeugen.

Wenn wir die Aussichten einer künstlichen Immunisierung gegen Syphilis, also einer sicheren Spirochätenkrankheit, ins Auge fassen, dürfte es von Interesse sein, einen Überblick über die Immunisierungsresultate zu geben, die bisher bei anderen Spirochätenerkrankungen oder Infektionen erzielt wurden, die durch die den Spirochäten nahestehenden Trypanosomen veranlaßt werden.

Am genauesten sind diese Verhältnisse bei der Recurrensinfektion studiert worden. Daß beim Rückfallfieber phagocytäre Prozesse als Ausdruck des Kampfes des Organismus gegen die eindringenden Erreger wahrscheinlich eine große Rolle spielen, ist seit den grundlegenden Experimenten Metschnikoffs und Soudakewitschs bekannt. Ferner ist durch Grabitschewskys ausgedehnte Versuche nachgewiesen, daß sich im Laufe der Infektion echte bactericide Substanzen gegen die Obermayerschen Spirochäten bilden, deren quantitativer Ab- oder Zunahme eine große Bedeutung für die Krankheitsrückfälle beizumessen ist. Entsprechend diesen durch den natürlichen Verlauf der Erkrankung ausgelösten Immunitätsreaktionen ist es auch gelungen, durch aktive Immunisierung von Tieren mit Recurrensblut positive Resultate zu erhalten (Koch, Metschnikoff, Soudakewitsch, Tictin) und zweitens die Möglichkeit einer passiven Immunisierung durch Behandlung mit Serum von Recurrensrekonvaleszenten darzutun, Versuche, die Grabitschewsky zur Begründung einer Serumtherapie gegen Recurrens ermutigten (Löwenthal u. a.).

Eine erworbene dauernde Immunität findet sich bei der Gänse- und Hühner-Spirochätenkrankheit. Auch bei dieser Krankheitsgruppe ist sowohl Phagocytentätigkeit (Cantacuzène) als echte Antikörperbildung (Lysine, Immobilisine, Agglutinine) mit Sicherheit nachweisbar (Grabitschewsky, Levaditi), wenn auch die Bedeutung der einzelnen Faktoren für das Zustandekommen der Immunität noch verschieden beurteilt wird. Jedenfalls gelingt es aber, durch Vorbehandlung mit abgetöteten oder abgeschwächten Spirochäten eine aktive und durch Behandlung mit Serum immuner Tiere oder durch künstlich hergestellte Immunseren einen passiven Impfschutz bei normalen Gänsen oder Hühnern zu erzielen. Nach Uhlenhuth und seinen Mitarbeitern entwickelt sich diese Immunität auch, wenn z. B. durch Atoxyl die in den Körper eingedrungenen Spirochäten aufgelöst werden; und das Serum der durch Atoxyl geheilten Hühner zeigt eine deutlich schützende und heilende Wirkung.

Was nun die Verhältnisse bei Trypanosomenerkrankungen anbelangt, so scheint es zweifelhaft, ob eine echte aktive Immunität überhaupt vorkommt. Zwar ist es sicher, daß z. B. Tiere, die Infektionen mit Tryp. Lewisi (Rabinowitsch - Kempner), mit Tryp. Equinum (Voges) oder mit Tryp. Equiperdum (Nocard) überstanden haben, „immun" gegen Neuinfektionen sind. Es ist aber wahrscheidlich, daß diese Erscheinung nicht auf einer echten Immunität beruht, sondern nur so lange zu beobachten ist, als die betreffenden Tiere noch latent krank sind (s. Kapitel Anergie).

Dagegen sind einzelne echte Immunitätsreaktionen bei fast allen bekannten Trypanosomeninfektionen mit Sicherheit beobachtet worden.

So gelingt es, durch Vorbehandlung von Ratten mit Tryp. Lewisi ein Immunserum zu erzielen, das normale Ratten vor der Infektion schützt, falls es 24 Stunden vor, gleichzeitig oder 24 Stunden nach der Infektion injiziert wird. Nach Laveran und Mesnil ist die geschilderte Tätigkeit des Immunserums in seiner Einwirkung auf die Phagocyten zu suchen. Auch Agglutinine konnten in dem Immunserum nachgewiesen werden.

Bei Nagana läßt sich nach den ausgedehnten Experimenten Kochs, Schillings, Martinis durch künstlich, infolge verschiedener Tierpassagen, abgeschwächte Stämme ein Impfschutz bei Rindern erzielen, wobei allerdings wieder berücksichtigt werden muß, daß die so immunisierten Tiere während der Dauer der Immunität Krankheitserreger — wenn auch für diese avirulente — in sich beherbergen, also eigentlich latent krank und deshalb immun sind. Dagegen lassen sich auch echte Antikörper im Verlaufe der Naganainfektion und durch künstliche Immunisierung mit Tryp. Brucei nachweisen. So fand Schilling, daß durch Serum, das von Tieren stammte, die eine leichte Infektion überstanden haben, eine Agglomeration und Abtötung der Trypanosomen bewirkt wird, und Martini erzielte durch Behandlung von Kälbern mit Trypanosomen verschiedener Abschwächungen ein Immunserum, das Mäuse und junge Hunde bei gleichzeitiger oder 24 stündiger post infectionem erfolgender Einverleibung vor Erkrankung schützt. Sind aber bereits Trypanosomen im Blut, so erweisen sich derartige Immunseren als unwirksam. Es sind ferner auch im Naganaserum agglutinierende und präcipitierende Körper nachgewiesen worden (M. Mayer).

Bei Mal de Caderas (Tryp. Equinum) fanden Laveran und Mesnil das Serum infizierter Tiere zuweilen wirksam, indem es gesunde Tiere gegen die gleichzeitige Infektion schützte.

Bei Dourine (Tryp. Equiperdum) beobachtete endlich Rouget eine trypanocide Eigenschaft des Serums erkrankter Tiere.

Fassen wir zusammen, so ergibt sich also, daß bei gewissen Spirochätenerkrankungen (Hühner-, Gänsespirochäten) eine wirkliche erworbene Immunität vorkommt und daß das Serum von Tieren, welche die Infektion überstanden haben oder künstlich vorbehandelt wurden, einen kurativen und schützenden Effekt ausübt. Bei Trypanosomenerkrankungen kommt es dagegen mit Wahrscheinlichkeit **nicht** zu einer echten erworbenen Immunität, sondern nur zu einer scheinbaren, die so lange anhält, als das betreffende Tier noch Krankheitserreger beherbergt. Das Serum trypanosomenkranker oder vorbehandelter Tiere weist jedoch mit Sicherheit echte Antikörper (trypanocide, agglomerierende, präcipitierende Substanzen) auf, die jedoch nur eine gewisse schützende Kraft zeigen, nach Ausbruch der Krankheit aber wirkungslos sind.

Wie liegen nun die Dinge bei der Syphilis?

Nach dem Gesagten ist es klar, daß die Syphilis den Trypanosomenerkrankungen viel näher stehen muß als anderen Spirochätenerkrankungen (etwa der Recurrens, der Gänse- oder Hühnerspirillose). Hier wie da der Mangel einer echten erworbenen Immunität. Es fragt sich nur noch, inwieweit die Syphilis sich in bezug auf die künstliche Immunisierung mit Trypanosomenerkrankungen vergleichen lasse.

Lassen sich bei Syphilis im Serum Erkrankter echte Antikörper, seien sie nun lytischer, immobilisierender, agglutinierender oder präcipitierender Art, nachweisen, oder lassen sich solche Antikörper durch künstliche Vorbehandlung erzielen, und üben sie eventuell eine schützende oder kurative Wirkung aus?

Auf die älteren, ja durchweg erfolglosen Versuche, im Serum von Luetikern der verschiedensten Stadien Schutz- oder Heilstoffe nachzuweisen oder Seren „syphilisierter" Tiere therapeutisch zu verwenden, braucht nicht eingegangen zu werden, da diese Frage in der Pick - Festschrift im Jahre 1898 von Neisser eingehend behandelt wurde.

Was zunächst die Antikörper betrifft, die im Verlauf der Luesinfektion spontan auftreten, so ist darüber nicht viel zu sagen.

1. Bezüglich der Stellung der komplementbindenden Substanzen sei auf die Angaben von Bruck (vgl. Kapitel Serodiagnose, verwiesen. Es geht daraus hervor, daß die Syphilisreaktion nur zum Teil als echtes Immunitätsphänomen anzusehen ist, daß aber die wichtigere Komponente eine unspezifische, auf physikalisch-chemischen Gesetzen beruhende darstellt. Von einer etwaigen abtötenden Wirkung der komplementbindenden Substanzen ist nichts nachweisbar (Levaditi, Bruck).

Die Angaben von Fornet, Schereschewsky und ihren Mitarbeitern, die im Luesserum Präcipitine und präcipitable Substanzen nachgewiesen haben wollen, konnten nicht bestätigt werden (vgl. Bruck, Serodiagnose).

(Die früher von Nagelschmidt unternommenen Versuche, durch die Präcipitinreaktion Unterschiede zwischen Lues- und Normalseren nachzuweisen, beruhen auf anderen Prinzipien und gehören nicht hierher.)

3. Über Immobilisierung und Agglutination von Spirochäten durch Luesseren liegen nur einige kurze Angaben vor. Daß die Spiroch. pallida sich wie andere Spirochäten und Trypanosomen im hängenden Tropfen leicht zu Haufen zusammenballt, ist eine schon sehr frühzeitig beobachtete Tatsache (Levaditi). Als Beginn dieser Agglomeration sind nach der Ansicht von Herxheimer und Löser die von ihnen, sowie von Rille-Vockerodt, Nikolas, Jarpe und André beschriebenen V-, U- und Y-artigen Formen der Pallida zu betrachten, die sich dann später wiederum in radiärer Anordnung zusammenlegen (Doutrelepont). Derartige Spirochätenhaufen sind, wie bekannt, durchaus nicht immer zu konstatieren, immerhin aber von den verschiedensten Autoren sowohl bei erworbener als bei hereditärer Syphilis und der Affensyphilis beobachtet worden (Hoffmann, Mulzer, Bondi-Simonelli, Levaditi, Brönnum-Ellermann, Babes-Panea, Metschnikoff-Roux).

Die Annahme, daß es sich bei dem beschriebenen Phänomen um die Wirkung spezifischer Agglutinine handelt, hat noch wenig Stützen.

So fanden Hoffmann und von Prowazek, daß das Serum von älteren Luetikern eine Bewegungshemmung der Spirochäten ausübt, eine Beobachtung, die Zabolotny bestätigt hat; dagegen konnten Mucha und Landsteiner im

Dunkelfeld keine Immobilisation und Agglutination der Spirochäten durch Luesseren beobachten. — Ebenfalls negative Befunde erzielten Uhlenhuth und Mulzer, die Kaninchen, Ziegen und Affen mit reichlichem Spirochätenmaterial intravenös vorbehandelten, aber nie Agglutininbildung erzeugen konnten.

Eine ausreichende Nachprüfung konnten diese Angaben infolge der Schwierigkeit, reichliches Spirochätenmaterial als Testobjekt zu erhalten, bisher nicht erfahren. Wir möchten nur erwähnen, daß Hidaka an unserer Klinik Untersuchungen über eine etwaige agglutinierende oder lytische Wirkung von Luesseren auf Spir. Duttoni, die ja in großer Menge leicht zu erhalten ist, angestellt hat, von der Voraussetzung ausgehend, daß hier vielleicht eine Gruppenreaktion zu beobachten ist. Es finden sich jedoch keinerlei durchgreifende Unterschiede zwischen normalen oder Luesseren, obwohl es den Anschein hatte, daß Luesseren häufiger und stärker lytisch wirkten als normale. Ähnliche Untersuchungen haben neuerdings Uhlenhuth und Mulzer angestellt, die keine Agglutination von Hühnerspirilloseseren auf Spir. pall. konstatieren konnten. Die Frage also, ob eine spezifische Agglutination bei Syphilis vorkommt, steht noch offen. Nach Landsteiner und Mucha könnte selbst, wenn im Serum keine Agglutinine nachweisbar sind, eine lokale Agglutininbildung in syphilitischen Produkten vorkommen, während Levaditi mehr der Ansicht zuneigt, daß die Agglomeration der Spirochäten auf unspezifische Weise erfolgt. Diese unspezifische Zusammenballung soll sich von echter Agglutination dadurch unterscheiden, daß die Spirochätenhaufen sich mit Leichtigkeit wieder von selbst entwirren, was bei spezifisch agglutinierten Mikroorganismen in der Regel nicht vorkommt. —

Es ergibt sich also, daß Antikörper parasiticider Natur im Verlaufe der Syphilis nicht auftreten und daß wir höchstens mit dem Vorkommen komplementbindender und agglutinierender Substanzen spezifischer Natur rechnen müssen, obwohl sich das Auftreten derartiger Antikörper dann erst mit aller Sicherheit erweisen lassen wird, wenn wir über eine Spirochätenreinkultur verfügen werden.

Auf die neuerdings bei der Behandlung mit Arsenobenzol gemachten Beobachtungen (Taege, Duhot) ist schon mehrfach hingewiesen worden. Darnach scheinen aus den durch das Arsenobenzol getöteten Spirochäten Stoffe („Endotoxine") freizuwerden, welche (im mütterlichen Organismus) Antikörper erzeugen. Diese ihrerseits werden durch die Milch auf den syphilitischen Säugling übertragen und bewirken in ihm Heilungsvorgänge. Ob diese „Heilstoffe" irgendeine immunisierende Fähigkeit besitzen, ist vorderhand völlig unbekannt.

Wie steht es nun mit der künstlichen Immunisierung?

A. Versuche mit aktiver Immunisierung.

I. Injektionen von lebendem virulenten Material, subcutan oder intravenös.

Diese Versuche mußten eo ipso als aussichtslos erscheinen, da unsere subcutanen und intravenösen Injektionsversuche (siehe diese) gezeigt hatten, daß subcutan seltener, intravenös häufig Luesinfektionen erzeugt werden können.

Wir haben aber dennoch eine ganze Reihe von Tieren subcutan oder intravenös injiziert, um festzustellen, ob etwa, falls einmal eine Infektion durch die Vorbehandlung nicht erfolgt, eine Immunisierung gegen cutane Infektion erreicht wird. Siehe die im Abschnitt VII und VIII berichteten Versuche.

Es ergibt sich daraus, daß fast immer dann, wenn bei der nach der Vorbehandlung vorgenommenen cutanen Nachprüfung ein Primäraffekt ausbleibt, auch eine Infektion des Tieres durch die Vorbehandlung nachgewiesen werden kann (Organe sind verimpfbar). In allen Fällen jedoch geht die cutane Infektion trotz der Vorbehandlung an. Hier ist also keine subcutane oder intravenöse Infektion erzielt worden und infolgedessen das Tier auch noch cutan empfänglich. Bei der Vorbehandlung mit lebendem virulenten Material sind also folgende zwei Möglichkeiten vorhanden:

1. Das Tier wird durch die Vorbehandlung infiziert und ist dann „immun" = „anergisch" oder

2. das Tier wird durch die Vorbehandlung nicht infiziert, und es verhält sich dann wie ein normales, überhaupt nicht vorbehandeltes, d. h. es ist cutan infizierbar.

II. Einimpfung von lebendem, im Körper wucherungsfähigem, aber in der Virulenz abgeschwächtem Material.

Was wissen wir über die Existenz einer abgeschwächten Virulenz bei der Syphilis?

Beim Menschen ist es bisher nicht gelungen, mit Sicherheit das Vorhandensein von Virulenzunterschieden nachzuweisen. Zwar bestehen klinische Differenzen in dem Gesamtbilde der Syphilis, aber wir dürfen sie nicht ohne weiteres als Folgen verschiedener Giftqualitäten auffassen, da eine Menge anderer Faktoren: individuelle Idiosynkrasie (bei maligner Syphilis), Rasseneigentümlichkeiten, verschiedenartige Lebens- und Ernährungsweise, Komplikationen mit anderen Krankheiten oder Konstitutionsanomalien, schließlich die ganz verschiedene Art der Behandlung in den einzelnen Ländern usw. sehr wohl zur Erklärung herangezogen werden können.

Auch ist nicht zu vergessen, daß sehr häufig zwar in den ersten Monaten und Jahren der Syphilisverlauf (Form und Häufigkeit der Rezidive) sich ganz verschieden gestalten kann und doch schließlich, was den Gesamtverlauf und die definitive Ausheilung betrifft, die Differenzen verschwinden. Umgekehrt folgen anscheinend ganz gleichen Anfangsstadien ganz verschiedene Endstadien der Krankheit.

Was die experimentelle Bearbeitung der Frage betrifft, so kommen hier in Betracht:

a) die Verwendung eines durch Tierpassage abgeschwächten Impfmateriales.

Es ist bereits darauf hingedeutet worden, daß sichere Anhaltspunkte für Virulenzdifferenzen bei Gift verschiedener Tierprovenienz noch nicht vorliegen.

Auch die in Reihen fortgesetzte Impfung von Tier zu Tier hat uns bisher keinen Anhaltspunkt dafür, daß eine Abschwächung sich herausbildet, gegeben; wir glaubten im Gegenteil sogar eine Verstärkung der Virulenz nachweisen zu können.

Viel positiver drückt sich Metschnikoff über die Möglichkeit, auf dem Wege der Viruspassage durch niedere Affen hindurch eine Abschwächung der Virulenz und ein zu Immunisierungszwecken geeignetes Vaccin herzustellen, aus.

Schon in seinem zweiten Mémoire berichtet Metschnikoff, daß bei einem Macacus sinicus eine sehr unbedeutende primäre Läsion entstanden sei, die dann auf einen Schimpansen übertragen, wiederum keinerlei erkennbare spezifische örtliche Erscheinungen an der Impfstelle hervorgerufen habe; nur eine allgemeine Drüsenschwellung folgte noch nach. Nach 93 Tagen wurde der Schimpanse mit menschlicher Syphilis geimpft, und zwar ohne Erfolg. — Metschnikoff schließt daraus, daß der Schimpanse durch die Sinicusimpfung immunisiert worden sei.

Hierzu habe ich (N.) zu bemerken, daß nach meiner Überzeugung der Schimpanse durch die Sinicusimpfung trotz des Ausbleibens eines erkennbaren Primäraffektes infiziert worden war und daher, weil noch krank, der zweiten Menschensyphilisimpfung gegenüber refraktär sich verhielt. Daß die primäre Läsion bei der ersten Impfung so minimal, ja sogar unerkennbar war, wird niemanden, der viele Affensyphilis und Syphiliskranke gesehen hat, überraschen. Nicht auf die primären Erscheinungen, sondern auf den allgemeinen Verlauf der Syphilis kommt es an, und auch da nicht auf die Symptome der Frühperiode, sondern der späteren Krankheitszeiten.

In Lissabon und Bern hat Metschnikoff aber die an Rhesusaffen erzielte Abschwächung in den Vordergrund gestellt. Erstens hat er, wie andere auch, gefunden, daß Rhesusaffen überhaupt viel häufiger auf Impfungen gar nicht oder nur mit ganz unbedeutenden Primäraffekten reagieren.

Dann aber hat er an Rhesusaffen, die Finger - Landsteiner ihm zur Verfügung stellten, konstatiert, daß von Rhesusaffen der 8. und 9. Passage zwar ein Schimpanse (mit nachfolgender typischer primärer und sekundärer Syphilis) geimpft werden konnte, nicht aber ein weiterer Rhesus.

Metschnikoff schließt daraus: In der Rhesusreihe wurde das Gift so unwirksam, daß es schließlich versagte. Es bedurfte der Zwischenimpfung auf den Schimpansen, um die Virulenz zu erhalten, ja sogar zu verstärken.

Denn weitere Impfungen von diesem Schimpansen auf Rhesusaffen, und dann weitere von Rhesus auf Rhesus ergaben Impfprodukte mit starken entzündlichen Erscheinungen und verkürzten Inkubationszeiten (19, 16, 17, 19, 17, 14, 13, 8, 8, 7, 7).

Nun aber stellte sich weiter heraus, daß von diesen Rhesusaffen abgeimpfte Cynomolgi nur ganz unbedeutende Primäraffekte bekamen und zwei Schimpansen gar nicht reagierten. Also: das Virus war für die Rhesusaffen stärker virulent geworden, für die sonst so sehr empfindlichen Schimpansen ganz wirkungslos. Metschnikoff ist von der Richtigkeit und Allgemeingültigkeit dieser Versuche so überzeugt, daß er sagte: Wenn man eines Tages daran denken wird, mit abgeschwächtem Virus Schutzimpfungen beim Menschen vorzunehmen, wird man abpassen müssen den durch eine bestimmte Anzahl von Rhesuspassagen erreichten Abschwächungsgrad und zugleich die Notwendigkeit eingeschobener Schimpansenpassagen zu berücksichtigen haben.

Metschnikoff glaubt auch über eine am **Menschen** gemachte Erfahrung, welche die **Giftabschwächung durch Tierpassage** beweist, zu verfügen. Er berichtet darüber folgendes:

Vor einem Jahre bekam einer der mit den Affen beschäftigten Präparatoren an der Unterlippe eine kleine Ulceration, die nach einigen Tagen, ohne weitere Erscheinungen hervorzurufen, verschwand. Einige Zeit hinterher (!) zeigte sich an derselben Stelle ein ganz ähnliches Geschwür, welches aber weder Metschnikoff noch Salmon als irgendwie syphilisverdächtig erkennen konnten und daher unbeachtet ließen. Um aber ganz sicher zu sein und den Patienten zu beruhigen, wurde ein Macacus cynomolgus geimpft, und dieses Tier bekam 35 Tage hinterher einen ganz typischen, klinisch wie durch Spirochätennachweis gesicherten Primäraffekt.

Fournier, der den Patienten untersuchte, riet trotz des Tierversuchs, da jegliche Zeichen von Syphilis fehlten, von jeder Behandlung ab. Es sind inzwischen sechs Monate vergangen, ohne daß irgendein Syphiliszeichen sich eingestellt hat.

Metschnikoff schließt daraus:

1. Daß es sich bei dem Patienten wegen des ganz absonderlichen klinischen Verlaufes um ein ganz mildes abgeschwächtes Gift handeln müsse, welches allerdings für alle übrigen niederen Affen der verschiedensten Art und für Schimpansen sich als vollvirulent erwies.

2. Daß dieses abgeschwächte Menschengift sogar imstande sei, niedere Tiere gegen unabgeschwächtes Menschengift zu immunisieren.

Es wurden vier niedere Tiere erst mit Erfolg mit dem abgeschwächten Menschenmaterial geimpft und nach 2—3 Monaten mit normalem Menschenvirus reinokuliert. Drei dieser Tiere reagierten nicht auf die Reinokulation, während das vierte ($2^{1}/_{2}$ Monate nach der ersten Impfung reinokuliert) reagierte. „Trotz dieser einen Beobachtung läßt das an den drei anderen Tieren erzielte Resultat keinen Zweifel über die immunisatorische Kraft des abgeschwächten Virus, welches von dem erwähnten Patienten stammte."

Die Deutung, die Metschnikoff dem ganzen Versuche gibt, ist, daß der Patient sich zufällig von irgendeinem Affen her mit Syphilisgift an der Lippe infizierte. Dieses (durch Passage) bereits abgeschwächte Gift konnte bei den gesunden Menschen nur eine ganz unbedeutende örtliche Affektion hervorrufen, während es sich für Affen im Gegenteil als sehr virulent erwies.

Ich kann es nicht unterlassen, hieran einige kritische Bemerkungen zu knüpfen:

An der Syphilis des betreffenden Präparators ist nicht zu zweifeln; denn mir scheinen die von Metschnikoff gemachten Abimpfungen absolut beweiskräftig, und ich würde daher, abweichend von Fournier, diesen Patienten ohne Bedenken einer gründlichen Behandlung unterworfen haben. Es scheint mir jedoch unerwiesen, daß die Infektion, wie Metschnikoff es deutet, an der Lippe stattgefunden hat, und daß die Lippenulcerationen Primäraffekte waren. Wie ist es zu erklären, daß zweimal hintereinander nach so kurzer Zeit ganz identische Läsionen, die schnell verheilten, entstanden sind? Soll es sich in beiden Fällen um Primäraffekte gehandelt haben?

Mir scheint es bedeutend wahrscheinlicher, daß eben doch eine aus früheren Jahren bestehende, vollkommen übersehene Syphilis bestand, und daß die beiden Läsionen an der Unterlippe jene aphthenähnlichen Erosionen waren, wie sie ja nicht selten bei Syphilitikern vorkommen, und deren Zusammenhang mit Syphilis bisher nicht mit Sicherheit angenommen wurde, Erosionen, bei denen es allerdings auffallend ist, daß von ihnen aus mit solcher Präzision abgeimpft werden konnte.

Mit dieser Annahme fällt auch die Deutung, daß es sich um ein abgeschwächtes Virus bei dem Patienten handelte; denn es ist nun ganz erklärlich, daß weitere sekundäre Erscheinungen dieser auch bereits als „sekundär" aufzufassenden Affektion nicht nachfolgten.

Aber selbst wenn eine der Lippenulcerationen als Primäraffekt aufzufassen wäre: sehen wir denn nicht immerfort die allerunbedeutendsten und gänzlich undiagnostizierbaren Läsionen den Ausgangspunkt typischer Syphilis bilden? Und ebensowenig ist es etwas ganz Absonderliches, daß Drüsenschwellungen und sekundäre Erscheinungen ausbleiben?

Ich will nicht leugnen, daß die Infektion bei dem Patienten von irgendeiner Affensyphilis herstammt, aber ich leugne vorderhand, daß die vorliegenden Umstände zu einem solchen Schlusse **zwingen,** und ich leugne, daß der Beweis von einer so weitgehenden Abschwächung bereits erbracht ist.

Schließlich spricht Metschnikoff wieder von einer „Immunisation", welche er durch Impfung mit dem abgeschwächten Gift des Patienten in 3 Fällen bei Makaken erreicht haben will. Mit welchem Rechte? Alle diese Tiere haben typische Primäraffekte gehabt und sind, wie wir wissen, daher krank; und als kranke Tiere waren sie, wie in den allermeisten Fällen, refraktär gegen neue Impfungen. Daß das eine Tier reinokulabel war, ist nach unseren obigen Berichten über die Möglichkeit, niedere Tiere zu reinokulieren, nicht so absonderlich.

Eine weitere Mitteilung über den Einfluß eines durch Affenpassage abgeschwächten Virus ist folgende: Metschnikoff benützte ein Gift, welches 5 Tierpassagen hinter sich hatte, zur Impfung

1. eines Schimpansen,
2. eines Macacus sinicus,
3. eines 79 Jahre alten Menschen, der sich dazu erboten hatte.

Die beiden Tiere bekamen typische primäre Syphilis; der Mensch, bei dem die Inokulation am Vorderarm nach Art der gewöhnlichen Schutzpockenimpfung gemacht wurde, bekam an zwei von drei Stellen kleine hervorragende Papeln, die langsam abheilten. Während eines ganzen Jahres war irgendeine allgemeine Erscheinung nicht zu beobachten.

In der Tat ist es richtig, daß diese beim Menschen beobachteten Erscheinungen ungleich geringer waren als die bei den geimpften Tieren, und Metschnikoff schließt daraus, daß die Schimpansen gegenüber dem Makakengift empfindlicher sind als die Menschen. Ob man aber aus diesem Versuch eine Abschwächung beweisen kann, will mir fraglich erscheinen, da nicht selten bei ganz alten Menschen, wenn sie frisch infiziert werden, die Syphilis in einer ganz milden Weise verläuft. Primäraffekte am Unterarm sehen auch anders aus, als die Sklerosen im Sulc. coronar. und am Präputium, wobei die senile Haut wohl auch eine Rolle spielen mag. Auch die Angabe, daß der geimpfte Mensch früher nie an Syphilis gelitten habe, kann wohl nicht mit genügender Sicherheit als Grundlage für so wichtige wissenschaftliche Schlüsse, wie Metschnikoff sie aus diesen Versuchen zieht, angesehen werden.

Auch unsere weiteren Versuche haben keine Anhaltspunkte für die Möglichkeit einer Virulenzabschwächung durch Tierpassage ergeben. Wir haben versucht:

1. durch fortgesetzte Orang-Utan-Passagen ein für niedere Affen abgeschwächtes Virus,

2. durch fortgesetzte Passagen auf niedere Affen ein für höhere Affen abgeschwächtes Virus zu erhalten.

3. Wir haben ferner versucht, ob die fortgesetzte Impfung von Material aus Primäraffekten ein in seiner Virulenz verändertes Virus ergibt.

4. Derselbe Versuch wurde angestellt durch fortlaufende Verimpfung von Virus aus Organen.

Es bestand aber keine Möglichkeit, durch derartige Passagen ein abgeschwächtes Luesvirus zu erzielen. Das Passagevirus führt genau so zur Infektion und Generalisation wie das Anfangsvirus. Eine lokale luetische Infektion, bei der die Generalisierung ausbleibt, läßt sich nicht erzielen.

b) Auch durch physikalische oder chemische Maßnahmen läßt sich ein Vaccin nicht gewinnen. Das chemisch oder physikalisch beeinflußte Virus bleibt entweder wirksam, d. h. führt zur Infektion und Generalisation, oder es bleibt unwirksam, d. h. erzeugt keine cutane Infektion mehr, hinterläßt aber dann auch keine Immunität. Die ausführlichen Versuche siehe Abschnitt X.

III. Vorbehandlung mit abgetötetem Syphilisvirus. Auch die Aussichten, durch diese Methode eine Immunisierung zu erreichen, waren nicht groß. Metschnikoff versuchte vergeblich, Schimpansen durch Behandlung mit Filtraten aus Luesmaterial zu immunisieren.

Casagrandi und de Luca behandelten 6 Personen durch intramuskuläre Injektionen von Filtraten aus Primäraffekten: trotzdem erkrankten später zwei dieser Personen an einer auf natürliche Weise entstandenen Syphilis.

Wir selbst behandelten Affen mit in vitro aus Syphilismaterial hergestellten Extrakten. Es wurden Primäraffekte, Condylomata lata, Organe hereditär-syphilitischer Kinder gut zerkleinert, im Verhältnis von 1 : 4 Flüssigkeit möglichst frisch und steril in folgender Lösung verrieben: Aqua destillata mit 0,85% Kochsalz und 0,5% Carbolsäure. Flüssigkeit und Brei werden dann 24 Stunden gründlich geschüttelt und die Flüssigkeit benützt. Solche Flüssigkeit enthält, wie man aus den serodiagnostischen Versuchen schließen darf, die spezifisch-toxischen Stoffe der Syphiliserreger, sogenannte Antigene.

Wir haben nun mehrfach versucht, wie die nachstehende kleine Tabelle ergibt, Tiere durch solche Extraktinjektionen, hergestellt aus Affenorganen, zu immunisieren; bisher aber — bis auf einen Fall (Zufall?) ohne Erfolg. Die Primäraffekte bildeten sich trotz mehrfacher Injektionen vor der Impfung und sogar, obgleich auch während der ersten Inkubationszeit noch eine Anzahl von Extraktinjektionen gemacht wurden.

| | | Injektionen à 5 ccm | | Primäraffekt nach |
		vor Impfung	nach Impfung	Tagen
M. cyn.	Nr. 1667	4	4	39
,, ,,	,, 1671	4	2	21
,, ,,	,, 1672	5	4	26
,, ,,	,, 1673	6	4	31
,, ,,	,, 1676	4	6	25

Der anscheinend positiv ausgefallene Immunisierungs-Versuch verlief folgendermaßen:

Cynocephal. babuin (Nr. 119 Breslau) erhielt vom 9. 6. bis 7. 8. 8 Injektionen à 10 ccm Lues-Blutextrakt. — Blutuntersuchung am 18. 8.

10. 8. Inokulation mit P. A. Mensch. Vom 14. 8. bis 8. 10.: 5 Inj. à 10 ccm Lues-Blutextrakt und 1 Inj. von 10 ccm kongenitalem Lues-Organextrakt.

Bis heute (16. 10.) ohne Erscheinungen.

Besonders interessant ist der hierzu angestellte Kontrollversuch:

Cynocephal. babuin (Nr. 121 Breslau). Vom 9. 6. bis 7. 8. 9 Injektionen normalen Blutextrakts (je 10 ccm).

10. 8. Impfung mit P. A. Mensch. 14. 8. und 21. 8. Injektionen von je 10 ccm Normal-Blutextrakt.

14. 10. Typischer P. A.

Wir haben diese Versuche noch weiter in Breslau fortgeführt und weitere 19 Affen mit sehr reichlichen Injektionen von syphilitischem Organextrakt behandelt. Bei der nachträglichen Impfung ging die Infektion bei 16 dieser Tiere an, bei 3 blieb sie negativ. Doch bewiesen in 2 der letzteren Fälle die gleichzeitig angelegten, ebenfalls negativ verlaufenen Kontrollimpfungen, daß die Inokulation mit einem unwirksamen Impfmaterial vorgenommen worden war. Bei einem Fall (110) gingen die Kontrollen an, während das vorbehandelte Tier keinen Primäraffekt bekam. In Anbetracht der positiven Impfungen bei den anderen Tieren kann es sich jedoch hier nur um einen Zufall gehandelt haben. **Es gelingt also durch Vorbehandlung mit abgetötetem Luesmaterial nicht, einen Impfschutz gegen Syphilis zu erzielen.**

Lokale Immunisierung.

Von dem Gedanken ausgehend, daß durch aktive Immunisierung zwar nicht ein Impfschutz des ganzen Körpers, aber vielleicht eine lokale Immunität erzielt werden könnte, derart, daß die vorbehandelte Hautstelle immun gegen cutane Infektion würde, haben wir noch folgende Versuche angestellt:

1. Es wurden normale Affen mit subcutanen Injektionen von Luesvirusaufschwemmungen und Extrakten unter die Augenbrauen vorbehandelt und nach Abschluß der Behandlung an diesen Stellen cutan infiziert.

Resultat: Die cutane Infektion haftet ebenso als bei unvorbehandelten Tieren.

2. Es wurden normale Affen zu wiederholten Malen mit virulentem Material an den Augenbrauen geimpft und bald nach der Inokulation in und unter die Inokulationsstelle Hg injiziert, um eventuell die Infektion zu „lokalisieren“ und die Entwicklung des Primäraffekts zu verhüten. Es sollte sodann versucht werden, ob diese bereits mehrfach infizierten, aber nicht erkrankten Hautstellen gegen eine Neuinfektion immun geworden seien.

Diese Versuche scheiterten aber daran, daß die Infektion bei den Tieren trotz lokaler Hg-Behandlung anging.

B. Versuche mit passiver Immunisierung.

Hatten die Resultate einer aktiven Immunisierung gegen Syphilis ein völlig negatives Resultat gezeitigt, so war von vornherein unwahrscheinlich, daß das Serum der aktiven vorbehandelten Tiere bei der passiven Übertragung auf normale Individuen oder in vitro irgendeinen Effekt auslösen würde. Immerhin lagen wieder einige neuere Angaben vor, die die Möglichkeit einer passiven Immunisierung gegen Syphilis behaupteten. (Die älteren Versuche siehe Neisser.)

So hat Metschnikoff von einem wirksamen Serum berichtet, welches er von Makaken und Pavianen gewonnen hatte, welche nach Abheilung des Primäraffektes längere Zeit hindurch mit großen Dosen Syphilisblut (aus der Roseolaperiode von Patienten) subcutan injiziert worden waren. Dieses Serum genügte zwar nicht, um subcutan appliziert, Schimpansen gegen Infektion zu schützen; aber in vitro mit Syphilisvirus vermischt, hatte es einige Male abtötende Eigenschaften auf das Syphilisgift, so daß Inokulationen damit resultatlos blieben. Metschnikoff hat übrigens aus dem ausgetrockneten Serum der entsprechend vorbehandelten Affen ein Trockenpulver hergestellt; auch dieses schien wirksam zu sein, als es 45 Minuten nach der Inokulation auf die inokulierten Partien aufgepudert wurde.

Metschnikoff sagt aber selbst, daß seine Resultate noch nicht befriedigend seien und daß man viel wirksamere Sera sich verschaffen müsse.

Finger und Landsteiner berichten über zwei Patienten, die mit Affen-„immunseren“ behandelt wurden, sahen aber keinen Erfolg. Ebenso fanden Casagrandi und de Luca das Serum eines längere Zeit mit filtriertem Syphilisgift vorbehandelten Hundes beim Menschen unwirksam. Dagegen geben Risso und Cipollina an, durch therapeutische Anwendung eines Serums von Hunden, Eseln und Ziegen, die mit menschlichem Syphilisblut behandelt worden waren, günstige Resultate gesehen zu haben.

Truffi wiederum konnte mit aktiven und passiven Immunisierungsversuchen bei Kaninchen keinerlei Resultate erzielen.

Über weitere Versuche über „Serumtherapie der Syphilis" seit 1898 siehe Literaturverzeichnis: Stichwort: Serumtherapie.

Unsere eigenen Versuche zeigten, daß eine passive Immunisierung bei Syphilis trotz der verschiedensten Versuchsanordnungen ebensowenig gelingt als die aktive. Wir gingen folgendermaßen vor. Es wurden Tiere vorbehandelt mit:

1. Lebendem Syphilisvirus:
   a) Organbreiemulsionen von lueskranken Affen.
   b) Blut von lueskranken Menschen.
   c) Blut von lueskranken Affen.
   d) Syphilitische Produkte (P. A., Kondylomaufschwemmung).

2. Totem Syphilisvirus:
   a) Organextrakte von Affen in $^1/_2$ proz. Carbolsäurelösung.
   b) Blutextrakte von lueskranken Menschen.
   c) Blutextrakte von lueskranken Affen.
   d) Extrakte von syphilitischen Produkten.

Die Injektionen wurden vorgenommen:
   a) subcutan,
   b) intravenös,
   c) intraperitoneal.

Als Serumspender wurden verwendet:
   a) Pferde,
   b) Rinder,
   c) Hammel.
   d) Affen. Von letzteren wieder:
      α) solche ante infectionem, also gesunde Affen,
      β) solche post infectionem, also luetische Affen.

Man sieht also, wieviel verschiedene Versuchsreihen zur Entscheidung der in Rede stehenden Fragen angelegt werden mußten.

Die gewonnenen Immunsera wurden nun geprüft:

1. In vitro.

Darüber, daß die Prüfung auf komplementbindende Substanzen nicht das geringste für eine etwa parasiticide Wirkung der Seren beweist, siehe Bruck, „Serodiagnose".

Es wurde also direkt Immunserum in vitro mit luetischem Virus vermischt und nach einiger Einwirkungszeit verimpft. Um etwaigen Komplementmangel aufzuheben, fügten wir häufig zu dem frischen Immunserum noch eine geringe Quantität frischen Normalserums.

Resultat: Es zeigte sich nicht der geringste Einfluß der geprüften Immunseren auf das luetische Virus. Impfungen gingen mit diesen ebenso prompt an als mit Serum unbehandelter Luestiere und Normalserum vermischten Virus. Auch die Generalisierung war bei sämtlichen Tieren durch Organverimpfung nachzuweisen. Das immunserumbehandelte Virus hatte also nicht etwa eine Virulenzabschwächung erfahren.

Wir geben von diesen Versuchen nur 3 Protokolle:

Affe 17 behandelt post infectionem mit 23 Injektionen à 10 ccm Blut von rezenten Syphilitikern.

Affe 1 behandelt post infectionem mit 16 Injektionen von Primäraffekt und Kondylomaufschwemmungen.

Affe 18 ante infectionem 3 Injektionen, post infect. 8 Injektionen. Extrakt aus syph. Leber.

Serum dieser 3 Affen wird mit Kondylomen in vitro gemischt, 1 Stunde bei 37° gehalten und verimpft: Impfung positiv.

2. In vivo.

Es wurden A. Schutzversuche angestellt:

Es wurden gesunde Affen:

a) an den Augenbrauen inokuliert und gleichzeitig unter die Inokulationsstelle Serum injiziert.

Bei 5 Tieren wird die Augenbrauenhaut mit je 2 ccm „Immunserum" infiltriert und bald darauf geimpft. Impfung bei allen positiv. Die „Immunseren" stammten von

Affe 1: Behandelt mit 23 Injektionen à 10 ccm Blut rezent syphilit. Menschen.

Affe 17: Behandelt mit 16 Injektionen luet. menschl. Materials (Primäraffekte, Kondylome usw.).

b) an den Augenbrauen inokuliert und subcutan unter die Bauchhaut mehrfach mit Serum behandelt.

c) an den Augenbrauen inokuliert und gleichzeitig intravenös mit Serum behandelt.

Es wurden B. Heilversuche angestellt: Luetische Affen wurden mit Seruminjektionen:

α) subcutan,

β) intravenös

nachbehandelt.

Resultat: Die Tiere der Reihe A erkrankten an sicherem Primäraffekt. Ihre inneren Organe waren verimpfbar. Das Serum hatte also weder geschützt, noch virulenzabschwächend gewirkt.

Die Tiere der Reihe B wurden nicht geheilt, die inneren Organe blieben trotz Serumbehandlung verimpfbar.

Es gelingt also nicht, durch passive Immunisierung einen Schutz oder eine Heilung bei Syphilis zu erzielen.

Man könnte schließlich noch daran denken, daß vielleicht nicht durch Serum, wohl aber durch Injektion von Organen luetischer oder „immunisierter" Tiere eine passive Übertragung von Immunität zu erreichen ist. So ist ja seit den Arbeiten von Pfeifer, Marx, Wassermann u. a. bekannt, daß der Ursprung der bactericiden Antikörper in die hämopoetischen Organe zu verlegen ist. Speziell für Spirochätenantikörper hat Levaditi die Bedeutung von Milz, Knochenmark und Lymphdrüsen für die Produktion der Serumsubstanzen dargetan und gezeigt, daß z. B. ein Extrakt von mononucleären Leukocyten reichliche spirillolytische Körper enthält (Levaditi und Rosenbaum). Daß derartige Verhältnisse für die Syphilis nicht in Frage kommen, zeigen schon unsere Versuche über aktive Immunisierung. Hier wurden ja Tiere reichlich mit Aufschwemmungen von Milz, Knochenmark usw. vorbehandelt, ohne daß ein Impfschutz erzielt werden konnte. — Über die „passiven Immunisierungen", die sich mit Milch und Serum von mit Arsenobenzol behandelten Syphilitikern erzielen lassen, siehe S. 184/185.

Ätiologische Therapie von Kraus und Spitzer.

Wenn unsere und andere Versuche die völlige Unmöglichkeit, durch Immunisierungen das luetische Virus irgendwie zu beeinflussen, ergeben hatten, so scheinen diese Resultate in Widerspruch mit Experimenten zu stehen, die Kraus und Spitzer seit dem Jahre 1905 ausführten.

Diese Autoren gingen von der Idee aus, daß, obgleich aktive Immunisierung beim Affen das Entstehen von Primäraffekten nicht verhüten kann, es doch möglich sei, daß eine aktive Immunisierung post-infektionell die Allgemeininfektion verhüten könne. Sie wurden auf diesen Gedanken durch die Verhältnisse bei der Lyssa geleitet, die nach Kraus insofern Ähnlichkeit mit Syphilis hat, als „das luetische Virus wie das Lyssavirus die Eigentümlichkeit hat, verhältnismäßig langsam zu wandern; erst längere Zeit nach dem lokalen Infekt kommt es zur allgemeinen Infektion". Es könnte also eventuell durch eine post infectionem einsetzende aktive Immunisierung die Generalisation des Virus und damit der Ausbruch der allgemeinen Symptome verhütet werden.

Kraus hat, von dieser Idee ausgehend, eine ätiologische Therapie empfohlen, welche darin besteht, daß er möglichst bald nach der Infektion, sobald die Diagnose gesichert ist, mit der subcutanen Zufuhr von, wie wir ja wissen, bei subcutaner Zufuhr an sich unschädlichem Syphilisgift beginnt. In der Tat will er dadurch bei einer großen Anzahl von Patienten erreicht haben, daß sekundäre Erscheinungen trotz einjähriger Beobachtung nicht eintraten, wobei die Patienten auf das sorgfältigste beobachtet wurden, so daß der Einwand, etwaige sekundäre Erscheinungen seien übersehen worden, hinfällig war.

Kraus' Beobachtungen sind wesentlich von Spitzer gestützt und weiter ausgebaut worden. Neuerdings hat Spitzer darüber folgendes mitgeteilt: Von 20 behandelten Luetikern haben elf in gewohnter Weise allgemeine Erscheinungen gezeigt, zwei Kranke boten nennenswerte Abweichungen, sieben sind bei einer längsten Beobachtungsdauer von 24 Monaten ohne Sekundärerscheinungen geblieben. Ebenso wie bei der ersten Versuchsreihe haben die Injektionen weder lokale, noch allgemeine Störungen hervorgerufen. Es wurden stets je 2 ccm Sklerosenaufschwemmung, in der Konzentration beginnend mit 1 : 200 bis 1 : 40 steigend, einverleibt. Auf Grund der Spirochätendiagnose war es möglich, den Beginn der Impfung zu einem sehr frühen Termine anzusetzen. Häufig wurden die Injektionen begonnen, wenn klinisch auch nur eine Erosion zu konstatieren war. — Gegenüber den Behandelten, von denen bei 35% keine Allgemeinerscheinungen auftraten, hat Spitzer zu gleicher Zeit 60 andere Kranke mit Primäraffekten in dauernder Beobachtung erhalten; in dieser Reihe aber haben alle sekundäre Erscheinungen geboten.

Kraus' Beobachtungen sind von anderer Seite, Brandweiner, Kreibich, nicht bestätigt worden, und auch wir selbst haben in einer Anzahl von Fällen, die unmittelbar nach Stellung der Diagnose: „Primäraffekt" subcutan durch möglichst reichliche Zufuhr von spezifischen Substanzen (Extrakten, Blut) behandelt wurden, sekundäre Erscheinungen in typischer Weise sich entwickeln sehen.

Aber abgesehen von diesen ungünstigen Resultaten, die allerdings strenger Kritik nicht standhalten, da die Behandlung vielleicht viel zu spät einsetzte, hat der eine von uns (Neisser) damals folgende Erwägungen gegen das von **Kraus** empfohlene Vorgehen ins Feld geführt:

1. Selbst wenn festgestellt würde, daß ganz regelmäßig wirklich sekundäre Erscheinungen in den allerersten Zeiten, ja Jahren nach der Infektion ausblieben, welche Garantie hätte man, daß solche Menschen wirklich frei von Syphilis sind, und daß sie nicht später tertiären Rückfällen ausgesetzt sind? Oder soll die bisherige Quecksilbertherapie neben der ätiologischen Therapie von Kraus einhergehen?

2. spricht gegen Kraus, daß es kaum gelingen kann, die von ihm angestrebte Organimmunität zu erzeugen, ehe die Organinfektion eintritt, weil ja — wenigstens bei niederen Affen — die Generalisation schon in den allerersten Tagen post infectionem einsetzt, die subcutane Behandlung also, die bei Menschen meist viel später wird beginnen können (entweder nach der Entwicklung des Primäraffektes oder zum mindesten nach ganz gesichertem Spirochätennachweis in der primären Läsion), zu spät kommt.

3. Schließlich gibt es keinen Grund, anzunehmen, daß es gerade gelingen sollte, Organimmunität durch subcutane Giftzufuhr zu erzeugen, wo es, bisher wenigstens, nicht sicher gelingt, Hautimmunität gegen Infektion zu erzielen oder die Entwicklung des Primäraffektes bei gleichzeitiger intravenöser oder subcutaner Infektion zu verhüten.

Kraus hat in neuerer Zeit seinen Standpunkt dahin geändert, daß durch die ätiologische Therapie zwar nicht, wie er früher behauptete, die Allgemeininfektion verhindert werden könne, daß sie aber trotz bestehendem Primäraffekt und trotz bereits erfolgter Generalisation die sekundären Erscheinungen zu verhüten vermag. Wir meinen, daß, selbst zugegeben, die Kraussche Methode erziele diesen Erfolg, doch jedem Syphilidologen der Wert dieser Therapie äußerst problematisch erscheinen muß. Denn es ist eine altbekannte Tatsache, daß es für den Krankheitsverlauf völlig gleichgültig ist, ob bei Syphilis Sekundärerscheinungen auftreten oder nicht. Wir können daher der Krausschen Ansicht, daß „Generalisierung wohl nicht identisch ist mit Krankheit", in ihrer Anwendung auf die Syphilis nicht folgen. Bei Syphilis ist Allgemeininfektion sicher identisch mit Krankheit, gleichgültig, ob diese Allgemeininfektion zurzeit S y m p t o m e macht oder nicht. Denn wenn wir den K r a u s schen Standpunkt teilen, dann müßten wir ja latente Luetiker als gesund betrachten. Wir wissen aber, daß trotz jahrzehntelanger Latenz plötzlich wieder Erscheinungen der schwersten Art entstehen können. Wir glauben also, daß der Versuch von K r a u s, den Wert seiner Methode nach dem Auftreten oder Nichtauftreten von E r s c h e i n u n g e n beurteilen zu wollen, nicht besonders glücklich gewählt ist. Denn gesetzt den Fall, dieselbe hat wirklich Einfluß auf das A u s - b l e i b e n d e r E r s c h e i n u n g e n, kann aber, wie K r a u s zuzugeben scheint, die G e n e r a l i s a t i o n **nicht** v e r h ü t e n, so würde damit weiter nichts erreicht sein, als daß wir an Stelle eines L u e s k r a n k e n mit Symptomen einen L u e s k r a n k e n ohne Symptome geschaffen haben, bei dem aber die Krankheit später wieder jederzeit manifest werden kann.

Was lehren nun unsere zahlreichen experimentellen Untersuchungen über die Aussichten der Kraus-Spitzerschen Methode?

A. Daß der P r i m ä r a f f e k t d u r c h d i e v e r s c h i e d e n s t e n I m m u n i - s i e r u n g e n a n t e i n f e c t i o n e m n i c h t v e r h ü t e t w e r d e n k a n n, h a b e n w i r oben gesehen.

B. A u c h e i n e s u b c u t a n e o d e r i n t r a v e n ö s e B e h a n d l u n g, die erst g l e i c h z e i t i g m i t d e r I n f e k t i o n e i n s e t z t, h a t n i c h t b e s s e r e R e s u l t a t e, wie die nachstehenden Tabellen XXV und XXVI ergeben. Diese enthalten die- jenigen Versuche, bei denen v i r u l e n t e s M a t e r i a l zur immunisierenden Behand- lung verwendet wurde.

A u ß e r d e m wurden mit E x t r a k t e n 13 Tiere behandelt v o r d e r I m p f u n g, nach der Impfung und auch n a c h d e r Entwicklung des Primäraffektes. Bei keinem der Tiere wurde die Entwicklung des Primäraffektes oder die Allgemein- infektion durch Behandlung verhindert.

Nachstehend folgen 2 Beispiele aus dieser Versuchsreihe.

Tier Nr.	Cutane Impfung		Subcutane Behandlung			P. A.		Organprüfung	
	Datum	Material	Datum	Tage post infectionem	mit	Datum	Tage post infectionem	Datum	Resultat
1676	23. 6.	P. A. Mensch	12. 6. bis 22. 6.		4 Injektionen von je 5 ccm Organextrakt	23. 8.	61		
			26. 6. bis 17. 8.		6 Injektionen von je 5 ccm Organextrakt				
			24. 7. bis 7. 9.		3 Injektionen von je 5 ccm Organextrakt			13. 9.	Ing.-Drüse + Organe +
1672	23. 7.	Mensch Kondyl.	12. 6. bis 20. 7.		8 Injektionen von je 5 ccm Organextrakt				
			27. 7. bis 24. 8.		6 Injektionen von je 5 ccm Organextrakt	18. 8.	26	27. 8.	+

Tabelle XXV. Mit der Infektion einsetzende subcutane Behandlung.

Tier Nr.	Cutane Impfung		Subcutane Behandlung			P. A.		Organ-verimpfung	
	am	mit	Datum	Tage p. infect.	mit	Datum	Tage p. infect.		
1225	30. 1.	Mensch	2. 2. 7. 2. 21. 2.	3 8 22	Mensch P. A. Affe P. A. desgl.				
						16. 3.	45		
1226	30. 1.	desgl.	2. 2. 7. 2. 21. 2.	3 8 22	Mensch P. A. Affe P. A. desgl.				
						21. 2.	22	1. 3. negativ	
1227	30. 1.	Mensch Condyl.	2. 2. bis 26. 7.		4 mal teils P. A. teils Brei	1. 3.	29		
1228	30. 1.	desgl.	2. 2. 7. 2. 21. 2.	3 8 22	Mensch P. A. Affe P. A. desgl.	1. 3.	29		
1231	2. 2.	Mensch P. A.	7. 2. 14. 2.	5 12	Mensch Blut 10 ccm desgl.			1. 3. negativ	Die mit demselb. Material geimpft. Kontrolltiere zu **1231** u. **1232** haben auch keinen P. A. bekommen. Eine Reinokulation am 23. 6. bleibt bis 26. 7. (Beobachtungszeit also nur 34 Tage) erfolglos.
1232	2. 2.	desgl.	7. 2. 14. 2. 13. 3.	5 12	Mensch Blut 10 ccm desgl. desgl.				
Orang 150	10. 6.	Mensch pr. Drüse	10. 6.		Mensch Drüsen-aufschwg. 10 ccm	15. 7.	35		
229	12. 7.	desgl.	12. 7.		Milz von cyn. 12				
230	12. 7.	desgl.	12. 7.		Milz von cyn. 12				Eine Reinokulation am 25. 10. positiv. — Anscheinend stellte die „primäre Drüse Mensch", mit welcher 229 und 230 geimpft worden waren, schlechtes Impfmaterial dar.
1558	5. 5.	Mensch Condyl.	6. 5. 15. 5. 19. 5. 24. 5. 1. 6. 22. 6. 26. 6.	1	Organbrei 10 ccm desgl. desgl. desgl. desgl. Organextrakt 5 ccm desgl.	23. 5.	18	9. 7. positiv	
1559	5. 5.	Mensch Condyl. lata	6. 5. 15. 5. 19. 5. 24. 5. 1. 6. 20. 7. 27. 7. 3. 8. 10. 8. 17. 8. 24. 8. 31. 8. 7. 9.		Organbrei 10 ccm desgl. desgl. desgl. desgl. Organextrakt 5 ccm desgl. desgl. desgl. desgl. desgl. desgl. desgl.	23. 5.	18	8. 9. positiv	
1582	15. 5.	P. A. Affe	17. 5. 24. 5. 1. 6. 15. 6. 19. 6. 22. 6. 26. 6.		Organbrei 10 ccm desgl. desgl. Organextrakt 5 ccm desgl. desgl. desgl.	20. 7.	66	23. 7. positiv	

Tabelle XXVI. Mit der Infektion einsetzende intravenöse Behandlung.

Tier Nr.	Cutane Impfung		Intravenöse Injektion		Resultat					
	am	mit	am	mit	P. A.		Organverimpfung			
					Datum	Tage n. Impfung	Milz-Knochen-mark	Leber		
1555	5. 5. 06	Cond. lata	6. 5. 06	defibr. Blut Affe						
			15. 5. 06	Blut Affe						
			24. 5. 06	„ „	24. 5.	19	18. 8.	+		
1556	5. 5. 06	„ „	6. 5. 06	„ „						
			15. 5. 06	„ „						
			24. 5. 06	„ „	24. 5.	19	18. 8.	+		
2205	27. 5. 06	Brei 59	27. 5. 06	Brei 59	3. 7.	38				
2208	27. 5. 06	„ 59	27. 5. 06	„ 59	3. 7.	38				
2201	27. 5. 06	„ 59	27. 5. 06	„ 59	3. 7.	38				
2212	27. 5. 06	„ 59	27. 5. 06	„ 59	3. 7.	38				
2025	31. 7. 06	„ 78	31. 7. 06	„ 78					Bleibt negativ bis 10. 10.	
2026	31. 7. 06	„ 78	31. 7. 06	„ 78	3. 9.	34	16. 9.	+	+	
2028	31. 7. 06	„ 78	31. 7. 06	„ 78	9. 9.	?			Bleibt negativ bis 24. 9.	
2029	31. 7. 06	„ 78	31. 7. 06	„ 78					13. 9. gestorben (ohne P. A.).	
2030	31. 7. 06	„ 78	31. 7. 06	„ 78	27. 8.	27	5. 9.	+	0	
2031	31. 7. 06	„ 78	31. 7. 06	„ 78	27. 8.	27	26. 9.	+	+	
2032	31. 7. 06	„ 78	31. 7. 06	„ 78	27. 8.	27	5. 9.	+	+	
2247	19. 11.	„ 107	19. 11.	„ 107	17. 12.	28				
			20. 11.	„ 108						
2251	19. 11.	„ 107	19. 11.	„ 107	17. 12.	28				
			20. 11.	„ 108						
2250	19. 11.	„ 107	19. 11.	„ 107	17. 12.	28	18. 12.	+	+	
			20. 11.	„ 108						
2244	19. 11.	„ 107	19. 11.	„ 107	21. 12.	32	21. 12.	+	+	
			20. 11.	„ 108						
2245	19. 11.	„ 107	19. 11.	„ 107	21. 12.	32	21. 12.	+	+	
			20. 11.	„ 108						

C. Daß aber auch durch eine post infectionem oder cum infectione einsetzende aktive Behandlung die Allgemeininfektion nicht verhütet werden kann, zeigen folgende Versuche:

1. 3 Affen werden cutan inokuliert und erhalten vom Infektionstermin ab 7—13 reichliche subcutane Injektionen von Luesvirus-Aufschwemmungen.

Resultat: Alle drei bekommen Primäraffekte und ihre Organe sind verimpfbar.

2. 18 Affen werden cutan geimpft und erhalten vom Infektionstermin ab intravenöse Injektionen mit Luesvirus-Aufschwemmung.

Resultat: Primäraffekt positiv: 16,

negativ: 1,

zweifelhaft: 1.

Organverimpfung: Bei neun vorgenommenen positiv neunmal.

3. 13 Affen erhalten bei bestehendem Primäraffekt 5—21 subcutane reichliche Injektionen von Luesvirus-Aufschwemmung (siehe Tabelle XXVII).

Resultat: Organverimpfung der behandelten Tiere: Positiv zehnmal, negativ dreimal.

4. 15 Affen erhalten bei bestehendem Primäraffekt 3—10 intravenöse Injektionen von Luesvirus-Aufschwemmung. Organverimpfung positiv bei allen 15 (siehe Tabelle XXVIII).

Es ergibt sich also, daß eine aktive Immunisierung cum infectione im ersten Fall weder Primäraffekt noch Generalisation, im zweiten Fall nicht die Generalisation zu verhindern vermag. Obgleich also bei diesen Experimenten die Chancen für eine Beeinflussung des Infektionsprozesses viel günstiger liegen als bei der Anwendung der Kraus - Spitzerschen Methode beim Menschen, ist kein Einfluß im Sinne einer Verhütung der Allgemeininfektion zu bemerken.

Kraus sieht nun, wie gesagt, neuerdings in der Unmöglichkeit der Verhütung der Virusgeneralisierung keinen Nachteil seiner Methode, führt das Auftreten oder Ausbleiben von Krankheitssymptomen als Maßstab der ätiologischen Therapie an und glaubt, daß nur Versuche an Anthropoidenaffen den Wert oder Unwert seiner Methode entscheiden können.

Ein Versuch (allerdings nur einer!) ist durch Metschnikoff am Schimpansen ausgeführt worden, und dieser ergab ein negatives Resultat, d. h. es wurden trotz der Behandlung mit dem von Kraus und Spitzer gesandten Material Sekundärerscheinungen beobachtet. Natürlich kann dieser einzelne Versuch weder für noch gegen den Wert der Behandlung ins Feld geführt werden.

Eine Beobachtung, die der von Metschnikoff an Schimpansen gemachten analog ist, haben wir bei einem Cynomolgus gemacht. Nr. 65 wird von der Zeit des Auftritts eines Primäraffektes ab mit 9 Injektionen à 5—10 ccm Luesextrakt subcutan behandelt. Der Primäraffekt heilte erst völlig ab. Hinterher trat bei diesem Tier ein lokales, längere Zeit progredientes Rezidiv an der Impfstelle auf.

Wir glauben aber, daß diese Versuche an Anthropoiden schon deshalb nur sehr unsichere Schlüsse zulassen, weil auch bei diesen Tieren nur äußerst inkonstant sekundäre Erscheinungen auftreten und daher aus dem Fehlen der letzteren nicht viel gefolgert werden kann. Aber selbst wenn, wie gesagt, es gelänge, durch die aktive Immunisierung post Primäraffekt die Sekundärerscheinungen zu unterdrücken, so würde dies für die menschliche Therapie nicht das geringste bedeuten, da ja sicher feststeht und von Kraus selbst zugegeben wird, daß die Allgemeininfektion wenigstens bei der Affensyphilis nicht verhütet werden kann. Und diese Allgemeininfektion ist, wie wir nochmals wiederholen, bei Syphilis identisch mit Krankheit!

Wir können also den älteren Angaben von Kraus und Spitzer, die zum Maßstab ihrer Therapie nur das Auftreten oder Fehlen von Symptomen nehmen, keine große Beweiskraft beimessen.

Viel überzeugender sind die neuesten Untersuchungen Spitzers. Spitzer berichtet über nunmehr 23 Fälle, bei denen zum Teil schon sehr frühzeitig Lues

Tabelle XXVII.

Subcutane Behandlung nach dem Auftreten des Primäraffekts.

Tier Nr.	Cutane Impfung		Subcutane Behandlung			P. A.		Organprüfung	
	Datum	mit	Datum	Tage post infectionem	mit	Datum	Tage post infectionem	Datum	Resultat
1606	28. 5.	Knochenm. Orang 1001	26. 7. bis 9. 10.		11 Injektionen von je 5 ccm Organbrei	20. 7.	54	14. 10.	+
1655	11. 6.	Organbrei	26. 7. bis 23. 8.		5 Injektionen von je 5 ccm Organbrei	20. 7.	39	25. 8.	+
2044[1]	23. 8.	Organe 1534	1. 11. bis 31. 1.		7 Injektionen von je 5 ccm Organbrei	18. 9.	26	27. 4.	+
2106	6. 9.	Organbrei XI	1. 11. bis 17. 1.		6 Injektionen von je 5 ccm Organbrei	9. 10.	34	18. 2.	+
2247	21. 3.	Organbrei	6. 5. bis 24. 5.		4 Injektionen von je 10 ccm Organbrei	23. 4.	33	5. 6.	+
2256	22. 3.	desgl.	6. 5. bis 24. 5.		4 Injektionen von je 10 ccm Organbrei	23. 4.	32	5. 6.	+
801	2. 1.	P. A. Mensch	26. 7. bis 13. 9.		7 Injektionen von je 5 ccm Organbrei	31. 1.	29	14. 9.	+
1181	21. 4.	desgl.	26. 7. bis 6. 9.		7 Injektionen von je 5 ccm Organbrei	10. 5.	19	8. 9.	0
1301	6. 3.	desgl.	26. 7. 06 bis 31. 1. 07		21 Injektionen von je 5 ccm Organbrei	25. 4.	50	25. 2.	+
1313	6. 3.	P. A. Affe	26. 7. 06 bis 24. 1. 07		21 Injektionen von je 5 ccm Organbrei	25. 4.	50	13. 2.	+
1493	7. 6.	P. A. Mensch	26. 7. bis 6. 9.		7 Injektionen von je 5 ccm Organbrei	12. 7.	35	10. 9.	0
1507	9. 4.	Organ 1057	26. 7. bis 27. 9.		10 Injektionen von je 5 ccm Organbrei	23. 5.	44	12. 12.	+
1531	28. 4.	P. A. Mensch	26. 7. bis 30. 8.		6 Injektionen von je 5 ccm Organbrei	23. 6.	56	1. 9.	0

[1]) Am 27. 4. wird der Hoden exstirpiert und mit positivem Erfolge verimpft. — Am 27. 5. wird das Tier getötet; 2 mit Milzknochenmark geimpfte Tiere bleiben negativ.

Tabelle XXVIII.

Intravenöse Brei-Injektionen nach Auftreten des Primäraffekts.

Tier Nr.	Cutane Impfung		intravenöse Behandlung			P. A.		Organprüf.		
	Datum	Material	Datum	Tage post infectionem	mit	Datum	Tage post infectionem	Datum	Resultat	
1182	21. 4.	P. A. Mensch	17. 8. bis 24. 10.		10 Injektionen von je 3 bis 5 ccm ganz verdünnt. Organbrei	10. 5.	19	31. 12.	+	
1592	17. 5.	Knochenm. Affe	17. 8. bis 24. 5.		desgl.	13. 6.	27	31. 12.	+	Zwei Reinokulationen am 10. 10. und 8. 11. bleiben negativ. Aber die mit demselben Impfmaterial vorgenommenen Kontrollimpfungen bleiben auch negativ.
3628	22. 4.	P. A. Affe	17. 5. bis 28. 6.		5 Injektionen von je 5 ccm	14. 5.	22	17. 7.	+	
3608	22. 4.	„ „ „	17. 5. bis 28. 6.		desgl.	14. 5.	22	17. 7.	+	
3497	5. 4.	„ „ „	17. 5. bis 28. 6.		desgl.	4. 5.	29	17. 7.	+	
3581	5. 4.	„ „ „	17. 5. bis 28. 6.		desgl.					
3243	21. 3.	Brei	17. 5. bis 28. 6.		desgl.	7. 5.		17. 7.	+	
5018	30. 7.	Brei 77	5. 9. 6. 9. 17. 9.		3 Injektionen von je 5 ccm	27. 8.		15. 10.	+	
4843	15. 7.	„ 77	5. 9. 6. 9. 17. 9.		desgl.	22. 8.		15. 10.	+	
4775	9. 7.	„ 77	5. 9. 6. 9. 17. 9.		desgl.	16. 8.		15. 10.	+	
4609	1. 7.	„ 77	5. 9. 6. 9. 17. 9.		desgl.	29. 7.		15. 10.	+	
2520	1. 7.	„ 77	5. 9. 6. 9. 17. 9.		desgl.			10. 10.	+	
2750	1. 7.	„ 77	5. 9. 6. 9. 17. 9.		desgl.			10. 10.	+	
5904	15. 10.	„ 100	20. 11. 22. 11. 28. 11.		desgl.	17. 11.	43	13. 12.	+	
5898	15. 10.	„ 100	15. 11. 20. 11. 22. 11. 28. 11.		im ganzen 4 Injektionen von je 5 ccm	27. 11.		18. 12.	+	

diagnostiziert und die aktive Immunisierung eingeleitet werden konnte. Von diesen 23 bekamen 10 trotz einer Beobachtung von $1^1/_2$ Jahren keine Allgemeinerscheinungen. Was uns aber bedeutend wichtiger erscheint, ist, daß bei 9 Patienten (einer wurde nicht untersucht) die Syphilisreaktion negativ befunden wurde. Einer dieser Patienten akquirierte sogar $2^1/_2$ Jahre nach der Immunisierung eine neue Syphilis, mußte also durch die damalige Immunisierung von der ersten Infektion geheilt worden sein.

Spitzer beurteilt also hier die Erfolge der Therapie nicht nur nach dem Ausbleiben der Hautsymptome, sondern auch nach der Serumreaktion. Und es ist in der Tat auffallend, daß die Reaktion bei so vielen immunisatorisch Behandelten negativ blieb und bei einem sogar eine sichere Reinfektion bewiesen ist. Nach diesen Versuchen scheint es in der Tat, daß die Immunisierung wirklich die Allgemeininfektion des Körpers verhütet und die Syphilis geheilt hat. Immerhin muß man bedenken, daß diese auffallend günstigen Erfolge Spitzers in schärfstem Gegensatz zu allen bisherigen Immunisierungsresultaten an Mensch und Affen stehen. Man wird aber weiteren Erfahrungen und Nachprüfungen dieser Methode mit größtem Interesse entgegensehen müssen.

Schließlich haben in letzter Zeit Uhlenhuth und Mulzer angegeben, daß sie durch Behandlung von luetisch infizierten Kaninchen mit einem aus spirochätenhaltigen Kaninchensyphilomen hergestellten Vaccin eine günstige Beeinflussung der Produkte der experimentellen Kaninchensyphilis beobachtet haben. Sie erachten aber ihre Versuche selbst als noch zu wenig abgeschlossen, als daß sich aus dieser Beobachtung irgendwelche Schlüsse ziehen lassen würden.

Abschnitt XIII.

Therapie.

Bearbeitet von **A. Neisser.**

A. Allgemeines.

Die Hauptbedeutung der experimentellen Syphilisforschung liegt zweifellos auf dem Gebiete der Therapie. Nur der Tierversuch kann sicher Aufschluß über den wirklichen Erfolg irgendeines Heilmittels oder einer Heilmethode geben, und gerade die bei der Syphilisbehandlung gemachten Erfahrungen sind ein eklatantes Beispiel dafür, daß auf dem Gebiete der therapeutischen Forschung keine noch so sorgfältige Beobachtung am Menschen das Tierexperiment ersetzen kann. Trotzdem seit mehreren Jahrhunderten an Hunderttausenden von Syphilitikern das Quecksilber angewendet wird, und obgleich namentlich in den letzten Jahrzehnten die Aufmerksamkeit der Syphilidologen gerade in ganz besonderem Maße der Hg-Therapie zugewendet war, so war doch bis vor wenigen Jahren die Hauptfrage, welche die Grundlage jeglicher Therapie bilden müßte, noch unerledigt. Denn ohne zu einer Entscheidung kommen zu können, bekämpften sich zwei Lager: die einen sahen das Quecksilber nur als ein Palliativmittel an, wohl geeignet, vom Syphilisgift hervorgerufene Syphilisprodukte zu beeinflussen und zu beseitigen, die anderen erblickten im Quecksilber ein echtes, virustötendes Heilmittel. Aber so gute Gründe und Argumente die letztere Partei — der ich seit jeher angehört habe — auch für ihre Anschauung ins Feld führte, immerhin mußte sie zugeben, daß zwingende Beweise für die Richtigkeit ihrer Anschauungen nicht vorlagen.

Aber aus dieser Differenz der Anschauungen über die Wirkungsweise des Hg ergaben sich einschneidendste Differenzen für das ärztliche Handeln, und so sahen wir, daß eigentlich in jeder therapeutischen Frage die größten Gegensätze sich geltend machten. Die einen — wie ich — wollten so früh wie möglich mit energischer Quecksilbertherapie beginnen; die anderen hielten dieses Vorgehen für überflüssig, ja sogar für falsch und plädierten dafür, daß man nie vor dem Beginn der sekundären allgemeinen Erscheinungen mit allgemeinen Kuren anfangen solle. Die einen behandelten nur dann, wenn sie durch Symptome dazu gezwungen wurden; die anderen erklärten sich prinzipiell dafür, ohne Rücksicht auf manifeste Erscheinungen jeden Syphilitiker, solange man ihn für krank halten müßte, der Quecksilberbehandlung zu unterwerfen. Aber selbst diese Anhänger einer chronischen Behandlung spalteten sich wieder in solche, welche chronisch-permanent, und solche, welche chronisch-intermittierend behandelten. Wie lange die Behandlung fortgesetzt werden sollte, war erst recht strittig und willkürlich.

Erwägt man aber, welche Forschungswege bisher dem Kliniker zur Verfügung standen, um sich über den Wert oder Unwert irgend eines Quecksilberpräparates oder einer Kurmethode oder eines Behandlungsprinzips klar zu werden, so ist leicht verständlich, wenn eine volle Klarheit nicht geschaffen werden konnte. Bei akut verlaufenden Krankheiten kann ja allenfalls das schnelle Überstehen der Krankheit oder die Beseitigung gewisser besonders gefahrbringender Symptome oder schließlich die Rettung vom Tode ein Maßstab für die therapeutische Bedeutsamkeit eines Medikamentes sein. Wie aber soll sich der Einzelne bei der Chronizität des Verlaufs der Syphilis und dem so eminent individuell schwankenden Charakter der Syphilis ein Endurteil über Erfolg oder Mißerfolg seiner Behandlung bilden, noch dazu, wenn in Dosierung und Wirksamkeit so unsichere und unkontrollierbare Kuren, wie z. B. Einreibungen, Verwendung finden? In jedem einzelnen Fall müssen Jahre und Jahrzehnte darüber vergehen. Wie viele Fälle bleiben da in der Praxis des Einzelnen übrig, die er so lange beobachten kann! So müßte man also abwarten, wie schließlich der Ausgang sich gestalten würde. Abwarten heißt aber: eventuell Zeit verlieren, das Virus und die Krankheit sich selbst überlassen, Rezidive, die man vielleicht hätte verhüten können, ungestörter Entwicklung preisgeben. Und selbst in den Fällen, welche man jahrelang beobachten konnte und für gesund halten durfte, blieb immer noch der Zweifel übrig, ob ein solcher Fall wirklich geheilt oder nur im Stadium der Latenz sei.

Das Tierexperiment erlaubt dagegen, in jedem Stadium der Krankheit mit absoluter Sicherheit festzustellen, ob das angewendete Medikament heilend gewirkt habe oder nicht. Beim syphilitischen Tier können wir jederzeit in unanfechtbarer und objektiver Weise Anwesenheit oder Beseitigung der Spirochäten konstatieren:

1. durch Reinokulation, von der wir wissen, daß sie nur bei wirklich geheilten Tieren zum Wiederauftreten von Primäraffekten führt;

2. durch die Verimpfung der Organe, die also bei ungeheilten Tieren verimpfbar sind.

Auf die beiden Methoden anhaftenden Fehlerquellen habe ich früher so oft hingewiesen, daß ich hier nicht näher darauf einzugehen brauche. —

Für unsere ärztliche Praxis hat natürlich zur Beurteilung des Einzelfalles auch die experimentelle Forschung keine unmittelbare Bedeutung, da ja selbstverständlich auch die Reinokulation nicht in Frage kommen kann. Aber glücklicherweise tritt hier die Serodiagnostik in glänzendster Weise ein, und ich habe nicht den geringsten Zweifel darüber, daß, wenn sich unsere diesbezüglichen Erfahrungen noch weiter im Laufe der kommenden Jahre vervollkommnet haben werden, die Serodiagnostik auch für die Therapie ein unentbehrlicher Leitstern für den Praktiker sein wird.

Das Tierexperiment wird aber stets die Basis für alle Therapie bilden, indem es den Heilwert irgendeines Mittels feststellt. Und in der Tat hat das Experiment bereits diese Aufgaben auch für die bereits bekannten Antisyphilitica, das Quecksilber und das Jod, erfüllt.

Aber die experimentelle Therapie und insbesondere die in genialer Weise von Paul Ehrlich inaugurierte und ausgearbeitete Chemotherapie hat uns gerade für das Gebiet der Syphilis ganz ungeahnte und segensreiche Fortschritte gebracht. Wenn Ehrlich sagt: „Die Auffindung spezifischer Heilmittel ist das höchste Ziel der ärztlichen Kunst", so dürfen wir heute schon sagen: Ehrlich hat auf dem Wege zu diesem Ziele schon so große Schritte vorwärts getan — von der wahren chemischen Erkenntnis des von Ferdinand Blumenthal eingeführten und von Uhlenhuth zur Bekämpfung von Spirochätenkrankheiten, besonders der Syphilis angewandten Atoxyls zum Arsacetin, dann weiter zum Arsenophenylglycin und schließlich zum Dioxydiamido-Arsenobenzol — daß wir hoffen dürfen, daß es ihm und uns beschieden sein wird, das uns vorschwebende Endziel auch wirklich zu erreichen. Wenn auch im jetzigen Augenblick noch unsicher ist, ob sich alle Hoffnungen, die wir an diese neuen Mittel knüpfen, erfüllen werden, so wissen wir doch, daß wir auf dem richtigen Wege dazu sind! —

Durch Studien auf dem Gebiete der experimentellen Chemotherapie sind ferner prinzipielle Fragen, die für die Syphilistherapie von größter Bedeutung sind, einer Erkenntnis näher gebracht worden.

I. Schon immer hatte man für die Prüfung von Heilmitteln, welche bei parasitären Krankheiten angewendet werden sollten, den Versuch gemacht, sich über den Wert des Medikaments durch Desinfektionsversuche in vitro ein Urteil zu bilden. (Siehe auch Tsuruki und Ishida.) Aber die dabei gewonnenen Resultate konnten naturgemäß in den allerseltensten Fällen unmittelbar auf die in vivo eintretende Wirkung übertragen werden, und so war es von fundamentaler Bedeutung für die Entwicklung der ganzen Forschung, daß Ehrlich die Trypanosomen-Erkrankungen zur Durchführung seiner Untersuchungen heranzog: also Erkrankungen, welche jederzeit durch Untersuchungen des Blutes ein Urteil über die Wirkung des angewandten Medikaments gestatten.

Auf diese Weise stellte Ehrlich fest, daß die Wirkung eines Arzneikörpers in direkter Abhängigkeit zu seiner chemischen Konstitution stehe, so daß selbst die unscheinbarsten und unbedeutendsten Veränderungen, das Fehlen oder Hinzutreten eines Sauerstoffatoms die allergrößten Veränderungen sowohl in der Heilwirkung, wie in der Toxizität herbeiführen. Z. B. tötet eine 1proz. Lösung von Arsacetin oder Atoxyl die Trypanosomen gar nicht, das Paraminophenylarsenoxyd ist aber noch imstande, in Lösungen von 1 : einer Million abzutöten. Es wird also durch die Wegnahme eines Sauerstoffrestes die Wirksamkeit um mehr als das tausendfache gesteigert.

Damit wurde auch des weiteren dargelegt, daß die synthetische Herstellung neuer Mittel von größter Bedeutung für die Medizin und ihre Hauptaufgabe die Therapie sei.

Ferner wurde der wichtige Grundsatz aufgestellt, daß unter Umständen das Ausbleiben der abtötenden Wirkung einer Substanz im Reagensglas durchaus noch nicht beweise, daß diese Substanz nun auch im Tierkörper unwirksam sein müsse. Ehrlich zeigte vielmehr:

1. daß häufig erst im Tierkörper durch daselbst eintretende Veränderungen der chemischen Konstitution — sei es durch Reduktion oder durch Oxydation — das wirksame Prinzip, das heilend wirkt, entsteht. Die inneren Organe machen Atoxyllösungen giftig und wirksam, indem eine Reduktion zum Paraminophenylarsenoxyd (siehe vorher) eintritt. Wenn man aber dieses letztere mit Organen vermischt, so wird die Giftigkeit herabgesetzt, weil die Organe einen Teil des Präparates binden;

2. daß neben der direkt tötenden und lähmenden Wirkung eines Medikaments auf Parasiten auch eine die Fortpflanzung verhindernde Wirkung in Betracht gezogen werden müsse. Siehe auch Uhlenhuth, Deutsche med. Wochenschr. 1907 Nr. 30 S. 1237.

Verhinderung der Vermehrung ist aber, wie Ehrlich sich ausdrückt, identisch mit einer Sterilisation des Organismus, wenn sie nur alle Parasiten gleichmäßig trifft. Und gerade beim Menschen, wo große Dosen, die eine brüske Abtötung der Parasiten herbeiführen könnten, oft nicht in Betracht kommen, wird es genügen, wenn jeder einzelne Parasit teilungsunfähig, also steril gemacht wird. Der Ausdruck „Therapia sterilisans‘‘, der ja ursprünglich andeuten sollte, daß der Organismus von den Parasiten befreit werden soll, deckt also bei vielen Arzneistoffen auch gleichzeitig das Wesen dieses Vorganges.

II. Seit jeher hat man sich gefragt, in welcher Weise das Quecksilber die Heilung der Syphilis bewirke. Auch diejenigen, welche in dem Quecksilber nicht nur ein symptomatisches, sondern auch ein wirkliches Heilmittel erblickten, konnten sich schwer zu der Annahme entschließen, daß das Quecksilber bei der ungeheuren Verdünnung, die es im Körper erfahre, ein direkt parasitentötendes Mittel sein solle. So war man immer wieder dazu gekommen (siehe z. B. Buttersack, Jarisch, C. Stern), zu vermuten, daß das Quecksilber vielleicht nur ein Stimulans sei, welches die Körperzellen zur Bildung von Antikörpern jeder Art anrege und auf diesem indirekten Wege die Parasiten schädige oder abtöte; Vermutungen, die dazu führten, das Hg durch andere, in ähnlicher Weise stimulierende Mittel zu ersetzen.

Ehrlichs Versuche über gewisse Farbstoffe und besonders die Arsanilate haben nun ein Beispiel dafür gegeben, daß wir zur Erklärung der Heilwirkung auf solche indirekte Wege durchaus nicht angewiesen sind, wenn auch damit nicht geleugnet werden soll, daß solche Vorgänge wie Hyperleukocytose, Steigerung des Antikörpergehalts des Serums u. dgl. (siehe Kreibich, Sh. Dohi, Hauck, Agazzi, C. Stern) möglicherweise auch eine Rolle beim Heilungsvorgang spielen. Ehrlich konnte z. B. nachweisen, daß das Arsacetin zwar im Reagenzglas selbst in 2proz. Lösungen und bei stundenlanger Einwirkung Trypanosomen nicht töte, während im lebenden Körper eine Abtötung schon bei einer Verdünnung von 1 : 120 000 erfolgt. Und er war auch in der Lage, die (Reduktions-)Vorgänge, welche im Tierkörper diese stark gifttötende Eigenschaft herbeiführen, darzulegen.

Es ist hier nicht der Platz, auf alle diese höchst wichtigen Fragen einzugehen. Siehe darüber die Vorträge Ehrlichs und die Arbeiten von Uhlenhuth, Levaditi, Röhl, Friedberger, Breinl u. a.

Für das Quecksilber ist nun freilich der Beweis für eine direkt parasitentötende Eigenschaft im Tierkörper nicht geführt; aber es liegt auf der Hand, daß diese Annahme uns seit dem an den Arsenpräparaten geführten Beweis viel plausibler geworden ist. —

Auf diese Frage komme ich später Seite 238 noch einmal zurück. —

III. Von größter Wichtigkeit für die Syphilistherapie ist Ehrlichs Feststellung von der erwerbbaren Giftfestigkeit der Trypanosomen und neuerdings auch der Bakterien (Marks) geworden. Er fand, daß bei Verwendung bestimmter Mittel und Dosen die im Blute vorhandenen Trypanosomen zwar zum allergrößten Teil abgetötet wurden, daß aber doch einzelne Keime unvernichtet blieben, von denen nach mehr oder weniger langer Zeit ein Rückfall ausging. Wurden nun neue Kuren mit demselben Medikament eingeleitet, so zeigte sich, daß die Rückfallparasiten im Laufe der wiederholten Behandlung nicht mehr von dem betreffenden Medikamente beeinflußt wurden. Sie waren „arzneifest“ geworden, so daß die mit ihnen behafteten Tiere nicht mehr bei Fortführung derselben Behandlung gerettet werden konnten. Auch normale Tiere, die man mit solchen arzneifesten Stämmen infizierte, konnten durch die Behandlung mit dem betreffenden Agens nicht mehr gerettet werden.

Leider ist das Vorhandensein von quecksilberfesten Spirochätenstämmen zurzeit noch nicht experimentell festgestellt. Jüngst hat Oppenheim versucht, die Quecksilberfestigkeit der Syphilis-Spirochäten zu erweisen, indem er die Einwirkung von 1 prozentiger Sublimatlösung auf die Beweglichkeit und die Form der Spirochäten prüfte, sei es vor, sei es nach der Quecksilberbehandlung des Kranken. Er glaubt auf Grund seiner Beobachtungen die Annahme einer gewissen Quecksilberfestigkeit der Spirochäten machen zu dürfen und einige dunkle Tatsachen im syphilitischen Krankheitsbilde aufhellen zu können. „Wir lernen dadurch die Unwirksamkeit des Quecksilbers vom Anfange an, die später und allmählich in größer werdende Unwirksamkeit dieses Mittels im Verlaufe einer längeren Behandlung, die ungünstige Beeinflussung der Syphilis und der Wirksamkeit des Quecksilbers bei Kombinationstherapie (Lecithin, Chinin, Arsacetin), die größere Wirksamkeit des Quecksilbers nach längeren Pausen und günstige Erfolge bei Wechsel der Art der Quecksilbertherapie besser verstehen. Ferner begreifen wir besser das wechselnde Resultat der Spirochätenbeobachtungen in syphilitischen Krankheitsprodukten unter dem Einflusse lokaler und allgemeiner Quecksilbertherapie (Lévy-Bing), das verschiedene Verhalten der Pallidae in bezug auf Beweglichkeit und Gestalt in Quecksilberlösungen und die ungleiche Wirksamkeit prophylaktischer Methoden, die auf der spirochätentötenden Wirkung des Quecksilbers beruhen (Metschnikoffs Kalomelsalbe, die Unwirksamkeit prophylaktischer Sublimatwaschungen usw.).“

„Durch die Annahme der Quecksilberfestigkeit engen wir den Begriff der Disposition ein, obwohl wir nicht leugnen wollen, daß auch diese bei der Quecksilberwirkung auf die Spirochäten eine sehr große Rolle spielen muß. Man muß sich hüten die Wirkung eines Mittels, im Reagenzglase oder unter dem

Miskroskope beobachtet, dessen Wirkung im Organismus zu übertragen (s. Ehrlich). Nach Ehrlich beruht ja die endgültige Wirkung einer parasitentötenden Substanz auf der Wechselwirkung zwischen Organ- und Parasiteneiweiß auf das betreffende eingeführte Gift." Aber schon immer haben wir aus dem Erfolg oder richtiger gesagt, Mißerfolg der Quecksilbertherapie bei einzelnen Patienten von der Gewöhnung des Virus an das Quecksilber gesprochen, und jeder von uns kannte Fälle, die, nachdem sie jahrelang in Behandlung gestanden und wegen Rezidiven immer und immer wieder mit Quecksilberkuren traktiert waren, bei erneuter Quecksilbertherapie, wurde sie noch so energisch durchgeführt, unbeeinflußt blieben. — Und gerade solche Fälle heilen wir in jüngster Zeit mit Arsenophenylglycin und Arsenobenzol. (Gleiche Erfahrungen sind auch bei Malaria gemacht worden, z. B. von Nocht und Werner.)

Auch die neuerdings gemachten Erfahrungen, daß bei alten Syphilisfällen, die schon eine große Anzahl von Kuren durchgemacht haben, eine noch vorhandene positive Seroreaktion durch erneute Quecksilberbehandlung oft nicht beeinflußt werden kann, sind ein Hinweis darauf, daß es möglicherweise quecksilberfeste Spirochätenstämme gibt.

Es bedarf keiner längeren Ausführung, wie wichtig die Lösung dieser Frage für die Lehre der chronischen Quecksilberbehandlung wäre und von wie großer Bedeutung die neuen Arsenpräparate für solche Hg-feste Fälle sein können. Selbst wenn sie nicht die wunderbaren Heilmittel sind, die in jedem Falle mit einem Schlage das Syphilisvirus vernichten können, so sind sie doch — und davon habe ich mich bereits reichlich überzeugen können — in sehr vielen Fällen geeignet, zum mindesten symptomatische Heilungen herbeizuführen in verzweifelten Fällen, in denen das Quecksilber vollständig versagt.

IV. Eine fernere wichtige Frage ist: Ist ein Medikament in allen Perioden der Krankheit gleich wirksam oder bestehen Differenzen danach, ob ein manifestes oder nur ein Latenzstadium der Syphilis vorliegt? Sind Reinfektionsfälle leichter oder schwerer zu behandeln als erste Infektionen? Alle diese Fragen sind für die Syphilis noch nicht gelöst; aber wir können uns wohl heute schon die Erfahrungen, die man bei Trypanosomen gemacht hat, zunutze machen, und zum mindesten sind sie wichtige, die Lösung therapeutischer Fragen anbahnende Fingerzeige. Für die Trypanosomenerkrankungen ist bereits heute festgestellt:

1. Je früher im Anschluß an eine Trypanosomeninfektion mit der Behandlung begonnen wird, desto sicherer tritt der gewünschte Heilerfolg ein und desto bequemer ist die Gesamtbehandlung.

Uhlenhuth, Hübener und Woithe betonen nach ihren mit Atoxyl bei der Durine gemachten Erfahrungen: „So früh als möglich, so viel als möglich."

Ferner konnte Breinl zeigen, daß nur in jenen Fällen, in denen die Behandlung der mit Trypanosoma Brucei infizierten Hunde sehr frühzeitig begonnen wurde, durch eine einmalige Injektion Heilung erzielt wurde. Wurde die Behandlung jedoch in einem vorgeschrittenen Stadium der Krankheit begonnen, so traten im Verlauf der Behandlung Rückfälle wieder auf, und es bedurfte wiederholter Injektionen von Arsenophenylglycin, um die Heilung zu erreichen. —

2. Rezidivparasiten sind bedeutend resistenter als die ersten Schübe.

So berichtet Ehrlich: „Gerade bei den Tierversuchen habe ich mich mehrfach überzeugt, daß die Behandlung der Rezidive bei verschiedenen Tierspezies, z. B. der Maus, besondere Schwierigkeiten bietet: so außerordentlich leicht es ist, eine Maus primär zu behandeln und auch noch wenige Stunden vor dem Tode mit Sicherheit der Heilung zuzuführen, so schwer und unsicher ist die Behandlung eines Rezidivs, selbst bei ganz minimalen Mengen von Trypanosomen."

Ganz dasselbe berichten Moore, Nierenstein und Todd.

Andererseits macht Ehrlich einmal folgende Bemerkung: „Es ist sehr leicht möglich, daß die definitive Heilung, die ja erst im Verlaufe wiederholter Quecksilberkuren eintritt, dadurch zustande kommt, daß infolge des Turnus: Rezidiv — Kur — Immunitätsphase — ein gewisser Grad von Dauerimmunität erreicht wird, der die Luesspirochäten quecksilberempfindlicher macht und so eine vollkommene Sterilität ermöglicht."

Auch von anderen Protozoenkrankheiten, z. B. Malaria, ist es bekannt, daß alte inveterierte Fälle schwerer durch Chinin zu beeinflussen sind als frische Fälle.

3. Reinfektionsfälle sind nach Ehrlich leichter heilbar als erste Infektionen.

Franke hat im Ehrlichschen Institut bei Kaninchen und Affen festgestellt, daß bei reinfizierten Tieren, die vorher künstlich von ihren Trypanosomen geheilt waren, eine Heilung durch Chemikalien leichter erfolgte, als bei normalen infizierten Tieren. Unter diesen Umständen genügte schon eine einzige Injektion, um eine definitive Heilung herbeizuführen, während sonst eine Wiederholung der Behandlung hierzu nötig ist.

V. Darüber, ob die verschiedenen Quecksilberpräparate im Prinzip verschiedene Wirkungen im Tierkörper entfalten oder ob sie alle zusammen, in welcher Form (als metallisches Quecksilber oder als irgendein Salz) sie auch eingeführt werden, erst in ein und dieselbe wirksame Modifikation übergeführt werden, wissen wir vorderhand gar nichts. Erst in der allerletzten Zeit sind speziell Schöller und Schrauth diesen Fragen nähergetreten und haben im Asurol (ein Doppelsalz aus Quecksilbersalicylat und amidooxyisobuttersaurem Natron, welches 40,3% Quecksilber enthält) ein Präparat dargestellt, das das Hg in mittelfester Bindung im Anion enthält und sich anscheinend dadurch von den sonst verwendeten löslichen Hg-Salzen unterscheidet, daß es als unzersetztes Asurol von der Injektionsstelle aus resorbiert wird und erst nach der Verteilung im ganzen Organismus ganz allmählich durch die Salze des Serums in eine wirksame Form übergeführt wird.

Jedenfalls ist aber hier der Forschung und experimentellen Therapie ein weites Arbeitsgebiet vorgezeichnet; denn es ist wohl möglich, daß bei den Quecksilberverbindungen ähnliche Verhältnisse vorliegen wie bei den Arsenikalien. Steht doch, und auch hier wieder wesentlich durch Ehrlichs Arbeiten, fest, daß nicht der Arsengehalt allein für die Wirksamkeit eines Mittels maßgebend ist, sondern seine ganze chemische Konstitution. Acid. arsenicosum und Kakodyl und Atoxyl und Arsenophenylglycin sind sowohl vom therapeutischen wie vom toxischen Gesichtspunkt aus ganz verschieden wirkende Präparate, obwohl sie alle „Arsen"-Verbindungen sind. Ehrlich lehrte den prinzipiellen Unterschied der fünfwertigen und der dreiwertigen Arsenradikale, von denen nur die letzteren sehr intensiv auf Trypanosomen wirken können. Aber bei der Prüfung der dreiwertigen Arsenophenylverbindungen ergab sich weiter, daß wiederum nur die Substanzen, welche einen Essigsäurerest enthielten, besonders heilkräftig seien. Warum soll es also nicht gelingen, Quecksilberverbindungen herzustellen, bei denen bestimmte „primäre Haptophoren" eine ganz bestimmte Vermittlungsrolle für den Quecksilberrezeptor der Spirochäten bilden! So ist das Suchen nach neuen Quecksilberpräparaten also durchaus keine überflüssige Spielerei und nicht nur eine rein merkantile Angelegenheit der chemischen Industrie, sondern eine weite therapeutische Perspektiven eröffnende Aufgabe der synthetischen Chemie.

VI. Das Ideal der Therapie ist sicherlich die von Ehrlich sogenannte „Therapia sterilisans magna", d. h. eine vollkommene Sterilisierung des Organismus mit einem Schlage. Das ist natürlich nur möglich, wenn wir ein Mittel in die Hände bekommen von zu gleicher Zeit kolossaler parasitotroper Wirkung mit gleichzeitig geringer organotroper Wirkung.

Unsere bisherigen Quecksilberpräparate sind dieser Aufgabe für die menschliche Syphilis nicht gewachsen. Denn leider stellen sich bei der Verwendung von sehr großen Einzeldosen oder der Durchführung sehr intensiver Quecksilberkuren stets so schwere Organstörungen ein, daß es in den seltensten Fällen gelingt, durch eine einzige große Kur der ganzen Krankheit Herr zu werden, und die Möglichkeit, mit einem einzigen Quecksilberschlage sämtliche Spirochäten zu töten, ist, soweit unsere jetzt bekannten Quecksilberpräparate in Betracht kommen, vollkommen ausgeschlossen. So haben sich denn als Notbehelfe die aus mehreren Schlägen sich zusammensetzenden Kuren und, weil auch eine einzelne solche Kur sich meist als ungenügend herausstellte, die Methode der wiederholten Kuren herausgebildet. Bei Kaninchenkeratitis ist eine Heilung mit atoxylsaurem Hg (1 Spritze) gelungen. (Uhlenhuth und Manteufel, Zeitschr. f. Immunitätsforschung Bd. I Heft 1.)

Gewiß soll nicht geleugnet werden, daß wir auf diese Weise Heilungen erzielen können. Aber es bedarf keines Hinweises, wie eminent der Fortschritt wäre, wenn wirklich die Therapia sterilisans magna auch bei der Menschen-Syphilis möglich wäre, sei es mit neu zu erfindenden Quecksilberpräparaten, sei es mit dem jetzt schon von Ehrlich angegebenen Arsenophenylglycin und Arsenobenzol.

Gerade bei diesen letzten Präparaten, welche neben der eminent parasitotropen Eigenschaft doch sehr starke, für die Organzellen giftige Eigenschaften haben, erhebt sich die Frage: Soll man die Therapie mit einer einzigen hohen Dosis durchführen? oder soll man die anscheinend ungefährlichere Methode, wiederholt kleinere Dosen zu geben, sogenannte Etappenbehandlung, bevorzugen?

So verlockend für den Praktiker die letztere Methode erscheint, so ist doch höchstwahrscheinlich die erstere Methode ungefährlicher; denn sie vermeidet die kumulierende Aufspeicherung der giftigen Substanzen in den Zellen und eine vielleicht auch in Rechnung zu ziehende Überempfindlichkeit, ohne die therapeutische, parasiticide Wirkung herabzumindern. Jedenfalls sagen Uhlenhuth - Hübener-Woithe für die Atoxylbehandlung der Dourine: „Es läßt sich durch die Zahl der Injektionen nicht ersetzen, wenn die Einzeldosen zu gering sind. Verzettelung schadet sogar"; und ebenso empfehlen Schilling-Jaffé auf Grund ihrer Tierversuche, „mit wenigen, aber möglichst hohen Dosen auszukommen". Andererseits wird der Arzt freilich in jedem Falle ernsthaft zu erwägen haben, ob nicht im einzelnen Falle irgendwelche Organdegenerationen bereits vorliegen, welche die Anwendung der für die Therapia sterilisans magna notwendigen großen Einzeldosen verbietet.

Bei der Etappenbehandlung ist übrigens auch in Betracht zu ziehen, daß bei langandauernder schwacher Behandlung die Parasiten nicht abgetötet werden, sondern sich „feste" Stämme herausbilden können.

Auch bei der Quecksilberbehandlung haben seit jeher solche Fragen die Praktiker ernstlich beschäftigt: Ist es wertvoller, einzelne große und akut wirkende Dosen (z. B. Kalomelinjektionen) oder lieber recht prolongiertwirkende Mittel (wie graues Öl) einzuverleiben? Vielleicht ist es am besten, beide Wege zu kombinieren, durch möglichst akute Schläge Parasiten abzutöten und durch prolongierte Quecksilberdurchtränkung nährbodenverschlechternd zu wirken, also ein allmähliches Zugrundegehen und eine Verhinderung der Vermehrung anzustreben. (Siehe meine Empfehlung von Asurol und Ol. ciner.)

VII. Einen Ausweg aus diesen Schwierigkeiten — einerseits die Gefahr größerer toxischer Dosen, die aber zur Sterilisierung notwendig sind, andererseits die mit Verwendung häufiger kleiner Dosen verbundenen Nachteile — geben vielleicht die auch durch die chemo-therapeutischen Forschungen bekannt gewordenen Kombinationen.

Indem Ehrlich den Nachweis brachte, daß der Parasit anscheinend isolierte, verschiedenartige Chemo-Rezeptoren besäße, wurde die Möglichkeit gegeben, den Parasiten gleichzeitig an verschiedenen Stellen anzugreifen. Dadurch aber kann der einzelne Angriff mit einer geringeren, weit unter der gefährlichen Dosis bleibenden Dosis erfolgen, während beide Mittel zusammen auf den Parasiten konvergieren.

Für solche Kombinationstherapie wird man natürlich Vertreter ganz verschiedener therapeutischer Klassen aussuchen, in unserem Falle also Quecksilber- und Arsenpräparate, wie dies Uhlenhuth bereits für die Durine erprobt hat. Weniger geeignet sind anscheinend Kombinationen aus Mitteln derselben Gruppe, z. B. verschiedene Arsenpräparate.

Aus dem Vorstehenden erhellt, wie viele Rätsel noch zu lösen sind, ehe wir in der Lage sein werden, eine ganz rationelle Syphilistherapie durchzuführen — es müßte denn sein, daß wirklich schon das Arsenobenzol das gesuchte, die Therapia sterilisans magna herbeiführende Heilmittel ist. Viele der aufgestellten Fragen werden sich durch Tierexperimente — aber wohl auch nur in den Tropen an reichlicherem Affenmaterial, eventuell auch durch Kaninchenversuche — ergründen lassen. Aber auch dann sind noch bei der Unmöglichkeit, die an Tieren gewonnenen Resultate ohne weiteres auf den Menschen zu übertragen, große Schwierigkeiten zu überwinden. Schon die verschiedenen Tiere verhalten sich ganz verschieden. So leicht es z. B. ist, kleine Tiere mit Arsenophenylglycin von Trypanosomen-Infektionen zu heilen, so schwer ist es bei Eseln und Pferden, wie Schilling - Jaffé, Garden und Breinl - Nierenstein festgestellt haben. Mit dem Körpergewicht wachsen die Schwierigkeiten, Heilungen zu erzielen und die Vergiftung zu vermeiden. Man muß also sagen, für den gewissenhaften Arzt beginnt die Hauptschwierigkeit erst beim Heilversuch am Menschen. Auf der einen Seite drängt ihn die Möglichkeit, die Syphilis schnell und sicher zu heilen, zum Heilversuch mit dem „theoretisch" so vorzüglich befundenen Medikament, auf der anderen Seite quält ihn die Angst, den Patienten in eine vielleicht gefahrbringende Situation zu bringen. Freilich die Redensart: „Wozu brauchen wir nach neuen Mitteln zu suchen, da wir im Quecksilber doch schon ein ausgezeichnetes Heilmittel besitzen?" kann ich nicht gelten lassen. Wenn ich auch zugebe, daß bei wirklich sachgemäßer Anwendung das Quecksilber Ausgezeichnetes leisten kann, so kann man doch nicht behaupten, daß es ein ideales Heilmittel ist und daß es demgemäß überflüssig sei, nach Besserem zu suchen.

Erstens besteht ein Mißverhältnis zwischen den nicht sehr starken parasitotropen und den verhältnismäßig ausgesprochenen organotropen Eigenschaften des Quecksilbers, so daß wir bei jeder energischen Quecksilberkur kaum um Störungen der Nieren, des Darms oder der Speicheldrüsen usw. herumkommen. Es kommt aber auch das in der Praxis ungemein wichtige Moment hinzu, daß energische Quecksilberkuren immer viele Wochen in Anspruch nehmen, und jedermann weiß ja, wie häufig diese äußere Unbequemlichkeit der Kur ihre Durchführung erschwert und ganz unmöglich macht. — Dazu kommen alle Fälle mit Quecksilber - Idiosynkrasie. Kann man dieselbe auch meistens durch große Geduld überwinden, — was wiederum eine ungemeine Verzögerung und Verschleppung der Kurzeit mit sich bringt — so gibt es doch auch Menschen und Syphilisfälle, bei denen eine Überwindung der Quecksilber-Idiosynkrasie gar nicht gelingt.

Die Aufgabe, die wir bei der Einführung unserer neuen Mittel in die Syphilistherapie zu lösen haben, besteht in erster Reihe darin, die Dosis bene tolerata festzustellen. Ich meine damit nicht nur diejenige Dosis, die entweder gar keine sofortigen oder kurz vorübergehende Störungen verursacht, sondern die auch für alle Zeiten wirklich unschädliche Dosis.

Bisher liegen aber keinerlei Erfahrungen vor, die vermuten ließen, daß wir chronische Vergiftungen zu fürchten hätten, namentlich, wenn wir die Etappenbehandlung vermeiden.

Bei unseren Arsenophenylglycinversuchen haben wir z. B. gesehen, daß die Tiere, welche erst nach Wochen und Monaten starben, kein Zeichen einer schleichenden Intoxikation aufwiesen. Wo überhaupt sich Intoxikation einstellte, war dies sofort der Fall.

Trotzdem werden wir im Heilversuch auch diese Möglichkeit der chronisch wirkenden Intoxikation ins Auge zu fassen haben.

In zweiter Reihe handelt es sich darum, die Heilwirkung bei dem behandelten Menschen festzustellen. Hierfür kommt m. E. einzig und allein die durch viele Monate, vielleicht 1—2 Jahre durchgeführte Serodiagnostik in Betracht. Weder das Abheilen bestimmter Symptome, noch das Ausbleiben von Rezidiven kann hier etwas beweisen.

Wir haben oben an vielen Beispielen gesehen, daß aus dem Abheilen einzelner Efflorescenzen makroskopisch absolut nicht zu ersehen ist, ob an Ort und Stelle wirklich eine Heilung eingetreten ist. In makroskopisch ganz gesunden Stellen können Infiltrate und sogar lebende virulente Spirochäten zurückbleiben.

Aber selbst wenn wir sicher wären, daß sämtliche der äußeren Untersuchung zugänglichen Efflorescenzen auf Haut und Schleimhaut und die Drüsenschwellungen ausgeheilt sind, immer bleibt der Zweifel, ob nicht irgendwo im Inneren des Körpers latente Spirochätennester zurückgeblieben sind.

Aber diese Spirochätennester können, wie wir alle wissen, jahre- und jahrzehntelang latent bleiben. Rezidivfreiheit beweist also absolut nichts für die durch irgendein Heilmittel oder irgendeine Methode herbeigeführte Heilung. Beim Tier beweisen wir dieselbe durch Reinokulation oder durch Organverimpfung, Methoden, die beim Menschen natürlich nicht in Betracht kommen. Blutverimpfungen, die ja leicht auszuführen wären, würden nur, wenn sie positiv ausgingen, beweiskräftige Resultate ergeben.

Eine brauchbare Methode der Cutireaktion gibt es auch nicht.

So bleibt denn nur die Serodiagnostik übrig: aber gut ausgeführt ist sie meiner Überzeugung nach eine so wunderbare und sichere Methode, daß wir eigentlich etwas Besseres nicht brauchen.

———————

Die nachträglich zu schildernden Versuche zerfallen bei jedem Medikament in Versuche präventiver Art und in eigentliche Heilversuche, in mehr oder weniger langen Intervallen nach der deutlichen Entwicklung des Primäraffekts und damit vollzogenen Durchseuchung angestellt.

Die präventiven Versuche zerfallen in solche

a) ante infectionem, in denen geprüft werden sollte, ob die Zufuhr irgendeines Medikaments in ein noch gesundes Tier irgendeinen Einfluß auf die nachher erfolgende Infektion ausübe;

b) cum infectione; Versuche, bei denen entweder an demselben Tage mit der Infektion oder ganz wenige Tage nach der Infektion mit der Behandlung begonnen wurde. Diese Versuche sollten feststellen, ob sich die Entwicklung des Primäraffekts und der allgemeinen Infektion durch die Behandlung hintanhalten ließe.

Gleich vorausschicken will ich, daß in keinem Falle die allgemeine Infektion beeinflußt wurde, wenn sich ein Primäraffekt entwickelte. Wo überhaupt ein örtlicher Syphilisprozeß sich entwickelte, waren hinterher auch die Organe verimpfbar. —

Natürlich sind nicht alle Versuchsreihen gleich beweisend. Ganz eindeutige Resultate haben wir fast nie erhalten. Ich möchte aber daran erinnern, daß auch bei allen anderen Versuchen viele mit demselben Impfmaterial angelegte Inokulationen nicht in gleicher Weise verliefen. Überall haben wir Versager gefunden. Und so wird man auch bei unseren therapeutischen Versuchen nicht erwarten dürfen, daß bei anscheinend gleicher Versuchsanordnung ganz gleichmäßige Resultate herauskommen. Auch bei den Tieren werden wir wohl mit denselben individuellen Möglichkeiten, auch Medikamenten gegenüber, zu rechnen haben wie beim Menschen.

Bei sehr vielen Versuchen haben wir eine genaue Gewichtsbestimmung der Tiere nicht vorgenommen, da die Differenz des Gewichts bei unseren Cynomolgi nicht sehr groß war. Die von uns benützten Tiere wogen fast durchweg 2—3 Kilo. Die ganz kleinen und jungen unter 2 Kilo haben wir zu Versuchen überhaupt so gut wie gar nicht benützt, und größere, $3^1/_2$—4 Kilo schwere, waren verhältnismäßig selten. Ich habe aber überhaupt nicht den Eindruck gewonnen, als wenn kleine Gewichtsschwankungen einen sehr wesentlichen Einfluß auf den erzielten Heilerfolg haben. Weder die parasiticide Dosis noch die toxische Dosis scheinen schematisch parallel mit dem Gewichte zu gehen.

B. Lokale abortive Therapie.

Neben den später ausführlich zu schildernden Versuchen, die Affensyphilis durch allgemeine Behandlung zu heilen, haben wir auch einige Experimente über lokale abortive Behandlung angestellt.

Zwei Fragen sind es, die uns hier interessieren:

1. Existiert eine örtliche spezifische Beeinflussung bestehender Syphilisprozesse durch lokal applizierte Antisyphilitica?

2. Hat die örtliche Behandlung von beginnenden Primäraffekten einen die allgemeine Infektion verhindernden Einfluß?

Die Beantwortung dieser Frage hängt zum Teil von der Vorfrage ab:

Besteht überhaupt eine direkte Einwirkung unserer Specifica: Quecksilber, Jod, Arsenikalien auf im Körper befindliche Spirochäten?

A. Eine Vorarbeit für diese Versuche stellen die in vitro angestellten Desinfektionsversuche dar, über welche Siebert ausführlich (Abschn. XV) berichtet hat.

Wir ersehen aus diesen Versuchen unter anderem eine nicht unerhebliche Resistenz der Spirochäten gegen desinfizierende Lösungen. Es muß jedoch besonders darauf hingewiesen werden, daß nirgends diese in vitro gewonnenen Resultate auf die in vivo vorhandenen Verhältnisse übertragen werden können. Die Desinfektionskraft kann schwächer, aber auch stärker durch die vom lebenden Körper ausgehenden Einflüsse sein.

B. Daran schließen sich die Versuche, von außen zugängliche, in oberflächlichen Prozessen vorhandene Spirochäten durch äußere Applikation von Heilmitteln abzutöten. Diese Versuche nähern sich unserer Hauptfrage, was im Körper vor sich geht, weil hier schon der Einfluß der Körpergewebe, speziell der Körperflüssigkeit in Rechnung zu ziehen ist.

Die äußere Anwendung von Quecksilberpräparaten aller Art, Hg-Pflaster, Sublimatpinselungen usw. ist ja bekannt, und jeder kennt den ausgezeichneten Einfluß der Kalomel-Aufpuderung (mit Kochsalzlösungen) auf spezifische Prozesse, speziell auf breite Kondylome. Sicherlich spielt hier die Umwandlung des Quecksilberchlorürs in eine Quecksilberchlorid enthaltende Verbindung die Hauptrolle; doch ist bei der Heilwirkung das rein mechanische Moment der Trockenlegung durch das aufgestreute Pulver nicht zu unterschätzen. Auch ohne jedes Medikament, einfach durch Reinhalten und Beseitigung der Maceration befördernden Umstände sehen wir breite Kondylome oft genug trocken und flach werden, einsinken und schrumpfen. — Viel schlechter wirken Ungt. cinereum, Emplastrum hydrargyri und Pinselungen von 20proz. Argentum-nitricum-Lösungen. — Auch bei Injektionen von 1proz. Sublimatlösungen in breite Kondylome konnte Füreß noch bis zum 17. Tage Spirochäten nachweisen. — Volk dagegen konnte in nässenden Papeln, die außerordentlich reichlich Spirochäten enthielten, nach einer 20stündigen Applikation einer 10proz. Kalomelsalbe nur ganz vereinzelte bewegliche Spirochäten finden. (Das Weitere siehe bei Siebert, Kapitel XV.)

Versuche über die Resistenz der Spirochätenleiber hat auch Bab (in Verbindung mit Hadra) angestellt.

Es wurden frische Organstücke erst 24 Stunden lang in verschieden starke Lösungen von Sublimat eingelegt und dann fixiert der Silberbehandlung unterworfen und mikroskopisch untersucht. Es stellte sich heraus: eine 24stündige Vorbehandlung in 5proz. Sublimat ergab ein völliges Verschwinden der Spirochäten, ebenso verhielten sich 1proz., 5promill., 1promill. und $^1/_2$ promill. Lösungen. Erst bei $^1/_{50}$ promill. Sublimatlösung blieben die Spirochäten erhalten. Bei $^1/_4$ und $^1/_{10}$ promill. Lösungen waren Spuren von Spirochäten andeutungsweise erkennbar. Bab schließt aus seinen Versuchen auf eine besondere Affinität der Spirochäten zum Quecksilber.

Zum Vergleich mit der Sublimateinwirkung wurden spirochätenhaltige Organstücke mit anderen Reihen von Chemikalien vor der Fixierung und Vorsilberung in 10proz. Lösungen vorbehandelt. Erhalten blieben die Spirochäten, wenn auch teilweise mehr oder weniger deformiert, bei der Behandlung mit Ammoniak, schwefelsaurem Kupfer, Natrium causticum; stärkeren Zerfall bedingten Kali causticum, Essigsäure, Glycerin. Ein völliges Verschwinden wurde durch Salzsäure und Salpetersäure verursacht. Jodkali in einer Verdünnung von 1,0 : 200,0 übte keinen Einfluß.

Siehe ferner Uhlenhuth und Mulzer, Berl. klin. Wochenschr. 1910 Nr. 25,

Über äußere Anwendung von Atoxylpräparaten berichtet im Zusammenhang von Notthaft. Er teilte die Versuche in solche, welche mit gleichzeitiger Allgemeinbehandlung stattfanden (Uhlenhuth - Hoffmann - Roscher, E. Lesser, Hallopeau, Scherber, Buschke, Plöger) und in seine eigenen,

bei denen es sich um eine ausschließliche Lokalanwendung des Atoxyls ohne gleichzeitige anderweitige Atoxyl- oder Quecksilberwirkung handelt.

Zur Applikation wurden verwendet entweder 5—10 proz. Lösungen, teils Aufpulverungen von
10—25 proz. Atoxylpuder, teils Pflastersalben und Pasten. Aus seinen Berichten, die sich auf 82 Versuche beziehen, geht hervor, daß sich das Atoxyl, namentlich bei Aufpulverungen, ganz wohl zur Lokalbehandlung syphilitischer Produkte eignet. Überließ man jedoch z. B. anscheinend geheilte nässende
Papeln sich selbst, so pflegte sich das Rezidiv in der Regel innerhalb weniger Wochen einzustellen.

Der Dauererfolg war jedenfalls ein ganz unsicherer, und irgendwelche Vorzüge vor dem
Quecksilber waren nicht zu erkennen.

Einige wenige hierhergehörende Versuche betreffend die Einwirkung
chemischer Körper auf im Gewebe befindliche Spirochäten haben
Halberstädter wie Prowazek in Batavia gemacht.

In einen schon ausgebildeten Primäraffekt wird 1 cg Strychnin injiziert
und das ganze Gewebe mit der Lösung infiltriert. 8 Tage später waren reichlich
Spirochäten meist ohne jede Veränderung nachzuweisen, nur einige Exemplare mit
eingerolltem Ende („Ruheform").

In derselben Weise in den Primäraffekt eingeführtes Methylenblau — $1^1/_2$ ccm
einer 1 proz. Lösung — bewirkt starke Quellung der intensiv mit (Giemsa rot) gefärbten Spirochäten. In den nächsten Tagen Nekrose der ganzen Braue, keine Spirochäten. Aber nach 14 Tagen wieder typische unveränderte Spirochäten im Abstrich.

Prowazek berichtet darüber:

„Subcutane Injektionen mit Sublimat (1 : 1000) töten bereits nach
10 Minuten viel Spirochäten, die ihre korkzieherartige Gestalt bewahren und nur
lichtbrechender wurden, ab; daneben sind aber selbst nach 1 Stunde 20 Minuten
einzelne, wenn auch nicht stark bewegliche Spirochäten noch nachweisbar. In den
Ausstrichen sind die abgestorbenen Spirochäten etwas eingezogen, verdickt und
färben sich lebhaft rot. Bei späteren Ausstrichen findet man allerdings immer
weniger Spirochäten, ich glaube aber, dieses Verhalten viel einfacher aus dem
Ausbleiben eines reichlicheren Reiz- und Quetschserums zu erklären, als durch die
Annahme, daß durch die parasiticide Wirkung des Quecksilbers die Spirochäten in
den untersuchten Primäraffekten rasch an Zahl abnehmen. In der Tat werden sie
durch das Sublimat nicht etwa gelöst, sondern nur abgetötet, und es bleiben allein
solche am Leben, die von Zelldetritus dicht eingehüllt sind oder in ziemlich intakten Zellen ihre Zuflucht gefunden haben."

Aber selbst wenn wir durch bestimmte Medikamente schneller als durch indifferente Behandlung ein Absterben der auf der Oberfläche zugänglichen Spirochäten mit Überhäutung und makroskopischer Abheilung des lokalen Prozesses
erreichen, so darf daraus kein bindender Schluß auf eine vollkommene Beseitigung des lokalen Giftherdes gezogen werden. In der Tiefe können nicht bloß
Infiltrate, sondern auch Spirochäten liegen bleiben, wie wir oben S. 60 ausführlich besprochen haben.

Für die Frage der Kontagiosität solcher Affektionen ist dieses schnelle
Abheilen natürlich von Bedeutung, da die Übertragungsgefahr so gut wie beseitigt
wird; daher ja auch die dringende Empfehlung, in jedem Falle durch örtliche

Behandlung das Abheilen der Efflorescenzen zu beschleunigen. Aber neben der Lokalbehandlung ist auf allgemeine Behandlung nie und nimmer zu verzichten, da sie allein eine vollkommene Vernichtung der im Körper befindlichen Spirochäten erreichen und damit das Wiederauftreten der Rezidive verhindern kann.

C. Ist denn aber wirklich bei einer Allgemeinbehandlung eine parasiticide Wirkung in Rechnung zu ziehen?

Für die Arsenikalien Atoxyl, Arsacetin, Arsenophenylglycin und besonders das Arsenobenzol muß man diese Frage ohne weiteres bejahen; denn es gibt in der Tat keinen Grund, die bei den Trypanosomenkrankheiten und Spirillosen gemachten Erfahrungen nicht auch auf die Syphilis zu übertragen, um so weniger, als die bei Affen- und Kaninchensyphilis mit Arsenikalien erzielten Heilerfolge in direkte Parallele zu den bei Trypanosomenkrankheiten gemachten zu stellen sind. Für das Arsenobenzol ist aber auch beim Menschen der sichere Beweis erbracht, daß es subcutan oder intravenös eingeführt, in einer der angewandten Dosis entsprechenden Zeit von ein bis mehreren Tagen ein Absterben der Spirochäten herbeiführt. (Ehrlich-Hata, G. Herxheimer u. Reinke.)

Wenn, wie wir sehen werden, die Heilresultate beim Menschen beim Arsacetin Atoxyl und Arsenophenylglycin ungünstigere sind als beim Tier, so liegt es einzig und allein daran, daß dem Tier unverhältnismäßig größere Dosen des Heilmittels ohne sonstige Schädigung einverleibt werden können, als den Menschen. Es handelt sich also nicht um eine prinzipielle Differenz mit Bezug auf die parasiticide Wirkung, sondern um eine Differenz mit Bezug auf die verschiedene Empfindlichkeit des Menschen einerseits, der Tiere andererseits gegenüber der Giftwirkung der Arsenikalien.

Vielleicht dürfen wir aber auch die bei den Arsenpräparaten gewonnenen Resultate verwerten für die Deutung, wie man sich die Einwirkung des Quecksilbers auf die Syphilis denken solle.

Eine direkte Einwirkung auf das Virus hatte ich immer angenommen, speziell mit Rücksicht auf die Heilwirkung des Quecksilbers auf latente Lues und auf die Vererbungsverhältnisse der Syphilisfälle, in denen es sich nicht um die Beseitigung von Symptomen, sondern einzig und allein um die direkte Beeinflussung des Virus handeln konnte.

Eine direkte Abtötung glaubte ich aber nicht annehmen zu dürfen; „es könnte sich nur handeln entweder um eine durch das Quecksilber zustande kommende Entwicklungshemmung, so daß das Quecksilber in die Reihe der nichtspezifischen Antilysine gehöre, oder um Beseitigung der toxischen Stoffe, so daß das Quecksilber ein Antitoxin würde oder um beides".

Volk hält auch jetzt noch die Vorstellung, daß das Quecksilber direkt auf die Spirochäten wirken könne, für unhaltbar. Einerseits sei die Verdünnung im Körper viel zu groß, als daß die Quecksilberpräparate noch parasiticid wirken könnten; dann aber sieht er in der Tatsache, daß das Quecksilber gerade bei der

16

malignen Syphilis versagt, einen Beweis dafür, daß von direkter Wirkung keine Rede sei. (Demgegenüber ist zu bemerken, daß dieses letztere Moment wohl nicht recht zutrifft; das Quecksilber versagt bei der malignen Syphilis bisweilen nicht wegen seiner Unwirksamkeit auf das Virus, sondern wegen seiner schädlichen Einwirkung auf den gegen Hg abnormempfindlichen Organismus, wobei übrigens zu bemerken ist, daß eine ganze Menge von typischen Fällen maligner Syphilis gerade bei kräftigen Quecksilberkuren, z. B. Kalomelinjektionen, sehr gut reagieren.)

Für Volk ist demnach die Wirkung des Quecksilbers keine direkte, sondern eine indirekte, und ganz wie von Düring hält er die von Schade aufgestellte Hypothese über die katalytischen Fähigkeiten des Quecksilbers für geeignet, um verständlich zu machen, wie auch eine überaus geringe Menge von Hg zur Entfaltung therapeutischer Effekte ausreichen könne. —

Ich selbst bin aber geneigt, doch auch — neben einer Entwicklungshemmung — eine direkte Einwirkung des Quecksilbers auf die Spirochäten selbst anzunehmen. Bei allen Behandlungsweisen sehen wir einen Parallelismus zwischen Dosis und Wirkung; wir sehen, wenn auch beim Menschen in sehr wenig ausgesprochener und regelmäßiger Weise, doch bei Tieren, namentlich bei Kaninchen (Uhlenhuth und Weidanz, Tomasczewski), eine sichere präventive, die allgemeine Infektion verhindernde Wirkung.

Für die entwicklungshemmende Eigenschaft des Quecksilbers scheint zu sprechen der ungemein prägnante Einfluß, den gerade die eine lange Remanenz mit sich bringenden Quecksilberbehandlungsmethoden auf den Gesamtablauf der Krankheit ausüben; im Gegensatz zu denjenigen Präparaten und Kurven, die sich durch schnelles Ausgeschiedenwerden des Hg auszeichnen.

Freilich direkte zwingende Beweise für eine unmittelbare Einwirkung des bei Allgemeinkuren in den Körper eingeführten Quecksilbers auf die Spirochäten liegen nicht vor.

Am ausführlichsten hat sich Lévy - Bing mit dieser Frage beschäftigt, indem er vor und nach einer Behandlung den Spirochätengehalt von Primäraffekten, Papeln u. dgl. kontrollierte. Er glaubt ganz strikte eine positive Aktion des Quecksilbers auf die Spirochäten nachgewiesen zu haben, sogar in der Weise, daß er je nach der Zahl der verwandten Injektionen die mehr oder weniger große Abnahme der Spirochäten konstatieren konnte.

Ähnliche Resultate haben Johanitescu und Galasescu, ferner Kowalewski, Pollio und Fontana, Monkorvo, Wechselmann und Löwenthal publiziert. —

Diesen Versuchen schließen sich alle diejenigen an, welche sich mit Spirochätenuntersuchungen bei schon in Behandlung befindlichen Kranken befaßt haben und dabei mehr oder weniger negative Spirochätenbefunde festgestellt haben (siehe Lévy - Bing, S. 255).

Eine weitere Zahl von Untersuchern, Hoffmann, Fusco, Wechselmann und Löwenthal glauben gewissen Formveränderungen (auffallende Kürze des Spirochäten, geringe Windungszahl) gesehen zu haben.

Beobachtungen über die Wirkung von Sublimatinjektionen auf im Blute kreisende Spirochäten haben Hoffmann und Baer bei zwei kongenital syphilitischen Kindern anstellen können. In dem ersten, letal endenden Falle verschwanden die Spirochäten trotz mehrfacher Einspritzungen von 2 mg Sublimat nicht aus der Blutbahn, während im zweiten, günstig verlaufenden Falle nach der ersten Injektion sich nie wieder Parasiten im Blute auffinden ließen.

Für die örtlich abtötende Wirkung des Quecksilbers hat Sh. Dohi einen Fall von papulöser Syphilis bei einem teils mit Zinnober (Schwefel-Quecksilber), teils mit Kohle tätowierten Menschen heranziehen wollen, indem er feststellte, daß alle roten Stellen frei von Efflorescenzen waren, während die schwarz tätowierten Stellen gerade reichlich mit papulösen Efflorescenzen besetzt waren. So bestechend diese Deutung erscheint, so kann sie wohl doch keine allgemeine Anerkennung beanspruchen, da von anderer Seite, z. B. von Florange, gerade die entgegengesetzte Beobachtung: besondere Lokalisation der Efflorescenzen an den Zinnoberstellen, gemacht worden ist.

Murero spricht dem Quecksilber nur eine schwache direkte Wirkung auf die Spirochäten zu, so daß selbst nach guter Behandlung ihre Lebensfähigkeit persistiert, was wiederum das Neuauftreten von Rezidiven erklärlich macht.

Einige hierhergehörende Versuche hat Halberstädter in Batavia gemacht. Mehreren Tieren wurden einmal starke Dosen von 2—10 cg Sublimat subcutan eingespritzt und dann teils der Spirochätengehalt, teils die Verimpfbarkeit der bestehenden Primäraffekte sowohl wie der Organe geprüft. Trotz der kolossalen Dosen von Sublimat konnte aber kein Einfluß auf die Spirochäten konstatiert werden; aber bei dem mit 10 cg Sublimat behandelten Tiere blieb die Verimpfung des excidierten Primäraffektes resultatlos und die Verimpfung der inneren Organe ergab nur bei einem unter 5 Tieren ein höchstens fragliches, wahrscheinlich negatives Resultat. Dieser Versuch ist also zwar nicht absolut eindeutig, spricht aber doch für eine möglicherweise eingetretene akute Heilung. Das Tier ging natürlich nach wenigen Tagen an Quecksilberintoxikation zugrunde.

Bei einem mit 2 cg behandelten Tiere war der excidierte Primäraffekt gut verimpfbar.

Bei Kaninchen haben Uhlenhuth-Weidanz und neuerdings Tomasczewski mehrere diesbezügliche Versuche gemacht. Tomasczewski berichtet:

„Kaninchen erkranken ohne Verlängerung der normalen Inkubationszeit an syphilitischer Keratitis, wenn sie im Moment der Impfung und noch kurze Zeit nachher unter der Wirkung von Sublimatinjektionen stehen. Unter dem Einfluß längere Zeit (5—9 Wochen) fortgesetzter Sublimatinjektionen erkrankt nur ein Teil der Tiere zu der gewöhnlichen Zeit, ein Teil später, ein kleiner Teil überhaupt nicht. Voraussetzung dabei ist, daß die Sublimatmengen unter Berücksichtigung des Durchschnittsgewichtes der Kaninchen etwa denjenigen entsprechen, die wir bei der Behandlung der menschlichen Syphilis benutzen.

„Steigert man den Quecksilbergehalt der Sublimatinjektionen um das Achtbis Zehnfache, so bleiben fast alle Impftiere ohne klinisch erkennbare Krankheitserscheinungen, auch wenn man mit den Einspritzungen schon nach einer Woche aufhört.“

Schließlich kann man das Auftreten der „örtlichen Quecksilberreaktionen“ an frischen Luesexanthemen als Folge einer direkten Einwirkung des Hg auf die Spirochäten verwerten. Diese Reaktion ist zuerst von Jarisch-Herxheimer beobachtet worden, ist aber ganz unabhängig zu gleicher Zeit an meiner Klinik von Tomasczewski gesehen und beschrieben worden. Thalmann deutet diese Erscheinung derart, daß infolge örtlicher Quecksilberwirkung ein sehr starker Spirochätenzerfall einträte und daß die dabei frei werdenden „Endotoxine“ — von denen man freilich gar nichts weiß — eine örtliche entzündliche Reaktion hervorriefen. Dieser Deutung haben sich E. Lesser und Welander angeschlossen. Doch kann man sich auch vorstellen, daß das Quecksilber nicht eine Zerstörung der Spirochäten herbeiführt, sondern die Spirochäten nur zu starker Absonderung toxischer Stoffe anreizt. —

Analog den „örtlichen Reaktionen" der Syphilide sind die vorübergehenden Exacerbationen, die man bei syphilitischen Arthritisformen bisweilen in Form verstärkter Schmerzhaftigkeit und Schwellung konstatieren kann. —

Bisweilen schließt sich der „örtlichen Reaktion" auch eine akute Temperatursteigerung an, die möglicherweise auch durch ein plötzliches Freiwerden von toxischen Stoffen durch die Quecksilbereinwirkung auf die Spirochäten entsteht. — Siehe hierüber die Arbeiten und Beobachtungen von Petersen, Epstein, Loewenhardt, Winternitz (Analogie mit Tuberkulininjektionen und deren „örtlichen Reaktionen"), E. Lesser, Bertin und Vanhaeke, Paula Sterns zusammenfassende Bearbeitung, Tomasczewski und Glaser. Letzterer hält das durch Quecksilber erzeugte „Antitoxinresorptionsfieber" für so charakteristisch, daß er zu der Schlußfolgerung gelangt: „Können wir bei latenter Lues und positiver Wassermannscher Reaktion durch einmalige oder wiederholte Quecksilberinjektionen ein- bis dreitägiges Fieber erzeugen, so sind Spirochäten im Körper anzunehmen." Stümpke tritt aber dieser Ansicht entgegen durch den Nachweis, daß auch bei Nicht-Syphilitischen durch Hg Fieber erzeugt werden könne.

Wir und Andre haben übrigens ganz eklatante „Reaktion" an Syphiliden auch nach Arsenophenylglycin- und Arsenobenzolinjektionen beobachtet, wo es sich also um ganz sichere unmittelbare Spirochätenzerstörung handelt.

In einem gewissen Zusammenhange mit der eben besprochenen „örtlichen Reaktion" bei der ersten Eruption stehen Beobachtungen, wie z. B. die von Walb gemachten, daß bei gummösen Prozessen durch die Darreichung von Quecksilber ein besonders starker Zerfall angeregt würde, der dann unter Umständen, z. B. bei Hirnherden, zu einer gefährlichen Verschlimmerung des Krankheitsverlaufes führen könne. Walb macht direkt eine Analogie zwischen den Wirkungen einer Tuberkulin-Injektion bei tuberkulösen Herden und der Quecksilberwirkung bei gummösen Prozessen und warnt daher vor einer zu starken Zufuhr von Quecksilber bei gewissen Formen der Hirnlues.

Für einen direkt bactericiden Einfluß des Quecksilbers spricht ferner nach Tomasczewski die Schnelligkeit seiner Wirkung. Ich hatte früher aus dem fast zauberhaften Effekt einer Quecksilberbehandlung auf die schweren Intoxikationserscheinungen, welche häufig in der zweiten Inkubation auftreten, auf eine Einwirkung des Hg auf das Virus geschlossen, aber weniger an eine bactericide als an eine antitoxische Einwirkung gedacht. Die Kopfschmerzen, Schlaflosigkeit, Appetitlosigkeit, Abgeschlagenheit, Temperatursteigerungen, anämisch-neurotische Zustände verschwinden so rapid, daß man nur an die Beseitigung der toxischen Stoffe denken kann. — Es ist ja sehr wohl denkbar, daß sowohl antitoxische wie bactericide Eigenschaften dem Quecksilber zukommen.

Gaucher will in manchen schweren Fällen, namentlich wo ein Mißverhältnis der Spirochätenzahl einerseits, der Symptome und Läsionen andererseits besteht, direkt die Toxine für die Entstehung der Krankheitsherde verantwortlich machen.

Auf die Versuche, die Heilwirkung des Quecksilbers auf indirektem Wege durch Beeinflussung der natürlichen Heilkräfte (Steigerung der Antikörper

u. dgl.) des Körpers zu erklären, gehe ich hier nicht ein, da die diesbezüglichen Beobachtungen noch zu spärlich und nicht eindeutig genug sind. (Siehe Hauck, Kreibich, Dohi, Tomasczewski, Renault.)

Nur über die Sternschen Beobachtungen, betreffend Hyperleukocytose, will ich kurz berichten. Er stellte fest:

1. daß nach Sublimat- wie nach Asurolinjektionen in der Dosis von 2 cg beim Menschen eine deutliche Steigerung der Leukocytenzahl in den nächsten 24—30 Stunden zu erreichen ist;

2. daß bei fortgesetzter Sublimatverwendung in Form von zweitäglich vorgenommenen Injektionen sich die Durchschnittszahl der Leukocyten dauernd erhöhen läßt. Dabei glaubt Stern einen Parallelismus zwischen Hyperleukocytose und Rückgang der sichtbaren Erscheinungen konstatiert zu haben;

3. daß bei Verwendung unlöslicher Hg - Präparate das Maximum der Hyperleukocytose später eintritt, aber länger anhält;

4. daß auch bei Atoxyl eine deutliche Hyperleukocytose erzielt werden kann, wenn man eine entsprechend große Dosis verwendet (ebenso bei Arsenobenzol in starkem Maße).

Als Gesamtergebnis seiner Versuche, die auch mit nucleinsaurem Natron angestellt wurden, schließt er: „Allen unseren gebräuchlichen Mitteln in der Luestherapie dürfte mehr oder minder die Eigenschaft innewohnen, anregend auf die Leukocyten zu wirken, wobei als Haupterscheinung ein zahlenmäßig stärkeres Hervortreten der Leukocyten im Blut (Hyperleukocytose) zu beobachten ist".

Ich möchte hierbei auch erwähnen, daß alle Versuche, bei Tieren durch Quecksilberbehandlung ein Heilserum herzustellen (Tarnowsky), resultatlos geblieben sind.

Tierversuche.

Was die **präventive Behandlung durch örtliche Maßnahmen** an der Inokulationsstelle und im zugehörigen Bezirk betrifft, so haben wir folgende **Tierversuche** gemacht:

Die Tiere wurden in der gewöhnlichen Weise an der Augenbraue durch Scarification geimpft. In wechselnden Zeiten, 4—7 oder 10 Tage nach der Inokulation, wurde entweder $1/_2$—1 ccm einer 1 proz. Sublimatlösung, oder $1/_2$ ccm einer 1 proz. Salicylquecksilberemulsion oder einer Atoxyllösung unter die gesamte Augenbraue eingespritzt, wobei wir versuchten, möglichst gleichmäßig das ganze Augenbrauengewebe zu infiltrieren.

Wir ließen absichtlich eine Zeit nach der Inokulation verstreichen, ehe wir die präventive Behandlung machten, um die Verhältnisse, wie sie bei menschlicher Infektion vorkommen, nachzuahmen, bei denen ja auch meist solche Behandlungsversuche erst gemacht werden würden, wenn irgendwelche Zeichen oder Andeutungen einer stattgehabten Infektion vorliegen.

Ein großer Teil der Versuche wurde dadurch unbrauchbar, wenn auch tatsächlich keine Infektion des Tieres eintrat, daß ein allgemeiner Zerfall der ganzen Augenbraue durch die Injektion eintrat. Speziell beim Sublimat passierte das so häufig, daß wir das Sublimat durch Salicylquecksilber, welches örtlich besser vertragen wurde, ersetzten.

Serie A. Unter den 11 Versuchen mit Salicylquecksilber verlief nur einer gänzlich negativ, bei einem war eine ganz sichere Diagnose nicht zu stellen. An 9 Tieren aber entstand ein typischer Primäraffekt, gänzlich unbeeinflußt von den in einigen Fällen sogar mehrfach vorgenommenen örtlichen Injektionen. Auch die allgemeine Syphilis war nicht beeinflußt, da wir in 5 Fällen unmittelbar nach dem Auftreten des Primäraffektes auch die Organe untersuchten und sie verimpfbar fanden.

Serie B. Wir infiltrierten voll entwickelte typische Primäraffekte mit verschiedenen Sublimatlösungen, excidierten die infiltrierten Primäraffekte nach einer Stunde und verimpften sie auf andere Tiere. Hier ließ sich in der Mehrzahl der Fälle eine örtliche Abtötung der Spirochäten durch das ins Gewebe injizierte Sublimat nachweisen.

1. 4 Versuche mit Infiltration einer Sublimat-Kochsalzlösung 1 : 10 : 1000. Die Verimpfung ergab keinen Primäraffekt.

2. 4 Versuche mit Serumsublimat 1 : 1000; 1 mal Primäraffekt, 3 mal kein Primäraffekt.

3. Bei Verwendung von Serumsublimat 1 : 200 entstanden merkwürdigerweise in 3 Versuchen auch 3 Primäraffekte.

4. Mit Sublimat-Kochsalzlösung 1 : 10 : 200 wurden 3 Versuche gemacht. Es entstand kein Primäraffekt.

Daß es gerade bei der starken Konzentration der Serumsublimatlösung 1 : 200 zu Primäraffekten kam, ist wohl ebenso wie der Mißerfolg in Serie A nur dadurch zu erklären, daß ein Teil der inokulierten oder vorhandenen Spirochäten mit der im subcutanen Gewebe befindlichen Lösung gar nicht in Berührung gekommen ist. Die Frage, ob überhaupt im Körper, insbesondere bei Allgemeinbehandlung eine direkte Abtötung der Spirochäten im Körper erfolge, ist durch diese Versuche natürlich nicht gelöst, da wir es ja in unseren Versuchen mit Konzentrationen zu tun hatten, wie sie bei Allgemeinbehandlung im Tierkörper nie vorkommen. —

Serie C betrifft 8 Tiere, bei denen 2 ccm einer 2,5 proz. Atoxyllösung in und unter die Impfstelle gespritzt wurden. Es gelang jedoch nicht ein einziges Mal, die Bildung von Primäraffekten zu verhindern.

In der **menschlichen Therapie** sind solche Versuche, syphilitische Prozesse und speziell im Gange befindliche Primäraffekte durch lokal applizierte Medikamente zu beeinflussen, schon mehrfach gemacht worden.

Was Quecksilberpräparate betrifft, so rührt die älteste mir bekannte diesbezügliche Arbeit von Weisflog her, welcher salpetersaures Quecksilberoxydul verwandte. Es folgen dann Versuche von Lang mit $1/2$—1 proz. Argentum nitricum, von Thalmann mit Kalomel- und Sublimatinjektionen, von Volk mit grauem Öl, von Strauß mit Quecksilberoxycyanat, von Hamel und von Hallopeau mit Atoxyllösungen.

Wohl der energischste Vertreter einer abortiven und präventiven Behandlung ist Hallopeau. In immer wiederholten Abhandlungen ist er für die Kombination einer örtlich abortiven Methode mit einer Allgemeinbehandlung eingetreten. Ich entnehme seiner letzten Abhandlung folgendes Resümee:

1. Eine intensive örtliche Lokalbehandlung, die man in den ersten 20 Tagen einer frischen primären Syphilis ins Werk setzt und mit einer sehr energischen Allgemeinbehandlung kombiniert, vernichtet vollkommen und aller Wahrscheinlichkeit nach definitiv die Entwicklung der Krankheit. Es liegen mir 141 gleichmäßig verlaufene positive Fälle vor.

2. Um dies Ziel zu erreichen, kann man anwenden entweder Hectin täglich 0,2 oder Oxycyanatquecksilber 0,0025—0,005 oder Hektargyre. Welches Präparat am besten vertragen wird, bedarf noch weiterer Studien.

3. Die Behandlung soll so zeitig wie möglich beginnen (Zuhilfenahme des Spirochätennachweises).

4. Mit der örtlichen Behandlung ist eine allgemeine zu kombinieren in der Form von subcutanen Injektionen von Benzoequecksilber und Jodkalium, um diejenigen Spirochäten, die aus dem primären Herd ausgewandert sind, zu treffen.

5. Wir haben unsere Behandlung gewöhnlich auf 30 Tage ausgedehnt. Es scheint aber, als wenn wir auch mit einer 15tägigen Behandlung auskommen würden.

6. Da die Krankheit auf diese Weise im Keime erstickt ist, bedarf es keiner weiteren Therapie.

7. Man kann dieselbe Behandlung auch im präventiven Sinne anwenden, wenn es sich nur um Syphilis-Verdacht handelt.

8. Unsere Behandlung differiert von den üblichen intensiven Behandlungsweisen dadurch, daß das spezifische Mittel in einer tausendfach verstärkten Weise auf den Infektionsherd selbst einwirken kann und ferner durch die vollkommene Beseitigung der Giftverbreitung.

9. Man kann also in einem Monat jede Syphilis heilen, wenn man sie in den ersten 20 Tagen ihres Beginnes angreift; vorausgesetzt, daß der Schanker den örtlichen Injektionen zugänglich ist, was allerdings leider nicht immer der Fall ist. —

Auch Mariotti berichtet neuerdings über ähnliche Abortivversuche. Sein Verfahren besteht in folgendem:

1. Täglich eine Stunde Aufsetzen eines Klappschen Schröpfkopfes auf den Primäraffekt. Ist die Hyperämie nicht stark genug, so legt er zu gleicher Zeit einen Stauung erzeugenden Verband an. Zu gleicher Zeit Kalomelsalbe lokal.

2. Tägliche Injektion in die Genitaliengegend von 1 ccm einer $\frac{1}{2}$ proz. Quecksilber-Cyanürlösung. Die Injektionen werden 2—3 Wochen durchgeführt.

3. Örtliche Injektion unter die Haut möglichst nahe des Primäraffektes mit $\frac{1}{4}$ proz. Quecksilbercyanür.

Marotti hat bei auf diese Weise behandelten sechs Fällen durch 1 Jahr lang keine Spur von Drüsenschwellung oder sonstigen Allgemeinsymptomen beobachtet. Fünfmal war die Reaktion vier Monate nach der Behandlung negativ.

Einen anderen Weg einer örtlichen präventiven Behandlung hat Milian (und in ähnlicher Weise Strumpf) vorgeschlagen,

nämlich die Einführung von grauer Salbe in den Präputialsack in all denjenigen Fällen, wo es sich um einen Primäraffekt der Eichel oder des Präputiums handelt. Hallopeau will diese Methode mit der seinigen: Injektionen von Hektin in das subpräputiale Bindegewebe und weiterhin auch mit einer sofort beginnenden Allgemeinbehandlung (mit Quecksilber und Jod) kombinieren.

Eine besondere Methode von Lokalbehandlung hat Duhot unter der Bezeichnung „Traitement intensif médico-chirurgical du chancre induré" ausgearbeitet. Diese Methode setzt sich zusammen

1. aus der Excision des Primäraffektes und

2. einer doppelseitigen Incision der Haut der Inguinalgegend mit täglicher Einführung von grauer Salbe in die Wundhöhle und subcutan angelegte Taschen. Er will dadurch eine ständige örtliche Zufuhr von Hg an und in die Drüsen bewerkstelligen, um diejenigen Spirochäten, die schon auf der Wanderschaft befindlich, aber in den Drüsen aufgehalten sind, zu treffen.

So vielversprechend die berichteten Versuchsreihen erscheinen, eine wirklich überzeugende Kraft haben sie für mich nicht.

Trotzdem hat man natürlich keine Berechtigung, sie als ganz wertlos hinzustellen, und man wird sie in jedem Fall, der geeignet erscheint, auch anwenden müssen. Keinesfalls wird man im Vertrauen auf etwaige Lokalmaßnahmen auf die Einleitung einer sofortigen Allgemeinbehandlung verzichten dürfen. Ich würde sogar meinen, man solle das Hauptgewicht auf diese möglichst schnell einsetzende und möglichst energische Allgemeinbehandlung legen, und für eine solche scheint mir, wenn man sich an das hält, was wir gegenwärtig wissen, entweder Arsenobenzol oder noch besser eine Kombination von Arsenobenzol mit Oleum cinereum hydrargyri (wegen seiner ungemeinen Remanenz) am meisten empfehlenswert.

Dagegen ist die lokale Behandlung ausgebildeter Luesprozesse durch äußere Applikation oder durch Injektion in den kranken Herd oder dessen Nachbarschaft natürlich nur zu empfehlen.

C. Allgemein-Behandlung mit Quecksilber.

Tierversuche.

Die Behandlung wurde hier in allen Fällen in Form von Injektionen vorgenommen, und zwar subcutan teils mit 1 proz. Sublimat-Kochsalzlösungen und 1 proz. Salicylquecksilber-Ölsuspensionen, teils intravenös mit $^{1}/_{2}$ proz. Hydrargcolloidale. — Die Sublimatinjektionen haben wir aufgegeben, weil die Tiere sie weit schlechter vertrugen als das Salicyl-Hg. Ganz undurchführbar waren Injektionen mit löslichem Salicyl-Hg (Asurol); die Tiere bekamen Stomatitis, verloren die Freßlust und starben meist sehr rasch. Bei denjenigen, die lange genug beobachtet werden konnten, schien allerdings ein guter Heilerfolg eingetreten zu sein (nach 40 mg bei Tieren post Primäraffekt).

Das kolloidale Hg, welches wir benützten, stammte aus der von Heydenschen Fabrik. Dasselbe wurde, namentlich intravenös in $^{1}/_{2}$ proz. Lösungen, sehr gut vertragen, während subcutan (bei 1 proz. Lösungen) leicht stärkere Infiltrate auftraten. Tiere im Gewicht von 1 kg vertrugen mehrfache Injektionen von 4 ccm ohne jede Störung.

Als wir dann ein von E. Merck uns übersandtes Präparat benützten, starben die Tiere fast alle — bei $^{1}/_{2}$ und 1 proz. Lösungen — unmittelbar nach den intravenösen Injektionen, wenn die Dosis von 1 ccm überschritten wurde.

Auch Uhlenhuth hat keinen Erfolg gesehen: siehe Zeitschr. f. Immunitätsforschung Bd. I, S. 118; bei Hühnerspirillose nur geringe Entwicklungshemmung.

A. Versuche ante infectionem.

Von 15 Versuchen ergab die nachträgliche Impfung 12 mal Primäraffekte. 3mal versagte die Inokulation. Es besteht aber für mich nicht der geringste Zweifel, daß diese drei Versager nichts mit der vorausgegangenen Therapie zu tun hatten, sondern auf zufälligen Umständen beruhten. —

B. 20 Versuche cum infectione ergaben.

1. Bei 19 Fällen mit Salicylquecksilberbehandlung 13 mal Primäraffekt, 6 mal keinen Primäraffekt.

2. Bei 14 Fällen mit Sublimatbehandlung 9 mal Primäraffekt, 4 mal keinen Primäraffekt.

3. Bei 7 Fällen mit intravenösen Injektionen von kolloidalem Hg 5 mal Primäraffekt, 1 mal kein Primäraffekt, 1 mal sehr fraglich.

Im großen ganzen also waren die präventiven Versuche mit Quecksilber häufiger (8 mal) ohne Erfolg, gegenüber 5 Fällen mit Erfolg, wobei wir aber bei den 5 Fällen immer in Betracht ziehen müssen, daß Zufälligkeiten, die das Angehen eines Primäraffekts verhindern, in Betracht gezogen werden müssen.

Wie sehr solche Zufälligkeiten in Rechnung zu ziehen sind, geht aus einer weiteren Serie von 19 (in die Liste nicht aufgenommenen) Tieren hervor, welche cum infectione in Sublimatbehandlung genommen wurde. Anscheinend war der Erfolg ein glänzender, da nur 3 Primäraffekte in dieser ganzen Serie entstanden und auch diese nach sehr langen Inkubationszeiten. Glücklicherweise hatten wir 6 Kontrolltiere, die mit demselben Impfmaterial inokuliert waren, aber nicht in Behandlung genommen wurden. Keine dieser 6 Kontrollen ging an. Wir hatten es also mit einem sehr schlechten und unsicheren Infektionsmaterial zu tun.

Tabelle XXIX.

Der Versuch wurde vorgenommen	Medikament und Dosis	Zahl der Versuche	Impferfolg	
			P. A.	kein P. A.
ante infectione	Hg-Salicyl 52—120 mg	15	12	3
ante et cum infectione	Hg-Salicyl 80 mg	1	—	1
cum infectione	Hg-Salicyl 50—80 mg	19	15	6
	Sublimat 30—35 mg	14	9	4
	Hg.-colloid. ½ proz. intravenös	7	5	1

C. **Heilversuche** bei Syphilistieren (mit noch bestehendem oder schon abgeheiltem Primäraffekt) wurden im ganzen 64 mal angestellt.

1. 10 Tiere, welche 19 ccm ½ proz. Quecksilber-Kolloidallösung intravenös erhielten, blieben alle ungeheilt. Bei keinem einzigen Tier dieser Serie ergab die mit gutem Material angestellte Reinokulation ein positives Resultat.

2. Mit Sublimat wurden 15 Tiere behandelt. 10 wurden geheilt, 5 blieben ungeheilt. Die Heilung wurde konstatiert 7 mal durch vergebliche Organverimpfung, 3 mal durch positive Reinokulation.

Die 5 nicht geheilten hatten bekommen: 18, 30, 12, 12, 7½ mg. Es handelt sich also in der Tat um verhältnismäßig kleine Dosen gegenüber den geheilten, welche 42, 42, 42, 42, 42, 42, 36, 31, 25, 13,5 erhalten hatten.

3. Mit Salicylquecksilber wurden 39 Tiere behandelt, darunter wurden 34 geheilt, eines fraglich, 4 nicht geheilt. Die Prüfung der Heilung geschah 14 mal durch negative Organverimpfung, 20 mal durch positive Reinokulationen. (Uhlenhuth hatte mit Salicyl-Hg bei Hornhaut-Syphilis der Kaninchen gute Erfolge.)

Tabelle XXX. Behandlungsversuche mit Hg-Präparaten post P. A.

Es wurde behandelt	Zahl der Versuche	Organprüfung		Reinfektion	
		positiv	negativ (geheilt)	positiv (geheilt)	negativ
mit Sublimat	15	2	7	3	3
„ Hg-Salicyl	39	2	14	20	1 ? 2
„ Hg-colloid.	10	—	—	—	10

Über die Wertigkeit der einzelnen Quecksilberpräparate geben unsere Versuche keinen Aufschluß. Wenn wir im allgemeinen mit Salicylquecksilber die besten Resultate erzielten, so liegt das wohl wesentlich daran, daß es infolge etwas langsamerer Resorption besser vertragen wurde und demgemäß längere und intensivere Kuren ermöglichte.

Vollständig versagte in unseren Versuchen das kolloidale Quecksilber. Es ist aber wohl möglich, daß nach anderen Prinzipien hergestellte und in anderer Dosierung verwendete Präparate andere Erfolge mit sich bringen können. Über Behandlungsversuche am Menschen siehe im Literaturverzeichnis: „Hydrarg. colloidale". — Vielleicht werden aber gerade weitere Studien mit den Kolloidal-Quecksilberpräparaten — mit denen ich lebhaft beschäftigt bin — einen Aufschluß darüber geben, ob es prinzipielle Unterschiede zwischen den verschiedenen Quecksilberpräparaten mit Bezug auf organotrope und parasitotrope Wirkung gibt, oder ob im Organismus — mögen die eingeführten Quecksilberpräparate chemisch noch so verschieden sein — doch schließlich ein und dieselbe Modifikation, welche wirksam ist, entsteht. Eins ist schon jetzt sicher festgestellt, daß man mit allen Präparaten tötliche, nach demselben Modus verlaufende Quecksilbervergiftungen erzielen kann und daß nur die Zeit, zu welcher der letale Exitus eintritt, wechselt, wenn man mit verschiedenen Präparaten die gleiche Hg-Dosis einführt.

Irgendein Einfluß der Zwischenzeit, welche zwischen Konstatierung des Primäraffektes und dem Beginn der Behandlung bestanden hatte, war nicht zu konstatieren. Diese Zeit schwankte zwischen 7 Tagen und 535 Tagen. Besonders betonen möchte ich, daß die Heilung erfolgte bei nicht weniger als 8 Tieren, die länger als 300, 2 Tieren, die länger als 400 und einem Tier, das länger als 500 Tage krank war. Das heißt also: Heilung bei latenter Syphilis! —

D. Acht Tiere von den „post Primäraffekt" behandelten Tieren waren auch schon teils ante infectionem, teils cum infectione behandelt worden. Es zeigte sich aber nirgends ein Einfluß der präventiven Vorbehandlung auf den weiteren Verlauf oder den Effekt der nach dem Auftreten der Krankheit eingeleiteten Therapie.

E. Bei sechs syphilitischen Tieren wurden zwei Kuren, getrennt durch eine zweimonatliche Pause, durchgeführt, die erste Kur mit 60 mg Salicylquecksilber, die zweite mit 75 mg Salicylquecksilber. In sämtlichen Fällen wurde Heilung erzielt, wie die stets negativ verlaufenden Organimpfungen bewiesen.

Es ist übrigens zu bemerken, daß die Quecksilberpräparate von den Affen im großen und ganzen schlecht vertragen werden. Speziell bekamen sie sehr leicht

Stomatitis, wodurch ihre Freßlust sehr stark beeinträchtigt wurde. Wir konnten daher stets nur recht kleine Einzeldosen verwenden.

Um einen Vergleich mit den bei der menschlichen Therapie angewendeten Dosen zu geben, stelle ich gegenüber den Affen mit einem durchschnittlichen Gewicht von 2 kg einen Menschen mit 60 kg Gewicht. Es entsprechen dann 30 mg Sublimat = 0,9 (was einer Kur von 45 täglich aufeinander folgenden Injektionen von 0,02 Sublimat entsprechen würde). —

50 mg Salicylquecksilber entsprechen 1,5 Salicylquecksilber (gleich 15 unserer gewöhnlichen Injektionen); 80 mg Salicylquecksilber = 2,4 Salicyl-Hg; 120 mg sogar 3,6. Das sind also Quantitäten, wie wir sie (beim Salicyl-Hg) nie und nimmer in einer fünf- höchstens sechswöchentlichen Kur einem Menschen einverleiben.

Was ergibt sich aus diesen bei den Tieren gemachten Erfahrungen für die menschliche Therapie?

Im Gegensatz zu Allen, welche sich nur auf eine Beseitigung manifester Symptome beschränken wollten, haben wir jetzt von dem Gesichtspunkt auszugehen, daß das Quecksilber ein direkt heilendes, ein spirochätenvernichtendes Mittel ist, und es handelt sich nur um die Frage, ob der menschliche Organismus die zur Spirochätenvernichtung eventuell notwendigen Dosen verträgt, und ob nicht etwa Intoxikationserscheinungen gefährlicher Art schon vor Erreichung des therapeutischen Ziels zum Abbrechen der Quecksilberbehandlung führten.

Ganz allgemein läßt sich aber diese Frage nicht beantworten; denn es kommen folgende Momente in Betracht:

1. ist es sicherlich nicht gleichgültig, zu welchem Zeitpunkt nach der Infektion die Quecksilberzufuhr beginnt;

2. besteht möglicherweise ein großer Unterschied darin, ob die Spirochätenvernichtung angestrebt wird, d. h also, ob die Behandlung vor sich geht a) im manifesten oder im latenten Stadium, b) im sekundären oder im tertiären Stadium;

3. ist es sicherlich von Bedeutung, welches Quecksilberpräparat zur Anwendung gelangt. Ich denke hierbei weniger an die durch die verschiedene Methode der Quecksilberzufuhr bedingten Differenzen der internen, percutanen, subcutanen oder intravenösen Hg-Kuren, als an diejenigen Verschiedenheiten, welche je nach der Wahl des angewandten Präparats bestehen 1. mit Bezug auf die Schnelligkeit der Resorption einerseits und Ausscheidung andererseits und

2. mit Bezug auf die chemische Konstitution der Präparate, wodurch möglicherweise die Verarbeitung im Körper und die Intensität der Wirksamkeit beeinflußt wird.

Es ist hier nicht der Platz, alle diese Fragen ausführlich zu erörtern; um so weniger, als wir uns dabei nicht auf festgestellte Tatsachen, sondern fast nur auf Hypothesen und Vermutungen stützen könnten. Ich will nur ganz kurz auf die für die Behandlung der menschlichen Syphilis wichtigen prinzipiellen Fragen eingehen, welche durch unsere Tierversuche einer Klärung näher gebracht worden sind.

Um es zu wiederholen, so haben die Tierversuche gelehrt:

1. Das Quecksilber ist ein direktes Heilmittel der Syphilis, und zwar nicht nur in Stadien der manifesten Erscheinungen, sondern auch in Stadien der Latenz.

Daraus ergibt sich die Berechtigung und Verpflichtung, auch das Quecksilber bei der menschlichen Syphilis nicht bloß anzuwenden als symptomatisches Heilmittel, sondern auch in denjenigen Stadien, in denen wir klinisch auf keine Weise Symptome nachweisen können, wenn wir, sei es aus allgemeinen Erfahrungen heraus, sei es jetzt aus den Tatsachen der Serodiagnostik, schließen und wissen, daß noch Syphilisgift im Körper vorhanden ist.

Es wird auf diese Weise die Berechtigung, ja sogar die Notwendigkeit der chronischen Behandlung in vollem Maße erwiesen für alle Fälle, in denen nicht eine Heilung schon durch die erste Kur überzeugend nachgewiesen ist.

Ob es richtiger ist, die wesentlich in England geübte Methode einer chronisch-permanenten Quecksilberkur oder die von Fournier inaugurierte, ganz besonders aber in Deutschland aufgenommene Methode der chronisch-intermittierenden Behandlung durchzuführen, ist noch nicht klargestellt. Es wird noch vieler Jahre bedürfen, um unter der Kontrolle der Serodiagnostik beide Methoden zu prüfen, ehe man zu einer Entscheidung kommen wird.

Ich selbst habe im Laufe des letzten Jahres angefangen, die chronisch-permanente Methode durchzuführen. Wenn ich durch eine energische Kur volle Beseitigung der Symptome und negative Reaktion erreicht habe, so fahre ich fort, monatelang in Intervallen von 2—3—4 Wochen — mich jedem Falle anpassend und in durchaus nichtschematischer Weise — immer weiter eine halbe bis eine ganze Barthélemysche Spritze von Ol. ciner., also 0,07—0,1—0,14 Hg zu verabreichen. Irgendwelche Störungen habe ich bei dieser, übrigens für den Patienten ungemein bequemen Kur bis jetzt nicht beobachtet. Über den definitiven Heilerfolg kann ich noch nichts sagen; jedoch weiß ich, daß in den allermeisten Fällen die Patienten vor der Hand rezidivfrei geblieben sind und die Reaktion negativ blieb.

2. Die Tierversuche haben uns aber auch gelehrt, daß eine Präventivbehandlung, noch vor dem Auftreten des Primäraffekts begonnen, in vielen Fällen von Erfolg ist. Demgemäß möchte ich auch für die menschliche Therapie den Grundsatz aufstellen — den ich übrigens seit dem Jahre 1881 stets und regelmäßig auf das energischste vertreten habe —, die Allgemeinbehandlung so zeitig wie irgend möglich zu beginnen.

Bei den Menschen wird allerdings der Termin, wann die Allgemeinbehandlung beginnen kann, immer ein viel späterer sein als bei den Affen. Bei letzteren wußten wir ganz genau, daß eine Impfung und an welchem Tage sie stattgefunden hatte, und wir hatten demgemäß, auch wenn wir von Syphiliserscheinungen noch gar nichts feststellen konnten, doch immer ein Tier vor uns, dessen Erkrankung wir mit allergrößter Wahrscheinlichkeit zu erwarten hatten.

Beim Menschen müssen wir dagegen in den allermeisten Fällen auf das Auftreten irgendwelcher, die stattgehabte Infektion beweisender Erscheinungen warten, d. h. also viele Wochen von dem vermuteten Infektionstermin an gerechnet. In dem Sinne, in dem wir bei den Affen von Präventivbehandlung sprechen, kann demnach beim Menschen eigentlich nie gesprochen werden. Namentlich früher, wo wir auf klinisch-sichere Zeichen eines Primäraffekts warten mußten, war meistens schon eine Allgemeinerkrankung im Gange, wenn wir die sogenannte Präventivbehandlung begannen. Die Resultate waren demgemäß auch insofern unbefriedigend, als doch fast regelmäßig manifeste allgemeine Symptome auftraten.

Ich meine aber, die früheren ungünstigen Resultate der sogenannten Präventivbehandlung — die eigentlich nichts anderes war als eine Allgemeinbehandlung von nur noch nicht manifest gewordener Allgemeinsyphilis, nicht aber eine Behandlung vor der Generalisierung — dürfen uns nicht abhalten, heute, wo wir in ganz anderer, viel günstigerer Position uns befinden, immer wieder eine wirkliche Präventivbehandlung zu versuchen.

Unsere günstigere Position besteht darin:

1. Daß wir durch den Spirochätennachweis in der Lage sind, Diagnosen zu Zeiten zu stellen, in denen früher, wo wir noch auf klinische Zeichen angewiesen waren, jede Diagnose unmöglich war.

2. Wir sind aber heute sogar in der Lage und dazu berechtigt, eine Allgemeinbehandlung der Syphilis zu beginnen, selbst wenn am Patienten weder klinisch noch durch Spirochätenbefund die vollzogene Infektion festgestellt werden kann. Es genügt, wenn nach der Art der Infektionsquelle oder durch sonstige Umstände die Wahrscheinlichkeit, daß eine Syphilisinfektion stattgefunden haben könnte, vorliegt.

Ich halte mich zu dieser wahren Präventivbehandlung heute für berechtigt, weil wir jetzt durch die Serodiagnostik in der Lage sind, eine Kontrolle über den weiteren Verlauf auch bei symptomfrei bleibenden Menschen zu führen; weil wir feststellen können, ob die vermutete Infektion wirklich zu einer — wenn auch dauernd latent bleibenden — Syphilis geführt hat oder ob der Patient syphilisfrei ist. Wobei es ja für den Endeffekt ganz gleich ist, ob er syphilisfrei ist deshalb, weil er vielleicht gar nicht infiziert war, oder ob er durch das zeitige Eingreifen der Behandlung von der doch im Gange befindlichen Syphilis geheilt worden ist.

Ich weiß sehr wohl, daß ich mich hier in Widerspruch setze mit dem, was ich selbst jahrzehntelang in der energischsten Weise vertreten habe. Denn immer und immer wieder habe ich zwar für eine möglichst früh einsetzende Behandlung plädiert, aber stets mit dem Zusatz: „keine Allgemeinbehandlung vor ganz sichergestellter Syphilis“. Diesen Grundsatz vertrat ich aber nur aus den in der Praxis gemachten Erfahrungen heraus, daß wir eben nicht in der Lage waren, bei symptomfreien Menschen etwas über Syphilis oder Nichtsyphilis auszusagen, und daß es mir demgemäß richtig erschien, doch einmal wenigstens, also im Anfang, festzustellen, ob überhaupt eine Syphilisinfektion stattgefunden habe. Heute ist das Abwarten beweisender Symptome nicht mehr notwendig, um den Tatbestand der erfolgten Infektion festzustellen, da wir ja in der Lage sind, durch serodiagnostische Kontrolle dies nachzuholen.

Kommt man mit der Präventivbehandlung zu spät, weil der Primäraffekt schon ausgebildet ist — und wir haben ja gesehen, daß damit in den allermeisten Fällen wohl auch schon die Allgemeinsyphilis im Gange oder vollzogen ist — so hat wenigstens jetzt sofort eine energische Frühbehandlung zu beginnen. Denn nach allem, was bei der menschlichen Syphilis uns die Serodiagnose gelehrt hat, ist es ungemein viel leichter, bei dem ersten Schub Heilung herbeizuführen, als wenn man es zu Rezidiven oder gar zu Spätlatenz (mit positiver Reaktion) kommen läßt, welch letztere viel schwerer therapeutisch zu beeinflussen und zu beseitigen sind. Unzweifelhaft sind die Chancen für eine definitive Heilung am günstigsten in der allerersten Periode der Krankheit.

Es ist natürlich ganz unmöglich, diese ganze Frage der Frühbehandlung hier ausführlich zu behandeln. Ich verweise nur auf folgende Arbeiten:

Volk (Injektionstherapie, S. 625), Leredde, von Wahl, Scholek, Carle, Petrini de Galatz, Ribollet, Thalmann, E. Lesser, Lederer, Duhot, Scheuer, Scherber (sehr eingehende Besprechung der ganzen Frage), Ullmann, Piffard, Harris und Corbus, Milian, Kropf, Rich. L. Grünfeld, Zieler, Gaucher, Mannino, Kröger, Jullien.

3. Die Tierversuche haben uns aber auch gelehrt, daß eine entsprechende Menge des Medikaments zur Heilung notwendig ist und daß bei kleinen Dosen die Chancen für eine wirkliche Heilung bedeutend schlechter sind als bei großen.

Auch für die menschliche Therapie kann gar nicht dringend genug darauf hingewiesen werden, wie unumgänglich notwendig ein vollständiger Umschwung unserer Syphilisbehandlung nach dieser Richtung hin ist. Für mich besteht gar kein Zweifel darüber, daß $^9/_{10}$ aller Kuren, die in unseren Kulturländern seitens der Ärzte verordnet werden, weit unter der Grenze des notwendigen bleiben. Das alte schematische Verfahren, sich von vornherein eine bestimmte Anzahl von Einreibungen oder Einspritzungen als „Kur" vorzunehmen, und nach Absolvierung dieser Zahl die Kur zu beendigen, muß aufgegeben werden. Es kommt vielmehr bei dem Gros der Fälle alles darauf an, auf absolut sichere Weise eine große Menge von Quecksilber einzuverleiben, allerdings mit Berücksichtigung der individuellen Disposition des ganzen Menschen und einzelner Organe. Stets muß die Serodiagnostik zu Hilfe gezogen werden müssen, da sie für den Kundigen sehr wohl einen festen Anhaltspunkt gewährt, ob und wie weit wir dem erstrebten Ziel einer möglichst vollkommenen Spirochätenvernichtung schon näher gekommen sind.

Ob für alle weiteren rein therapeutischen Fragen das Tierexperiment von großer Bedeutung sein wird, ist mir zweifelhaft, da die bei Tieren gemachten Erfahrungen sich in den seltensten Fällen ohne weiteres auf die menschlichen Verhältnisse übertragen lassen. Aber die toxikologische Untersuchung der verschiedenen in der Syphilistherapie verwendbaren Quecksilberpräparate kann allerdings von sehr großer Bedeutung sein. Gibt sie uns doch sehr wertvolle Aufschlüsse über die Schnelligkeit der Resorption und die für die Therapie besonders wichtige Remanenz des Quecksilbers im behandelten Organismus!

Unser Hauptinteresse neben den Quecksilber- und Jodpräparaten beanspruchten natürlich die Arsenpräparate, zumal ich durch P. Ehrlichs Entgegenkommen in der Lage war, schon 1907 in Batavia ganz ausführliche Versuche sowohl mit Arsacetin, wie mit Arsenophenylglycin zu machen.

D. Allgemein-Behandlung mit Acidum arsenicosum.

Für die Versuche benutzte ich zwei Lösungen:

1. Die seit Jahren von mir auch in der menschlichen Therapie bewährte Formel:

$$acid.\ arsen.\ 1{,}0,$$
$$acid.\ carbol.\ 3{,}0,$$
$$aqua\ dest.\ ad\ 100{,}0.$$

2. Die nach Löfflers Vorschrift hergestellte Lösung: Es wurde 1 g ac. arsenic. in 10 ccm Normalnatronlauge gelöst, nach der Lösung die das Alkali neutralisierende aequivalente Menge, 10 ccm Normalsalzsäure, hinzugefügt und das Ganze auf 100 ccm aufgefüllt. 1 ccm dieser Lösung enthält demnach 1 cg ac. arsenic. —

Ich habe jedoch von dieser Lösung wieder Abstand nehmen müssen, weil ungemein häufig sowohl bei subcutaner wie intramuskulärer Verwendung sehr starke Infiltrate mit sich daranschließenden ausgedehnten Hautnekrosen sich einstellten. Wir haben dadurch eine sehr große Anzahl von Tieren, die wir in Behandlung genommen hatten, verloren. Es sind daher viele Tiere auch mit beiden Lösungen behandelt worden, indem wir mit der Löfflerschen Lösung anfingen und mit unserer viel besser bekömmlichen Lösung die Behandlung fortsetzten. Die ausgedehnten Nekrosen störten naturgemäß auch das Allgemeinbefinden sehr stark; vermutlich hatten die Tiere erhebliche Schmerzen.

Die Einzeldosen wurden anfangs immer sehr niedrig gegriffen und nur ganz allmählich gesteigert; sie betrugen 2,5—10,0 mg pro Injektion. Wir stiegen nur sehr langsam und machten die Injektionen alle 2—3—5 Tage. Die Gesamtdosen schwanken in den Versuchen — siehe Tabelle — von 11 mg bis 75 mg, welche dann in 4—6 Wochen verwendet wurden. Bei der Dosierung richteten wir uns teils nach der Größe der Tiere mit Gewichtsschwankungen zwischen 2—3,5 kg, teils nach dem Allgemeinbefinden während der Behandlung.

Sehr auffallend war in einer recht erheblichen Anzahl von Fällen das sehr langsame Zurückgehen der Primäraffekte. Selbst wenn die Tiere bisweilen schon 2—3 Wochen in Behandlung waren, waren oft noch die knotigen derben Infiltrate auf das deutlichste erkennbar.

Die Versuche zerfielen in präventive Versuche und Heilversuche.

A. Präventivversuche.

Wir begannen mit den Injektionen am zweiten resp. vierten Tage nach der Infektion. Im ganzen wurden 26 derartige Versuche zu Ende geführt. Von 20 Tieren

der Serie I, II bekamen zwölf trotz der präventiven Behandlung einen Primäraffekt (eventuell 13, wenn wir den fraglichen hinzurechnen). Serie III und IV
erscheinen günstiger, da hier zehn Tiere unter achtzehn keine Primäraffekte bekamen. Aber das Impfmaterial, welches zu diesen Versuchen verwendet wurde,
war, wie die Kontrollversuche lehrten, recht minderwertig, da auch bei den
Kontrollversuchen sehr viele Versuche versagten.

Eine gesetzmäßige Abhängigkeit der Erfolge bzw. Mißerfolge zu den verwendeten Dosen konnte nicht konstatiert werden. —

Tabelle XXXI. Präventivversuche.

Die Versuche wurden vorgenommen	Medikament und Dosis	Zahl der Versuche	Impferfolg		
			P.-A.	kein P.-A.	fraglich
Serie I ante, 2. und 4. Tag post infect. . .	Acid. arsenicos. 29,5 mg	3	—	2	1
	37,0	3	1	2	—
	44,5	4	3	1	—
	47,5	1	—	1	—
	52,0	1	1	—	—
insgesamt		12	5	6	1
Serie II 4 Tage post infect.	Acid. arsenicos. 11,5	1	1	—	—
	44,5	2	2	—	—
	48,0	2	2	—	—
	52,0	1	1	—	—
	75,5	1	—	1	—
	89,0	1	1	—	—
insgesamt		8	7	1	—
Serie III 4 Tage post infect.	Acid. arsenicos. 29,5	2	—	1	1
	37,0	1	—	1	—
	44,5	2	1	1	—
	48,5	1	—	1	—
insgesamt		6	1	4	1
Serie IV 4 Tage post infect.	Acid. arsenicos. 29,5	3	—	2	1
	37,0	3	1	2	—
	44,5	4	3	1	—
	48,5	1	—	1	—
	52,0	1	1	—	—
insgesamt		12	5	6	1

B. Heilversuche.

Brauchbare Resultate liegen — da gerade hier sehr viele Tiere vorzeitig
starben — nur achtzehn vor. Unter diesen 18 Tieren sind nur fünf geheilte; in
zwei Fällen festgestellt durch negativ bleibende Organverimpfung, in drei Fällen
durch positive Reinokulationen.

Tabelle XXXII. Heilversuche.

	Dosis	Zahl der Versuche	Reinokulation		Organprüfung	
			negativ	positiv	negativ	positiv
Acid. arsenicos.	22,5	2	—	—	1	1
	25,0	2	—	—	1	1
post. P.-A.	27,5	1	—	—	—	1
	33,5	1	—	—	—	1
	53,5	3	—	—	—	3
	55,5	1	—	1	—	—
	58,0	3	—	—	—	3
	60,5	2	2	—	—	—
	74,5	2	1	1	—	—
	86,5	1	—	1	—	—
insgesamt		18	3	3	2	10

Rechnen wir die Durchschnittsdosis für einen 2 kg schweren Affen zu 35 mg, so würde das für einen Menschen von 60 kg berechnet 1,15 acid. arsen. pro Kur betragen; also eine sehr erhebliche, das Maß einer energischen Arseninjektionskur bei weitem übersteigende Dosis. Wir haben aber unter unseren Tieren nicht weniger als dreißig, welche bei weitem mehr (45, 52, 60, 74, 86 mg) bekommen haben. Also trotz dieser enormen Menge doch verhältnismäßig schlechte Heilerfolge! —

Einen von dem unsrigen ganz abweichenden Standpunkt nimmt O. Rosenthal bezüglich der Beurteilung des Acidum arsenicosum als Heilmittel der Syphilis ein. Nach seiner Überzeugung wirkt sowohl im Atoxyl wie in allen übrigen neueren organischen Arsenpräparaten nur das Arsen, während die anderen chemischen Komponenten in keiner Weise in Betracht kommen. Er stützt sich auf Erfahrungen, die er bei der Behandlung menschlicher Syphilis, speziell auch ulceröser und maligner Syphilis gemacht habe.

Demgegenüber ist folgendes zu bemerken:

1. Es gelingt auf keine Weise, durch Behandlung mit Acidum arsenicosum so schnelle und auffallende Heilungen bei Syphiliskranken herbeizuführen, wie durch die organischen Arsenpräparate. Selbst wenn man die Annahme machte, daß nur das Arsen als solches in Betracht käme, würden die organischen Präparate den Vorzug haben, daß man in unschädlicherer Form in kürzerer Zeit viel größere Arsenmengen dem Körper einverleiben könne.

2. Die Tierversuche beweisen aber in unanfechtbarer Weise, daß es eben nicht allein auf das Arsen ankommt, sondern auf die gesamte chemische Konstitution des arsenhaltigen Präparates. So leicht es ist, mit den organischen Arsenpräparaten die Syphilis der Affen wirklich zu heilen, in so wenig sicherer Weise gelingt dies mit Acidum arsenicosum.

Wie falsch es ist, bei den verschiedenen Arsenpräparaten die Wirksamkeit nur nach dem Arsen zu beurteilen, geht auch daraus hervor, daß die Giftigkeit der verschiedenen Präparate eine vollkommen verschiedene ist. Hunde z. B. sind gegen Arsen in Form des Atoxyls ungemein empfindlich und gehen schon bei ganz geringen Dosen durch starke Nephritis zugrunde. Arsenophenylglycin dagegen vertragen sie in ungemein großen Dosen bis zu 0,25 pro Kilogramm, ohne daß sich Vergiftungserscheinungen einstellen.

Ich habe entschieden den Eindruck, daß das Arsen höchstens ein symptomatisches Mittel ist, während den organischen Präparaten ein **spezifisch abtötender Einfluß auf die Spirochäten** zukommt.

Die organischen Arsenpräparate.

Bisher sind folgende Präparate in den Kreis der Untersuchung gezogen worden:

1. **Kakodylsäure** (Dimethylarsinsäure):

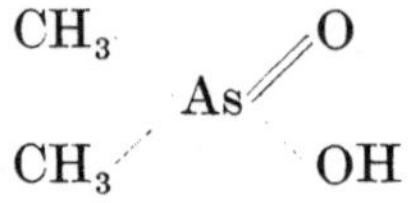

$$(CH_3)(CH_3)As(=O)(OH)$$

2. **Kakodylsaures Natron**:

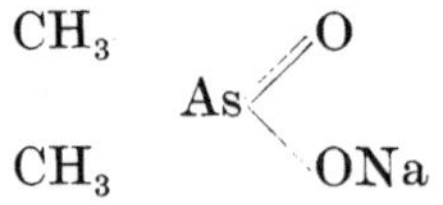

$$(CH_3)(CH_3)As(=O)(ONa)$$

3. **Arrhenal** (Dinatrium-Monomethylarseniat):

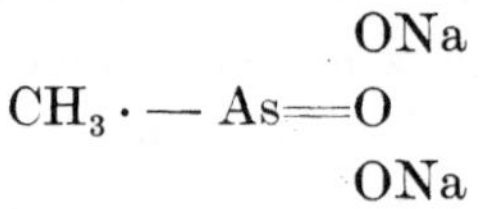

$$CH_3\cdot-As(=O)(ONa)(ONa)$$

4. **Atoxyl** (p-aminophenylarsinsaures Natron, arsanilsaures Natron):

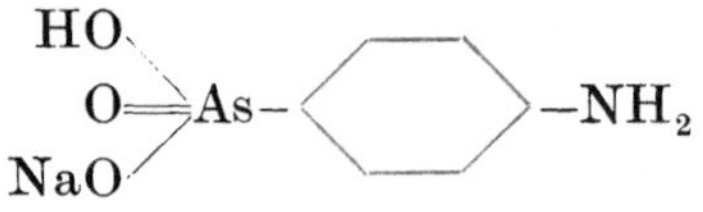

$$(HO)(NaO)(O=)As-\langle C_6H_4\rangle-NH_2$$

Mit dem Atoxyl identisch ist das Soamin.

5. **Arsacetin** (acetyl-p-aminophenylarsinsaures Natron):

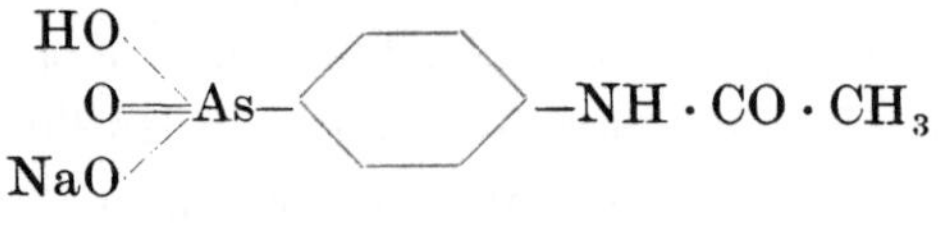

$$(HO)(NaO)(O=)As-\langle C_6H_4\rangle-NH\cdot CO\cdot CH_3$$

6. **„Hectin"**

$$(HO)(NaO)(O=)As-\langle C_6H_4\rangle-NH\cdot SO_2\cdot C_6H_5.$$

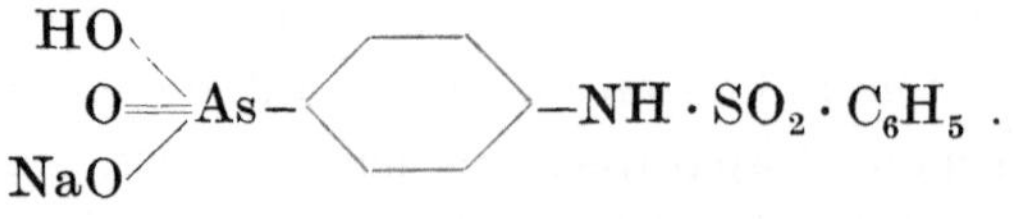

ist das Einwirkungsprodukt von Benzolsulfochlorid auf Atoxyl, ähnlich wie Arsacetin das Einwirkungsprodukt von Acetylchlorid auf Atoxyl ist. Es steht unter den Stoffen, die therapeutisch geprüft wurden, dem Arsacetin am nächsten.

Übrigens ist Hectin zuerst im Speyer-Haus dargestellt worden. Es ist in das Arsacetinpatent mit eingeschlossen.

7. **Arsanthran** (acetyl-anthranilarsinsaures Natron):

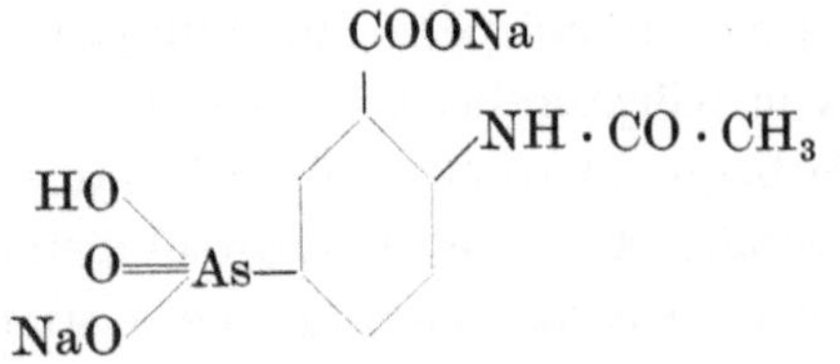

$$\text{COONa}$$

$$\text{HO}\diagdown$$
$$\text{O}=\text{As}-\bigcirc-\text{NH}\cdot\text{CO}\cdot\text{CH}_3$$
$$\text{NaO}\diagup$$

8. **Phenarsol** (p-oxyphenylarsinsaures Natron, phenol-p-arsinsaures Natron):

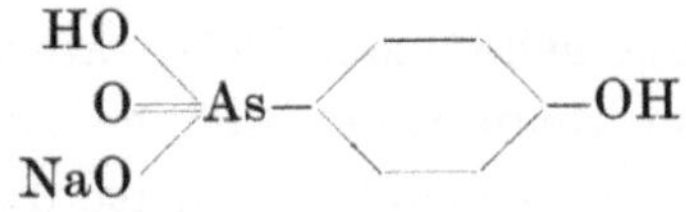

$$\text{HO}\diagdown$$
$$\text{O}=\text{As}-\bigcirc-\text{OH}$$
$$\text{NaO}\diagup$$

9. **Arsuran** (p-carbamino-phenylarsinsaures Natron, Atoxylharnstoff):

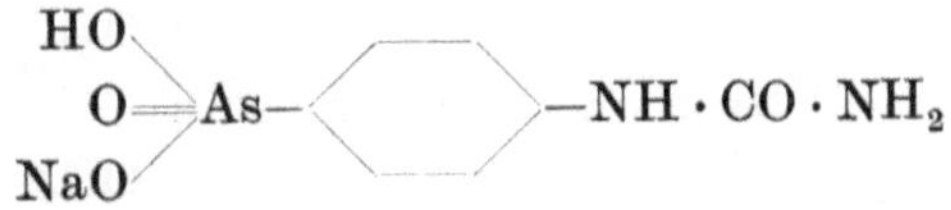

$$\text{HO}\diagdown$$
$$\text{O}=\text{As}-\bigcirc-\text{NH}\cdot\text{CO}\cdot\text{NH}_2$$
$$\text{NaO}\diagup$$

10. **Arsenophenylglycin:**

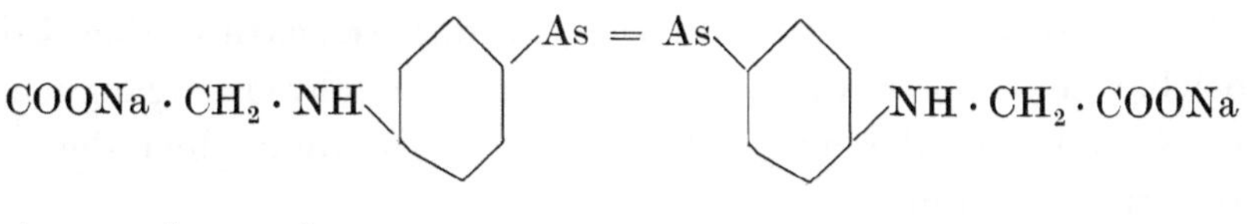

$$\text{As}=\text{As}$$
$$\text{COONa}\cdot\text{CH}_2\cdot\text{NH}\diagdown\bigcirc\quad\bigcirc\diagup\text{NH}\cdot\text{CH}_2\cdot\text{COONa}$$

11. **Arsenobenzol:**

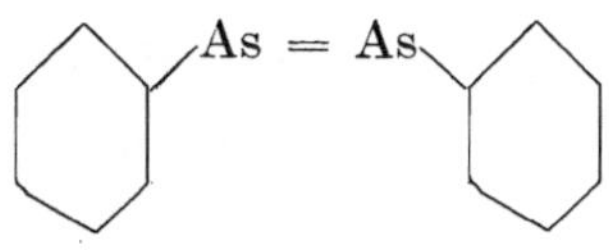

$$\bigcirc-\text{As}=\text{As}-\bigcirc$$

bzw. **Arsenophenol:**

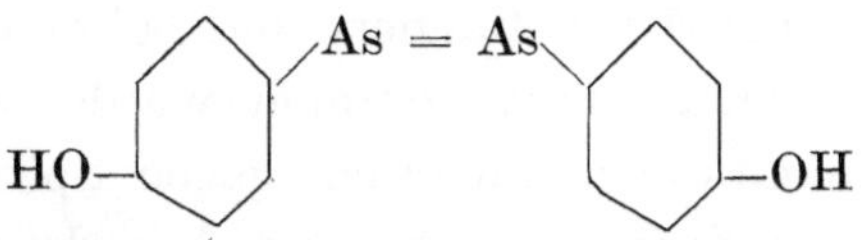

$$\text{As}=\text{As}$$
$$\text{HO}-\bigcirc\quad\bigcirc-\text{OH}$$

aus welchem das „606" genannte Dioxy-diamido-arsenobenzol hervorgegangen ist.

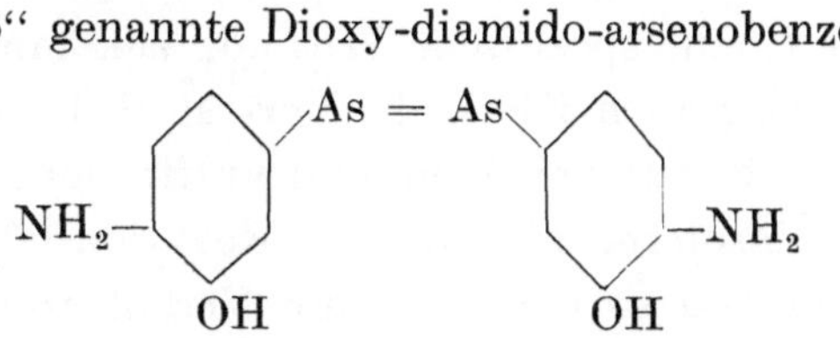

$$\text{As}=\text{As}$$
$$\text{NH}_2-\bigcirc\quad\bigcirc-\text{NH}_2$$
$$\text{OH}\qquad\text{OH}$$

Bei den vorstehenden organischen Arsenpräparaten haben wir zwei Gruppen zu unterscheiden:

a) die Körper 1—9, die sich von der Arsensäure ableiten und in denen das Arsen im fünfwertigen oder besser gesagt im gesättigten Zustande fungiert und

b) die Substanzen 10 und 11, in denen das Arsen nur drei Valenzen oder Atombindekräfte absättigt, also noch zwei seiner fünf Maximalvalenzen unbetätigt läßt und in denen somit das Arsen als ungesättigt anzusehen ist.

Entsprechend der Verschiedenheit ihres Sättigungsprozesses unterscheiden sich diese beiden Klassen von Körpern auch in physiologischer Hinsicht.

Die erste Klasse von Körpern besitzt entweder keine Heilwirkung, oder wenn eine solche eintritt, wie beim „Atoxyl", so wird man, wie Ehrlich (Vortrag Ber. d. D. chem. Ges., Sonderabdr. 14) gezeigt hat, annehmen müssen, daß im Organismus selbst auf irgendeine Weise Reduktionsvorgänge stattfinden, welche dann das in der ursprünglichen indifferenten Substanz enthaltene fünfwertige Arsen in das dreiwertige Arsen überführen und so diesen Körpern Heilwirkung verleihen.

Aber die in diese Gruppe gehörenden Präparate sind betreffs der Leichtigkeit, mit welcher im Körper die Reduktionsvorgänge sich abspielen können, wieder sehr verschieden. Bei den „Atoxylien" (4—9) ist die Überführung der unwirksamen Substanz

$$\begin{array}{c}OH \\ O\!=\!\!As - Rest \\ OH\end{array} \quad \text{in die wirksame} \quad \begin{array}{c}OH \\ ?\!=\!\!As - Rest \\ OH\end{array}$$

leicht, da es sich um einen (auch chemisch) leicht spaltbaren Körper handelt, während das zweifach substituierte Derivat der Arsensäure, die Kakodylsäure, schwer spaltbar und der Reduktion im Tierkörper schwer zugänglich ist, daher ja auch als solches wieder ausgeschieden wird. Es findet hier die Überführung der unwirksamen Substanz

$$\begin{array}{c}OH \\ O\!=\!\!As - Rest \\ \\ Rest\end{array}$$

in eine wirksame nicht statt.

Andererseits zeigen die Körper der „Klasse b", also jene, in denen das Arsen schon von vornherein als ungesättigt fungiert und bei denen die Reduktion künstlich, außerhalb des Organismus, vorgenommen wurde, eine kolossale abtötende Wirkung gegenüber Trypanosomen und auch gegen Spirillen.

Man sieht daher, daß denjenigen Körpern, in denen das Arsen dreiwertig oder ungesättigt fungiert, eine spezifische Wirkung zukommt, und man wird nicht fehlgehen, wenn man (siehe auch Ehrlich, Vortrag S. 14 unten) annimmt, daß es die noch vorhandenen beiden freien Atombindekräfte des Arsens sind, welche den Unterschied bedingen, insofern, als sie die Reaktionsfähigkeit (Addition, Absättigung usw.) erhöhen und so eine leichtere Verankerung oder Kuppelung der Arsenpräparate mit den „Arsenoceptoren" ermöglichen. Es ist ja auch allgemein bekannt, daß ungesättigte Körper gegenüber den entsprechenden gesättigten in ihrer Giftwirkung überlegen sind (siehe Ehrlichs Vortrag, S. 13).

> z. B. Kohlenoxyd $C\!=\!O$ sehr giftig!!
> und Kohlensäure CO_2 ziemlich indifferent u. a. m.

Andererseits spielen aber auch außer dem dreiwertigen Arsen noch andere in den organischen Substanzen enthaltene Gruppen (nach Ehrlich, Vortrag

S. 22) eine nicht unbedeutende Rolle bei der Verankerung. So dürfte gerade der Hydroxyl-(OH)- und der Amido-(NH_2)-Gruppe im Dioxydiamidoarsenobenzol eine solche spezifische verankernde Wirkung zukommen.

Erwähnt doch Ehrlich (Vortrag S. 22) selbst, daß die Einführung der Oxy- und Aminogruppe in das Molekül der Phenylarsinsäure und zwar in Parastellung die Heilwirkung begünstigt, und daß diese begünstigende Wirkung ebenfalls zum Teil auf ein chemisches Verankerungsprinzip der betreffenden Gruppen zurückzuführen ist.

E. Allgemeinbehandlung mit kakodylsaurem Natron.

Dieses Präparat versagte vollkommen.

Präventive Versuche wurden angestellt 19 mal, und zwar in Form intravenöser Injektionen, bei welchen die (ca. 2 kg schweren) Tiere teils 1,5, teils 1,7 als Gesamtdosis erhielten. Die Kuren wurden von den Tieren ohne jede Störung vertragen. —

Von den 19 präventiven Versuchen verliefen fünfzehn resultatlos, indem die Tiere Primäraffekte bekamen; nur in vier Fällen blieb die Reinokulation ohne Resultat.

Bei 18 Heilversuchen wurden 2,1 als Gesamtdosis subcutan verbraucht. Alle 18 Tiere blieben ungeheilt, wie die 17 mal ausgeführte negative Reinokulation und die einmal ausgeführte positive Organverimpfung erwies.

Ehrlich hatte uns übrigens die absolute Wirkungslosigkeit der Kakodylsäure vorausgesagt; „es sei zwar ungiftig, aber auch therapeutisch wertlos".

Arrhenal

wurde von Bardet angewandt. Es soll sich durch langsame Abspaltung „auszeichnen". (!) —

F. Allgemeinbehandlung mit Atoxyl und Arsacetin.

Sehr eingehende Versuche haben wir mit Atoxyl und Arsacetin gemacht.

Durch ausgedehnte Tierversuche war zuerst von Uhlenhuth und seinen Mitarbeitern Groß und Bickel auf die schützende und heilende Wirkung des Atoxyls bei der experimentellen Dourine wie bei der Hühnerspirillose hingewiesen worden. Auf Grund dieser günstigen Erfahrungen haben dann Uhlenhuth und Hoffmann im Verein mit Roscher, Weidanz und Löhe das Atoxyl auch bei Syphilis experimentell bei Tieren (Affen und Kaninchen) und therapeutisch bei Menschen in Verwendung gezogen. Sie konnten nicht nur die Heilwirkung, sondern auch die präventive Wirkung des Atoxyls bei Affen- und Kaninchensyphilis feststellen und haben auf diese Weise den Anstoß und die experimentelle Grundlage für die ganze moderne Arsenbehandlung der Syphilis, deren systematischen und erfolgreichen Ausbau wir der genialen und zielbewußten Arbeit Ehrlichs verdanken, gegeben. Ihnen schließen sich an die Versuche von Metschnikoff an Affen und von Salmon (Paris) an Menschen. Auch unsere Untersuchungen stammen aus derselben Zeit und sind, wenn auch später veröffentlicht, doch ganz unabhängig von denen Uhlenhuth-Hoffmanns durchgeführt worden.

Anfangs arbeiteten wir mit dem von den „Vereinigten Chemischen Werken, Aktien-Gesellschaft Charlottenburg" bezogenen Atoxyl. Bekanntlich haben die französischen Autoren, an ihrer Spitze Hallopeau, diesem Präparat den Vorwurf gemacht, daß es schlechter und giftiger sein müsse, als die damals in Frankreich hergestellten und angewendeten Atoxylpräparate. In der Tat mußte auffällig erscheinen, daß alle die damals beobachteten traurigen Fälle von Opticusatrophie und sonstigen störenden Nebenwirkungen auf Magen, Darm und Nieren nur bei Verwendung des deutschen Präparates beobachtet wurden, während sich das französische Präparat als ungiftiger erwies. Man mußte also annehmen, daß in dem früheren deutschen Atoxyl entweder von vornherein durch das Fabrikationsverfahren beigemengte toxische Nebensubstanzen vorhanden gewesen oder entstanden seien oder daß es sich um ein bedeutend zersetzlicheres Präparat gehandelt habe, welches längere Aufbewahrung in Substanz oder Lösung nicht vertrüge. In der Tat haben auch wir damals gesehen, daß unsere Lösungen sehr leicht gelb wurden, was auf eine Zersetzung derselben schließen läßt, und daß man sie auch nicht durch Aufkochen sterilisieren konnte, ohne daß sich chemische Umsetzungen einstellten. Bei unseren Tierversuchen haben wir freilich von dieser absonderlichen Giftigkeit zuerst nichts beobachten können; erst später — beim Vergleich mit Arsacetin — erkannten wir die Fehler, die dem alten Präparat anhafteten.

Später ist nun, soviel ich weiß, entsprechend und fußend auf Ehrlichs Untersuchungen über das Atoxyl selbst, die Fabrikation des Atoxyls in Deutschland geändert worden und ein dem französischen gleichwertiges reines Präparat hergestellt worden.

Ehrlich stellte nämlich fest, daß die bisherige chemische Auffassung: das Atoxyl sei ein „Meta-Arsensäure-Anilid", falsch war. Er bewies vielmehr in Gemeinschaft mit Bertheim, daß das Atoxyl eine ganz andere Konstitution habe und das Mononatriumsalz der paramidophenylarsinsäure sei.

Ehrlich ging aber noch einen Schritt weiter und stellte aus der Grundsubstanz des Atoxyls die Acetylverbindung her, deren Natronsalz das acetyl-paraamido-phenyl-arsinsaure Natron ist, für welches dann die Abreviatur „Arsacetin" eingeführt wurde. Im Gegensatz zu dem Ausgangsmaterial sind die Lösungen des Arsacetins außerordentlich beständig gegen höhere Temperaturen und können sogar im Autoklaven bis 130° erhitzt werden, ohne die Arsensäurespaltung zu erleiden. —

Trotzdem ist es mir nicht ganz sicher, ob nicht doch irgendwelche, vorderhand unserer jetzigen Nachweismethode entgehende Umsetzungen vorkommen können, die zu einer vollkommenen Änderung des Giftigkeitsgrades führen. Ich verweise auf die von Jenssen mitgeteilten Erfahrungen Arnings. In fast 100 Fällen, die er hintereinander behandelte, traten außer Magen- und Darmbeschwerden keinerlei Störungen auf. Und dann plötzlich schnell hintereinander einige Opticusatrophien! Wenn nun auch weder chemisch noch durch den Tierversuch das bei diesen Kranken verwendete Präparat sich anders verhielt, als das vorher gebrauchte unschädliche Arsacetin, so kann ich doch nicht glauben, daß nun plötzlich einige mit besonderer Idiosynkrasie behaftete Individuen in Behandlung gekommen seien. Mir erscheint ein solcher Zufall zu merkwürdig, als daß ich nicht lieber die Annahme mache, es habe sich um ein irgendwie chemisch verändertes Präparat gehandelt.

Mit diesem Arsacetin habe ich nun, wie gesagt, viele Monate lang in Batavia gearbeitet und habe dabei festgestellt:

1. Das Präparat ist — zum mindesten für Affen — sicherlich ungleich ungiftiger als das alte Atoxyl, wobei natürlich immer in Rechnung gezogen wurde, daß 0,6 des neuen Präparates 0,5 des alten gleichzustellen seien. Gesunde wie kranke Tiere vertrugen, wie das auch Ehrlich, Breinl, Blumenthal - Jacoby u. a. für andere Tierspezies feststellten, sehr viel größere Dosen des Arsacetins als die des Atoxyls. Nur Eckhard will keinen Giftigkeitsunterschied zwischen den beiden Präparaten gesehen haben.

2. Irgendeine Zersetzung in den Lösungen selbst, wenn sie lange aufgehoben worden waren, haben wir nicht konstatieren können, speziell keine Gelbfärbung. Auch bei Tieren zeigt sich kein Unterschied in der Giftwirkung zwischen ganz alten und frischbereiteten Lösungen; selbst tägliches Aufkochen änderte die Lösung nach keiner Richtung hin.

3. Die Heilwirkung gegenüber der Syphilis war mindestens die gleiche wie beim alten Präparat. Ich glaube sogar, daß, soweit man überhaupt bei Syphilis-Heilversuchen derartiges feststellen kann, die Heilwirkung größer ist als beim alten Atoxyl. —

Entsprechend diesen an Tieren in Batavia gemachten Erfahrungen haben wir dann viele Monate hindurch auch unsere Syphilispatienten in Breslau zum allergrößten Teil mit diesem Arsacetin behandelt, und ich glaubte es als ein sehr brauchbares Mittel zwar nicht statt, aber neben dem Quecksilber empfehlen zu können.

Leider sehe ich mich heute genötigt, diese Empfehlung des Arsacetins zurückzunehmen. Denn wenn auch feststeht, daß alle störenden Nebenerscheinungen, namentlich die Opticusatrophien, durch Arsacetin ungleich seltener erzeugt werden als durch Atoxyl, wenigstens bei syphiliskranken Europäern — (ich selbst habe glücklicherweise überhaupt keinen solchen Fall erlebt) während bei der afrikanischen Schlafkrankheit entgegengesetzte Erfahrungen vorliegen — so hat sich doch ergeben, daß ein prinzipieller Unterschied zwischen Atoxyl und Arsacetin nicht besteht, und so sind auch Opticusatrophien beobachtet worden, und zwar auch bei Dosen, die durchaus nicht als übermäßig betrachtet werden können. (Siehe die Mitteilungen von Jenssen, Oppenheim, Paderstein, Ruete, Favera, Hammer, Pflughöft, Borchers, Steindorff.)

Auch gelingt es nur bei der größten Aufmerksamkeit seitens des Patienten wie des Arztes, den Augenblick, in dem die Gefährdung des Opticus eintritt, zu erkennen, um sofort die Behandlung sistieren und damit die völlige Erblindung noch vermeiden zu können. Die ersten Zeichen der beginnenden Atrophie scheinen in **Störungen des Farbensinnes** und einer leichten Verschwommenheit des ganzen Gesichtsbildes sich zu dokumentieren. Dabei kann der ophthalmoskopische Befund oft ganz normal sein, ebenso ein normales Gesichtsfeld vorliegen, bis auf ein mehr oder weniger ausgedehntes Skotom für Rot und Grün. In diesem Stadium scheint noch, wie Pflughöft beobachtet hat, durch Weglassen des Arsacetins eine volle restitutio ad integrum möglich zu sein.

Trotzdem halte ich es im Gegensatz zu Uhlenhuth für richtig, auf die Verwendung des Atoxyls und des Arsacetins als Heilmittel bei der Behandlung der Syphilis vollständig zu verzichten, da wir im Arsenophenylglycin und namentlich im Arsenobenzol ungleich wirksamere und anscheinend viel ungiftigere Arsenmittel in der Hand haben.

Es scheint mir daher auch heute nicht mehr am Platze, genau auf die Dosierung, auf die sonstigen Nebenwirkungen und auf den einen in unserer Klinik vorgekommenen und von Schlecht publizierten Todesfall u. dgl. einzugehen, um so weniger, als auch eine das Gros der Syphilisfälle betreffende **auffallend** günstige Beeinflussung des Krankheitsverlaufes durch Arsacetin selbst bei Verwendung großer Dosen nicht festgestellt werden konnte. (Siehe auch im Literaturverzeichnis: „Arsacetin".)

Die Verwendung kleinerer Dosen hat natürlich weit weniger Bedenken, doch fragt es sich, ob diesen kleineren Dosen überhaupt ein Heilwert und ein Einfluß auf die Syphilis resp. **auf die Spirochäten** zukommt. —

Was **unsere Tierversuche** betrifft, so habe ich darüber folgendes zu berichten:

Präventive Versuche.

Aus der nachstehenden Tabelle ergibt sich, daß unter 81 diesbezüglichen Behandlungsversuchen, die teils am Tage der Infektion, teils drei Tage hinterher einsetzten, 76 den gewünschten Erfolg, d. h. **Verhinderung des Primäraffekts und der Syphilis,** hatten. Daß wirklich eine komplette Verhinderung der Syphilis eingetreten war, wurde in einer großen Anzahl von Fällen durch nachträgliche zweite Impfung, der dann typische Primäraffekte folgten, erwiesen. Die angewendeten Dosen waren ursprünglich sehr hohe: 1,0, 0,6, 0,5 pro Tier. Erst allmählich sind wir, da wir immer vollständige Erfolge mit diesen großen Dosen erzielten, auf niedrigere Dosen: 0,1 und 0,2 zurückgegangen, auch hier fast regelmäßig den vollen Erfolg erreichend. Allerdings kam es hier natürlich vor, daß trotz der Behandlung Mißerfolge eintraten, wenn besonders große Tiere, zu $3\frac{1}{2}$ bis 4 kg, mit den ganz kleinen Dosen behandelt wurden. Aber für die kleinen Tiere von $1\frac{1}{2}$ kg reichte gewöhnlich auch die Dosis von 0,1 zur präventiven Behandlung aus.

Tabelle XXXIII. Präventivversuche mit Atoxyl.

Beginn der Behandlung	Gesamt-dosis	Zahl der Versuche	Verlauf		Reinokulation		Organprüfung	
			P. A.	kein P. A.	positiv	negativ	negativ	
cum infect.	0,05	1	—	—	—	—	—	—
	0,10	2	1	1	—	—	—	—
	0,20	10	2	8	4	—	—	—
	0,25	2	—	2	—	—	—	—
	0,30	10	—	10	—	—	—	—
	0,35	3	—	3	—	—	—	—
	0,40	2	—	2	—	—	—	—
	0,50	2	—	2	—	—	—	—
	0,60	8	—	8	3	—	—	—
	1,00	7	—	7	5	—	1	—
		47	4	43	12	—	1	—

Präventivversuche mit Arsacetin.

Beginn der Behandlung	Dosis	Zahl der Versuche	Verlauf		Reinokulation		
			P. A.	kein P. A.	positiv	fraglich	negativ
cum infectione	0,2	4	1	4	3	—	—
	0,25	2	—	2	—	—	—
	0,3	11	1	10	5	1	—
	0,4	3	—	3	2	—	—
	0,5	4	—	4	—	1	—
insgesamt		24	2	23	10	2	—
	0,5	3	—	3	2	—	—
3 Tage post infect.	0,6	7	—	7	3	1	1
insgesamt		10	—	10	5	1	1

Metschnikoff hat in seinen Präventivversuchen sich nicht nur mit der Dosierungsfrage beschäftigt, sondern auch festgestellt, daß selbst 15 Tage nach der Infektion noch eine präventive Wirkung durch Atoxylinjektion erzielt werden könnte. Blieb die Dosis unter der vollkommen wirksamen Höhe, so konnte eine Verzögerung des Eintretens des Primäraffektes erzielt werden.

Heilversuche

wurden 77 mal angestellt, und zwar zu den verschiedensten Zeiten nach dem Auftreten resp. Abheilen der Primäraffekte.

Von den 77 behandelten Tieren wurden sicher 63 geheilt, vielleicht noch fünf andere, bei denen das Resultat unsicher war und die ich deshalb nicht mitrechne.

Unter den 63 geheilten sind 33 mit positiver Reinokulation und 30 mit negativ bleibenden Organverimpfungen.

Die verabreichten Dosen schwankten auch hier zwischen den ursprünglich angewendeten 1,325 pro Tier bis herab zu 0,1 pro Tier. Im allgemeinen entspricht die Sicherheit der Heilung der Größe der dem Gewicht des Tieres angepaßten

Dosierung; doch kommen auch Ausnahmen vor. Die nichtgeheilten Tiere waren behandelt mit 0,1, 0,2, 0,15, 0,05, jedoch auch einmal mit 0,45.

Tabelle XXXIV. Heilversuche: Atoxyl.

Dosis	Zahl der Versuche	Reinokulation			Organprüfung		
		negativ	fraglich	positiv	negativ	fraglich	positiv
0,05	2	2	—	—	—	—	—
0,10	3	2	—	1	—	—	—
0,15	1	1	—	—	—	—	—
0,20	9	1	—	5	3	—	—
0,30	10	—	—	6	4	—	—
0,40	4	—	—	—	4	—	—
0,75	8	—	—	2	6	—	—
0,80	6	—	1	4	1	—	—
0,85	1	—	—	—	1	—	—
0,925	10	1	1	2	5	1	—
0,975	1	—	—	—	1	—	—
1,075	1	1	—	—	1	—	—
1,225	1	—	—	—	—	—	1
1,325	5	—	—	4	1	—	—
1,825	1	—	—	—	1	—	—
insgesamt	63	8	2	24	28	1	1

Arsacetin.

Dosis	Zahl der Versuche	Reinokulation			Organprüfung		
		negativ	fraglich	positiv	negativ	fraglich	positiv
0,35	1	—	—	1	1	—	—
0,45	2	1	1	—	—	—	—
0,50	1	—	—	1	—	—	—
0,55	6	—	1	5	—	—	—
0,65	3	—	—	2	1	—	—
0,70	1	—	—	1	—	—	—
insgesamt	14	1	2	10	2	—	—

Anscheinend fallen zwei (hier nicht näher beschriebene) Serien, welche teils intravenös mit 0,875 pro Kur, teils subcutan mit 0,625 pro Kur behandelt worden sind, vollständig aus dem Rahmen der übrigen Versuche heraus, da sämtliche 12 Tiere trotz dieser anscheinend intensiven Kur mit Primäraffekten bezeichnet wurden. Es stellte sich jedoch sehr bald heraus, daß diese Tiere sämtlich tuberkulöse Primäraffekte, wenn ich so sagen darf, hatten. Auch die Sektion lehrte, daß sie sämtlich einer ziemlich akut verlaufenden Inokulationstuberkulose zum Opfer gefallen waren.

Übersieht man die ganze Versuchsreihe, so ergibt sich, daß, wie schon angedeutet, das Atoxyl wie das Arsacetin, die ja vom prinzipiellen Standpunkt aus identische Präparate darstellen, ausgezeichnete Heilmittel gegen die Syphilisspirochäten darstellen. Würde es sich um die Behandlung von Affensyphilis handeln, so könnte man sich auch ein besseres Heilmittel nicht vorstellen, da verhältnismäßig kleine Dosen: 0,1—0,15 pro Kilo in den allermeisten Fällen ausreichen, sowohl bei präventiver Anwendung der Syphilis vorzubeugen, wie die bereits konstitutionelle Syphilis zu heilen. Bei Affen würden sogar, wie ein Vergleich mit den Quecksilberresultaten ergibt, die Atoxylpräparate den Quecksilberpräparaten überlegen sein, da letztere örtlich wie allgemein sehr viel schlechter von den Affen vertragen werden als die Atoxylpräparate. (Dasselbe ist für Kaninchen von Uhlenhuth-Weidanz festgestellt. D. med. Wochenschr. 1908, Nr. 20.) Allerdings habe ich keine Kenntnis darüber, ob auch bei diesen Dosen sich Opticusstörungen bei den Affen einstellen würden, da wir diesbezügliche Versuche nicht angestellt haben.

Ähnliche Erfahrungen wie mit dem Arsacetin hat man auch mit anderen Ableitungsprodukten des Atoxyls, dem Soamin und dem Hectin, gemacht; ein erneuter Beweis für die Bedeutung der chemischen Konstitution der Arsenverbindungen.

Soamin ist, wie schon oben erwähnt, dem Atoxyl chemisch identisch. Es wurde unter dieser Bezeichnung zuerst von F. J. Lambkin in die Syphilistherapie eingeführt. (Siehe Soamin im Literaturverzeichnis.)

Das **Hectin** (siehe oben Seite 258) war zuerst von Balzer und Mouneyrat in die Therapie der Syphilis eingeführt worden. Hallopeau hat es dann später als Ersatzmittel des Atoxyls für die Abortivbehandlung der Syphilis empfohlen. Aber wie das Atoxyl scheint es auch eine besondere Verwandtschaft zum Opticus zu haben, wie Balzer selbst in einem Falle beobachten konnte. (Siehe im Literaturverzeichnis: Hectine.)

G. Versuche mit Phenylarsinsäure, Acet-Anthranilarsinsäure und „Arsuran".

Diese Präparate erhielt ich von Ehrlich, unter dessen Leitung sie im „Georg Speyer-Haus" von A. Bertheim und Robert Kahn-Ludw. Benda hergestellt waren. Betreffs der chemischen Konstitution und Herstellung dieser p.-Oxyphenylarsinsäure (HO·C$_6$H$_4$. AsO(OH)$_2$ und 2-Acetamino-1,5 Benzarsinsäure (COOH (1). C$_6$H$_3$(NH·CO·CH$_3$) (2). AsO(OH)$_2$ (5) verweise ich auf die Originalien. Hinzufügen muß ich nur, daß ein Teil unsrer Versuche nicht mit reiner Acet-Anthranilarsinsäure angestellt war, da das Präparat mit der giftigeren (freilich auch therapeutisch wirksameren) Methylacetarsanilsäure gemischt war.

„Arsuran" ist eine kurze Bezeichnung für einen vom Atoxyl sich ableitenden Harnstoff; siehe oben S. 259.

(Siehe Ehrlichs Vortrag in der Deutschen Chem. Gesellschaft, XLII. 1. 1909, und die Patentschriften 206 057 und 213 155 der Farbwerke vorm. Meister Lucius & Brüning in Höchst a. M.)

Die nachfolgenden Tabellen geben einen Überblick über die von uns gemachten Versuche.

Bezüglich der Phenylarsinsäure geht hervor, daß derselben im allgemeinen eine sehr gute präventive Wirkung zukommt. Es ist in keinem einzigen

Tabelle XXXV. Präventivversuche mit Phenylarsinsäure.

Nr.	Rasse	Gewicht	Cutane Impfung am	Cutane Impfung mit	Behandlung von — bis	Gesamtdosis absolut	Gesamtdosis pro kg	Verabreichte Maximal-dosis	Verlauf P. A.?	Reinokulalation P. A. +	Reinokulalation kein P. A. 0	
284	Cynoc. babuin	3300 g	21. 2. 08	Condyl. lata	25. 2.—4. 3. 08	0,3	0,09	0,1	—	—	—	6. 3 vorzeitiger Tod
289	„ „	3700 g	27. 2. 08	„ „	4. 3.—25. 3. 08	0,6	0,16	0,2	0	+	—	
293	„ „	3100 g	5. 3. 08	„ „	9. 3 —25. 3. 08	0,65	0,21	0,15	0	+	—	
282	„ „	4400 g	21. 2. 08	„ „	25. 2.—25. 3. 08	0,95	0,21	0,15	0	+	—	
280	„ „	5700 g	21. 8. 08	„ „	25. 2.—25. 3. 08	1,20	0,21	0,20	0	+	—	
283	„ „	4400 g	21 2. 08	„ „	25. 2.—25. 3. 08	0,95	0,21	0,15	0	+	—	
281	„ „	4900 g	21. 2. 08	„ „	25. 2.—25. 3. 08	1,05	0,21	0,15	0	+	—	
294	Cercopith. fulig.	2500 g	5. 3. 08	Condyl. lata	9. 3.—17. 3. 08	0,3	0,12	0,1	0	—	0	
291	„ „	3300 g	5. 3. 08	„ „	9. 3.—25. 3. 08	0,65	0,2	0,15	0	+	—	
288	„ „	3400 g	27. 2. 08	„ „	4. 3.—25. 3. 08	0,75	0,22	0,15	0	+	—	
292	„ „	2700 g	5. 3. 08	„ „	9. 3.—25. 3. 08	0,65	0,24	0,15	0	—	0	
309	Mac. rhesus	2500 g	26. 3. 08	Papeln	31. 3.—8. 4. 08	0,15	0,05	0,05	0	—	—	9. 4. vorzeitiger Tod; In- toxikation
305	Mac. cynom.	3350 g	26. 3. 08	„	31. 3.—8. 4. 08	0,2	0,06	0,05	0	—	0	
260	„ „	4600 g	27. 1. 08	Condyl. lata	27. 1.—31. 1. 08	0,3	0,065	0,2	0	—	—	
254	„ „	4750 g	17. 1. 08	„ „	21. 1.—8. 2. 08	0,8	0,17	0,2	0	—	—	11. 2. Exitus unter Lähmungs- erscheinungen. Kontroll- tier zeigt an demselben Tage P. A.
270	„ „	2300 g	1. 2. 08	„ „	4. 2.—13. 3. 08	0,9	0,391	0,1	0	—	—	
271	„ „	2200 g	1. 2. 08	„ „	4. 2.—13. 3. 08	0,9	0,41	0,1	0	+	—	

Tabelle XXXVI. Heilversuche mit Phenylarsinsäure.

Nr.	Rasse	Gewicht	Cutane Impfung am	mit	P. A. am	Behandlung von — bis	Gesamtdosis absolut	pro kg	Verabreichte Maximaldosis	Reinokulation am negativ	positiv	Organprüfung negativ	positiv	
272	Cyn. babuin	10700 g	1. 2. 08	Condyl. lata	24. 2. 08	21. 3.—8. 4. 08	1,5	0,14	0,3	21. 5. 08: kein P. A.	—	—	—	
117	„ „	8200 g	6. 4. 07	„	„	29. 4. 07	17. 1.—25. 2. 08	1,7	0,2	0,4	—	21. 5. 08: P. A.	—	—	
252	„ „	6000 g	17. 1. 08	„	„	11. 2. 08	4. 3.—25. 3. 08	1,2	0,2	0,2	—	25. 4. 08: P. A.	—	—	
249	Cerc. fuligin.	2400 g	8. 11. 07	„	„	4. 12. 07	17. 1.—29. 1. 08	0,7	0,3	0,3	—	—	—	—	23. 2. Exitus. Intoxikation
213	„ „	2850 g	17. 4. 07	P. A.	18. 5. 07	17. 1.—13. 2. 08	1,0	0,36	0,3	—	—	—	—	9. 3. Exitus
269	Mac. cynomolg.	1900 g	1. 2. 08	Condyl. lata	24. 2. 08	21. 3.—25. 3. 08	0,1	0,05	0,05	—	—	—	+	
262	„ „	1900 g	23. 1. 08	„	„	16. 2. 08	13. 3.—17. 3. 08	0,15	0,075	0,1	—	—	—	—	21. 3. Exitus. Intoxikation
259	„ „	1900 g	23. 1. 08	„	„	16. 2. 08	13. 3.—17. 3. 08	0,2	0,1	0,2	—	—	—	—	23. 3. Exitus. Intoxikation

Tabelle XXXVII. Präventivversuche mit Acet-Anthranylarsinsäure.

Nr.	Rasse	Gewicht	Cutane Impfung am	mit	Behandlung von — bis	Gesamtdosis absolut	pro kg	Verlauf P. A. +	fraglich?	P. A. 0	Organverimpfung		
307	Cynoceph. babuin	2300 g	26. 3. 08	Papeln	31. 3.—13. 4. 08	0,35	0,15	+	—	—	—	—	
273	„ „	4650 g	1. 2. 08	Condyl. lata	4. 2.—13. 3. 08	1,45	0,31	+	—	—	—	—	
242	„ „	7200 g	23. 1. 08	„ „	27. 1.—17. 3. 08	2,3	0,32	+	—	—	—	—	
251	„ „	8000 g	17. 1. 08	„ „	21. 1.—13. 3. 08	2,4	0,3	+	—	—	—	—	
306	Mac. rhesus	1850 g	26. 3. 08	Papeln	31. 3.—14. 3. 08	0,2	0,11	+	—	—	—	—	
261	Mac. cyn.	2500 g	23. 1. 08	Condyl. lata	27. 1.—13. 1. 08	1,2	0,48	+	—	—	—	—	
268	„ „	1700 g	1. 2. 08	„ „	4. 2.—29. 2. 08	0,6	0,35	—	—	—	—	9. 3. positiv	

Tabelle XXXVIII. Heilversuche mit Acet-Anthranylarsinsäure.

Nr.	Rasse	Gewicht	Cutane Impfung am	mit	P. A. am	Behandlnng von — bis	Gesamtdosis absolut	pro kg	Verabreichte Maximaldosis	Organprüfung negativ	positiv	
119	Cynoc. babuin	4000 g	6. 4. 07	Condyl. lata	17. 5. 07	17. 1.—29. 1. 08	0,7	0,175	0,3	höchst wahrscheinlich positiv		30. 1. plötzlicher Tod im Kollaps
248	Cercop. fulig.	2000 g	8. 11. 07	„ „	4. 12. 07	17. 1.—21. 1. 08	0,2	0,1	0,1	dito		23. 1. plötzlicher Tod
212	„ „	3100 g	24. 10. 06	Papeln	1. 12. 06	31. 1.—25. 2. 08	0,5	0,16	0,1	dito		8. 3. Exitus
211	„ „	1800 g	24. 10. 06	„	22. 11. 06	17. 1.—13. 2. 08	0,7	0,39	0,2	—	—	21. 2. Exit.; ohne Krämpfe

Falle ein Primäraffekt entstanden, wenn die Behandlung zeitig genug nach der Infektion einsetzte. Ganz einwandfrei sind natürlich nur diejenigen Fälle, bei welchen durch eine später vorgenommene zweite Inokulation der Beweis erbracht worden ist, daß die erste vollkommen durch die Behandlung aufgehoben wurde. In sämtlichen Fällen waren bei den ersten Inokulationen Kontrollimpfungen gemacht worden, welche regelmäßig zu Primäraffekten geführt hatten.

Was die Rasse betrifft, so scheinen die Makaken im ganzen etwas empfindlicher zu sein als die Cynocephali und die Cercopitheci.

Bei den Heilversuchen haben wir nur 4 brauchbare zu verzeichnen. In zweien wurden die Tiere geheilt, in einem (mit positiver Organverimpfung) nicht geheilt; der vierte Fall, in welchem bei der Reinokulation kein Primäraffekt entstand, kann zweifelhaft erscheinen, da es sich vielleicht nur um einen zufälligen Mißerfolg bei der Wiederimpfung handelte.

Betrachtet man die pro Kilo verabreichten Dosen, so scheint es, als wenn die gut vertragbare Dosis bei Cynocephalen und Cercopithecen zwischen 0,25 und 0,3 pro Kilo läge.

Eine weit geringere Wirkung als die Phenylarsinsäure scheint die Acet-Anthranilarsinsäure auszuüben, da hier sowohl sämtliche präventive wie Heilversuche mißglückt sind.

Ob man zu höheren Dosen hätte schreiten können, geht aus unseren Versuchen nicht klar hervor, da, wie bereits Eingangs erwähnt, unsere verhältnismäßig giftigen Präparate durch Beimengung mit der viel giftigeren Methylacetarsanilsäure verunreinigt war.

Tabelle XXXIX.

| Gesamtdosis | | Zahl der Versuche | Impferfolg | | Organprüfung | | beobachtet Tage |
pro Kilo	absolut		P. A.	kein P. A.	negativ	positiv	
0,125	1,3	1	—	0	—	—	46
0,133	1,0	1	+	—	—	—	
0;145	0,9	1	—	0	—	—	26. Intoxikation
0,149	1,0	1	—	0	0	—	18. Intoxikation
0,152	1,25	1	—	—	—	—	6. Intoxikation
0,156	1,25	1	—	0	0	—	161
0,175	1,4	1	—	0	—	—	27
0,269	0,62	1	—	0	—	—	

H. Versuche mit Arsenophenylglycin.

Durch seine Untersuchungen über das Atoxyl und das Arsacetin war es Ehrlich wahrscheinlich geworden, daß sich im Organismus aus dem Arsanil durch Reduktionsvorgänge ein Umwandlungsprodukt entwickele, das zwar einerseits stärkere toxische Wirkung, andererseits aber auch eine gegen Parasiten stark abtötende Wirkung auszuüben vermöge. Nun ist im Arsanil der Arsenkomplex fünfwertig, während in den Reduktionsprodukten das Arsen nur dreiwertig fungiert. So wurden Ehrlich und seine Mitarbeiter dazu geführt, dreiwertige Reduktionsprodukte der aromatischen Arsensäure herzustellen, und eines derselben ist das Arsenophenylglycin. Ehrlich und späterhin Röhl konnten weiterhin feststellen, daß in dem Arsenophenylglycin ein Stoff ausfindig gemacht worden war, der besonders bei Dourine kranken Tieren geradezu Ideales leistet, so daß es selbst bei fast sterbenden Tieren gelingt, mit einer einzigen Injektion Heilung herbeizuführen; Erfahrungen, die von anderen Forschern bei experimentell erzeugten Trypanosomenerkrankungen bestätigt wurden. Bei Spirillosen (Huhn) wirkt es nach Uhlenhuth schlechter als Atoxyl (Zeitschr. f. Immunitätsforschung Bd. I, p. 129 bis 130). Auch tötet es im Reagenzglas die Spirochäten und Trypanosomen nicht ab.

Es lag daher nahe, das Präparat auch bei der Syphilis zu versuchen.

Affenversuche.

Wir konnten unsere Tierversuche bereits im August 1907 in Batavia beginnen. Wir erhielten damals von Ehrlich dieses Präparat mit der einfachen Bezeichnung „418" in einem offenen Glasgefäß und auch ohne besondere Vorschriften, wie das Präparat behandelt werden sollte. Wir stellten uns 5- und 10proz. Lösungen her und verwendeten bisweilen ein und dieselbe Lösung mehrere Tage hintereinander. Zwar sahen wir, daß die ursprünglich hellgelbe Lösung allmählich etwas dunkler wurde, wußten aber damals nicht, welch große Bedeutung diese Farbenveränderung resp. die dieselbe herbeiführende chemische Umwandlung für die Toxizität des Präparates hatte. So verloren wir denn auch, zumal wir uns auch mit der Einzeldosis vergriffen, zuerst eine große Anzahl von Tieren. Aber auch Tiere, die niedrige Einzeldosen gut zu vertragen schienen, gingen uns in großer Anzahl im Laufe der nächsten Wochen anscheinend an chronisch verlaufenden Intoxikationen zugrunde, so daß namentlich von den zu Heilversuchen verwendeten Tieren viele starben, ehe das erst nach Monaten klarzustellende Heilresultat, das wir wesentlich durch Reinokulation eruieren wollten, einwandfrei zutage trat. Auf diese Weise erklärt es sich, daß wir eine verhältnismäßig geringe Anzahl von brauchbaren Arsenophenylglycinversuchen zu verzeichnen haben.

Jetzt wissen wir

1. daß es bei der Verwendung von Arsenophenylglycin von der allergrößten Wichtigkeit ist, daß alle zu Oxydation führenden Umsetzungen, die ungemein leicht bei Berührung des ungelösten wie des gelösten Präparates mit der Luft eintreten, vermieden werden. Es wird daher jetzt das Präparat stets in zugeschmolzenen Glasröhrchen aufbewahrt. Die Lösung wird unmittelbar nach Öffnung des Gläschens bereitet und sofort verwendet. Dadurch wird die Bildung der giftigen Oxydationsprodukte vermieden und damit die Bedenklichkeit des Präparates auf ein Minimum (richtige Dosierung und Anwendungsweise vorausgesetzt) reduziert.

Sehr klar geht der Unterschied zwischen dem vor Oxydation nicht geschützten „Flaschenpräparate" und dem „Vakuumpräparat" hervor aus Versuchen Wendelstadts, der an mit Arsenophenylglycin behandelten Ratten Erblindungen konstatierte, wenn sie mit dem unreinen Präparat injiziert wurden, während bei der Verwendung von reinem Arsenophenylglycin Augenstörungen ausblieben. (Siehe die ganz ähnlichen Differenzen zwischen chemisch-reinem und zersetztem Atoxyl.)

2. Daß die bei den meisten Tieren geübte „Etappenbehandlung" weitaus gefährlicher ist, als die Verabreichung einzelner großer (natürlich unter der akut-toxischen Dosis liegender) Dosen.

Präventive Versuche wurden in Batavia an Macacus cynomolgus 18 mal gemacht und zwar in folgender Weise:

Tabelle XL.

Die Behandlung wurde begonnen	Dosis pro Tier	Zahl der Versuche	Impferfolg	
			P. A.	kein P. A.
cum infect.	$3 \times 0,05 = 0,15$	2	—	2
	4 Inj. $= 0,175$	1	—	1
	5 „ $= 0,2$	5	—	5
	$3 (\times 0,1) = 0,3$	4	—	4
	4 Inj. 0,35	1	—	1
	4 „ 0,36	1	—	1
	$4 \times 0,1 = 0,4$	1	1	—
	$6 \times 0,1 = 0,6$	2	—	2
	$7 \times 0,1 = 0,7$	1	—	1
insgesamt		18	1	17
8 Tage post infect.	Arsenophenylglycin 0,3	3	—	3
	desgl. 0,4 + Attoxyl 0,1	3	—	3
	desgl. 0,5 + „ 0,1	2	—	2
insgesamt	Darunter 5 mit 0,1 Attoxyl	8	—	8

Fast alle Tiere waren kleinere, etwa $1^1/_2$—2 kg schwere Exemplare; nur einzelne, mit den großen Dosen 0,4—0,7 behandelte Tiere wogen $3^1/_2$—4 kg.

Unter diesen 26 Versuchen sind also 25 gelungene, in denen kein Primäraffekt sich entwickelte. In 11 Fällen wurde durch nachträgliche Reinokulation geprüft, ob nicht doch abortiv verlaufende und unscheinbare Primäraffekte, die unserer Diagnose entgangen waren, entstanden wären. Stets aber verlief die Reinokulation positiv.

Heilversuche sind 35 mal gemacht worden, und zwar 29 mal mit Erfolg, 6 mal ohne Erfolg. Bei den 29 Geheilten wurde der Erfolg festgestellt 8 mal durch Negativbleiben der Organverimpfung, 21 mal durch positive Reinokulation. Die 6 Mißerfolge sind vorgekommen bei Tieren, deren Größe im Mißverhältnis stand zur angewandten Dosis. Für Macacus cynomolgus scheint 0,1 pro Kilo die wirksame Minimaldosis zu sein.

Tabelle XLI. Versuche post P. A.

Zahl der Injektionen und Einzeldosen		Gesamt-dosis	Zahl der Versuche	Reinokulation		Organprüfung	
				negativ (ungeh.)	positiv (geheilt)	negativ (geheilt)	positiv (ungeh.)
	1 zu 0,05	0,05	1	1	—	—	—
	2 „ 0,05	0,10	4	3	1	—	—
in 3—4 tägigen Intervallen	3 „ 0,05	0,15	3	—	3	—	—
	4 „ 0,05	0,20	6	2	4	—	—
	3 „ 0,1	0,30	2	—	—	2	—
		0,35	2	—	—	2	—
	4 „ 0,1	0,40	5	—	4	1	—
		0,45	1	—	—	1	—
	5 „ 0,1	0,50	5	—	3	2	—
	6 „ 0,1	0,60	1	—	1	—	—
	7 „ 0,1	0,70	1	—	1	—	—
	8	0,75	1	—	1	—	—
	8 „ 0,1	0,80	1	—	1	—	—
	9 „ 0,1	0,90	2	—	2	—	—
	insgesamt		35	6	21	8	—

Die meist gut vertragene Einzeldosis war in den ersten Monaten 0,1, später — vermutlich wegen der immer stärkeren Umsetzung — durfte sie nicht größer als 0,05 pro Kilo genommen werden; doch auch dabei erlebten wir noch akut eintretende Intoxikationen. Ich muß jedoch wiederholt darauf hinweisen, daß unser damaliges Präparat unrein und daher weit giftiger war, als das jetzt zur Verfügung stehende.

Diesen Versuchen schließen sich an in Breslau mit einem chemisch-reinen „Vakuumpräparat" gemachte Versuche an Cynocephalis und Cercopithecis. Die beiden Rassen verhalten sich dem Arsenophenylglycin gegenüber anscheinend nicht gleich; anscheinend sind die Cynocephali empfindlicher als die Cercopitheken. (Siehe S. 275.)

Anscheinend ist **die Behandlung mit 1 oder 2—3 Injektionen wirksamer als die mit kleinen verzettelten Dosen durchgeführte „Etappenbehandlung".** —

Die Dosis efficax scheint bei 0,1 (Gesamtdosis) pro Kilo zu beginnen bei Verabreichung größerer Einzeldosen, während selbst 0,21—0,225 pro Kilo unwirksam bleiben bei Verteilung dieser relativ großen Gesamtdosis auf 9—14 Einzeldosen.

Auch mit Bezug auf die Gefahr der Intoxikation sehen wir aus Tabelle XLVIII, daß — um uns ganz vorsichtig auszudrücken — die Etappenbehandlung keine besseren Resultate gibt, als die Verabreichung einer oder ganz weniger größerer Dosen.

Was die toxischen Erscheinungen anlangt, so hat **Dr. Winter** bei den eingegangenen Tieren die inneren Organe **histologisch** untersucht. Seine Befunde waren folgende:

Tabelle XLII. Präventivbehandlung (mit 1 bis 3 Injektionen).

Nummer	Rasse	Gewicht	Cutan geimpft am	mit	Behandlung Beginn Tage nach der Impfung	von — bis	Zahl der Injekt.	Einzel-dosis	Gesamt-dosis	Einzel-dosis pro kg	Gesamt-dosis pro kg	Verlauf	Reinokulation	
319	Macac. rhesus	1500 g	16. 4. 08	P. A.	7	23. 4.—4. 5.	3	0,05	0,15	0,033	0,10	kein P. A.		
320	Cerc. mon.		16. 4. 08	,,	7	23. 4.—4. 5.	3	0,05	0,15	—	—	,, ,,		
388	,, fulig.	2200 g	27. 7. 08	,,	3	30. 7.—1. 8.	2	0,22	0,44	0,1	0,2	,, ,,	positiv	
399	,, ,,	2000 g	3. 9. 08	,,	3	6. 9.	1	0,2	0,2	0,1	0,1	,, ,,	sehr suspekt	
400	,, ,,	2200 g	3. 9. 08	,,	8	11. 9.	1	0,275	0,275	0,125	0,125	,, ,,	positiv	
409	,, ,,	2700 g	24. 9. 08	,,	10	4. 10.	1	0,315	0,315	0,117	0,117	,, ,,	positiv	
422	,, ,,	1750 g	10. 10. 08	Cond. lata	8	18. 10.	1	0,25	0,25	0,143	0,143	,, ,,		Kontrollimpfungen pos.
506	,, ,,	1600 g	9. 3. 09	Papeln	18	27. 3. 09	1	0,16	0,16	0,1	0,1	,, ,,		Kontrollimpfungen pos.
385	Cynoc. bab.	4000 g	16. 7. 08	Cond. lata	4	20. 7.—24. 7.	3	0,2	0,6	0,05	0,15	suspekt		
386	,, ,,	6500 g	16. 7. 08	,, ,,	4	20. 7.—24. 7.	3	0,325	0,975	0,05	0,15	kein P. A.	positiv	
407	,, ,,	3000 g	19. 9. 08	,, ,,	15	4. 10.	1	0,375	0,375	0,125	0,125	,, ,,		Kontrollimpfungen pos.
503	Cynoc. hamadr.	5460 g	6. 3. 09	Papeln	21	27.3.—6. 4. 09	2	0,2	0,4	0,05	0,1	,, ,,		Kontrollimpfungen pos.

Tabelle XLIII. Präventivbehandlung (Etappenbehandlung in 9 bis 21 Injektionen).

Nummer	Rasse	Gewicht	Cutan geimpft am	mit	Behandlung Beginn Tage nach der Impfung	von — bis	Zahl der Injekt.	Einzel-dosis	Gesamt-dosis	Einzel-dosis pro Kg	Ge-amt-dosis pro Kg	Verlauf	Reinokulation
323	Cerc. fulig.	2400 g	16 7. 08	Cond. lata	4	20. 7.—1. 8.	13	0,012	0,156	0,005	0,065	kein P. A.	
324	,, ,,	3300 g	16. 7. 08	,,	4	20. 7.—1. 8.	13	0,017	0,221	0,005	0.065	P. A. fraglich	
325	,, ,,	2900 g	16. 7. 08	,,	4	20. 7.—10. 8.	21	0,0145	0,3045	0,005	0,105	,, ,,	erfolglos
327	,, ,,	2900 g	16. 7. 08	,,	4	20. 7.—18. 8.	21	0,0145	0,3045	0,005	0,105	,, ,,	,,
381	,, ,,	3500 g	16. 7. 08	,,	4	20. 7.—29. 7.	9	0,0875	0,7875	0,025	0,225	,, ,,	kein P. A.
390	Cynoc. bab.	3500 g	5. 8. 08	,,	5	10. 8.—31. 8.	10	0,0525	0,525	0,015	0,15	sehr suspekt	
391	,, ,,	3000 g	5. 8. 08	,,	5	10. 8.—6. 9.	12	0,045	0,540	0,015	0,18	etwas suspekt	
392	,, ,,		5. 8. 08	,,	5	10. 8.—12. 9.	14	0,082	1,148	0,015	0,210	,, ,,	

Tabelle XLIV. Heilversuche.

Nummer	Rasse	Gewicht	Cutan geimpft am	mit	Erfolg P. A.	Behandlung von — bis	Einzel-dosis	Gesamt-dosis	Einzel-dosis pro kg	Gesamt-dosis pro kg	Reinokuliert Tage nach der letzten Injektion	Erfolg	
472	Cerc. fulig.	1600 g	3. 12. 08	Cond. lat.	27. 1. 09	31. 1.—20. 2. 09	0,16	0,32	0,1	0,2	29	P. A.	
478	,, ,,	4500 g	15. 12. 08	Papeln	27. 1. 09	31. 1.—20. 2. 09	0,45	0,90	0,1	0,2	29	,,	
283	Cynoc. bab.	4000 g	6. 11. 08	Cond. lat.	28. 12. 08	31. 1.—20. 2. 09	0,4	0,8	0,1	0,2	29	kein P. A.	
453	,, ,,	4200 g	24. 11. 08	Papeln	6. 1. 09	31. 1.—20. 2. 09	0,42	0,84	0,1	0,2	27		Organverimpfung bleibt bei drei Tieren negativ.

Tabelle XLV.

Nummer	Spezies		Gewicht	Behandlung von — bis	Zahl der Injekt.	Gesamt-dosis	Einzel-dosis pro kg.	Gesamt-dosis pro kg.	Exitus am	Exitus Tage nach der 1 Injektion	Exitus Tage nach der letzten Injekt.	
442	Cynoceph. hamadr.		7500	31. 1. 09	1	0,75	0,1	0,1	11. 2. 09	11		Intoxikation
432	„	„	6000	31. 1. 09	1	0,6	0,1	0,1	8. 2. 09	8		Intoxikation
504	„	„	5000	27. 3. 09	1	0,25	0,05	0,05	30. 3. 09	3		
423	„	„	3000	22. 10. 08	1	0,45	0,15	0,15	28. 10. 08	6		
407	„	babuin	3000	4. 10. 08	1	0,375	0,125	0,125	4. 3. 09	151		
424	„	hamadr.	2300	22. 10. 08	1	0,375	0,15	0,15	1. 11. 08	10		
503	„	„	4000	27. 3.—6. 4. 09	2	0,4	0,05	0,1	13. 4. 09	17	7	Intoxikation! (Anfangsstadium!)
453	„	babuin	4200	31. 1.— 20. 2. 09	2	0,84	0,1	0,2	17. 3. 09	45	25	
283	„	„	4000	31. 1.—20. 2. 09	2	0,8	0,1	0,2	12. 4. 09	71	51	
470	„	„	3700	31. 1.—20. 2. 09	2	0,74	0,1	0,2	1. 3. 09	29	9	Intoxikation
471	„	„	2600	31. 1.—20. 2. 09	2	0,52	0,1	0,2	27. 3. 09	55	35	Intoxikation
386	„	„	6500	20. 7.—24. 7. 08	3	0,975	0,05	0,15	8. 9. 08	50	46	
384	„	„	5800	20. 7.—24. 7. 08	3	0,87	0,05	0,15	26. 7. 08	6	2	
385	„	„	4000	20. 7.—24. 7. 08	3	0,6	0,05	0,15	11. 10. 08	83	79	
390	„	„	3500	10. 8. – 31. 8. 08	10	0,525	0,015	0,15	17. 9. 08	38	17	Intoxikation
382	„	„	3350	20. 7.—30. 7. 08	10	0,83	0,025	0,25	3. 8. 08	14	4	Intoxikation
383	„	„	2800	20. 7. –31. 7. 08	11	0,7	0,025	0,275	4. 8. 08	15	4	Intoxikation
391	„	„	3000	10. 8.—6. 9. 08	12	0,54	0,015	0,180	20. 11. 08	102	75	
392	„	„	5450	10. 8.—12. 9. 08	14	0,148	0,015	0,21	20. 9. 08	41	8	Intoxikation
409	Cercopithecus fuligin.		2700	4. 10. 08	1	0,315	0,125	0,125	21. 7. 09	229		
400	„	„	2200	11. 8. 08	1	0,275	0,125	0,125	9. 1. 10			
399	„	„	2000	6. 9. 08	1	0,2	0,1	0,1	20. 4. 09	226		
422	„	„	1750	18. 10. 08	1	0,25	0,15	0,15	26. 2. 09	132		
506	„	„	1600	27. 3. 09	1	0,16	0,1	0,1	13. 4. 09	17		Intoxikation
478	„	„	4500	31. 1.—20. 2. 09	2	0,9	0,1	0,2	18. 5. 09	107	87	
387	„	„	2500	30. 7.—1. 8. 08	2	0,5	0,1	0,2	6. 8. 08	7	5	
388	„	„	2200	30. 7.—1. 8. 08	2	0,44	0,1	0,2	16. 9. 08	48	46	
472	„	„	1600	31. 1.—20. 2. 09	2	0,52	0,1	0,2	27. 3. 09	55	35	
381	„	„	3500	20. 7.—29. 7. 08	9	0,7875	0,025	0,225	16. 3. 09	239	230	
324	„	„	3300	20. 7.—1. 8. 08	13	0,221	0,005	0,065	3. 9. 08	45	33	
322	„	„	2400	20. 7.—1. 8. 08	13	0,156	0,005	0,065	28. 10. 08	100	88	
325	„	„	2900	20. 7.— 10. 8. 08	21	0,3045	0,005	0,105	14. 12. 08	147	126	
327	„	„	2900	20. 7.—10. 8. 08	21	0,3045	0,005	0,105	10. 11. 08	113	92	

18*

Leber: Die Leberzellen sind überall im Präparat völlig angefüllt mit mehr oder minder großen Fetttröpfchen. Das Protoplasma ist gut gefärbt, desgleichen sind die Kerne von sehr guter Beschaffenheit. Hin und wieder, jedoch selten, lassen sich kleine Herde nachweisen, in welchen eine Nekrose eingetreten ist und zwar derart, daß die Zellgrenzen verwischt, die Balkenstruktur der Leber verlöscht und die Kerne zum Teil verschwunden, zum Teil degeneriert — myelinifiziert —, zum Teil pyknotisch sind. Ferner deutet das Vorhandensein von Hämosiderinkristallen in den Acinis sowohl peripher als auch zentral sowie auch in den Endothelzellen der Gefäße auf einen vermehrten Zerfall von roten Blutkörperchen hin. Sonst ist von seiten des Bindegewebes und der Gallengänge nichts Besonderes zu bemerken.

Herz: Außer praller Füllung der Gefäße und Capillaren im allgemeinen kein pathologischer Befund.

Nieren: Im großen und ganzen derselbe Befund wie in der Leber. Die Zellen sind durchweg verfettet, die Kerne gut erhalten; parenchymatöse Veränderungen sind allerdings nicht zu erkennen. Im übrigen finden sich aber keine Infiltrationen, keine Narben und keine Entzündungserscheinungen. —

Ich bemerke übrigens ausdrücklich, daß bei den erst nach Monaten gestorbenen Tieren sich keinerlei auf Intoxikation zu beziehende Befunde erheben ließen. Die Befürchtung, etwa eine schleichende latente Intoxikation durch die Behandlung mit Arsenophenylglycin erzeugen zu können, entbehrt also jeder tatsächlichen Unterlage. Nach den bisher gemachten Feststellungen gingen die Tiere entweder an akuter Intoxikation zugrunde oder blieben von jeder schädlichen Wirkung des Präparates bewahrt.

Neben unseren Versuchen, die Affensyphilis durch Arsenophenylglycin zu heilen, gingen bekanntlich vielerlei Versuche einher, die sich mit der Behandlung von Trypanosomen-Erkrankungen an Tieren wie Menschen beschäftigten. Ich habe unter dem Schlagwort „Arsenophenylglycin" im Literaturverzeichnis die hierher gehörigen Arbeiten zusammengestellt. Aus denselben gehen folgende für uns lehrreiche Erfahrungen hervor:

1. So ausgezeichnet die Behandlungserfolge an kleineren Tieren sind, so wenig lassen sich dieselben bei ganz großen Versuchstieren (Pferden, Eseln) und noch viel weniger beim Menschen erreichen, wenn auch aus allen Versuchen gleichmäßig die spezifische Wirkung des Arsenophenylglycins auf die Parasiten hervorgeht. (Schilling, Breinl-Nierenstein, Eckhard.)

2. Es scheint im allgemeinen geeigneter zu sein, eine einzige oder ganz wenige große Dosen zu verabreichen, statt kleinerer, verzettelter, über einen längeren Zeitraum verteilter Einzeldosen. (Schilling.)

3. Über die Bindung des Arsenophenylglycins an einzelne Organe im Organismus und seine Ausscheidung liegen verschiedene Beobachtungen vor. Levaditi und Knaffl-Lenz haben festgestellt, daß bei trypanosomenkranken Tieren sich nach Arsenophenylglycininjektionen Arsen zwar noch einige Stunden nach der Injektion im Serum nachweisen läßt, daß aber bereits nach 25 Minuten

große Quantitäten von den Trypanosomen selbst fixiert sind, während rote und weiße Blutkörperchen kaum merkbare Mengen des Arsens in sich aufnehmen. Was die Organe betrifft, so bleiben Lunge und Milz vollkommen frei, während Niere und Leber reichliche Mengen Arsen aufspeichern.

Breinl-Nierenstein konnten an Hunden feststellen, daß das Arsen des Arsenophenylglycins fast vollständig während der ersten 24 Stunden nach der Einspritzung ausgeschieden wird. Dabei trat eine bedeutende Zunahme der Harnmenge ein. Auch fanden sie einen bedeutenden Gehalt des Harnes an Eiweiß, Aceton und Aceton-Essigsäure. Dieser Befund ist aber sicherlich nur bei sehr hohen vergiftenden Arsenophenylglycindosen zu machen.

4. Interessant ist auch die Beobachtung, daß das Blutserum, welches einem Pferde einige Stunden nach der Injektion von Arsenophenylglycin entnommen war, ganz undurchsichtig und opak war und eine dottergelbe Färbung aufwies; eine Veränderung, die auf einem abnormen Fettgehalt des Serums beruhte, was wohl sicher auf Kosten der Proteine des Organismus vor sich geht. Breinl-Nierenstein bringen damit die auffallende Abmagerung ihrer Versuchstiere in Zusammenhang. (Schon hier möchte ich bemerken, daß bei den bisher bei den Menschen verwendeten kleineren Dosen nie derartige Erscheinungen beobachtet worden sind; wir haben im Gegenteil in sehr vielen Fällen eine ganz ausgezeichnete Gewichtszunahme feststellen können. — Auch Alt konstatierte bei seinen Fällen (von Paralyse) fast durchweg Gewichtszunahme und Hebung des Allgemeinbefindens. Auch verlor sich die vor der Behandlung übermäßige Lecithinabgabe im Kot durch die Behandlung.)

Ausgiebige Untersuchungen über die Arsenausscheidung machten Fischer und Hoppe beim Menschen. Sie konstatierten, daß bei einmaliger Verabreichung die Arsenausscheidung des Arsenophenylglycins 6—8 Tage beanspruche, während Atoxyl und Arsacetin schon in 2—3 Tagen ausgeschieden sei. Bei wiederholter Einspritzung von Arsenophenylglycin tritt im allgemeinen eine Verlangsamung der Arsenausscheidung ein. Neben der Urinausscheidung geht eine beträchtliche Ausscheidung durch den Darm einher, während Atoxyl und Arsacetin in viel geringerem Maße durch den Darm den Körper verlassen. — Zu ähnlichen Resultaten ist Tendron gekommen, welcher auch beim Vergleich der Arsenausscheidung bei Atoxyl einerseits, Arsenophenylglycin andererseits feststellte, daß dieselbe beim Arsenophenylglycin viel langsamer beginnt und viel länger dauert als beim Atoxyl.

Es ergibt sich daraus, daß man — wie wir es übrigens in unseren therapeutischen Versuchen gesehen haben — stets mit kumulativen Wirkungen zu rechnen hat, wenn man die Arsenophenylglycininjektionen zu rasch hintereinander verabreicht. 8tägige Intervalle zwischen den Injektionen scheinen das mindeste zu sein, was man innehalten muß. (Jedenfalls haben wir selbst eine recht große Anzahl von Patienten mit 0,5 einmal alle 8 Tage behandelt, mit gutem Erfolg und ohne irgend eine Störung zu beobachten.)

5. Nicht uninteressant für uns sind C. Fränkels Untersuchungen bei Recurrens. Er konnte weder eine Heilung noch eine Immunisierung der von ihm

benützten Ratten und Mäuse gegen eine Impfung mit den Recurrensspirillen erzielen. „Hält man aber“ — so schließt er — „dem auffallend günstigen Ergebnisse bei Trypanosomenkrankheiten die beim Recurrens gemachten ungünstigen Erfahrungen gegenüber, so wird man die letzteren gewiß nicht als einen Beweis für die von mancher Seite immer noch behauptete Zugehörigkeit der Spirillen zu den tierischen Parasiten nach Art der Trypanosomen ansehen können. Im Gegenteil wird man in diesem Umstande eher ein Zeichen für den Zusammenhang zwischen den Spirillen und den eigentlichen Bakterien ansehen.“

Vielleicht darf man aus der unzweifelhaften Heilwirkung, die das Arsenophenylglycin bei der Syphilis entfaltet, einen weiteren Beweis für die Anschauung entnehmen, daß die Spirochäten nicht wie die Spirillen zu den Bakterien, sondern zu den tierischen Protozoen gehören.

Die an der Affensyphilis gemachten Erfahrungen mußten natürlich dazu führen, auch beim **Menschen Behandlungsversuche** mit Arsenophenylglycin zu machen. Die Versuche wurden unmittelbar nach meiner Rückkehr aus Batavia im Anfange des Jahres 1908 begonnen und seitdem bei einer großen Anzahl von Kranken durchgeführt, und zwar bei Patienten aller Stadien.

In den nachstehenden Tabellen ist eine Übersicht über die behandelten Fälle gegeben. Obgleich es schon so gut wie sicher ist, daß das Arsenobenzol die weitere Verwendung des Arsenophenylglycins bei der Syphilisbehandlung für die allergrößte Zahl der Fälle überflüssig machen wird, so veröffentliche ich dieselben doch, und zwar nicht nur der Vollständigkeit oder des wissenschaftlichen Interesses halber, sondern auch weil ich glaube, daß vielleicht das Arsenophenylglycin für eine Reihe von Fällen, eventuell auch von Nichtsyphilis, weitere Verwendung behalten wird. Schon die Schmerzlosigkeit der intramuskulären Injektionen wird bei manchen Kranken von Belang sein.

Fasse ich unsere **therapeutischen Erfahrungen,** die sich, wie ich besonders hervorhebe, wesentlich auf die Methode der Etappenbehandlung beziehen, zusammen, so habe ich darüber folgendes zu berichten:

Es werden zwar alle Symptome der Syphilis gut und prompt beeinflußt — primäre und sekundäre papulöse Neubildungen gehen schnell zurück und heilen mit Pigmentbildung ab — am deutlichsten aber zeigt sich der Einfluß bei allen pustulösen und ulcerösen Formen der Frühperiode, besonders der malignen Syphilis wie der tertiären Periode (bei erweichenden Gummaten der Haut und der Knochen) und bei schweren Leukoplacien.

Am auffallendsten waren natürlich die Heilerfolge, wenn Fälle, wie z. B. Ulcerationen des harten Gaumens, schwere Paronychien, schwere hartnäckige Leukoplakien, die bereits seit vielen Monaten, ja seit Jahren, vergeblich in sorgsamster und intensivster Weise mit Quecksilber und Jod behandelt worden waren, nun in 1—2 Wochen zur Heilung gebracht wurden.

In fast allen Fällen war das erzielte Resultat ein dauerndes, wie es sich durch mehr als einjährige Beobachtung feststellen ließ. Nur in 2 Fällen kam es schnell zu einem erneuten geschwürigen Zerfall eines eben erst in wunderbarer Schnelligkeit verheilten Gummas. —

Nebenher geht eine namentlich bei malignen Fällen ganz auffallende Besserung des Allgemeinbefindens, subjektiv wie objektiv (Steigerung des Körpergewichts).

Eine volle wirkliche „Sterilisierung" der Syphilis wurde aber, namentlich bei sekundären Fällen, nur in wenigen Fällen erreicht. Bei einem Teil der Kranken wurden nach Wochen oder Monaten Rezidive festgestellt. Ein Verschwinden der positiven Reaktion konnte — bei der bisher verwendeten Methodik und Dosierung — nur in verhältnismäßig wenigen Fällen erzielt werden.

Um so bemerkenswerter aber sind die — freilich nur spärlich gesehenen — Fälle, die unmittelbar nach dem Auftreten des Primäraffektes in Behandlung genommen wurden und mit einer einzigen Kur bei mehr wie 1½ jähriger Beobachtung geheilt wurden. Es sind weder Rezidive aufgetreten, noch ist bei immer wiederholter serodiagnostischer Untersuchung eine positive Reaktion nachweisbar.

Ich glaube demgemäß den Schluß ziehen zu dürfen, daß wir in dem Arsenophenylglycin ein für eine gewisse Gruppe von Kranken verwertbares und wertvolles Heilmittel der Syphilis bekommen haben. Es wäre anzuwenden:

1. bei allen Fällen, die man in den allerfrühesten Stadien in Behandlung nehmen kann und

2. bei allen ulcerösen Prozessen der Spätperiode oder der malignen Syphilis, namentlich in solchen, die sich den gewöhnlichen Behandlungsmethoden gegenüber refraktär verhalten,

3. überhaupt, wenn es sich um Menschen (oder Prozesse) handelt, bei denen die Anwendung des Quecksilbers oder des Jods keine Hilfe bringt, gar eine Verschlimmerung des Krankheitsbildes hervorruft (Idiosyncrasie u. dgl.).

4. bei Tabikern, welche noch mit floriden Prozessen behaftet sind,

5. bei schweren Leukoplakiefällen.

Die Zeit und die Zahl der Beobachtungen sind natürlich noch viel zu kurz, als daß man heute schon ein definitives Urteil über die Verwertbarkeit des Arsenophenylglycins abgeben könnte. Es kommen namentlich folgende Fragen, die noch nicht voll gelöst sind, in Betracht:

1. Welche Dosierung ist anzuwenden?

2. Welche Anwendungsmethode ist die richtige und beste?

3. Wird nicht vielleicht eine Kombination des Arsenophenylglycins mit Quecksilberkuren ganz besonders vorteilhaft sein, indem man die beiden Heilmittel, sei es miteinander, sei es nacheinander, anwendet?

ad 1. Dosierung.

Wir haben natürlich zuerst mit ganz kleinen Dosen (0,1 pro Injektion) begonnen, sind aber allmählich bis 0,9 und 1,0 pro Dosis gestiegen.

Tabelle XLVI. Männer.

Fall Nr.	Diagnose Lues-Stadium	Gewicht	Dauer der Behandlung in Tagen	Zahl der Injektionen	Einzeldosen in dg	Gesamtdosis	Seroreaktion vor d. Behandlung	Seroreaktion nach d. Behandlung	Nebenerscheinungen	Bemerkungen
M. 1	I	56		2	3. 3.	0,6			Minimale Albuminurie	
M. 2	I	57,5	17	4	3. 6. 8. 6.	2,3			Temperatursteigerung, Magenbeschwerden	P. A. nach der 3. Injektion im deutlichen Abheilen.
M. 3	I	72	50	13	1—4	3,5	+	0	Einmal vorübergehende Magenschmerzen, später gut vertragen	Kombination mit Kalomel-Injektion.
M. 4	I	55	50	10	3—5	3,9	+	0	Vorübergehend Herzklopfen, urticarielles Exanth. u. Magenbeschwerden. — Nach 3 Monaten auf erneute A.-Injektion wieder Exanth. Auch später Cutireaktion auf A.-Einreibung	
M. 4a	II	65		1	5	0,5				
M. 5	II	78		1	5	0,5				
M. 6	II	76		1	5	0,5				
M. 7	I + II	69		2	3. 3.	0,6				
M. 8	I + II	60		2	3. 3.	0,6				
M. 9	II	61	6	2	3. 4.	0,7				Sehr schnelle Abheilung des papulösen Exanthems, später Rezidiv.
M. 10	II	59	5	2	3. 5.	0,8	+ +	+ 0		
M. 11	II	60	5	2	3. 5.	0,8			Starke Magenbeschwerden	
M. 12	II	63	10	3	3. 3. 2.	0,8			Magenbeschwerden	Nach einer später gegebenen Atoxylinjektion von 0,6.
M. 13	II latent	72	5	2	5. 5.	1,0			Magenbeschwerden	Dieselben Magenbeschwerden nach Arsacetin, später Hg-Enteritis.
M. 14	I + II	58	8	2	5. 5.	1,0	+	+	Ohnmachtsanfall. Nach der 2. Injektion Schüttelfrost 38,7	Nach Aussetzen des A.: Einreibungskur.
M. 15	II	58	10	3	3. 4. 4.	1,1				
M. 16	II	70	14	4	3. 3. 3. 3.	1,2			Am Ende der Behandlung Magenschmerzen und schnell vorübergehender Ikterus	Schnelles Abheilen des papulo-pustul. Exanthems und eines hohen Fiebers; später Rezidiv.
M. 17	II	66	9	3	4. 4. 4.	1,2	+	0		Später Rezidiv?
M. 18	II latent	62	15	4	3. 3. 4. 4.	1,4	+	+, 0		Rezidiv?
M. 19	II	57	7	3	3. 6. 6.	1,5	+	0, +	Erythem. Leichte Temperatursteigerung, Magendrücken	
M. 20	II Hirnlues im 2. Jahr	74	11	3	5. 5. 5.	1,5	+	+	Leichte Magenbeschwerden. Pupille reagiert nach 5 Tagen	Kombination mit Ol. ciner.
M. 21	I + II	82	7	3	3. 5. 8.	1,6	0	0	—	Kombination mit Arsacetin und Ol. ciner.

M. 22	II (4.Jahr) sehr reichl großpapul.Syphilid durch Hg verschlecht.	74	24	5	3—4	1,6				Exanthem schon 8 Tage nach der 1. Injektion fast verschwunden.
M. 23	II (reichliches Exanthem papul.)	80	8	3	3. 6. 8.	1,7			Magenbeschwerden	Ungemein schneller Rückgang. Nachträglich Arsacetin; dabei die gleichen Magenbeschwerden.
M. 24	I + II	83	11	3	5. 8. 6.	1,9	+			Schneller Rückgang, später Rezidiv.
M. 25	II	47	23	7	2—4	2,1	+	+	Leichte Temperatursteigerung, Magenbeschwerden.	Später bei Arsacetin gleiche Magenbeschwerden.
M. 26	II	—	19	5	3—5	2,3				Rezidivierende Roseola geht sehr schnell zurück.
M. 27	II	51	15	5	3—5	2,3	+	+		
M. 28	II (schwere Paronychien)	97	19	6	3—5	2,8	+	+		Schneller, glänzender, dauernder Heilerfolg (vorher monatelange vergebliche Hg-Kuren).
M. 29	II	63	27	6	3—5	2,8	+	+		
M. 30	II papulo-krustösesSyphilid (III?)	64	17	5	3—8	3,1	+	+	Vorübergehende Temperatursteigerung.	Schnelle Heilung.
M. 31	II	52	19	5	3—8	3,2	+	+	Zum Schluß Magenbeschwerden.	Sehr schnelles Verschwinden des Exanthems.
M. 32	II	67	28	8	3—7	3,8	+	+	Magenbeschwerden	Schnelles Verheilen; später Recidiv.
M. 33	II	63	47	8	1—7	4,25	+	0		
M. 34	II	69	37	9	1—8	4,425	+	+	Magenbeschwerden	Papulöses Syphilid schnell geheilt; später Rezidiv.
M. 35	II	57	48	11	1—8	4,725	+	0	Zum Schluß Magenbeschwerden	Schnelles Verschwinden des Exanthems.
M. 36	II	56	29	7	3—9	4,8	+	+		Schnelles Heilen.
M. 37	II	67	45	10	3—8	5,8	+	0	Magenbeschwerden	Schnelles Abheilen.
M. 38	II	70	49	11	3—8	6,5	+	+	Zum Schluß Gastritis, Erbrechen, leichter Ikterus	Schnelle Heilung.
M. 39	tubero-serpiginöses Syphilid der Hände	80	8-tägige Intervalle	—	3. 5. 5.	2 Zyklen zu 1,3				
M. 41	III	99	5	2	3. 4.	0,7	0	0		Später Arsacetin gut vertragen.
M. 42	III	71	7	3	3. 3. 3.	0,9				
M. 43	III	81	11	3	3. 5. 5.	1,3				Schnelles Abheilen des Gumma.
M. 44	III	52	5	2	5. 8.	1,3	0	0		Schwerer Epileptiker; stirbt im Status epilepticus.
M. 45	III	96	10	4	3. 3. 4. 4.	1,4				
M. 46	III	70	15	4	3. 3. 4. 5.	1,5				Ein tuberkulöses Ulcus linguae nicht beeinflußt.
M. 47	III sehr schwere seit Jahren bestehende Leukoplakie	71	10	3	5. 5. 5.	1,5			Einmal etwas Frost und Fieber	Zu gleicher Zeit 5 Injektionen Ol. ciner. à 0,14 Hg. Bald nach Beginn der Kur auffallend schnelles Heilen. — Nach 10 Monaten noch Heilung.

Tabelle XLVI. Männer (Fortsetzung).

Fall Nr.	Diagnose Lues-Stadium	Gewicht	Dauer der Behandlung in Tagen	Zahl der Injektionen	Einzeldosen in dg	Gesamt-dosis	Seroreaktion vor d. Behandlung	Seroreaktion nach d. Behandlung	Nebenerscheinungen	Bemerkungen
M. 48	III (latens) (dabei schwere Katatonie)	64	31. 8. 1. 9. 8. 9.	3	5. 5. 5.	1,5	+	+		Schwerer Anfall nach der 3. Injektion, kein Zusammenhang mit der Injektion. — Nach den ersten 2 Injektionen sehr wohl.
M. 49	III periostale Prozesse	58	18	6	2—3	1,7			Etwas Herzklopfen	
M. 50	III	54	15	5	2—4	1,7				Kolossale Neurasthenie, keinerlei Nebenerscheinungen.
M. 51	III (Paralyse)	74	7	3	3. 6. 8.	1,7			Zuletzt Temperatursteigerung und urticarielles Exanthem	Ulcus schnell geheilt.
M. 52	III	77	19	5	3—4	1,8				Kombiniert mit Ol. ciner.
M. 53	III Periostitis gummos.	65	20	6	2—4	2,1				
M. 54	III	66	25	5	3—5	2,1			Leichte Temperatursteigerung, einmal	Sehr schnelle Heilung der Ulcerationen.
M. 55	III	71	21	6	2—4	2,2				
M. 56a	III Ulceration. d. Gaumens	56	17	5	3. 5. 5. 5. 5.	2,3	+	+		Auffallend schnelles Heilen der Ulcerationen.
M. 56	III Ulceration. d. Gaumens	48	17	5	3. 5. 5. 5. 5.	2,3	+	+		Sehr schnelle Heilung. Starke Albuminurie vor der Kur; geht während derselben zurück; starke Gewichtszunahme.
M. 57	III multiple ulceröse Gummata an Haut, Knochen, Gelenken	57	27	5	3. 5. 5. 5. 5.	2,3	+	+		Sehr schnelle Heilung und Verschwinden der Kachexie.
M. 58	III Gaumenperforationen	94	18	6	3—4	2,3				Perforationen schnell vernarbt
M. 59	III Gumma tibiae	98	23	6	2—4	2,2	+	+		Gumma schnell verheilt.
M. 60	III	64	27	9	2—4	2,5	+	+	Zum Schluß Durchfälle und Magenbeschwerden	
M. 61	III Perforation. d. Gaumens ursprüngl. schwerer maligner Fall	75	31	8	3—5	3,3				Sehr schnelle Heilung. Bisher vergeblich mit Quecksilber und Jod behandelt.

Fall Nr.	Diagnose Lues-Stadium	Gewicht	Dauer der Behandlung in Tagen	Zahl der Injektionen	Einzeldosen in dg	Gesamtdosis	Seroreaktion vor d. Behandlung	Seroreaktion nach d. Behandlung	Nebenerscheinungen	Bemerkungen
M. 62	III schwere Leukoplakie	84	50	8	3 und 5	3,7				Zunge beginnt nach der 2. Injektion abzuheilen, bleibt dauernd geheilt.
M. 63	III Haut-Ulcera	62	21	6	3. 6. 8. 8. 7. 6.	3,8	0	0	Magenbeschwerden nach der 4. Injektion, die lange Zeit anhalten	Sehr schnelle Heilung; später Rezidiv.
M. 64	II sehr schwere hartnäckige „Plaques"	66	30	7	4. 6. 6. 7. 8. 8. 5.	4,4	+	+, 0		Kombination mit Ol. ciner. (0,4 Hg), schnelle und definitive Heilung.
M. 65	Lues maligna	61	11	3	3. 5. 3.	1,1	+			Erscheinungen sehr schnell abgeheilt, Gewichtszunahme.
M. 66	Lues maligna	77	9	3	3. 5. 5.	1,3	+		Temperatursteigerung	Schnelle Beeinflussung; vorher vergebliche Hg-Behandlung. Hg-Idiosynkrasie!
M. 67	Lues maligna	57	10	3	3. 5. 5.	1,3	+	+		Sehr schnelle Heilung.
M. 68	Lues maligna, tuberkul.-ähnl. Geschwüre an Zunge und Rachen	—	11	4	3. 5. 5. 5.	1,8	+	+		Sehr schnelle Heilung; Hg machte stets bedeutende Verschlechterung.
M. 69	Lues maligna	56	32	7	3—8	3,3	+	+	Einmal Temperatursteigerung und Erbrechen	Sehr schnelle Heilung.

F r a u e n.

Fall Nr.	Diagnose Lues-Stadium	Gewicht	Dauer der Behandlung in Tagen	Zahl der Injektionen	Einzeldosen in dg	Gesamtdosis	Seroreaktion vor d. Behandlung	Seroreaktion nach d. Behandlung	Nebenerscheinungen	Bemerkungen
Weib 1	II	53	—	3	3 × 2	0,6				Erbrechen und Leibschmerzen auf eine nachfolgende Arsacetininjektion.
W. 2	II	47	4	2	3. 7.	1,0			Temperaturanstieg bis 38,2	Auch bei nachfolgenden Quecksilberinjektionen abendliche Temperatursteigerung.
W. 3	II	54	—	2	5. 6.	1,1			Ganz unbedeutende Leibschmerzen nach der 5. Injektion	
W. 4	II	55	32	6	6 × 2	1,2				Kombination mit Hg.
W. 5	II	52	17	6	6 × 2	1,2	+	+		Kombination mit Hg.
W. 6	II	54	5	2	5. 7.	1,2				Auffallend schnelles Verschwinden des Exanthems.
W. 7	II	67	5	2	5. 7.	1,2				
W. 8	II Paronychien	—	8	3	3. 5. 5.	1,3	0	0	Arsen-Exanthem. Cutireaktion	

Tabelle XLVI. Frauen (Fortsetzung).

Fall Nr.	Diagnose Lues-Stadium	Gewicht	Dauer der Behandlung in Tagen	Zahl der Injektionen	Einzeldosen in dg	Gesamtdosis	Seroreaktion vor d. Behandlung	Seroreaktion nach d. Behandlung	Nebenerscheinungen	Bemerkungen
W. 9	II	50	11	3	3. 5. 5.	1,3			Leibschmerzen	Zu gleicher Zeit Hg salicylic.
W. 10	II	51	11	4	2. 3. 4. 4.	1,3				
W. 11	II	53	31	7	2. 3.	1,5			Durchfälle und Leib nmerzen	Kombination mit Hg.
W. 12	II	61	12	3	3. 6. 6.	1,5	+	+		Schnelles Abheilen.
W. 13	I + II	63	15	4	3. 6. 8. 6.	2,3			Leibschmerzen	
W. 14	II	68	18	4	3. 6. 8. 6.	2,3				Exanthem verschwindet sehr rasch.
W. 15	II	84	27	8	1—4	2,6				Auffallend schnelle Heilung von großen Plaques im Halse.
W. 16	II	67	16	5	3. 6. 8. 8. 8.	3,3	+	0	Magenbeschwerden ganz am Schluß	
W. 17	II	45	21	6	3—7	3,5	+	+	Geringe Magenbeschwerden, leichte Temperatursteigerung am Schluß	
W. 18	II	57	50	15	2—5	4,3	+	+		
W. 19	III (alte, schwere, maligne Syphilis)	57	20	5	1—3	1,5				Schnelles Heilen, aber ulceröse Rezidive in derselben „Rupia"-Form, wie stets im laufenden Jahre.
W. 20	III	46	9	3	2. 5. 7.	1,4			Erythem an den Unterarmen. Temperatursteigerung	
W. 21	III	54	15	4	3. 3. 4. 4.	1,4				
W. 22	III	56	18	4	3. 6. 6. 6.	2,1	+	+		Schnelles Heilen des Gumma.
W. 23	III	54	24	6	3—6	2,6				Schnelles Heilen, aber schnell Rezidiv an derselben Stelle.
W. 24	III	51	29	10	2—4	3,0	+	+	Magenbeschwerden	Das Ulcus nach 10 Tagen im Heilen.
W. 25	III alte,schwere Syph.	42	21	6	2. 4. 5. 7. 7. 7.	3,2			Einmal abends Temperatursteigerung	Schnelles Heilen der Gummata.
W. 26	III	47	40	9	3—7	4,2	+	+		

Dabei stellte sich heraus, daß den großen Dosen störende Nebenwirkungen anhaften, aber nur dann, wenn man sie im Laufe einer Etappenbehandlung anwendet; also da, wo es sich um Kumulierung handelt.

Am häufigsten wurden Störungen des Magendarmkanals beobachtet. Der ganze Symptomkomplex deutet darauf hin, daß es sich um eine durch Arsenausscheidungen bedingte akute Gastritis handelt. Dieselbe ist durch die Schmerzhaftigkeit und das Druckgefühl oft sehr lästig gewesen, hat auch einigemal einen ganz geringen Ikterus erzeugt, hat aber in keinem Falle zu bleibenden Schädigungen Anlaß gegeben. Die schmerzhafte Gastritis trat fast immer erst im Laufe der Behandlung, wenn schon mehrere Injektionen gemacht worden waren, auf, und wenn wir zu höheren Dosen anstiegen. Natürlich spielen hier individuelle Verhältnisse eine große Rolle, wenn es auch natürlich in jedem Falle nützlich sein wird, vor und während der Behandlung für eine reizlose Diät und regelmäßige Stuhlentleerung zu sorgen (siehe Alt). Die gleichzeitige Verabreichung von Magnesia carbonica, begonnen am Tage der Injektion und den nächsten Tag fortgesetzt, hat sich immer als nützlich erwiesen. In den letzten Monaten aber sind alle diesbezüglichen Störungen ausgeblieben, seitdem wir nicht mehr alle 3—4 Tage, sondern alle 8 Tage die Injektion (von 0,3—0,5) oder, wie Alt, schnell hintereinander 2 mal 0,75—1,0 verabreichen. Es geht wohl daraus hervor, daß nur durch die Kumulation des neu zugeführten Arsens zu dem noch nicht ausgeschiedenen die Reizwirkung auf den Magen zustande kam.

Störungen der Nieren haben wir bis auf ganz geringe Albuminurien, die aber auch nur in sehr wenigen Fällen auftraten, nicht beobachtet.

Störungen des Opticus sind bisher nirgends beobachtet worden, weder bei unseren Syphilisfällen, noch bei den vielen Hundert Schlafkrankheitsfällen, obgleich diese unendlich viel größere Einzel- wie Gesamtdosen des Medikamentes erhalten haben.

Etwas häufiger sind leichte Temperatursteigerungen und Vermehrung der Pulsfrequenz, nie aber haben wir irgendwie bedrohliche Erscheinungen gesehen.

Die größte Aufmerksamkeit scheinen mir Hauterscheinungen zu beanspruchen, die fast immer in Form scharlachähnlicher Erytheme, selten in mehr urticarieller Form auftreten. Die Exantheme erscheinen zuerst gesprenkelt in ganz kleinen Herdchen an Armen und Beinen, erst allmählich läuft die Eruption in diffuse Flächen zusammen. Die Farbe zeigt ein eigenartiges Ziegelrot und entspricht absolut der Nuance, die man bei Exanthemen, die nach reichlichem Arsengebrauch auftreten, kennt.

Diese Exantheme haben als solche gar keine Bedeutung; denn sie heilen ohne jede Störung, höchstens mit leichter Abschuppung ab. Sie sind aber ein Zeichen einer starken Arsenwirkung, eventuell einer gewissen Überempfindlichkeit des Kranken gegen das mit dem Arsenophenylglycin eingeführte Arsen.

Für mich sind diese Erytheme ein Moment, welches die weitere Verwendung des Präparats ganz oder für mindestens einige Wochen für den betreffenden Kranken ausschließt. Diese Erkenntnis verdanke ich einem sehr traurigen letal verlaufenden Falle, den wir auf der Klinik beobachtet haben.

Die nachfolgende Krankengeschichte und pathologisch-histologische Untersuchung ist von Herrn Dr. Schlecht (damals Assistent an der inneren Klinik in Breslau, jetzt in Kiel) zusammengestellt und ausgeführt worden. Ich bin ihm für die Überlassung der Resultate seiner Untersuchungen zu großem Dank verpflichtet.

Eine mit reichlich verbreiteter sekundärer Lues behaftete Patientin wurde am 5. Mai in die Klinik aufgenommen. Gewicht: 48 kg. Kräftiges, gesund aussehendes Mädchen. Reaktion: Positiv. —

8. 5. erste Injektion A. 0,4.
11. 5. zweite Injektion A. 0,4.
14. 5. dritte Injektion A. 0,3.
17. 5. vierte Injektion A. 0,3.

Gegen Abend Temperatur 39,3. Dabei allgemeine Übelkeit und Brechreiz.

18. Mai: Nach unruhiger Nacht morgens früh 38,5 Temperatur. Auftreten eines hochroten makulösen und zum Teil klein-papulösen, größtenteils konfluierenden Exanthems an der Innenseite der Oberarme und Oberschenkel. 19. Mai: Diffuses Fortschreiten des Exanthems auf die Extremitäten. 21. Mai: Temperatur normal. Absolutes Wohlbefinden. Exanthem verschwunden. 23. Mai: Injektion von 0,2 Ars.-ph.-glyc. vorm. 10 Uhr, hinterher Übelkeit. Nachmittags 2 Uhr Brechreiz, Temperaturanstieg auf 39,6 und erneuter Ausbruch eines hochroten, diffus über den ganzen Körper verbreiteten makulo-papulösen Exanthems, das am Halse in ungemeiner Deutlichkeit die Flecken des Leukoderms ausspart. 25. Mai: Temperatur dauernd zwischen 38,5 und 39,5. Gesicht gedunsen. Beginnendes Lidödem. Im Urin kein Eiweiß. 26. Mai: Schlechtes Allgemeinbefinden und Kopfschmerzen. Der Ausschlag zeigt das Bild eines Scharlachexanthems, hellrote Flecken auf blaurotem Grunde. 27. Mai: Herpes labialis. Beiderseits starkes Lidödem. Kleinste punktförmige Hautblutungen an den Extremitäten. Urin kein Eiweiß, keine Cylinder. 28. Mai: Exanthem etwas abgeblaßt. 29. Mai: Über Nacht deutliche ikterische Verfärbung der Haut, von der die roten Flecken sich stark abheben. An den Lippen Borkenbildung. Lider stark ödematös. Zunge stark belegt. Keine Milzschwellung, bisweilen Husten, vereinzelte bronchitische Geräusche. Urin frei von Eiweiß, keine Cylinder. Temperatur seit dem 19. Mai dauernd zwischen 38,5 und 39,5.

Aufnahme in die medizinische Klinik am 29. Mai. Untersuchungsbefund: Mittelgroßes Mädchen von kräftigem Knochenbau, gutentwickelter Muskulatur, mäßigem Fettpolster. Klagen über Mattigkeit und Kopfschmerzen. Schwerer Allgemeinzustand. Sensorium vollkommen frei.

Die Haut des Gesichtes ist stark ödematös geschwollen. Die Farbe ist blaßgelblich, starke Schuppenbildung. Besonders starkes Lidödem, die Augenlider sind starr und können kaum bewegt werden. Beim Versuch, sie aktiv oder passiv zu bewegen, starke Schmerzen. Geringe Conjunctivitis mit etwas eitriger Sekretion. Pupillen beiderseits gleich, ziemlich eng, reagieren prompt, Augenbewegungen frei. Die Lippen sind von schwarzroten Borken bedeckt. Die Zunge ist schmierig belegt, die Follikel besonders im hinteren Teile stark geschwollen. Starker Fötor ex ore. Zahnfleisch gerötet, geschwollen, aufgelockert. An den beiden mittleren oberen Schneidezähnen Geschwüre, Zähne lose. Mund kann infolge des Ödems nur unvollkommen geöffnet werden. Tonsillen beiderseits vergrößert. Gaumen und Rachenwand geschwollen, ohne Beläge. Ohren ohne Beläge.

Haut: Auf Brust, Bauch und Rücken diffuses scharlachrotes Exanthem. Bei stärkerem Druck verschwindet das Exanthem, die Haut erscheint darunter ausgesprochen ikterisch; unterbrochen wird das Exanthem von zahlreichen unregelmäßigen Flecken, welche der Ausbreitung des ursprünglichen luetischen Exanthems zu entsprechen scheint. An diesen Stellen tritt auch der Ikterus der Haut stark hervor. Besonders intensiv ist das Exanthem an den Oberarmen und den Schulterbeugen entwickelt. Es ist hier wie auch am Hals von zahlreichen unregelmäßigen, gelbgefärbten Flecken unterbrochen. Am linken Arm, an dem zwecks Blutentnahme etwa 5—10 Minuten lang eine Gummibinde angelegt war, haben sich an dieser Stelle unter der Haut zahlreiche punktförmige, unregelmäßige Hämorhagien gebildet.

Thorax symmetrisch. Atmung beschleunigt, aber nicht angestrengt, kostal. Lungengrenzen respiratorisch gut verschieblich, überall normaler Schall und vesikuläres Atmen, das rechts hinten unten etwas rauh klingt, keine Geräusche. Etwas lockerer, nichtquälender Husten.

Herz: Spitzenstoß kaum fühlbar, Dämpfung nicht vergrößert. Herztöne: An der Spitze erster Ton unrein, sonst Herztöne o. B. Puls regelmäßig 120—130 Schläge in der Minute von leidlicher Höhe, aber schlechter Spannung. Blutdruck = 70 mm (Riva-Rocci).

Abdomen: Starke Spannung der Bauchdecken, doch nirgends Druckempfindlichkeit oder stärkere lokale Resistenz. Leber nicht palpabel, reicht perkutorisch bis zwei Querfinger breit unterhalb des Rippenbogens. Milz nicht palpabel.

Keine Motilitäts- und Sensibilitätsstörungen. Reflexe: Bauchdeckenreflexe nicht auszulösen. Patellar- und Achillessehnenreflexe lebhaft, vor allem links. Beiderseits leichte Babinskineigung. Sehnenreflexe an den oberen Extremitäten o. B.

Urin hochgestellt, bierbraune Farbe, enthält Gallenfarbstoff und Spuren Eiweiß. Im Sediment zahlreiche Leukocyten-Epitelien der unteren Harnwege, zum Teil mit Gallenfarbstoff imbibiert. Vereinzelte Epithelcylinder ebenfalls gelblich gefärbt.

Verlauf: 30. Mai: Nach unruhiger Nacht schwerer Allgemeinzustand. Exanthem unverändert. Schuppung im Gesicht, Zunahme des Ödems, Borkenbildung an der Lippe noch reichlicher geworden. Temperatur zwischen 38,5 und 39,1. Puls schlecht gespannt. Behandlung: 2 ccm Digalen subcutan, dreimal täglich 0,3 Coffein innerlich, rektal 1 l physiologische Kochsalzlösung. 31. Mai: Allgemeineindruck etwas besser, Exanthem unverändert. Ikterus etwas stärker, Schuppung im Gesicht hat zugenommen, Ödeme unverändert. Temperatur etwas heruntergegangen, zwischen 38,6 und 37,8. Puls bleibt schlecht, zweimaliges Erbrechen (Coffeinwirkung? Coffein abgesetzt). 1. Juni: Nach leidlicher Nacht besserer Allgemeinzustand. Die Schuppung im Gesicht ist geschwunden, das starke Lidödem sehr zurückgegangen, so daß die Augen bequem geöffnet werden können. Borken an den Lippen haben sich abgestoßen. Das Gesicht sieht jetzt rein ikterisch aus. Die Stomatitis geht zurück. Am Halse und am oberen Teil des Rückens, vor allem zwischen den Schulterblättern jetzt deutliche Schuppenbildung, weiße, in sehr dünnen Lamellen von der Unterlage sich abhebende Schuppen. Am ganzen Rumpf nimmt die Rotfärbung des Exanthems etwas ab, der Ikterus tritt deutlicher hervor. Puls besser gespannt. Blutdruck 65 mm. Temperatur zwischen 37,5 und 38,1 Zweimaliges Erbrechen. Augenhintergrund: Papille gerötet, Papillengrenzen unscharf, Gefäße stark mit Blut gefüllt. Diagnose: Neuritis optica. Urinmenge 800, spezifisches Gewicht 1017, enthält Eiweiß und Gallenfarbstoff. Im Sediment massenhaft mit Gallenfarbstoff imbibierte Fettkügelchen. Vereinzelte Leuko- und Erythrocyten, keine Cylinder, harnsaure Salze. 2. Juni: Status idem. Leichte Schuppung im Gesicht, dieselbe im Nacken weiter nach unten fortgeschritten auch auf die Arme übergegriffen. Exanthem blaßt ab, nur noch deutlich an den Armen und am Abdomen. Blutdruck 85 mm. Reflexe lebhaft, Babinskineigung nicht mehr vorhanden. 3. Juni.: Subjektiv keine Änderungen Leidlich geschlafen, klagt jedoch über Brennen in den Augen. Wieder stärkeres Ödem der Lider, starke Conjunctivitis palpebrar. Schuppung im Gesicht, ferner sehr stark am Rücken und an der Brust, in ihrem Bereich rein ikterische Verfärbung der Haut. Vom Nabel nach abwärts Exanthem noch deutlich. Leber palpabel, überragt den Rippenbogen um 1 cm; Milz nicht palpabel. Reflexe unverändert. Urin chemisch und morphologisch unverändert. Blutdruck 79 mm. Puls wieder von schlechterer Spannung und erhöhter Frequenz, 110—130 Schläge. Temperatur wieder höher zwischen 38,1, 38,9. Atmung beschleunigt bis zu 38 Atemzüge in der Minute. 4. Juni: Allgemein-Status idem. Von Exanthemen kaum noch etwas zu sehen. Starke Schuppungen, vor allem an Rücken und Händen. Die Haut löst sich streckenweise unter Blasenbildung ab. Starker Ikterus. Temperatur steigt noch etwas bis 39,2. Puls- und Atemfrequenz wie gestern. Blutdruck 70 mm, im Urin außer Gallenfarbstoff auch urobilinhaltig. Sediment unverändert. 5. Juni: Verschlechterung des Allgemeinzustandes. Patientin ist orientiert, macht aber leichtsomnolenten Eindruck. Exanthem ganz geschwunden. Lamellöse Schuppung am ganzen Körper. Starker Ikterus. Die ursprünglich vom Exanthem ausgesparten Stellen als helle Flecken deutlich zu erkennen. Herzdämpfung etwas nach links verbreitert. Über der Spitze ein leises systolisches Geräusch. Puls stark beschleunigt, bis 140 Schläge in der Minute. Sehr schlecht gespannt. Blutdruck 65 mm. Atmung frequent. Temperatur unverändert. Behandlung: Herzmittel, Kochsalzinfusionen täglich. 6. Juni: Befinden schlecht. Am ganzen Körper starke Blasenbildung. Schmerzen an den Händen infolge Spannens der Haut. Weiterer Temperaturanstieg bis 39,5. Puls etwas weniger frequent, aber von schlechter Spannung. Blutdruck 70 mm. Atmung beschleunigt. Über den Lungen beiderseits unreines Atmen. Urinmenge 900, spezifisches Gewicht 1029, enthält Eiweiß, Gallenfarbstoff und

Blut. Behandlung wie bisher. 7. Juni: Sehr schlechtes Allgemeinbefinden. Klagt über Schmerzen im ganzen Körper. Starke Zunahme der Blasenbildung. Am Hals, an den Gelenken, in den Schenkelbeugen starkes Nässen. Im Gesicht wieder starkes Ödem, vor allem der Augenlider. Starke Conjunctivitis. Temperatur bleibt noch zwischen 39 und 39,5. Atmung und Puls beschleunigt, letzterer klein von sehr schlechter Spannung. Urinbefund unverändert. Behandlung bisher unverändert. Abends ein 0,01 Morphium subcutan. 8. Juni: Zunehmende Verschlechterung. Leichte Somnolenz. Haut unverändert. Puls wird immer frequenter, schlechter gespannt und kleiner. Nachmittags 4 Uhr Temperatur 39,5. Pulszahl 140, von da ab ziemlich rascher Temperaturabfall, abends 8 Uhr Temperatur 38,0, abends 10 Uhr 37,0 und nachts 2 Uhr 36,5. In der Nacht mehrmals heftiges Erbrechen. Der Puls wird zunehmend frequenter und kleiner, zuletzt nicht mehr fühl- und zählbar. Nachts 2 Uhr exitus unter den Erscheinungen absoluter Herzschwäche.

Leukocytentabelle.

Datum	Gesamt-leukocyten-zahl	Neutrophile	Lympho-cyten	Große Mono-nucleäre	**Eosinophile**	Markzellen
29. 5.	8 000	78,5	13,0	3,—	**5,5**	—
30. 5.	12 000	77,5	8,5	9,5	**4,5**	—
31. 5.	12 000	76,5	11,0	6,0	**6,5**	—
1. 6.	15 000	80,0	14,0	2,0	**3,0**	1,0
2. 6.	11 000	78,0	9,0	3,0	**10,0**	—
3. 6.	15 000	69,0	11,0	7,0	**13,0**	—
5. 6.	12 000	59,0	10,0	11,0	**20,0**	—
6. 6.	11 000	53,5	16,5	8,5	**20,0**	1,5
7. 6.	25 000	64,5	22,0	3,5	**10,0**	—

Auszug aus dem Obduktionsprotokoll: Lunge beiderseits durch bindegewebige Adhäsionen mit der Pleura costalis verwachsen, feine Bronchien gerötet, Lungenparenchym entleert auf Druck wenig schleimige Flüssigkeit. Im Herzbeutel etwa 1½ Eßlöffel gelblich gefärbte klare Flüssigkeit. Herz größer als die Faust. Myocard leicht braun gefärbt. Auf dem Durchschnitt gelblichweiße Flecken von Stecknadelkopf- bis Linsengröße, ohne scharfe Grenze in die braune Muskelfarbe übergehend. Leber: Leichte Vergrößerung des rechten Lappens, von rosagelblicher Farbe. An der Oberfläche kleine erbsengroße, weißliche, gelbe Stellen, ungefähr ¼ cm in die Tiefe reichend, scharf abgegrenzt. Milz: Groß, blutreich, weich. Nieren: Groß, schlaff, blutreich, Zeichnung verwaschen. Nebennieren: Groß, dunkel-braunrot, Rinde verschmälert. Mesenterialdrüsen mäßig blutreich, vergrößert. Im Duodenum und Dünndarm stellenweise Vergrößerung der Lymphoidenelemente. Schleimhaut diffus gerötet, aufgelockert, mit mäßig reichlichem Schleim bedeckt. Dickdarm erweitert, Schleimhaut stark gerötet, gewulstet, geschwellt. Lymphoide Elemente vergrößert. Der ganze Prozeß besonders deutlich in der Nähe der Ileocöcalklappe. Magen in mäßig kontrahiertem Zustand, Schleimhaut gerötet, geblich imbibiert und geschwellt.

Todesursache: Myodegeneratio cordis. Anatomische Diagnose: Tracheitis, Bronchitis, Oedema pulmon. Pleuritis adhaesiva dupl. Hepatitis interstitialis. Hyperplasia lienis. Nephritis acuta. Gastroenteritis acuta. Cyanosis gland. suprarenal. Hyperplas. gland. mesent.

Histologisch: 1. Leber mäßig blutreich. Periportalzellige Infiltrationsherde aus größtenteils Lymphocyten, vermischt mit polynucleären Leukocyten, diese hauptsächlich im Zentrum, unter ihnen viele eosinophile Zellen, zum Teil mit großem runden Kern. Lebergewebe in körniger und vakuolärer Degeneration, besonders in der Gegend der Zentralvenen beginnende Nekrose: unregelmäßige Zellkonturen, verschwommen vakuolär-degeneriertes Protoplasma. Sudan- und Osmiumpräparate ergaben eine außerordentlich starke Verfettung der Leberzellen, namentlich in der Umgebung des peripertalen Bindegewebes und der Zentralvene, entsprechend der erwähnten Vakuolenbildung, auch in den Sternzellen Fetttröpfchen. In den Leberzellbalken in wechselnder Stärke grüngelbes körniges Pigment, in der Umgebung der Kerne und jener vakuolären Gebilde. Die Gallenkapillaren zum Teil erweitert und mit eingedickter scholliger Galle gefüllt. In den Kapillaren und Lymphspalten neben roten Blutkörperchen Lymphocyten, polynucleäre und viel eosionophile Zellen, hier und da auch myeloblastenähnliche Zellen. Auch in den Kupferschen Sternzellen reichlich Pigment.

2. Niere: Teilweise stark bluthaltig. Interstitium und Glomeruli ohne Veränderung. Epithel der Tubuli contorti stark gequollen. Kerne zum Teil sehr undeutlich. Perivaskulär vereinzelte Lymphocyten hier und da polynuclär. In einzelnen Harnkanälchenepithelien schwelliges, grüngelbes Pigment, ebenso in manchen Epithelien der Sammelröhren, daselbst auch desquamierte Epithelien. In den Harnkanälchen vereinzelte hyaline Cylinder. Milz enorm blut- und ziemlich pigmentreich, Follikel zellarm, aber deutlich erkennbar. Trabekelbindegewebe und Gefäßwände eigenartig geschwollen. Auch hier in Pulpa und Peripherie der Follikel neutrophile und zahlreiche eosinophile Leukocyten sowie vereinzelt großkernige myeloblastenähnliche Zellen. Lunge: In einzelnen Alveolen stärkere Desquamation des Epithels, Austritt von Lympho-, Erythro- und Leukocyten. In der Umgebung einzelner Bronchien geringe entzündliche Infiltrationsherde. Auch hier eosinophile Zellen. Herzmuskel: Interstitium stellenweise sehr zellreich, darunter meist Lymphocyten und vereinzelte Polynucleäre. Manche Herzmuskelkerne auffällig durch ihre enorme Größe. Querstreifung überall gut erhalten. Osmium- und Sudanpräparate zeigen deutliche Verfettung der Muskelfasern, kleine Fetttröpfchen hauptsächlich in der Umgebung der Kerne.

Im Dünndarm sind die Lymphknoten und Pläques stark vergrößert durch zellige Infiltration und Vermehrung der lymphoiden Zellelemente, doch finden sich auch hier sehr viele eosinophile Zellen. Die Schleimhaut, wie auch die Submucosa zeigen leukocytenreiche Exsudation und Hyperämie. Das Epithel ist stellenweise stark desquamiert und im Zustande der schleimigen Degeneration.

Rückenmark: In einem Schnitt in der Pyramidenkreuzung nirgends sicher entzündliche Herde, nur ab und zu in der Umgebung von Gefäßen Auftritt von wenigen Lymphocyten und Neutrophilen, keine deutlichen Nekrosen, nur vereinzelt starke Auflockerungen, Lichtungen und Kernverarmungen in der weißen wie in der grauen Substanz. Ganglienzellen wohlausgebildet, zum Teil Zeichen von Tigrolyse, zum Teil auch stark pigmentiert. In der Großhirnrinde fanden sich stellenweise stärkere Gliawucherungen und ziemlich hochgradige frische, degenerative Veränderungen an den Gefäßwänden (Nisslfärbung). Im Nervus opticus zeigte sich bei Marchifärbung lediglich eine massige, aber deutlich ausgesprochene stärkere Körnelung.

Die histologische Untersuchung ergab also zusammengefaßt in den untersuchten Organen entzündliche und degenerative Veränderungen, die am meisten dem Befunde ähneln, wie man sie bei Arsenintoxikationen zu sehen gewöhnt ist. In der Leber bestanden periportale Entzündungsherde, herdweise, Gewebsnekrose, körnige und fettige Degeneration des Lebergewebes, namentlich in der Umgebung der Zentralvenen mit Ikterus und Gallenstauung; in der Niere leichte Degenerationserscheinungen an den Tubuli contorti mit Ablagerung von Gallenpigment und entzündlichen Infiltrationen in der Umgebung der Gefäße. In der Lunge fand sich eine geringfügige Peribronchitis mit entzündlichem Ödem. Die Milz wies stark entzündliche Hyperämie auf mit Einlagerung zahlreicher eosinophiler Leukocyten und geringer myeloider Umwandlung bei atrophischen Follikeln. Im Herzmuskel bestanden leichte interstitielle entzündliche Veränderungen und fettige Degeneration in den Muskelzellen. Der Darm wies die Zeichen eines starken toxischen Katarrhs mit Hyperämie, Schwellung der Follikel, schleimiger Degeneration und starker Desquamation des Epithels auf. Im Rückenmark und in der Großhirnrinde zeigte sich ziemlich hochgradige frische degenerative Veränderungen an den Gefäßwänden und stellenweise Gliawucherungen. Im Nervus opticus zeigte die Marchifärbung beginnende Degeneration. Auffallend war die starke Ansammlung von eosinophilen Zellen, sowohl in den entzündlichen Herden der Lunge und der Leber, in der Umgebung der Darmfollikel, wie auch in der Milz.

„Vergleicht man die mikroskopisch erhobenen Organbefunde bei Vergiftungen mit Atoxyl und mit Arsenophenylglycin, so findet sich qualitativ bezüglich der Veränderungen: fettige Degeneration, Hämosiderose u. dgl. eine vollkommene Übereinstimmung. Nur sind die Grade der Veränderung entsprechend der kürzeren oder längeren Dauer des Lebens nach der Intoxikation verschieden. Bei der Atoxylvergiftung fallen die schweren Darmerscheinungen und die Veränderung des weißen Blutbildes, speziell die Eosinophilie fort. Aus der qualitativen Ähnlichkeit in den Organbefunden geht also auch hervor, daß es sich bei beiden Vergiftungen im wesentlichen um Arsenwirkung handelt.“

Soweit der Bericht von Schlecht.

Es kann in der Tat kein Zweifel sein, daß wir es mit einer akuten Arsenintoxikation zu tun hatten. Vergleicht man aber die bei dieser Patientin angewendete Dosis — in toto 1,6 — mit den unter gleichen Verhältnissen verwendeten, so muß man zu der Annahme kommen, daß im vorliegenden Falle eine ganz besondere, a priori nicht zu erwartende Überempfindlichkeit vorhanden war. Andererseits ist anzunehmen, daß es wesentlich die letzte kleine Dosis von 0,2 gewesen ist, die für die Herbeiführung des letalen Exitus verantwortlich zu machen ist, und zwar ist dabei wohl mehr an eine „Überempfindlichkeitsreaktion“ zu denken als an eine durch Kumulierung herbeigeführte Intoxikation. Die Differenz zwischen 1,4 und 1,6 ist zu gering, als daß man hier an eine einfache Vergiftung denken könnte. Auch spricht das ungemein schnelle Auftreten der sofort ganz bedrohlich einsetzenden Allgemeinerscheinungen für einen anaphylaktischen Symptomenkomplex.

Daß wir im vorliegenden Falle an diese Möglichkeit nicht dachten, ist natürlich, da es eben der erste Fall war, in welchem wir überhaupt das Auftreten eines Exanthems und bedrohlicher Allgemeinsymptome beobachteten. Jetzt wissen wir, daß solche exanthematische Erscheinungen ein ganz besonders warnendes Zeichen darstellen, darauf hinweisend, daß wir es mit einem überempfindlich gewordenen Menschen zu tun haben können.

Solche Exantheme haben wir seitdem mehrfach gesehen. Es hat sich aber herausgestellt, daß wir es dann nicht in allen Fällen mit einem für alle Zeiten überempfindlich gewordenen Menschen zu tun haben, sondern daß man auch öfter, wenn nur eine genügende Zeit zwischen den Injektionen verstrichen ist, ohne jede weitere Gefahr wieder injizieren kann, ohne daß bei den späteren Injektionen wieder Exantheme erscheinen. Besonders Alt hat diesbezügliche Erfahrungen gemacht.

Andererseits haben wir Fälle beobachtet, welche tatsächlich einen gewissen Grad von cutaner Überempfindlichkeit, jedenfalls für einige Wochen und Monate, behalten. Diese Menschen bekamen, auch wenn sie nur ein Tröpfchen der Arsenophenylglycinlösung in die Haut einverleibt bekamen (in oberflächlich erodierte Haut cutan eingerieben oder intracutan injiziert) deutliche, circumscript bleibende, erythemathöse Reizungen um die Applikationsstelle herum. In solchen Fällen wurde natürlich jede weitere Arsenophenylglycinbehandlung unterlassen. — Analog diesen Beobachtungen sind die von Moro und Scheemann bei Atoxyl gemachten Beobachtungen.

Von 13 mit wiederholten Atoxylinjektionen behandelten Kindern reagierten zehn bei den späteren Injektionen mit ziemlich ausgedehnten örtlichen Hautentzündungen, die um so intensiver und um so rascher auftraten, je öfter geprüft wurde (Typus der lokalen Überempfindlichkeitsreaktion). Sechs dieser Kinder zeigten schon bei der ersten Atoxylinjektion eine örtliche Stichreaktion. Hierbei ergab sich der auffällige Parallelismus. daß die gleichen Kinder auch auf Tuberkulin positiv reagierten. In ihrem Wesen und Verlauf verhielten sich beide Reaktionen jedoch deutlich verschieden.

Ehrlich hat übrigens den Rat gegeben, jeden Menschen, den man mit Arsenophenylglycin behandeln will, von vornherein durch eine Cutireaktion mit der 10proz. Lösung auf seine Überempfindlichkeit zu prüfen. —

C. Bruck hat einige unserer Fälle mit Bezug auf ihre „Überempfindlichkeit" genauer untersucht.

Bei den drei Patienten, die bei der wiederholten Arsenophenylglycininjektion entschiedene „Idiosynkrasie" gezeigt hatten, die sich zum Teil in Temperaturanstiegen, zum Teil in polymorphen Exanthemen (entweder nur an der Injektionsstelle oder auch an anderen Körperstellen) äußerten, wurde das Serum geprüft, um zu sehen, ob etwa eine echte erworbene Anaphylaxie vorliegt. —

Es wurden gleich großen normalen Meerschweinchen je 5 ccm des betreffenden Serums subcutan und 24 Stunden später eine wenig unter der letalen Dose liegende Menge Arsenophenylglycin injiziert. Gleichzeitig wurden Kontrollen mit normalem Serum angelegt. Keines der Serumtiere zeigte irgendwelche Anaphylaxiephänomene. Alle Tiere blieben gleichmäßig gesund. —

Es kann dieses Fehlschlagen des passiven Übertragungsversuches natürlich nichts gegen etwaige echte anaphylaktische Vorgänge, die bei der Arsenophenylglycinidiosynkrasie mitspielen, beweisen. Jedenfalls liefern aber die geschilderten Versuche keinen Anhaltspunkt für eine derartige Annahme.

Wir geben hier eine der drei Beobachtungen ausführlich wieder:

Eine Patientin, die seit Mai 1908 an Lues leidet, hat bisher zahlreiche Hg-Kuren durchgemacht, die aber immer sehr schlecht vertragen werden. Es setzte stets heftige Stomatitis, Enteritis mit großer Prostration ein, so daß die Kuren nie regelrecht durchgeführt werden konnten. Bei Injektionskuren vereiterten stets die Injektionsstellen. Seit Juli 1909 bestehen Paronychien und papulo-squamöse Herde an den Volae manus, gegen die eine Hg-Behandlung bisher wirkungslos war. Patientin wird daher mit Arsenophenylglycin (Ehrlich) behandelt:

11. 1.: 0,3 intramuskulär.

13. 1.: 0,5.

19. 1.: 0,5.

20. 1.: Patientin fühlt sich nicht ganz wohl, hat drei dünne Stuhlgänge, keine Magen- und Darmschmerzen.

21. 1. Hände und Unterarme sind zum Teil diffus gerötet, zum Teil mit einer Unzahl kleinster Efflorescenzen bedeckt. Nachmittags sind diese Erscheinungen schon wieder im Rückgang. Keine Durchfälle mehr, Allgemeinbefinden gut.

22. 1. Es hat sich ein fast über den ganzen Körper verbreitetes erythematös - urticarielles Exanthem von beginnendem ekzematösen Charakter entwickelt, das intensiv juckt. Hände und Füße ödematös. Die ganze linke Gesäßhälfte (Stelle der letzten Injektion) zeigt eine intensiv gerötete erhabene Dermatitisfläche. Allgemeinbefinden durch das starke Jucken gestört.

19*

25.—29. 1. Exanthem im Abheilen; wieder völliges Wohlbefinden.

1. 2. Es wird Blut entnommen. Mit dem Serum (s. oben) Meerschweinchen vorbehandelt, denen nach 24 Stunden eine knapp unter der Dosis let. liegende Menge Arsenophenylglycin injiziert wird. Alle Tiere bleiben gesund.

Nach dem Tierversuch würde also hier keine echte Anaphylaxie gegenüber dem Arsenophenylglycin vorliegen. Es wurde aber bereits gesagt, daß natürlich ein negativ verlaufender Versuch nichts beweisen kann; denn bekanntlich gelingt der Nachweis von Anaphylaxie durch passive Übertragung nicht immer, sei es, daß das zu prüfende Individuum zur Zeit der Untersuchung im Zustande der Antianaphylaxie ist (Lewis), sei es infolge der Unsicherheit der Resultate bei passiver Übertragung der Anaphylaxie auf heterogene Organismen.

Unseres Erachtens steht aber wenigstens in unseren Fällen der Tierversuch mit der Auffassung im Einklang, die wir klinisch gewinnen müssen. Nach dem ganzen Verlauf der Krankheitserscheinungen kann es sich nämlich nicht um eine echte Idiosynkrasie, also auch nicht um Anaphylaxie handeln; denn letztere ist in diesem Falle weder angeboren (die ersten Dosen werden gut vertragen), noch kann sie erworben (in 8 Tagen) sein. Es dürfte hier wohl mehr eine durch Kumulierung erzeugte Intoxikation vorliegen. Hierzu scheint freilich die Beobachtung im Gegensatz zu stehen, daß Patientin auf eine am 5. II. intradermal vorgenommene Injektion eines Tropfens Arsenophenylglycins mit einer entzündlichen Lokalreaktion anwortet; was also auf eine echte Überempfindlichkeit hinzuweisen scheint. Ziehen wir aber in Betracht, daß bei derselben Patientin eine Injektion von Asurol (Hg salicyl solubile) ebenfalls eine heftige Lokalreaktion an der Injektionsstelle auslöste, so sehen wir, daß gelegentlich auch eine „positive" Cutireaktion zu irrtümlichen Auffassungen Veranlassung geben kann. Es liegt hier offenbar (zufällig) eine unspezifische Reizbarkeit der Haut gegen verschiedenartige chemische Einflüsse vor.

Eventuell könnte man aber an eine Retention von Arsenophenylglycinsubstanz im Hautgewebe denken, so daß es sich um eine rein örtliche Kumulierung des Arsenophenylglycin bei der intradermalen Injektion handeln würde. —

Die Frage einer etwaigen Kumulierung und der dadurch bedingten Vergiftungsgefahr bei Etappenbehandlung hängt natürlich zusammen mit den Ausscheidungsverhältnissen durch Niere und Darm. Aus den vorliegenden Untersuchungen (Fischer und Hoppe, Breinl - Nierenstein, Tendron) ergibt sich, daß das Arsenophenylglycin weit länger im Organismus verbleibt (6—8 Tage) als Atoxyl (3 Tage) und Arsacetin (2 Tage). Nebenbei wurde erwiesen, daß es mehr als Atoxyl und Arsacetin durch den Darm ausgeschieden wird.

Eine Schädigung des Allgemeinbefindens — und auch da nur eine vorübergehende Gewichtsabnahme — haben wir nur in denjenigen Fällen erlebt, in denen bei sehr großen, mehrfach in kurzen Zwischenzeiten wiederholten Dosen etwas länger anhaltende gastrische Beschwerden sich einstellten. In den allermeisten Fällen hatten wir eine gute, erfreuliche Gewichtszunahme zu verzeichnen.

ad. 2. Methodik der Behandlung. Ich habe schon an verschiedenen Stellen darauf hingewiesen, daß es geeigneter scheint, statt der mehrfach hintereinander gegebenen kleinen Dosen (Etappenbehandlung), einen starken „therapeutischen Schlag" zu geben; in der Hoffnung, einerseits dadurch eine sehr viel energischere therapeutische Wirkung auszuüben, andererseits die durch Kumulierung entstehenden Nebenwirkungen zu vermeiden. Über einige diesbezügliche Tierversuche habe ich oben bereits berichtet.

Eine analoge Anwendungsweise am Menschen haben Alt und R. Eckhard erprobt.

Alt hat eine größere Anzahl Paralytiker in der Weise behandelt, daß, nachdem durch Ophthalmo- und Cutireaktion festgestellt war, daß die zu Behandelnden keine besondere Überempfindlichkeit gegenüber dem Präparat aufwiesen, kräftigen Erwachsenen an zwei aufeinanderfolgenden Tagen je eine Dosis von 0,75—1 g intramuskulär infiziert wurde.

Auf die therapeutischen Erfolge will ich, da es sich um Paralytiker handelt und ein etwaiger Erfolg daher erst nach längerer Beobachtung an einem sehr reichlichem Material sich wird feststellen lassen, nicht näher eingehen; nur das eine sei zu erwähnen, daß in einer Anzahl von Fällen — 16% — die vorher positive Seroreaktion sich vollkommen verlor, in 27% wesentlich verändert wurde.

Was Nebenwirkungen betrifft, so hat Alt keinen verhängnisvollen Zwischenfall beobachtet, insbesondere — ganz ebenso wie ich — keinerlei Schädigung der Sehnerven. — Auch er hat nach der zweiten Injektion unter Temperaturanstieg und starker Benommenheit scharlachartige Exantheme beobachtet, die aber stets nach wenigen Tagen ohne jede Bedeutung abklangen.

Wir selbst haben in dieser Weise nur wenige Fälle behandelt, so daß ich über den Heilerfolg, besonders darüber, ob man so bessere Resultate erzielt, als mit der Etappenbehandlung, nichts aussagen kann. Wir haben, da inzwischen das neue „606" uns zur Verfügung stand, die weitere Anwendung des Arsenophenylglycin bei Syphilis aufgegeben. —

Eckhard hat das A. bei Schlafkrankheit angewandt. Seine therapeutischen Erfolge waren nicht sehr ausgezeichnet, da in fast allen Fällen trotz größerer Dosen (6,0 in zwei Monaten) Rezidive sich einstellten. Natürlich erlauben diese Versuche noch keinen Schluß auf die wirkliche Brauchbarkeit dieses Heilmittels bei Schlafkrankheit, weil ja auch hier die Methode und die Höhe der Einzel- und Gesamtdosis erst ausprobiert werden müssen. Uns interessiert wesentlich, daß er mehrfach an zwei aufeinanderfolgenden Tagen Doppelinjektionen zu 0,5 oder 0,75 mit 14tägiger Pause verwendete, ohne dabei irgendwelche dauernde Schädigungen zu beobachten. Freilich sah auch er vorübergehend Fieber, Appetitlosigkeit, Erbrechen, Exantheme.

Weitere Erfahrungen über die Anwendung Arsenophenylglycins bei Schlafkrankheit liegen vor von Martin und Ringenbach. Sie gaben Einzeldosen von 0,5—4,0! Selbst diese enormen Dosen wurden gut vertragen; zwei Patienten zeigten allerdings eine universelle Blaseneruption (!), der eine, nachdem er im Laufe einer Woche 3,5 in vier Injektionen (0,5, 0,75, 1,0, 1,25), der zweite, nachdem er in 16 Tagen 6,0 (zwei Injektionen zu 3,0) erhalten hatte.

Mit Bezug auf die Heilwirkung konnten die Autoren eine energische sterilisierende und prolongierte Trypanosomenvernichtung im Blut und in den Drüsen feststellen; doch war der Gesamterfolg bei den sehr vorgeschrittenen Fällen ein ungünstiger.

Örtliche Beschwerden traten durch die Injektionen nicht ein. Man verwendet am besten 10 proz. Lösungen, denen man 0,05 Novocain pro injectione zufügen kann, wodurch die Injektionen völlig schmerzlos werden. —

Kontraindiziert ist die Anwendung wie bei allen Arsenikalien bei allen Menschen, die bereits mit degenerativen Prozessen in lebenswichtigen Organen behaftet sind. Man wird sich vorstellen müssen, daß parenchymatöser Zell- und Gewebszerfall erst recht schnell zustande kommt, wo er durch anderweitige Ursachen bereits in die Wege geleitet ist. Insbesondere ist auch an vielleicht unerkannte Veränderungen bei Alkoholikern zu denken.

Fasse ich all das Gesagte zusammen, so ergibt sich, daß — vorderhand — für eine umschriebene Gruppe von schweren und mit den gewöhnlichen Heilmitteln — Quecksilber und Jod — nicht zu behandelnden Syphilisfällen die Verwendung von Arsenophenylglycin sehr wohl mit großen Erfolg versucht werden kann. Anzuraten ist nach den Erfahrungen Alts am meisten die Verabreichung großer Einzeldosen — 0,75 bis 1,0 — eventuell zweimal hintereinander an zwei aufeinanderfolgenden Tagen. Wiederholungen der Injektionen sind nur getrennt durch lange Intervalle, in denen die völlige Ausscheidung des zuletzt injizierten Arsenpräparates erwartet werden kann, möglich. — Ferner habe ich es häufig in Kombination mit Hg angewendet, wöchentlich 1 mal 0,3—0,5 bis höchstens 0,75.

Der Gang der Behandlung würde also folgender sein:

1. Prüfung, ob Überempfindlichkeit vorliegt, durch Cutireaktion (allenfalls auch durch Ophthalmoreaktion).

2. Injektion von 0,1, gleichfalls um gegen Überempfindlichkeitserscheinungen gesichert zu sein.

3. Bleibt jegliche diesbezügliche Erscheinung aus: subcutane Injektion von 0,75 bis höchstens 1,0, je nach dem Gewichts- und Körperzustand des Patienten. Verwendet werden 10 proz. Lösungen. Es erscheint geeigneter, die 7,5 resp. 10 ccm nicht an eine Stelle, sondern verteilt in die Glutaeen zu injizieren. Der Injektionsdosis kann 0,05 Novocain zugesetzt werden.

4. Die zweite Injektion wird nur dann am folgenden Tage verabfolgt, wenn keinerlei Störungen der Temperatur, der Pulsfrequenz, des Nervensystems u. dgl. sich einstellen. Ist dies der Fall, so wird man je nach dem Grade der Nebenerscheinungen eine zweite Injektion entweder ganz unterlassen oder frühestens erst nach 8—10 Tagen machen.

5. Wendet man nur 0,5 als Einzeldosis an, so kann man auch mehr Injektionen machen. Auch hier ist immer eine mindestens achttägige Pause zwischen die Injektionen einzuschieben.

Ob durch alleinige Anwendung des Arsenophenylglycins eine volle Ausheilung zu erzielen ist, ist noch nicht bekannt. Es steht aber, wie ich aus eigener Erfahrung weiß, einer Kombination von Arsenophenylglycininjektionen mit Kalomel oder, was ich bevorzuge, Oleum cinereum (0,14 Hg pro Woche) nichts im Wege. —

Freilich aber wird man bei solchen Kombinationen besonders vorsichtig sein müssen, da ja alle die genannten Präparate mehr oder weniger leicht Magen- und Darmstörungen verursachen.

Auch Arsacetin habe ich mit Arsenophenylglycin kombiniert, davon aber keine wesentlichen Vorteile gesehen. Im Gegenteil, es ergab sich, daß hin und wieder, wenn durch das Arsenophenylglycin Magenbeschwerden oder dergleichen hervorgerufen waren, auch nachträgliche Arsacetininjektionen dieselbe Nebenwirkung erzeugten.

J. Tierversuche mit Dioxydiamido-Arsenobenzol.

Von Erich Kuznitzky.

Das Dioxydiamidoarsenobenzol ist zum ersten Male im Institut Ehrlichs von Hata[1]) in methodischen umfangreichen Versuchen an verschiedenen Spirillosen der Mäuse, Kaninchen und Hühner geprüft worden. Außer dem Arsenobenzol wurde noch die Wirkung einer Reihe anderer organischer Arsenpräparate studiert, die im Georg Speyer-Hause auf Ehrlichs Initiative von Bertheim dargestellt worden sind, so:

1. das Arsenophenol,
2. das Tetrachlorarsenophenol,
3. das Tetrabromarsenophenol,
4. die Dichlorphenolarsinsäure,
5. das Jodarsenoamidophenol,
6. der Arsenooxyphenylharnstoff,
7. das Acetaminoarsenophenol,
8. die Verbindung von Dioxydiamidoarsenobenzol mit Phloroglucinaldehyd,
9. das Kombinationsprodukt aus Dioxydiamidoarsenobenzol und Resorcyaldehyd,
10. das Amidophenolarsenoxyd und
11. die Amidophenolarsinsäure.

Von allen diesen Stoffen hat das Dioxydiamidoarsenobenzol und sein salzsaures Salz die stärkste Wirkung gezeigt. Mit diesem Mittel — welches übrigens im Reagensglas Spirillen nicht abtötet — gelang es Hata leicht durch eine einzige Injektion, Recurrens bei Mäusen und Ratten, Spirillose bei Hühnern und Syphilis bei Kaninchen zu heilen.

Diese Syphilisversuche erstreckten sich auf Corneal- und Scrotalsyphilis der Kaninchen. Bei 6 Kaninchen wurde ausgesprochene Keratitis durch eine intravenöse Injektion von 0,006—0,04 pro Kilo innerhalb 2—3 Wochen zum Verschwinden gebracht. Der Erfolg war dauernd, denn bisher sind bei diesen so behandelten Kaninchen keine Rezidive aufgetreten. Ferner wurden 15 Kaninchen mit Scrotumsyphilis der einmaligen intravenösen Behandlung mit dem Arsenobenzol unterzogen. Die Höhe der Dosen variierte von 0,002—0,04 g pro Kilo. Die Dosierung konnte Hata so wählen, daß die Spirillen nach 24 Stunden vollständig vernichtet

---

[1]) Ehrlich und Hata, Die experimentelle Chemotherapie der Spirillosen. Berlin 1910. Julius Springer.

waren (0,015 pro Kilo), was wiederum zur Folge hatte, daß der Schanker nach 2—3 Wochen glatt zur Heilung gelangte. Bei geringeren Dosen (0,01—0,005) waren noch 2 Tage post. inj. Spirochäten in kleiner Zahl nachweisbar, wurden sie noch mehr herabgesetzt, so verschwanden die Spirochäten nie völlig. Dies hatte natürlich das Ausbleiben des klinischen Heileffektes zur Folge. Der Schanker nahm zwar ab, heilte aber nicht. Diese Versuche wurden durch Tomasczewski[1]) in vollem Umfange bestätigt. Er injizierte 6 Kaninchen mit großen Scrotalschankern 15 mg (pro Kilo) des Arsenobenzols intravenös und fand, daß die Spirochäten schon 12 Stunden später verschwunden oder nur noch vereinzelt vorhanden waren und daß nach 36 Stunden spätestens überhaupt keine Spirochäte mehr auffindbar war. In Übereinstimmung hiermit bildeten sich auch im Verlaufe von 10 bis 14 Tagen die Erscheinungen völlig zurück.

Wir haben sofort, nachdem uns das Mittel von Herrn Geheimrat Ehrlich zur Verfügung gestellt war, an 19[2]) Affen therapeutische Versuche angestellt, welche in gleicher Weise, wie es Hata für die Kaninchensyphilis feststellte, die außerordentliche Schutz- und Heilkraft des Präparates erwiesen.

Das Arsenobenzol wurde bei 2 Tieren intravenös, sonst stets intraglutäal eingespritzt, zum Teil in alkalischer — 1% — Lösung, zum Teil in neutraler — 2% — Suspension. Die Tiere erhielten in einer einmaligen Injektion 0,025 g pro Körperkilo bei der intramuskulären und 0,015 g pro Körperkilo bei der intravenösen Applikation. Es sind dies ungefähr auch die Dosen, welche von Hata verwandt und als ausreichend befunden worden sind. Sicherlich wäre — und das zeigen ebenfalls die Versuche Hatas, welcher noch 5 mg pro Kilo, allerdings intravenös, mit Erfolg benutzte — auch bei unseren Versuchen eine noch geringere Dosis zur Heilung genügend gewesen.

Die zur Injektion nötigen Lösungen stellten wir uns folgendermaßen her:
A. Alkalische Lösung:
0,2 g der pulverförmigen Substanz werden mit einigen — möglichst wenigen — Tropfen Methylalkohol durchfeuchtet und durch Verreiben mit dem Glasstab unter Hinzufügen heißen Wassers bequem gelöst. Zu dieser ganz klaren Flüssigkeit wird tropfenweise Normalnatronlauge hinzugesetzt, wobei sich ein Niederschlag bildet, welcher anfangs wieder in Lösung geht, später aber — bei weiterem Zutropfen der Natronlauge — bestehen bleibt und zu einem immer dicker werdenden Schlamme wird. Dieser löst sich allmählich wieder in der immer weiter hinzugefügten Natronlauge völlig auf, so daß zuletzt wie anfangs eine völlig klare Lösung resultiert: das durch die Natronlauge zuerst gebildete Alkalisalz des Arsenobenzols ist im Überschuß von Lauge gelöst. Nun wird der Überschuß an Lauge möglichst abgestumpft und zwar durch Normalessigsäure, bis die Ausfallsgrenze wieder er-

---

[1]) Gesellschaft der Charitéärzte, Sitzung am 2. 6. 10.

[2]) Nicht mitgerechnet sind 2 Affen, welche mitten im Versuch starben. Das eine Tier ging 25 Tage post inj. ein und erlebte die Reinokulation nicht mehr, das andere ging 9 Tage nach der Reinokulation zugrunde. In beiden Fällen ergab die Sektion keinerlei Zeichen für eine Arsenvergiftung.

reicht ist. Dies ist der Fall, wenn die vorher ganz blanke Lösung opak wird. Die halbdurchsichtige, noch deutlich alkalisch reagierende Flüssigkeit wird mit Wasser auf 20 ccm aufgefüllt und zur sofortigen Injektion verwandt.

B. Alkalische Lösung zur intravenösen Injektion:

Kam nur in 2 Fällen zur Anwendung. Im ersten Falle wurde die Lösung hergestellt wie A., nur wurde das Abstumpfen des Natronlaugenüberschusses mit Essigsäure unterlassen. Von dieser völlig klaren Lösung also wurde die erforderliche Anzahl Kubikzentimeter injiziert. Im zweiten Falle wurde ebenso verfahren, nur wurde die Lösung vor der Injektion in die Vene etwa auf das Dreifache verdünnt.

C. Die neutrale Suspension:

0,2 g der Substanz werden durch Verreiben in ca. 15—20% Natronlauge gelöst und mit einigen Tropfen Eisessig versetzt, bis ein hellgelber Schlamm ausfällt. Dieser wird in möglichst wenig Wasser aufgeschwemmt und sorgfältig mit dünner Lauge oder Essigsäure neutralisiert. Schließlich wird auf 10 ccm aufgefüllt.

Nach der intramuskulären Injektion der alkalischen Lösung scheinen die Tiere große Schmerzen gelitten zu haben: sie schrieen zwar nicht während der Injektion, einige Stunden später aber sah man sie still beieinander sitzen, regungslos, und wenig oder gar nicht fressend. Am nächsten Tage hatten sich an den Injektionsstellen große, harte Infiltrate gebildet, welche einige Tage persistierten und dann spurlos verschwanden. Bei manchen der Tiere — und zwar waren es ausschließlich die Paviane — kam es zu Abscedierung und Nekrose, nach deren Abstoßung erst Wohlbefinden eintrat. Abgesehen von diesen lokalen Nebenwirkungen konnten wir einen ungünstigen Einfluß auf die Tiere, der mit Sicherheit auf das Mittel hätte bezogen werden müssen, nicht konstatieren.

Unsere Versuche zerfallen in zwei Gruppen:

I. in Präventivversuche, in welchen das Mittel ante infectionem und cum infectione zugeführt wurde, und

II. in Heilversuche.

I. Die Präventivversuche.

Die Fähigkeit, ganz besonders stark abortiv und präventiv zu wirken, scheint, wie schon in früheren Abschnitten mehrfach betont, eine allgemeine Eigenschaft der Arsenikalien zu sein. Auch das Arsenobenzol besitzt diese Eigenschaft in ganz hervorragendem Maße. So gelang es Hata durch Zuführung des Mittels 24 Stunden ante infectionem bei Recurrens der Mäuse den Ausbruch der Infektion gänzlich oder teilweise zu verhindern. Kam eine Infektion zustande, so verlief die Erkrankung bei den behandelten Tieren leichter als bei den Kontrollen. Bessere Wirkung erzielte Hata bei Recurrens der Ratten, bei welchen noch 48 Stunden nach der Behandlung die Impfung erfolglos blieb. Unvergleichlich viel schönere Resultate konnte er jedoch bei Hühnerspirillose konstatieren, bei der es ihm gelang, durch Vorbehandlung mit 0,05 g pro Kilo eine bis 30 Tage währende, vollkommene Schutzwirkung zu erreichen.

Ähnliches konnten auch wir bei der Affensyphilis beobachten, mochten wir das Mittel vor oder kurz nach der Infektion zuführen. Freilich war es nicht möglich, bei den Versuchen ante infectionem das Zustandekommen der Infektion völlig zu verhüten. Der Grund hierfür dürfte aber darin zu suchen sein, daß wir erst 11 Tage nach der Behandlung die Tiere inokulierten. In der Zwischenzeit ist wahrscheinlich so viel von dem Mittel durch den Organismus wieder eliminiert worden, daß der zurückbleibende und wirkende Rest unterhalb der Grenzdosis liegen mochte, welche eine vollkommene Prophylaxe ermöglicht. Nichtsdestoweniger ist die schützende und die Entwicklung der Spirochäten hemmende Wirkung des Mittels ganz eindeutig aus Tabelle XLVII ersichtlich.

Tabelle XLVII.

Injektion von 0.025 pro Kilo ante infectionem der 1 proz. alkal. Lösung.

Nr.	Tiergattung	Gewicht	Datum der Injektion	Inokulation am	Impferfolg positiv am	Bemerkungen
620	Pavian	—	—	8. 3. 10	4. 4. 10	
621	,,	—	—	8. 3. 10	30. 3. 10	
622	,,	—	—	8. 3. 10	30. 3. 10	Kontrollen
623	,,	—	—	8. 3. 10	negativ	
624	,,	—	—	8. 3. 10	6. 4. 10	
625	,,	2630 g	25. 2. 10	8. 3. 10	31. 5. 10	
626	,,	3360 g	25. 2. 10	8. 3. 10	22. 4. 10	

Die Kontrolltiere bekamen mit einer einzigen Ausnahme alle um dieselbe Zeit einen ausgeprägten, typischen Primäraffekt, bei den behandelten Tieren dagegen ging die Impfung anfangs nicht an, sondern kam erst viel später und zum Teil schwächer als bei den Kontrollen zustande. So zeigten sich bei dem einen Affen — Nr. 626 — 2 bis 3 Wochen später als bei den unbehandelten Kontrolltieren nur Infiltrate und Schuppungen, welche ca. 3 Tage sehr deutlich und sehr suspekt waren, im Verlauf einer Woche sich aber zurückbildeten und restlos verschwanden. Bei Nr. 625 dauerte es noch viel länger — fast 2 Monate nach dem Auftreten der Primäraffekte bei den Kontrolltieren — ehe sich auch bei ihm, schwach beginnend, dann unter deutlicher Verstärkung, ein regulärer Primäraffekt heranbildete, der ziemlich lange anhielt.

Tabelle XLVIII.

Injektion der 2 proz. neutralen Suspension cum infectione. 0,025 g pro Kilo.

Nr.	Tiergattung	Gewicht	Datum der Impfung	Datum der Behandlung	Impferfolg	Bemerkungen
640	Pavian	—	21. 7. 10	—	5. 9. 10 positiv	
641	,,	—	21. 7. 10	—	5. 9. 10 positiv	
642	,,	—	21. 7. 10	—	5. 9. 10 positiv	Kontrollen
654	Rhesus	—	21. 7. 10	—	negativ	
656	Meerkatze	—	21. 7. 10	—	16. 8. 10 positiv	
657	Rhesus	—	21. 7. 10	—	22. 8. 10 positiv	
652	Meerkatze	2360 g	21. 7. 10	24. 7. 10	negativ bis 5. 9. †	† 5. 9. 10 Pneumonie. Ante exitum verimpft auf
653	,,	2560 g	21. 7. 10	24. 7. 10	negativ	Nr. 658 ⎱ beide Tiere bis
655	Rhesus	2600 g	21. 7. 10	24. 7. 10	,,	Nr. 659 ⎰ heute negativ.

Besseren Erfolg, d. h. völliges Ausbleiben der Infektion hatten wir bei Versuchen (Tabelle LXVIII), in welchen wir 3 Tage nach der Impfung die Behandlung mit Arsenobenzol vornahmen. Während von 6 Kontrollen 5 (ein Tier blieb negativ) um dieselbe Zeit einwandfrei positiv wurden, sind die drei behandelten Tiere bis heute völlig negativ geblieben. Eins davon — Nr. 652 — welches bis zum 5. 9. 10 negativ war, wurde an diesem Tage, da es an einer Pneumonie schwer erkrankt war, getötet und der Brei aus Milz und Knochenmark auf zwei gesunde Tiere verimpft. Auch diese sind bis heute ohne Anzeichen einer sich entwickelnden Infektion geblieben.

Wir sehen also, daß es mit Leichtigkeit gelingt, infizierte Affen bei rechtzeitiger Behandlung mit einer hinreichenden Dosis des Arsenobenzols vor dem Zustandekommen des Primäraffektes — und damit der allgemeinen Infektion — zu schützen. Dies ist eine Tatsache, welche praktisch von ungemein hoher Bedeutung sein könnte, da sie die Hoffnung berechtigt erscheinen läßt, daß es auch bei Menschen möglich sein werde, die Syphilis im Keime zu ersticken, sobald sie rechtzeitig nach der Infektion zur Behandlung kommen und mit einer genügenden Dosis behandelt werden. Freilich muß man sich dabei immer bewußt bleiben, daß, wie auch unsere Versuche ante infectionem gelehrt haben, es sich um sog. Scheinheilungen handeln könne, in dem Sinne, daß die Spirochäten durch das Arsenobenzol nicht vernichtet, sondern nur in ihrer Entwicklung gehemmt worden sind und erst später, nachdem das Mittel vom Organismus ausgeschieden worden ist, zu wirken beginnen können.

II. Die Heilversuche.

Ebenso wie Hata durch eine einzige Injektion Recurrens bei Mäusen und Ratten, Spirillose bei Hühnern, Corneal- und Scrotalsyphilis bei Kaninchen heilen

Tabelle IL.

Injektion der 1 proz. alkal. Lösung intraglutäal = 0,025 g pro Kilo.

Nr.	Tiergattung	Gewicht	P. A.	Datum der Injektion	Wieviel Tage post P. A.	Reinokulation am	Wieviel Tage post inj.	Impferfolg	Kontrollen
597	Meerkatze	2900 g	5. 11. 09	14. 3. 10	129	16. 4. 10	32	negativ	positiv
606	Pavian	6100 g	26. 11. 09	14. 3. 10	106	4. 4. 10	20	**positiv**	,,
608	,,	4110 g	19. 11. 09	14. 3. 10	113	4. 4. 10	20	negativ	,,
567	,,	2780 g	6. 8. 09	19. 3. 10	223	28. 4. 10	39	,,	negativ
568	,,	2740 g	6. 8. 09	19. 3. 10	223	28. 4. 10	39	,,	,,
577	Meerkatze	2050 g	29. 9. 09	19. 3. 10	168	16. 4. 10	27	fraglich	positiv
604	,,	2790 g	16. 11. 09	19. 3. 10	171	28. 4. 10	39	fraglich	negativ
616	Pavian	6600 g	10. 3. 10	14. 3. 10	4	16. 4. 10	32	negativ	positiv
619	,,	5370 g	27. 3. 10	29. 3. 10	2	4. 5. 10	35	**positiv**	,,
622	,,	2470 g	30. 3. 10	4. 4. 10	5	4. 5. 10	30	**positiv**	,,
Intravenös = 0,015 g pro Kilo.									
620	Pavian	7750 g	4. 4. 10	18. 4. 10	14	11. 5. 10	23	fraglich	positiv
624	,,	2280 g	6. 4. 10	14. 4. 10	8	11. 5. 10	27	negativ	positiv

konnte, gelang es auch uns, bei syphilitisch infizierten Affen dasselbe Ziel zu erreichen. Wir nahmen zu unseren Heilversuchen sowohl Tiere, welche längere Zeit, bis über $1/2$ Jahr, nach dem Auftreten des Primäraffektes sich befanden, als auch solche, bei denen der Primäraffekt eben erst — 2 bis 14 Tage vor der Behandlung — zur vollen Ausbildung gekommen war. Der Zeitraum zwischen Primäraffekt und Injektionstermin schwankte demnach zwischen 2 und 223 Tagen; ein Einfluß dieses Zeitunterschiedes bei der Behandlung konnte bezüglich des Heilresultates jedoch nicht festgestellt werden. Als gelungen (positiv) bezeichneten wir die Versuche, bei welchen die Tiere einen typischen Primäraffekt bekamen, als fraglich diejenigen, bei welchen nur Infiltrate oder Schuppungen auftraten, aber rasch wieder abheilten.

Zu Tabelle II ist zu bemerken, daß Affe Nr. 624, welcher die 1 proz. alkalische Lösung unverdünnt intravenös erhalten hatte, gleich nach der Injektion erbrach, daß er aber bald nachher und weiterhin wieder völlig munter war. Nach 2 Monaten fing das Tier an, allmählich schwächer zu werden, bis es sich schließlich nicht mehr aufrecht erhalten konnte und vornüber fallend am Boden des Käfigs lag. Dabei war das Tier nicht eigentlich krank: die Augen waren munter, das Tier fraß gut — nur mußte man es natürlich füttern — und die Verdauung war in Ordnung. Das Bild sah dem einer allgemeinen Lähmung sehr ähnlich, entsprach ihm aber in Wirklichkeit nicht, da die neurologische Untersuchung[1]) keinerlei Anhaltspunkte für das Vorhandensein von Lähmungen ergab. Das Tier erholte sich langsam wieder, ging aber schließlich an einer hinzutretenden Darmstörung zugrunde. Ob diese Erkrankung des Tieres auf eine Nachwirkung des Mittels bezogen werden muß, ist nicht sehr wahrscheinlich, da in den 2 Monaten zwischen Injektion und Erkrankung das Arsenobenzol längst vom Organismus eliminiert ist, wie aus Feststellungen an intravenös injizierten Tieren und Menschen hervorgeht.

Das zweite Tier — Nr. 620 — erhielt eine circa um das Dreifache verdünnte Lösung injiziert und blieb bis heute völlig ohne störende Nebenwirkungen.

Wir ersehen aus den beiden Tabellen, daß von den zwölf behandelten Tieren drei als sicher geheilt zu betrachten sind. Von den drei fraglichen Tieren sind zwei wahrscheinlich geheilt, da bei ihnen die Kontrollen einwandfrei positiv waren; eine Meerkatze — Nr. 604 — bliebe also fraglich. Bei den übrigen 6 Tieren ging die Reinokulation nicht an, die Tiere waren demnach möglicherweise als noch ungeheilt zu betrachten. Es kommt jedoch hierbei in Betracht, daß die Reinokulation aus rein äußerlichen Gründen der Technik oder wegen unzureichenden Spirochätengehaltes des Materials mißglückt war, ein Umstand, auf den Neisser in den früheren Abschnitten ja häufig genug aufmerksam gemacht hat.

Wir sind deshalb, um diese Frage zu entscheiden, nach Ablauf von 8 Wochen zur zweiten Reinokulation aller fraglich und negativ gebliebenen Tiere geschritten. Hierbei ergaben sich nun wesentlich andere Zahlen.

---

[1]) Herrn Prof. Schröder, welcher in liebenswürdiger Weise die Untersuchung des Tieres vornahm, sage ich hiermit meinen besten Dank.

Tabelle L.

II. Reinokulation der bei der I. Reinokulation fraglichen oder negativen Tiere.

Nr.	Tiergattung	Dosis pro kg	I. Reinokulation	II. Reinoculation		
				Datum	Impferfolg	Kontrolle
567	Pavian	0,025	negativ	25. 6. 10	16. 8. P. A.	positiv
616	,,	0,025	,,	25. 6. 10	16. 8. P. A.	,,
577	Meerkatze	0,025	fraglich	25. 6. 10	negativ	,,
608	Pavian	0,025	negativ	†	—	—
597	Meerkatze	0,025	,,	†	—	—
568	Pavian	0,025	,,	2. 7. 10	negativ	positiv
604	Meerkatze	0,025	fraglich	2. 7. 10	24. 8. P. A.	,,
620	Pavian	0,015 intravenös	,,	2. 7. 10	negativ	,,

Von den neun zum zweitenmal reinokulierten Tieren starben eins vor, zwei kurz nach der Wiederimpfung, und von den sechs übriggebliebenen Affen bekamen drei typische Primäraffekte, die anderen drei blieben negativ. Bei zwei von ihnen, den Tieren Nr. 577 und 620, die wir schon beim erstenmal als wahrscheinlich geheilt angesehen hatten, ging die zweite Reinokulation nicht an, ein Zeichen, daß die Tiere noch krank waren. Das dritte (fragliche) Tier dagegen — Nr. 604 — dessen Kontrolltier in Tabelle IL negativ war, bekam nunmehr einen typischen Primäraffekt. Das Urteil, ob geheilt oder nicht, konnte daher mit Sicherheit erst jetzt gefällt werden.

Demgemäß würden von insgesamt neun brauchbaren Versuchen durch eine einmalige, intramuskuläre oder intravenöse Injektion 6 Tiere sicher geheilt, 2 Tiere wahrscheinlich geheilt worden und 1 Tier würde als ungeheilt anzusehen sein, was einer Heilziffer von fast 90% entspräche.

Wir haben oben darauf hingewiesen, daß die Mißerfolge bei der Reinokulation höchstwahrscheinlich auf technische Zufälligkeiten oder auf die Verwendung eines schlechten, wenig Spirochäten enthaltenden Materials zurückgeführt werden können.

Es liegt aber die Möglichkeit vor, noch zwei andere Erklärungsgründe für das Mißlingen der Reinokulation anzunehmen. Einmal kann man daran denken, daß von der zur Heilung eingespritzten Arsenobenzolmasse noch ein unverbrauchtes Depot im Moment der Reinokulation vorhanden war, und daß dieses Depot das Angehen der Reinokulation durch entwicklungshemmende Einflüsse verhindert habe. Sehr viel Wahrscheinlichkeit hat aber diese Hypothese nicht für sich, denn sonst wäre die Reinokulationsimpfung doch, wenn auch verspätet, angegangen.

Ferner könnte man daran denken, daß die Reinokulation negativ geblieben ist durch die Einwirkung von Antikörpern auf die Reinokulationsspirochäten. Es ist in früheren Kapiteln ausführlich auseinandergesetzt worden, daß der Nachweis von Antikörpern, welche durch die Krankheit selbst produziert würden, bisher nicht gelungen ist. Dagegen liegen neuere Erfahrungen vor, daß im Körper von mit Arsenobenzol behandelten Menschen durch die Zerstörung der Spirochäten anscheinend Endotoxine frei werden, welche ihrerseits zur Produktion von Antikörpern führen; Antikörper, die kurativer und antitoxischer Art sind. Ich beziehe mich hier auf die bekannten Beobachtungen von Taege, Duhot u. a., welche konstatierten, daß mit hereditärer Syphilis behaftete Säuglinge gleichsam geheilt wurden, wenn sie von ihren mit 606 behandelten Müttern genährt wurden; d. h. also Übergang von kurativ wirkenden Stoffen durch die Milch in den kranken Säugling. Ferner haben Meirowsky, Scholtz u. a. festgestellt, daß man auch mit dem Serum von mit 606 behandelten Patienten ähnliche kurative Einwirkungen bei hereditär-syphilitischen Kindern erreichen könne.

Man könnte also auch bei den in Rede stehenden Tieren daran denken, daß von der Behandlung mit 606 her noch solche Antikörper vorhanden waren, welche das Angehen der Reinokulation verhinderten.

Die oben geschilderten außerordentlich günstigen Erfolge auch bei Affen, deren Syphilis mit der latenten Syphilis des Menschen in Analogie zu setzen ist, beweisen, **daß das Arsenobenzol nicht nur ein Symptome beseitigendes Mittel ist, sondern ein wahres Heilmittel, welches die Spirochäten auch in klinisch wie pathologisch-anatomisch „latenten" Herden zu beseitigen vermag.** Wenn wir trotzdem an diese in unseren Tierversuchen erreichten großartigen Heilerfolge bei der Menschensyphilis vorläufig nicht herankommen, so ist zu berücksichtigen, daß die Dosen, welche wir jetzt bei Menschen zu geben gewohnt sind, wahrscheinlich viel zu klein sind, da die in unseren Tierversuchen verwendeten doppelt so groß waren.

Tabelle LI.

Injektion der 1 proz. alkalischen Lösung.

Nr.	Spezies	Gewicht	P. A. am	Injektion von Arsenobenzol in alkalischer Lösung					Abheilung des P. A.	
				Datum	Wieviel Tage post P. A.	Art der Applikation	Dosis pro kg	Gesamtdosis in 1 proz. Lösung	Wieviel Tage post inj.	Wiev. Tage nach dem Auftreten
616	Pavian	6600 g	10. 3. 10	14. 3.	4	intramuskul.	0,025	16,5 ccm	11	15
619	„	5370 g	27. 3. 10	29. 3.	2	intramuskul.	0,025	14,0 ccm	9	10
622	„	2470 g	30. 3. 10	4. 4.	5	intramuskul.	0,025	6,2 ccm	5	10

In Übereinstimmung jedoch stehen wiederum Affen- und Menschensyphilis mit Bezug auf die rasche Wirkung, welche das Arsenobenzol auf die Spirochäten sowohl wie auf das Verschwinden der Infiltrate ausübt. Genau so wie bei Menschen binnen weniger Tage in vorher nie gesehener Weise die Produkte der Syphilis fast ausnahmslos zurückgehen, wird auch bei Affen, wie wir aus Tabelle LI ersehen können, die Heilungsdauer der Affenprimäraffekte wesentlich abgekürzt. Während ein solcher Primäraffekt im allgemeinen 3—4 Wochen zur völligen Rückbildung benötigt, konnten wir konstatieren, daß nach der Behandlung alle Erscheinungen, auch die ausgeprägtesten, 5—11 Tage post inject. absolut verschwunden waren. Bemerkenswert war, daß der hauptsächliche Rückgang der Infiltrate innerhalb der ersten 3 Tage nach der Einspritzung erfolgte, so daß mit anderen Worten die Wirkungskurve des Arsenobenzols erst steil ansteigen und nach jähem Abfall in flacher Linie verlaufen würde.

K. Versuche über Kombination von Arsen mit Quecksilber.

Die im Laufe der Jahre bei dem Studium der Trypanosomen gemachten Erfahrungen haben gelehrt, daß anscheinend durch eine Kombination von Medikamenten Heilerfolge zu erzielen sind selbst dann, wenn jedes einzelne der angewendeten Mittel unterhalb der bei alleiniger Anwendung ausreichenden Dosis bleibt.

Wir haben in Batavia (Frühjahr 1907) nur Kombinationen von Quecksilber mit Atoxyl bzw. Arsacetin versucht.

Präventive Versuche.

Tabelle LII.

	Medikament und Dosis		Dauer der Behandl. in Tagen	Zahl der Versuche	Verlauf		Reinokulation	
	Hg. salicyl.	Atoxyl			P. A.	kein P.A.	positiv	negativ
cum infectione	0,04	0,6	28	4	—	4	3	
cum infectione	0,04	Arsacetin 0,2	22	9	1	8	4	—

9 mal verwendeten wir Kombinationen von Salicylquecksilber 0,04 mit Arsacetin 0,2. In 8 Fällen wurde ein positiver Erfolg, d. h. Ausbleiben des Primäraffekts erzielt. In 4 Versuchen wurde 0,04 Salicylquecksilber mit 0,6 Arsacetin kombiniert, auch jedesmal mit vollem Erfolg.

Diese Versuche sind insofern nicht voll beweisend, weil zwar die Quecksilberdosis unter der ev. wirksamen zurückblieb (wenn man überhaupt eine präventive Wirkung der Quecksilberkur annimmt), die Atoxyldosen aber schon so groß sind, wie sie unter Umständen allein ohne Quecksilber zur präventiven Wirkung ausreichen.

Tabelle LIII.

	Medikament und Dosis		Dauer der Behandlung	Zahl der Versuche	Reinokulation		
	Hg. salicyl.	Atoxyl			positiv	fraglich	negativ
post. P. A.	0,04	0,2	42	8	4	2	2
	0,04	0,6	37	1	1	—	—
	0,06	0,6	37	2	1	—	1
	0,06	0,65	37	1	1	—	—
	0,04	0,925	37	6	5	—	1
insgesamt				18	12	2	4

Heilversuche (siehe Tab. LIII) sind 18 mal gemacht worden: 12 mit vollem Erfolg, 2 mit fraglichem, 4 ohne Erfolg. Aber auch hier sind eigentlich nur 8 Versuche brauchbar mit 0,04 Salicylquecksilber plus 0,2 Atoxyl (4 mal Erfolg, 2 fraglich, 2 ohne Erfolg), während in den üblichen 10 die Atoxyldosen schon so groß waren (0,6 bis 0,925), daß man nicht mehr erkennen kann, ob die Kombination der beiden Medikamente mehr geleistet hat wie das Atoxyl allein.

Tabelle LIV.

Medikament und Gesamtdosis	Gesamt-dosis pro Kilo	Reinokulation		Organprüfung		
		negativ	positiv	negativ	positiv	
Hg. arsanil.						
0,02	0,008	1	—	—	—	
0,03	0,009	—	—	—	1	
0,07	0,010	—	—	1	—	
0,12	0,055	—	—	1	—	
0,12	0,040	1	—	—	—	
0,12	0,046	—	—	1	—	während der Behandlung P. A., Rezidiv.
0,16	0,076	1!	—	1!	—	
0,16	0,064	—	—	1	—	
0,16	0,040	—	—	—	1	
0,20	0,066	—	—	1	—	

Übrigens sind die verwendeten Dosen bei den anscheinend geheilten Tieren nicht geringer, als bei Hg. salicyl., siehe Seite 249.

In Breslau haben wir dann mit einem uns von den Elberfelder Farbenfabriken gelieferten atoxylsauren Quecksilber (Hydrargyrum arsanilicum) Versuche angestellt. (Das Patentansuchen wurde bereits 1907 eingereicht.) (Siehe Tab. LIV.) Unsere Versuche wurden begonnen und abgeschlossen viele Monate vor den später von Uhlenhuth und Manteufel veröffentlichten. Auch Mameli und Ciuffo haben bereits vor Uhlenhuth (Juli 1908) im Aspirochyl (Para-amino-phenyl-arsinato dimercurio) ein analoges Präparat empfohlen. Wir haben aber unsere Versuche sowohl bei Tieren (wie bei Menschen) nicht sehr lange fortgeführt, weil wir wesentliche Vorzüge, namentlich bei der Verwendung in der Menschentherapie nicht erkennen konnten. Nach unserer Überzeugung entspricht das atoxylsaure Quecksilber in seiner Wirksamkeit ungefähr einem salicylsauren Quecksilber. Es wird, wie dieses, ungemein rasch resorbiert und entfaltet daher auch recht akute, therapeutisch erfreuliche Wirkungen, aber mit seinen 32% Hg durchaus nicht stärkere als das 59,6% Hg enthaltende Hydrargyrum salicylicum. Auch das therapeutisch wichtige Moment der Remanenz des Hg geht natürlich beiden Präparaten in gleichem Maße ab. —
Was den Atoxylgehalt betrifft, so enthält das Präparat etwa 24% Arsen. In 10 ccm einer 10proz. Suspension = 0,1 Hg arsanilic. ist also enthalten 0,024 Arsen. Es ist wohl kaum anzunehmen, daß diese minimalen Mengen Arsen, die

ca. 0,06 Atoxyl entsprechen würden, eine so gewaltige Veränderung der therapeutischen Wirksamkeit herbeiführen sollten, wie Uhlenhuth und Manteufel, Miekley u. A. annehmen. Ich glaube darüber ziemlich genau informiert zu sein, weil ich, seitdem ich überhaupt angefangen habe, Arsacetin zu verwenden, auch in sehr vielen Fällen eine kombinierte Quecksilber-Arsacetintherapie versucht habe, ohne selbst bei größeren Arsacetindosen davon besonders in die Augen fallende Vorteile zu sehen.

Was unsere **Präventivversuche** mit Hg arsanilic. betrifft, so sind dieselben freilich recht spärlich. Von 6 Versuchen sind 5 ohne den gewünschten Erfolg geblieben, da 5 Tiere, die cum inf. und 6—10 Tage post inf. in Behandlung genommen wurden, Primäraffekte bekamen. Die verabreichten Dosen waren allerdings verhältnismäßig klein, nämlich 0,04 pro Kilo. Wir mußten aber, weil die Tiere bei größeren Einzeldosen starke Störungen des Allgemeinbefindens aufwiesen, nur bei ganz kleinen Dosen bleiben und wir wollten ja auch gerade prüfen, ob nicht schon solche Dosen des Hg. arsanilicum zur Präventivbehandlung ausreichen, die bei Verabreichung von Hg allein meist nicht den gedachten Zweck erfüllen.

Auch unsere **Heilversuche** mit Hg arsanilicum kann ich nicht günstiger beurteilen. Von 10 Versuchen sind sicher 5 ohne Erfolg geblieben; 3 mal schlugen die Reinokulationen (mit sehr gutem, bei Kontrolltieren wirksamem Material) fehl, 2 mal waren Organprüfungen positiv. Wie viele von den negativ verlaufenden Organprüfungen zuverlässig sind, ist schwer zu sagen, da wir hier in Breslau im besten Falle wegen Tiermangels zu den Organprüfungen höchstens 3 Tiere verwenden konnten. Die Fehlerquellen, die bei solchen Organverimpfungen durch die im Verhältnis zur Menge des Organbreies sehr geringe Virusmenge in Rechnung zu ziehen sind, sind so groß, daß man ihnen, wie wir dies in Batavia tun konnten, nur durch Verwendung von sehr zahlreichen Tieren ausweichen kann; und diese Menge stand uns hier in Breslau aus leicht erklärlichen Gründen nicht zur Verfügung.

Viel günstigere Erfahrung hat Uhlenhuth bei Kaninchensyphilis gemacht. Eine einzige Einspritzung genügte in allen von ihm geprüften Fällen, um eine schwere Hornhautsyphilis in 5—6 Tagen zum Schwinden zu bringen. Auch von Rezidiven konnte er in seinen damaligen Mitteilungen nichts berichten, da bisher solche nicht beobachtet waren.

Einige auf die Kombinationstherapie: Hg plus Atoxyl (resp. Arsacetin) bezügliche Arbeiten sind im Literaturverzeichnis unter dem Stichwort Hydrarg. arsanilic. zusammengestellt.

Bekanntlich ist auch das in Clins Laboratorium, Paris, hergestellte **Enesol** ein lösliches salicylarsensaures Hg. — Die diesbezügliche recht umfangreiche Literatur kann man von Dr. Waitz (Berlin, Nettelbeckstr. 26) erhalten. Einen besonderen Wert, daß etwa dies Präparat vor anderen löslichen Hg-Salzen zu bevorzugen sei, kann ich ihm nicht zumessen.

Eine Kombination von Arsen und Quecksilber liegt auch im **Corrosol** vor. Es ist das bernsteinsaure Salz des Quecksilbers mit Methylarsensäure (mit Zusatz von

Novokain). Dem Mittel soll nach A. Roth der Vorzug zukommen, daß die Injektionen damit relativ schmerzlos sind. — Schließlich wird die Kombination von Hectin (siehe S. 267) und Hg unter dem Namen **Hectargyre** als ein besonders wirksames Mittel angepriesen. Hectargyre ist nichts weiter, als ein Gemisch von Hectin und Oxycyanatquecksilber 1 : 10.

Im übrigen muß ich auch bei dieser Gelegenheit immer wieder darauf zurückkommen, daß es für uns in unserem Bestreben, besondere Heilmittel für die Syphilis zu finden, nicht nur darauf ankommen darf, Mittel zu finden, die in besonders akuter Weise Symptome beseitigen und in sichtbaren Herden Spirochäten verschwinden machen, sondern solche, welche wirklich eine vollkommene „Sterilisierung“ des ganzen Körpers von allen in demselben befindlichen Spirochäten erreichen; ein Resultat, das man aber nur entweder durch Prüfung der Organe des behandelten Tieres und durch einwandfreie Reinokulationsversuche an einem zahlreichen Material feststellen kann.

L. Versuche mit Jodkaliumbehandlung.

Bisher war im allgemeinen die Ansicht vorherrschend, daß die Jodpräparate keine spirochätentötenden Eigenschaften hätten, sondern wesentlich dazu dienten, die namentlich im Spätstadium auftretenden Syphilisprodukte schnell zur Resorption zu bringen. Nur wenige Autoren empfahlen daher eine Jodbehandlung im Frühstadium gegen papulöse Formen, und auch im tertiären Stadium wurde es, da man an der keimtötenden Eigenschaft der Jodpräparate zweifelte, im Laufe der letzten Jahre zum Prinzip erhoben, regelmäßig Quecksilberpräparate heranzuziehen, weil nur letztere die auch bei der tertiären Syphilis vorhandenen Spirochäten abzutöten vermochten.

Unsere Versuche haben ein etwas anderes Resultat ergeben, indem anscheinend großen Dosen von Jodalkalien auch eine Beeinflussung der Spirochäten zukommt.

Freilich darf nicht vergessen werden, daß die niedere Affensyphilis nicht ohne weiteres der Menschensyphilis gleichgestellt werden kann. Wir werden immer bei Menschen mit für die therapeutische Beeinflussung ungünstigeren Verhältnissen rechnen müssen. — Ferner ist mit der Möglichkeit zu rechnen, daß die niederen Affen und deren Syphilis viel besser gerade auf Jod reagieren, als die menschliche Krankheit.

Versuche cum infectione wurden in 2 Serien angestellt. In der ersten erhielten die Tiere 5,5 Jodnatrium subcutan. Alle Tiere bekamen einen Primäraffekt.

In der zweiten Serie erhielten die Tiere 7 g, und kein Tier bekam einen Primäraffekt. Es zeigte sich jedoch bei Vergleichung mit den Kontrolltieren, daß das Impfmaterial in dieser letzten Serie ein sehr schlechtes gewesen war. Die letzte Serie kann also nicht als voller Beweis für die präventive Eigenschaft des gebrauchten Jodnatriums angesehen werden.

2 weitere Tiere wurden 4 Tage post infectionem in Behandlung genommen und erhielten 8,25 Jodnatrium. Beide Tiere blieben frei von Primäraffekten.

In einer weiteren Serie wurden 7 Tiere intern (durch die Schlundsonde) behandelt und erhielten 3,6—3,95 Jodnatrium. 3 mal entstanden Primäraffekte, 4 mal nicht. —

Vergleicht man die verbrauchten Dosen mit den bei Menschen möglichen, so würden

$$4 \text{ g ungefähr } 120 \text{ g entsprechen}$$
$$7 \text{ ,,} \quad \text{,,} \quad 210 \text{ ,,}$$
$$8,25 \text{ g } \text{ ,,} \quad 250 \text{ ,.}$$

Tabelle LV. Präventivversuche.

Die Versuche wurden begonnen	Medikament und Dosis	Zahl der Versuche	Impferfolg			
			P. A.	kein P. A.	fraglich	
cum infect.	Jodkali 5,5	6	3	—	3	Reinokulation 3 mal positiv
	subcutan 7,0	4	—	4	—	
4 Tage post infect. .	Jodkali intern 2,95	2	1	—	1	
	3,60	3	—	3	—	
	3,95	2	2	—	—	
	subcutan 8,25	2	—	2	—	

Was die Jodbehandlung bei schon syphilitischen Tieren anbetrifft, so stehen hier gegenüber: 12 geheilte Tiere 18 ungeheilten. Die Heilung wurde konstatiert 2 mal durch positive Reinokulation und 10 mal durch negativ bleibende Organverimpfungen. In 4 Fällen wurden sogar erst die negative Reinokulation und dann die positive Organverimpfung konstatiert. Die verbrauchten Dosen schwankten zwischen 4,75, 5,25—7,5. Es besteht aber kein striktes paralleles Verhältnis zwischen Dosierung und Heilung.

Tabelle LVI. Heilversuche.

Dosis	Zahl der Versuche	Reinokulation			Organprüfung	
		negativ	fraglich	positiv	negativ	positiv
4,10	1	—	—	—	1	—
4,75	2	—	—	—	2	—
5,25	1	—	—	—	1	—
5,75	10	6	—	1	3	—
6,25	2	—	—	—	2	—
6,75	3	2	—	1	—	—
7,00	1	1	—	—	—	—
7,25	3	—	—	—	1	2
7,50	7	6	1	—	—	4
	30	15	1	2	10	6

In einer Anzahl von Fällen wurden Joderscheinungen konstatiert und zwar Eruptionen von typischem Jododerma tuberosum vegetans, ferner starkes Tränen und Speicheln mit Zahnfleischschwellung, ausgeprägter Schnupfen, seltener schwere Conjunctivitis und sehr ausgesprochene Cornealtrübungen. In den meisten Fällen gingen diese Erscheinungen bei dem Aussetzen der Jodbehandlung wieder zurück. In einem Falle zeigte sich ein eigenartiger Befund an der Leber: variolaartige, gedellte, weißliche Knötchen.

Wenn man aus diesen Befunden einen Schluß auf die Verwendung der Jodpräparate beim Menschen ziehen darf, so würde es der sein, doch häufiger als bisher auch in der Frühperiode energische Jodkuren zu machen.

M. Versuche mit Chininbehandlung.

Mit Recht haben jüngst Morgenroth und Halberstädter ihre Verwunderung darüber ausgesprochen, daß unter der großen Zahl von Mitteln, welche man gegen Protozoen, besonders gegen Trypanosomen im Laufe der letzten Jahre angewendet hat, das Chinin so wenig Beachtung gefunden hat. Lag es doch nach den wunderbaren Erfolgen der Chininprophylaxe und Chinintherapie bei der Malaria nahe, verwandte Krankheiten in derselben Weise anzugreifen!

Wir haben unsere diesbezüglichen Versuche bei Syphilis schon im Jahre 1907 angefangen und sie während des Jahres 1908 in Breslau fortgesetzt.

Wie aber die nachfolgenden Zusammenstellungen ergeben, ist die Hoffnung, das Chinin als Heilmittel gegen die Syphilis verwenden zu können, eine recht geringe. Wir konnten weder eine präzise präventive, noch eine einigermaßen sichere Heilwirkung konstatieren.

Bekanntlich hat sich Lenzmann in zwei Arbeiten in den Jahren 1908 und 1909 sehr energisch für eine intravenöse Chininbehandlung der Syphilis ausgesprochen. Auf seine Empfehlung hin hat dann Napp weitere Versuche gemacht und die Lenzmannschen Befunde bestätigt. Sonst hat sich nur, soweit ich die Literatur übersehen kann, French mit Chininbehandlung beschäftigt, während Lenzmann selbst, wie Neugebauer auch Versuche über Kombination des Chinins mit Arsacetin oder mit Quecksilber und Arsacetin gemacht haben.

Alle diese Versuche sind aber, wie ich mehrfach ausgeführt habe, zwar nicht ohne weiteres als wertlos abzulehnen; aber sie können auch keine volle Beweiskraft beanspruchen, da eben bei menschlicher Syphilis der absolut einwandfreie Beweis, daß irgendeine Therapie vom vollen Heilerfolge begleitet sei, klinisch gar nicht und serodiagnostisch nur durch eine Reihe von negativen Reaktionen zu erbringen ist. Lenzmann selbst drückt sich übrigens durchaus vorsichtig aus, indem er nach wie vor als souveränstes Mittel das Quecksilber betrachtet und nur neben demselben Jod, Arsacetin und Chinin geben will.

Theoretisch kann ich mich ihm aber vollständig anschließen, wenn er sagt:

1. Auf Grund der Erfahrungstatsache, daß der Erreger der Syphilis früher oder später refraktär gegen ein ihn beeinflussendes Gift wird, ist es angebracht,

bei einer antisyphilitischen Kur verschiedene den Erreger beeinflussende Mittel anzuwenden.

2. Es ist bei den bis jetzt üblichen Kuren noch nicht genügend stark auf den Erreger eingewirkt worden. —

Im Literaturverzeichnis habe ich unter „Chinin" die hierhergehörigen Arbeiten, sowie einige für die zukünftige Forschung interessante Mitteilungen zusammengestellt.

Tabelle LVII. Präventivversuche.

Die Versuche wurden vorgenommen	Medikament und Gesamtdosis	Zahl der Versuche	Impferfolg	
			P. A.	kein P. A.
cum infectione intravenös	Chinin. 0,4	8	8	—
	bimuriat. 0,5	2	2	—
6 Tage post infect. erst subcutan, dann, weil sehr viel Infiltrate entstanden: intern	Chin. muriat. 3,75 in 5 proz. Lösung 4. 10.—8. 12.	2	—	2
7 Tage post infect. intern	Chin. muriat. 22. 10.— 8. 12., 3,25	9	9	—
8 Tage post infect. 8 Injektionen subcutan	Chin. muriat. 15. 5.—25. 6. 8 mal pro Dosi 0,25 = 2,00	9	4 sicher 2 sehr verdächtig	—

Die Versuche wurden vorgenommen	Medikament und Dosis		Zahl der Versuche	P. A.		Organprüfung	
				heilt nicht	abgeheilt	negativ	positiv
post P. A.	Chinin.	0,10	1	1	—	—	1
	bimuriat.	0,15	1	—	1	—	—
intravenös		0,25	3	1	2	—	1
		0,30	4	2	2	—	1
			9	4	5	—	3

Die Versuche wurden vorgenommen	Medikament und Dosis	Zahl der Versuche	Reinokulation		Organprüfung	
			positiv	negativ	negativ	höchstwahrscheinlich positiv
post P. A. intern	Chinin. muriat.					
	23./9.—6./10. à 0,1 = 0,8	1	—	—	—	1
	23./9.—5./11. à 0,1 = 2,5	1	—	—	—	1
	21./10.—8./12. = 3,25	6	2	4	—	—
		8	2	4	—	2

N. Versuche über die Verwendbarkeit verschiedenartiger Farben, kolloidaler Metalle und Medikamente.

In nachstehender Tabelle sind noch Versuche mit den verschiedenartigsten **Farben** und **Medikamenten** zusammengestellt. Es ergibt sich, daß ihre Verwendung für die Syphilisbehandlung sogar bei den leichter zu beeinflussenden Affen zwecklos ist.

Tabelle LIX.

Präparat	Methode	Dosis	Zeitpunkt der Behandlung	Zahl der Versuche	Resultat
Methylenblau	subcutan und intravenös	45 ccm. einer $\frac{1}{2}$ proz. Lösung = 0,225	cum inf.	4	4 mal P. A.
	per os	p.die = 0,025 Gesamtdosis = 0,675	11 Tage post inf.	5	5 mal P. A.
	subcutan	42 ccm. einer $\frac{1}{2}$ proz. Lösung = 0,2125	post P. A.	8	Keine Heilung. In allen Versuchen war entweder die Reinokulation negativ oder die Organverimpfung positiv.
	per os	0,7	post P. A.	6	keine Heilung.
Eosin	intravenös	40 ccm. $1\,^0/_0$ = 0,4	post P. A.	8	keine Heilung.
Giemsalösung	intravenös	8×5 ccm.	post P. A.	5	keine Heilung.
Fuchsin gr. Kristalle	intravenös	$\frac{1}{2}$ proz. Lösung $27\frac{1}{2}$ ccm. = 0,14	post P. A.	8	keine Heilung.
Trypanrot	subcutan	3—5 ccm. der $2\frac{1}{2}$ proz. Lösung	cum. inf.	8	8 mal P. A.
Parafuchsin-Acetat[1] (wässerige Lösung)	subcutan	$5 \times 0,01$	cum inf.	9	9 mal P. A.
Parafuchsin-Acetat	intravenös	20 ccm. $\frac{1}{2}\,^0/_0$	cum inf.	8	6 mal P. A., 2 mal kein P. A.
Parafuchsin-Acetat	subcutan und intravenös	0,2625	post P. A.	10	10 mal Organe verimpfbar.

[1] Das Parafuchsin ist ein basischer Triphenylmethanfarbstoff, dessen Zusendung nach Batavia ich auch Ehrlich verdanke. Während Ehrlich bei Nagana außerordentliche Einwirkungen feststellen konnte, haben wir bei unseren syphilitischen Tieren gar keinen Erfolg erzielen können. Wie aus der Tabelle hervorgeht, haben wir wässerige Lösungen vom Parafuchsin-Acetat und die reine Parafuchsinbasis angewendet; letztere nur innerlich in öliger Verdünnung, erstere anfangs subcutan, später intravenös. Die subcutane Verwendung mußten wir aufgeben, weil überall starre und feste Bindegewebsinfiltrate den Einspritzungen nachfolgten.

Tabelle LIX (Fortsetzung).

Präparat	Methode	Dosis	Zeitpunkt der Behandlung	Zahl der Versuche	Resultat
Paraf. in Ölsäure gelöst, verdünnt mit Ol. Olivar. 4°/₀	per os	145 ccm. = 5,9	8 Tage post inf.	16	16 mal P. A. (Organe später verimpfbar).
Paraf. in Ölsäure gelöst	per os	6,0	post P. A.	6	6 mal Organe verimpfbar.
Thymol (5°/₀ wässerig-alkohol. Lösung)	subcutan	0,8	post P. A.		keine Heilung, Organverimpfung positiv.
		0,8			keine Heilung.
		1,10			keine Heilung.
		1,10			keine Heilung.
		1,20			keine Heilung.
		1,20			Organe negativ.
		1,30			Organe positiv.
		1,30			Organe positiv.
Kreosot (in Ol. Olivar. 5°/₀)	subcutan	1,7	post P. A.	4	3 mal keine Heilung, 1 mal Organe negativ.
		2,2		6	5 mal keine Heilung, 1 mal Organe negativ.
Hetol 1°/₀	intravenös	0,25	post P. A.	5	keine Heilung.
Carbolsäure	per os	11 mal 0,2—0,5 (28.11.—2.1.) = 3,8	cum inf.	7	4 mal P. A.
Platinchlorid ¹/₂°/₀	subcutan	27 ¹/₂ ccm. = 0,138	post P. A.	8	8 mal Organe verimpfbar.
Isoformöl 10°/₀	subcutan	2,5	post P. A.	4	4 mal Organe verimpfbar.
		4,0		3	2 mal Organe nicht verimpfbar, 1 mal verimpfbar.

Die nachfolgend berichtenden Versuche mit **kolloidalen Metallen** sind nach keiner Richtung hin abschließend; denn die Zahl der Versuche ist viel zu klein und zu wenig eindeutig, als daß man sie für die Beurteilung des Wertes oder Unwertes einer derartigen Behandlungsmethode verwenden könnte. Ich stelle sie nur kurz in einer Tabelle zusammen, damit sie vielleicht späteren Untersuchern als Anhaltspunkt für ihre eigenen Forschungen dienen können. Ich will daher auch die Frage, ob es sich um eine direkt abtötende Wirkung oder um eine auf dem Umwege der Hyperleukocytose eintretende Heilwirkung handeln kann, gar nicht einlassen.

Betreffs des kolloidalen Quecksilbers siehe S. 250.

Im Literaturverzeichnis habe ich unter dem Stichwort „Kolloidale Metalle" eine Anzahl von Arbeiten, die einem späteren Untersucher vielleicht von Wert sein könnten, zusammengestellt.

Tabelle LX.

Präparat	Methode	Dosis	Zeitpunkt der Behandlung	Zahl der Versuche	Resultat
Collargol (von Heyden)	intravenös 1°/₀	0,15	post P. A.		geheilt (Organverimpfung negativ).
	2¹/₂—5 Cub. C.	0,15	post P. A.		geheilt (Organverimpfung negativ).
		0,18	post P. A.		ungeheilt.
		0,12	post P. A.		geheilt.
		0,1	4 Tage post inf.		kein P. A.
		0,25	4 Tage post inf.		P. A.
		0,18	4 Tage post inf.		P. A.
		0,25	4 Tage post inf.		P. A.
Elektrargol (Laborat. Clin.)	intravenös	30 C. C.	post P. A.	5	ungeheilt.
		35 C. C.	cum inf.	8	stets P. A.
		13 C. C.	5 Tage post inf.	5	3 mal P. A., 2 mal kein P. A.
Elektropalladiol (Laborat. Clin.)	intravenös	20 C. C.	post P. A.	6	keine Heilung, Reinokul. negativ.
		16 C. C.	5 Tage post inf.	2	kein P. A.
Elektroplatinol (Laborat. Clin.)	intravenös	15 C. C.	5 Tage post inf.	4	4 mal P. A.
	intravenös	12 C. C.	6 Tage post inf.	6	5 mal P. A. 1 mal kein P. A.
Elektraurol (Laborat. Clin.)	intravenös	15 C. C.	cum inf.	7	7 mal P. A.
Cuprol (nucleinsaurer Cu mit 6°/₀ Cu.)	per os	3,75 in 30 Tagen	cum inf.	8	8 mal P. A.
Cuprargol (Cu-Albumose mit 19,6°/₀ Cu)	per os	3,75 in 3 Wochen	cum inf.	6	6 mal P. A.

Literaturverzeichnis zu den Abschnitten I—XIII.

Abulow, Ein Fall von syphilitischer Superinfektion. (Russ. Zeitschr. f. Haut- u. vener. Krankh. 19. Bd., Jan. 1910.) Monatshefte f. prakt. Dermatol. **50**, 358. 1910.

Agglutination.

Babes und Panea, Über pathologische Veränderungen und Spirochaete pallida bei kongenitaler Syphilis. Berl. klin. Wochenschr. 1905, Nr. 28.

Bondi und Simonelli, Rif. med. 1905, No. 29.

Agglutination.

Brönnum und Ellermann, Spirochaete pallida in den inneren Organen bei Syphilis hereditaria. Deutsche med. Wochenschr. 1905, 1757.

Doutrelepont, Sitzungsberichte der Niederrheinischen Gesellschaft für Natur- und Heilkunde. Bonn 1905.

Herxheimer und Löser, Münch. med. Wochenschr. 1905, Nr. 46.

Agglutination.

Hoffmann, Erich, Mitteilungen und Demonstrationen über experimentelle Syphilis, Spirochaeta pallida und Spirochätenarten. Dermatol. Zeitschr. **13**, 565. 1906.

Landsteiner und Mucha, Beobachtungen über Spirochaete pallida. Wiener klin. Wochenschr. 1906, 45 und Centralbl. f. Bakt. **39**, 540. 1907. Refer.

Levaditi, Compt. rend. de la Soc. de Biol. 1905.

Levaditi et Roché, La Syphilis (Paris 1909) p. 845.

Metschnikoff, El. et Roux, Em., Etudes expérimentales sur la syphilis. Ann. Past. 1905, 673. No. 11.

Mulzer, Über das Vorkommen von Spirochäten bei syphilitischen und anderen Krankheitsprodukten. Berl. klin. Wochenschr. 1905, Nr. 36.

Staubli, Kongr. f. inn. Med. 1905, 114. Wiesbaden.

Zabolotny, D. und Maslakowetz, Beobachtungen über die Beweglichkeit und Agglutination der Spirochaete pallida. Centralbl. f. Bakt. **44**, 532. I. Abt. Orig.

Alvarez, Spirochaete pallida bei Syphilis. Journ. of Amer. Assoc. No. 22. (Übersicht über den Stand der Frage.)

Arman, Ermanno, Trasmissione sperimentale della sifilide egli animali. (Tipografia F. Mariotti, Pisa 1910.) Giorn. ital. delle mal. ven. e della pelle 1910, 474.

Arsacetin.

Blumenthal und Jacoby, Über Atoxyl. Arsacetin ungiftiger als Atoxyl. Biochem. Zeitschr. **16**, 20—36.

Borchers, Hans, Die toxischen Nebenwirkungen des Arsacetins, insbesondere die Nierenreizungen. Münch. med. Wochenschr. 1910, 408.

Broden, A., et Rodhain, J., Traitement de la Trypanosomiase humaine. L'Arsacetin, und Nachtrag. Arch. f. Schiffs- u. Trop.-Hyg. **14**, 493 u. 544. 1910.

Eckhard, Über therapeutische Versuche gegen die Trypanosomiasis des Menschen. Atoxyl-, Arsacetin-Giftigkeit. Archiv f. Schiffs- u. Tropenhygiene **14**, 48.

Favera, Dalla, Ulteriori osservazioni sull' uso dell' acetilarsanilato di sodio „arsacetina" nella cura delle sifilide. Giorn. ital. delle mal. ven. e della pelle **51**, I, 138. 1910.

— Arsacetin. Annales de mal. vén. 1909, 801, No. 11.

Georgiewsky, K. und Nomikosoff, S., Arsacetin bei Typhus recurrens. (Vorläufige Mitteilung.) Med. Klin. 1909, 1480.

Arsacetin.

Hammes, Franz, Zur Beurteilung des Arsacetins (Ehrlich) und seiner Einwirkung auf den Sehnerven. Deutsche med. Wochenschr. 1910, 267.

— — Erblindung nach Arsacetin. (Deutsche med. Wochenschr. 1910, Nr. 6.) Med. Klin. 1910, 956.

Jenssen, Fr., Erblindung und Pyramidenseitenstrangbahnen-Affektion. Deutsche med. Wochenschr. 1910, 758.

Iversen, Behandlung der Febris recurrens mit Arsacetin. Russk. Wratsch 1909 No. 22. Münch. med. Wochenschr. 1909, 1785.

Key, B. W., The effect of Atoxyl on the eye, being a clinical and experimental study. (Med. Bull.-Univ. of Pennsylvania, Vol. 22, No. 4, Juni 1909.) Centralbl. f. allg. Pathol. u. pathol. Anat. **21**, 510. 1910.

Laveran, A., Nouvelle Contribution à l'étude de Trypanosoma congolense Broden (Annalen Past. 1910, Bd. 24, S. 81, 483.

Massiou, Die verschiedenen Anwendungsweisen des Atoxyls. (Ann. d'hyg. et de méd. col. 1909, p. 115.) Archiv f. Schiffs- u. Tropenhygiene 1910, 481.

Meszcersky, G. J., Über die Arsacetinbehandlung der Syphilis. Wratschebnaja Gaseta 1909, Nr. 27, 841.

Moore, Nierenstein und Todd, Concerning the treatment of experimental trypanosomiasis. Part. II. (Ann. of trop. Med. and Parasitol. **2**, 265. 1909.) Centralbl. f. Bakt. **44**, I, 604. 1909. (Ref.)

Muto, K., Über die Giftigkeit des Atoxyls. (Archiv f. experim. Pathol. u. Pharmakol. 1910, Bd. 62, Heft 6.) Münch. med. Wochenschr. 1910, 1658.

Naegeli, Über die Behandlung (Heilung?) pseudoleukämischer Drüsenaffektionen mit Arsacetin. Therap. Monatshefte 1910, 57.

Paderstein, Augenerkrankungen (Opticusatrophie) durch Atoxyl (und Arsacetin). Berl. klin. Wochenschr. 1909, 1023.

Pflughöft, Zur Behandlung mit Arsacetin. Münch. med. Wochenschr. 1910, 1395.

Röthig, Paul, Untersuchungen am Zentralnervensystem von mit Arsacetin behandelten Mäusen (sogenannten künstlichen Tanzmäusen). Frankf. Zeitschr. f. Pathol. **3**, 273. 1909.

— Weitere Untersuchungen am Zentralnervensystem von mit Arsacetin behandelten Mäusen (sogenannten künstlichen Tanzmäusen). Deutsche med. Wochenschr. 1909, 2213.

van Someren, R., Behandlung der Schlafkrankheit. (Brit. med. Journ. 22. I. 10.) Archiv f. Schiffs- u. Tropenhygiene 1910, 460.

Arsacetin.

Sowade, Arsacetin. Archiv f. Dermatol. **101**, 151.

Stancanelli, Sul valore dell' arsacetino di Ehrlich nella cura della sifilide costituzionale (nota riassuntiva). (Giorn. ital. delle mal. vén. e della pelle 1910, Fasc. 1.) Dermatol. Centralbl. 1910, 313, Jahrg. 13, Nr. 10.

Stopczanski, Beobachtungen über die Diagnose der Syphilis vermittels der Wassermannschen Reaktion. Wiener klin. Wochenschr. 1909, 1631. Kein Einfluß des Arsacetins auf die Reaktion.

Welander, Münch. med. Wochenschr. 1909. 1610.

Arsenpräparate, neue organische.

Farbwerke vorm. Meister Lucius & Brüning in Höchst a. M. Verfahren zur Herstellung von unsymmetrischen Harnstoff- und Thioharnstoffderivaten der Arsanilsäure, ihrer Homologen und Derivate. Patentschr. Nr. 213 155, Klasse 12 o. Gruppe 17. Ausgegeben 8. Sept. 1909.

— Verfahren zur Darstellung von Derivaten des Phenylarsenoxyds und Arsenbenzols. Patentschr. Nr. 206 057, Klasse 12 qu., Gruppe 1. Ausgegeben 22. Jan. 1909. Zeitschr. f. Immunitätsforschung. Refer. I. S. 97.

Arsen-Therapie bei Syphilis. Med. Klin. 1910, 1121.

Arsenverbindungen. Münch. med. Wochenschr. 1910, 1134.

Bardet, Über die Arsenbehandlung der Syphilis. (Les nouv. Remèdes 1908, No. 2.) Wiener klin. Wochenschr. 1908, 268.

Brandenburg, Ehrlichs Arsenpräparat Hata 606. Med. Klin. 1910, Nr. 28.

Kahn, Rob. und Benda, Ludwig, Über einige Homologe und Derivate der Arsanilsäure. Berichte d. Deutsch. chem. Gesellschaft 41. Jahrg., Heft 16.

Arsenophenylglycin.

Alt, Konrad, Behandlungsversuche mit Arsenophenylglycin bei Paralytikern. Münch. med. Wochenschr. 1909, 1457.

Alt, Diskuss. Bemerkung über das Arsenophenylglycin. Berl. klin. Wochenschr. 1910, 1293.

Breinl, A. und Nierenstein, M., Beitrag zur Kenntnis des Arsenophenylglycins. Zeitschr. f. Immunitätsforschung **4**, 169. 1909. (Orig.)

Campbell, R. P. and Todd, J. L., The action of Arsenophenylglycin upon Trypanosoma Brucei Infections. (Montreal med. Journ. 1909, No. 12, p. 795—801.) Sleeping Sickness Bureau. Bulletin **2**, 94. 1910.

Arsenophenylglycin.

Dreyer, W., Über durch Protozoen im Blut hervorgerufene Erkrankungen bei Menschen und Tieren. Archiv f. Schiffs- u. Tropenhygiene **14**, 37. 1910.

Eckard, B., Über therapeutische Versuche gegen die Trypanosomiasis des Menschen. (Fortsetzung.) Archiv f. Schiffs- u. Tropenhygiene **13**, 493, 1909 und **14**, 48, 1910.

Ehrlich, P., Über die neuesten Ergebnisse auf dem Gebiete der Trypanosomenforschung. Archiv f. Schiffs- u. Tropenhygiene **13**. 1909. Beiheft 6.

Fischer und Hoppe, Das Verhalten organischer Arsenpräparate im menschlichen Körper. Münch. med. Wochenschr. 1909, 1459.

Fraenkel, C., Versuche mit Spirarsyl (Arsenophenylglycin) bei Recurrens. (Zeitschr. f. experim. Pathol. u. Therap. Bd. 6, Heft 3.) Münch. med. Wochenschr. 1909, 1855.

Friedberger, E. und Sachs, F., Über die Einwirkung von Arsenpräparaten auf den Verlauf der Lyssainfektion (Virus fixe) beim Kaninchen. Zeitschr. f. Immunitätsforschung u. experim. Ther. **1**, 161. 1908.

Garden, G., Report on a Series of Experiments on an alleged Cure for Trypanosomiasis. Bull. of the Sleep. Sickness Bureau **2**, 17. 1910.

Grüter, Wilhelm, Arsenophenylglycin bei äußeren Augenerkrankungen. (5% Salben.) Deutsche med. Wochenschr. 1909, 444.

Jach, Über Antitrypsingehalt des Blutserums bei Geisteskranken. Münch. med. Wochenschr. 1909, 2254. Herabsetzung desselben durch Arsenophenylglycinbehandlung bei Paralytikern.

Jaffé, Tropennum. der Gesellsch. Berlin 11. Nov. 1908. Cit. Ther. Mon. 1910, 97.

Levaditi et Knaffl - Lenz, Sort de l'arsenic générale des animaux neufs et trypanosomés. Bulletin de la Soc. de Pathol. Exotique **2**, 405. 1909.

Löwenstein, E., Zur Pathologie und Therapie der Mäuse-Nagana. (Arsenophenylglycin 1 mal Injekt. von 4—5 mg.) Zeitschr. f. Hygiene **63**, 416, Heft 3.

Manteufel, Studien über die Trypanosomiasis der Ratten mit Berücksichtigung der Übertragung unter natürlichen Verhältnissen und der Immunität. (Immun. durch Vorbehandlung mit Arsenophenylglycin.) (Arbeiten a. d. Kaiserl. Gesundheitsamte Bd. 33, 1909, Heft 1, S. 46.) Centralbl. f. Bakt. **46**, 266. 1910. Referate.

Arsenophenylglycin.

Martin, G. et Ringenbach, Premiers résultats du traitement de la trypanosomiase humaine par l'arsénophénylglycine. Bulletin de la Soc. de Pathol. Exotique, **3**, 222. 1910.

Miessner (Bromberg), Die Beschälseuche. (Guter Heilerfolg durch Arsenophenylglycin.) Berl. tierärztl. Wochenschr. 1909, Nr. 34.

Plimmer, H. G. and Fry, W. B., Further results of the experimental treatment of trypanosomiasis: being a progress report to a committee of the Royal Society. (Proc. Roy. Soc. Biol. Sciences **81**, 354. 1909. Arsenophenylglycin. Centralbl. f. Bakt. **46**, 284. 1910. Referate.

Rabow, S., Arsenophenylglycin. Ther. Monatshefte 1910, 97.

Roehl, W., Heilversuche mit Arsenophenylglycin bei Trypanosomiasis. (Zeitschr. f. Immunitätsforschung Bd. 1, Heft 5, S. 633.) Berl. klin. Wochenschr. 1909, 794.

Schilling, Claus, Chemotherapeutische Versuche bei Trypanosomeninfektionen. Archiv f. Schiffs- u. Tropenhygiene **13**, 1. 1908.

Schilling, Claus und Jaffé, Jos., Weitere chemotherapeutische Versuche bei Trypanosomenkrankheiten. Archiv f. Schiffs- u. Tropenhygiene **13**, 525. 1909.

Schilling, Three cases of Trypanosomiasis from Nyasa. Beh. mit Arsenophenylglycin. Sleeping Sickness Bureau; Bulletin **2**, 106. 1910.

Strong, R. P. und Teague, Oskar, Behandlung der Trypanosomiasis. (Kongr. d. tropenmediz. Ges. d. fernen Ostens in Manila 7. März 1910.) Berl. klin. Wochenschr. 1910, 953.

Tendron, E., Recherches sur l'élimination de l'arsénic après injection sous-cutanée d'arsénophényglycine. Bulletin de la Soc. de pathol. exot. **2**, 625. 1909.

Uhlenhuth und Manteufel, Chemotherap. Versuche usw. Zeitschr. f. Immunitätsforschung **1**, 128. 1908.

Uhlenhuth, Demonstrationen in der Berliner Militärärztlichen Gesellschaft. Sitzung vom 21. Mai 1909. Deutsche militärärztl. Zeitschr. 1909, Nr. 11. Wachstumbefördernder Einfluß des Arsenophenylglycins auf Rattensarkome.

Wassermann, Arsenophenylglycinversuch bei Lyssa. Berl. med. Gesellschaft 1908, 11. Nov.

Wendelstadt, H., Über Versuche mit den neuen Arsenverbindungen gegen Trypanosomen bei Ratten und dabei beobachtete Erblindungen. Berl. klin. Wochenschr. 1908, Nr. 51.

Arsenophenylglycin.

Zupitza und v. Raven, Die Schlafkrankheit in Togo. Berl. klin. Wochenschr. 1910, Nr. 33, 1561.

Assmy, Hans, Über einen Fall von tertiärsyphilitischer Autoinokulation durch Kontakt. Dermatol. Centralbl. 1910, 13. Jahrg., 227.

Audry, Périod. latent. de l'incubat. syphil. Journ. malad. cutan. **12**, 226. 1900.

— Aspect psoriasiforme des syphilides développées sur un psoriasique. Annal. Dermatol. et Syphil. 1902, 407.

Auspitz, H., Die Lehren v. syphilit. Contagium. Wien 1866. W. Braumüller.

Auzias-Turenne, J. A., Cours de syphilisation, fait à l'école pratique de la Faculté de médecine à Paris. 8°. Toulouse 1852.

Bab, Hans, Die luetische Infektion in der Schwangerschaft und ihre Bedeutung für das Vererbungsproblem der Syphilis. Centralbl. f. Bakt. **51**, Heft 3.

— Über die kongenitale Syphilis und die Spirochaete pallida. Centralbl. f. Bakt. 1907, 636. Referate.

— Bakteriologie und Biologie der kongenitalen Syphilis. (Zeitschr. f. Geb. u. Gyn. **60**, Heft 2.) Centralbl. f. Bakt. **52**, 279. 1908. (Ref.)

— 7 Untersuchungen des Spermas Luetischer und 2 Untersuchungen von Kolostrummilch, wo keine Spirochäten nachweisbar waren. (Zeitschr. f. Geb. u. Gyn. **60**, Heft 2.)

— Das Problem der Luesübertragung auf das Kind und die latente Lues der Frau im Lichte der modernen Syphilisforschung. Centralbl. f. Gynäkol. 1909, Nr. 15.

Badin, Recherche du Spirochaete pallida dans les lésions superficielles de la syphilis. Thèse de Bordeaux 1906.

Bärensprung, Die hereditäre Syphilis. Berlin 1864.

Baermann, Gustav und Halberstädter, Ludwig, Experimentelle Hauttuberkulose bei Affen. Berl. klin. Wochenschr. 1906, Nr. 7.

Baisch, Die Vererbung der Lues auf Grund bakteriologischer und serologischer Untersuchungen. Berl. klin. Wochenschr. 1909, 1868. (Siehe die ausführliche Diskussion: Hochsinger, Frankl usw.)

Baldrey, Dourine, Journ. of comparat. pathol. and therapeutics **18**. 1905. — Ref. in Centralbl. f. Bakt. **39**, 214.

Balzer et Sevestre, Gomme syphilitique du voile du palais apparue 50 ans après le chancre. Bulletin de la Soc. franc. de Dermatol. et de Syphil. 1909, 134.

Bandi und Simonelli, Das Vorhandensein der

Spirochaete pallida im Blute und in den sekundären Erscheinungen der Syphiliskranken. Centralbl. f. Bakt. **40**, 64. Orig.

Bandi und Simonelli, Gaz. degli Osped., Juli 1905, No. 85.

Barduzzi, Sifilide ereditaria. Immunita materna. Giorn. ital. delle mal. ven. e della pelle 1910, 10.

Barthélemy, De quelques anomalies dans les symptômes et dans l'évolution de chancres syphilitiques et de syphilides érosives et ulcéreuses. Congr. internat. Moskau 1897. Sect. Dermatol. p. 78.

— Inoculabilité de la syphilis tertiaire. La Syphilis 1904, 401. II.

Basset - Smith, Diagn. of Syphilis by some laboratory methods. Brit. med. Assoc. 1909. Centralbl. f. Bakt. **45**, 385. Refer.

Battaglia, Mario, Einige Untersuchungen über das Trypanosoma Nagana. Centralbl. f. Bakt. **53**, 113. 1910. Abt. 1. (Orig.).

Bauer (Düsseldorf), Das Collessche und Profetasche Gesetz im Lichte der Serumforschung. Wiener klin. Wochenschr. 1908, Nr. 36.

Beer, Über Beobachtungen an der lebenden Spirochaete pallida. Deutsche med. Wochenschr. 1906, Nr. 30.

Bellezza, L., Chancres successifs. (La Tribuna medica 1905. Juli.) Ref. Annales de Dermatol. 1905, 726.

Benda, Arteriitis syphilitica cerebralis. Berl. klin. Wochenschr. 1906, 989.

Benda, Ludwig und Kahn, Robert, Über einige Homologe und Derivate der Arsanilsäure. Berichte d. Deutsch. chem. Gesellschaft, 41. Jahrg., Nr. 8.

Bendix, Kurt, Reindurierter syphilitischer Primäraffekt an der Unterlippe. (Berl. Dermatol. Gesellschaft 9. Nov. 1909.) Dermatol. Zeitschr. **17**, 354. 1910.

Bergh, Kongenitale Syphilis bei paterner Infektion. Monatshefte f. prakt. Dermatol. **17**, 3. 1893.

Bernard, Léon et Gougerot, Rôle de l'atténuation des bacilles tuberculeux dans le déterminisme des lésions non folliculaires. (Soc. de Biol. 1908, 1054.)

Bertarelli, E., Sulla transmissione della sifilide al coniglio. Rivista d'Igiene e Sanita pubblica **17**, 1906.

Bertheim, A., Diazophenyl-arsinsäure und ihre Umwandlungsprodukte. Berichte d. Deutsch. chem. Gesellschaft, 41. Jahrg., Heft 9.

Bertin, E. et Bruyant, L., Essais infructueux de cuti-réactions dans la syphilis avec les extraits de foie hérédo-syphilitique. Soc. de Biol. **68**, 579. 1910.

Bertin und Vanhaecke, Les états fébriles consécutifs aux injections mercurielles. Annales des mal. vénér. 1910, 169.

de Beurmann et Delhem, Quelles sont les limites de l'infection syphilitique? Annales d. Dermatol. 1899, 547.

Biot, C., Action revivifiante du chlorure de sodium sur les trypanosomes. Soc. de Biol. **68**, 615. 1910.

Birch - Hirschfeld, A. und Köster, G., Zur pathologischen Anatomie der Atoxylvergiftung. (Fortschr. d. Med. 1908, Jahrg. 26, Nr. 22.)

Bitter, Demonstration eines mit Syphilis erfolgreich infizierten Kaninchens und lebender Beschälseuche-Trypanosomen. Münch. med. Wochenschr. 1910, Nr. 35, S. 1860.

Blaschko, A., Weitere Beiträge zur Kenntnis der Spirochaeta pallida. Med. Klin. 1906, 915. (Wert des Spirochätenbefundes und der experimentellen Impfung für die Diagnose der Syphilis.)

— Spirochaete pallida. Eine vorläufige Entgegnung. Berl. klin. Wochenschr. 1906, 38.

— Weitere Beiträge zur Kenntnis der Spirochaete pallida. Med. Klin. 1906, Nr. 35.

Bluth, Ätiol. u. Genese des tertiär-luet. Spätrezidivs. Med. Klin. 1907, 44.

Boeck, W., Syphilisation studiert am Krankenbett. Christiania 1854.

— De la syphilisation; état actuel et statistique. 8°. Christiania 1860.

— Recherches sur la Syphilis. Christiania 1862.

— Erfahrungen über Syphilis. Stuttgart 1875.

Du Bois, Ch., Chancres syphilitiques multiples avec incubation secondaire de durée remarquablement courte. Journ. des malad. cut. et syph. **15**, 678. 1903.

Bonnet et Courjon, Chancres multiples. (Soc. des Scienc. méd. de Lyon. 11. Nov. 1908. Lyon méd. 12. Dez. 1908. p. 1040.) Ann. de Dermatol. 1909, 131.

Bordet, Sur la nature et les causes de l'incubation dans les maladies aigues. Soc. Scienc. méd. Bruxelles 1892.

Bory, L., Sur les exceptions à la loi de Colles-Baumés, contamination de la mére par son enfant hérédo-syphilitique. (Ann. des mal. vén. 1907, No. 12.)

Bosc (Montpellier), Versuch einer antisyphilitischen Serumbehandlung. (La Syphilis 3. Bd., Heft 6. 1905.) Ref. Monatshefte f. prakt. Dermatol. **41**, 104.

— Gommes syphilitiques et tréponèmes. La Syphilis 1906, 305.

Bovero, Über abgeschwächte Formen von Syphilis. (Giorn. italiano delle malattie veneree e della pelle 1908, Heft 1.) Monatshefte f. prakt. Dermatol. **46**, 389. 1908.

— Inf. d. Frau v. Manne 10 Jahre nach dessen Infekt. Dermatol. Zeitschr. **7**, 260.

Branch, C. W., A case of haemoptisis, with numerous spirochaetes in the sputum. Brit. med. Journ. 1906, 1537. Ref. Centralbl. f. allg. Pathol. u. pathol. Anatomie **18**, 215. 1907.

Brandweiner, Wiener klin. Wochenschr. 1906, 8.

Breakey, The influence of the discovery of the Spirochaeta pallida on the treatment of syphilis. (Journ. of the Americ. med. Ass. **51**, 1908. Centralbl. f. Bakt. **43**, 557. 1909. Abt. 1. (Ref.).

Brieger und Ehrlich, Übertragung der Immunität durch die Milch. Deutsche med. Wochenschr. 1892, Nr. 18.

— Beiträge zur Kenntnis der Milch immunisierender Tiere. Zeitschr. f. Hygiene **22**, 336. 1893.

Brimont, E., Levaditi, C., Yamanouchi, T., Action du Trypanotoxyl sur les races de surra resistantes à l'atoxyl. Soc. de Biol. **65**, 25. 1908,

Brölemann, Mitteilung über Hetolbehandlung bei Syphilis. Dermatol. Centralbl. 1908, 11. Jahrg., 136. (Orig.)

Broes van Dort, T., Zur Ätiologie des protahierten Verlaufs der ersten Latenzperioden bei Syphilis. Dermatol. Centralbl. 1899, 2. Jahrg., 258.

Browning, C. H., Chemotherapy in Trypanosome-Infections: an experimental Study. (III. Immunity-phenomena after partial or complete destruction of the parasites by means of chemotherapeutic agents.) (Journ. of Pathol. and Bact. 1908, p. 166—190.) Ref. in Folia Serologica **1**, 312. 1908.

Bruck, Carl, Zur spezifischen Diagnose von Infektionskrankheiten. Deutsche med. Wochenschr. 1906, Nr. 24.

— Über Fortschritte in der spezifischen Diagnose von Infektionskrankheiten. Vortrag gehalt. in d. Med. Sekt. d. Ver. f. vaterl. Kult. u. Wissenschaft in Breslau. Allg. med. Centralzeitung 1906, Nr. 33 ff.

Brüggemann, R., Zum Profetaschen Gesetz. Dermatol. Centralbl. 1899, III. Jahrg., S. 70.

Brüning, Demonstration von mit Syphilis infizierten Affen. Berl. klin. Wochenschr. 1906, 493. (Region. Rezidiv.—Negative Blutimpfung.)

Brumpt, E., Passage du Spirochaeta Duttoni dans le sang menstrual. (Bull. de la Soc. de Pathol. exot. 1908, T. 1, No. 9.) Centralbl. f. Bakt. **43**, 339. 1909. Abt. 1. (Ref.).

Buba, L., Die Kontagiositätsdauer der Syphilis. Inaug.-Diss. Leipzig 1905. Ref. Monatshefte f. prakt. Dermatol. **44**, 89. 1907.

Buschke und Fischer, Weitere Beobachtungen über Spirochaete pallida. Berl. klin. Wochenschr. 1906, Nr. 13.

— Zur Infektiosität der malignen und tertiären Syphilis. Med. Klin. 1906, Sept.

— Ein Fall von Myocarditis syphilitica bei hereditärer Lues mit Spirochätenbefund. Deutsche med. Wochenschr. 1906, Nr. 19.

— Weitere Beobachtungen über Spirochaete pallida. Berl. klin. Wochenschr. 1906, Nr. 13.

— Zur Frage der sogenannten Syphilisimmunität und der syphilitischen Hodeninfektion bei Affen. Berl. klin. Wochenschr. 1909, Nr. 690.

Buttersack, Immunität und Heilung im Lichte der Physiologie und Biologie. Virchows Archiv **142**, 248. 1895.

Campana, R., Sifiliderma condilomatoso per sifilide ereditaria in bambina da latte di circa un anno; sifiloma ulceroso al capezzolo mammario nella madre du un mese, o poco più. (Bull. della R. Accad. med. di Roma **35**, 74—76. 1909.) Dermatol. Centralbl. 1909, 373. Sept.

Cantacuzène, I., Recherches sur la spirillose des oies. Ann. Past. 1899, T. 13.

Carito, Esiste la sifilide concezionale? (Giorn. intern. Scienze med. Jahrg. 30. 1908.) Dermatol. Zeitschr. 1908, 599.

Carle, Über die Bedeutung der väterlichen bzw. der mütterlichen Syphilis für die Heredosyphilis. (Ann. de Dermatol. et Syphil. 1908, Heft 2.)

— Essai sur le traitement intensif et précoce de la syphilis (Traitement dit abortif). (Lyon méd. 19. April 1908, p. 873.) Ann. de Dermatol. 1909, 136.

Carles, Jacques, 1. Les abcès de fixation et la localisation des poisons et médicaments absorbés par les leucocytes. Soc. de Biol. **68**, 327. 1910. — 2. Abcès. de fixation dans le saturnisme. Bullet. génér. de Thérap. Dez. 1908

Carlson, Organische Arsenverbindungen. Centralbl. f. Pharmazie u. Chemie 1907, 63. (Ref. Med. Klin. 1907, 1060.)

Caspary, Syphilisimpfung (negativ). Vierteljahrsschr. f. Dermatol. u. Syph. 1875.

Charrin et Gley, Influences héréditaires éxperimentales. Compt. rend. de l'Acad. des Sc. **117**, 635. Centralbl. f. Bakt. **16**, 390.

— De l'hérédite. Soc. de Biol. 29. Okt. 1892.

— Recherches sur la transmission héréditaire de l'immunité. Arch. de Physiol. 1893, No. 1.

Chatin und Druelle, Psoriasis bei Syphilitikern. Dermatol. Zeitschr. **9**, 726. 1902.

Chérel, Emile, Contribution à l'étude de diverses formes de syphilis graves précoces et de leurs causes. Thèse de Paris, 20. Mai 1908. Ann. mal. vén. 1908, 704.

Chinin.

Anschütz, German, Untersuchungen über die direkte Einwirkung des Chinins und Methylenblaus auf Protozoen. Centralbl. f. Bakt. (Orig.) **54**, I, 277. 1910.

Castellani, Aldo, Zur Behandlung der experimentellen Trypanosomiasis. (Brit. med. Journ. 29. Febr. 1908.) Münch. med. Wochenschr. 1908, 1196.

Chapelle, Isotonie der Chininlösungen für intravenöse Einspritzungen. Sem. méd. No. 34. 1908.

Chimiothérapie. (Referate Okt. 1908 bis April 1909.) Bullet. Pasteur 1909, T. 7, No. 8, 321.

Chraig, Charles F., Studies in the morphology of malarial plasmodia after the administration of quinine and in intracorpuscular conjugation. (The Journ. of infect. dis. **7**, 285. 1910.) Centralbl. f. allg. Pathol. u. pathol. Anat. **21**, 402, 1910.

French, H. C., Chinin bei Syphilis. (Brit. med. Journ. 10. Juli 1909.) Monatshefte f. prakt. Dermatol. **50**, 143. 1910.

de Gaulejac, René, Folgeerscheinungen nach Chinininjektionen. (Accidents consecutifs aux injections de guinine.) Presse méd. 13. Mai 1908.) Therap. Monatshefte 1908, 421.

Giemsa, G., Aufspeicherung und Retention des Chinins im menschlichen Organismus. (Archiv f. Schiffs- u. Tropenhygiene Aug. 1908, T. 12, Append. 5, S. 178—181.) Bull. Pasteur **7**, 345. 1909.

Lenzmann, R., Eine neue Behandlungsmethode der Syphilis. Deutsche med. Wochenschr. 1908, 404.

— Weitere Erfahrungen über die Behandlung der Syphilis mit Chininpräparaten (auch Arsacetin-Chinin). Deutsche med. Wochenschr. 1909, 2164.

Morgenroth und Halberstädter, Zur Kenntnis der Chininwirkung. Berl. klin. Wochenschr. 1910, 646.

— Über die Beeinflussung der experimentellen Trypanosomeninfektion durch Chinin. Sitzungsber. d. kgl. preuß. Akad. d. Wissensch, **38**, 732. 1910.

Napp, Herrmann, Zur Chinintherapie der Syphilis. Deutsche med. Wochenschr. 1908, 919.

Neugebauer (Wien), Quecksilber-Arsacetin-Chinintherapie bei Syphilis. Wiener klin. Wochenschr. 1910, Nr. 4.

Vortisch-van Vloten, H., Idiosynkrasie gegen Chinin. (Chinin scheint die latente Malaria aufgerührt zu haben.) Archiv f. Schiffs- u. Tropenhygiene **13**, 373. 1909.

Chirivino, Vincenzo, Sulla importanza della ricerca del treponema pallido in alcune lesioni clinicamente sospette. Riforma medica. Anno XXIV, No. 40.

Ciuffo, G., Utilità dell' esame a fresco della spirocheta pallida per la diagnosi e cura precoce della sifilide. Giorn. ital. delle malattie veneree e della pelle 1909, 168.

— Tentativi di cuti ed oftalmo-reazione nella sifilide. Giorn. ital. delle malattie veneree e della pelle 1909, 170.

Coates, William, Syphilisbehandlung. Brit. med. Journ., 7. Mai 1910.

Coutanine, Kritische Studie über syphilitische Reinfektion. (Thèse de Genève 1904, No. 44.) Ref. Monatshefte. f. prakt. Dermatol. **42**, 53.

Cozmet, Syphilisgift kann die gesunde Schleimhaut passieren, ohne P. A. zu erzeugen. Thèse de Bordeaux 1903.

Curioni, M., La réaction mercurielle, comme partie intégrante du diagnostic de la syphilis. (Wratch, 22. Febr. 1909.) Annales des mal. vénér. 1910, 230.

Dandois, Lésion tertiaire sur la cicatrice, vieille de prés de cinquante ans, de la lésion primitive. Journ. d. mal. cut. et syphil. **19**, 938, 1910. Monatshefte f. prakt. Dermatol. **49**, 356. 1909.

Danziger, Felix, Zur Frühdiagnose des syphilit. Primäraffekts. Berl. klin. Wochenschr. 1896, Nr. 42.

Dekeyser, L., Dérogation à la loi de Colles. Journ. d. mal. cut. et syphil. **15**, 765. 1903.

Delbanco, Ernst, Zur Infektiosität des Gumma. Monatshefte f. prakt. Dermatol. **38**, 1904.

— Bilder einer Frau, bei der sich zerfallende Gummen an den alten Quecksilberinjektionsdepots an den Nates ausgebildet hatten. Münch. med. Wochenschr. 1909, 738.

— Ein Fall von Pseudochancre redux der Unterlippe. Münch. med. Wochenschr. 1909, 738.

— Sekundäre Gummibildung sive gummöse Lymphdrüseninfektion. Zur Klinik der Spätsyphilis. Monatshefte f. prakt. Dermatol. **48**, 95. 1909.

Detre-Deutsch, L., Superinfektion und Primäraffekt. (Wiener klin. Wochenschr. 1904, Nr. 27.) Monatshefte f. prakt. Dermatol. **40**, 106.

Detre, Über den Nachweis von spezifischen Syphilisantisubstanzen und deren Antigenen bei Luetikern. Wiener klin. Wochenschr. 1906, 619.

Diday, Procédé de vaccination préservative de la Syphilis. Ann. de l'acad. de méd. 1849.

— De la reinfection syphilitique, de ses degrés et des ses modes divers. Arch. génér. (5. Serie), p. 26—45, Aug. 1862.

Diday, Histoire naturelle de la Syphilis. Leçons professées è l'ecole prat. de la faculté de med. Paris en mars 1863. Paris.

Dieulafoy, Die veraltete tertiäre Syphilis. (Lange Jahre hindurch persistierende Syphiliserscheinungen tertiärer Art.) Journ. des pratic. 1906, Nr. 4. (Ref. Monatshefte f. prakt. Dermatol. 44, 250. 1907.

Dobrovits, Arsenobenzol-Arbeiten. Wiener med. Wochenschr. 1910, Nr. 38 u. 40.

Dohi et Tanaka, Über Spirochaete pallida. Japan. Zeitschr. f. Dermat. 5, 12. 1905, Ref. Dermatol. Centralbl. 9. Jahrg. S. 224.

— Pallida in der Cerebrospinalflüssigkeit. (Japan. Zeitschr. f. Dermatol. u. Urologie 5. Bd.) Dermatol. Centralbl. 1906, 224.

Dohi, Sh., Über die hämolytische Wirkung des Sublimats. Zeitschr. f. exp. Pathol. u. Therap. 5, 626. 1908.

— Über die Einwirkung des Sublimats auf die Leukocyten. Zeitschr. f. Immunitätsforschung 2, I, 501. 1909, (Orig.).

— Tätowierung und Syphilis. Archiv f. Dermatol. 96, 3. 1909.

Donath, Die Behandlung der progressiven allgemeinen Paralyse mittels Nucleinsäureinjektionen. (Allg. Zeitschr. f. Psych. u. psych.-gerichtl. Med. Bd. 67, Heft 3.) Münch. med. Wochenschr. 1910, 1300.

Doutrelepont, Sitzungsber. d. Niederrhein. Gesellsch. f. Natur u. Heilk. zu Bonn 1905.

Doutrelepont und Grouven, Über den Nachweis von Spirochaete pallida in tertiär-syphilitischen Produkten. Deutsche med. Wochenschr. 1906, 908; 1907, 659.

Drennen, Travis C., An apparent exception to Colles Law. Journ. of cut. and gen. ur. dis. 1897, 125.

Dreyer und Toepel, Spirochaete pallida im Urin bei syphilitischer Nephritis. Dermatol. Centralbl. 9, 172. 1906,

Dreyer, 25jähriger Mann mit Ulcus durum der Oberlippe. Münch. med. Wochenschr. 1910, 383.

Duclaux, Le Microbe et la maladie. Virchows Archiv 101, 192. 1885.

v. Düring, Weitere Beiträge zur Lehre von der hereditären Syphilis. Ausnahmen von der Profetaschen Immunität. Deutsche med. Wochenschr. 1897, 13.

— Syphilis-Immunität, besond. in Hinsicht auf sog. Profetasche Gesetz. Berl. klin. Wochenschr. 1903, 7.

— Über Quecksilberwirkung. Münch. med. Wochenschr. 1905, Nr. 11.

Düsterhoff, Kritik der bisherigen Ansichten über den Einfluß der konstit. Syph. auf den Verlauf der Kriegsverletzungen. Archiv f. klin. Chir. 22, 637 u. 901. 1878.

Duhot, Statistiken der in dem Jahre 1906 und folgenden behandelten Fälle von Syphilis. (Ol. ciner. — Abortiv-Behandlung. — Serodiagnostik.) Ann. de la Policl. centr. 1907 u. ff.

— L'avortement de la Syphilis par le traitement intensif et précoce. Sa confirmation par le serodiagnostic. Ann. de la policlin. cent. de Brux. 1909, 257.

— Le Traitement intensif médico-chirurgical du Chancre induré. Son Influence sur l'infection générale. Ann. de la policlin. centr. de Brux. 10 anné. 1910, p. 1.

— Unerwartete Resultate bei einem hereditär-syphilitischen Säugling nach der Behandlung der Mutter mit „606". Münch. med. Wochenschr. 1910, Nr. 35, 1825.

Ehrlich und Hübener, Vererbung der Immunität bei Tetanus. Zeitschr. f. Hygiene 18, 51.

Ehrlich, Experimentelle Untersuchungen über Immunität. Deutsche med. Wochenschr. 1891, 976.

— Über Immunität durch Vererbung und Säugung. Zeitschr. f. Hygiene 12, 183. 1892.

— Chemotherapeutische Trypanosomenstudien. Berl. klin. Wochenschr. 1907, Nr. 9—12.

— Über den gegenwärtigen Stand der Chemotherapie. Deutsche med. Wochenschr. 1908, 1988.

— Über den jetzigen Stand der Chemotherapie. Berichte d. Deutsch. chem. Gesellschaft 42, Heft 1. Berlin 1909.

— Über die neuesten Ergebnisse auf dem Gebiete der Trypanosomenforschung. Archiv f. Schiffs- u. Tropenhygiene 13. 1909. Beiheft 6.

Ehrlich, Paul, und Hata, S., Die experimentelle Chemotherapie der Spirillosen (Syphilis, Rückfallfieber, Hühnerspirillose, Frambösie). Julius Springer, Berlin 1910.

Ehrmann, Demonstr. eines Macac, Rhesus mit serpigin. Rezidiv und typischer linksseitiger Iritis. Archiv 81, 407.

— Über Kombinationsformen nichtsyphilitischer Hautveränderungen mit syphilitischen Exanthemen. Wiener med. Blätter 1894, Nr. 52.

— Über tertiäre Syphilis. Wiener klin. Wochenschr. 1902, 1179.

— Über die Beziehungen der Spirochaeta pallida zu den Lymph- und Blutbahnen, sowie über die Phagocytose im primären und sekundären Stadium. Centralbl. f. Bakt. 47, 223. 1907. Originale.

Emery et Druelle, Plaques muqueuses survenues dix et vingt ans après le début de la syphilis et coïncidant avec des accidents tertiaires. (Arch. génér. de méd. 1903, 2240. Sept.). Ann. de Dermatol. 1904, 91.

Endemische und Tropen-Syphilis.

Brault, J., Bedeutung der Spirillen-, Spirochäten- und Trypanosomenkrankheiten für die Kolonien. Arch. génér. de méd. 1907, No. 12.

Brown, Einige vernachlässigte klinische Punkte bei Syphilis. Monatshefte f. prakt. Dermatol. 1905, Nr. 6, S. 266.

Buschan, Archiv f. Schiffs- u. Tropenhygiene 6, 332. Paralyse bei Negern zunehmend.

Chamberlin, W. C., Ärztliche und sanitäre Zustände auf den Philippinen. (Boston med. and surgical Journal 7. Nov. 1901.) Archiv f. Schiffs- u. Tropenhygiene 6, 139. 1902.

Cook, A. R., Die Syphilis in Uganda. (Lancet, 12. Dez. 1908.) Monatshefte f. prakt. Dermatol. 48, 330. 1909.

Fox, Howard, Beobachtungen über Hautkrankheiten bei Negern. (Schluß aus der Februarnummer 1908.) (The Journ. of cut. dis. including Syph. 1908, März.) Monatshefte f. prakt. Dermatol. 47, 265. 1908.

Glück, Zur Kenntnis der klinischen Eigentümlichkeiten der sogenannten endemischen Syphilis. Archiv f. Dermat. 72, 103—106. 1904.

— Diskussion zur allgemeinen Pathologie und Statistik der tertiären Syphilis. Frage der Endemien. Verhdl. d. D. D. G. 1896, 5. Kongr. S. 210 u. 230.

Gonder, R., Beobachtungen über die endemische Lues in Bosnien. (Arb. a. d. Kaiserl. Gesundheitsamte Bd. 28, Heft 1. 1908.) Dermatol. Zeitschr. 1908, 599.

Jarisch, Diskussion zur allgemeinen Pathologie und Statistik der tertiären Syphilis. Frage der Endemien. Verhdl. d. D. D. G. 1896, 5. Kongr., S. 208.

Jeanselme, Diagnose und Behandlung der Syphilis bei exotischen Völkern. (Journ. de pratique 1904, No. 3.) Monatshefte f. prakt. Dermatol. 38, 566. 1904.

Jeanselme, E. et Rist, E., Syphilis chez l'indigène. Précis de Pathologie exotique. Chap. 22, p. 460. Paris, Masson et Cie.

Jones, Syphilis beim Neger. Journ. of Amer. Assoc. 1. 1904. Deutsche med. Wochenschr. L. B. 1904, Nr. 5, S. 182.

Krämer, Archiv f. Schiffs- u. Tropenhygiene 6, 432. Syphilis in der Südsee.

Krulle, Bericht über die auf den Marschallinseln herrschenden Geschlechts- und Hautkrankheiten. (Arb. aus d. Kaiserl. Gesundheitsamte Bd. 25, Heft 1, S. 148.) Archiv f. Schiffs- u. Tropenhygiene 7, 583, Heft 12.

Endemische und Tropen-Syphilis.

Krulle, Bericht über die auf den Marschallinseln herrschenden Geschlechts- und Hautkrankheiten. (Arb. aus d. Kaiserl. Gesundheitsamte Bd. 20, Heft 1.) Berl. klin. Wochenschr. 1904, 956.

Külz, Über Volkskrankheiten im Stromgebiete des Wuri und Mungo in Kamerun. Archiv f. Schiffs- u. Tropenhygiene 12, 555. 1908.

— Zur Pathologie des Hinterlandes von Südkamerun. Archiv f. Schiffs- u. Tropenhygiene Bd. 14. 1910. Beiheft I. März.

Lambkin, F. J., Syphilis in the Uganda Protectorate. (Journ. of the Roy. Army Med. Corps XI. 1908. No. 2. p. 149.) Archiv f. Schiffs- u. Tropenhygiene 13, 746. 1909.

Moffat, R. U., Uganda Protectorate. Principal Medical Officer's Report for the Year ending Dezember 31. 1900. Archiv f. Schiffs- u. Tropenhygiene 6, 99. 1902.

Murrell, Syphilis und Negerbevölkerung. Journ. of Amer. Assoc. 12. März. Deutsche med. Wochenschr. 1910.

Olpp, Beiträge zur Medizin in China. — Beiheft 5. Band XV z. Archiv f. Schiffs- u. Tropenhygiene 1910, 114. Vener. Krankheiten.

Pericic, B., Erfahrungen über die Syphilis nach Beobachtungen bei der Landbevölkerung in Dalmatien. Frage der Endemien. Verhdl. d. D. D. G. 1896. 5. Kongr. S. 239.

Quennec, Notice sur la syphilis dans l'Afrique tropicale. Archiv f. Schiffs- u. Tropenhygiene 6, 127. 1902.

Raynaud, L., Les maladies cutanées et syphiliques au Maroc. (Journal des maladies cutanées et syphilitiques 1901.) Archiv f. Schiffs- u. Tropenhygiene 6, 328. 1902.

Robertson, Alexander, A short account of the diseases of the Gilbert and Ellice Islands. (The Journ. of tropic. med. and hyg. 15. Jan. 1908. No. 2.) Centralbl. f. Bakt. 1908, 273. (Ref.).

Rosmarini, Lues-Endemie in Südost-Galizien. (Swowski Tygodnik Lekarski 1908, No. 19.) Sexual-Probleme 1909. Mai. S. 391.

Rothschuh, E., Die Syphilis in Zentralamerika. Archiv f. Schiffs- u. Tropenhygiene 1908, 109.

Scheube, R., Die venerischen Krankheiten in den warmen Ländern. Archiv f. Schiffs- u. Tropenhygiene 6, 147, 219/234. 1902.

Seiffert, Über Tropensyphilis. Münch. med. Wochenschr. 1909, 2318.

Steuber, Über Krankheiten der Eingeborenen in Deutsch-Ostafrika. Archiv f. Schiffs- u. Tropenhygiene 7, 60. 1903.

Endemische und Tropen-Syphilis.

zur Verth, Die Syphilis der Europäer in den tropischen Gegenden der ostamerikanischen Küste. (Archiv f. Schiffs- u. Tropenhygiene 1904, Nr. 3.) Zeitschr. f. Bek. d. Geschlechtskrankh. **2**, 290. 1904.

Zechmeister, Hugo, Die Syphilis in den Tropen, deren Verlauf und Behandlung. Archiv f. Schiffs- u. Tropenhygiene 1908, 350.

Ziemann, Archiv f. Schiffs- u. Tropenhygiene **6**, 387. Syphilis auf den Färöer selten.

— Beitrag zur Pathologie der warmen Länder mit besonderer Berücksichtigung der Cap-Verdischen Inseln. Archiv f. Schiffs- u. Tropenhygiene 1902, 270.

Favera, G. B., Observations nouvelles sur l'emploi de l'Acétyl-Arsanilate de Sonde, „Arsacétine", dans le traitement de la Syphilis. Annales des mal. vénér. 1910, 161.

Finger, E., Über Syphilis und Reizung. Prag. med. Wochenschr. 1881, Nr. 40.

— Beitr. z. Anatomie des männl. Gliedes. Sitzungsbericht der K. Akad. d. Wissensch. **90**, Abt. III. 1884. Archiv 1885, 89.

— Die Diagnose der syphilit. Initialsklerose und der lokalen kontagiösen Helkose. Archiv 1885, 243.

— 3 Fälle von Syphilis-Impfung. Allg. Wiener med. Ztg. 1885.)

— Zur Frage über die Natur des weichen Schankers. Allg. Wiener med. Ztg. 1887.

— Die Syphilis als Infektionskrankheit vom Standpunkt der modernen Bakteriologie. Archiv 1890, 331.

Finger und Landsteiner, Untersuchungen über Syphilis an Affen. Erste Mitt. Sitzungsber. der K. Akad. d. Wissensch. in Wien. Mathem.-naturw. Klasse. Bd. 114. Abt. III. 1905. Archiv Bd. 78.

— Zweite Mitt. ibidem. Bd. 115 Abt. III. 1906. Archiv Bd. 81.

Finger, Die neuere ätiologische und experimentelle Syphilisforschung. Wiener klin. Presse 1906, Nr. 18.

Fiocco, Considerazioni intorno al terziarismo. Anno d'insegnamento del prof. Achille Breda 1908. Dermatol. Centralbl. 1909, 12. Jahrg. 185.

Fitzgibbon, Zur Reinfektion. London intern. dermatol. Kongr. 1896.

Flexner, S., Spiroch. and Syphilis. Journ. of experim. med. IX. 1907. 4. Juli.

Florange, Beitrag zur Frage „Tätowierung und Syphilis". Dermatol. Zeitschr. 1909, 783.

Fluegel, Weitere Spirochätenbefunde bei Syphilis. Deutsche med. Wochenschr. 1905, 1755.

Fontana, Contrib. allo studio della sifilide corneale del coniglio. Riv. d'Jgiene 1907, 646. (Ref. Bull. Pasteur 1908, 245.)

Fouquet, Ch. et Joltrain, E., Chancres syphilitiques multiples. Recherche de la réaction de Wassermann. Date d'apparition de la réaction d'immunité. Influence du traitement. Annales des mal. vénér. 1909, 918.

Fournier, Syphilis Vaccinale; Paris 1889.

— Erworbene Syphilis im Kindesalter. Rev. génér. de clin. et thér. 1893. Mon. XVII., p. 412.

Fournier, A. et Herscher, Syphilis demeurée contagieuse treize ans aprez le chancre. Société française de derm. et de syphiligr. Séance 1. Fév. 1900. Annales de Derm. et de Syph. 1900, 250.

Fournier, A., De la contagion de la syphilis par les verres. Bull. de la Soc. franc. de Derm. et de Syph. 1909, 2.

Franceschini, Ancora a proposito della contagiosita delle manifestazioni terziarie della sifilide. Giornale Italiano 1906, 347.

Franke, Inaug.-Diss. Gießen 1905. G. Fischer, Jena.

Frech, Ausnahme vom Collesschen Gesetz. Soc. de méd. et de chir. de Bordeaux. 28. Jan. 1909.

— Presse méd. 20. März 1909, S. 208. Med. Klin. 1909, 1373.

French, H. C., Die Behandlung der Syphilis. The British Journ. of Derm. Nov. u. Dez. 1908. Monatshefte f. prakt. Dermatol. **48**, 122. 1909.

Friedberger, E., Über die Behandlung der experimentellen Nagana mit Mischungen von Atoxyl und Thioglykolsäure. Berl. klin. Wochenschr. 1908, 1714—1717.

Gabritschewsky, G., Les bases de la sérothérapie de la fièvre récurrente. Ann. Past. 1896, T. 10.

— Réponse à M. Metschnikoff. Ann. Past. 1897, T. 11.

— Beiträge zur Pathologie und Serotherapie der Spirochäteninfektion. Centralbl. f. Bakt. 1. Abt. 1908. Bd. 23.

Galasescu et Jonitescu, Influence du traitement mercuriel sur le Spirochaete pallida de Schaudinn. (Spitalut 1905, 659.) Ref. Annales des mal. vénér. I. Jahrg., 1906, 117.

Gastou et Comandon, Preuve donnée par l'ultra-microscope de la contagion possible de la syphilis par les verres à boire. Bull. de la Soc. franc. de Derm. et de Syph. 1908, 292.

Gastou et Detot, Syphilis héréditaire d'origine maternelle et paternelle probable. Accidents cutanés ulcéreux. Annales de Derm. et de Syph. 1901, 48.

Gastou et Girauld, Présence du spirochète pâle de Schaudinn dans le reticulum conjonctivo-élastique d'une gomme hépatique chez un hérédo-syphilitique. Bull. de la Soc. d'Obstétrique de Paris 1909, No. 3. Dermatol. Centralbl. 1910, 122.

Gaucher, Encore la pommade au calomel. Annales des mal. vénér. 1906, 218.

— Exception à la loi de Colles-Baumes. Contamination d'une mére par son enfant hérédosyphilitique. (Bull. de la Soc. franc. Derm. et de Syph. No. 10. 1907.)

— Action préventive du mercure dans la Syphilis. Compt. rend. de la 37 session de l'association franç. pour l'avancement des sciences. Clermont-Ferrand 1908, 875.

Gaucher und Fouquet, Plaques muqueuses buccales chez un hérédo-syphilitique de 23 ans. Bull. de la Soc. franc. de Derm. et de Syph. 1908, 285.

— Plaques muqueuses hérédo-syphilitiques. Bull. de la Soc. franc. de Derm. et de Syph. 1908, 318.

Gaucher, E. et Hallopeau, H., Tentative d'interprétation d'une poussée tardive de syphilides. Bull. de la Soc. franc. de Derm. et de Syph. 1909, 389.

Gaucher, Fouquet und Joltrain, Chancres syphilitiques multiples; recherche de la réaction de Wassermann. Date d'apparition de la réaction d'immunité. Influence du traitement. Bull. de la Soc. franc. de Derm. et de Syph. 1909, 340.

Gaucher et Merle, Pierre, Toxi-Infection Syphilitique Aiguë. Annales des mal. vénér., 5. Jahrg., 1910, Nr. 6, 426.

Gaucher et Nathan, M., Un cas de chancres successifs. Annales des mal. vénér. 1908, 362.

Geraghty, John T., Der praktische Wert des Nachweises der Spirochaeta pallida bei der Frühdiagnose der Syphilis. Amer. Journ. of Derm. and Gen.-Urin. Diseases. 1909, No. 2. Monatshefte f. prakt. Dermatol. 48, 518. 1909.

Gierke, Die intracelluläre Lagerung der Syphilis-Spirochäten. Centralbl. f. Bakt. 44, 348. Orig.

Glück, Leopold, Über das sogenannte Profetasche Gesetz. Wiener med. Wochenschr. 1902, Nr. 9.

Goldschmidt, J., Die Errichtung eines internationalen subtropischen Instituts für menschliche Infektionskrankheiten. Deutsche med. Wochenschr. 1906, 352.

Gonder, Endem. Lues in Bosnien. Arb. a. d. Kaiserl. Gesundh. 28, 139. 1908.

Gonder, R. und Rodenwald, Experimentelle Untersuchungen über Affenmalaria. Centralbl. f. Bakt. 54, I, 236. (Orig.)

Gonka, Spätluesrezidive infolge Zahnprothese. Przegl. lekarski 1908, No. 45.

Gräfenberg, Der Einfluß der Syphilis auf die Nachkommenschaft. Archiv f. Gynäkol, Bd. 87, Heft 1.

Greef und Clausen, Spirochaeta pallida bei experimentell erzeugter interstitieller Hornhautentzündung. Deutsche med. Wochenschr. 1906, Nr. 36.

Grön, Über gummöse („tertiär") Syphilis mit besonderer Berücksichtigung · der Häufigkeit, Zeitpunkt des Entstehens, der Äußerungsformen und der möglichen Ursachen. Dermatol. Zeitschr. 1901, 218.

Grosz, K., Fall von gleichzeitig gummöser und papulöser Syphilis (4 Mon. k. inf.). L. B. p. 326. Deutsche med. Wochenschr. 1904.

Grouven und Fabry, Spirochäten bei Syphilis. Deutsche med. Wochenschr. 1905, 1469.

Grünbaum, Syphilis bei Schimpansen, Jacksonsche Epilepsie. Münch. med. Wochenschr. 1907, 1560.

Grünbaum und Smedley-Leeds, Bericht über die Übertragbarkeit von Syphilis auf Affen. Brit. med. Journ. 17. März 1906. Ref. Monatshefte f. prakt. Dermatol. 44, 102. 1907.

Grüner, O. und Hamburger, F., Über Inkubationszeit. Wiener klin. Wochenschr. 1910, 313.

Grünfeld, Richard L., Zur Frühbehandlung der Syphilis. Archiv f. Dermatol. u. Syphilis 1911.

Güntz, Edmund, Über Syphilis und Reizung in theoretischer und praktischer Beziehung. Berl. klin. Wochenschr. 1881, Nr. 50.

Guszmann, Beiträge zur Ätiologie der Syphilisrezidive. Wiener med. Wochenschr. 1909, Nr. 32—33.

Guszmann, Josef, Weitere Beiträge zur Pathogenese der Syphilisrezidive. Monatshefte f. prakt. Dermatol. 50, 10. 1910.

Haan, P., Pathogènie de certaines syphilides. Syphilis et irritation de cause externe traumatique. Journ. des mal. cut. et syphil. 1897, 535.

Haensell, Paul, Vorläufige Mitteilung über Versuche von Impfsyphilis der Iris und Cornea des Kaninchenauges. Gräfes Archiv für Ophth. Bd. 27.

Hahn, Protozoen-Immunität nur bei Anwesenheit der Protozoen im Organ. Centralbl. f. Bakt. 42, 102. Ref.

Hallopeau, H., Les substances toxiques et immunisantes dans la syphilis. Intern. Dermatologen-Kongreß Berlin 1904.

Hallopeau und Deroye, Ein abnorm großes Syphilid in der Nähe des primären Schankers. (Journ. des mal. cut. et syphil. 1905, Heft 6.) Ref. Monatshefte f. prakt. Dermatol. 41, 319.

Hallopeau, Proliferations locales in situ et a distance de l'agent infectieux de la syphilis pendant toute la durée de son évolution. La Syphilis 1905, 931.

Hallopeau et Granchamp, Récidive du chancre induré ou ulceration tardive avec induration chrondroïde. Annales de Derm. et de Syph. 1906, 171.

Hallopeau, M. H., Sur une nouvelle indication de pratiquer systématiquement l'ablation du chancre induré et de son ganglion satellite ou d'en atténuer la virulence. Bull. général de Thérap. 1907, No. 18.

— Nouvelle note sur l'emploi de l'Atoxyl dans la Syphilis, la Tuberculose et la Lèpre. Bull. général de Thérap. 1907, No. 18.

Hallopeau et Railliet, Sur deux cas de syphilis retardés dans leur évolution par des injections localisées d'atoxyl entre le chancre et son ganglion satellite. Soc. franc. de Derm. 1908, 52 und 220. — Acad. de Médec. 1907, No. 45.

Hallopeau, H., Sur un cas de syphilides plantaires unilatérales et les enseignements qui en découlent. Bull. de Derm. 1908, 218.

— Note sur les différentes voies de propagation secondaire du Tréponéma pallidum, leur rôle dans l'expression symptomatique de la maladie et la possibilité d'y mettre obstacle par un traitement local atoxylien. Bull. de l'Acad. de méd. (Séance du 21 juillet 1908.)

— Étude clinique de l'évolution de la syphilis. Annales des mal. vénér. 1909, 689.

— Sur une nouvelle méthode de traitement de la Syphilis puissament atténuante et peut-être abortive. Association pour l'avancement des sciences 1909.

— Sur un perfectionnement du traitement abortif de la syphilis. Soc. franc. de Derm. 1910, 17.

— Nouvelle note sur un traitement local et général abortif de la syphilis. Soc. franc. de Derm. 1910, 26.

Hamburger, F. und Schey, O., Über Inkubationszeit. (2. Mitteilung.) Wiener klin. Wochenschr. 1910, 846.

Hamburger, F., und Pollak, R., Über Inkubationszeit (3. Mitteilung). Wiener klin. Wochenschr. 1910, Nr. 32, 1161.

Hamel, Henri, Traitement des syphilides par les injections mercurielles locales. Annales de Derm. et de Syph. 1908, 280.

Harris, Parasitologie der Syphilis. Journ. of Amer. Assoc. 4. Sept. 1909.

Harris, Frederick G. and Corbus, B. C., The Clinical Value of the Spirochaeta pallida in the Diagnosis and Treatment of Syphilis. Journ. Amer. Med. Assoc. 51. 1928. 5. Dez. 1908. Archiv f. Dermatol. 97, 148. 1909.

Hauck, Über das Verhalten der Leukocyten im II. Stadium der Syphilis vor und nach Einleitung der Quecksilbertherapie. Archiv f. Dermatol. 78, 45, 289. 1906.

Hectine und Hectargyre.

Balzer, M. F., Note sur l'emploi du benzosulfone paraaminophénylarsinate de soude (hectine). Soc. franc. de Derm. et de Syph. 20, 251. 1909.

Balzer et Mouneyrat, Hektin. Soc. méd. des. hôp. séance du 4 juin 1909, 236.

Balzer, Augenstörungen bei Hektine. Bull. soc. franç. Derm. et Syph. 1910, 19.

Balzer, F. et Dive, Quatre cas d'iritis syphilitique secondaire, traités par le benzosulfoneparaaminophénylarsinate de soude (hectine et hectargyre). Bull. de la Soc. franc. de Derm. et de Syph. 1910, 99.

Balzer, Mouneyrat et Maillet, Syphilide tuberculeuse très étendue avec éléphantiasis, traitée par une nouvelle préparation arsénicale, le benzosulfone-paraaminophénylarsinate de soude. (Compte rendu des Soc. sav. Séance 10. Juni 1909.) Annales des mal. vénér 1910, 377.

Balzer, F. und Mouneyrat, A., Hectine et Hectargyre dans le Traitement de la Syphilis. Chimie. — Toxicité. — Élimination. — Localisation. de l'Hectine.

Duhot, Première note sur le traitement de la syphilis par l'Hectine. — Les avantages comme traitement spécifique adjuvant. — Echec du traitement abortif par l'Hectine. Ann. la policlin. centr. de Bruxelles 1910, 129.

— Note complémentaire sur l'Hectine. Doses thérapeutiques. Accidents, avec une note du Dr. Mouneyrat. Ann. de la policlin. cent. de Brux. 1910, Nr. 6, 183.

Fouquet, Action tréponémicide de l'hectine. Bull. de la Soc. franc. de Derm. et de Syph. 1910, 104.

Hallopeau, M. H., Sur l'emploi de l'hectine comme succédané de l'atoxyl dans le traitement abortif local de la syphilis, et son indication dans celui de la lèpre. Soc. franc. de Derm. 20, 369. 1909.

— A propos de la communication de M. Balzer sur le traitement de l'iritis syphilitique par l'hectine. Bull. de la Soc. franc. de Derm. et de Syph. 1910, 118.

Milian, M. C., Syphilis ignorée. Extirpation chirurgicale d'une volumineuse gomme du foie prise pour un fibro-sarcome. Récidive. Guerison par l'hectine. (Bull. d. l. Soc. medic. des Hop., 24. Dez. 1909, p. 839.) Annales des mal. vénér. 1910, 462.

Hefter, A. A., Zur Frage der Hautveränderungen bei Syphilis. Journ. russe de mal. cut. 1905. Ref. Archiv f. Dermatol. u. Syphilis 83, 474.

Heller und Rabinowitsch, Einige Mitteilungen über die praktisch-diagnostische Verwertbarkeit der Untersuchung auf Spirochaete pallida. Med. Klin. 1906, 735.

Hertmanni, Beiträge zur Lebensdauer der Spirochaeta pallida. Dermat. Zeitschr. 1909, 633.

Herxheimer - Cohn, Lues malign. u. Spiroch. Bern. Kongr. S. 280.

Herxheimer und Huebner, Über Darstellungsweise und Befund der bei Lues vorkommenden Spirochaete pallida. Deutsche med. Wochenschr. 1905, 1023.

Herxheimer, G., und Reinke, F., Über den Einfluß des Ehrlich-Hataschen Mittels auf die Spirochäten bei kongenitaler Syphilis. Deutsche med. Wochenschr. 1910, Nr. 39, 1790.

Herxheimer und Reinke, Arsenobenzol-Arbeit. Deutsche med. Wochenschr. 1910, Nr. 39.

Heuck, Ein Affe (Cercocebus fulig.) mit einem experimentell erzeugten syphilitischen Primäraffekt über der rechten Augenbraue. Münch. med. Wochenschr. 1908, 2114.

Heym, A., Wie entstehen die pathologisch-anatomischen Veränderungen bei Tabes dorsalis? (Neurol. Centralbl. 1909, Nr. 23.) Therap. Monatshefte 1910, 309.

Hjellman, Persistenz der histopathologischen Veränderungen bei Syphilis. Mon. 23, 523. Archiv 45, 57.

Hirschberg, Journ. of the Amer. Med. Assoc. 1905. Okt.

Hochsinger, C., Studien über die hereditäre Syphilis (F. Deuticke 1898). I. 1. Abschn. (Über das Collessche Gesetz und den Choc en retour bei der hereditären Syphilis.)

— Die gesundheitlichen Lebensschicksale erbsyphilitischer Kinder. Wiener klin. Wochenschr. 1910, Nr. 24 ff.

Hoffmann, Mitteilungen und Demonstrationen über experimentelle Syphilis, Spirochaete pallida und andere Spirochätenarten. Dermatol. Zeitschr. 13.

— Weitere Mitteilungen über das Vorkommen der Spirochaete pallida bei Syphilis. Berl. klin. Wochenschr. 1905, 1022—1024, Nr. 13.

— Spirochaete pallida bei einem mit Blut geimpften Makaken. Berl. klin. Wochenschr. 1905, Nr. 46.

— Experimentelle Untersuchungen über die Infektiosität des syphilitischen Blutes. Deutsche med. Wochenschr. 1906.

— Bedeutung der Phagocytose; siehe Dermatol. Zeitschr. 16, 694. Die Ätiologie der Syphilis 1906, 687 f.

Hoffmann, Spirochäten in Riesenzellen. Hygien. Kongr. Berlin 2, 102. 1907.

— Schädel-Syphilis bei Macacus rhesus. Deutsche med. Wochenschr. 1907, 82.

— Hapale-Syphilis. Deutsche med. Wochenschr. 1907, 82 u. 1194.

— Depigmentierung nach Abheilen des Primäraffektes. Berl. klin. Wochenschr. 1907, 254.

— Impfmethode. Berl. klin. Wochenschr. 1907, 254.

— Bemerkungen zu der Arbeit von F. Sandman „Impfung mit Resten von syphilitischen Effloreszenzen". Dermatol. Zeitschr. 1908, 292.

Hoffmann, E. und Löhe, H., Allgemeine disseminierte Hautsyphilide bei niederen Affen nach Impfung in den Hoden. Berl. klin. Wochenschr. 1908, Nr. 41.

Hoffmann, Erich, Der diagnostische Wert des Spirochätennachweises. Dermatol. Zeitschr. 1909, 691.

Horand, René, Chancre syphilitique des lévres transformé in situ en un syphilome diffus tertiaire; déstruction ulcéreuse d'une partie des lévres; sclérose labiale consécutive; sténose cicatricielle progressive. Journ. des mal. cut. et syphil. 1908, 503.

Hudelo, L., De l'immunité syphilitique. Autoinoculation, réinoculation, réinfection. Ann. de Derm. 1891, p. 353, 470.

Huet, Rudolf Hendrik Gallandat, Samenbläschen als Virusträger. Centralbl. f. Bakt. 52, 477. 1909. Abt. 1. (Orig.)

Hugel, G., Quelques résultats d'études expérimentales sur la syphilis. Annales des mal. vénér. 1908, 737.

Hutchinson, Lues-Reinfektion. Arch. of Surgery 6, 260.

— Autoinokulation und Reinfektion bei Syphilis. Lancet 1909, No. 4474.

— Relapsing indurated Chancre. London, Hospital Report III. Arch. of Surgery 6, 19. 1895.

— On the frequency of phagedaena in second Infection of Syphilis. Arch. of Surgery 7, 61. 1896. Siehe auch Arch. 6, 257. 1895.

— Experimentelle Syphilidologie. Brit. med. Journ. 17. Okt. 1908. Monatshefte f. prakt. Dermatol. 48, 181. 1909.

Hydrargyrum und Atoxyl.

Bergrath, Rob., Über die angebliche Brauchbarkeit des atoxylsauren Quecksilbers zur Behandlung der menschlichen Syphilis. Deutsche med. Wochenschr. 1910, Nr. 37, 1694.

Boethke, Oswald, Beitrag zur Behandlung der Syphilis mit atoxylsaurem Quecksilber. Med. Klin. 1910, 578.

Hydrargyrum und Atoxyl.

Breinl, A., Experiments on the combined atoxyl-mercury treatment in monkeys infected with Trypanosoma gambiense. (Annals of tropical Medic. and Parasitol. 2, 345. 1909. Centralbl. f. Bakt. 46, 282. 1910. Referate.

Bruhns, Behandlungserfolge der Lues mit Atoxyl. Monatsh. f. prakt. Dermatol. 45, 147.

Dobrowolski, Einige Beobachtungen über die Wirkung des Atoxyls auf die sekundären Erscheinungen der Syphilis wie auf den Organismus des Kranken. (Praktitscheski Wratsch. 1907, No. 41.) Monatshefte f. prakt. Dermatol. 1908, 46, 144.

Dreyer-Hoffmann, As + Hg. Bruhns, Lesser, Atoxyl. Mon. 45, 147.

Hallopeau, Hg und Atoxyl nicht ohne Bedenken; 2 Wochen nach der letzten Atoxylinjektion warten. Med. Klin. 1907, 790.

— Sur une amélioration d'un cas de tabes sous l'influence d'un traitement mixte par les frictions mercurielles et l'atoxyl. Bull. de la Soc. franc. de Derm. et de Syph. 1908, 27.

— Retard de sept mois de la roséole chez un malade traité au début par l'atoxyl et les frictions mercurielles. Bull. de la Soc. franc. de Derm. et de Syph. 1908, 90.

Lambkin, F. J., Die kombinierte Syphilisbehandlung mit Quecksilber und Arsen. (Lancet 1. Jan. 1910.) Münch. med. Wochenschr. 1910, 924.

Lesser, Die Behandlung der Syphilis mit atoxylsaurem Quecksilber. Dermatol. Zeitschr. 1909, 817.

Mameli Efisio e Ciuffo Giuseppe, L'Aspirochyl e la sua azione curativa. Clin. Med. Ital. 1909.

Miekley, Über die Wirkung des atoxylsauren Quecksilbers auf die menschliche Syphilis. Deutsche med. Wochenschr. 1909, 1785.

Moore, Nierenstein und Todd, Quecksilber und Atoxyl bei Trypanosomen. Wiener klin. Wochenschr. 1907, 1002. Archiv f. Schiffsu. Tropenhygiene 11, 279. Bull. Pasteur 5, 784.

Neugebauer, Oskar, Über Ergebnisse einer zusammengesetzten Quecksilber - Arsacetin-Chinintherapie bei Syphilis. Wiener klin. Wochenschr. 1910, 128.

Plimmer und Thomson, Hg und Atoxyl bei Trypanosomen. Bull. Pasteur 5, 785.

Sabrazés, J. et Dupérié, R., Le traitement de la syphilis par l'association dans une même solution injectable de l'atoxyl, du biiodure d'Hg et de l'iodure de sodium. (Gaz. hebd. des se. méd. de Bordeaux, 9. Febr. 1908.) Journ. des mal. cut. et syphil. 1908, 288.

Hydrargyrum und Atoxyl.

Seldowitsch, David, Die klinischen und experimentellen Ergebnisse der Anwendung des atoxylsauren Quecksilbers in der Therapie der Syphilis. Archiv f. Dermatol. u. Syphilis 1911.

Uhlenhuth und Manteufel, Chemotherap. Versuche usw. Zeitschr. f. Immunitätsforschung 1, 108. 1908.

— Über die Wirkung von atoxylsaurem Quecksilber bei Spirochätenkrankheiten, insbesondere bei der experimentellen Syphilis. Med. Klin. 1908, Nr. 46.

Uhlenhuth und Mulzer, P., Die experimentellen Grundlagen chemotherapeutischer Versuche mit neueren Arsenpräparaten bei Spirochätenkrankheiten mit besonderer Berücksichtigung der Behandlung der Syphilis. Deutsche med. Wochenschr. 1910, Nr. 27.

Zieler, Maligne Syphilis. (Hg, Atoxyl.) (Würzb. Ärzteabend, 26. April 1910.) Münch. med. Wochenschr. 1910, 1202.

Hydrargyrum colloidale.

Astolfoni, Giuseppe, Untersuchungen über das kolloidale Quecksilber. Arch. intern. de pharm. et de ther. 17, 445. Ther. Monatshefte 1908, 472.

Beyer, J. L., Über die Verwendung kolloidaler Metalle (Silber und Quecksilber) in der Medizin. Moderne ärztliche Bibliothek H. 6. Berlin 1904. Leonhard Simion Nachf.

Carrieu, Des injections intra-rachidiennes de mercure colloïdal électrique dans le tabés et les méningo-myélites chroniques. (Journ. des pratic., 19. Dez. 1909.) Ann. des mal. vén. 1910, No. 9, 713.

Claisse, P. et Joltrain, E., Emploi du mercure colloïdal en injections intraveineuses et intra-rachidiennes et son mode-d'action. La Clinique, 7. Aug. 1908. Annales des mal. vénér. 1909, 795.

Joltraïn, E., Therapeutique colloïdale en syphiligraphie et en dermatologie. Annales des mal. vénér. 1910, 1.

Kaufmann, R., (Frankfurt a. M.) Neue Methode der Quecksilberanwendung. Wiener med. Wochenschr. 1909, Nr. 5.

Mestrezat, W., und Sappey, F., Méningite et perméabilité méningée consécutives aux injections intra-rachidiennes d'électro-mercurol chez les tabétiques. Soc. de Biolog. 1910, T. 69, No. 28, 239.

Queyrat, Louis, M., Deux nouvelles préparations mercurielles: Amalgame d'argent, amalgame de platine (présentation de malades). (Bull. et Mémoires de la Soc. méd. des hôpit., 22. Juli 1909, No. 26, p. 189.) Annales des mal. vénér. 1910, 226.

Hydrargyrum colloidale.
G. Stodel, Les colloïdes en biologie et en thérapeutique. — Le mercure colloïdal électrique. 282 S. Deutsche med. Wochenschr. 1909.

Jadassohn, Indurierte (tert.) Pseudoschanker. IX. Kongr. d. Deutsch. Dermatol. Gesellschaft. Bern 1906. S. 309.

Jadassohn, J., Syphilidologische Beiträge. Archiv f. Dermatol. u. Syphilis **86**, 45. 1907.

James, Un cas de syphilis avec incubation anormalement longue. (The Lancet, 4. Sept. 1909. No. 448.) Annales des mal. vénér. 1909, 932.

Jaquet, Über reviviscierenden syphilitischen Schanker. Berl. klin. Wochenschr. 1910, Nr. 37, 1730.

Jarisch, Therapeutische Versuche bei Syphilis. Wiener med. Wochenschr. 1895, Nr. 17.

Jeanselme, Über sekundäre Spätsyphilis (anarchische Syphilis). Journ. de Prat. 1909, No. 42. Wiener klin. Wochenschr. 1910, 70.

Jeanselme und Touraine, Wirkung der verschiedenen kaustischen Mittel auf die syphilitischen Schleimhautplaques. Münch. med. Wochenschr. 1910, Nr. 40, 2117.

Jenssen, Fr., Die Behandlung der Syphilis mit Arsacetin. Dermatol. Zeitschr. **17**, 231. 1910.

Jesionek, Beitrag zur Lehre von der Vererbung der Syphilis. Münch. med. Wochenschr. 1904, 49.

Igersheimer, J. und Rothmann, A., Über das Verhalten des Atoxyls im Organismus. Hoppe-Seylers Zeitschr. f. physiol. Chemie **59**, Heft 3, 4.

Igersheimer, J., Über die Wirkung des Atoxyls auf das Auge. v. Gräfes Archiv f. Ophthalmologie **71**, Heft 2.

— Über die Atoxylvergiftung mit besonderer Berücksichtigung der Wirkung auf das Sehorgan. Deutsche med. Wochenschr. 1909, Nr. 26.

Mc Intosh, James, On the presence of the Spirochaete pallida (Treponema pallidum) in the ova of a congenital syphilitic child. Centralbl. f. Bakt. **51**, 11. 1909. Orig.

John, Felix, Reinfectio syphilitica. Sammlung klinischer Vorträge von Richard v. Volkmann. Leipzig 1909.

Isekhonovitch, Chancre réinoculé chez un syphilitique tertiaire. Wratch 1898. Ref. Journ. des mal. cut. et syphil. **11**, p. 186. 1899.

Jullien, Traité pratique des mal. vénériennes 1899, 1088.

— Les étapes d'une question (Frühbehandlung). Ann. des mal. vén. 1910, No. 10, 721.

Kalb, Richard, Über die Einwirkung des Ehrlichschen Arsenobenzols auf die Lues der Kinder mit besonderer Berücksichtigung der Syphilis congenita. Wiener klin. Wochenschr. 1910, Nr. 39, 1378.

Kaltenbach, Immunität im Lichte der Vererbung. Virchows Archiv **101**, 14. 1885.

Kleinhaus, Fritz, Superinfektionsversuche mit Tuberkulose. v. Brunssche Beitr. z. kl. Chirurg. **67**, 1910.

Klingmüller und Baermann, Ist das Syphilisvirus filtrierbar? Deutsche med. Wochenschr. 1904, Nr. 21.

Klotz, Hermann G., On the occurrence of tertiary lesions of syphilis as the result of direct local infection with general remarks on syphilis as an infections disease. Journ. of cut. and Genito urinary diseases. August 1893.

— Multipler Schanker und Pathogenese der Syphilis. Thèse Paris 1904, 349. Ref. Monatshefte f. prakt. Dermatol. **42**, 54.

Knoepfelmacher, W. und Lehndorf, H., Komplementfixation bei Müttern heredosyphilitischer Säuglinge. (II. Mitteilung.) Med. Klin. 1908, 1182.

— Das Komplementbindungsvermögen des Serums von Müttern hereditär-luetischer Säuglinge. Wiener klin. Wochenschr. 1908, 450.

— Das Collessche Gesetz. Med. Klin. 1909, Nr. 40.

— Untersuchungen heredoluetischer Kinder mittels der Wassermannschen Reaktion. Das Gesetz von Profeta. Wiener med. Wochenschr. 1909, Nr. 38.

— Das Collessche Gesetz und die neuen Syphilisforschungen. Jahrb. f. Kinderheilk. **21**, Heft 2. 1910.

Knowles, Über multiplen Schanker, Mitteilung eines Falles mit fünf Initialsklerosen am Penis (Chancres syphilit. successifs) New York med. Journ. 8. Dez. 1906. Ref. Monatshefte f. prakt. Dermatol. **44**, 248. 1907.

Koch, R., Über Trypanosomenkrankheiten. Deutsche med. Wochenschr. 1904, 1705.

— Reiseberichte. Berlin 1908. S. 70.

Köbner, Heinrich, Über provokatorische Ätzung zur Diagnostik der Syphilis und den sog. pseudoindurierten Schanker. (Vortrag in der Berliner med. Gesellsch. am 29. Oktober 1879.) Berl. klin. Wochenschr. 1879, Nr. 51.

Kolle, Die neueren experimentellen Forschungen der Syphilisätiologie, im besonderen die Tierversuche und die serum-diagnostischen Methoden. Deutsche med. Wochenschr. 1908, 2102.

Kolloidale Metalle.
Note sur les Métaux Colloïdaux électriques et leurs applications thérapeutiques. Laboratoires Clin. Paris.

Kolloidale Metalle.

Audry et Dalous, Essais de traitement de la syphilis par l'argent colloïdale. Journ. de maladies cutan. et syphilit. 15, 494—497. 1903.

Bossan und Marcelet, Die kolloidalen Metalle. Untersuchungen über ihre Wirksamkeit und ihren Einfluß auf die Phagocytose. Gaz. de hôp. 1908, Nr. 103. Wiener klin. Wochenschr. 1909, 103.

Bousquet, L. und Roger, H., Physikalisch-chemische und biologische Studie der kolloidalen Metalle. Rev. de méd. 1908. Dez. Münch. med. Wochenschr. 1909, 1145.

Brocq, Le collargol dans les syphilides malignes. (Journ. d. Pratic. 1909, 376.) Dermatol. Zeitschr. 17, 591. 1910.

Cohn, M., Das Kollargol in intravenösen Einspritzungen und seine augenblicklichen und späteren Wirkungen. Revista de Chirurg. 1908. August. Münch. med. Wochenschr. 1909, 532.

Hamburger, H. J., Die geringe Stabilität des Colloidsilbers und die davon abhängigen Gefahren. Ned. Tydschr. v. Geneesk. 1909, II., No. 10. Berl. klin. Wochenschr. 1909, 2151.

Izar, G., Therapeutische Wirksamkeit einiger anorganischen Hydrosole. Zeitschr. f. klin. Med. 68, Heft 5 u. 6.

Kluger, Ladislaus, Zur Kasuistik der therapeutischen Anwendung von intravenösen Elektrargolinjektionen, mit Berücksichtigung des Verhaltens der Leukocyten. Therap. Monatshefte 1909, 534.

Mestrezat, W. et Sappey, F., Des injections intra-rachidiennes d'électromercurol dans le Tabes. Modifications consécutives du liquide céphalo-rachidien. Action sur le processus méningé et les lésions profondes. Soc. de Biol. 69, 167. 1910,

Mosny et Pinard, Paralysie spasmodique syphilitique. Injections intra-veineuses d'électrargol. Bull. de la Soc. méd. des hôp. 1908, No. 22, p. 696. Ann. mal. vén. 1908, 637.

Pesci, Kolloide Metalle. Riform. med. 1909, Nr. 51.

Ribadeau - Dumas, L. et Debré, R., Action sur le sang et les organes hématopoétiques du collargol injecté a doses variables. Soc. de Biol. 1908, No. 28, p. 289.

Volk, R., Die Injektionstherapie der Syphilis. Dermatol. Zeitschr. 15, 603. 1908.

Waitz, J., Anwendung von elektrischen Kolloidmetallen bei gewissen infektiösen Krankheiten. Berl. klin. Wochenschr. 1908, 1994.

Kowalewski, Über Primäraffekt am Lid mit Demonstration von Spirochäten. Berl. ophth. Ges. 16. Nov. 1905. Deutsche med. Wochenschr. 1905, 2098—2101.

Krafft - Ebing, Zitiert nach Nonne, Syphilis und Nervensystem. S. 307. Berlin 1909.

Kraus und Volk, Sekundäre Syphilis bei Rhesus. IX. Kongr. d. Deutsch. Dermatol. Gesellschaft. Bern 1906. S. 246.

Kraus, R. und Grosz, S., Über experimentelle Hauttuberkulose bei Affen. Wiener klin. Wochenschr. 1907, Nr. 26.

Kraus, R., Ranzi und Ehrlich, Studien über Immunität bei malignen Geschwülsten. (Zeitschr. f. Immunitätsf., 6, Heft 4, 665.) Berl. klin. Wochenschr. 1910, Nr. 41, 1905.

Kreibich, Zur ätiolog. Therapie der Syphilis (Kraus-Spitzer). Wiener klin. Wochenschr. 1906, 8.

— Zur Wirkung des Quecksilbers. Archiv f. Dermatol. 86, 265. 1907.

Kropf, Abortivbehandlung der Syphilis bei Soldaten. Deutsche med. Wochenschr. 1910, Nr. 34, 1588.

Krzysztalowicz und Siedlecki, Spirochaete pallida und Lues. — Luesimpfung bei Affen. Przegl. lekarski No. 15 u. 16. 1908.

Lacapère, Bull. de la Soc. franc. de Derm. et de Syph. 1909, 391.

Landsteiner, Karl, Immunität und Serodiagnostik bei menschlicher Syphilis. Centralbl. f. Bakt. 41, 785. 1908. Ref.

Lang, Vorlesungen über Syphilis. Wiesbaden 1896. J. F. Bergmann.

— Abortive Injektion. Vorles. über Path. und Therap. der Syphilis. Wiesbaden 1896. S. 771.

— Einiges über Syphiliscontagium und Syphilistherapie. Wiener med. Wochenschr. 1900, Nr. 23.

— Die Spirochaete pallida und die klinische Forschung, nebst Bemerkungen über Syphilistherapie auf Grund der jüngsten Forschungsergebnisse. Wiener klin. Wochenschr. 1908, 1653.

— Über das Kleinlebewesen der Syphilis. Wiener klin. Wochenschr. 1908, 1539.

Laquer, B., Paul Ehrlichs chemotherapeutische Forschungen. Die Therap. d. Gegenw. 1909, Heft 6, 278.

Larrier et Bergeron, Présence du Spirochaete pallida dans le sang des syphilitiques. (Presse médicale 1906.) 10. Januar. Ref. La Syphilis 1906, 118.

Lasch, Otto, Ein Beitrag zur Frage: Wann wird die Lues konstitutionell? Archiv f. Dermatol. u. Syphilis 1891, 61.

Lassar, Über Impfversuche mit Syphilis an anthropoiden Affen. Berl. klin. Wochenschr. 1903, 1189.

— Über eine Weiterimpfung vom syphilitisch infizierten Affen. Berl. klin. Wochenschr. 1904, 801.

Laveran et Mesnil, Recherches sur le traitement et la prévention du Nagana. Annales de l'Inst. Past. 1902, 785.

— Trypanosomes et trypanosomiases. Paris 1904.

Lederer, Arnold, Beitrag zur Frühbehandlung der Syphilis. Med. Klin. 1908, 1866.

Lee, H., Lectures on Syphilis and Vaccino-Syphilitic inoculations. (London 1863, 217.) Archiv f. Dermatol. 1898. Bd. 44, p. 509.

Lenglet et Sourdean, Syphilome chancriforme ou chancre de reinfection. (Soc. sav. Seance 6. Mai 1909.) Annales des mal. vénér. 1910, 377.

Mc Lennan, Brit. med. Journ. 1906. Mai.

Leredde, Nécessité du traitement préventif dans la syphilis. Presse médicale 1904, No. 29.) Dermatol. Centralbl. 7. Jahrg., S. 312.

— Donc le mercure a une action préventive. Rev. prat. des mal. cut., syph. et vén. 1908, 80.

— Traitement mercuriel intensif. Rev. prat. des mal. cut., syph. et vén. Okt. 1908. H. 10. Archiv f. Dermatol. 97, 449. 1909.

Lespinne, Syphilis et irritation. Journ. des mal. cut. et syphil. 1902, 627.

Lesser, E., Zur Pathogenese der Rezidive der Syphilis. Beitr. z. klin. Medizin 1904, 201.

— Über eine Fieberreaktion im Anschluß an die erste Quecksilberapplikation im Frühstadium der Syphilis. Berl. klin. Wochenschr. 1907, Nr. 11.

— Die Syphilisbehandlung im Lichte der neuen Forschungsresultate. Deutsche med. Wochenschr. 1907, 1078.

Lesser, Fritz, Differentialdiagnose zwischen Aphthen und spezifische Plaques bei einer Affektion der Zunge. Dermatol. Zeitschr. 1908, 576.

Levaditi, Sur l'origine des anticorps antispirilliques. Soc. biol. 1904, 19. Centralbl. f. Bakt. 37, Nr. 11/14. 1905.

— Contribution à l'étude de la spirillose des poules. Annales de l'Inst. Pasteur 1904, T. 18.

— La spirillose des embryons de poulet dans ses rapports avec la Tréponémose héréditaire de l'homme. Annales de l'inst. Pasteur 1906, 924.

— Histologie pathologique de la syphilis expérimentale du singe dans ses rapports avec le spirochaete pallida. Compt. rend. de la Soc. de Biol. Paris. (Séance 20. Jan. 1906.) 60, 134.

Levaditi, Bemerkung zu dem Aufsatz „Die Silberspirochäte" usw. Berl. klin. Wochenschr. 1906, 42.

— Mécanisme d'action des composés arsenicaux dans les trypanosomiases. Compt. rend. de la Soc. de Biol. 66, 33. 9. Jan. 1909. Soc. Patholog. exotique 2, 1. 1909.

— A propos du mécanisme d'action de l'atoxyl dans les trypanosomiases. Compt. rend. de la Soc. de Biol. 66, 492. 27. März 1909.

Levaditi et Manouélian, Histologie pathologique des accidents syphilitiques primaires et secondaires chez l'homme dans ses rapports avec le spirochaete pallida. Compt. rend. de la Soc. de Biol. Paris. (Séance du 25. Nov. 1905.) 59, 529.

— Nouvelles recherches sur la spirillose des poules. Annales de l'inst. Pasteur 1906, 593.

Levaditi, C. et Sauvage, Pénétration du treponema pallidum dans l'ovule. 15. Okt. 1906. Compt. rend. de l'Acad. des Soc, 143, 559.

Levaditi et Mc Intosh, J., L'influence de l'atoxyl sur la spirillose provoquée par le Spirillum gallinarum. Compt. rend. de la Soc. de Biol., Séance du 15. Juin 1907, 1090.

— Mécanisme de la transformation de l'atoxyl en trypanotoxyl. Compt. rend. de la Soc. de Biol. 68, 569. 1910.

Levaditi et Roché, Immunisation des spirilles de la tick-fever contre les anticorps. Mécanisme de la rechute. Compt. rend. de la Soc. de Biol. 62, 815. 1907.

— Les opsonines et le mécanisme de la crise dans la tick-fever. Compt. rend. de la Soc. de Biol. 62, 619. 1907.

— Compt. rend. de la Soc. de Biol. 62, 619 et 815. 1907. Immunité des spirilles de la tick-fever contre les anticorps. Mécanisme de la rechute.

— La Syphilis. Paris 1909. Masson et Cie. Phagocytose p. 44, 289, 357.

Levaditi, C. und Yamanouchi, T., Récidive de la kératite syphilitique du Lapin. Mode de division du tréponème. Compt. rend. de la Soc. de Biol. 64, 408. 1908.

— Mécanisme d'action de l'atoxyl dans les trypanosomiases. Compt. rend. de la Soc. de Biol. 65, 23. 1908.

— Recherches sur l'incubation dans la syphilis. Compt. rend. de la Soc. de Biol. 64, 313. 1908.

— Recherches sur l'incubation dans la syphilis. Annales de l'Inst. Pasteur 1908, No. 10.

— Mécanisme d'action de l'atoxyl dans la syphilis experimentale du lapin. Compt. rend. de la Soc. de Biol. 64, 911. 1908.

Levaditi, Laroche und Yamanouchi, Diagnostic précoce de la Syphilis par la méthode de Wassermann. Compt. rend. de la Soc. de Biol. **64**, 720. 1908.

Levaditi, C., Brimont, E. et Yamanouchi, T., Action du Trypanotoxyl sur les races de surra resistantes à l'atoxyl. Compt. rend. de la Soc. de Biol. **65**, 25. 4. Juli 1908.

Levaditi, C. et Mutermilch, St., Le mécanisme de la création des variétés de trypanosomes résistant aux anticorps. Compt. rend. de la Soc. de Biol. **67**, 49. 1909.

Lévy - Bing, La pommade au calomel peut elle prévenir l'inoculation de la syphilis? Annales des mal. vénér. I Jahrg. 1906. 115.

— Action du mercure sur les Spirochètes en général et sur la pallida en particulier (Bulletin medical 1905, No. 54). Ref. Annales des mal. vénér. 1906, 115. I. Jahrg.

— Le Microorganisme de la Syphilis. (Cap. V. Action du traitement mercuriel sur le tréponème.) Encyclopèdie scientifique. Paris 1907.

Lévy-Bing et Laffont, Syphilis expérimentale. Annales des mal. vénér. 1909, 331.

Lévy - Bing und Lévy, Les injections intrarachidiennes de sels mercuriels. Ann. de mal. vén. 1910, No. 8, p. 561.

Linser, P., Die neueren Fortschritte auf dem Gebiete der Syphilidologie. Monatshefte f. prakt. Dermatol., **50**, 80. 1910.

Lippmann, Th., (Charlottenburg) Mechanismus der Pathogenese bei infektiösen Rückfällen. Ärztl. Sachverst.-Ztg. 1909, Nr. 11.

Little, E. G. G., Fall von Syphilis acquisita bei einem neunjährigen Mädchen. Proceedings of the Royal Society of med. **2**, No. 5. Monatshefte f. prakt. Dermatol. **48**, 517. 1909.

Löffler - Rühs, Die Heilung der experimentellen Nagana (Tsetsekrankheit). Deutsche med. Wochenschr. 1907, Nr. 34.

Löhe, Mitteilung über Affensyphilis. (16. Tierpassage.) Berl. klin. Wochenschr. 1908, 572.

Löventhal, Hugo, Serotherapie d. Febr. recurr. Deutsche med. Wochenschr. 1898.

Luca und Casagrandi, Versuche einer antiluetischen Prophylaxe und Therapie mit mikrobienfreien Filtraten von Syphiliden und mit Hundeserum, das mit solchen Filtraten vorbehandelt worden. (Giorn. ital. delle mal. ven. 1905, Heft 6.) Ref. Monatshefte f. prakt. Dermatol. **42**, 275.

Lucas, Cl., Diskussion über vererbte Syphilis. Deutsche med. Wochenschr. 1908, 360.

— An address on inherited syphilis. The Brit. med. Journ. 1. Febr. 1908. Dermatol. Zeitschr. 1908, 731.

Lukasiewicz, Wlodzimierz, Die Behandlung der Syphilis im Lichte neuerer Untersuchungen. (Pol. Zeitschr. f. Dermatol. u. Venerol. 1907, Nr. 7—9.) Monatsh. f. Pr. Dermatol. 1907, 620.

Maas, Ulceröse Syphilide auf psoriatisch. Plaques. Archiv **93**, 228.

Magian, A. C., Ein Fall von Syphilis ohne Primäraffekt. British med. Journ., 11. Sept. 1909, Nr. 2541.

Maja, Antonio, Les processus d'involution du trypanosome du Surra aprés l'injection d'émétique et d'atoxyl. Soc. de Biolog. 1909, T. 67, No. 27, p. 242.

Maisonneuve, Paul, Experimentation sur la Prophylaxie de la Syphilis. Thèse Paris 1906.

Malherbe, Über einen Versuch mit Serumbehandlung bei Syphilis. (La Syphilis 3. Bd. Heft 6. Juni 1905.) Ref. Monatshefte f. prakt. Dermatol. **41**, 104.

Malinowski, Spirochaeta pallida in tertiärer Syphilis. Poln. Zeitschr. f. Dermatol. u. Syphil. 1907, Nr. 2. Ref. Monatshefte f. prakt. Dermatol. **44**, 433. 1907.

Mannino e Lamanna, Sul ritardo indotto all' evoluzione della sifilide dalla infiammazione suppurativa delle ghiandole linfatiche viciniori al sifiloma iniziale. Giorn. ital. delle mal. ven. 1910, 109.

Mannino, Due novi casi di arboto di sifilide mercé la cura mercuriale intensa e precoce. Giorn. ital. delle mal. ven. 1910, Vol. **51**, Fasc. 1.

Manteufel, Experimentelle Beiträge zur Kenntnis der Recurrensspirochäten und ihrer Immunsera. Arb. a. d. Kaiserl. Gesundheitsamte **27**, 326—363. 1907.

— Studien über die Trypanosomiasis der Ratten, mit Berücksichtigung der Übertragung unter natürlichen Verhältnissen und der Immunität. Arb. a. d. Kaiserl. Gesundheitsamte **33**, 46. 1909.

Mapaglia, A., Le infezioni da tripanosoma negli animali da experimento e le difese naturali degli organismi. Soc. Medico Chirurgica di Modena. 12. Febr. 1909. Berl. klin. Wochenschr. 1909, 2111.

Marchoux et Salimberti, Spirillum gallinarum. Rivista d'igiene 1906.

Mariotti, Ettore, Essais sur l'avortement de la syphilis dans sa période primitive. Annales des mal. vénér. 1910, 321.

Martin, Gustave et Ringenbach, Pénétration de Trypanosoma gambiense á travers les téguments et les muqueuses intactes. Bull. de la Soc. de Path. exot. 1910, T. 3, No. 7, p. 433.

Martini, Untersuchungen über die Tsetsekrankheit zwecks Immunisierung von Haustieren. Zeitschr. f. Hyg. u. Inf. **50**, 1. 1905.

Matzenauer, R., Ausfall der regionären Lymph-drüsenschwellung nach Excision des syphili-tischen Primäraffektes. (Zugleich ein Beitrag zur Frage: „Wann wird die Syphilis kon-stitutionell?") Archiv f. Dermatol. u. Syphilis **52**, 333. 1900.

Mauriac, Syph. primitive et secondaire. Paris 1890.

Mayer, Experimentelle Beiträge zur Trypano-someninfektion. Zeitschr. f. exper. Ther. u. Pathol. 1905, Heft 2.

Meirowsky, E., Über die diagnostische und spezifische Bedeutung der von Pirquetschen Hautreaktion. (Beitrag zur Kenntnis der Tuberkulose der Haut.) Archiv f. Dermatol. **94**, 333. 1909.

Meirowsky und Hartmann, Beeinflussung der Symptome eines hereditär syphilitischen Säug-lings durch das Serum von Patienten, die mit Ehrlichs Arsenobenzol vorbehandelt waren. Med. Klin. 1910, Nr. 40, S. 1572.

Mesnil et Brimont, Compt. rend. de la Soc. de Biol. **64**, 673. 1908.

— Sur les propriétés préventives du sérum des animaux trypanosomiés. Compt. rend. de la Soc. de Biolog. **65**, 77. 11. Juli 1908.

Metschnikoff, Etiologie de la Syphilis (Atoxyl-injektionen zur Preventivbehandlung.) XIV. Internationaler Kongr. f. Hygiene Berlin, **2**, 111.

— Über den Phagocytenkampf beim Rückfall-typhus. Virchows Archiv **109**. 1887.

— Quelques remarques à propos de l'article de M. Gabritschewsky sur la fièvre récurrente. Ann. Past. **10**, 1896.

Metschnikoff et Roux, Etudes expérimentales sur la Syphilis Premier mémoire. Ann. Past. **17**, 809. 1903.

— II. mémoire, ibid. 1904. 1.

— III. mém. ibid. 1904. Nov.

— IV. mém. ibid. 1905. Nov.

Metschnikoff, La syphilis expérimentale. Rap-port offic. Congrès Lissabon 1906.

— Über Syphilisprophylaxe. Med. Klin. 1906, 371.

— Sur la préservation de la syphilis. Société française Prophylaxie 1906, 30.

— L'immunité dans les maladies infectieuses. Paris 1909.

— Arch. génér. de médic. 1905, 1623.

Mibelli, V., Periodo terziario della sifilide. (Giorn. ital. delle mal. ven. 1907, 393.

— Di un caso di gomme cutanee sifilitiche sviluppatęsi dove erano state praticate da tempo iniezioni di calomelano. Giorn. ital. delle mal. ven. 1909, 293.

Michaelis, Umstimmung des Syphilisgiftes. Compend. v. d. Lehre der Syph. Wien 1859.

Milhit, Experimentelle Leber-Syphilis. Sem. méd. No. 39. Deutsche med. Wochenschr. 1907, Nr. 43.

Milian, G., Quand faut-il commencer le traite-ment de la syphilis? (Journ. des Prat. 1909, No. 10.) Annales des mal. vénér. 1909, 457.

Mireur, Essais sur l'hérédité de la Syphilis. Thèse de Paris 1867. Annales de Derm. et de Syph. 1876/77, 424.

Möller, Zur Frage der Kontagiosität der Lues. (Hygiea 1908, Heft 1.) Münch. med. Wochen-schr. 1908, 1356.

Moncorvo, O microbio da syphilis. Soc. de med. e. cir. Rio de Janeiro, 17 oct. 1905.

Moore, B., Nierenstein, N. and Todd, J. L., Notes on the Effects of Therapeutic Agents on Trypanosomes in respect to (a) acquired resistance of the parasite to the Drug, and (b) changes in virulence of the strains after escape from the drug. (Ann. of Trop. Med. and Parasitology, 3. Februar 1908.) Folia Sero-logica **1**, 319. 1908.

Moskalew, Über den Einfluß der elterlichen Syphilis auf die Ansteckungsfähigkeit der Nachkommenschaft. Zwei Fälle von Erb-syphilis. (Journ. russe de mal. cut. 1908.) Archiv f. Dermatol. **97**, 438. 1909.

Mouchet, Albert et Nicolaïdi, Jean, Cellulite gommeuse pelvienne simulant une tumeur maligne et récidivée sur un sujet hérédo-syphilitique de quaranté ans; guérison par le traitement mercuriel. (Soc. de Méd. de Paris, 17. Febr. 1909.) Annales des mal. vénér. 1909, 380.

Mracek, Infektiosität der tertiären Syphilis. Internat. klin. Rundsch. 1887, 23.

— Über Reinfect. syphilitic. Wiener klin. Rundsch. 1896, 2, 3, 4.

Mucha, Syph. und Reizg. Wiener klin. Wochen-schr. 1909, 111.

Müller, J., Kryptogame Syphilis. Dermatol. Zeitschr. **5**, 213. 1898.

Müller, Oskar, Über einen Fall von außer-gewöhnlich frühzeitigem Auftreten von Haut-gummata. Deutsche med. Wochenschr. 1909, 1230.

Mulzer, Mitteilung von Befunden über experi-mentelle Syphilis. Dermatol. Zeitschr. **16**, 814. 1909.

Murero, G., Spirochète, mercure et iodure; recherches expérimentales et déductions. (Giorn. ital. delle mal. ven. 1907, 648.)

Nagelschmidt, Franz, Über Immunität bei Syphilis nebst Bemerkungen über Diagnostik und Serotherapie der Syphilis. Berlin 1904. (A. Hirschwald.)

Natton - Larrier et Bergeron, La Presse med. Jan. 1906. S. 19.

Neisser, A., Was wissen wir von einer Serumtherapie bei Syphilis und was haben wir von ihr zu erhoffen? Festschrift für F. J. Pick, Bd. II. Archiv f. Dermatol. 1898, Bd. 44.

— Allgem. Pathol. der Syphilis. Ziemssens Pathol. u. Ther. XIV. 1, 681. (La Syphilis bactérienne, traduit et annoté par P. Diday et A. Doyon. Annales de Derm. et de Syph. 1884, 607.

— Wie ist das Zustandekommen der tertiären Erscheinungen zu deuten? Archiv f. Dermatol. **44**, 498. 1898. Anm. 14.

— Meine Versuche zur Übertragung der Syphilis auf Affen. Deutsche med. Wochenschr. 1904, Nr. 38 u. 39.

Neisser und G. Baermann, II. Mitteil. ibidem. 1905, 19.

Neisser, Baermann und Halberstädter, III. Mitteil. ibidem. 1906, 1—3.

Neisser, Siebert und Schucht, IV. Mitteil. ibidem. 1906, 13.

Neisser, A., Die experimentelle Syphilisforschung Berlin. 1906.

— Atoxyl bei Syphilis und Framboesie. Deutsche med. Wochenschr. 1907, Nr. 43.

— Über die Verwendung des Arsacetins (Ehrlich) bei der Syphilisbehandlung. Deutsche med. Wochenschr. 1908, Nr. 35.

— Ein Beitrag zur Lehre von der Kaninchensyphilis. Dermatol. Zeitschr. 1908, Heft 2.

— Asurol, ein neues Quecksilbersalz zur Syphilisbehandlung. Therap. Monatshefte, Dezember 1909.

Neumann, Isidor, Reizung und Syphilis. Allgem. Wiener med. Zeitung 27, 28, 29. 1885.

— Über die verschiedenen Reproduktionsherde des syphilitischen Virus. Wiener med. Wochenschr. 1887, Nr. 8 u. 9.

Neumann und Cehak, Wiener med. Blätter 1890, 23—25.

Neumann, Syphilisimpfung. Zitiert bei: Die Vererbung der Syphilis von Alfred Fournier. Deutsch von E. Finger, b. Franz Deuticke, Wien 1892.

— Multipl. Sklerose. an Lippe, Kinn, Wange und viertem Finger. Verhandl. d. Wiener Dermatol. Gesellsch. vom 6. März 1901. Archiv f. Dermatol. **57**, 447. 1901.

— Syphilis-Rezidiv, auf der Basis von Residuen unter Einwirkung gewisser Reize. (Traumen.) Deutsche med. Wochenschr. 1902, Lit. B. 182.

— Dauer der Kontagiosität der Syphilisprodukte. Kontagiosität der tertiären Syphilis. Wiener med. Presse 1899, Nr. 1. Ref. Monatshefte f. prakt. Dermatol. **30**, 498. 1900.

Neumann, Die Ätiologie des Syphilisrezidivs. Wiener klin.-therapeut. Wochenschr. 1906, 22, 23.

Neven, Otto, Über die Wirkungsweise der Arzneimittel bei Trypanosomiasis. Inaug.-Diss. Bern. Gießen 1909.

Nicolas, Favre und André, Lyon méd. 1905. Okt.

Nicolas, J. und Moutot, H., Chancres extragénitaux multiples et successifs (Deux Chancres de la Langue; un Chancre de la Voute Palatine; un Chancre du dos de la Main; un Chancre de la Lévre inférieure.) Annales des mal. vénér. **3**, 189. 1909.

Nicolas, J., Favre et Gaucher, Intradermoréaction et cutiréaction avec la syphiline chez les syphilitiques. Compt. rend. de la Soc. de Biol. **68**, 257. 1910.

Nielsen, Ludw., Annuläres Syphilid im Rande der Narbe nach der Induration. Monatshefte f. prakt. Dermatol. 1908, 225.

— Papulo-erosive Syphilide in Mund und Schlund mit Nachweisung von Spirochaete pallida ungefähr 9 Jahre nach der Infektion. Monatshefte f. prakt. Dermatol. **48**, 53. 1909.

Nierenstein, M., Comparative chemo-therapeutical study of atoxyl and trypanocides. Part. I. Ann. of trop. Med. a Parasit. t. II. 3 juillet 1908, 249—255.

Nobl, Excision und sofort. Allgem.-Beh. Archiv **99**, 434.

— Cuti-Reaktion mit wässer. u. alkohol. Extr. Archiv **99**, 427.

— Zur Frage der Superinfektion. Archiv **99**, 427. (XVI. internat. Kongr. Budapest.)

— Syphilis malign. praecox; wenig Spiroch. Wiener klin. Wochenschr. 1907, 711.

Nocht und Werner, H., Beobachtungen über relative Chininresistenz bei Malaria aus Brasilien. Deutsche med. Wochenschr. 1910, Nr. 34, S. 1557.

Noeggerath und Staehelin, Spirochaeta pallida im Blut Syphilitischer. Münch. med. Wochenschr. 1905, 31.

Nonne, Anatomischer Befund bei Erblindung nach Atoxylbehandlung. Deutsche med. Wochenschr. 1908, 1291.

Nordin, La syphilis du singe. Rev. d'androl. et de gynéc. 15. sept. 1903, p. 273.

v. Notthafft, Zur externen Atoxylbehandlung. X. Kongr. d. D. Dermatol. Ges. Frankfurt 1908, 404.

— Beiträge zur Kenntnis der Atoxylwirkung bei Syphilis, besonders bei ausschließlich lokaler Applikation. Deutsche med. Wochenschr. 1909, 248.

Nuttall, George H. F., Spirochaetosis in men and animals. (The journ. of Trop. veterinary Science **4**, 21. 1909.) Archiv f. Schiffs- u. Tropenhygiene **14**, 485. 1910.

Ogilvie, Ausnahmen des Collesschen Gesetzes. Brit. med. Journ. 1, II, 1896, p. 272. Ref. Unnas Monatshefte **24**. 1897.

— Congenital immunity and the socalled Law of Profeta. Journ. Brit. Derm. 1899. Febr. März.

Oppenheim und Sachs, Wiener klin. Wochenschr. 1905, Nr. 45.

Oppenheim, Ein Fall von papul. Syphilisrezidiven an der Stirne, kreisförmig um eine Gummanarbe angeordnet. Wiener klin. Wochenschr. 1909, 1249.

— Zum „Nil nocere" in der Neurologie. Berl. klin. Wochenschr. 1910, 198.

Oppenheim, M., Über Quecksilberfestigkeit der Syphilisspirochäten nebst Bemerkungen zur Therapie mit „Ehrlich-Hata 606". Wiener klin. Wochenschr. 1910, Nr. 37, S. 1307.

Ottolenghi, D., Über eine besondere Methode zur Untersuchung des präventiven und kurativen Wertes der Medikamente bei den Trypanosomiasen. Berl. klin. Wochenschr. 1909, Nr. 5, S. 209.

Paderstein, Augenerkrankungen (Opticusatrophie) durch Atoxyl (und Arsacetin). Berl. klin. Wochenschr. 1909, 1023.

Papagaey, Über Multiplizität des syphilitischen Schankers. Statistik des Hospital Ricord (früher Midi). Thèse de Paris 1904, No. 402.) Ref. Monatshefte f. prakt. Dermatol. **42**, 54.

Papée, J., Frühluetische Schleimhauterscheinungen 10 resp. 13 Jahre nach der Infektion. (Lwowski tygod. lek. 1909, No. 15.) Archiv f. Dermatol. **97**, 439. 1909.

Pasini, Infektiosität der physiol. Sekrete bei hereditärer Syphilis. Archiv **92**, 236.

— Presenza d. Sp. pall. in una macula atroficopigmentaria residua di una papula sifilit. Giorn. ital. delle mal. ven. **5**, 1906.

Pawloff, P. A., Un cas de chancres indurés successifs, géants et multiples du ventre. Annales des mal. vénér. 1909, 881.

Pernet, George, Congenital syphilis. (The British med. Journ. of childr. dis. Febr. 1908.) Dermatol. Zeitschr. 1908, 731.

Perrin, Léon, Bénignité de la syphilis chez un certain nombre de descendants de syphilitiques. Internat. Dermatol.-Kongreß Berlin 1904.

v. Petersen, Erfolgreiche Übertragung der Syphilis auf Affen. Petersb. med. Wochenschr. 1906, Nr. 19.

Petit, H., De la Syphilis dans ses rapports avec de traumatisme. (In Verneuil, Mémoires de chir. **5**, 497, Paris 1888.)

Petrini, Comment devons-nous traiter aujourd' hui la syphilis? (Avec deux observations de syphilides ulcéro-gommeuses du nez.) Annales des mal. vénér. 1908, 664.

Peyri, J., Atoxylbehandlung der Syphilis. Revist. de medic. y cir. 1910, No. 8.

Piffard, Henry G., Die spezifische Wirkung des Quecksilbers bei Syphilis. (New York med. Journ. 6. Juni 1908.)

Pini, G., Del contagio della sperma sifilitico. Giorn. ital. delle mal. ven. **50**, 69. 1909.

Pinkus, Felix, Syphilitische Infektion durch Trinkgefäße und andere Gebrauchsgegenstände. Med. Klin. 1909, 679.

v. Pirquet, Allergie. Ergebnisse der Inneren Medizin u. Kinderheilkunde 5. Bd., p. 460 u. f.

v. Pirquet und Schick, Münch. med. Wochenschr. 1906, 66. Wiener klin. Wochenschr. 1906, 28.

Plimmer, H. G. und Thomson, J. D., Weitere Ergebnisse von Versuchen, Trypanosomiasis bei Ratten zu behandeln. Centralbl. f. Bakt. 1908, 362. (Ref.)

Ploeger, Atoxyl local b. Ulc. der Syph. malign. Münch. med. Wochenschr. 1908, 593.

Polland, R., Ein Fall von Reinfektion (Superinfektion?) bei Syphilis. Wiener klin. Wochenschr. 1908, 1705.

— Über den Standpunkt der Forschung der Immunität und Serodiagnostik der Lues. Wiener klin. Wochenschr. 1909, 1018.

Pollio, G. et Fontana, A., Reperto delle Spirochete di Schaudinn nell' acne sifilitica del capillizio. Gaz. d'Osped. Milano, 10 sept. 1905, No. 109, p. 1143.

Post, A., Length of the primary incubation stage of Syph. Journ. of cut. and ven. diseas. **24**, 362. 1906.

Preis, Karl, Ein Fall zufällig entstandener syphilitischer Superinfektion. (Gyógyascat. 1910, No. 2.) Dermatol. Zeitschr. **17**, 532. 1910.

Priklonski, Auftreten einer Sklerose und eines papulo-pustulösen Syphilids bei einem Kranken mit schon viele Jahre bestehendem Ulcus gummosum des Fußes. (Russ. Zeitschr. f. Haut- u. ven. Krankh. 1909, Bd. 18. Aug.) Monatshefte f. prakt. Dermatol. **49**, 463. 1909.

Profeta, Giuseppe, Trattato practico delle Malattie veneree. (Palermo b. Fratelli Vena 1888, 980.)

— Malattie veneree. Palermo 1889.

Proksch, J. K., Die venerischen Erkrankungen und deren Übertragbarkeit bei einigen warmblütigen Tieren. Archiv f. Dermatol. u. Syphilis 1883, 309.

Queyrat, siehe Levaditis Buch S. 85. Liter.
— Deux chancres syphilitiques. Annales de Derm. et de Syph. 1904, 57.
— Once chancres syphilitiques apparus successivement dans le laps d'un mois. Date de l'immunisation contre la syphilis (Bulletin de la Société médicale des hospitaux de Paris 1904, 905). Ref. Annales de Derm. et de Syph. 1905, 726.
— Auto-inoculation de chancre syphilitique. Annales de Derm. et de Syph. 1906, 147. (Diskussion.)

Queyrat et Feuille, Recherche du Spirochète de Schaudinn dans plusieurs cas de paralysie generale. Soc. hôpit. 30. März 1906. La Syphilis 1906, 534.

Queyrat et Pinard, Résultat de l'inoculation, des produits syphilitiques primaires aux sujets atteints d'accidents tertiaires. (Bull. de la Soc. franc. de Derm. et de Syph. 20, 156. 1909.)

Rabinowitsch und Kempner, Beitrag zur Kenntnis der Blutparasiten, speziell der Rattentrypanosomen. Zeitschr. f. Hyg. u. Inf. 30, 251. 1899.

Rabinowitsch, Marcus, Über die Spirochaete pallida und Spirillum Obermeieri, ihre intracelluläre Lagerung und deren Bedeutung. Virchows Archiv 1909, 198.

Radaeli, Ricerche sulla Spirocheta pallida della sifilide acquisita ed creditaria. Giorn. ital. delle mal. ven. 1906, 151.

Raubitschek, Über einen Fund von Spirochaeta pallida im kreisenden Blut. Wiener klin. Wochenschr. 1905, Nr. 28.

Ravaut und Ponselle, Spirochaeta pallida im Blut Syphilitischer. Gaz. d. hôpit. 1906, No. 86.

Ravogli, A., The relation of the character of the syphilitic initial lesion to the secondary constitutional Period. Journ. of the Amer. med. assoc. 51, 2031—2034. 1908.

Ravogli, Breakey, Einfluß der Spirochätenforschung auf die Syphilidologie. Journ. of Amer. Assoc. No. 24. 1908.

Reckzeh, P., Spirochät.-Befund. Diskuss.-Bem. in der Sitzung der Berl. med. Ges. 24. Mai 1905. Berl. klin. Wochenschr. 1905, Nr. 23.

Reder, Pathol. u. Ther. der vener. Krankh. Wien 1868.

Reibmayer, Die Immunisierung der Familien bei erblichen Krankheiten: Tuberkulose, Lues, Geistesstörung. 1899. Fr. Deuticke.

Reinfektion.
Abeille, Réinoculation syphilitique chez un ancien syphilitique. (Rev. clin. d'androlog. et de gyn. 15. Sept. 1900.) Annales des mal. venér. 1909, 853.

Reinfektion.
Arning, Med. Klin. 1910, 487.
Barthélemy, Annal. 1899, 637.
Brew, J., Med. Record, 27. Juli 1907. Annales des mal. venér. 1908, 299.
Burgsdorf, W. Th., Ein Fall von syphilitischer Reinfektion mit Nachweis von Spirochäten (Schaudinn). (Klin.-therap. Wochenschr. 1908, Nr. 22.) Monatshefte f. prakt. Dermatol. 47, 480. 1908.
Dardenne, Henri, Ein Fall von syphilitischer Reinfektion nach 9 Jahren, mit einigen Bemerkungen über syphilitische Immunität. (The Lancet 4493, 9. Okt. 1909.) Berl. klin. Wochenschr. 1909, 2032.
Fouquet et Brin, De la syphilis acquise chez les hérédo-syphilitiques. (Journ. de méd. intern. 30. Sept. 1909, No. 27, p. 271.) Annales des mal. vénér. 1909, 933.
Gaucher, Syphilis acquise chez une hérédosyphilitique. La Syphilis 1906, 334.
Jadassohn, Reinfektion. Bern. Kongr. 1906, pag. 310.
Krafft - Ebing, Syphilis-Impfung bei Paralyt. (Nonne, Syphilis und Nervensystem. Berlin, S. Karger, p. 218.)
Kreibich, Wiener klin. Wochenschr. 1907, 586.
Laurent, Reinoculatio syph. Monatshefte f. prakt. Dermatol. 33, 549. 1901.
Mendel, F., Keratit. diff. e lues acquisit. Geheilt, von neuem Lues akquiriert. Deutsche med. Wochenschr. 1901, 55. Lit. B.
Moskalew, 2 Fälle von Lues hereditaria (binaria). (Russ. Journ. f. Haut- und Geschlechtskrankh. 1908, Heft 6, 7 u. 8.) Dermatol. Centralbl. 12. Jahrg., p. 95.
Oppenheim, M., Ein Fall von eigentümlicher Syphilisrezidive mit Neuanschwellung des Primäraffektes und der dazugehörigen Lymphdrüsen. Wiener klin. Wochenschr. 1908, 701.
Owings, Journ. 1898. Juli. S. 329.
Pawlow (Med. Obosrenje 70, No. 19. 1908). Dermatol. Zeitschr. 16, 324. 1909.
Renault, Alex, Accidents secondaires prolongés ou réinfection syphilitique. Bull. de Dermatol. 1908, 222.
Römer, P., Spezifische Überempfindlichkeit und Tuberkuloseimmunität. (Beiträge z. Klinik d. Tuberk. u. spezif. Tuberkulose-Forsch. 11, Heft 2.) Münch. med. Wochenschr. 1909, Nr. 2, S. 87.
Scholtz und Doebel, Archiv f. Dermatol. 92, 381. 1908.
Swinburne, G. K., A case of syphilitic reinfection; cases of syphilis insontium. Journ. of cut. diseases. Oct. 1907, p. 468.

Reinfektion.

Ustinow, Reinfect. Syph. Mon. **30**, 570.

Willson, Syphilis with Late or Absent Secondary Eruption. Archiv f. Dermatol. u. Syphilis **78**, 150. 1906.

Reinke, Demonstration von Spirochäten nach Behandlung mit dem Ehrlich-Hataschen Mittel. Berl. klin. Wochenschr. 1910, Nr. 35, S. 1644.

Reiss, W., Über die Haltbarkeit des Begriffs „primäre Syphilis" als rein lokale Affektion. Archiv f. Dermatol. u. Syphilis **58**, 69.

Renault, Traitem. de la Syph. à la période secondaire. Annales des mal. vénér. 1910, 510: modifications leucocytaires d'après les méthodes de mercurialisation employées.

Ribollet, Sur un cas d'abortion de la syphilis par le traitement intensif. (Soc. des méd. pratic. de Lyon. Séance du 8. Nov. 1907.) Annales des mal. vénér. 1908, 377.

Richards and Hunt, A note on the occurrence for a spirillum in the blood of patients suffering from secondary syphilis (Lancet 1905, **2**, 963), ref. Centralbl. f. Bakt. **38**, 133. Sp. im Blut aus Efflorescenzen.

— Lancet, Sept. 1905. März 1906, p. 667 u. 1650.

Richter, Paul, Abgeschwächte Syphilis-Infektion. Dermatol. Zeitschr. **13**, 383.

Ricords Briefe über Syphilis. Deutsch v. Dr. C. Liman. Berlin 1851.

Ricord, Recherches sur le chancre. Rédig. et publ. par Fournier. Paris 1858. 2. Aufl. 1860.

Rietschel, Hans, Über den Infektionsmodus bei der kongenitalen Syphilis. Med. Klin. 1909, Nr. 18.

Risel, H., Blutbefunde bei jungen hereditär-luetischen Säuglingen. Deutsche med. Wochenschr. 1908, 1789.

Risso e Cipollina, I nostri resultati nelle sieroterapia della sifilide. (Rif. med. 1904, No. 48.) Ref. Centralbl. f. Bakt. **37**, 293. Ref. (Serum von mit Syphilis vorbehandelten Hunden.)

Rochon, Die Virulenz des Sperma bei der sekundären Lues. (La Méd. moderne 1896, No. 30. Ref. Monatsberichte u. d. Ges. Leist. a. d. Geb. d. Krankh. des Harn- u. Sexualapparats II. Bd.)

Roehl, W., Paraminophenylarsenoxyd contra Trypanotoxyl. Zeitschr. f. Immunitätsforsch. (Orig.) 1. Teil, Heft 4, **2**, 496.

Römer, Intraoculare Protozoeninfektion am Auge. Vortrag auf der 33. Versammlung der Deutschen ophthalmol. Gesellschaft, Heidelberg 1906. Ref. Centralbl. f. Bakt. **39**, 203. 1907. Referate.

Rollet, Traité des maladies vénériennes p. 556.

— Dictionn. des scienc. méd. **15**, 288.

Rona, Der diagnostische Wert der Spirochaeta pallida. Wiener med. Presse 1907, 34.

— Abortivbehandlung der Syphilis durch Excision der Sklerosen. (Orvosi Hetilap. 1908, No. 52.) Monatshefte f. prakt. Dermatol. 48, 337. 1909.

— Über Reinokulation und Superinfektion. Arch. f. Dermatol. **99**, 426. 1910. (Internat. XVI. Kongr. Budapest.)

Roscher, Untersuchungen über das Vorkommen von Spirochaete pallida bei Syphilis. Berl. klin. Wochenschr. 1905, Nr. 44/46.

Rosenberger, Amer. Journ. of Med. Sciences **131**, 143. 1906.

Rosmarin, Heinrich, Einige Bemerkungen über die hereditäre Immunität gegen Syphilis und über das sog. Profetasche Gesetz. Tygodnik lekarski 1906, No. 27. Ref. Monatshefte f. prakt. Dermatol. **44**, 206. 1907.

Rostaine, Les hérédo-syphilitiques prennent-ils la syphilis? (Annales d. mal. vénér. 1907. Jan. No. 1.)

Roth, Alfred, Syphilis und Trauma. (Budap. Orvosi ujsag 1909, No. 41.) Archiv f. Dermatol. **102**, 450. 1910.

Rouget, Contribution à l'étude du Trypanosome des mammifères. Ann. de l'Inst. Past. **10**, 716. 1896.

— Trypanosome de la Dourine, son inoculation aux souris et aux rats. Compt. rend. de la Soc. de Biol. **1**, 744. 1904.

Ruete, Ein Fall von Sehnervenerkrankung nach Arsacetininjektionen. Münch. med. Wochenschr. 1909, 718.

Sabaréanu, Chancres syphilitiques successifs. (Thèse de Paris 1905.) Ref. Centralbl. für die Grenzgebiete der Medizin u. Chirurgie **9**, 127. 1906.

Sack, Die abortive Frühbehandlung der Syphilis. (Wratschebnaja Gaseta 1909, No. 10, p. 323.) Dermatol. Zeitschr. **16**, 670. 1909.

Saling, Theodor, Zur Kritik der Spirochaete pallida Schaud. Centralbl. f. Bakt. I. Abt., Bd. 41, Heft 7, 8; 42, 1, 2. Orig.

Salmon, Paul, Recherches expérimentales sur l'inoculabilité de la gomme syphilitique. La Syphilis **2**, 404. 1904.

— Immunität der tert. Syphilitischen gegen Reinokulationen. Compt. rend. de la Soc. de Biol. **62**, 254. 1907.

— L'acétylanilarsinate de sodium dans la syphilis. Compt. rend. de la Soc. de Biol. 1908, 327.

— Influence du temps sur la resistance du virus syphilitique. Compt. rend. de la soc. de Biol. 1904, No. 29.

Sandman, E., Impfung mit Resten von syphilitischen Efflorescenzen. Vorläufige Mitteilung. Dermatol. Zeitschr. 1908, 289.

Sanguineti, G., Sifilide gommosa nel marito; sifilide condilomatosa nella moglie. Dermatol. Zeitschr. 7, 252. 1900.

Sarrhos, La syphilis primitive. Thèse de Paris 1853.

Schade, H., Von der Katalyse in ihren Beziehungen zur Medizin. Med. Klin. 1908, 16.

Schainfeld, Syphilisgift und experim. S. Thèse Montpellier 1905, 47.

Schalek, Practical value of modern conceptions of syphilis. (Journ. of the Am. med. Ass. 1908, Vol. 50, No. 18.) Centralbl. f. Bakt. 1908, 279. (Ref.).

Schaudinn, Zur Kenntnis der Spirochaete pallida bei Affen. Arb. aus d. Kaiserl. Gesundheitsamte 26, 1.

Scherber, G., Durch Syphilisimpfung erzeugte Keratitis parenchymatosa bei Kaninchen. Wiener klin. Wochenschr. 1906, Nr. 24.

Scherber, Die Präventivbehandlung bei Syphilis. D. D. G. 1908, S. 232. 10. Kongr. Frankfurt. (Ausführl. Literatur.)

Schereschewsky, J., Experimentelle Beiträge zum Studium der Syphilis. Centralbl. f. Bakt. 47, 41. 1908. (Orig.).

Scheuer, Oskar, Die Abortivbehandlung der Syphilis. (Gutes Übersichtsreferat.) Med. Klin. 1909, 896.

— Die Syphilis der Unschuldigen. Berlin 1910. Urban & Schwarzenberg.

— Ein Fall von „Syphilis insontium", zugleich ein Beitrag zur Lebensdauer der Spirochaeta pallida. Deutsche med. Wochenschr. 1910, 458.

Schilling, Versuche zur Immunisierung gegen Tsetsekrankheit. Deutsch. Kolonialbl. 1905, 385. Heft 12.

— Bericht über die Surrakrankheit der Pferde. Centralbl. f. Bakt. 30, 545. 1901.

— Immunisierung von Rindern gegen die Surrakrankheit. Deutsch. Kolonialbl. 1902, 315.

— Chemotherapeutische Versuche bei Trypanosomeninfektionen. Archiv f. Schiffs- u. Tropenhygiene 13, 1. 1909.

— Die Ehrlichsche Chemotherapie der Protozoenkrankheiten. Therap. Monatshefte 1909, 649.

Schilling, Claus und Jaffé, Jos., Weitere chemotherapeutische Versuche bei Trypanosomenkrankheiten. Archiv f. Schiffs- u. Tropenhygiene 13, 525. 1909.

Schlecht, Heinrich, Über einen tödlich verlaufenen Fall von Atoxylvergiftung. Münch. med. Wochenschr. 1909, 972.

Schmorl, Mitteilung zur Spirochätenfrage. Gesellsch. f. Natur- u. Heilkunde zu Dresden. V. Sitzung vom 3. Nov. 1906. Münch. med. Wochenschr. 1907, 189.

Schoeller, W. und Schrauth, W., Zur Synthese des Asurol. Therap. Monatshefte, Dezember 1909.

Scholek, Moderne Auffassung der Syphilis. Journ. of Amer. Assoc. No. 18. 1908.

Scholtz, Die Bedeutung des Spirochätennachweises für die ärztliche Praxis. Berl. klin. Wochenschr. 1909, 2169.

— Über die Bedeutung des Spirochätennachweises für die klinische Diagnose der Syphilis. Deutsche med. Wochenschr. 1910, 215.

— Über „606". Königsberg. Naturf. Ver. Münch. med. Wochenschr. 1910, 2163.

Schriede, Ärztl. Verein Marburg. Juli 1905. (Zitiert bei Levaditi S. 261.)

Schröder, P., Über eine Hinterstrang- und Sehnervenerkrankung beim Affen. Archiv f. Psych. 44, Heft 1.

— Hinterstrang- und Opticuserkrankung bei einem Affen. Zeitschr. f. Psych. Bd. 64.

— Herzgumma nach Unfall. Berl. klin. Wochenschr. 1909, 1141.

Schtscherbakow, Ein Fall von chronischer Syphilis. (Russ. Zeitschr. f. Haut- u. ven. Krankh. 1910. Bd. 19. Febr.) Monatshefte f. prakt. Dermatol. 50, 505. 1910.

Schütte, P., Phagocytin als Ersatz für Quecksilber in der Luestherapie. Monatsschr. f. Harnkrankh. u. sex. Hyg. 1908, 53.

Schulze, Walter, Impfungen mit Luesmaterial an Kaninchenaugen. Klin. Monatsbl. f. Augenheilkunde 1905.

— Die Silberspirochäte. Berl. klin. Wochenschr. 1906, Nr. 37.

— Das Verhalten des Cytorrhyctes luis (Siegel) in der mit Syphilis geimpften Kanincheniris. Beitr. zur pathol. Anatomie und zur allg. Pathol. 39. 1906.

Selenef, Über die durch Gonorrhoe hervorgerufenen Veränderungen der Samenfäden und Anwesenheit von Gonokokken in denselben. (Russ. Journ. f. Haut- u. Geschlechtskr. Heft 11 und 12. 1910.) Dermatol. Centralbl. 13. Jahrg., Nr. 8, S. 256.

— Lang andauernde Erscheinungen der kondylomatösen Syphilis. Dermatol. Zeitschr. 1902, 265.

— Zwei Fälle von Re-, Superinfektion bei Syphilis. (Russ. Zeitschr. f. Haut- u. vener. Krankh. 19. Bd. Jan. 1910.) Monatshefte f. prakt. Dermatol. 50, 358. 1910.

— Die syphilitische Superinfektion. (Russ. Zeitschr. f. Haut- u. vener. Krankh. 1909. Bd. 18. Okt.) Monatshefte f. prakt. Dermatol. 50, 77. 1910.

Sellei, J., Die Syphilis maligna im Lichte der Immunitätslehre. Gyogyaszat. 1907, No. 12. Ref. Monatshefte f. prakt. Dermatol. **45**, Heft 5. 1907.

Serum-Therapie.

Appel und Paulsen, Über die Wirkung von Paulsens Syphilisheilserum. Deutsche med. Presse 1904, 5. Ref. Dermatol. Centralbl. 1904, 215.

Behandelten Pferde und Ziegen mit den von ihnen gezüchteten Pseudodiphtheriebacillen, die sie für die Erreger der Syphilis hielten, vor und erzielten mit dem Serum eklatante Heilerfolge.

Barbiani, Alcuni nuovi tentati di Seroterapia della sifilide. Bologna 1898. Ref. Centralbl. f. inn. Med. **21**, 151.

Bosc, Essai de sérotherap. antisyph. Journ. d. biol. 1905. 7 janv. Ref. Monatshefte f. Dermat. **41**, 104. 1905.

Behandelte Hammel mit Luesblut. Das Serum schwächte Roseolaeruptionen ab und verhütete Rezidive. Die Injektionen lösten Fieber aus.

Bossi, Di un nuovo metodo di sieroterapia della sifilide. Gazz. degli Osped. 1905, No. 25. Ref. Centralbl. f. Bakt. **39**, 154. Ref.

Benutzt das Blutserum „immuner" Collesscher Wöchnerinnen zur Behandlung.

Butte, Behandl. der Syph. mit subcut. Einspritz. von Lymphdrüsendekokten. Ann. d. thérap. derm. et syph. 1901, Heft 9 u. 10. Ref. Monatshefte f. Dermatol. 1901, 230.

Behandelt mit Lymphdrüsenextrakten von normalen Kühen, da er in den Lymphdrüsen Heilstoffe gegen Syphilis vermutet.

Charmeil, Serumbeh. der Syph. Brit. med. Journ. 1898. Ref. Monatshefte f. Dermatol. **29**, 591.

Behandelt mit normalem Serum junger Rinder. Jedesmal entsteht hohes Fieber und Besserung der Symptome. Charmeil schreibt die curative Wirkung mehr dem Fieber zu. Pferdeserum erwies sich wirkungslos.

Cheron, Traitement de la syph. par des injections intramusc. de sérum artificiel bichloruré à doses intensives et éloignées. Rev. des pract. 1898. 15. Sept.

Engel, Serumbeh. d. Syph. Berl. klin. Wochenschr. 1906, Nr. 42.

„Immunisierte" Kaninchen mit Blutserum von Syphilitikern. Das Kaninchenserum erzeugte bei Luetikern Fieber und intensive Reizung der syph. Symptome. Es beugt ferner Rezidiven vor.

Serum-Therapie.

Fouquet, Des essais de bactériologie et de serothérapie dans les syphilis. Gaz. d. hôp. 1903, No. 117. Referat.

Franceschini, Serumtherap. der Syph. Corriere sanitaria 1898. Ref. Dermatol. Zeitschr. **5**, 573.

Überblick über die bisherigen Versuche und die Gründe ihrer Mißerfolge.

Giovanni, Sieroterap. della sifilide. Giorn. ital. delle mal. ven. XXXII.

Hallopeau, Sur le sérum de Quéry et son emploi dans le traitement de la syph. Soc. de biol. 1907, 722, Nr. 38.

Joos, Les essais de sérotherap. de la syph. Journ. méd. de Bruxelles 1898.

Lesbe, Sérotherap. de la syph. La syphilis 1906, 553.

Leven, Nicht-Infektiosität der Milch bei frischer Lues oder Immunisierung durch dieselbe? Dermatol. Centralbl. 1902, 98.

Levy, Inject. d. sér. artific. bichloruré. Rev. int. de med. et chir. 1898. 25. Juli.

Lichatscheff, Syphilis behandelt nach Moore. Monatsh. f. prakt. Dermat. 1902, 130.

Behandelte einen Patienten mit Blasenflüssigkeit, die er durch Cantharidenpflaster von einem tertiären Luetiker erhalten hatte. Kein Erfolg.

de Lisle, Just., Beitrag zur Serumtherap. der Syph. La syph. 1905. Bd. III. Ref. Monatshefte f. prakt. Dermatol. **40**, 483.

Bericht über die Serumtherapie amerikanischer Ärzte. Er selbst hatte keine Erfolge.

Maillane, Vignier de. Études sur un sérum antisyph. Echo méd. des Cévennes 1904.

— Observations sur l'emploi etc. Echo méd. des Cévennes 1905.

Benutzt normales Schweineserum, weil das Schwein eine natürliche Immunität gegen Syphilis besitzt (!) und erzielt wunderbare Heilerfolge.

Malherbe, Über einen Versuch mit Serumbehandlung bei Syphilis. La syph. 1905. Bd. III. Ref. Monatshefte f. prakt. Dermatol. **41**, 104. 1905.

Versuche mit dem Rouxschen Serum bei 8 Kranken. Erfolg negativ.

Marpmann (Institut in Leipzig), Serumpräparat gegen Syphilis.

Behandlung von Tieren teils mit Blut, teils mit syphilitischen Produkten. Das Serum wird hinterher mit Quecksilberalbuminat gemischt (!). Serum A. wird innerlich (!) zu 5—10 Tropfen genommen oder auch injiziert. Serum B. wird aufgepinselt! — Wunderbare Erfolge (!!).

Serum-Therapie.

Mauranye, Luestherap. mit artifiz. Serum. Bull. gén. de Therap. 1899. 15. Jan.

Moore, Behandlung der Syphilis mit spezif. Serum. Dermatol. Zeitschr. 1901, 116.

Benutzt die Ammionflüssigkeit Collesscher Mütter, „die in Berührung mit der Mutter und dem Foetus steht und diejenigen Produkte enthalten muß, welche eine Impfung erzeugen und syphilisieren“.

Neviorovsky, Ser. antisyph. Journ. mal. cut. 1899, 781.

Benutzt das Blutserum von tertiären Luetikern therap. Besserung der Erschein.

Paulsen, Sitz. der biol. Abt. d. ärztl. V. Hamburg 1902. Ref. Münch. med. Wochenschr. 1902, 9. Vgl. Appel und Paulsen.

Piccardi, Vers. d. Serotherap. bei Lues. Giorn. ital. della mal. ven. 1901, Heft 1. Ref. Monatshefte f. prakt. Dermatol. 1901, 137.

„Immunisierte“ 4 Patienten mit Blutserum einer Collesschen Mutter. Resultat negativ.

Risso - Cipollina, I nostri resultati nella sieroterapia della sifilide. Cf. Centralbl. f. Bakt. Ref. **37**, 293.

Tarnowsky und Jakowlew, Serum mercurialisierter Tiere zur Behandlung der Syph. Russ. Arch. f. Pathol. u. Therap. Bd. VI. Ref. Monatshefte f. prakt. Dermatol. **30**, 237.

Tiere wurden mit Kalomelinjekt. behandelt und das Serum therapeut. verwertet. Kein Erfolg.

Verrier, Klin. Untersuch. über Behandl. mit Luesserum. Progr. med. 1901, 12. Ref. Monatshefte f. prakt. Dermatol. **33**, 565. 1901.

Wunderbare Heilwirkung des Serums Jeltschinsky - Moskau. Herstellung unbekannt.

Vitner, Serotherap. d. Syph. Inaug.-Diss. Budapest 1899. Ref. Monatshefte f. prakt, Dermatol. **30**, 238.

Serum von Tieren, die mit Serum oder anderen (!) syphilitischen Produkten von sekundär luetischen Menschen vorbehandelt worden waren. Großartiger Erfolg.

Waelsch, Das Syphilisserum von Dr. Paulsen. Archiv f. Dermatol. u. Syph. **70**, 461. 1904.

Warnt, da es nicht nur nutzlos, sondern direkt schädlich ist.

Wewiorowski, Serumbeh. d. Syph. Brit. med. Journ. 1899. Monatshefte f. prakt. Dermatol. **30**, 543.

Behandelt mit Serum Frühlatenter oder Tertiärer. Das Serum vermehrt den Hämoglobingehalt, die Zahl der r. Blutkörperchen und beseitigt die Symptome bei frischen Luetikern.

Sézary, A., Lésions histologiques du foie dans la syphilis secondaire. Soc. de biol. 1908, 678.

Sézary, A. et Paillard, H., Constatation du tréponéme dans le liquide cephalo-rachidien au cours de l'hémiplégie syphilitique. Soc. de biol. **68**, 295. 1910.

Shaw, Ernest Albert, Eine Bemerkung über die Verteilung des Treponema pallidum in angeborenen Gummiknoten. (Lancet, 2. Juli 1910, Nr. 4531.) Berl. klin. Wochenschr. 1910, 1467.

Siebert, Demonstration von Spirochaete pallida. Berl. klin. Wochenschr. 1905, 1091.

Siegel, John, Anhang zu den Abhandlungen der königl. preuß. Akademie der Wissenschaften 1905.

— Med. Klin. 1905.

— Münch. med. Wochenschr. 1905.

— Vorführung eines sekundär syphilitischen Makaken. Sitzungsber. d. Gesellsch. naturforschender Freunde 1906, Nr. 1.

— Experimentelle Studien über Syphilis. II. Der Erreger der Syphilis. Centralbl. f. Bakt. **45**, 301 f. 1908. Originale.

Simonelli und Bandi, Experimentelle Untersuchungen über Syphilis. Archiv **79**, 209.

Gelungene Impfung an einem Semnopithecus.

Simonelli, F., Sulla contagiosità delle gomme sifilitiche. Nota sperimentale. Giorn. ital. delle mal. ven. 1909, 180.

— Sifilide ereditaria. Contagiosità delle sperma. Giorn. ital. delle mal. ven. 1910, 21.

Sklareck, Zur Kenntnis der multiplen Primäraffekte. D. D. G. 1908, 223. 10. Kongr. Frankfurt.

Soamin.

Halahan, Th. D., Soamin in virulent syphilis: a striking case. (Brit. med. Journ. 26. Febr. 1910.) Therap. Monatshefte 1910, 319.

Johnston, Arnold, T., Intravenous injection of soamin in cerebro-spinal meningitis. (Brit. med. Journ. 1910. 22. Jan.) Therap. Monatshefte 1910, 273.

Lambkin, F. J., The treatment of syphilis by Arylarsonates. Brit. med. Journ. 15. Aug. 1908.

Lambkin, F. T., R. A. M. C., The Arylarsonate treatment of syphilis. Brit. med. Journ. **2**, 380. 1909.

Lane und Marshall, Soamin- resp. Orsudanbehandlung der Syphilis. (Brief aus London.) Münch. med. Wochenschr. 1910, 930.

Prichard, Soaminbehandlung bei Dementia paralytica. Brit. med. Journ. 22. Jan. 1910.

— A case presenting the early symptoms of general paralysis, with recovery under soamin. (Brit. med. Journ. 22. Jan. 1910.) Therap. Monatshefte 1910, 273.

Soamin.
Sammelbroschüre von Burroughs Wellcome & Co. (Generalvertr. Linkenheil & Co., Berlin W, Genthinerstr. 19.)

Sobernheim et Tomasczewski, Münch. med. Wochenschr. 1905, Nr. 39.

Solger, Die Ziele der Syphilisforschung in bezug auf die Vererbungslehre. Dermatol. Centralbl. 9. Jahrg., S. 290.

— Die Syphilisforschung und das Vererbungsproblem. Dermatol. Centralbl. 8, 290. 1905.

Souza und Pereira, Über das Vorkommen von Spirochaete pallida bei akquirierter und kongenitaler Syphilis. Berl. klin. Wochenschr. 1905, Nr. 44, S. 1385.

Spitzer, Wiener klin. Wochenschr. 1905, Nr. 31.

— Zur ätiologischen Therapie der Syphilis. Wiener klin. Wochenschr. 1905.

— Weitere Beiträge zur ätiologischen Therapie der Syphilis. Wiener klin. Wochenschr. 1906, 38.

Stein, R., Experimentelle und histologische Untersuchungen über Hautgewöhnung. Archiv f. Dermatol. 97, 27. 1909.

Steindorff, Kurt, Die Wirkung des Atoxyls auf das Auge (Sammelreferat). Berl. klin. Wochenschr. 1910, Nr. 40, S. 1837.

Stern, Beiträge zur Therapie der Syphilis. (Excision der Primäraffekte.) (Inaug.-Diss. Bern 1905. Deutsche med. Zeitung 1905, Nr. 33—35.)

Stern, C., Über die Beeinflussung syphilitischer Erscheinungen durch Nucleinhyperleukocytose. Med. Klin. 1907, 949.

— Über die Einwirkung einiger in der Luestherapie gebräuchlicher Mittel auf die Leukocyten und über die Bedeutung der Leukocytose für die Heilung der Lues. Dermatol. Zeitschr. 17, 385. 1910.

— Über die Neuinfektion Hereditärsyphilitischer und über Reinfektion im allgemeinen. Dermatol. Zeitschr. 14, Heft 4.

Stolper, Paul, Syphilis und Trauma. Leipzig 1902.

Strauss, Artur, Ein Vorschlag zur Frühbehandlung des syphilitischen Primäraffektes mit Quecksilberinfiltration und Kauterisation. Dermatol. Centralbl. 1906, X. Jahrg., Nr. 2, S. 35.

Strong, Richard P. und Teague, Oskar, Die Behandlung von Trypanosomenkrankheiten, namentlich der Surra. (The Philippine Journ. of Science No. 1, 5, 21. 1910.) Berl. klin. Wochenschr. 1910, Nr. 41, S. 1906.

Strumpf, P., Über die subpräputiale Einfuhr von Hg und ihre Verwendung in der Praxis zur Therapie und Prophylaxe der Syphilis. Therap. Monatshefte, August 1910.

Stümpke, Gustav, Ist das nach Quecksilberinjektionen bei Lues auftretende Fieber als ein Zeichen aktiver Lues aufzufassen? (Eine Erwiderung auf den Artikel von Felix Glaser: Die Erkennung der Syphilis und ihrer Aktivität durch probatorische Quecksilberinjektionen.) Berl. klin. Wochenschr. 1910, Nr. 40, S. 1821.

Sudakewitsch, J., Recherches sur la fièvre récurrente. Ann. Past. 1891, T. 5.

Taege, Karl, Erfolgreiche Behandlung eines syphilitischen Säuglings durch Behandlung seiner stillenden Mutter mit „606". Münch. med. Wochenschr. 1910, Nr. 33, S. 1725.

Tanturri, zit. bei Jullien, Annales des mal. vénér. Paris 1886.

Tarassévitch, Léon, Contagiosité syphilitique tardive Contagiosité tertiaire. Thèse de Paris 1897.

Tarnowsky, Reizung und Syphilis. Vierteljahrsschrift f. Dermatol. u. Syphilis 1877, 19.

— Die atypischen Syphilisformen. Monatshefte f. prakt. Dermatol. 32, 404. 1901.

Taylor, Entwicklung der syphilitischen Initialläsion oder einander folgender syphilitischer Schanker. Journ. of cut. dis. incl. Syphilis. Bd. 23, Heft 11.

Taylor, R. W., A case of second infection with syphilis and a case of syphilitic infection in a person hereditarily syphilitic. (Journ. of cut. and ven. dis. 1890. Dez. p. 457.) Archiv f. Dermatol. 1898. Festschr. Pick.

— What conditions influence the course of syphilis (Med. News 23.—30. Okt. 1897.) Archiv f. Dermatol. 1898. Festschr. Pick.

Tedeschi, Über Cutis- und Ophthalmoreaktion bei Syphilis. (Gazz. degli osped. 1908, Nr. 59.) Münch. med. Wochenschr. 1908, 2200.

Terebinski, Materialien zur Lehre von dem frühzeitigen oberflächlichen Ecthyma syphiliticum. Russ. Zeitschr. f. Haut- u. vener. Krankh. 1906, Bd. 11. Ref. Monatshefte f. prakt. Dermatol. 47, 437. 1907.

— Contribution á l'étude de la structure histologique de la peau chez les singes. Ann. de Derm. et de Syph. 1908, 692.

— Über die reaktiven Prozesse in verschiedenen Hautschichten beim Affen. (Entzündung und Resorption nach Einführung spezifischer und nicht spezifischer Fremdkörper.) Archiv f. Dermat. u. Syphilis 95, 251. 1909.

Terry, P. T., The specific chemical therapy of the trypanosomiases and spirilloses. (The arch. of intern. med. 3, 98. 1909.) Centralbl. f. allg. Pathol. u. pathol. Anat. Nr. 20, 20, 970. 1909.

Texier and Malherbe, Syphilis bucco-pharyngée Chancres multiples et successifs. (Journ. des mal. cut. et syphil. 1905. Juli.) Ref. Dermatol. Centralbl. 1906, 186.

Thalmann, Die Frühbehandlung der Syphilis. Münch. med. Wochenschr. 26. März 1907, S. 603.

— Die Syphilis und ihre Behandlung im Lichte neuerer Forschungen. H. W. Schlimpert, Meißen 1906.

Thibierge, G. et Ravaut, P., Inoculation de produits syphilitiques au bord libre de la paupière chez les singes macaques. Annales de Derm. et de Syph. 1905, 575.

Thibierge, Ravaut et Burnet, Spirochaete de Schaudinn et syphilis expérimentale. La Syphilis 1906, 305.

Impfung in Serien von Tier zu Tier und schließlich Spiroch.-Nachweis.

Thibierge, Recherche du treponéme pâle dans les lésions syphilitiques. La Syphilis 1906, 535.

Tictin, J., Zur Frage über die Bedeutung der Milz bei Febr. recurr. Med. Rundsch. (russ.) 1893, Bd. 40. Dasselbe deutsch: Centralbl. f. Bakt. 1. Abt. 1894. Bd. 15.

Tomasczewski, Egon, Über Quecksilberexantheme und Quecksilberidiosynkrasie. Zeitschr. f. klin. Med. 51, Heft 5 u. 6.

— Über den Nachweis der Spirochaete pallida bei tertiärer Syphilis. Münch. med. Wochenschr. 27, 1301.

— Ein Beitrag zur Pathologie der Syphilis. Archiv f. Dermatol. u. Syphilis 85, 177. 1907.

— Untersuchungen über die Wirkung des Quecksilbers und Jods bei der experimentellen Syphilis. Deutsche med. Wochenschr. 1910, Nr. 14.

— Über die Ergebnisse der Superinfektion bei der Syphilis der Kaninchen. Berl. klin. Wochenschr. 1910, 1447.

v. Torday, A., Bericht über die Ehrlich-Hatasche Behandlung. Wiener klin. Wochenschr. 1910, Nr. 39, S. 1381.

Treupel, G., Weitere Erfahrungen bei syphilitischen, para- und metasyphilitischen Erkrankungen mit Ehrlich-Hata-Injektionen. Deutsche med. Wochenschr. 1910, Nr. 39, S. 1787.

Trinchese, Bakteriol. und histolog. Unters. bei kongenital. Lues. Münch. med. Wochenschr. 1910, Nr. 11.

Troisfontaines, Abcès de la jambe. — Incision.

— Transformation de l'incision en ulcération tertiaire typique. Annales des. mal. vénér. 1909, 699.

Truffi, M., Übertragung der Syphilis auf die Haut des Meerschweinchens. (Biochem. e Ter. sper. 1909, Heft 8.) Archiv f. Dermatol. 102, 433. 1910.

— Neuere Untersuchungen über die Syphilis des Kaninchens. Med. Klin. 1910, 270.

Tschlenoff, M., Experimentelle Syphilis beim Affen. Russk. Wratsch No. 42 u. 43. 1907. Deutsche med. Wochenschr. 1907, 2002.

— Das Profetasche Gesetz von der ererbten Immunität gegen Lues. Dermat. Zeitschr. 10, 629. 1903.

— Zur Lehre von der experimentellen Syphilis bei den Affen. (2. Mitteilung.) (Russki Wratsch 1908, No. 21.) Ref. Monatshefte f. prakt. Dermatol. 47, 283. 1908.

Tsuzuki, M. und Ishida, K., Über die Beeinflussung der Typhusbazillen bei Typhusrekonvaleszenten durch Kalium jodatum sowie Acidum arsenicosum. Deutsche med. Wochenschr. 1910, Nr. 35, S. 1605.

Uhlenhuth, P., Hoffmann, E. und Weidanz, O., Über die präventive Wirkung des Atoxyls bei experimenteller Affen- und Kaninchensyphilis. Deutsche med. Wochenschr. 1907, Nr. 39.

Uhlenhuth, Gross und Bickel, Wirkung des Atoxyls auf Trypanosomen und Spirillen. Deutsche med. Wochenschr. 1907, 4.

Uhlenhuth, P. und Weidanz, O., Untersuchungen über die präventive Wirkung des Atoxyls im Vergleich mit Quecksilber bei der experimentellen Kaninchensyphilis. Deutsche med. Wochenschr. 1908, 862.

Uhlenhuth und Mulzer, Zur experimentellen Kaninchen- und Affensyphilis. Berl. klin. Wochenschr. 1910, 1169.

Uhlenhuth - Gross, Wirkung des Atoxyls auf die Spirillose der Hühner. Arb. a. d. Kaiserl. Gesundheitsamte 27, 231.

Uhlenhuth, Hübener und Woithe, Experimentelle Untersuchungen über Dourine mit besonderer Berücksichtigung der Atoxylbehandlung. Arb. a. d. Kaiserl. Gesundheitsamte Bd. 27, Heft 2.

Ullmann, Zur präventiven Abortivbehandlung mit grauem Öl. Wiener klin. Wochenschr. 1910, 490.

Urban, Frühzeitiges Gumma. Archiv f. Dermatol. 94, 410. 1909.

Vaillard, Hérédité de l'immunité acquise. (Ann. Past. 1896, No. 2.)

Veiel, Fritz, Zur Infektiosität des Gumma. Archiv f. Dermatol. u. Syphilis 85, 225. 1907.

Verrotti, Nodoso-erythematöse Dermatitis infolge ignorierter Syphil. Ref. Archiv 92, 242.

Verschiedene Tier-Impfungen.

Bertarelli, E., Über die Empfindlichkeit der Fleischfresser (Hund) und Wiederkäuer für experimentelle Syphilis. Centralbl. f. Bakt. 1907, 790—793. Originale.

Verschiedene Tier-Impfungen.

Bertarelli, E., Il virus sifilitico corneale del coniglio, e la recettivita delle simmie inferiori e delle cavie a questo virus. Riv. d'Ig. e San. pubb. t. XVIII. 1907.

Hoffmann, E. und Brüning, W., Gelungene Übertragung der Syphilis auf Hunde. Deutsche med. Wochenschr. 1907, 553—554.

Hoffmann, Erfolgreiche Übertragung von Syphilisspirochäten auf Meerschweinchen. Deutsche med. Wochenschr. 36. Jahrg. 1910. S. 1025.

Levaditi et Yamanouchi, La Transmission de la syphilis au chat. Compt. rend. de l'Acad. des Sc. **146**, 1120. 1908. (Siehe die Vers. von Auzias-Turenne 1865.)

Schereschewsky, Exper. Beitr. z. Stud. der Syph. Centralbl. f. Bakt. **47**, 41. 1908. Orig.

Siegel, J., Die Übertragung der Syphilis auf Mäuse. Centralbl. f. Bakt. **48**, 599—600. Originale.

Vilanova, P., Atoxylbehandlung der Syphilis. Revist. de medic. y cir. 1910, No. 8.

Vörner, Hans, Verdeckte Syphilisstellen. Münch. med. Wochenschr. 1909, 718.

Voges, Immunität bei Trypanosoma equinum. Zeitschr. f. Hyg. u. Inf. 1902, Bd. 34.

Volk, Richard, Die Injektionstherapie der Syphilis. (Excisionsfrage.) Dermatol. Zeitschr. **15**, 629. 1908.

Vorberg, Gaston, Über Syphilisprophylaxe. Med. Klin. 1906, 735. (Bericht über Metschnikoffs Menschenversuch.)

De Waele, Henri, Sur l'interprétation de l'incubation. Zeitschr. f. Immunitätsforschung **4**, 148. 1909. (Orig.)

Waelsch, Ludwig, Über Syphilis d'emblée und die Berufssyphilis der Ärzte. Münch. med. Wochenschr. 1909, Nr. 17.

v. Wahl, Frühbehandlung der Syphilis. Russk. Wratsch No. 3. 1909.

Walb, Kehlkopfgummata. Deutsche med. Wochen. schr. 1907, 44.

Wassermann, Neisser und Bruck, Eine serodiagnostische Reaktion bei Syphilis. Deutsche med. Wochenschr. 1906, 745.

Wassermann, Erklärung der III. Lues als Allergie-Erschg. Deutsche med. Wochenschr. **48**, 1982. 1907.

Watraszewski, Syphilisfälle ohne rechtzeitige Hauterscheinung. Allg. med. Centr.-Ztg. 1909, 7/8.

Wechselmann, W. und Löwenthal, W., Zur Kenntnis der Spirochaete pallida. Med. Klin. 1905, Nr. 33, S. 838—841.

Wechselmann, Experimenteller Beitrag zur Kritik der Siegelschen Syphilisübertragungsversuche auf Tiere. Deutsche med. Wochenschr. 1906, 219.

Weisflog, Abortiv-Behandlung der Syphilis. Virchows Archiv **69**, 143.

Welander, E., Über die Reaktion der syphilitischen Hautaffektionen (besonders der Roseola) gegen die erste Einführung von Quecksilber in den Organismus. Archiv f. Dermatol. u. Syphilis **95**, 75. 1909.

Werner, H., Das Ehrlich-Hata-Mittel 606 bei Malaria. Deutsche med. Wochenschr. 1910, Nr. 39, S. 1792.

Williams, Die Ansteckungsfähigkeit des Gumma. Med. Record. 14. Juli 1906. Ref. Monatshefte f. prakt. Dermatol. **44**, 250. 1907.

— Einige durch experimentelle Inokulation bei Syphilis erreichte Erfolge. (The Journ. of cut. dis. August 1907.) Dermatol. Zeitschr. 1908, 236.

Williamson, R. T., Note on the geographical distribution of tabes dorsalis. (Review of Neurol. a. Psych. 1909. Aug.) Dermatol. Zeitschr. **17**, 530. 1910.

Willson, Syphilis with Late or Absent Secondary Eruption. (New York und Pha. med. Journ. **81**, 999.) Ref. Archiv f. Dermatol. u. Syphilis **78**, 150.

Woithe, Zur Theorie der Atoxylwirkung. Vortrag, gehalten vor der 80. Versammlung deutscher Naturforscher und Ärzte. Köln 23. Sept. 1908.

Wolters, M., Über die bei Syphilis gefundenen Spirochäten. Vortrag in d. Naturforscher-Gesellsch. in Rostock 30. Nov. 1905. Med. Klin. 1905, Nr. 38.

Wright, James und Richardson, Oscar, Treponemeta (Spirochaetae) in syphilitic aortitis. Five cases, one with aneurism. Publicat. of the Massachusetts General Hospital, Boston 1909, Okt. **2**, 395.

Yakimoff, Zur Atoxylbehandlung der experimentellen Dourine. Deutsche med. Wochenschr. 1907, Nr. 16, S. 641.

— Behandlung der Dourine. Centralbl. f. Bakt. Bd. 45, Heft 5. Deutsche med. Wochenschr. 1908, 34.

— Einfluß des Atoxyls auf die weißen Blutkörperchen. Wiener klin. Wochenschr. 1908, Nr. 29.

Yamanouchi, T., Levaditi, C., Brimont, E., Action du Trypanotoxyl sur les races de surra resistantes à l'atoxyl. Soc. de biol. **65**, 25. 4. Juli 1908.

Zabolotny, D., Über Spirochäten bei Syphilis. (Cf. Wratsch 1905, No. 23.) Ref. Centralbl. f. Bakt. 38, 13. Ref.

— Sur la syphilis expérimentale des babouins. Arch. des Scienc, Biol. 11, No. 1—2.

v. Zeissl, M., Über das Syphiliskontagium u. d. Virulenz d. verschiedenen Syphilisprodukte. Deutsche Klin. Bd. 10, 149.

— Sind die tertiären Produkte der Syphilis infektiös? Internat. klin. Rundsch. 1887.

— Gummata am Penis. München 1907, S. 1280.

Zieler, Zur Anatomie der Hautimpfungen mit Extrakten syphilitischer Organe. Allg. med. Centr.-Ztg. 1908, Nr. 16. Verhandl. d. Deutsch. path. Gesellsch. S. A. S. 236. 12. Tagung.

Zieler, Alte Syphilis mit späteren Sekundärerscheinungen. Münch. med. Wochenschr. 1909, 2450.

— Über die Anwendung des grauen Öles (Oleum cinereum) zur Syphilisbehandlung. Archiv f. Dermatol. u. Syphilis 1907, Bd. 88.

— Über die Verwendung hochprozentiger Quecksilbermischungen zur Syphilisbehandlung. Münch. med. Wochenschr. 1908, Nr. 46.

Zsekhonovitch, Primäraffekt bei tertiärer Syphilis. Journ. des mal. cut. et syphil, 1899, 186.

Zupitza und v. Raven, Die Schlafkrankheit in Togo. (Sehr wichtiger Bericht.) Berl. klin. Wochenschr. 1910, Nr. 33, S. 1561.

Nachtrag.

de Azúa, Juan, Erblindung durch Atoxyl (doppelte Papillaratrophie). (Rivista clin. de Madrid 1910, No. 1.) Monatsh. f. prakt. Dermatol. 1910. 51, Nr. 3, S. 146.

Bachem, Beziehungen zwischen Konstitution und Wirkung einiger Chininabkömmlinge. Therap. Monatsh. 1910, H. 10, S. 532.

Blumenthal, Ferd., Atoxyl. IV. Mitteilung. Biochem. Zeitschr. 28, 91. 1910.

Candussio, G., Über die Sterilisierbarkeit von Atoxyllösungen. (Zeitschr. f. allg. österreich. Apoth.-Verband 1909, Nr. 37.) Monatsh. f. prakt. Dermatol. 51, Nr. 4, S. 186. 1910.

Dupérié, R., Syphilis hereditaria tardiva. Vorkommen der Spirochäte im Conjunctivalsekret und in der vermittels Lumbalpunktion gewonnenen Cerebrospinalflüssigkeit. (Gaz. hebd. des scienc. méd. de Bordeaux. 7. Nov. 1909, ref. in Semaine méd. 1909, No. 47.) Monatsh. f. prakt. Dermatol. 51, Nr. 7, S. 335. 1910.

Hallopeau et Fouquet, Traité de la Syphilis. Paris (Baillière et fils) 1911. (Atoxyls, Hectine pag. 113 u. ff.)

Haslund, Paul, Ein Fall von Syphilis, während der Geburt erworben; Ansteckung des Kindes durch die Mutter. Dermatol. Zeitschr. 17, H. 10, S. 748. 1910.

— Ein Fall von Plâques muqueuses der Mundschleimhaut gut 5 Jahre nach der Infektion, mit Nachweis von Spirochaete pallida, nach kräftiger Behandlung und langer Latenzzeit. Dermatol. Zeitschr. 17, H. 10, S. 751. 1910.

Jeanselme, Tardive sekundäre Syphilis (irregulär verlaufende Syphilis, Syphilis anarchique). (Journ. des pratic. 1909, No. 49.) Monatsh. f. prakt. Dermatol. 51, Nr. 7, S. 337. 1910.

Knuth, Ergebnisse seiner Behandlungsversuche bei experimenteller Trypanosomiasis großer Tiere. (Deutsch. Kolonialkongr. 6./8. Okt. 1910.)

Deutsche med. Wochenschr. 1910, Nr. 42, S. 1984.

Lambkin, 30 Fälle von Syphilis mit Quecksilberatoxyl, p.-amidophenylarsinsaures Quecksilber, behandelt. (The Lancet, 1. Jan. 1910.) Med. Klin. 1910, Nr. 43, 1710.

J. Langer (Graz), Spirochaeta pallida in den Vaccinen bei kongenital syphilitischen Kindern. Münch. med. Wochenschr. 1910, Nr. 38.

Mit Hilfe der Burrischen Tuschmethode konnte Langer bei sieben geimpften syphilitischen Kindern viermal die Spirochaeta pallida in den Vaccinepusteln nachweisen. Es scheint, daß nicht jede wahllos angelegte Vaccinepustel Spirochäten enthält, sondern nur dann, wenn der Impfschnitt in einer bereits spezifisch veränderten Hautstelle erfolgt.

Levaditi, C., De l'immunité acquise dans la syphilis. Zeitschr. f. Immunitätsf. u. experim. Ther. (Ref.) 2, Teil 2, H. 13 u. 14, S. 277. 1910.

— et Mc Intosh, J., Mécanisme de la création de races de trypanosomes résistantes aux anticorps. Bull. de la Soc. de path. exot. 3, No. 6, p. 368. 1910.

— et Mutermilch, St., Mécanisme de la phagocytose. Soc. de Biol. 68, 1079. 1910.

— et Stanesco, V., Immunisation des spirilles par action des anticorps „in vitro". Bull. de le Soc. de path. exot. 3, No. 6, p. 353. 1910.

Montgomery, Douglas, W., Ein Vergleich zwischen klinischer Infektion und experimenteller Inokulation bei Syphilis. (New York med. Journ. 1. Jan. 1910.) Monatsh. f. prakt. Dermatol. 51, Nr. 7, S. 332. 1910.

Murrel, Thomas W., Syphilis und der amerikanische Neger. (Journ. americ. med. assoc. 54, No. 11.) Monatsh. f. prakt. Dermatol. 51, Nr. 7, S. 332. 1910.

Pinard, Marcel, L'immunité dans la Syphilis. (Superinfection et réinfection syphilitiques.) Paris (G. Steinheil) 1910.

Schestopal, H., Die Spirochaete pallida bei der Syphilis der Mundhöhle. Monatsh. f. prakt. Dermatol. **51**, Nr. 4, S. 154. 1910.

Terebinsky, W. J., Sind die Erscheinungen der tertiären Syphilis als nicht ansteckende zu betrachten? (und Diskussion). Monatsh. f. prakt. Dermatol. **51**, Nr. 7, S. 312. 1910.

Uhlenhuth, Die Behandlung der Schlafkrankheit. (Deutsch. Kolonialkongr. 6./8. Okt. 1910.) Deutsche med. Wochenschr. 1910, Nr. 42, S. 1984.

— Diskussionsbemerkung: 2 neue Arsenpräparate mit Einführung einer Jodgruppe. Centralbl. f. Bakt. (Ref.) **47**, Abt. 1, Beiheft. 1910.

— Diskussionsbemerkung betreffend Arsentherapie der Syphilis. Centralbl. f. Bakt. (Ref.) **47**, Abt. 1, Beiheft, S. 131. 1910.

— Die Behandlung der Syphilis mit dem Ehrlichschen Präparat 606. Deutsche med. Wochenschrift 1910, Nr. 41.

— u. Mulzer, Über experimentelle Kaninchensyphilis. Centralbl. f. Bakt. (Ref.) **47**, Abt. 1, Beiheft, S. 203. 1910.

? ? Lokalisation der Spirochaeta pallida im Ovarium und der Hypophyse. (Presse méd. 1909, No. 67.) Monatsh. f. prakt. Dermatol. **51**, Nr. 2, S. 91. 1910.

2. Nachtrag.

de Aja, E. Alvarez Sainz, Zwei Fälle von Reinfectio syphilitica. (Actas dermo-sifiligráficas 1910, No. 2.) Monatsh. f. prakt. Derm. 1910, Bd. 51, Nr. 9, S. 424.

Balzer et Dive, Quatre cas d'iritis syphilitique secondaire, traités par le benzosulfone para-aminophénylarsinate de soude (hectine et hectargyre). (Bull. de la soc. franc. de Dermatol. et de Syphiligraphie April 1910.) Centralbl. f. allg. Path. u. path. Anat. 1910, Bd. 21, Nr. 14, S. 657.

Basail, Clementino, Das Soamin in der Therapie der Syphilis. (Actas dermo-sifiligráfic. 1910, No. 2.) Monatsh. f. prakt. Derm. 1910, Bd. 51, Nr. 9, S. 423.

Baum, Julius, Über Quecksilberreaktionen bei sekundärer Lues. Berl. klin. Wochenschr. 1910, Nr. 47, S. 2139.

Bellini, A., Über die Möglichkeit, die Tabes bei den Syphilitikern zu verhüten. (Corriere sanit. 1910, No. 7.) Monatsh. f. prakt. Derm. 1910, Bd. 51, Nr. 8, S. 371.

Birch-Hirschfeld, A., Zur Klinik und Pathologie der Atoxylamblyopie. (Fortschr. d. Medizin 1910, Jahrg. 28, Nr. 30.) Wiener klin. Wochenschr. 1910, Nr. 45, S. 1609.

Blumenthal, F., Über Atoxyl und seine Derivate. Berl. klin. Wochenschr. 1910, Nr. 47, S. 2169.

v. Bogrow, Zur Frage der Präventivwirkung des Arsacetin bei Syphilis. (Russki Wratsch 1909, S. 153.) Monatsh. f. prakt. Derm. 1910, Bd. 51, Nr. 8, S. 390.

Breinl, A. u. Nierenstein, M., Zum Mechanismus der Atoxylwirkung. (Zeitschr. f. Immunitätsf. 1909, Bd. 1, S. 620.) Centralbl. f. allg. Path. u. path. Anat. 1910, Bd. 21, Nr. 18, S. 832.

Coates, William, Einige praktisch wichtige Punkte über die Behandlung und die klinische Geschichte der Frühsyphilis. (British Med. Journ., 5. Mai 1910.) Münch. med. Wochenschr. 1910, Nr. 41, S. 2151.

Dreyer, A., Der Nachweis der Spirochaete pallida in der Klinik für Syphilis. (Einfluß der Behandlung, S. 666.) Derm. Zeitschr. 1910, Bd. 17, H. 9, S. 658.

Ehrlich, Über Schlafkrankheit. Med. Klin. 1910, Nr. 47, S. 1876.

Feuerstein, L., Quecksilberbehandlung und Syphilis-Reaktion. (Wiener med. Wochenschr. Nr. 38.) Münch. med. Wochenschr. 1910, Nr. 45, S. 2366.

Frénel et Libert, Eruptions syphilitiques chez deux paralytiques généraux. Ann. de la policlin. cent. de Brux. 1910, No. 6, p. 192.

Glaser, Die Erkennung der Syphilis und ihrer Aktivität durch probatorische Quecksilberinjektionen. Berl. klin. Wochenschr. 1910, Nr. 27.

Guenot, Louis, Multiple syphilitische Schanker. (Gaz. des hóp. 1910, No. 107.) Berl. klin. Wochenschr. 1910, Nr. 47, S. 2167.

Hauck, Arseniktherapie. Prakt. Ergebnisse auf dem Gebiete der Haut- u. Geschlechtskrankheiten. 1910, Bd. 1.

Köster, Georg, Klinischer experimentell-pathologischer Beitrag zur Atoxylvergiftung. (Fortschr. d. Med. 1909, Nr. 31.) Arch. f. Derm. 1910, Bd. 104, H. 1, S. 168.

Kolle, Neue Syphilisübertragungen auf Kaninchen. (Korrespondenzbl. f. Schweizer Ärzte 1910, Nr. 12.) Monatsh. f. prakt. Derm. 1910, Bd. 51, Nr. 8, S. 374.

Nonne, M., Die Diagnose der Syphilis bei Erkrankungen des zentralen Nervensystems, mit besonderer Berücksichtigung a) der cytologischen und chemischen Ergebnisse der diagnostischen Lumbalpunktion; b) der serodiagnostischen Untersuchungen, am Blut und an der Lumbalflüssigkeit, speziell bei Tabes und Paralyse. (Deutsche Zeitschr. f. Nervenheilk. Bd. 36.) Monatsh. f. prakt. Derm. 1910, Bd. 51, Nr. 8, S. 370.

Priebatsch, Grundwirkung des Quecksilbers. Virchows Archiv Bd. 201, H. 2, 1910.

Shaw, Ernest Albert, Eine Bemerkung über die Verteilung des Treponema pallidum in kongenitalen Gummiknoten. (Lancet, 2. und 9. Juli 1910.) Münch. med. Wochenschr. 1910, Nr. 46, S. 2432.

Snydacker, E. F., Das Ausbleiben der Iritis und Choroiditis bei Syphilitischen, welche Tabes haben. (The Journ. of Amer. Med. Associat. 1910, p. 933.) Arch. f. Derm. 1910, Bd. 104, H. 1, S. 160.

Stern, Theorie der Quecksilberwirkung. Deutsche med. Wochenschr. 1910, Nr. 46, S. 2173.

Serodiagnostik.

Bearbeitet von Dr. Carl Bruck.

Historisches.

Versuche, eine Diagnose der Syphilis aus dem Blute zu ermöglichen, reichen bis zu der Zeit zurück, in der die Erkenntnis von der Pathologie dieser Erkrankung überhaupt festere Formen annahm und die ungeheure Vielgestaltigkeit des klinischen Bildes immer mehr vor Augen trat. Die seit Jahrzehnten betriebene, von so viel Hoffnungen und Täuschungen gefolgte Jagd nach dem Syphiliserreger hat nun zwar mit der Entdeckung der Spirochaeta pallida ihren Abschluß gefunden, aber die Hoffnung, daß zugleich mit der Auffindung des Krankheitserregers eine ätiologische Blutdiagnostik geschaffen werden könnte, hat sich als trügerisch erwiesen. Zwar sind in seltenen Fällen (Nöggerath und Stähelin, E. Hoffmann, Raubitschek) vereinzelte Spirochäten im Blute gefunden worden, aber der Nachweis ist ein derartig schwieriger oder, wie man wohl besser sagen muß, das Vorkommen des Erregers im Blute ist ein derartig inkonstantes und seltenes, daß man zugleich mit der Hoffnung der diagnostischen Verwertbarkeit dieses Nachweises die alte Anschauung von der Syphilis als exquisiter Blutkrankheit fallen lassen mußte.

Mir selbst ist der Nachweis von Spirochäten mit der Essigsäuremethode trotz zahlreicher Versuche niemals geglückt. Ich habe auch versucht, die blutlösende Wirkung der Essigsäure durch die schonendere eines gegen Menschenblut gerichteten Hämolysins zu ersetzen, aber ebenfalls ohne Erfolg.

Aber auch die zahlreichen biologisch-chemischen Untersuchungen des Syphilisblutes haben bis in die neueste Zeit zu diagnostisch verwertbaren Resultaten nicht geführt. Eine Veränderung der Zahl der Blutkörperchen, des Hämoglobin- und Eisengehaltes konnte durch die Untersuchungen von Neumann-Konried, Reiss, Stonkovenoff-Selineff, Liégeois, Malassez, Rille, Oppenheim und Löwenbach für die Diagnose nicht herangezogen werden. Die von Monnod, Verrotti, Sorrentino und besonders von Justus behauptete Resistenzverminderung der Erythrocyten bei Lues, die sich in einem Abfall des Hämoglobingehaltes nach der ersten Quecksilberinjektion äußern soll, konnte von Nagelschmidt nicht bestätigt werden. Ebenso führten die Untersuchungen über eine Vermehrung des Eiweißgehaltes des Syphilisblutes (Ricord, Grassi u. a.) und diejenigen über Reaktionsveränderungen, Gefrierpunktbestimmungen usw. nicht zum Ziel. Aber auch die schon im Zeichen der modernen Immunitätslehre stehenden Arbeiten von Detre und Sellei, über die Agglutinabilität von Lues- und Normalblut, sowie diejenigen von Nagelschmidt über Agglutinations-, Hämolyse- und Präcipitationswirkung von Luesserum hatten keinen praktischen Erfolg.

Erst durch die Einführung der Komplementbindungsreaktion zur Syphilisdiagnose durch Wassermann, Neisser und Verfasser wurde das Ziel aller dieser Untersuchungen, eine praktisch brauchbare Erkennung der Lues aus dem Blute zu ermöglichen, endlich erreicht. Die historische Entwicklung der Komplementbindungsreaktion reicht in letzter Instanz wieder bis zu den Arbeiten des Begründers der ganzen Immunitätsforschung Paul Ehrlich zurück. Um die von Ehrlich stets betonte Pluralität der Komplemente zu widerlegen und einen Beweis für die Einheitlichkeit dieser Körper zu erbringen, stellten im Jahre 1901 Bordet und Gengou den Versuch an, ein in ein sogenanntes hämolytisches System passendes Komplement an Bakterien, die mit ihrem spezifischen bakteriolytischen Amboceptor beladen sind, zu binden. Diese Versuche hatten einen positiven Erfolg. Beluden sie z. B. Choleravibrionen mit dem spezifischen Choleraamboceptor, so waren diese sensibilisierten Vibrionen imstande, Meerschweinchenserum aus dem hämolytischen System: Meerschweinchenkomplement — Kaninchen-Hammelblutimmunserum — Hammelblut, an sich zu ketten und durch diese Bindung den Vorgang der Hämolyse zu vereiteln. B. und G. erkannten hierbei die Spezifizität dieses Vorganges und wiesen auf die diagnostische Verwertung dieser sogenannten Komplementbindungsreaktion zur Erkennung von Bakterien einerseits und der für sie spezifischen Amboceptoren andererseits hin. In der Folgezeit zeigte Gengou, daß nicht nur gegen Vollbakterien, sondern auch bei der Immunisierung gegen gelöste Eiweißsubstanzen (Blutserum, Casein usw). Antikörper von Amboceptorencharakter auftreten, die sich durch Komplementbindung nachweisen lassen. Diese Versuche wurden dann erst wieder aufgenommen durch Gay und besonders durch Moreschi, der in dem beim Zusammentreffen von Antigen und Antikörpern entstehenden Präcipitat die Ursache für die eintretende Komplementbindung sah. Praktische Resultate hatten diese Experimente aber nicht erzielt. Diese folgten erst, als Max Neisser und Sachs im Jahre 1905 die Komplementbindungsreaktion zur Differenzierung von Eiweißarten für forensische Zwecke empfahlen. Bald darauf (Ende 1905) konnten Wassermann und Verfasser zeigen, daß die Komplementbindung nicht abhängig ist von Präcipitationsvorgängen, einer Anschauung, der sich später auch Moreschi angeschlossen hat, und daß die Komplementbindungsreaktion nicht nur gelingt mit morphologisch erhaltenen Vollbakterien, sondern auch mit gelösten Stoffen aus Bakterienleibern (Bakterienextrakten). Hierdurch war nun die Möglichkeit gegeben, diese Reaktion für die klinische Diagnose in hervorragendem Maße zu verwerten, und zwar nach zwei Seiten hin:

1. Konnte versucht werden, mit Bakterienextrakten als Antigen die zugehörigen spezifischen Amboceptoren im Krankenserum nachzuweisen und auf diese Weise eine indirekte spezifische Diagnose zu stellen, und

2. war die Möglichkeit einer direkt spezifischen Diagnose gegeben, nämlich mit Hilfe spezifischer Amboceptoren (künstlicher Immunseren) das zugehörige Antigen, also die gelösten Stoffe des betreffenden Mikroorganismus, im Blute aufzufinden.

In dieser Weise konnten nun Wassermann und Verfasser die Komplementbindung mit Erfolg zuerst bei Typhus und Meningitis epidemica (hier auch zur Wertbemessung von Meningokokken-Antiseren) verwerten und bis in die neueste Zeit mehren sich nun die Krankheiten, bei denen die Reaktion in dieser Weise Anwendung findet (Schweineseuche — Citron, — Cholera — Weil, Gonorrhöe — Müller — Oppenheim, Verfasser, Vannod u. a.).

Im nächsten Jahre (1906) gingen Wassermann und Verfasser dazu über, die Reaktion zum erstenmal zum Nachweis von Antigen in menschlichen und tierischen Organextrakten zu verwerten. Sie zeigten mit Hilfe spezifischer Tuberkelbazillenimmunseren die Anwesenheit von gelösten Tuberkelbazillenstoffen (Tuberkulin) in tuberkulösen Organen, und mit Hilfe von Tuberkulin das Vorkommen eines spezifischen Gegenkörpers im Blute, des Antituberkulin. Sie gründeten hierauf eine neue Theorie der Tuberkulinwirkung, die in den letzten Jahren zu zahlreichen Untersuchungen Veranlassung gegeben hat, auf die aber näher einzugehen hier nicht der Ort ist (Verfasser, Citron, Lüdke, Weil und Nakajama u. a.). Da sich somit bei Gelegenheit dieser Tuberkuloseversuche die Möglichkeit gezeigt hatte, den Nachweis von Antigen auch im kranken Organe zu führen, bzw. diesen Organextrakt als Antigen zu benutzen, konnte nun dazu geschritten werden, die Komplementbindungsreaktion auch für die Diagnose von Krankheiten mit nicht züchtbaren Erregern zu benutzen, indem hierbei an Stelle der Bakterienextrakte ein Organextrakt geprüft wurde, in dem die Anwesenheit von Antigen vermutet werden konnte.

Von diesen Gesichtspunkten ausgehend, führten demnach Wassermann, A. Neisser und Verfasser die Reaktion zur Serodiagnose der Syphilis ein, indem sie Anfang 1906 zuerst ihre Befunde an luetischen Affen und bald darauf diejenigen am Menschen veröffentlichten. Diese Komplementbindungsreaktion bei Syphilis hat nun in den letzten Jahren ein Interesse und eine Bearbeitung gefunden, wie keine andere biologische Reaktion vorher. Die komplizierte Versuchsanordnung, die große Exaktheit und biologischen Vorkenntnisse, die die Reaktion voraussetzt, läßt es verständlich erscheinen, daß eine große Anzahl Versuche zur Vereinfachung der Serodiagnose bei Syphilis gemacht wurden, aber keines von diesen Verfahren kann bis heute die Komplementbindungsreaktion auch nur annähernd ersetzen (s. später). Diese Schwierigkeit in der Ausführung brachte es mit sich, daß die Vornahme der Reaktion bisher zum großen Teil auf Zentralinstitute beschränkt blieb, denen die nötigen Mittel, Apparate und nicht zuletzt biologisch geschulte Kräfte zur Verfügung stehen. Es muß dies auch so lange bleiben, bis eine Vermeidung der zahlreichen Fehlerquellen, die jetzt nur der Geübte beurteilen kann, gefunden sein wird. Und von diesem Ziel sind wir noch weit entfernt!

Aus diesem Grunde gehört die Serodiagnose der Syphilis nicht in die Hand beschäftigter Praktiker, die die Reaktion „nebenbei" ausführen. Die Methode ist zu kompliziert und die Resultate, von denen zuweilen Glück und Wehe ganzer Familien abhängen, zu schwerwiegend, als daß die Reaktion nicht lediglich Privileg von Kliniken, großen Krankenhäusern oder Zentralinstituten sein müßte, die auch die volle Verantwortung für ihre Resultate zu übernehmen in der Lage sind. In Wien hat man die Wichtigkeit dieser Angelegenheit schon seit einiger Zeit erkannt und ein Zentralinstitut offiziell mit der Vornahme der Syphilisdiagnose beauftragt. Bei uns fehlt eine derartige Anordnung von seiten des Staates noch, doch ist gleich, nachdem die Serodiagnose der Syphilis in die Praxis eingeführt worden war, auf die Initiative A. Neissers hin an dessen Klinik eine meiner Leitung unterstellte serodiagnostische Abteilung geschaffen worden, welche die Untersuchungen für die Provinzen Schlesien, Posen und Westpreußen übernahm.

Welches Unheil und welche Konfusion durch eine Dezentralisierung und die Ausführung der Reaktion durch die verschiedensten Untersucher entstehen kann, zeigen die heute in Berlin herrschenden Verhältnisse, die vor kurzem anläßlich der Freudenbergschen Feststellungen zur Sprache kamen (s. Berl. med. Gesellschaft, Juni 1910). Es ist hier schon so weit, daß beinahe jeder dermatologische Praktiker gezwungen ist, die Reaktion selbst vorzunehmen, wenn er nicht gegenüber seinen Spezialkollegen als rückständig gelten will. Daß die so gewonnenen Resultate an Verläßlichkeit weit hinter solchen zurückstehen müssen, die an Instituten mit großem Material und von ausschließlich serologisch arbeitenden geübten Untersuchern gewonnen werden, ist klar. Eine Reaktionsausführung, wie wir sie für unbedingt notwendig erachten (s. später), erfordert:

1. die gleichzeitige Untersuchung von mindestens 20 Seren,
2. die Untersuchung im aktiven Zustande,
3. die Untersuchung im inaktiven Zustande,
4. die Untersuchung mit mehreren Extrakten,
5. die eventuelle Untersuchung nach Wechselmann,
6. die eventuelle wiederholte Untersuchung des gleichen Serums.

Hierzu kommt vor Ausführung der Reaktion der „Vorversuch" (Austitrierung des Komplements und Amboceptors). — Diese Arbeit erfordert für einen geübten Untersucher täglich 4—5 Stunden! Man kann also von einem in der Praxis stehenden Arzt eine solche Beschäftigung weder erwarten noch verlangen! — Wassermann hat mit aller Deutlichkeit auf die Gefahr der Diskreditierung der ganzen Reaktion durch die Verhältnisse, wie sie heute in Berlin herrschen, hingewiesen und Sobernheim hat den Vorschlag zur Gründung eines Zentralinstituts gemacht, der alle Beherzigung verdient. Es würde dann für Berlin ein Modus geschaffen werden, der sich sowohl in Wien als in Breslau bereits seit Jahren aufs beste bewährt hat!

Zweck der folgenden Ausführungen soll sein, die bisherigen Ergebnisse der serodiagnostischen Untersuchungen bei Syphilis zu sichten und zugleich die eigenen, während der Syphilisexpedition des Herrn Geheimrat Neisser nach Java und später an der Breslauer Klinik an nun mehr als 20 000 Blutuntersuchungen gemachten Erfahrungen mitzuteilen.

Auf die Untersuchungen von Lumbalflüssigkeiten und die Bedeutung der Serumreaktion für die Psychiatrie und Neurologie ist hier nicht eingegangen worden. Diese Fragen sind von Plaut (Verlag von Fischer, Jena 1909) sehr eingehend behandelt.

Wesen der Komplementbindungsreaktion bei Syphilis.

Unsere ersten Versuche hatten Wassermann, Neisser und ich, wie schon erwähnt, an Affen ausgeführt. Wir gingen dabei von dem Wunsche aus, mit spezifisch syphilitischen Stoffen spezifische Antikörper gegen diese Stoffe zu erzeugen. Da bekannt war, daß die Leber hereditär luetischer Föten diese spezifischen Stoffe in großer Menge enthalten mußte, bereiteten wir uns Kochsalzextrakte aus diesem Organ und behandelten damit Affen subkutan und intravenös vor. Eine Benutzung von Affen war deshalb notwendig, um die Entstehung von Präcipitinen zu vermeiden, die bei der Immunisierung von dem Menschen ferner stehenden Tieren mit Menscheneiweiß (Fötalleber) stattgefunden und eine etwaige spezifische Syphilisreaktion verdeckt hätte. Wir konstatierten nun, 1. daß das Serum der so vorbehandelten Affen mit luetischem Fötalextrakt, nicht aber mit Extrakten aus normalen Lebern Komplementbindung ergab, 2. daß Serum normaler, nicht vorbehandelter Affen mit keinem der Extrakte reagierte. 3. Ebenso fanden wir Komplementbindung beim Mischen von Serum mit Syphilis infizierter, aber nicht immunisierter Affen mit Luesextrakt, während die Reaktion dieser Seren mit normalem Leberextrakt ausblieb. Wir konnten aus diesen Versuchen den Schluß machen, daß es sich bei diesem Vorgang um die Wirkung eines spezifisch-syphilitischen Antigens mit einem gegen dieses Antigen gerichteten Amboceptor handele.

Bald darauf berichteten wir dann über unsere Untersuchungen, die sich auf den Nachweis von spezifischen Stoffen in luetischen Organen oder Krankheitsprodukten (Primäraffekten, Kondylomen) bezogen und konstatierten hierbei zum erstenmal die Tatsache, daß auch das Serum von luetischen Menschen, sowie Lumbalflüssigkeiten von Tabikern und Paralytikern, vermischt mit Luesextrakt Komplementablenkung zeigen, während Serum von Nichtluetikern dies nicht tut. Es mußte also das erstere einen spezifischen Antikörper gegenüber dem Luesextrakt enthalten.

So sahen wir damals bei 257 Luesseren der verschiedenen Stadien 49 mal, bei 22 Lumbalflüssigkeiten 10 mal Komplementbindung eintreten. Es ist später von einigen Seiten der Versuch gemacht worden, die damals gewonnenen positiven Resultate mit den heute zu erzielenden zu vergleichen und aus der großen Zahlendifferenz Schlüsse zu ziehen. Demgegenüber muß betont werden, daß wir damals mit der Ausarbeitung einer gänzlich neuen Technik beschäftigt waren, die heute fertig vorliegt, und daß es uns damals lediglich um die prinzipielle Feststellung einer Tatsache ankam, daß wir aber selbst die Methode als noch nicht praktisch reif erklärten. Es ist also kein allzu großes Verdienst, mit einer fortschreitend sicheren Technik auch bessere Resultate zu erzielen und ich selbst konnte in meiner folgenden Publikation schon über ganz andere Zahlen berichten.

Um auf die Verwertbarkeit der Komplementbindung nach der Seite des Antigennachweises zu prüfen, versuchte Neisser, Verfasser und Schucht, Lues antikörperhaltiges Serum gegen Blutextrakte von luetischen

Individuen zu erproben. Diese Resultate, die zuerst aussichtsreich erschienen, waren jedoch nicht so einwandsfrei, daß sichere Schlüsse daraus hätten gezogen werden können. Jedenfalls scheint aber so viel hervorzugehen, daß auch der Blutextrakt von Luetikern sich biologisch von dem normaler Individuen unterscheidet. Worauf dieser Unterschied beruht — ob auf einem erhöhten Gehalt des Luesblutes an Antigen, oder auf anderen Faktoren — steht dahin. Heute, nachdem wir über das eigentliche Wesen der Reaktion wenigstens einigermaßen orientiert sind, haben diese Versuche nur sekundäre Bedeutung. Wir konnten diese Frage um so leichter fallen lassen, als der Antikörpernachweis bei Lues, wie sich bei unseren folgenden und den gleichzeitig einsetzenden Untersuchungen anderer Autoren herausstellte, bei weitem häufiger gelang, als zuerst zu erwarten war.

Unsere Annahme, daß die Reaktion durch das Zusammenwirken zweier spezifischer Komponenten bedingt sei, erfuhr bald eine Stütze durch die bestätigenden Untersuchungen von Detre und die Tatsache, daß Bab und Mühlens den Nachweis führten, daß diejenigen Lebern, deren Extrakt eine positive Reaktion ergeben hatte, auch stets reichlich Spirochäten enthielten, während diejenigen Organe, deren Extrakte negativ reagierten, frei von Spirochäten gefunden wurden. Es bestand also eine große Übereinstimmung zwischen positiver Reaktion und positiven Spirochätenbefunden.

Die ersten, die die neue Reaktion ablehnen zu müssen glaubten, waren Kraus und Volk, indem sie sich hauptsächlich auf die Tatsache stützten, daß Seren- und Organextrakte schon häufig allein komplementablenkend wirken, so daß hieraus Summationserscheinungen resultieren können. Diese Tatsache war übrigens von Wassermann und mir schon anläßlich unserer Antituberkulinarbeit erkannt und eingehend gewürdigt, und mit Weil und Nakajama diskutiert worden. Später hat Ranzi noch ausgedehntere Untersuchungen über die allein hemmende Wirkung von Organextrakten angestellt, ohne daß dieselben auf die Erkenntnis des Wesens der Syphilisreaktion von Einfluß gewesen wären.

Ein Fortschritt in dieser Beziehung wurde erst erreicht, als zuerst von Marie und Levaditi, denen bald Weygand, Meier, Weil und Braun, Landsteiner, Michaelis und Fleischmann folgten, gezeigt wurde, daß das Phänomen der Komplementablenkung nicht nur, wie wir zuerst annehmen mußten, mit Extrakten aus luetischen Organen eintritt, sondern auch erfolgt, wenn man — statt dieser — Extrakte aus normalen menschlichen und tierischen Organen und aus Tumoren anwendet. Jedoch wurde hierbei stets beobachtet, daß die Reaktion doch nur dann erfolgt, wenn man derartige Organextrakte mit Luetikerseren, nicht aber mit Normalseren vermischt. Allerdings geben Levaditi und Marie z. B. an, daß doch zwischen der Verwendung von Luesorgan und Normalorganextrakten ein bedeutender quantitativer Unterschied vorhanden sei in der Weise, daß Luesorganextrakte mit Luesseren in einer zehnfach geringeren Dose reagieren als Normalorganextrakte.

Ich selbst habe mich in Batavia, als ich von der Arbeit von Marie und Levaditi Kenntnis hatte, überzeugen können, daß Normalorganextrakte in den

Dosen und bei der Herstellungsweise, die wir ursprünglich vorgeschrieben hatten, niemals positive Ausschläge ergaben, daß dies aber wohl der Fall war, wenn man die normalen Organe tagelang mit physiologischer Kochsalzlösung extrahierte. Ein positives Resultat ergaben ferner stets solche Normalorganextrakte, bei denen die Extraktion zwecks völliger Aufschließung in Kalilauge in der Verdünnung von 1:5000 bis 1:10 000 vorgenommen war. Ich lasse hier eines meiner damaligen Versuchsprotokolle folgen.

A. Extrakt aus der Milz eines luetischen Affen 24 Stunden in physiologischer Kochsalzlösung mit 0,5 Prozent Karbolzusatz geschüttelt.

B. Extrakt aus der Milz eines normalen Affen, behandelt wie A.

C. Extrakt aus der Milz eines normalen Affen drei Tage lang in physiologischer Kochsalzlösung extrahiert.

D. Extrakt aus der Milz eines normalen Affen 24 Stunden in Kalilauge 1:10 000 extrahiert.

Versuch:

0,2 Luesserum +	A	B	C	D
0,2	0	cpl.	gr. K.	0
0,1	0	cpl.	incpl.	0
0,005	Kuppe	cpl.	cpl.	incpl.
0,025	cpl.	cpl.	cpl.	cpl.
0,01	cpl.	cpl.	cpl.	cpl.

0,2 normal. Serum +	A	B	C	D
0,2	cpl.	cpl.	cpl.	cpl.
0,1	cpl.	cpl.	cpl.	cpl.
0,05	cpl.	cpl.	cpl.	cpl.
0,025	cpl.	cpl.	cpl.	cpl.
0,01	cpl.	cpl.	cpl.	cpl.

Ich habe fernerhin in neuester Zeit, besonders im Hinblick auf die bald zu besprechende Verwendbarkeit alkoholischer Extrakte aus normalen Organen vergleichende Untersuchungen nochmals von Kobayashi in größerem Umfange vornehmen lassen. Auch hierbei hat sich herausgestellt, daß die von uns verwendeten, nach unserer Vorschrift hergestellten wässrigen Extrakte aus normalen Organen nur in ganz seltenen Fällen gewisse Grade einer positiven Reaktion ergeben, während durch Alkoholextraktion aus fast allen menschlichen und tierischen Organen positiv reagierende Extrakte leicht zu erzielen sind. Allerdings geben wässrige Extrakte, wie dies ja von Anfang an von uns betont wurde, nicht selten mehr oder weniger starke Alleinhemmung und können auf diese Weise leicht positive Reaktionen vortäuschen. Aus allen diesen Untersuchungen ergibt sich aber mit Evidenz der Schluß, daß in der Tat durch geeignete Maßnahmen auch aus normalen menschlichen und tierischen Organen Stoffe extrahiert werden können, die in derselben Weise mit Luesseren reagieren, wie Extrakte aus luetischen Organen. Es geht aber ferner aus diesen Versuchen die nicht unwesentliche Tatsache hervor, daß das Antigen im Wasser nur aus Luesorganen leicht extrahierbar ist, nicht aber aus normalen Organen, während eine Alkoholextraktion auch aus normalen Organen bequem gelingt. Das Antigen muß demnach in Luesorganen in weit größeren Mengen oder in einer in Wasser leicht löslichen Form vorhanden sein.

Demnach konnte unsere frühere Auffassung, daß es sich bei der Reaktion um das Zusammenwirken eines spezifischen Luesantigens und eines spezifischen Luesamboceptors handele, nicht mehr aufrecht erhalten werden. Denn es hatte sich ja herausgestellt, daß das Luesantigen eine Substanz ist, die auch in nicht luetischen Organen vorkommt, die also sicher zu dem Syphiliserreger keine direkten Beziehungen hat. Gleichzeitig hatte sich aber die Tatsache gezeigt, daß nur Luetikerseren die Reaktion ergeben, nicht aber Normalseren, so daß also die biologisch einzigartige Erscheinung vorlag, daß eine Serumreaktion nicht spezifisch für den Krankheitserreger, wohl aber, wie ich dies ausdrückte, „spezifisch für die Krankheit" befunden wurde. Dieses Phänomen wurde aber noch merkwürdiger durch die von Wassermann, Porges, Meier, Landsteiner, Müller und Pötzl, sowie von Levaditi und Yamanouchi gemachte Feststellung, daß auch alkoholische Extrakte aus luetischen und normalen Organen die Reaktion ergeben. Ferner teilten Levaditi und Yamanuchi mit, daß auch die in der Cerebrospinalflüssigkeit von Paralytikern befindliche, als Antikörper angesprochene Substanz alkohollöslich sei. Auf diese Tatsachen hin wurde nun der allgemeine Schluß gemacht, daß bei der Reaktion nicht Eiweißsubstanzen, sondern Lipoide beteiligt sind.

Die weiteren Forschungen über das Wesen unserer Reaktion begeben sich nun auf zwei Wege. Die einen suchen die Natur der ihrer Meinung nach bei der Reaktion wirkenden Lipoide zu erforschen, entkleiden hierbei die Komplementbindung völlig ihres Charakters als Immunitätsreaktion und suchen Erklärungen physikalisch-chemischer Art. Die anderen behalten die ursprüngliche Auffassung einer Antikörper-Antigenreaktion — allerdings in einer, von unserer ursprünglichen Meinung abweichenden Form bei. Es sei gleich vorweg bemerkt, daß eine einheitliche und völlig befriedigende Erklärung der Reaktion noch nicht existiert. (Siehe hierzu S. 359.)

Der Körper, der als reines Lipoid zuerst an Stelle der alkoholischen Organextrakte eingeführt wurde, war das **Lecithin.** Porges und Meier zeigten unter Leitung Wassermanns, daß in der Tat das Lecithin, vermischt mit Luetikerserum, Komplementbindungsreaktion ergeben kann. Somit schien denn der bei der Reaktion in Betracht kommende Körper im Lecithin gefunden zu sein. Da nun nach Wassermann und Citron das Lecithin keine antigenen Eigenschaften besaß, so glaubte man, die Antigenantikörpervorstellung bei der Reaktion fallen lassen zu müssen und Wassermann hob die Möglichkeit hervor, daß der bisher als Antikörper angesehene Stoff ein Toxin sein könne, das zum Lecithin chemische Affinität habe und das sich in Analogie mit dem Kobralecithid von Kyes und Sachs zu einem Toxolecithid verbindet. Man hat ferner die Möglichkeit erörtert, ob dieses supponierte Syphilisgift mit seiner Lecithinavidität nicht an der Entstehung der Tabes und Paralyse beteiligt sein könne, in der Art, daß dieses Gift einen der wichtigsten Bestandteile des Zentralnervensystems: das Lecithin angreift. Hierfür schienen auch die Befunde von Peritz zu sprechen, der eine vermehrte Lecithinausscheidung bei Paralytikern, ein Schwinden der vorher positiven Serumreaktion nach Lecithininjektionen und einen günstigen therapeutischen Effekt derselben bei Tabes und Paralyse konstatiert haben will. Auch Oppenheim hat später über eine Provokation luetischer Erscheinungen und über eine Beeinflussung der Serumreaktion durch Lecithineinspritzungen berichtet. Ich möchte betonen, daß ich bei meinen darauf gerichteten Versuchen niemals etwas Derartiges beim Menschen wahrnehmen konnte. Auch die auf meine Veranlassung von Dohi vorgenommenen Tierversuche (s. später) sprechen gegen einen wesentlichen Einfluß des injicierten Lecithins auf die im Luesserum vorhandenen Substanzen. Dagegen berichtet Quarelli wieder über einen Einfluß von Lecithininjektionen auf die Reaktion. Von 12 Fällen sekundärer Lues, die mit Lecithin behandelt wurden, wurde 1 Fall nach 5, 2 Fälle nach 6, 3 Fälle nach 7, und 2 Fälle nach 12 Injektionen negativ. Die übrigen blieben positiv.

Es ergab sich denn auch bald durch die Untersuchungen von Sachs-Altmann, Levaditi-Yamanouchi, Fleischmann u. a., daß eine ganze Reihe anderer Lipoide: ölsaures Natron, gallensaure Salze, Cholestearin, Vaseline mit Luesseren in derselben Weise reagieren können, wie das Lecithin.

Ausgehend von diesen Versuchen, mit reinen Lipoiden Komplementbindungsreaktionen zu erzielen, ging man bald dazu über, auch die etwaige präcipitierende Wirkung von Luetikerseren auf Lipoidlösungen zu studieren. In Anbetracht der ganzen historischen Entwicklung der Komplementbindungsreaktion schienen ja Präcipitation und Komplementbindung zwei Phänomene zu sein, die zum mindesten nahe Beziehungen zueinander haben. Gleichwohl hatten Wassermann und Verfasser von Anfang an darauf hingewiesen, daß die Komplementbindung völlig unabhängig von einer (wenigstens sichtbaren) Präcipitation stattfinden könne und wir hatten auch bei unseren Luesserumuntersuchungen nie irgendwelche Erscheinungen von Niederschlagsbildungen wahrnehmen können.

Im Gegensatz dazu standen Beobachtungen von Michaelis und besonders von Fornet und Schereschewsky, die eine Präcipitatbildung bei der Überschichtung von Luesserum und Luesextrakt und bei derjenigen von Serum florider und alter Lues beschrieben und die, wie später erörtert werden soll, daraufhin eine neue Methode der Syphilisserodiagnose zu inaugurieren versuchten. Porges und Meier prüften daher im Anschluß an ihre Komplementbindungsversuche mit Lecithin auch die präcipitierende Wirkung von Luesseren auf diese Substanz und es erregte berechtigtes Aufsehen, als die Autoren die Mitteilung machen konnten, daß Luetikerseren die Fähigkeit besitzen,

Lecithinemulsionen auszuflocken. Bald darauf konnten auch Sachs und Altmann dasselbe Phänomen bei der Verwendung von oleinsaurem Natron konstatieren. Es lag nun nahe, eine Identität der die Komplementbindung bedingenden Substanzen mit den lipoidausflockenden anzunehmen. Man glaubte die Vorstellung der Komplementbindung als Immunitätsreaktion ganz fallen lassen zu müssen, und man wandte sich einer mehr physikalisch-chemischen Bearbeitung der Ausflockungsphänomene zu. Die letzteren wurden aber noch komplizierter, als Klausner von einer wiederum neuen Serumreaktion bei Syphilis berichtete, indem es ihm gelang, beim Versetzen von Luetikerserum mit destilliertem Wasser Fällungen zu beobachten, die er auf eine leichtere Ausfällbarkeit des Globulins im Luesserum bezog.

Der Versuch, die Komplementbindungsreaktion als auf physikalisch-chemischen Gesetzen beruhend zu beweisen, schien nun vielversprechend, als Seligmann zeigte, daß ebenso wie spezifisches Antigen und Amboceptor mit und ohne Niederschlagsbildung Komplement zu binden vermögen, dieselbe Erscheinung durch das Zusammenwirken zweier Kolloide erfolgen kann. Seligmann konstatierte zunächst, die übrigens vor ihm schon von Landsteiner und Stankowic berichtete Tatsache, daß die verschiedensten feinverteilten Stoffe, z. B. eine in wässrige Lösung gebrachte kolloidale Eisenhydroxyllösung Komplement verankern kann. Außerdem zeigte er aber, daß auch ohne Niederschlagsbildung durch den Zusammentritt zweier Kolloide, z. B. Mastix und Gelatine oder Schellack und Gelatine, eine Komplementbindung bewirkt wird. Seligmann schließt daraus, daß nicht der molekulare Zustand als solcher, sondern eine Änderung des molekularen Zustandes das Phänomen herbeiführt. In gleicher Weise glaubte ich eine Erscheinung deuten zu müssen, die ich bei der Erhitzung von Seren beobachtete. Erhitzt man nämlich ein bei 55 Grad inaktiviertes Menschen- oder Affenserum auf 60 Grad, so erlangt dieses Serum, ohne daß es seine Eigenschaften sichtbar geändert hat, die Fähigkeit, im stärksten Maße Komplement zu verankern, während das auf 55 Grad erwärmte Serum selbst in starken Konzentrationen keine Einwirkung auf das Komplement zeigt.

Es war also durch die Seligmannschen Versuche der Beweis erbracht, daß durch Kolloidreaktionen dasselbe Phänomen hervorgerufen werden kann, wie bei der Einwirkung von Luesseren auf Organextrakte und Lipoide. Elias, Porges, Neubauer und Salomon unternahmen es hierauf, in sehr eingehenden Untersuchungen den Nachweis zu erbringen, daß die Ausflockung von Luetikerseren mit Lipoiden und die Komplementbindung beim Vermischen von Luesseren mit alkoholischen Organextrakten ebenfalls den Gesetzen der Kolloidreaktionen gehorche. Sie schließen auf Grund ihrer Versuche, daß zunächst die Ausflockungsreaktion zu den Kolloidreaktionen gehört, da die Fällung von einem gewissen optimalen Mengenverhältnis der Reaktionsfaktoren abhängt; die reagierenden Substanzen sind in diesem Falle Lecithin und Serumeiweiß. Luesseren und Normalseren unterscheiden sich nur dadurch, daß bei letzteren die Fällungszone schmäler ist und die Ausflockung langsamer eintritt, während bei den ersteren die Fällungszone eine größere Breite aufweist. Dies ist nicht durch eine Verminderung der Alkaleszenz von Luesseren bedingt, da bezüglich ihrer Alkaleszenz sich Luesseren von Normalseren nicht unterscheiden, und da auch bei einer künstlichen Säurevergiftung nicht eine willkürliche Lecithinausflockung zu erzielen ist. Es liegt am nächsten anzunehmen, daß die mit den Lipoiden reagierenden Eiweißsubstanzen im Syphilisserum sich in einem labileren, leichter fällbaren Zustande befinden. Bezüglich der Komplementbindungsreaktion kommen die genannten Autoren ebenfalls zu der Ansicht, daß auch hier ein weitgehender Parallelismus mit den Kolloidreaktionen bestehe, da nämlich z. B. aktive Seren eine stärkere Komplementbindungsreaktion und Ausflockung ergeben als inaktive (Sachs und Altmann), da Säure die Reaktion verstärkt, Alkali sie abschwächt (Sachs und Altmann) und da sich auch hier bestimmte optimale Bedingungen in den Mengenverhältnissen der reagierenden Stoffe feststellen lassen. Die Syphilisreaktion sei also als kolloide Fällungsreaktion zwischen gewissen hydrophilen Kolloiden und den Globulinen zuzurechnenden Eiweißkörpern anzusehen, die im Luesserum infolge geringerer Stabilität eine größere Fällungszone hervorrufen.

Man wird zugeben müssen, daß diese Erklärung, die die Komplementbindungsreaktion als eine nicht spezifische Kolloidreaktion hinstellt, viel Bestechendes hat. Alle diese, die Reaktion in physikalisch-chemischen Vorgängen suchenden Studien haben nur den Nachteil, daß sie voraussetzen,

1. daß einerseits Ausflockungs- und Komplementbindungsreaktion stets parallel verlaufen und

2. daß Komplementbindungsreaktionen mit Alkoholextrakten aus luetischen und normalen Organen gleiche Resultate liefern. Bezüglich des ersteren Punktes ist es aber jetzt definitiv erwiesen — und Porges und Meier, sowie Klausner haben in ihren Untersuchungen den Beweis selbst erbracht —, daß die Ausflockungsreaktionen in keiner Weise für Syphilis spezifisch sind, daß sie vielmehr, wie später gezeigt werden wird, bei einer ganzen Reihe von Krankheiten Ausschläge geben, bei denen die Komplementbindung negativ verläuft. Auch v. Eisler kommt auf Grund seiner Versuche zu derselben Auffassung, indem er an einer großen Reihe von Menschen- und Tierseren zeigte, daß bei negativer Komplementbindungsreaktion häufig Lecithinausflockungen eintreten, daß also Lecithinausflockung und Komplementbindung durch zwei verschiedene Körper bedingt seien, die zwar nebeneinander vorkommen können, von denen aber der zur Komplementbindung notwendige fehlen kann.

Was ferner die Verwendung von Lues- oder von Normalorganextrakt betrifft, so haben wir stets mit Nachdruck auf die Notwendigkeit, nur die ersteren zur Luesreaktion zu verwenden, hingewiesen, und Wassermann hat dem erst vor kurzem wieder Ausdruck verliehen. Wir haben stets die größere Brauchbarkeit von Luesextrakten betont, eine Ansicht, die durch die Untersuchungen von Haendel und Schultz wieder eine neue Bestätigung gefunden hat. Diese Autoren sagen auf Grund ihrer Versuche: „Es liegt die Annahme nahe, daß es nicht so ganz gleichgültig zu sein scheint, ob zur Anstellung der Reaktion ein aus normalen, bzw. nichtluetischen oder aus luetischen Organen hergestellter Extrakt benutzt wird; es spricht u. E. für die Ansicht Wassermanns, daß mit einem spezifischen Extrakt zuverlässigere Resultate erhalten werden, und daß normale Extrakte nicht ohne weiteres solchen aus luetischen Organen gleichgesetzt werden können."

Ich selbst habe mich von der Auffassung, daß es sich bei der Reaktion doch um einen Immunitätsvorgang handele, nie ganz frei machen können, und zwar auf Grund der jetzt immer mehr erkannten eben besprochenen Tatsache, daß die Verwendung normaler oder luetischer Organextrakte doch nicht so ganz gleichgültig ist, wie man annehmen zu müssen glaubte; dann aber auf Grund der Versuche, die ich an Affenmaterial in Batavia anstellte.

Es handelt sich dabei um die Frage, ob man durch künstliche Vorbehandlung gesunder Affen mit Luesextrakt oder Luesorganbrei das zu erzielen imstande ist, was wir damals „Antikörper", heute „positive Reaktion" nennen. Es ist nun nach meinen Versuchen nicht daran zu zweifeln, daß man bei gesunden Affen, deren Serum vor der Behandlung negativ reagierte, durch Injektionen mit Luesorganextrakten (also mit einem abgetötetes Virus enthaltenden Präparate) und mit virulenten Luesorganbrei komplementbindende Substanzen im Serum dieser Tiere erzielen kann. Zugegeben, daß es sich, wie die in Java gemachten Versuche zeigen konnten, bei den subkutanen und intravenösen Injekten mit virulentem Material um wirkliche Infektionen gehandelt haben mag, so fällt dieser Einwand für die Behandlung mit Organextrakten fort. Zudem haben wir ja gezeigt, daß jene Tiere trotz ihres Antikörpergehaltes infizierbar sind, daß sie also nicht „krank" gewesen sein konnten. Was den Titer der durch derartige Einspritzungen zu erzielenden Antikörper betrifft, so konnte ich zeigen, daß er ein äußerst schwankender war und nie über eine gewisse Höhe getrieben werden konnte.

Um die Wirkungslosigkeit der erzielten „Antikörper" auf das Virus selbst zu demonstrieren, wurden in Batavia folgende Versuche angestellt:

1. Es wurden Tiere mit Extrakten aus luetischen Organen vorbehandelt, der Antikörpergehalt des Serums dieser Tiere bestimmt und die Tiere nachträglich geimpft: Die Impfung war positiv. Irgendwelchen Schutz hatten selbst reichlich in Serum befindliche Antikörper nicht zu verleihen vermocht.

2. Es wurden Tiere mit 10—20 ccm antikörperhaltigen Serums subkutan injiziert und gleichzeitig an den Augenbrauen inokuliert. Impfung positiv.

3. Dasselbe Resultat erhielt man bei lokalen Injektionen unter die Impfstelle.

4. 2 ccm starkes inaktiviertes antikörperhaltiges Serum und 2 ccm frisches, normales Affenserum (Komplement) wirken in vitro eine Stunde bei 37 Grad

auf das Virus ein. Das Virus erzeugt bei der Verimpfung typische Primäraffekte.

Wir können also sagen, daß den bei Syphilis nachzuweisenden „Antikörpern"
eine Wirkung auf das Virus nicht zukommt. Dasselbe Resultat hatten
auch unabhängig von unseren Experimenten ausgeführte Untersuchungen von
Marie und Levaditi, die luetisches Material ebenfalls mit antikörperhaltigem
Serum behandelten und trotzdem damit positive Impfresultate erzielten.

In Anbetracht der Tatsache, daß es bei (vorher negativ reagierenden)
Affen durch Injektion von Luesorganextrakten gelingt, eine positive Reaktion
zu erzeugen, und daß die hierbei entstehenden Stoffe keine Wirkung auf das
Virus haben, ihr Titer nicht bis über eine gewisse Höhe zu treiben ist, und in Anbetracht der weiteren Entdeckung, von der auch ich mich überzeugt hatte, daß
die hierbei mitspielenden antigenen Substanzen auch im normalen Organismus
zu finden sind, lag es für mich nahe, diese Versuche zu vergleichen mit den
Erfahrungen, die Wassermann und Citron früher bei der Immunisierung
mit körpereigenen Substanzen (Glykogen, Peptonen, Albumosen usw.) gemacht
hatten. Ich stellte daher damals die Vermutung auf, daß das Antigen
nicht direkt von dem Erreger abstammt, sondern irgendeine bisher
unbekannte Substanz darstellt, die im normalen Organismus vorhanden ist, aber unter dem Einfluß des Syphiliserregers eine Steigerung erfährt, die dann zur Antikörperbildung Veranlassung gibt.

Eine ganz ähnliche Auffassung äußern Weil und Braun und es ist
für mich um so erfreulicher, daß ich mich ihnen hier mit meiner Ansicht in einem
prinzipiellen Punkt nähern kann, als ja Wassermann und ich von Beginn
der Komplementbindungsversuche ab uns in dauernder Kontroverse mit diesen
Forschern befunden haben.

Weil und Braun, die durch den Nachweis der Möglichkeit, aus Tumoren
Extrakte zu bereiten, die mit Luesseren reagieren, den Umschwung an den
Grundanschauungen unserer Reaktion mit ausgelöst hatten, sind nämlich der
Überzeugung, daß infolge des, bei Syphilis stattfindenden Gewebszerfalls Auto-
antikörper gegenüber den bei dem Zerfall freiwerdenden Substanzen gebildet
werden, und daß die mittels der Komplementbindung nachweisbaren
Stoffe im Luesserum eben diese Reaktionsprodukte gegen körper-
eigene Zellbestandteile darstellen. Unsere Anschauungen decken sich
also im wesentlichen fast völlig.

Weil und Braun haben nun in ihrer letzten Mitteilung gezeigt, daß
die Möglichkeit der Bildung von Autoantikörpern gegenüber alkohollöslichen
Substanzen nach den bisherigen Erfahrungen in der Immunitätslehre zugegeben
werden muß. Sie weisen auf die Untersuchungen von Bang und Forssmann
sowie von Tsuda hin, die mit ätherischen und alkoholischen Extrakten aus
Erythrocyten Hämolysine, ferner auf diejenigen von Nicolle, Pick und Ober-
mayer, Kraus und Joachim, die mit Alkoholätherextrakten aus Bakterien
Präcipitine und schließlich auf die Versuche von Pick und Schwarz, die mit

alkoholischen Extrakten aus Pferdeserum Antikörper erzielen konnten. „Ist zwar die Antigennatur alkohollöslicher Zellbestandteile auf Grund dieser Versuche feststehend, ein Umstand, der ja in keiner Weise gegen die Anschauungen Ehrlichs spricht, so wäre auch das Fehlen derselben kein Beweis gegen die Antikörpernatur der bei Lues vorkommenden komplementbindenden Substanzen. Denn die Anschauung, daß diejenige Molekülgruppe, welche die Bindung bedingt, auch die Antikörperbildung auslöst, hat keine Berechtigung mehr; dies ist seit längerer Zeit für Bakterien und auch für rote Blutkörperchen nachgewiesen. Demnach könnten hier die Verhältnisse so liegen, daß das Antigen eine Eiweißlipoidverbindung darstellt, in welcher die Antikörpererzeugung der Eiweißanteil, die Bindungsreaktion der alkohollösliche Komplex besorgt. Aus dem Grunde würde auch den Versuchen von Schatiloff und Isabolinski[1]), welchen es mittels weniger Injektionen von alkoholischen Organextrakten nicht gelungen ist, Antikörper zu erzeugen, jegliche Beweiskraft fehlen."

Ich kann mich diesen Anschauungen im wesentlichen anschließen, möchte aber außerdem noch hinzufügen, daß, nachdem, wie erwähnt, meine Affenversuche die Möglichkeit einer Erzeugung komplementbindender Stoffe mit den als Antigen funktionierenden Substanzen des luetischen Affenorganextraktes ergeben hatten, Dohi in einer unter meiner Leitung angestellten Arbeit zeigen konnte, daß auch bei Vorbehandlung von Kaninchen mit Meerschweinchenherzen komplementbindende Substanzen im Serum zu erzielen sind, die vorher gefehlt haben und die in bekannter Weise mit alkoholischen Organextrakten reagieren und zwar auch mit solchen vom Menschen. Allerdings ist eine derartige Erzeugung von komplementbindenden Stoffen beim Kaninchen schwierig und gelingt nicht in jedem Falle. Dagegen ist es uns auch nie gelungen, gegen Lecithin Antikörper zu erzeugen, wie dies ja auch frühere Resultate von Wassermann und Citron bekunden. Es dürfte also, wie Weil und Braun mit Recht betonen, dem Eiweißkomplex in der Eiweißlipoidverbindung die ausschlaggebende Rolle für die Antikörperbildung beizumessen sein. Bezüglich der Möglichkeit der Bildung von Autoantikörpern erinnern Weil und Braun an die bereits vorliegenden Untersuchungen von Centanni und von Landsteiner und Donath.

Wenn also die Auffassung Weil und Brauns über das Wesen der Reaktion der unsrigen beinahe analog ist, wenn auch ich eine Autoantikörperbildung gegenüber Eiweißlipoidverbindungen annehme[2]) — wobei ich es dahingestellt lasse, ob diese antigenen Substanzen ihre Entstehung einem Gewebszerfall verdanken oder ob im luetischen Organismus eine Superproduktion derselben erfolgt (siehe jedoch Nachtrag zu diesem Kapitel) — so glaube ich, daß die Weil-Braunsche Hypothese zwar einen wesentlichen Faktor der Komplementbindungsreaktion beleuchtet, einen anderen aber übersieht. Die nun

---

[1]) Gleiche Resultate erhielten neuerdings Seligmann und Pinkus.

[2]) Über weitere diese Frage betreffende Versuche und die hieraus notwendige Änderung unserer Anschauungen siehe Seite 366 u. folg.

einmal feststehende Tatsache von der besseren Brauchbarkeit von Luesorganextrakten gegenüber normalen führt mich nämlich dazu, einen Standpunkt zu teilen, den auch Wassermann vertritt. Ich glaube, daß bei der Komplementbindung durch Luesextrakt und Luesserum außer dem nicht spezifischen Moment der Autoantikörperwirkung auf Eiweißlipoide, ein spezifischer Faktor Syphilisamboceptor + Syphilisantigen mit beteiligt ist. Es erscheint mir diese Annahme notwendig; sie läßt sich zurzeit freilich nicht beweisen und dieser Beweis wird voraussichtlich so lange ausstehen, bis wir einmal mit einer Reinkultur des Erregers oder dessen Produkten den spezifischen Anteil desselben an der Reaktion experimentell prüfen können.

Wenn ich also meine Ansicht über das Wesen unserer Komplementbindungsreaktion bei Syphilis präzisiere, so dürfte dieselbe auf einer Komplementverankerung beruhen, die beim Zusammentritt von Antikörpern gegenüber Eiweißlipoidverbindungen und von Antikörpern gegenüber spezifisch syphilitischen Stoffen mit Luesorganextrakten erfolgt. Inwieweit bei der Komplementfixation selbst durch die Antikörper-Antigenverbindung physikalisch-chemische Vorgänge mitspielen, steht natürlich dahin. Wie so oft, könnten sich auch hier zwei divergente Auffassungen in einem Punkte treffen! Jedenfalls ist die Frage, ob echte Antikörper die Reaktion bedingen, bis in die neueste Zeit diskutiert und für beide Anschauungen neue Beweise zu erbringen versucht worden. So schließt Toyosumi aus der Tatsache, daß die komplementablenkenden Substanzen sich an Organzellen, nicht aber an Bakterienemulsionen verankern lassen, daß es sich um echte Antikörper gegen Organzellprodukte handelt. Mutermilch hingegen leugnet wieder die Antikörpernatur der wirksamen Substanzen im Luesserum, da, wie er zeigen konnte, echte Antikörper durch Collodiumsäckchen filtrierbar sind, die komplementbindenden Stoffe der syphilitischen Seren aber nicht. — Dasselbe bestätigt Massini, der außerdem zeigte, daß die komplementbindenden Substanzen des Serums nicht in Petroläther übergehen.

Ich habe, obgleich ich seit einem Jahre manches in meiner Auffassung über das Wesen der Reaktion geändert habe, dieses Kapitel aus der ersten Auflage[1]) fast unverändert übernommen, weil wir auf diese Weise am besten ein Bild über die Entwicklung der ganzen Frage gewinnen können. Ich muß aber nunmehr, entsprechend dem jetzigen Stande unseres Wissens, noch folgendes nachtragen:

Zwei Fragen sind es, die zwar innig miteinander zusammenhängen, aber doch nach den bisher vorliegenden Arbeiten eine gesonderte Besprechung[2]) verlangen:

1. Worauf beruht die Reaktion im engeren Sinne, d. h. die beim Zusammentritt von Luesserum und Antigen zu beobachtende Komplementbildung? Und

2. die Natur des „Antigens" und die Natur der „Antikörper".

[1]) Bruck, Die Serodiagnose der Syphilis. Berlin 1909. Julius Springer.
[2]) Dieses Kapitel wurde bereits in der Zeitschr. f. Immunitätsforsch. 1910, VI, 4, publiziert.

ad 1. Die von Elias, Porges und ihren Mitarbeitern (siehe S. 354) vertretene Anschauung, daß es sich um eine kolloide Fällungsreaktion handelt, hat weitere Stützen gefunden. Liefmann äußert folgende Ansicht: Die Komplementablenkung gehört zu den Fällungserscheinungen, die durch die fällende Wirkung eines im Luesextrakt enthaltenen Stoffes auf Luesserum bedingt wird. Das wirksame Prinzip des „Antigens" ist die Seife. Wässerige Luesextrakte sind deshalb wirksamer als Normalorganextrakte, weil der Seifengehalt der Luesorgane ein größerer ist (vielleicht bedingt durch das stärker fettspaltende Vermögen luetischer Seren). — Durch die fällenden Substanzen des Extraktes wird nun das Globulin des Luesserums beeinflußt und damit der Normalamboceptor für Hammelblut unwirksam gemacht. Gleichzeitig wird das Globulin des Komplementes angegriffen und vielleicht an den ausfallenden Normalamboceptor gebunden.

Liefmann nimmt also an, daß bei der Luesreaktion Fällungen, wenn auch meist unsichtbarer Art eintreten, die aber zur Komplementsabsorption genügen.

Diese Fällungen mit Hilfe des Siedentopf - Szigmondischen Ultramikroskops gesehen zu haben, gibt Jacobsthal an. Ein gut zentrifugiertes Leberextrakt setzt sich im Ultramikroskop aus unendlich vielen kleinkalibrigen, gleichmäßigen Partikeln zusammen; ein 10fach mit Kochsalzlösung verdünntes Luesserum sieht leicht bläulich und diffus milchig getrübt aus und enthält feinste Partikelchen. Bei Betrachtung einer Mischung von Serum plus Extrakt hingegen (eine halbe Stunde Bindung bei 37°) ist der bläuliche Ton verschwunden und man sieht große unregelmäßige Schollen. Die Reaktion ist also nach Jacobsthal eine Präcipitationserscheinung, wobei, wie ein weiterer Versuch dies zeigt, das Komplement durch das Präcipitat absorbiert wird, eine Absorption, die übrigens in der Kälte viel intensiver stattfindet, weshalb man die erste Phase der Reaktion nicht bei 37°, sondern im Eisschrank vornehmen sollte (bei 200 Seren wurden so 2% positive Resultate mehr erhalten). Eine ähnliche Beobachtung haben übrigens vor Jahren schon Satta und Donati gemacht, die konstatierten, daß bei — 10° die Komplementablenkung in 1 Stunde, bei 0° in 45 Minuten beendet sei (bestätigt von Seligmann und Pinkus). In Anbetracht der sonstigen Untätigkeit der Enzyme bei niederen Temperaturen glauben sie daher, daß eine fermentartige Natur der Reaktion ausgeschlossen ist.

Jacobsthal hat auf seine Beobachtungen hin eine „optische Serodiagnose" der Syphilis vorgeschlagen. Ich habe in Gemeinschaft mit Hidaka eine Nachprüfung dieser Befunde unternommen. Wir haben uns zwar von der prinzipiellen Richtigkeit derselben überzeugen können, glauben aber nicht, daß die „optische Methode" im Dunkelfeld praktisch brauchbar ist, da zu häufig durch das Auftreten unspezifischer Schollen usw. positive Reaktionen vorgetäuscht werden können und häufig auch bei sicher positiven Seren keine Präcipitation zu sehen ist.

Dagegen ist uns der Nachweis gelungen, daß in der Tat bei der Einwirkung von Luesseren auf alkoholische Extrakte eine Präcipitation auftritt und daß dieses Präcipitat auch makroskopisch zur Darstellung gebracht werden kann.

Bekanntlich tritt bei der üblichen Technik der Komplementbindungsreaktion (Vermischen von Luesserum plus Extrakt und Aufenthalt bei 37°) nicht die Spur eines makroskopisch sichtbaren Niederschlages auf. Mischt man jedoch 0,2 aktives, positiv reagierendes Luesserum mit 0,25 alkoholischem Luesleberextrakt[1]) und bewahrt die Mischung nicht im Brutschrank, sondern bei ca. 2 bis 4° 24 Stunden lang in Eis auf, so ist nach dieser Zeit häufig schon ohne weiteres ein feines Präzipitat sichtbar, das aber sehr deutlich wird, wenn man nun die Mischung energisch zentrifugiert. Das Präcipitat zeigt sich dann als feines Häutchen auf dem Boden des Reagensglases und zerfällt beim Aufschütteln in kleine Flocken. Normale und negativ reagierende Luesseren ließen bisher nie dieses charakteristische Präcipitat erkennen: entweder die Mischung bleibt hier nach dem Zentrifugieren ganz klar oder es bildet sich ein leichter Schleier, der sich aber beim Aufschütteln in eine diffuse Trübung ohne Flockenbildung auflöst[2]). Wir haben bisher diese äußerst einfache Methode bereits an einer ganzen Reihe von Lues- und Normalseren geprüft, wollen aber über die genauere Technik erst dann ausführlicher berichten, wenn wir ein Urteil über die praktische Brauchbarkeit derselben haben[3]). Jedenfalls steht fest, daß in Mischungen von Luesseren mit alkoholischen Organextrakten auch **makroskopisch sichtbar zu machende Präcipitationen** auftreten und daß damit ein weiterer Beweis für die Auffassung der Syphilisreaktion als Fällungserscheinung gegeben ist.

Die Untersuchungen, welche den Beweis der **physikalisch-chemischen Natur** der Reaktion zu erbringen suchten, führten nun dazu, daß noch weitere Forschungen in dieser Richtung angestellt wurden. So berichtet **Winternitz** über weitere Versuche, die eine **Eiweißvermehrung** im Verlaufe der Lues dartun und **Elfer** über das **spezifische Gewicht, die Viscositäts-, Oberflächenspannungs-** und **Adsorptionsverhältnisse** von Luesseren im Vergleich zu normalen. An einem allerdings bisher noch kleinen Material von 10 Lues- und 7 Normalseren fanden sich, was die drei ersten Faktoren anbelangt, ziemlich erhebliche Unterschiede, so daß wohl weitere Versuche auf diesem Gebiete nicht aussichtslos erscheinen. Ebenso sind weitere Erfahrungen mit der Ascolischen **Meiostagminreaktion**, die bisher nur von **Izar** bei 12 Lues- und 14 anderen Seren geprüft wurde, erwünscht, da sich auch nach dieser Methode Unterschiede zwischen Lues und Nichtlues ergaben.

Der durch die erwähnten Versuche gestützten Anschauung, daß die Syphilisreaktion durch eine **kolloide Fällung** bedingt ist, stehen nun zwei weitere, ebenfalls durch sinnreiche Experimente gestützte Hypothesen gegenüber: diejenige der **fermentativen Komplementvernichtung (Manwaring)** und

---

[1]) Serumverdünnung und Extraktverdünnung wird vor der Mischung eine Viertelstunde lang zentrifugiert.

[2]) Noch deutlicher läßt sich das Phänomen zur Anschauung bringen, wenn man dem Serum und Extrakt noch Mastixlösung in bestimmten Verhältnissen zusetzt, die dann mit ausflockt und so das entstehende Präcipitat verstärkt.

[3]) Ist inzwischen geschehen, s. Zeitschr. f. Immunitätsforsch. 1910.

die der Komplementvergiftung (Kiß). Manwaring meint, daß das wirksame Prinzip im Serum- und Leberextrakt die in ihnen enthaltenen Säuren, Kofermente und Fermentstimulatoren sind und daß der Unterschied zwischen normalem und luetischem Leberextrakt auf quantitativ verschiedenen Mengen solcher in ihnen enthaltenen Substanzen beruht. Diese Substanzen sollen die Wirkung eines im Meerschweinchenserum vorhandenen proteolytischen Fermentes erhöhen, das eine Zerstörung des Meerschweinchenkomplements bewirkt und damit das Phänomen der „Komplementablenkung" bedingt.

Kiß ist dagegen der Ansicht, daß die „Komplementbindung" durch die zerstörenden Eigenschaften eines im Organextrakte vorhandenen Komplementgiftes zustande kommt, dessen Wirkung durch Serumzusatz verstärkt wird. Kiß kommt zu dieser Anschauung durch seine Studien über die antikomplementäre Wirkung des Alkohols und deren Beeinflussung durch menschliche Seren, die er analog derjenigen von Organextrakten fand. Den ganzen Vorgang der Komplementzerstörung faßt er als einen der Vergiftung ähnlichen Prozeß auf, wobei die Giftigkeit des Extraktes durch das mehr antikomplementäre Substanzen als Normalsera enthaltende Luesserum verstärkt wird. Die Kolloidfällung spiele bei der Reaktion gar keine Rolle.

Gegen diese Theorie der Komplementvernichtung sprechen nun allerdings die Beobachtungen von Jacobthal sowie von mir und Hidaka; denn durch sie ist bewiesen, daß bei der Reaktion nicht nur ein hypothetisches Präcipitat in Frage kommt, sondern eine objektiv wahrnehmbare Fällung auftritt. (Siehe S. 360.)

Aber auch eine Beobachtung von L. Michaelis und Skwirsky läßt sich besser mit der Fällungs- und Adsorptions- als mit der Zerstörungstheorie vereinbaren. Diese Autoren haben nämlich gezeigt, daß bei der Reaktion nicht das ganze Komplement, sondern nur das sog. Mittelstück gebunden wird, das Endstück aber frei bleibt. Bewiesen wird das dadurch, daß der Abguß Amboceptor beladene Blutkörperchen nicht hämolysiert, wohl aber solche, die „persensibilisiert" (mit Amboceptor und Mittelstück) beladen sind. Ich meine, daß, wenn man mit Kiß an eine Komplementvernichtung durch eine doch unspezifische Giftwirkung des Extrakts glaubt, die Annahme einer sich nur gegen das Mittelstück des Komplements richtenden „Vergiftung" ziemlich gezwungen ist.

Eine allseitig befriedigende Erklärung des Reaktionsmechanismus ist also bisher noch nicht gefunden, wenn sich auch unserer Meinung nach heute die Wagschale sehr zugunsten der Annahme einer Fällungsreaktion neigen muß.

Damit ist aber, was unsere Kenntnis von der Natur der reagierenden Substanzen anbelangt, noch nichts gewonnen.

ad 2. Seligmann und Pinkus bestätigen die von uns, Levaditi und Yamanouchi zuerst gefundene Tatsache, daß wässerige Luesextrakte hitzeunbeständig, alkoholische jedoch hitzebeständig sind. Seligmann und Pinkus zeigen ferner, daß auch wässerige Normalorganextrakte durch Kochen zerstört werden und daß auch bezüglich des Verhaltens niederen Temperaturen gegenüber keine Unterschiede zwischen Lues- und Normalorganextrakten bestehen. ,,Temperaturen unter 0° berauben die wässerigen Extrakte ihrer wirksamen Substanzen und lassen die alkoholischen unbeeinflußt'' (siehe auch Blanck und Friedemann). Sie folgern daraus, ,,daß die wirksamen wässerigen Extrakte aus syphilitischen und nichtsyphilitischen Organen sich durchaus gleichartig verhalten, daß dagegen das physikalische und biologische Verhalten alkoholischer Extrakte gewisse Unterschiede aufweist, die wiederum übereinstimmen, gleichgültig, ob die Alkoholextraktion normale oder luetische Organe betroffen hat.'' Der Gedanke an ein spezifisch-syphilitisches Antigen in luetischen Organextrakten findet also durch diese Befunde keine Stütze (Seligmann und Pinkus). Was die Natur der wirksamen Substanz anbelangt, so fanden Seligmann und Pinkus, daß sie bei allen Extrakten im wesentlichen zur Klasse der Diamidophosphatide gehört, daß sie im wässerigen Extrakt als Lipoideiweißverbindung, im alkoholischen als reines Lipoid vorhanden ist. Sie nehmen ferner an, ,,daß wirksame wässerige Extrakte sich nur aus solchen Organen gewinnen lassen, in denen die Eiweißlipoide durch Zellaufschließung irgendwelcher Art frei geworden sind; daß dagegen die Alkoholbehandlung die Zellaufschließung selbst besorgt und so unter Abspaltung der Eiweißkomponente aus geeigneten Organen stets brauchbare Extrakte zeitigt.''

Daß die Lipoide bei der Reaktion eine große Rolle spielen, wird allgemein zugegeben. Von Peritz ist wieder die Hypothese aufgestellt worden, daß es sich bei der Reaktion um eine Wechselwirkung von Syphilistoxinen und Lecithin handle, die miteinander eine chemische oder physikalisch-chemische Bindung eingehen. Überwiegt im Blute das Lecithin über das Toxin, so findet in vivo eine Absättigung statt und es entsteht in vitro negative Reaktion. Kreist dagegen im Blute mehr Toxin als Lecithin, so findet in vitro das überschüssige Toxin Aviditäten zu dem im Organextrakt befindlichen Lecithin, und es resultiert eine positive Reaktion. Peritz stützt seine Theorie auf die von ihm gemachte Beobachtung, daß positive Reaktionen durch Behandlung von Luetikern mit Lecithin zum Schwinden gebracht werden können und daß bei alten Luetikern und Tabikern mit negativer Reaktion ein hoher Lecithingehalt des Serums gefunden wird. Über die quantitativen Lecithinbestimmungen und ihre Fehlerquellen (Peritz, Klemperer) steht mir ein Urteil nicht zu, dagegen muß ich nochmals hervorheben, daß wir trotz wiederholten Versuchen durch Lecithininjektionen bei Lues kein Umschlagen der Reaktion erzielen konnten. Die Peritzschen Befunde sind auch meines Wissens nur von Onarelli bestätigt worden. Aber selbst wenn eine Beeinflussung der Reaktion in einer gewissen Anzahl von Luesfällen durch Lecithininjektionen gelingt, ist dadurch meines Erachtens nach nur bewiesen, daß der in vitro bekannte Einfluß des Lecithins auf einen unbekannten Körper des Luesserums auch in vivo unter Umständen zu demonstrieren ist. Für die Annahme, daß nun dieser Körper X ein Syphilistoxin ist, fehlt auch der Schatten eines Beweises. Ich meine, wir sollten mit der Bezeichnung ,,Syphilistoxin'' (von dessen Vorhandensein wir auch nicht das Geringste wissen) recht vorsichtig sein!

Die Peritzsche Hypothese hat einen eifrigen Gegner in Citron gewonnen. Er erinnert daran, daß nach seinen Untersuchungen Lecithin kein echtes Antigen sei, d. h. keine Antikörper bildet, eine Behauptung, die allerdings Peritz nicht aufgestellt hat, der einfach eine Avidität zwischen Lecithin und Syphilistoxin annimmt. Citron setzt nun an Stelle der Peritzschen Hypothese eine andere. Nach Citron tritt bei Lues eine toxische Substanz mit einem Lipoid, z. B. Lecithin, zusammen, die so ein Toxolipoid bilden, das als echtes Antigen funktionieren kann. Der so gebildete Toxolipoidantikörper bedingt nach Citron die Reaktion. Citron verwertet hier die an Toxolipoiden der Schlangengifte und die neuerdings von Deyke-Much und Kleinschmidt gemachten Erfahrungen, die gezeigt haben, daß ein fettähnlicher Körper nur dann Antikörperbildung auslöst, wenn er sich vorher mit einem Toxin zu einem Toxolipoid vereinigt hat. Er stützt seine Hypothese ferner auf die von mir angestellten Affenversuche, wonach durch Vorbehandlung von normalen Affen mit Luesextrakt positive Reaktion zu erzielen ist. Wie man sieht, ist die Citronsche Hypothese nicht allzuweit entfernt von der von mir aufgestellten. Ich habe aus den Beobachtungen, daß

1. Luesextrakte bessere Resultate geben als Normalorganextrakte (siehe neuerdings wieder Bonfiglio) und

2. daß beim normalen Affen durch Vorbehandlung mit Luesextrakt, nicht aber mit Normalorganextrakt positive Reaktionen zu erzielen sind, gefolgert, daß an der Reaktion eine spezifische Komponente (Syphilisamboceptor + Syphilisantigen) beteiligt ist, daß aber der Hauptfaktor in einer Autoantikörperbildung gegen Eiweißlipoide zu suchen ist (siehe auch Weil und Braun). Ich nehme also bei der Reaktion zwei verschiedene Komponenten an, eine spezifische (wobei ich mit dem nichts präjudizierenden Namen „Syphilisantigen" ausdrücken will, daß wir über die Natur dieses Stoffes nicht das Geringste wissen) und eine unspezifische (Eiweißlipoidverbindung). Citron hingegen supponiert in dem unbekannten spezifischen Körper ein Toxin (für dessen Vorhandensein er aber keinerlei Beweise erbringen kann), das sich mit Lipoiden zu einem Körper, dem Toxolipoid, verbindet, welches nun die Antikörperbildung auslöst. Im Prinzip ist also gegen die Citronsche Hypothese nichts einzuwenden. Ich meine nur, daß er mit der Annahme eines Syphilistoxins und seiner Einwirkung auf Lipoide weit über das hinausgeht, wofür sich irgendwelche Beweise erbringen lassen.

Daß ein spezifischer Faktor an der Reaktion beteiligt ist, halte ich gleich Citron für sehr wahrscheinlich[1]). Gegen die Richtigkeit der

---

[1]) Denn nur so können die Untersuchungsresultate, die zur Entdeckung der Reaktion führten und meine Experimente in Batavia erklärt werden. (Daß übrigens Seren niederer Affen, worauf Blumenthal neuerdings aufmerksam macht, zuweilen allein positiv reagieren, ist bereits in der Arbeit von mir und Stern 1908 angegeben. Orang-Utan-Seren zeigen hingegen nie normalerweise positive Reaktion.)

Ich gebe aber zu, daß nach unseren jetzigen Kenntnissen diese Frage erst dann mit Sicherheit im positiven oder negativen Sinne entscheiden läßt, wenn wir über Reinkulturen des Syphiliserregers verfügen werden.

Annahme von Autoantikörpern gegen Eiweißlipoidverbindungen sind mir aber in der letzten Zeit starke Bedenken entstanden. Wie auf S. 357—359 ausgeführt, habe ich bisher selbst an dieser Auffassung festgehalten. Erst durch die Beobachtung Wolfsohns und nach ihm Reichers schien mir eine erneute Prüfung dieser Frage nötig.

Wolfsohn hat nämlich gezeigt, daß nach einer Veronal-, Morphium-, Scopolaminäthernarkose in 22% der Fälle eine positive rasch vorübergehende Reaktion auftritt, worin Wolfsohn einen neuen Beweis für die Bedeutung der Lipoide einerseits für die Narkose, andererseits für die Syphilisreaktion erblickt. Wolfsohn sowohl wie Reicher, der seine Befunde bestätigt, nehmen eine vermehrte Lipoidausschwemmung ins Blut während der Narkose an.

Diese Befunde waren es, die mich veranlaßten, die Frage der Autoantikörperbildung einer erneuten Revision zu unterwerfen.

Während die Mehrzahl der Autoren sich mit einer Untersuchung der im Organextrakt befindlichen wirksamen Substanzen beschäftigt, ist diejenige der im Luesserum vorhandenen ziemlich stiefmütterlich fortgekommen. Ich erinnere hier nur an die bisher vorliegenden Experimente von Toyosumi und Mutermilch sowie Massini (S. 359), die einerseits für, andererseits gegen die Antikörpernatur dieser Substanzen sprechen. Sachs gibt an, daß die komplementbindenden Substanzen luetischer Seren durch Erhitzen auf 62° vernichtet werden, Seligmann und Pinkus, daß dasselbe durch längeres (2—3stündiges) Erwärmen auf 56° erreicht wird. Eine Abkühlung auf 0° ist hingegen unwirksam. Ferner ist durch Untersuchungen von Groß-Volk und Bauer-Hirsch wahrscheinlich gemacht worden, daß die Globulinfraktion die Trägerin der Komplementbindungsfähigkeit des Serums ist, so haben Bauer und Hirsch folgenden Versuch gemacht: Sie fanden, daß sich mit einem 8—10$^0/_{00}$ Eiweiß enthaltenden Harn eines Luetikers die Komplementbindungsreaktion wie mit Serum vornehmen läßt, während dies mit Luesharnen von geringerem Eiweißgehalt oder mit eiweißhaltigen Harnen Nichtluetischer nicht gelingt. B. und H. zeigten nun, daß die Komplementbindungsreaktion durch das Globulin des betreffenden Harnes bedingt ist. Denn die aus dem hemmenden Harne erhaltenen Globuline bewirkten auch in kleinster Dose Hämolysehemmung, während die aus nichtluetischen Eiweißharnen dargestellten Globuline in derselben Dose und Konzentration ohne Einfluß waren.

Zwei hierher gehörende Beobachtungen mögen noch Erwähnung finden.

Molnár zeigte, daß, wenn man Kaninchen mit Eiweiß vorbehandelt, das Komplementbindungsvermögen für das Eiweißantigen steigt, während dasjenige für alkoholischen Meerschweinchenherzextrakt unverändert bleibt, eine Beobachtung, die gegen die Annahme spricht, daß es sich bei der Komplementbindungsreaktion syphilitischer Seren mit lipoiden Substanzen um eine unspezifische Begleiterscheinung aller Immunseren handelt.

Ehrmann und Stern fanden schließlich, daß Luesseren sehr häufig in Dosen von 1,0 schon allein komplementablenken, während normale Seren dies nicht tun. (Früher schon hatten Pick und Pribram angegeben, daß luetische Seren durch Ätherbehandlung beträchtliche Eigenhemmung erwerben.)

Fassen wir zusammen, so ist über die komplementbindenden Körper im Luesserum bisher folgendes bekannt:

1. werden sie durch Hitze, nicht aber durch Kälte zerstört;

2. ist ihr Auftreten keine unspezifische Begleiterscheinung eines Immunitätsvorganges;

3. sind sie nicht wie echte Antikörper durch Kollodiumsäckchen filtrierbar;

4. ist die Globulinfraktion die Trägerin der komplementablenkenden Eigenschaft;

5. lassen sie sich wohl an Organzellen, nicht aber an Bakterienemulsionen verankern;

6. enthalten Luesseren allein ohne Extrakt in größeren Dosen komplement bindende Substanzen im Gegensatz zu normalen Seren, bzw. erwerben Luesseren durch Ätherbehandlung beträchtliches Alleinhemmungsvermögen;

7. treten komplementbindende Substanzen bei der Narkose ins Blut.

Was nun die Frage der Autoantikörperbildung gegen Eiweißlipoide betrifft, so scheint mir die Beobachtung 1—4 nicht sicher im positiven oder negativen Sinne verwertbar zu sein. Für die Autoantikörpertheorie sprechen (Punkt 5) die Experimente Toyosumis. Aber auch diese Versuche zeigen nur, daß die unbekannten Stoffe sich wie echte Antikörper verhalten. Daß es sich aber wirklich um Antikörper handelt, können sie nicht beweisen. Denn es kann natürlich eine Substanz x des Serums zu einer Substanz y des Organs Aviditäten haben und sich an y binden lassen, ohne daß x notwendigerweise ein Antikörper zu y zu sein braucht. Hingegen spricht unseres Erachtens 6 und vor allem 7 strikte gegen die Annahme von Autoantikörpern gegen Eiweißlipoide. Hierzu kommt eine von mir gemachte Erfahrung, die von Anfang an nicht recht in die Autoantikörperhypothese hineinpaßte, die mir aber jetzt nach den Narkosebefunden verständlich erscheint. Das ist die fast allgemein bestätigte Beobachtung, daß Leichenseren häufig, ohne daß Lues vorliegt, genau so wirken wie Luesseren (siehe S. 396) und daß diese nicht auf Syphilis zu beziehende Komplementablenkung häufig schon in der Agone beobachtet wird. Eine Erklärung dieser Erscheinung in einer Autoantikörperbildung gegenüber Organzerfallsprodukten zu suchen, war ja immerhin möglich, wenn auch ziemlich gezwungen, da ja erfahrungsgemäß die Fähigkeit des Organismus, Antikörper zu produzieren, in der Agone rapid nachläßt.

Die Beobachtung, daß durch die Narkose positive Reaktion des Serums entsteht, und die Erfahrung, daß auch in der Agone bzw. in der Leiche Stoffe ins Blut treten, die zusammen mit normalen Organextrakten wie Syphilissera Komplement binden, spricht meines Erachtens deutlich dafür, daß wir die Autoantikörperhypothese fallen lassen und vielmehr einen direkten Übertritt von Substanzen aus den Organen in das Blut annehmen müssen, die befähigt sind, im Verein mit normalem Organextrakt Komplement zu binden. Was das für Substanzen sind, lasse ich vorerst dahingestellt. Man wird aber nicht fehlgehen, wenn man nach den Beobachtungen Wolfsohns und Reichers sowie unseren eigenen Versuchen in erster Linie an Lipoideiweißverbindungen denkt (siehe hierzu auch die Angaben von Pappenheim, Jacobsthal und Kronfeld über die Bedeutung des Leukozytenzerfalls). Dann liegt aber die merkwürdige Erscheinung vor, daß die Komplementablenkung luetischer Seren mit normalem Organextrakt durch das Zusammenwirken zweier identischer oder wenigstens nahe verwandter Stoffe bedingt ist:

1. einer Eiweiß-(Globulin-?) Lipoidverbindung, die im Serum zirkuliert und aus den Organen ins Blut abgegeben worden ist und

2. einer Eiweißlipoidverbindung, die aus dem Organe direkt extrahiert wurde. Daß bei dem Zusammentritt beider nicht einfach eine Summierung erfolgt, ist bekannt. Man wird also eine gegenseitige physikalisch-chemische Beeinflussung annehmen dürfen, für die ja, wie oben auseinandergesetzt, genügend Beweismittel vorliegen. Um nun aber den endgültigen Beweis zu erbringen, daß die unspezifische Komponente der Luesreaktion nicht auf einer Antikörperbildung, sondern auf einem direkten Übertritt von Organsubstanzen ins Blut erfolgt, haben wir folgende Versuche ausgeführt.

Versuche.

Falls die positive Reaktion luetische Seren — wenigstens zum Teil — auf einem direkten Übergang von Organsubstanzen ins Blut beruht, Stoffen, die normalerweise in den Organen vorhanden sind und nur durch den luetischen Krankheitsprozeß „ausgeschwemmt" werden, so mußte es gelingen, durch einfaches Digerieren mit normalen Organen normale, also negativ reagierende Seren so zu verändern, daß sie sich wie luetische, also positiv reagierende verhalten. Daß dieses in der Tat möglich ist, zeigen die folgenden Versuche. Da wir, wie erwähnt, von der Annahme ausgingen, daß die ins Serum abgegebenen Substanzen den in den „Antigenextrakten" vorhandenen nahestehen, haben wir solche Organe verwendet, aus denen sich erfahrungsgemäß leicht brauchbare „Antigene" bereiten lassen (macerierte luetische Leber, Meerschweinchenherz und -leber). Um aber auch gleichzeitig das Verhalten der Lipoide bei diesem Phänomen zu studieren, haben wir auch Gehirnsubstanz vom Meerschweinchen, reines Lecithin und oleinsaures Na zu diesen Versuchen herangezogen. —

Es wurde also folgendermaßen verfahren:

15 ccm normales menschliches Serum werden $^{1}/_{2}$ Stunde bei 55° inaktiviert, das Ganze sodann in fünf gleiche Teile geteilt.

A	B	C	D	E
3 ccm Serum	3 ccm Serum	3 ccm Serum	3 ccm Serum	3 ccm Serum
+ 1 g frische norm.	+ 1 g frisches norm.	+ 1 g frisches norm.	+ 0,5	
Meerschweinchenleber[1]	Meerschweinchenherz	Meerschweinchengehirn	Lecithin	
fein zerkleinert	fein zerkleinert	fein zerkleinert	(Merck)	

Die fünf Eprouvetten werden mit je 5 Tropfen Chloroform beschickt und

[1] Derselbe Versuch gelingt auch beim Digerieren mit hered. luet. Leber.

3 Tage lang bei 37° gehalten. Sodann erfolgt starkes Zentrifugieren und Untersuchung der einzelnen Proben in der gewöhnlichen Weise.

Komplement	Serum	Extrakt	Amboceptor	Blut	Resultat
0,05 Meerschweinchenkomplement	+ 0,2 Serum A (Leber)	+ 0,25 alk. Extr.	+ Amboceptor	+ Blut	0
0,05 ,,	+ 0,1 ,, ,, ,,	+ 0,25 ,, ,,	+ ,,	+ ,,	Kuppe
0,05 ,,	+ 0,05 ,, ,, ,,	+ 0,25 ,, ,,	+ ,,	+ ,,	kpl.
0,05 ,,	+ 0,4 Serum A —	— — —	+ ,,	+ ,,	kpl.
0,05 ,,	+ 0,2 ,, ,, —	— — —	+ ,,	+ ,,	kpl.
0,05 ,,	— — — —	+ 0,25 ,, ,,	+ ,,	+ ,,	kpl.
0,05 Meerschweinchenkomplement	+ 0,2 Serum B (Herz)	+ 0,25 alk. Extr.	+ Amboceptor	+ Blut	0
0,05 ,,	+ 0,1 ,, ,, ,,	+ 0,25 ,, ,,	+ ,,	+ ,,	0
0,05 ,,	+ 0,05 ,, ,, ,,	+ 0,25 ,, ,,	+ ,,	+ ,,	kpl.
0,05 ,,	+ 0,4 Serum B —	— — —	+ ,,	+ ,,	kpl.
0,05 ,,	+ 0,2 ,, ,, —	— — —	+ ,,	+ ,,	kpl.
0,05 Meerschweinchenkomplement	+ 0,2 Serum C (Gehirn)	+ 0,25 alk. Extr.	+ Amboceptor	+ Blut	0
0,05 ,,	+ 0,1 ,, ,, ,,	+ 0,25 ,, ,,	+ ,,	+ ,,	0
0,05 ,,	+ 0,05 ,, ,, ,,	+ 0,25 ,, ,,	+ ,,	+ ,,	kpl.
0,05 ,,	+ 0,4 Serum C —	— — —	+ ,,	+ ,,	kpl.
0,05 ,,	+ 0,2 ,, ,, —	— — —	+ ,,	+ ,,	kpl.
0,05 Meerschweinchenkomplement	+ 0,2 Serum D (Lecith.)	+ 0,25 alk. Extr.	+ Amboceptor	+ Blut	kpl.
0,05 ,,	+ 0,1 ,, ,, ,,	+ 0,25 ,, ,,	+ ,,	+ ,,	kpl.
0,05 ,,	+ 0,05 ,, ,, ,,	+ 0,25 ,, ,,	+ ,,	+ ,,	kpl.
0,05 ,,	+ 0,4 Serum D —	— — —	+ ,,	+ ,,	kpl.
0,05 ,,	+ 0,2 ,, ,, —	— — —	+ ,,	+ ,,	kpl.
0,05 Meerschweinchenkomplement	+ 0,2 Serum E (allein)	+ 0,25 alk. Extr.	+ Amboceptor	+ Blut	**kpl.**
0,05 ,,	+ 0,1 ,, ,, ,,	+ 0,25 ,, ,,	+ ,,	+ ,,	**kpl.**
0,05 ,,	+ 0,4 Serum E —	— — —	+ ,,	+ ,,	kpl.
0,05 ,,	+ 0,2 ,, ,, —	— — —	+ ,,	+ ,,	kpl.

Es gelingt also, durch einfaches Digerieren eines inaktiven normalen Serums mit luetischer Leber, Meerschweinchenleber, -herz oder -gehirn das Serum so zu verändern, daß es einwandfrei „positive Reaktion" ergibt. Dagegen konnte Digerieren mit reinen Lipoiden (Lecithin und oleinsaures Na) keine sicheren Resultate zeitigen.

Ich möchte betonen, daß, obwohl wir uns durch zahlreiche Versuche von der Richtigkeit des angeführten Experimentes überzeugen konnten, das Phänomen durchaus nicht mit jedem Serum und in jedem Falle gelingt. Es kommt häufig vor, daß die mit Organen digerierten Seren so stark allein hemmen, daß sie zum Versuch unbrauchbar geworden sind. Andere wiederum wirken zuweilen so stark allein-hämolytisch (Seifenwirkung), daß diese Eigenhämolyse die positive Reaktion verdeckt. Es gelingt bei diesen Seren häufig, noch mit 0,1 Hemmungen zu erhalten, während die Probe mit 0,2 infolge der Eigenhämolyse „negativ" ist. Auch sind durchaus nicht stets komplette Hemmungen, sondern auch große Kuppen und noch schwächere Hemmungen zu erzielen. Am besten hat sich uns die Benutzung inaktiver Seren (weniger gut die Inaktivierung nach dem Digerieren) und ein Brutschrankaufenthalt von 3 Tagen bewährt. —

Wir müssen aber bedenken, daß es sich bei diesen Versuchen selbstverständlich nur um ganz grobe Nachahmungen der natürlichen Verhältnisse handelt, und daß man sich oft erst nach einigen Variationen in der Dauer des Brutschrankaufenthaltes und den Versuchsdosen von der Richtigkeit des geschilderten Phänomens wird überzeugen können.

Dieses lehrt jedoch: daß ein normales Serum ohne Mitbeteiligung des Organismus durch den direkten Übertritt von Substanzen, die bei der Organautolyse frei werden, Eigenschaften annehmen kann, die es befähigen, im Verein mit alkoholischen Organextrakten komplementbindend zu wirken.

Wir gewinnen somit folgende Auffassung vom Wesen der Syphilisreaktion: Die Reaktion wird hervorgerufen durch zwei Komponenten:

1. einer spezifischen. Es bildet sich bei Lues ein spezifischer Amboceptor gegen einen mit dem Lueserreger zusammenhängenden unbekannten Syphilisstoff. Dieser spezifische Anteil der Reaktion ist zwar auf Grund von Experimenten sehr wahrscheinlich (größere Brauchbarkeit von Luesextrakten gegenüber Normalorganextrakten, Affenvorbehandlung mit Luesextrakt usw.), spielt aber bei der praktischen Durchführung der Reaktion keine große Rolle. Wichtiger ist die

2. unspezifische Komponente. Bei der Syphilis treten Stoffe, wahrscheinlich Eiweißlipoidverbindungen (Eiweißvermehrung Winternitz, Lipoidvermehrung Peritz) aus den Organen in das Blutserum über, die mit identischen oder nahe verwandten Substanzen eines Organextraktes vermischt, eine auf physikalisch-chemischen Vorgängen beruhende Komplementabsorption zeigen. Die Annahme einer Autoantikörperbindung muß fallen gelassen werden[1]). Die Komplementbindungsreaktion bei Syphilis beruht also nur zum Teil auf einer Immunitätsreaktion; der wichtigere Teil jedoch ist kein Immunitätsphänomen, sondern ein physikalisch-chemischer Vorgang, der sich zwischen zwei ganz oder fast identischen Substanzen vollzieht.

(Von neueren Arbeiten siehe: Guth.)

Technik der Komplementbindungsreaktion bei Syphilis.

Die nach den ursprünglichen Angaben von Wassermann, Neisser und mir angestellte Komplementbindungsreaktion wird erzielt durch das Zusammenwirken von Luesserum mit dem wässerigen Extrakte aus hereditär luetischen Lebern. Als Komplement wird ein in ein hämolytisches System einpassendes Tierserum (normales Meerschweinchenserum) benutzt. Zur Anstellung der Reaktion bedürfen wir also fünf Komponenten:

---

[1]) Ich kann nach unseren jetzigen Kenntnissen auch den Dohischen Beobachtungen, daß nämlich zuweilen beim normalen Kaninchen durch Vorbehandlung mit Meerschweinchenherzen positive Reaktion zu erzielen ist, nicht mehr Beweiskraft für die Antikörperhypothese beimessen. Denn es ist leicht möglich, daß auch diese Reaktionen nicht durch vom Kaninchen gebildete Antikörper, sondern einfach dadurch ausgelöst wurden, daß Eiweißlipoidverbindungen bei der Resorption der Meerschweinchenherzemulsion ins Blut übertraten bzw. sich dort kumulierten.

1. **Luesserum.** Dasselbe wird durch einhalbstündiges Erwärmen auf 55 Grad inaktiviert, d. h. auf diese Weise das in ihm enthaltene Komplement zerstört. Ein Erhitzen auf höhere Temperaturen ist dabei peinlichst zu vermeiden, da, wie ich gezeigt habe, das Serum bei 60 Grad stark antikomplementäre Eigenschaften annimmt, die es zum Versuch unbrauchbar machen. Trotzdem kommt es, wenn auch selten, vor, daß Seren in den zum Versuch gebrauchten Dosen allein hemmend wirken; wir lassen deshalb stets als Kontrolle die einfache und doppelte Menge Luesserum allein mit Komplement binden. Im ganzen treten Alleinhemmungen bei Serumdosen bis zu 0,4 ziemlich selten auf. Den von Plaut betonten Vorteil, die Seren zur Vermeidung von Alleinhemmungen möglichst bald nach der Entnahme zu inaktivieren, habe ich nicht beobachten können. Ich habe Seren untersucht, die allein hemmten, obwohl sie sofort inaktiviert worden waren, und andererseits Seren, die nicht hemmten, obwohl sie in aktivem Zustande mehrere Tage unterwegs waren.

2. **Organextrakt.** Ein Gramm hereditär luetischer Leber wird fein zerkleinert und mit 4 ccm physiologischer Kochsalzlösung, die ein halbes Prozent Carbolzusatz enthält, 24 Stunden geschüttelt. Nach 24 Stunden wird das Extrakt entweder leicht zentrifugiert, oder besser dekantiert. Letzteres Verfahren ist vorzuziehen, da ich bei zu starker Zentrifugierung weniger brauchbare Extrakte erhalten habe. Das Extrakt ist nun vor Licht und Luft geschützt auf Eis aufzubewahren. Ich möchte aber immer wieder betonen, daß nach unseren Erfahrungen die Haltbarkeit wässeriger Extrakte eine äußerst begrenzte ist, und daß plötzlich ohne jede erkennbare Ursache ein derartiges Extrakt von heut auf morgen unbrauchbar werden kann. Will man mit wässerigen Extrakten arbeiten, so kann ich nur empfehlen, die zuerst von Levaditi angeregte Trocknung der Extrakte vorzunehmen. Marie und Levaditi trockneten das Extrakt direkt im Vakuum und über Schwefelsäure, verrieben es dann im Achatmörser zu einem Pulver und lösten 1 g des Pulvers in 30 ccm Kochsalzlösung, ließen es 20 Stunden im Eisschrank extrahieren und zentrifugierten dann. Ich habe zuerst in der oben angegebenen Weise ein wässeriges Extrakt hergestellt, habe dann das klare Extrakt im Vakuum eingetrocknet und das Pulver in Dosen von 0,1 g (entsprechend 1 ccm Flüssigkeit) in zugeschmolzenen Röhrchen aufbewahrt und bei Bedarf in destilliertem Wasser gelöst. Ein derartiges Trockenextrakt ist unbegrenzt haltbar und hat sich mir auch in den Tropen dauernd bewährt.

Es sei hier bemerkt, daß Simonelli, der strikte an der spezifischen Natur der Reaktion festhält, als Antigen wässerige Extrakte aus getrockneter Cornea von Kaninchen mit Keratitis parenchymatosa und Spirochätenbefund empfiehlt. Die Extrakte reagierten prompt mit Luesseren, während entsprechende Kontrollextrakte aus normalen Corneae stets negative Reaktion ergaben. Dagegen konnten Uhlenhuth und Mulzer Extrakte aus syphilitischen Kaninchenhoden nicht verwerten.

Ein großer Nachteil der wässerigen Extrakte ist der, daß sie häufig allein stark antikomplementär wirken. Diese Tatsache, die von uns zuerst erkannt und berücksichtigt worden ist, hat ja, wie früher auseinandergesetzt, seinerzeit zu starken Angriffen auf die ganze Methode geführt. Wir haben deshalb vorgeschrieben, als Kontrolle die einfache und doppelte Dose der zum Versuch angewandten anzusetzen. Plaut hebt in letzter Zeit mit Recht hervor, daß die Kontrolle mit der doppelten Dose nicht diejenige mit der einfachen erspart, weil den Extrakten in höheren Dosen ein hämolytisches Vermögen zukommt. Es kann daher der Fall eintreten, daß die einfache Extraktdose noch antikomplementär wirkt, während bei der doppelten Dose die blutlösende Eigenschaft des Extrakts die komplementbindende Wirkung verdeckt und hier, wenn man so sagen darf, eine „scheinbare" Hämolyse entsteht. Über die Feststellung der zum Versuche zu verwendenden Dose siehe später.

3. Komplement. Frisch entnommenes normales Meerschweinchenserum in der Dose von 0,05—0,1 ccm[1]). Hierbei ist zu beachten, daß nach den Untersuchungen von M. Stern an meiner Abteilung der Gehalt der einzelnen Meerschweinchenseren großen Schwankungen unterworfen ist. So kommt es häufig vor, daß 0,1 Komplement die vier- bis achtfache Menge desselben Amboceptors zur völligen Hämolyse bedarf als die gleiche Menge eines anderen. Es hat sich daher für uns als nötig erwiesen, für jedes neu zu verwendende Komplement den hämolytischen Amboceptor in einem Vorversuch erneut auszutitrieren. Ebenso muß vor der Verwendung eines im Kälteapparat „Frigo" aufbewahrten Komplements gewarnt werden, da nach den Untersuchungen von M. Stern älteres Frigokomplement durch sein Gehalt an Komplementoiden eine negative Reaktion dort vortäuschen kann, wo in Wirklichkeit eine positive vorhanden ist.

Massol und Grysez konstatierten ebenfalls, daß der Komplementgehalt frischer Meerschweinchensera großen Schwankungen unterworfen ist. Durch einfaches Stehenlassen in einer Verdünnung von 1 : 20 bei Zimmertemperatur schwächt es sich schon um die Hälfte ab.

Bei 10 Seren, die bei einer Temperatur von 6° gehalten wurden, ergab sich:

1. Der Komplementgehalt sinkt von Anfang an rapid. 3 Seren blieben jedoch während der ersten 3 Tage konstant.

2. Am 9. Tage hat ein einziges $50^0/_0$ seines Komplementwertes behalten. Die anderen variieren von 12—$37^0/_0$.

Nach dem Trocknen von Seren im Vakuum sinkt der Komplementgehalt vom Moment der Eintrocknung an. Nach 20 Tagen haben die getrockneten Seren 80—$90^0/_0$ ihres Wertes verloren; dagegen bewahren zuweilen trockene Seren ihren Komplementgehalt für die Dauer von 10 Tagen.

Für praktische Zwecke hat es also keinen Zweck, Komplement, das älter als 3—4 Tage ist, zu verwenden, und auch dann muß seine Wertigkeit vorher austitriert werden.

4. Hämolytischer Amboceptor. Ich stelle denselben durch eine drei- bis viermalige, in Abständen von zirka acht Tagen wiederholte intravenöse Injektion von gewaschenem Hammelblut bei Kaninchen her. In der Regel genügt diese Vorbehandlung, um hochwertige Seren (Titer ca. 1: 2000—3000) zu erzielen. Die Titration des Amboceptors ist nun keine definitive, sondern es wird jedesmal erneut der Amboceptor auf das gerade zur Verwendung kommende Komplement in einem Vorversuch eingestellt und die zweifach komplett lösende Dosis gewählt.

---

[1]) Noch geringere Komplementdosen (H. Ehrlich) zu wählen, empfiehlt sich nicht, da die Gefahr unspezifischer Hemmungen hierdurch sehr erhöht wird.

5. **Hammelblut.** Fünfprozentige Aufschwemmung in physiologischer Kochsalzlösung. Vorher dreimaliges Waschen der Blutkörperchen, um das komplementhaltige Hammelserum völlig zu entfernen. Wenn die Möglichkeit vorliegt, das defibrinierte Hammelblut im Eisschrank aufzubewahren, so genügt nach meinen Erfahrungen auch im Sommer eine zweimal in der Woche vorgenommene Erneuerung des Vorrats.

Es würde sich also ein nach unserer ursprünglichen Vorschrift angestellter Versuch folgendermaßen gestalten:

I. Röhrchen:	0,2 inaktiviertes Luesserum + wässeriger Luesextrakt + 0,1 Meerschweinchen-Serum	1 Std. Bind. dann	Hemmung.
II. „	0,2 „ Luesserum + 0,1 .. „	Zufüg. d.	Lösung
III. „	0,4 „ „ + 0,1	2 mal. kpl.	„
IV. „	Einfache Extraktdosis + 0,1 .. „	Lös. Dos.	„
V. „	Doppelte „ + 0,1 „ „	hämolyt.	„
VI. „	0,2 normales Menschen-Serum + Extrakt + Meerschweinchen-Serum	Ambocept. + 5 %	..
VII. „	0,1 Meerschweinchen-Serum	Blut.	„

Modifikationen der Komplementbindungsreaktion.

A. Änderungen in der Herstellung des Antigens, bzw. Ersatzmittel der Organextrakte.

1. Wässeriger Extrakt aus normalen Organen.

Das besonders für kleinere Institute schwer beschaffbare Luesmaterial legte natürlich bald, nachdem die Möglichkeit, normale Organextrakte als Antigen zu benutzen, konstatiert worden war, den Gedanken nahe, die Luesorgane durch normale menschliche oder tierische Organe zu ersetzen. Daß es unter Umständen gelingt, auch aus normalen Organen mit Kochsalzlösung Stoffe zu extrahieren, die bis zu einem gewissen Grade mit Luesseren reagieren, habe ich früher hervorgehoben. Es gehört aber zu den großen Seltenheiten und ich verweise hier auf die Untersuchungen, zu denen ich Kobayashi veranlaßt habe, die in keiner Weise für eine Verwertbarkeit wässeriger Extrakte aus normalen Organen sprechen. Auch Plaut äußert sich in der gleichen Weise: Unter 20 nicht luetischen Lebern fand er nur zwei, die überhaupt in Frage kamen und auch diese lieferten keine befriedigenden Resultate. Ebenso hatte Lesser mit wässerigen Extrakten aus Herzmuskel stets negative Resultate.

Dagegen hat dieser Autor in letzter Zeit eine Methode angegeben, die es ermöglichen soll, aus normalem Menschenherz einen wässerigen Extrakt herzustellen, der an Brauchbarkeit dem wässerigen Luesleberextrakt gleichkäme. Er extrahiert das Organ mit Äther, verjagt diesen und nimmt den Rückstand in physiologischer Kochsalzlösung wieder auf. Wir haben bisher nach dieser Methode nur Extrakte erhalten, die an Brauchbarkeit weit hinter den Luesextrakten zurückstanden.

Ehrmann und Stern berichten ferner, daß sie aus Lebern von akuter gelber Atrophie ebenso brauchbare wässerige Extrakte erhalten haben, als aus fötaler Luesleber. Sie vermuten, daß hierbei die vor sich gegangene Maceration oder Autolyse maßgebend ist. Übrigens fand sich, daß die in wässerigen Extrakten bisweilen vorkommenden allein hemmenden Körper durch Schütteln mit Äther beseitigt werden (Fettsäuren?), so daß die für die Reaktion unbrauchbar gewordenen Extrakte wieder benutzt werden können.

2. Alkoholische Extrakte aus normalen Organen.

Diese liefern in der Tat häufig Antigene, die zur Anstellung der Reaktion brauchbar sind. Und zwar kommt hier in erster Linie der von Landsteiner, Müller und Pötzl empfohlene Alkoholextrakt aus normalen Meerschweinchenherzen in Betracht. Müller dagegen empfiehlt Extrakte aus Ochsenherzen, Kiß Extrakte aus normalem Fettgewebe der Leiche. Es gelingt zwar, wie die Untersuchungen von Kobayashi wieder gezeigt haben, aus fast allen menschlichen und tierischen Organen brauchbare Alkoholextrakte zu gewinnen, aber in der Tat eignet sich der Meerschweinchenherzmuskel hierzu am besten. Es entsteht nun die Frage, ob dieser Herzextrakt an Wirksamkeit mit den Luesorganextrakten konkurrieren kann, eine Frage, die bereits in dem Kapitel über das Wesen der Reaktion erörtert wurde. Die Ansichten der Autoren differieren in diesem Punkte nicht unwesentlich und Plaut hebt mit Recht hervor, daß zur Klärung der Frage sich in erster Linie nur diejenigen Versuche derselben Autoren verwenden lassen, die Vergleiche mit beiden Extraktarten am gleichen Tage und am gleichen Material angestellt haben. Daß die „Spezifizität“ der Reaktion durch die Verwendung von Meerschweinchenherzextrakt nicht leidet, in dem Sinne, daß etwa Nicht-Luesseren mit diesem positiv· Ausschläge geben, kann wohl als erwiesen angesehen werden. So berichtet Müller über 500, Boas über 77 negative Kontrollfälle, und ich selbst kann weitere 116 Fälle von Nicht-Lues beifügen, bei denen die Reaktion sowohl mit Luesextrakt als mit normalem Herzextrakt negativ verlief. Es sei hier aber, um Mißverständnisse zu vermeiden, erwähnt, daß es natürlich ebenso, wie dies später von Luesextrakten geschildert werden wird, auch unter den Normalorganextrakten zuweilen solche gibt, die in den üblichen Dosen mit allen möglichen Seren Hemmungen zeigen. Zuweilen liegt der Grund hierfür in dem noch in diesen Dosen vorhandenen Alleinhemmungsvermögen der Extrakte; zuweilen ist die Ursache aber völlig unbekannt. Derartige „unspezifische“ Extrakte scheiden also von vornherein aus.

Von dem Standpunkte der „Spezifizität“ wäre also gegen die Herzextrakte nichts einzuwenden. Wichtig aber ist, wie gesagt, die Frage, ob die Herzextrakte den Luesextrakten an Wirksamkeit nachstehen. Über einen vollkommenen Parallelismus in dieser Beziehung berichten meines Wissens nur Marchildon, sowie Micheli und Borelli, welch letztere allerdings nicht mit Herzextrakten, sondern mit Extrakten aus Lymphosarkomen, Ochsengalle und aus normalen menschlichen Lebern arbeiteten. Wenn ferner Fritz Lesser, Bauer und Meier, Tschernogubow auch eine weitgehende Übereinstimmung zwischen Lues- und Normalextrakten gefunden haben, so geben sie doch immerhin den ersteren den Vorzug. Bestimmter für die größere Brauchbarkeit der Luesextrakte äußern sich vor allem Wassermann selbst, ferner Mühsam, Rolly, Haendel und Schultz, Meyer, Lüdke und Dean. Plaut, der ebenfalls an 32 Seren vergleichende Untersuchungen anstellte, erhielt mit Luesextrakt 27 sicher positive Reaktionen, denen nur 13 mit normalem Herzextrakt gegenüberstehen. Ich kann hinzufügen, daß sich dies im allgemeinen völlig mit meinen Erfahrungen deckt, möchte aber betonen, daß es uns einmal gelungen ist, einen Meerschweinchenextrakt zu erhalten, der in seinen Ausschlägen bei 210 gleichzeitig mit mehreren Luesextrakten geprüften Seren nur siebenmal von den mit diesen erhaltenen Resultaten differierte. Es ist dies wohl aber nur ein besonderer Glückszufall, und es besteht die Ansicht zu vollem Recht, daß Luesextrakte denen aus Meerschweinchenherzen vorzuziehen sind.

Bonfiglio untersuchte neuerdings 15 Fälle vergleichend mit luetischen und Meerschweinchenherzextrakt. Übereinstimmend war die Reaktion nur in 8 Fällen, in 7 widersprach sie sich. Bei 5 Fällen von positivem Resultat mit Luesextrakt versagte der Meerschweinchenherzextrakt. Bonfiglio schließt daher auf die größere Brauchbarkeit des ersteren.

In neuester Zeit gibt Stühmer an, daß folgende Prozedur zur Herstellung eines Extraktes führt, das dasjenige aus luetischer Leber an Wirksamkeit noch übertrifft: Eine Meerschweinchenleber wird gewogen und auf ca. 14 Tage in geschlossenem Gefäß bei Zimmertemperatur aufbewahrt, bis das Organ ein gelbliches zermatschtes Aussehen gewonnen hat. Alsdann läßt es sich leicht zerreiben und mit 5 Gewichtsteilen 96proz. Alkohols innerhalb 24 Stunden unter mehrfachem Umschütteln extrahieren. Nach Filtration erhält man ein in ganz geringen Dosen bereits wirksames haltbares Extrakt. Es ergab sich ferner bei diesen Untersuchungen, daß eine schnelle und intensiv verlaufende Zersetzung des Organes, sowie eine aseptische Autolyse zur Extraktgewinnung viel weniger brauchbar ist, als jene langsam verlaufende Zersetzung unter Mitwirkung von Spaltpilzen.

3. Alkoholische Extrakte aus luetischen Lebern.

So sehr ich Plaut bezüglich seiner Ansichten über Lues- und Normalextrakte beistimmen kann, so wenig kann ich seiner geringen Bewertung alkoholischer Extrakte aus syphilitischen Lebern folgen. Auch Ludwig Meyer hält wässerige Luesextrakte für brauchbarer als alkoholische und erklärt die Minderwertigkeit der letzteren mit physikalischen Gründen (Figurationseigentümlichkeiten der Kolloidteilchen in alkoholischen Extraktverdünnungen). Ich kann mich dem in keiner Weise anschließen. Denn die alkoholischen bieten gegenüber den wässerigen Extrakten den großen Vorteil, daß die starke alleinhemmende Wirkung fast völlig in Wegfall kommt, und daß ihre Haltbarkeit mit derjenigen wässeriger Extrakte gar nicht zu vergleichen ist. Ich habe mich gewiß nicht leicht entschlossen von der Verwendung wässeriger Extrakte, die Wassermann und ich schon bei unseren Antituberkulinarbeiten benutzt hatten, abzugehen. Nachdem wir uns aber an zirka 2000 Seren überzeugt hatten, daß wässerige und alkoholische Luesleberextrakte völlig identische Resultate liefern, benutzten wir in Hinsicht auf die genannten Vorteile der Alkoholextrakte nur noch diese[1]). Ich habe früher auseinandergesetzt, daß ich der Ansicht bin, daß bei der Luesreaktion auch eine spezifische Komponente mit im Spiele ist; ich glaube aber nicht, daß durch die Alkoholextraktion dieser spezifische Faktor, der ja wohl an Eiweiß gebunden sein dürfte, in Wegfall kommt. Denn erstens kann man sich leicht überzeugen, daß das alkoholische Extrakt auch noch reichlich Eiweißsubstanzen enthält (die sich vielleicht in Lipoidverbindungen befinden) und zweitens muß man, selbst wenn dies nicht der Fall wäre, in Anbetracht der früher erwähnten Versuche über die antigene Eigenschaft alkoholischer Bakterienextrakte usw. die alte Annahme fallen lassen, daß spezifische Antigene nicht in Alkohol übergehen können.

Wir verwenden also nur noch alkoholisches Extrakt aus hereditär-luetischen Föten und sind mit den Resultaten äußerst zufrieden. Die Herstellung ist eine sehr einfache:

1 g Organ wird fein zerschnitten und mit 9 ccm Alkohol absolut. unter Zufügung von Glasperlen 24 Stunden im Schüttelapparat geschüttelt, dann erfolgt Filtration durch gewöhnliches Filtrierpapier und man erhält eine klare Flüssigkeit, die sich, im Eisschrank aufbewahrt, monatelang unverändert hält.

Bei der Einstellung eines derartigen Extraktes in die Reaktion ist nun zu beachten:

1. daß das Extrakt auch in kleinen Dosen allein hämolytisch wirkt. Diese Eigenschaft liegt begründet in der zuerst von Korschun und Morgenroth entdeckten nichtspezifischen Hämolyse der verschiedensten Organextrakte. Sie beruht höchstwahrscheinlich auf der blutlösenden Wirkung der in das Extrakt übergegangenen Seifen. Die hämolytische Eigenschaft der meisten Extrakte ist nach meiner Erfahrung auch noch meist in den zum Versuch brauchbaren Dosen vorhanden, so daß ich der Forderung von Sachs, der bei der Versuchsdosis unter der allein hämolysierenden zu bleiben vorschlägt, nicht ohne weiteres beistimmen kann. Zudem wird diese hämolysierende Wirkung der Extrakte, wie bekannt, durch den beträchtlichen Serumzusatz, der beim Versuch erfolgt, paralysiert. Wichtiger ist

2. die antikomplementäre Eigenschaft der Extrakte. Wenn diese auch bei Verwendung von Alkoholextrakten bei weitem geringer ist als bei wässerigen, so verdient sie doch volle Beachtung. Wir vergewissern uns also vorerst, daß Dosen des Extraktes bis 0,3 ccm keine hemmenden Eigenschaften haben. Eine Prüfung der doppelten Extraktdose (wie bei den wässerigen Extrakten) auf Alleinhemmung ist hier zwecklos, da die stark hämolytische Wirkung der Extrakte die antikomplementäre völlig verdecken kann.

---

[1]) Nach den Untersuchungen von Hauck scheinen sich Acetonextrakte noch besser zu bewähren.

Es wird nun ein neues Extrakt, ehe es zum Versuche herangezogen wird, in den Dosen von 0,2—0,3 ccm an mindestens 40 vorher mit anderen Extrakten schon geprüften, sicher luetischen und 40 normalen Seren erprobt. Erst wenn das Extrakt sich hierbei als brauchbar erwiesen hat, werden die Resultate mit demselben als beweisend angesehen.

Wir halten dieses Vorgehen für völlig unerläßlich und es ergibt sich daraus schon, daß die Reaktion nur an solchen Instituten beweisende Resultate liefern kann, wo eine derartige Prüfung an zahlreichen Standardantigenen und Standardseren möglich ist.

Nebenbei sei hier bemerkt, daß wir die Extraktverdünnung mit physiologischer Kochsalzlösung stets nach den Angaben von Sachs und Rondoni vornehmen, da wir zuweilen dieselben Erscheinungen wie die genannten Autoren konstatieren konnten (klare oder trübe Lösung, je nach raschem oder langsamem Verdünnen und dementsprechend schwankende Resultate).

Popowski verwendet Luesleber, die er 14 Tage lang in Alkohol extrahiert. Dann wird filtriert und das Filtrat aufbewahrt. Vor dem Versuch werden 3—4 ccm des Alkoholextraktes in den Brutschrank gestellt und der Alkohol verdunstet. Der Rückstand wird in 3—4 ccm physiologischer Kochsalzlösung aufgenommen und mit diesem wässerigen Extrakt gearbeitet. Ich bin nicht in der Lage, die Vorteile dieses Verfahrens gegenüber der direkten Anwendung des Alkoholextraktes anzuerkennen.

Es sei noch hinzugefügt, daß nach Erfahrungen von Blanck und Friedemann alkoholische Leberextrakte durch Aufbewahrung im Eisschrank untauglich werden können, eine Erscheinung, die nicht auf einem in der Kälte entstehenden Niederschlag beruht. Durch mehrtägigen Aufenthalt im Brutschrank werden solche unbrauchbar gewordenen Extrakte wieder wirksam. Wir haben bisher derartige Erscheinungen, obwohl wir unsere Extrakte stets im Eisschrank aufbewahren, nicht beobachten können.

4. Ersatzmittel für Organextrakte.

a) Lecithin. (Porges, Meier.)

Nach den Erfahrungen, die man mit der Lecithinausflockungsreaktion bezüglich ihrer Spezifizität gemacht hat (siehe auch „Anhang"), bedürfen die spärlichen Untersuchungen über die Verwertbarkeit des Lecithins zur Komplementbindung einer sehr eingehenden Nachprüfung, die bisher noch nicht unternommen wurde.

b) Oleinsaures Natron (Sachs und Altmann) und Glykocholsaures Natron (Elias und seine Mitarbeiter).

Vom oleinsauren Natron geben Sachs und Altmann an, daß sie bei 13 Luesseren 9 positive, bei 11 Nichtluesseren stets negative Resultate erhalten haben. Die Autoren unternahmen, wie sie selbst betonen, diese Untersuchungen mehr in theoretischem Interesse (s. Wesen der Reaktion) als aus dem Grunde, einen praktisch brauchbaren Ersatz für die Organextrakte zu finden. Gegen eine praktische Verwertung würde schon die ungemein umständliche, zahlreiche Kontrollen erfordernde Versuchsanordnung sprechen. Wir haben uns, allerdings nur in einigen Versuchen, von der Richtigkeit der Angaben von Sachs und Altmann überzeugt. Die positiven Resultate bei Luesseren mit der zum Versuch geeigneten

Dosis oleinsaures Natron blieben aber weit gegenüber den mit Organextrakt erzielten zurück.

Ob die Verhältnisse beim glykocholsauren Natron günstiger liegen, steht
dahin. Eigene Erfahrungen sind mir hier nicht zu Gebote.

c) In neuester Zeit geben Sachs und Rondoni, von der Feststellung
ausgehend, daß Lecithinzusatz die störenden antikomplementären und hämolytischen
Wirkungen des oleinsauren Natron herabsetzt, zwei Gemische an, die sich ihnen
als brauchbar zur Anstellung der Komplementbindungsreaktion erwiesen. Mit
dem Blutserum von Nichtsyphilitikern wurden niemals positive Reaktionen beobachtet, „dagegen reagierten die künstlichen Gemische bisher mit allen Seris,
die bei Verwendung von natürlichem Organextrakt als positiv erkannt waren,
gleichfalls positiv. Nur war bei manchen dieser Sera ein quantitativer Unterschied in der Stärke der Reaktion zugunsten der natürlichen Extrakte vorhanden.“

Die verwendeten Präparate sind:

Oleinsaures Natron: Kahlbaum-Berlin,
Lecithin (Ovo): Merck-Darmstadt,
Oleinsäure (Marke Kahlbaum): Kahlbaum-Berlin.

Künstliches Gemisch A.		Künstliches Gemisch B.	
Oleins. Na.	2,5	Oleins Na.	1,0
Lecithin	2,5	Lecithin	1,0
Oleinsäure	0,75	Oleinsäure	1,5
Aqua dest.	12,5	Aqua dest.	5,0
Alkohol ad	1000,0	Alkohol ad	1000,0

In der Tat wäre ja die Erfüllung der Hoffnung von S. und R., daß es
vielleicht auf diese Weise gelingen wird, ein konstantes Reaktionsgemisch im
Interesse der Einheitlichkeit des Verfahrens zu schaffen, nur zu wünschen. Ich
möchte aber befürchten, daß gerade die Einführung des Lecithins in das künstliche Gemisch dieses Ziel vereiteln wird. Nach meinen früheren Versuchen über Sublimathämolyse differieren die selbst von einer Fabrik hergestellten Lecithine
dermaßen, daß mir gerade der Hauptvorteil: die Konstanz und leichte Rekon-
struierbarkeit der lecithinhaltigen Reaktionsgemische sehr fraglich erscheint (siehe
auch Dohi).

Vielleicht ist dies der Grund, weshalb die Angaben über die Brauchbarkeit
der Sachs-Rondonischen Gemische noch sehr widersprechend sind (Facchini,
Rajchmann und Szymanowski, Borodenko, Baranikow). Isabolinski
fand sie nur in sehr hohen Dosen wirksam und auch in diesen Dosen standen die
Resultate gegenüber den mit Organextrakt erhobenen zurück. Bedeutend günstiger sind dagegen die Erfahrungen von Eisenberg und Nitsch. Diese Autoren
untersuchten 133 Seren mit dem Sachs-Rondonischen Gemisch und mit natürlichen
Extrakten gleichzeitig. 117 mal stimmten die Resultate überein, 16 mal ergaben
sich Differenzen, und zwar gab das Gemisch feinere Ausschläge als das natürliche
Extrakt. Hier stehen die Angaben von Eisenberg und Nitsch im Gegensatz

zu denen von Facchini, der mit dem Gemisch nur 66,6% positive Resultate gegenüber 84% mit natürlichem Antigen erhalten hat.

Die Wirksamkeit des Sachs-Rondonischen Gemisches wird also noch verschieden beurteilt. Jedenfalls scheinen die erhaltenen Ausschläge aber immer ebenso spezifisch zu sein, als mit Organextrakten. Nach Eisenberg und Nitsch kann man die Oleinsäure aus dem Gemisch mit Vorteil weglassen. Nach Heßberg gibt auch Palmitin und stearinsaures Natron dieselben Resultate wie das oleinsaure Natron.

Ferner hat Schürmann ebenfalls ein „künstliches Extrakt" nach folgendem Rezept angegeben.

Lecithin 0,3 : 50,0 Alkohol abs.

Natron glyc. phosph. 0,3 in 5 ccm phys. Kochsalzlös. gelöst, zu 30,0 dieser Mischung:

5 ccm Acid. lactic. 1 : 10 000 und

10,0 ccm Vanadin. Ammon. 1 prozentig.

Das Lecithin entstammte der Firma: Pollence frères, Paris.

d) Ein von der Firma Dr. Kirstein, Berlin, in den Handel gebrachtes Antigen, dessen Herstellungsweise mir unbekannt ist.

Unsere Prüfung dieses Präparates hatte folgendes Resultat:

	Luesorganextrakt	Dr. Kirsteins Präparat
244 Seren { positiv	88	73
negativ	154	169
	242	242

Das Kirsteinsche Präparat verhielt sich also wie unsere Luesorganextrakte, nur versagte es in 15 Fällen, wo die ersteren positive Reaktionen ergaben.

B. Ersatz der Blutseren von Luetikern durch andere Körperflüssigkeiten.

Ich möchte hier nicht von den zahlreichen Untersuchungen sprechen, die sich mit den zuerst von Wassermann, Neisser und mir und dann in größerem Maßstabe von Wassermann und Plaut geführten Nachweis komplementbindender Substanzen in Lumbalflüssigkeiten beschäftigen. Diese Arbeiten, die bereits eine große Literatur gezeitigt haben, sind erst in letzter Zeit von Plaut gewürdigt worden. Die Untersuchungen von Lumbalflüssigkeiten bei Lues und postluetischen Erkrankungen ist ja auch eine Frage für sich und hat mit der modifizierten Technik nichts zu tun. Dasselbe gilt von dem von mir an einzelnen Fällen erbrachten Beweis, daß auch Ascites und Pleuraflüssigkeit von Luetikern Komplementbindungsreaktion ergeben kann, und von den Angaben Babs über positive Reaktion mit Milch luetischer Frauen, die wir völlig bestätigen können.

Auch Thomson fand, daß die Milch luetischer Frauen häufig positive Reaktion zeigt. selbst in Fällen, in denen die Serumreaktion negativ ist. Die Reaktion ist 2—3 Tage vor und nach der Geburt am stärksten und nimmt. falls die Mutter stillt, rasch ab, so daß sie meist nach 5—6 Tagen verschwunden ist. In seltenen Fällen sollen auch nichtsyphilitische Frauen eine schwache Reaktion der Milch zeigen.

Hier sei nur hingewiesen auf Versuche, das in manchen Fällen mit einer gewissen Schwierigkeit zu gewinnende Blutserum durch andere leicht erhältliche Körperflüssigkeiten zu ersetzen. Blumenthal und Wile geben an, daß es ihnen gelungen sei, dieselbe Reaktion wie mit Blutserum mit dem Urin der betreffenden Luetiker zu erzielen. Schon vor diesen Autoren hatten wir selbst darauf gerichtete Untersuchungen gemacht, ohne zu positiven Resultaten gekommen zu sein. Höhne, der die Angaben Blumenthals und Wiles einer Nachprüfung unterzog, konnte sich von der Brauchbarkeit des Urins zur Anstellung der Reaktion nicht überzeugen. In sehr vielen Fällen hemmte der Urin bereits in einer Dosis von 1,0 allein die Hämolyse, und in Dosen von 2,0 zeigten von 55 Urinen 41 eine vollständige antikomplementäre Wirkung. Es ist daher eine der Hauptkontrollen bei der Reaktion, daß nämlich die doppelte Menge der zum Versuche angesetzten Dose allein nicht Komplement binden darf, nicht zu erfüllen. Geht man wiederum mit den Urindosen weiter unter die alleinhemmende Menge, so hört im Verein mit Organextrakten jede positive Reaktion auf. Höhne hält daher die Möglichkeit eines etwaigen Ersatzes des Blutserums durch den Urin für völlig ausgeschlossen. In demselben Sinne äußert sich auch Pollio (s. auch Bauer und Hirsch, Kap. „Wesen der Reaktion").

Borelli und Messineo untersuchten Speichel und Tränenflüssigkeit von Syphilitikern auf komplementablenkende Substanzen, hatten jedoch nur negative Resultate. Dagegen gelang es, die Flüssigkeit, die sich unter Zugpflastern ansammelt, an Stelle von Blutserum zur Reaktion zu verwerten. Auch zur Untersuchung im aktiven Zustand (s. Sternsche Modifikation) ist derartige Blasenflüssigkeit brauchbar.

C. Änderungen in der Technik der Komplementbindungsreaktion.

1. J. Bauer schlägt vor, den künstlich erzeugten Kaninchen-Hammelblutamboceptor durch denjenigen zu ersetzen, der normalerweise in den meisten menschlichen Seren vorhanden ist, indem er von der an sich nicht unberechtigten Annahme ausgeht, daß die Reaktion bei der Anwendung eines schwächeren hämolytischen Amboceptors an Schärfe gewinnen kann. Die Kenntnis der dem Bauerschen Vorschlage zugrunde liegenden Tatsachen stammen übrigens nicht, wie er anzunehmen scheint, von ihm, sondern von uns. Wir schrieben in unserer zweiten Mitteilung (Zeitschrift f. Hygiene, 1906) wörtlich: „Es muß bemerkt werden, daß die auf Lues-Antikörper zu prüfenden Menschen- und Affenseren schon an und für sich wie jedes normale Menschen- oder Affenserum einen spezifischen Amboceptor gegen Hammelblut enthalten, der in den meisten Fällen so stark ist, daß 0,1 Affen- oder Menschenserum schon zur völligen Lösung von 1 ccm fünfprozentigen Hammelbluts ausreicht. Es empfiehlt sich — wenigstens nach unseren bisherigen Untersuchungen — aber nicht, sich auf diesen Gehalt an normalen Hammelblutamboceptoren, der doch größeren Schwankungen unterworfen sein kann, zu verlassen, sondern man muß sich stets eines immunisatorisch erzeugten Hammelblutamboceptors bedienen."

Bauer sieht also in der beschriebenen Modifikation eine Vereinfachung der Methode und konstatiert gleichzeitig eine Verschärfung der Ausschläge in der Weise, daß bei Verwendung des natürlichen Hammelblutamboceptors Seren (besonders von latenten Luesfällen) positive Reaktion ergeben, die bei Verwendung des künstlichen Amboceptors negativ reagieren. Hinrichs, Groß und Volk, Bering, Wolff sprechen sich ebenfalls für den Bauerschen Vorschlag aus und heben die Vorzüge dieser Modifikation, insbesondere für die Serodiagnose in Latenzstadien hervor.

Meirowsky hat darauf an meiner Abteilung die Brauchbarkeit der Bauerschen Modifikation einer eingehenden Prüfung unterzogen. Zunächst kommt er zu der Ansicht, daß die Abänderungsvorschläge Bauers eine Erleichterung der Technik nicht bedeuten. Es hat sich nämlich gezeigt, daß es eine ganze Reihe von Seren gibt (Säuglingsseren und zehn Prozent der Seren Erwachsener), bei denen der natürliche Amboceptorgehalt so gering ist, daß man genötigt ist, das Prinzip Bauers zu durchbrechen und einen wiederholten Versuch mit künstlichem Amboceptor anzusetzen. Dieselbe Beobachtung ist neuerdings wieder von Noguchi gemacht worden. Auch in dem von Bauer für solche Fälle vorgeschlagenen Zufügen eines normalen Menschenserums sieht Meirowsky keine Erleichterung, sondern hebt mit Recht hervor, daß „wir hierdurch eine neue Unbekannte in die schon an und für sich komplizierte Rechnung hineinbringen". Was die praktische Verwertung betrifft, so konstatiert Meirowsky bei der Untersuchung von Luesserum aus Stadien mit Erscheinungen keine Unterschiede, während allerdings im Latenzstadium die positiven Resultate ohne Zusatz eines künstlichen Amboceptors 58,5 Prozent, mit demselben nur 43,9 Prozent betrugen. Bei der Prüfung luesverdächtiger Seren ergab sich ein Unterschied, indem ein Serum, das von einem höchstwahrscheinlich an Larynxtuberkulose erkrankten Individuum stammte, nach Bauer positive Reaktion ergab, während es mit künstlichem Amboceptor negativ reagierte. Meirowsky steht daher der Beweiskraft der mit dieser Modifikation zu erzielenden Resultate skeptisch gegenüber. „Es ist daher zu befürchten, daß bei Zusammentreffen alleinhemmender Seren mit alleinhemmenden Extrakten eine positive Reaktion vorgetäuscht wird, die in Wirklichkeit nur auf Summierung zweier alleinhemmender Faktoren im Sinne von Weil und Nakayama beruht." Diesen von uns ausgesprochenen Befürchtungen hat sich auch Carl Stern selbst, an dessen Material die Bauerschen Untersuchungen gemacht wurden, in neuester Zeit angeschlossen. Dieser Autor, der nach Erfahrungen an bisher 990 Fällen urteilt, beleuchtet die einzelnen Fehlerquellen, welche die Modifikation Bauers bieten kann, sehr eingehend und kommt zu dem Schluß, daß es wohl keinen frischen unbehandelten Luesfall gibt, der nach Bauers Methode nicht positiv reagiert, daß die Umkehrung dieses Satzes aber nicht richtig sei: „Nicht jeder Fall, der nach Bauer positiv reagiert, muß Lues sein!"

Damit verbietet sich aber die alleinige Anwendung der Bauerschen Technik bei der Luesreaktion von selbst.

Die Bauersche Technik hat neuerdings wieder Woiciechowski angewandt und beinahe stets identische Resultate bei gleichzeitiger Prüfung mit der alten Methode erhalten. Von 83 nichtluetischen Kontrollfällen reagierte nur ein Fall positiv (Ekzem); Pat. war vor Jahren mit mehreren Hg-Kuren behandelt worden (?). Ähnliche Erfahrungen hat Sonnenberg gemacht. Foix schlägt vor, an Stelle des Hammelblutes Kaninchenblutkörperchen bei der Bauerschen Technik zu gebrauchen.

Über ungünstige Resultate nach Bauer berichten hingegen Isabolinski, Dean, der unter 368 Seren meist keinen oder einen zu geringen Normalamboceptorgehalt fand, ferner Swift und Jacobäus-Backman.

2. Hecht[1]) kommt im Anschluß an die Bauersche Arbeit zu dem Resultat, daß von 325 Seren nur elf einen teilweisen Mangel von Hammelblutamboceptoren aufwiesen, ein Ergebnis, das übrigens, wie schon erwähnt, mit den unsrigen nicht übereinstimmt, und daß bei 200 frisch untersuchten Seren nur dreimal eine Verminderung des Komplementgehaltes zu konstatieren war. Er schlägt deshalb vor, nicht nur, wie Bauer, den künstlichen Hammelblutamboceptor, sondern auch das Meerschweinchenkomplement fortzulassen und das frische Krankenserum gleichzeitig als Hammelblutamboceptor und als Komplement zu benutzen. Hecht rät also: 1. die Untersuchung des Serums in möglichst frischem Zustande vorzunehmen, 2. die Antigendose so zu bemessen, daß selbst die doppelte Menge bei normalen Seren nicht im mindesten hemmt, und 3. in diagnostischen Fällen die Entscheidung für Lues nur dann zu treffen, wenn auch bei Amboceptorüberschuß sichere Hemmung eintritt.

Dieselben Einwendungen, die dem Bauerschen Vorschlage gemacht worden sind, können natürlich auch dem Hechtschen entgegnet werden, da auch er sich bei seiner Technik auf den natürlichen Hammelblutamboceptor verläßt und hierbei neben einem Minimum von Amboceptor noch ein Minimum von Komplement benutzt. So konnte denn auch meine Mitarbeiterin M. Stern bei ihren Prüfungen der Hechtschen Technik zwar die Möglichkeit ihrer Ausführung erweisen, die praktische Durchführung stieß aber meist auf Schwierigkeiten.

Wenn ich also die Anwendung des im Menschenserum vorhandenen Komplements für eine recht glückliche Idee halte, so stehe ich derjenigen, den natürlichen Hammelblutamboceptor zum Versuch zu benutzen, aus den oben dargelegten Gründen ablehnend gegenüber. Eine der Hechtschen Technik analoge gibt ferner A. Fleming an.

Ich möchte aber nicht verhehlen, daß andere Untersucher bessere Resultate mit der Hechtschen Technik erhalten haben. So wird sie von Sabrazes-Eckenstein, Gelarie, König, Werther, Donath, Demanche-Ménard, Hoffmann empfohlen, während sich Schmorl, Swift, Fritz Lesser weniger günstig äußern.

3. Die auf meiner Abteilung, unabhängig von Hecht, von M. Stern ausgearbeitete Technik gründet sich ebenfalls auf die Beobachtung, daß die Verwendung von Meerschweinchenkomplement sich in den meisten Fällen erübrigt, und daß dasselbe durch das im zu untersuchenden Menschenserum vorhandene Komplement zu ersetzen ist. M. Stern geht dabei von der Erwägung aus, daß durch die ausschließliche Benutzung von Menschenserum zur Reaktion nicht nur

---

[1]) Wie mir Dr. R. Müller-Wien brieflich mitteilt, hat Hecht seine Technik auf Grund der von Müller gemachten günstigen Erfahrungen mit der Untersuchung aktiver Seren ausgearbeitet.

gewisse Nachteile, die der Einführung des heterologen Meerschweinchenserums anhaften, behoben werden, sondern daß durch geeignete Benutzung aktiver Seren sich die Ausschläge der Reaktion noch verfeinern lassen. Hatten doch Sachs und Altmann gezeigt, daß bei Verwendung aktiver anstatt inaktiver Menschenseren und beim Beibehalten der ursprünglichen Versuchsanordnung (Meerschweinchenkomplement) die Zahl der positiven Ausschläge nicht, wie man annehmen sollte, herabgesetzt wird, sondern daß sie im Gegenteil steigt. Diese stärkeren Ausschläge sind so beträchtlich, daß man bei Verwendung aktiver Seren in denselben Dosen wie inaktiver auch bei nicht luetischen Seren positive Resultate erhält, weshalb man genötigt ist, die Dose des aktiven Menschenserums bedeutend geringer zu wählen. Diese von Sachs gemachte Beobachtung konnte von uns, Detre und Brezowsky, Boas völlig bestätigt werden. Um nun aber den Einwänden zu entgehen, die der Verwendung des im Menschenserum vorhandenen natürlichen Amboceptors gemacht worden sind, um ferner dem Umstande Rechnung zu tragen, daß im aktiven Menschenserum zuweilen geringere Komplementmengen vorhanden sind (insbesondere bei längerem Stehen der betreffenden Sera), wird mit einem starken Überschuß von künstlichem Hammelblutamboceptor gearbeitet. Ferner wird mit der zu verwendenden Extraktdose so weit heruntergegangen, daß eine alleinhemmende Wirkung derselben selbst auf die geringste bei der Reaktion möglichen Komplementmenge ausgeschlossen ist. Außerdem wird dabei nicht wie bisher fünfprozentiges, sondern 2,5prozentiges Hammelblut benutzt. Der Versuch gestaltet sich also so, daß zu je 0,2 aktivem Menschenserum zwei Konzentrationen Extrakt und zwar $^2/_5$ und $^1/_5$ derjenigen Dosis, die zum Versuch mit inaktivem Serum festgestellt ist, zugefügt wird. Sodann werden neun bis zwölf Amboceptoreinheiten (gegenüber drei bis vier beim inaktiven Versuch) und 1 ccm 2,5prozentiges Hammelblut zugesetzt. Nur völlige Hemmungen werden als beweisend angesehen.

Die Erfahrungen, die von Stern bisher an zirka 600 Seren mit dieser Technik in Parallelversuchen mit der ursprünglichen gesammelt worden sind, scheinen günstige zu sein. (Diejenigen an 300 Seren sind zurzeit von Stern publiziert worden.) Es hat sich nämlich gezeigt, daß erstens diese Versuchsanordnung sich auch meist mit Seren, die schon mehrere Tage gestanden haben, ermöglicht, so daß durchaus nicht eine sofortige Untersuchung nötig ist. Zweitens hat diese Technik bisher wenigstens nur mit Luesseren positive Reaktionen ergeben. Drittens lassen sich bei Luesseren um zirka fünfzehn Prozent mehr positive Ausschläge erzielen; was also eine wesentliche Verfeinerung bedeutet.

Nachprüfungen der Sternschen Technik wurden bisher von Meirowsky, sowie von Schlimpert, Voswinkel, Isabolinsky, König, Zieler, Reinhart, Kleinschmidt, Höhne, Jacobäus und Backman vorgenommen. Meirowsky, der ebenso wie wir die Sternsche Technik nicht allein, sondern neben der ursprünglichen benutzt, ist mit deren Resultaten sehr zufrieden. Er fand:

W-N-B				Stern		
	+	0	+%	+	0	+%
Lues I	6	5	54,5	8	3	72,7
„ II	30	2	93,7	31	—	96,8
„ III	12	6	66,6	16	2	88,8
„ lat	77	75	50,6	103	40	67,7
zweifelh.	15	32	31,9	22	22	46,8

Bei 57 Kontrollseren war die Reaktion 56 mal negativ. Ein Fall (tuberc. Meningitis ante exitum) reagierte positiv. (Vgl. meine Resultate an Leichenseren.) Im allgemeinen fanden sich also bei sicherer Lues nach der ursprünglichen Technik in 58,6, nach der Sternschen in 74,1% positive Reaktion.

Zu ähnlichen Resultaten kommen auch Schlimpert und Voswinkel, die unter 132 Seren mit der Sternschen Technik 14 positive Resultate mehr erzielten. Unter diesen 14 fand sich nur 1 Fall, bei dem die Lues nicht erweislich war.

Auch sie wenden die Sternsche Modifikation stets neben der alten Methode an. Weniger günstig lauten die Angaben von Isabolinski. Allerdings geht aus ihnen nicht mit Deutlichkeit hervor, ob sich Isabolinski wirklich genau an die Sternschen Vorschriften gehalten hat. Isabolinski berichtet nämlich von Austitrationen, des Komplements „bei Verwendung hämolytischer Amboceptoren von wechselndem Titer" und bei Zusatz von verschiedenen Serumverdünnungen. Gerade das Wesentliche der Sternschen Technik — der starke Überschuß an hämolytischem Amboceptor — scheint also nicht berücksichtigt worden zu sein.

Es ist mir ferner unverständlich, warum die zuerst von Sachs und Altmann erkannte Tatsache, daß aktive Seren stärker antikomplementär wirken als inaktive, die praktische Unbrauchbarkeit der Methodik Sterns ergeben soll. Es bezieht sich doch diese störende Wirkung aktiver Seren nur auf den mit Meerschweinchenkomplement angestellten Versuch, das bei der Sternschen Technik gerade wegfällt. Bei der Verwendung aktiver menschlicher Seren sind nur zwei Möglichkeiten vorhanden: entweder die in ihnen enthaltene Komplementmenge ist zur Hämolyse ausreichend, oder sie ist nicht ausreichend, und daß der erste Fall bei Benutzung der von Stern angewandten starken Amboceptordosis die Regel ist, das können wir nach Erfahrungen an Hunderten von Seren bezeugen.

König zieht die Hechtsche Technik der Sternschen vor, da sie schärfere Resultate gibt. Theoretisch ist dies verständlich, da ja Hecht mit einer viel geringeren Amboceptordose arbeitet. Es scheint mir nur zu befürchten, daß die Spezifizität der Reaktion durch die allzu große Schärfe leiden kann. Übrigens gründet sich der Vorzug, den König der Hechtschen vor der Sternschen Technik gibt, auf Beobachtung an nur 7 Seren „(von 140), bei denen die Resultate stärker ausgesprochen bei Hecht als bei Stern" waren. Zwei Fälle reagierten ferner „schwach positiv" nach Hecht und negativ nach Stern. Fassen wir schon bei der Untersuchung inaktiver Seren nur starke Hemmungen als positive Reaktion auf, so gilt dies noch viel mehr bei der Probe mit aktiven Seren. Hier dürfen meines Erachtens „schwache" Ausschläge höchstens als zweifelhaft und nur ganze Hemmungen als beweisend im positiven Sinne angesehen werden. Wenn es aber König als einen Vorzug der Hechtschen Technik hinstellt, daß sie ihrer Einfachheit halber von jedem Praktiker ausgeführt werden könne, so muß aus demselben Grunde, den wir bei Gelegenheit der von Dungernschen Modifikation besprechen werden, aufs energischste dagegen protestiert werden.

Zu günstigen Resultaten mit der Sternschen Technik kommen Reinhart, Kathe, Kräuter und Poehlmann. Reservierter verhalten sich Meirowsky, Zieler, Höhne, Fritz Lesser. Sie erkennen zwar an, daß die Untersuchung nach Stern häufig bei sicherer Lues positiv ist, wenn die Originalmethode ein negatives Resultat ergibt; sie fürchten aber auf Grund ihrer Erfahrungen, daß die Untersuchung aktiver Seren auch zuweilen positive Reaktion bei Nichtlues zeitigen kann. Kleinschmidt wiederum fand im Gegenteil, daß aktive Seren häufig negativ sein können, wenn inaktive positiv sind, ein Befund, der von der Verschiedenheit der Extrakte abhängig zu sein scheint und auch bereits von Stern selbst gemacht wurde. Daß die Gründe, derentwegen endlich Jacobäus und Backman zu einer teilweisen Ablehnung der Sternschen Technik kommen, nicht stichhaltig sind, weil diese Autoren auch Reaktionen bei völligem Komplementmangel (Kontrollen ungelöst) als positiv bezeichnen und positive Reaktion mit Scharlachseren als Nachteil der aktiven Untersuchung ansehen, hat Stern eingehend ausgeführt. (Zeitschr. f. Immunitätsforsch. Bd. IV, H. I und II; siehe daselbst auch die Kritik der Befunde anderer Autoren [Kleinschmidt, Höhne].)

Die Sternsche Technik hat die Aufmerksamkeit der Untersucher, die sich bisher lediglich dem Antigen zugewendet hatte, auch auf die andern bei der Reaktion mitwirkenden Faktoren, insbesondere das Komplement geleitet. So kommen Jousset und Paraskevopoulos nach ihren Untersuchungen zu dem Resultat, daß der Komplementgehalt normaler Menschen und besonders von Syphilitikern ein ganz minimaler ist, während die Komplementmenge bei schweren pathologischen Prozessen enorm ansteigt. Sie glauben daher, vor der Verwendung aktiver Seren für die Luesreaktion warnen zu müssen. Wenn schon die Angaben der genannten Autoren von den bisherigen Resultaten anderer Forscher abweichen, die gerade umgekehrt ein Sinken des Komplementgehaltes bei schweren krankhaften Zuständen ergaben, so können wir ihre Befunde an Luesseren in keiner Weise bestätigen. Unsere zahlreichen Titrationsversuche zeigten, daß frische menschliche Seren Normaler und Lueskranker zwar Schwankungen in ihrem Komplementgehalt aufweisen, daß aber im Durchschnitt die Komplementmenge dieser Seren nicht geringer ist als die frischer normaler Meerschweinchensera. Dagegen können wir völlig die Befunde von Browning und Mac Kenzie bestätigen, die nicht nur Schwankungen der Komplementmenge, sondern auch Unterschiede in der Ablenkbarkeit des Komplements fanden. Es kommt häufig vor, daß ein Komplement leichter und in größerer Quantität gebunden wird als ein anderes. Auch wir fanden, daß das Komplement eines frischen Serums in größerer Menge

gebunden wird als dasjenige eines älteren Serums, obgleich die absolute Komplementmenge in beiden Dosen die gleiche war. Ja, wir haben einige Male gesehen,
daß die Deviabilität selbst völlig frischen Komplements ganz aufgehoben war,
so daß mit diesem Komplement sämtliche sonst positiven Seren negativ reagierten.
Ähnliche Erfahrungen hat auch Facchini gemacht. Aus dieser Beobachtung geht
schon hervor, daß diese Verhältnisse nicht gleichgültig für den Reaktionsausfall
sind und in jedem Falle, wie wir dies schon immer betont haben, darauf hinweisen,
daß man aus quantitativen Veränderungen der Reaktionsresultate keine weitgehenden Schlüsse ziehen darf.

Auch auf die Schwankungen in der Resistenz der Hammelblutkörperchen
ist in der letzten Zeit mehrfach hingewiesen worden (Maslakowetz und Liebermann, Facchini), wenn auch diese Tatsache nicht neu ist, sondern bereits in
unserer zweiten Arbeit (Zeitschr. f. Hyg. 1906) hervorgehoben und durch ein Beispiel belegt wurde. —

Ich glaube aber nicht, daß diese im Wesen einer biologischen Reaktion liegenden Fehlerquellen durch eine noch so subtile Versuchsanordnung sich werden
ganz umgehen lassen. Ich möchte deshalb die komplizierte Technik von Maslakowetz und Liebermann, die jeden Tag die Antigendose an dem zur Verwendung
kommenden Komplement und Blut erneut austitrieren, nicht ohne weiteres empfehlen. Einem in der Technik erfahrenen Untersucher, der täglich eine größere
Reihe von Seren nebeneinander prüft, wird eine etwaige, durch abnorme Komple-
ment- oder Blutbeschaffenheit bedingte Fehlerquelle ohnedies schwerlich entgehen. —

4. Tschernogubow empfiehlt, 1. das in dem zu untersuchenden Blute
vorhandene Komplement an Stelle des Meerschweinchenserums und 2. die Menschenblutkörperchen selbst an Stelle der Hammelblutkörperchen für die Reaktion zu
benutzen. Als hämolytischen Amboceptor fügt er das Serum eines mit Menschenblut vorbehandelten Kaninchens zu. Eigene Erfahrungen mit dieser Technik fehlen
mir. Ich möchte aber hervorheben, daß Noguchi gezeigt hat, daß Antimenschen-
blutamboceptoren vom Kaninchen durch Menschenkomplement überhaupt nicht
komplettiert werden. In einer weiteren Publikation gibt Tschernogubow selbst
zu, daß die Auflösung der menschlichen roten Blutkörperchen durch ihr Auto-
komplement (menschliches Serum) eine sehr schwierige ist und nur unter Zusatz
von enorm starken Dosen Kaninchen-Menschenblutamboceptor erfolgt. Er ist
deshalb von dieser Technik wieder zurückgekommen und bediente sich eines Verfahrens, das dem Hechtschen ganz analog ist. (Aktive Menschensera + Hammelblut.) Da er aber auch dieses Verfahren als unsicher befand, führte er an Stelle
von Hammelblut die roten Blutkörperchen des Meerschweinchens ein und stellt
die Reaktion nun so an, daß er das zu untersuchende Menschenblut (nicht Serum!)
mit Extrakt versetzt und dann Meerschweinchenblut zufügt. Obwohl Tsch. an-
gibt, daß diese Technik „bislang ganz befriedigend" gewesen ist, stehe ich nicht
an, starke Zweifel an deren Brauchbarkeit zu hegen. In einer Fußnote schreibt
nämlich Tsch. selbst: „Nicht selten beobachtet man eine nicht vollständige
Hämolyse der Meerschweinchenblutkörperchen und es dürfte richtiger sein, eine

3proz. Emulsion zu verwenden. Meine Versuche wurden mit einer 5proz. Blut-emulsion angestellt, wobei ich den Grad der Hämolyse nach der Färbung der Flüssigkeit beurteilte." Tsch. arbeitet also mit unvollkommenen Lösungen sowohl im Versuch als in den Kontrollen, ein Verfahren, das ich für ganz unzulässig halte. Völlig unverständlich ist mir ferner die Angabe Tsch.s, daß man auch auf das Abzentrifugieren der Menschenblutkörperchen vor Zusatz des Meerschwein-chenblutes verzichten und auf diese Weise zwei verschiedene Blutarten neben-einander im Versuche haben könne!

Die Tschernogubowsche Technik empfiehlt Stühmer. Sie hat ihm in 14,6% der Fälle mehr positive Resultate ergeben als die alte Methode. Allerdings reagierten drei Fälle (Ikterus, chro-nische Nephritis, Alkoholismus), in denen Lues nicht zu erweisen war, positiv nach Tschernogubow, während die alte Methode negative Reaktion anzeigt.

Guth findet die zweite Tschernogubowsche Modifikation, wenn man sie genügend beherrscht, brauchbar. Er betont aber, daß sie unbequem ist, da der Versuch gleich angesetzt werden muß und wegen der geringen Serummengen nicht wiederholt werden kann.

5. Aus Mangel an eigener Erfahrung möchte ich nicht auf die von Detre und Brezowsky, sowie Noguchi angewandte Technik eingehen. (Siehe über letztere die schlechten Resultate Sleeswyks, die guten Devals.) Ob diese Versuchsanordnung (Pferdeblutkörperchen [D. und B.] -Antimenschenblutambo-ceptor vom Kaninchen [N.]) eine Vereinfachung bedeuten, lasse ich dahingestellt. Ich übergehe ferner die Versuche von Ballner und von Decastello, die eine Alleinhemmung von Seren als „positive Reaktion" bezeichnen, eine Auffassung, der ich seinerzeit schon entgegengetreten bin.

Im allgemeinen glaube ich also vor einer allzu weitgehenden Verschärfung der Ausschläge warnen zu müssen. Ich halte es für das geringere Unglück, mit den gröberen Ausschlägen der alten Technik einmal trotz Lues negative Reaktion zu erhalten, als mit den verfeinernden Methoden positive Resultate zu bekommen und auf Grund dieser Lues zu diagnostizieren, wo in Wirklichkeit keine vorhanden ist. Bisher ist nach unseren Erfahrungen die Sternsche diejenige unter den ver-einfachenden und verfeinernden Reaktionen, die uns trotz zahlreicher Unter-suchungen noch keine Veranlassung gegeben hat, an ihrer Verläßlichkeit zu zweifeln. Aber auch wir benutzen die Sternsche Technik (wie auch Schlimpert, Kathe u. a.) nur neben der alten Methode.

Dagegen muß ich mich ganz entschieden gegen die von v. Dungern vorgeschla-gene Technik erklären. v. Dungern hat unter dem Titel „Wie kann der Arzt die W.-R. ohne Vorkenntnisse leicht vornehmen?" ein sich an die Noguchische Technik anlehnendes Verfahren vorgeschlagen, das darin besteht, daß auf Filtrier-papier angetrocknetes Komplement und käufliches früher austitriertes Extrakt verwendet wird. Die Reagenzien, die durch Merck in den Handel kommen, sollen für 70 Pf. beim Drogisten bezogen werden, und jeder kann dann in zwei Reagens-gläsern unter Fortfall aller Kontrollen die Reaktion vornehmen.

Ich sehe ganz davon ab, ob dieses Verfahren überhaupt sichere Resultate gibt, will auch gar nicht bestreiten, daß sich diese Methode Untersuchern wie

v. Dungern selbst gut bewährt hat. Wer aber überhaupt einmal in größerem Stile mit der Syphilisreaktion gearbeitet hat, wer die selbst den geübtesten Untersuchern noch allzuoft unterlaufenden Fehlerquellen kennt, der muß den Rat, jeder Arzt solle nun auf diese Weise die Reaktion selbst ausführen, geradezu als gefährlich bezeichnen. Es ist mir unverständlich, wie ein Forscher von der Bedeutung v. Dungerns unter Nichtachtung der praktischen Verhältnisse die Verantwortung für einen derartigen Rat zu übernehmen vermag. Das Unglück ist gar nicht abzusehen, das entstehen würde, wenn nun jeder Arzt, der sich nie mit biologischen Reaktionen beschäftigt hat, und dem daher naturgemäß jede Beurteilung fehlen muß, auf den Rat v. Dungerns hin durch einfaches Zusammenmischen der käuflichen Reagenzien mit dem Blute des Kranken die Reaktion anstellt und nach ihrem Resultat das Wohl und Wehe des Kranken, ja ganzer Familien entscheidet. Es steht nur zu erwarten, daß sich nicht viele Ärzte finden werden, die die volle Verantwortung für die von ihnen selbst angestellte Reaktion übernehmen werden, und ich sehe auch in diesem den Ärzten gegebenen Rat v. Dungerns nicht die größte Gefahr. Diese liegt darin, daß der Apotheker und Drogist, der die Reagenzien verkauft, bald die Mitwirkung des Arztes bei dieser angeblich ja von jedermann ausführbaren Reaktion überhaupt als überflüssig empfinden und diese selbst vornehmen wird, wozu er häufig noch vom Patienten, der auf diese Weise die ärztliche Konsultation umgeht, gedrängt werden dürfte. Es wird aber auch nicht lange dauern, bis Luetiker und Syphilophoben Mittel und Wege finden werden, sich die v. Dungernschen Reagenzien zu verschaffen und die Reaktion nun gar selbst an sich vornehmen. Es wird also durch den zwar sicher gut gemeinten, aber sehr kurzsichtigen Vorschlag v. Dungerns nichts weiter erreicht werden, als daß bei der Reaktionsausführung sich die krasseste Pfuscherei breit machen und viel mehr Unheil geschaffen wird, als die „Vereinfachung" Gutes zu bringen vermag! (Zu einer fast identischen Kritik der v. Dungernschen Methode ist unabhängig von mir Plaut gekommen.) Siehe auch Münz, Frühwald und Weiler.

Zur weiteren Illustrierung des Gesagten ist es vielleicht ganz lehrreich, folgenden „Versuch" anzuführen, den ich anstellen ließ:

Ich habe einem in serologischen Arbeiten, speziell der Komplementbindungsreaktion, geübten Kollegen das „Dungernsche Reagens" übergeben und ihn 20 Seren, die gleichzeitig nach der Originalmethode geprüft wurden, untersuchen lassen. Der Kollege erhielt zweimal negative Reaktion bei sicher stark positiven Seren, sonst stimmten die Reaktionen überein. Es wurden also zwar schlechtere aber doch spezifische Resultate mit dem Dungern-Reagens erzielt.

Nun ließ ich einen Arzt, der noch nie mit der Komplementbindungsreaktion gearbeitet hatte, im übrigen aber ein ungemein intelligenter und sorgfältiger Kollege war, 20 weitere Seren mit „v. Dungern" untersuchen. Dieser Herr erzielte, obgleich er sich wirklich alle Mühe gab und nichts weniger als ungeschickt war, die verkehrtesten Reaktionen: positiven Ausfall bei Nicht-Lues, negativen bei sicherer Lues usw.!

6. Vermeidung der Komplementoidverstopfung.

Die Bedeutung der Komplementoidverstopfung für die Syphilisreaktion wurde zuerst in einer Arbeit meiner Mitarbeiterin M. Stern dargelegt (B. Kl. W. 1908, Nr. 32). Wechselmann wies später nach, daß der negative Ausfall der Reaktion bei Seren, die von frischen Luetikern stammen, auch zuweilen auf Komplementoidverstopfung beruht und daß derartige Seren positiv reagieren, wenn man vorher die Komplementoide durch Bariumsulfat absorbiert hat. Lange hat diese Technik an einer großen Reihe von Fällen in Parallelversuchen mit der Originalmethode geprüft und brauchbar gefunden, da mit nichtluetischen Seren stets negative Resultate, mit Luesseren aber $8^0/_0$ mehr positive als mit der Originalmethode erhalten wurden. In der Regel verfährt Lange so, daß er nicht erst die inaktiven Seren mit Bariumsulfat behandelt, sondern die Inaktivierung selbst nicht durch Erwärmen, sondern durch Schütteln mit Bariumsulfat vornimmt.

7. Ersatz des hämolytischen Amboceptors durch Kali chloricum.

Obgleich der von Brieger und Renz gemachte Vorschlag bei weiteren Versuchen selbst als unbrauchbar befunden und zurückgenommen wurde, beschäftigen sich später noch mehrere Arbeiten (Lange, Gerbat und Munk, Hayn und Schmidt, Ruta) mit dieser Frage, ohne Neues zu bringen.

Wenn ich nun noch zusammenfassend die Versuchsanordnung schildern darf, wie sie an der Abteilung unserer Klinik täglich an mindestens 30 Seren ausgeführt wird, so ist es die folgende:

1. Vorversuch.

Fallende Mengen des hämolytischen Kaninchenamboceptors werden an 0,05 ccm des an diesem Tage zur Verwendung kommenden frisch entnommenen Meerschweinchenserums austitriert.

2. Inaktiver Versuch.

0,05 Meerschweinchenserum $+$ 0,2 inakt. Patientenserum $+$ Extrakt. Bindung bei 37°[1]).

Nach 1 Stunde Zufügen von 3—4 Hammelblutamboceptoreinheiten[2]) und 1 ccm 5 proz. Hammelblut. Gesamtvolumen $=$ 5 ccm.

Kontrollen:

1. 0,05 Meerschweinchenserum $+$ Hammelblutamboceptor $+$ Blut
2. 0,05   ,, $+$ 0,4 Pat.- $+$,, $+$,,
Serum
(dopp. Dosis)
3. 0,05   ,, $+$ 0,2 Pat.-
Serum
(einf. Dosis) $+$,, $+$,,
4. 0,05   ,, $+$ Extrakt
(einf. Dosis) $+$,, $+$,,

Außerdem Kontrollversuch mit sicher luetischem und sicher nichtluetischem Serum.

---

[1]) Ob es ratsamer ist, diese erste Phase des Versuches im Eisschrank vorzunehmen (Jacobsthal), müssen erst weitere Erfahrungen lehren.

[2]) Das 3—4 fache der mit 0,05 Meerschweinchenkompl. eben komplett lösenden Dose eines gegen Hammelblut gerichteten Kaninchenserums.

3. Aktiver Versuch.

0,2 akt. Patient.-Serum $+$ $^2/_5$ der beim inakt. Vers. gewählten Extradosis.

0,2 akt. Patient.-Serum $+$ $^1/_5$ der beim inakt. Vers. gewählten Extradosis. Bindung bei 37°[1]).

Nach 1 Stunde Zusatz von 9—12 Hammelblutamboceptoreinheiten und 1 ccm 2,5 prozentiges Hammelblut. Gesamtvolumen = 4 ccm.

Kontrolle:

0,2 akt. Patient.-Serum $+$ Hammelblutamboceptor $+$ Blut.

Außerdem Kontrollversuch mit einem sicher luetischen und sicher nichtluetischen Serum.

Ich hebe nochmals hervor: das zur Verwendung kommende Extrakt ist ein alkoholisches aus hereditär-luetischen Lebern; jedes Extrakt wird vor Einstellung in den Versuch an mindestens 40 Lues- und 40 Nichtluesseren geprüft und die brauchbare Dosis festgestellt. Dieselbe ist für den inaktiven Versuch in der Regel 0,2—0,3 ccm (für den aktiven 0,05—0,1). Meist wird mit 2 Extrakten gleichzeitig gearbeitet.

Die Beladung der roten Blutkörperchen mit hämolytischem Amboceptor erfolgt eine Viertelstunde vor Zusatz zum Versuch.

Der Versuch gilt als beendet, wenn die Kontrollen einwandfrei gelöst sind. Als positive Reaktionen wird nur „große Kuppe" und totale Hemmung bezeichnet. Alle leichteren Hemmungen gelten als negative Reaktion.

Auch Ullmann, Gelarie, sowie Nobl und Arzt weisen neuerdings auf die Notwendigkeit hin, nur starke Hemmungen als beweisend anzusehen, wenn man sichere Resultate wünscht.

Wir sind allerdings in der letzten Zeit auf Grund fortlaufender Erfahrungen zu der Überzeugung gekommen, daß man die inkompletten Hemmungen nicht völlig zu vernachlässigen braucht. Es ist uns nämlich häufig vorgekommen, daß Seren, die inkomplett hemmten (Kuppe) bei einer wiederholten und mit mehreren, vorher natürlich ausgewerteten Extrakten angestellten Untersuchung einwandfrei positiv reagierten. Wir haben es uns deshalb zur Regel gemacht, derartige „schwach positive" Seren nicht mehr wie bisher einfach als negativ, sondern als „suspekt" zu bezeichnen und sie nochmals eingehend zu untersuchen (siehe die Arbeit von M. Stern). Auch Bauer, Müller und Saathoff sehen neuerdings inkomplette Hemmungen als suspekt an. Natürlich wird sich dieses Verfahren, das eine Höchstleistung der Reaktion garantiert (aktive und inaktive Untersuchungen: bei zweifelhaften Seren wiederholte Prüfung mit mehreren Extrakten), nur an größeren Laboratorien durchführen lassen. Ich hebe dies hervor, um damit auszudrücken, daß jeder Untersucher, dem nicht größeres Material zur Verfügung steht, auch künftighin nur starke Hemmungen als beweisend ansprechen soll.

Da die einzelnen, bei der Reaktion mitwirkenden Agenzien nie konstante sein können (Komplement), halte ich es für völlig unberechtigt, bei wiederholten Serumuntersuchungen desselben Patienten Stärkenunterschiede in der Reaktion zu machen und daraus klinisch Schlüsse zu ziehen!

Ich glaube daher, daß die Versuche, die Reaktionsstärke quantitativ zu bestimmen, nicht zu dem gewünschten Ziele führen können (Finkelstein, Zeißler, Sormani, Klein).

---

[1]) Siehe Anmerkung 1 auf vorhergehender Seite.

Die Untersuchung gestaltet sich also in unserer Klinik folgendermaßen:

1. Jedes Serum wird inaktiv nach der Originalmethode Wassermann - Neisser - Bruck und aktiv nach Modifikation Stern untersucht.

2. Im Falle einer Differenz beider Methoden werden die Sera von klinisch fraglichen Fällen nach beiden Methoden noch einmal oder mehrmals untersucht, eventuell unter Heranziehung verschiedener ausgewerteter Extrakte.

3. Ein Serum, das bei einer oder bei beiden Methoden eine halbe Hemmung der Hämolyse (Kuppe) ergeben hat, wird nicht ohne weiteres als negativ angesehen, sondern mehrmals untersucht. Wir sind auf diese Weise sehr oft in der Lage, am Schlusse unserer Prüfungen ein sicheres Urteil abzugeben, wenn wir dasselbe auch nicht durch eine einmalige Untersuchung, sondern erst durch eine Anzahl von Versuchen gewonnen haben. Im anderen Falle bezeichnen wir das Serum als „zweifelhaft" und untersuchen den Patienten in einiger Zeit nochmals.

4. Sera, die bei mehrmaliger Untersuchung niemals mehr als eine halbe Hemmung (Kuppe) zeigen, werden im allgemeinen als negativ angesehen; nur in klinisch verdächtigen Fällen werden sie als „zweifelhaft" rubriziert und die Patienten in einiger Zeit wieder untersucht.

5. Negative Seren von florider Syphilis werden unter Umständen mehrmals untersucht, eventuell unter Heranziehung der Wechselmannschen Bariumsulfatmethode.

6. Positiv ausfallende Sera von anscheinend Gesunden werden stets mehrmals und mit mehreren Extrakten untersucht. Stellt es sich heraus, daß die Hemmung nur mit einem Extrakt stattfindet, so bezeichnen wir das Serum als negativ.

7. Sera, von denen ungenügende Mengen vorhanden sind, werden nur inaktiv untersucht. da im Falle eines Komplementmangels die aktive Untersuchung nicht zum Ziele führen würde. Bei halben Hemmungen (Kuppe) wird kein definitives Urteil abgegeben, sondern eine nochmalige Untersuchung des in größerer Quantität entnommenen Blutes empfohlen. In den meisten dieser Fälle handelt es sich um von auswärts eingesandte Sera, da in der Klinik die Entnahme etwas größerer Blutmengen nur in den seltensten Fällen auf Schwierigkeiten stößt. Wir verfügen meist über 4—5 ccm Serum. Die inaktive Untersuchung kann in halber Dosis stattfinden. während für die aktive stets die vorgeschriebene Menge (0,2) Serum beibehalten wird.

An der Abteilung wurden in der Zeit vom 15. Januar 1908 bis 1. April 1909 insgesamt 6048 Seren untersucht; davon entfallen 2304 auf unsere Klinik und die Privatpraxis des Herrn Geheimrat Neisser; 3744 Seren wurden uns von auswärtigen Krankenhäusern und Ärzten der Provinzen Schlesien, Posen und Westpreußen, sowie aus Russisch-Polen überwiesen. Vereinzelte Seren gingen uns aus Sachsen, Bayern, Belgien usw. zu. Bis 1. Nov. 1910 ist die Zahl der untersuchten Seren auf 23 223 gestiegen.

Die **Blutentnahme** haben wir stets, wo irgend angängig, durch Punktion der Cubitalvene vorgenommen. Wir bedienten uns hierzu der für diesen Zweck sehr brauchbaren, sogenannten Straußschen Nadel (zu beziehen durch Härtel-Breslau, Preis 2 M.). Ich bin der Ansicht, daß eine geschickt ausgeführte Venenpunktion für den Patienten weit angenehmer ist, als die Blutentnahme durch Schnitt in das Ohrläppchen, blutigen Schröpfkopf oder dergleichen. Allerdings muß man zuweilen bei sehr fetten Individuen und bei Säuglingen zu diesen Hilfen greifen. Doch war ich hierzu bei einigen tausend Venenpunktionen, die ich selbst ausführte. im ganzen vielleicht nur zehnmal genötigt. Die Ausführung des kleinen Eingriffs ist folgende: Um den Oberarm wird eine Gummibinde gelegt und so fest angezogen. daß der Radialpuls eben noch fühlbar ist. Sodann folgt Desinfektion der Einstichstelle und Punktion. Nach Beendigung derselben wird die Wunde mit einem sterilen Tupfer komprimiert, die Binde gelöst, der Arm erhoben und in dieser Stellung zirka $^1/_2$ Minute gehalten. Die Blutung steht sodann, und die Wunde wird mit einem Zinkoxydpflaster bedeckt. Verband ist völlig unnötig. Ich habe die Technik der Venenpunktion absichtlich so ausführlich geschildert, da ich die Erfahrung gemacht habe, daß selbst in Ärztekreisen fälschliche Vorstellungen über die Schwierigkeit und Gefährlichkeit dieses Eingriffs bestehen und daß Fälle vorkommen, bei denen von Ärzten lieber auf die Blutuntersuchung verzichtet als die Venenpunktion selbst ausgeführt wird. Von seiten der Patienten wird äußerst selten Widerstand entgegengesetzt. Hat aber erst jemand die kleine Prozedur an sich vornehmen lassen, so habe ich es nie erlebt, daß er sich bei einer Wiederholung der Untersuchung geweigert hätte, da er dann von der Harmlosigkeit des Eingriffs völlig überzeugt ist.

Die Zeit der Blutentnahme ist irrelevant. Nach den Untersuchungen von Höhne und Kalb ist es gleichgültig, ob das Serum klar oder trüb, chylös usw. ist. Die Reaktion fällt stets gleichartig aus. Allerdings scheint der positive Ausfall mit Serum, das gleich nach dem Essen entnommen wird, besonders stark zu sein (vermehrter Lipoidgehalt?).

Ich möchte hinzufügen, daß die Abteilung auswärtigen Krankenhäusern und Ärzten sterile Gefäße in versandfähiger Packung zu Blutsendungen stets zur Verfügung gestellt hat.

Um die Technik der Blutentnahme noch zu vereinfachen, hat Muck neuerdings vorgeschlagen, das Blut durch eine Ritzung der unteren Nasenmuschel zu gewinnen, weil es dem Patienten angenehmer sei, einmal „Nasenbluten" zu haben, als sich einer Venenpunktion zu unterziehen. — Zur Venenpunktion hat ferner Dreuw eine besondere Kanüle (zu beziehen durch Löwenstein, Berlin) und Braendle eine mittels Glasstopfen in ein Reagensglas eingeschliffene Nadel angegeben, ein Apparat, der erlaubt, gleichzeitig zu punktieren und das ausströmende Blut ohne besondere Assistenz aufzufangen (zu beziehen durch Schmidt-Breslau, Nikolaistr., Preis: 3—3,50 M.).

In neuerer Zeit mehren sich die Bestrebungen, die Reaktion mit möglichst kleinen Blutmengen auszuführen (Weidanz, Mulzer, Engel u. a.). Ich halte diese Versuche für bedenklich und überflüssig. Ein Arbeiten mit kleinsten Blutmengen erfordert natürlich eine noch subtilere Technik und steigert die Gefahr der Versuchsfehler, abgesehen von den Vorteilen, die gerade das Verfügen über größere Serummenge bieten (wiederholte Untersuchungen mit mehreren Extrakten, aktiv und inaktiv usw.). Es werden daher nur ganz geübte Untersucher (Mulzer) diese Modifikationen ohne Bedenken anwenden können. Andrerseits ist es, wie wir sehen werden, völlig unnötig, die Reaktion in gar so kurzen Intervallen vorzunehmen, daß die Entnahme von einigen ccm Blut, sei es durch Schröpfkopf oder Venenpunktion, irgendwelche Schwierigkeiten machen könnte.

Die „Spezifizität" der Komplementbindungsreaktion für die Syphilis.

Nach dem, was ich in dem Kapitel über das Wesen der Reaktion gesagt habe, scheint im ersten Augenblick die Verwertbarkeit des Komplementbindungsphänomens für die Diagnose Syphilis sehr beschränkt zu sein. Denn, da wir nun wissen, daß die Reaktion keine im biologischen Sinne spezifische für den Krankheitserreger ist, daß es sich vielmehr (wenigstens zum größten Teil) um eine Reaktion auf einen im normalen Organismus vorhandenen körpereigenen Stoff handelt, konnte man annehmen, daß das Phänomen nicht nur bei Syphilis, sondern

Tabelle I.

Autoren	Gesamtzahl der untersuchten Fälle	Davon weder anamnestisch noch klinisch luesverdächtig	Von diesen Kontrollfällen reagierten:		Bemerkungen über die positiven Kontrollfälle
			negativ	positiv	
Arning	500	85	85	—	
Bauer-Meier	409	350	346	4	Zwei der Seren zeigen Alleinhemmungen, scheiden also aus, die übrigen beiden 1. Sepsis, 2. mittelschwere Tuberkulose. Taubstumme (hereditäre Lues?).
Bayot-Renaux	?	220	219	1	60jährige Frau mit Magencarcinom (Autopsie).
Beckers	350	50	46	4	Zwei Aorteninsuffizienzen, eine doppelseitige Hemiplegie und eine Arteriosklerose und Schrumpfniere.
Bering	896	95	95	—	
Boas	1345	485	484	1	Der eine positive = Scharlach.
Bruhns-Halberstädter	231	31	31	—	
Citron-Blaschko	307	156	156	—	
	400 mit gleich. Resultaten				
Detre-Brezowsky	215	117	116	1	Der eine positive Fall: Herpes Zoster, sechs andere „mittel und schwache" positive können nicht gezählt werden.
Elias-Neubauer usw.	?	77	63	14	Bei Tumor und unter 25 Phthisikern fünfmal mittelstarke oder schwache Hemmung. „Wir heben aber hervor, daß es sich in allen diesen Fällen nicht um völlige Hämolyse handelte. Eine solche sahen wir nur einmal bei einem 20jährigen schweren Diabetiker." (Zit. nach Elias usw.)
Gozony	129	33	33	—	
Groß-Volk	232	63	61	2	Hemmung nur unvollkommen. 1. Gon. post. 2. Paraphimose.
Hancken	202	28	26	2	Moribunde Scharlach- u. Diphth.-Kinder.
Hecht	298	89	87	2	Ein Fall unaufgeklärt; der zweite Fall bei der kurz darauf wiederholten Untersuchung negativ.
Heller	110	10	10	—	
Höhne	1100	180	178	2	1. Moribunder Urämiker mit Narben am Penis. 2. Mehrfach venerisch infizierter unverheirateter Mann.

Tabelle I (Fortsetzung).

Autoren	Gesamtzahl der untersuchten Fälle	Davon weder anamnestisch noch klinisch luesverdächtig	Von diesen Kontrollfällen reagierten:		Bemerkungen über die positiven Kontrollfälle
			negativ	positiv	
Blumenthal-Roscher	251	20	20	—	
Hoffmann-Blumenthal	158	35	33	2	1. Fall Kellnerin (!), 2. Fall Frambösie.
Karewski	28	10	10	—	Einige der zehn Patienten waren luesverdächtig; doch ergab der spätere Verlauf bei neun das Fehlen von Syphilis, bei einem blieb die Entscheidung aus.
				6	
Kroner	40	6		—	
Ledermann	800	250	248	2	1. Fall: Lepra. 2. Fall: Tuberk. junge Mädchen, suspekt auf Lues.
Lesser, Fritz	2000	mehr. 100	mehr.100	2	Nähere Angaben fehlen.
Maslakowitz-Liebermann	169	46	46	—	
Müller	1100	ca. 500	ca. 500	—	Bei 3 Proz. „Spuren" von Hemmung.
Plaut	?	126	121	5	1. Fall: Multiple Sklerose. 2. Leukämie (beide nicht selbst beobachtet). 3. Arteriosklerose (Lues wahrscheinlich). 4. Moribunde tuberkulöse Meningitis. 5. (susp. auf Paralyse).
Schonnefeld	200	41	40	1	Der Fall hat später frühere Lues zugestanden.
Torday	100	100	100	—	
Wassermann-Plaut	41(Lumbalfl.)	19	19	—	
Wassermann (Kongr. f. inn. Med.)	?	1010	1010	—	
Weil-Braun	?	71	59	12	Unter 12 Pneumonien vier positive, 20 Typhus: zwei; 21 Phthisen: zwei; 14 Tumorkranken: vier; 1 Diabetiker.
Wolfsohn	62	29	29	—	
Summa	11673	4432	4377	57	

Eigene Untersuchungen:

Autoren	Gesamtzahl der untersuchten Fälle	Davon weder anamnestisch noch klinisch luesverdächtig	negativ	positiv
Bruck-Stern	884	249	247	2
Merz	1972	347	347	—
Summa	2856	596	594	2

bei einer ganzen Reihe von Krankheiten zu beobachten sein wird. Diese Befürchtung hat sich glücklicherweise nicht bestätigt. Wie in dem Folgenden gezeigt werden wird, ist die Reaktion zwar nicht biologisch-spezifisch, sie ist aber — mit einigen wenigen später zu erörternden Ausnahmen — in hohem Maße charakteristisch für die Syphilis.

Die Frage, inwieweit die Reaktion spezifisch für die Lues ist, dürfte am ehesten geklärt werden durch eine Übersicht über die hauptsächlichsten darauf gerichteten Untersuchungen, denen ich unsere eigenen anfügen möchte (S. 392—393).

Es ergibt sich also aus den der Literatur entnommenen Beobachtungen an zirka 11673 Fällen, denen sich unsere eigenen mit 2856 Fällen anschließen, also aus insgesamt über 14529 Fällen, daß unter 5028 Kontrolluntersuchungen sich nur 59 Seren fanden, die positiv reagierten, ohne daß in dem betreffenden Fall anamnestische oder klinische Anhaltspunkte für Lues vorlagen. Sehen wir von den Resultaten von Weil und Braun und Elias und seinen Mitarbeitern (siehe Bemerkungen, Tabelle I) ab, so bleiben im ganzen 33 positiv reagierende „Normalseren" übrig[1]).

Es fragt sich nun, ob angesichts dieser verschwindend kleinen Zahl überhaupt die Mühe lohnt. diese Fälle einer genaueren Durchsicht zu unterziehen. Ich würde es nicht für allzu gewagt halten, wenn man diese Fälle einfach für luetische erklären würde, gleichgültig, ob man bezüglich Anamnese oder Status etwas von Lues nachweisen kann oder nicht. Denn es ist jedem Kliniker eine bekannte Tatsache und bedarf hier nicht einer näheren Erörterung, wie oft in praxi eine Syphilisinfektion übersehen wird und wie oft ein Mensch Lues hat, ohne daß er sich selbst seiner Erkrankung bewußt ist, oder irgendwelche Erscheinungen darbietet.

---

[1]) Ich füge hier noch einige, erst in neuerer Zeit erschienene Statistiken an:

Sonnenberg fand unter 97 nichtluetischen Kontrollfällen achtmal positive Reaktion. Bei sieben Fällen lag Scharlach vor, bei einem Falle handelte es sich um eine moribunde Diphtherie.

Korschun-Merkuriew berichten über 233 Fälle. Gesunde oder an anderen Krankheiten Leidende wiesen die Reaktion niemals auf.

Reinhart untersuchte 400 interne Erkrankungen. Siebenmal trat positive Reaktion ohne nachweisbare Lues auf (dreimal bei Scharlach, dreimal bei Malaria und einmal bei Lupus erythem. acutus).

Mutermilch: 106 Kontrollfälle. Vier positiv (dreimal Lues ermittelt, ein Diabetes mit Acetonämie).

Stopczanski: 28 Kontrollen, sämtlich negativ.

W. Fischer: 250 Fälle: drei positiv (eine schwere Tuberkulose, eine doppelseitige Epididymitis, eine gonorrhoische Struktur).

Feuerstein: 156 Fälle (einer „schwach positiv").

Werther-König: 202 Fälle, sämtlich negativ.

Jordan: 12 Fälle negativ.

Glaser-Wolfsohn fanden unter ihrem Material von 500 Fällen nur drei positive, bei denen Anamnese, klinischer Befund und bei der Sektion sichere luetische Veränderungen fehlten. Aber auch diese Fälle ließen sich mit Syphilis in Einklang bringen (Aorteninsuffizienz usw.). Bei allen zu Lebzeiten positiv reagierenden Seren konnte (von diesen wenigen Ausnahmen abgesehen) auch bei der Sektion ein luetischer Krankheitsherd nachgewiesen werden. Auf diese äußerst wichtigen und den Wert der Reaktion vielleicht am schärfsten beweisenden Untersuchungen von Glaser und Wolfsohn sei besonders aufmerksam gemacht.

Ich möchte hier nur hinweisen auf die Beobachtungen von Fritz Lesser, der bei Sektionen 30 Leber-, 3 Herz-, 2 Nebennierengummata fand, die in vivo weder Krankheitserscheinungen hervorgerufen hatten, noch diagnostiziert worden waren. Sehr lehrreich ist in dieser Beziehung auch folgende bei Blaschko zitierte Zusammenstellung, da sie zeigt, wie oft Luetiker zur Beobachtung gelangen, bei denen die Anamnese völlig versagt. Zum Teil wird natürlich die frühere Infektion absichtlich verschwiegen, zum großen Teil wissen die Patienten aber tatsächlich nichts von einer früheren Ansteckung.

Von tertiären Luetikern leugneten frühere Infektion:

Nach Hjelmann	25 Proz.,	
„ Fournier	10 „	
„ Lassar	30 „	
„ Haslund	24,9 „	
„ Weber	44,9 Proz. m. u. 68,8 Proz. w.	
„ Weber-Jadassohn	20 Proz. m. u. 100 Proz. w.	
„ Viannay	52 Proz.	

Die Untersuchungen unserer Klinik haben folgende Resultate ergeben:

Bei tertiären Luetikern war

nach Lion: Infektion unbekannt:

Klinik und Poliklinik	33,5 Proz. m. u. 65,1 Proz. w.
Privatpr. d. H. Geh.-R. Neisser	11,7 „ m. u. 77,7 „ w.

nach Marschalko: Primäraffekt wurde nicht beobachtet:

Klinik und Poliklinik	bei 26,6 Proz. m. u. 57,4 Proz. w.
Privatpr. d. H. Geh.-R. Neisser	„ 6,4 „ m. u. 42,3 „ w.

Sekundärerscheinungen wurden nicht beobachtet:

Klinik und Poliklinik	37,2 Proz. m. u. 60,3 Proz. w.
Privatpr. d. H. Geh.-R. Neisser	17,4 „ m. u. 27,2 „ w.

nach Perls: Infektion unbekannt:

Klinik und Poliklinik	27,5 Proz. m. u. 64,2 Proz. w.
Privatpr. d. H. Geh.-R. Neisser	17,9 „ m. u. 68,4 „ w.

Nach Blaschkos Erhebungen hatten von Leuten, die sicher an Lues zugrunde gegangen waren, nur 19,3 Proz.[1] frühere Infektion zugegeben, von den 131 tertiärluetischen Fällen, die Fritz Lesser serodiagnostisch untersuchte, wurde die frühere Infektion in 40 Fällen = 30,5 Proz. negiert, und von 16 die Infektion leugnenden Tabikern reagierten 13 positiv. (Friedländer.)

Wenn wir aber wirklich annehmen, daß es sich bei einem Teil der in der Literatur berichteten positiven Reaktionen bei Syphilis-Unverdächtigen wirklich nicht um Lues gehandelt hat, wie lassen sich dann diese Resultate erklären? Da

---

[1] Allerdings handelte es sich bei Blaschkos Material zum großen Teil um Leute, die ein gewisses Interesse am Verschweigen einer früheren Infektion hatten (Lebensversicherung).

sehen wir denn, daß es sich hauptsächlich um 4 Gruppen von Seren handelt, bei denen positive Reaktion verzeichnet wird: Tuberkulose[1]), Pneumonie, Tumoren und moribunde Infektionskranke.

Eine Erklärung hierfür dürften folgende Untersuchungen an Leichenseren geben, für deren Überlassung wir Herrn Geheimrat Ponfik und Herrn Professor Winckler zu großem Danke verpflichtet sind.

Tabelle II.

Sektionsdiagnose	positiv	negativ	Sektionsdiagnose	positiv	negativ
Tuberkulose	24	21	Herzfehler	1	2
Carcinom	4	8	Pylorusstenose	1	—
Pneumonie	6	3	Encephalomalacie	1	—
Nephritis	2	1	Tumor abdominis	1	—
Paralyse	1	—	Meningitis	1	—
Arteriosklerose	2	3	Furunkulose	2	—
Sepsis	1	1	Lungenembolie	1	—
Myelitis	1	—	Gangraena pedis	1	—
Diphtherie	2	1	Kopfschuß	1	—
Lungengangrän	1	—	Decubitus	1	—
Lebercirrhose	1	2	Lungenemphysem	1	—
Pericarditis	1	—	Lues hereditaria	1	—

Wir sehen, daß eine große Anzahl von Leichenseren von Individuen mit den verschiedensten Krankheiten, und bei denen zum größten Teil frühere Lues mit Sicherheit auszuschließen war, positiv reagieren. Hauptsächlich sind es auch hier wieder Tuberkulose, Pneumonie und Tumoren. Auch Löhlein und Riecke berichten übrigens kurz über positive Resultate mit Serum von nichtluetischen Leichen (tuberkulöse Meningitis, Carcinose usw.) und auch nach den neueren Untersuchungen von Seligmann und Blume „scheint es in der Tat, als ob Krankheiten, die zu starker Konsumption führen, wie Tumoren, Phthisen, Sepsis usw. eine größere Neigung haben, positive Reaktion zu geben".

Es ergibt sich daraus, daß ein durchgreifender Unterschied in Seren von lebenden Individuen und Leichenseren besteht, insofern als die letzteren ungemein häufig und nicht nur bei Syphilis positive Komplementablenkungsreaktion zeigen, und daß daher der Verwertbarkeit der Syphilisreaktion für Leichenseren der größte Skeptizismus entgegengebracht werden muß. Die Syphilisreaktion ist ein rein biologisches Phänomen, aber kein kadaveröses. Es wäre wohl

---

[1]) R. Müller und Sueß geben an, daß Luesseren, die schwache Affinität zu Organextrakten zeigen, ausnahmslos auch Bindung mit Tuberkulin, Bouillon und Pepton geben.

Luesseren zeigen starke Affinität zu Organextrakten, schwache zu Tuberkulin, Bouillon und Pepton, während die positiv reagierenden Tuberkulosefälle quantitativ entgegengesetzte Affinitätsverhältnisse zeigen.

Es dürfte sich daher nach Ansicht der genannten Autoren die Möglichkeit ergeben, Fälle von unvollkommener Hemmung bei der Wassermannschen Reaktion durch vergleichende Prüfung mit Peptonantigen mit Sicherheit als nichtluetische zu erkennen.

denkbar, daß derartige — wenn wir so sagen dürfen — agonale Veränderungen des Serums in seltenen Fällen bei schweren Allgemeinerkrankungen auch zuweilen in vivo zu beobachten sind. In der Tat haben wir uns in zwei Fällen von Tuberkulose überzeugen können, daß Seren, die vor kurzer Zeit noch negativ reagierten, zwei Tage vor dem Exitus untersucht, positive Reaktion zeigten. Es ist also leicht möglich, daß einzelne der obengenannten unaufgeklärten Fälle auf die beschriebene Erscheinung zurückzuführen sind. Sicher ist dies wohl der Fall z. B. bei dem Plautschen von moribunder tuberkulöser Meningitis und den Hanckeschen Patienten (moribunde Scharlach- und Diphtheriekinder).

Wenn ich also nach meinen Untersuchungen vor der Verwertbarkeit der Reaktion an Leichenseren warnen zu müssen glaube (ich möchte hinzufügen, daß meine Resultate hierbei in Widerspruch stehen zu den günstigeren Erfahrungen von Fränkel und Much u. a.; s. später), so fragt sich weiter: leidet die diagnostische Verwertbarkeit der Reaktion, wenn wirklich unter 1000 nichtluetischen Fällen einmal einer mit einer solchen „unspezifischen" Hemmung getroffen wird? Ich glaube, man muß diese Frage ebenso verneinen, wie es niemandem einfallen wird, der Gruber - Widalschen Reaktion ihre Bedeutung abzusprechen, weil sie hier und da einmal bei Nicht-Typhus beobachtet wird. Dazu kommt, daß die Fälle, in denen bei derartig schweren Allgemeinerkrankungen (progressive Tuberkulose, Pneumonie usw.) Lues differentialdiagnostisch in Betracht zu ziehen ist, immerhin zu den Seltenheiten gehören werden. Und nicht zuletzt ist zu bemerken, daß noch dazu ein großer Teil der sogenannten „positiven" Kontrollseren dadurch ausscheidet, daß die Hemmung der Hämolyse nur eine unvollkommene war. Elias und seine Mitarbeiter weisen ja selbst auf diesen wichtigen Punkt mit Nachdruck hin.

Ich komme nun zu denjenigen Krankheiten, bei denen erfahrungsgemäß ein der Syphilisreaktion analoges Phänomen mit einer gewissen Konstanz zu beobachten ist. Es sind dies: Frambösie, Trypanosomenerkrankungen, Lepra und Scharlach.

1. Frambösie und Trypanosomenerkrankungen.

Fälle von Frambösie mit positiver Reaktion sind von mir und von Hoffmann und Blumenthal beschrieben worden. Das Protokoll meines Falles ist folgendes:

31jähriger Malaye (Militärhospital Weltevreden) Frambösie seit zirka 5 Jahren.

0,1 Serum	0,05	0,2	0,1	—	—
0,2 wässr. Luesleberextrakt	0,2	—	—	0,4	0,2
völlige Hemmung	gr. Kuppe	kpl.	kpl.	kpl.	kpl.

Bei der großen ätiologischen und klinischen Verwandtschaft von Frambösie und Lues darf ja die gleichartige Reaktion nicht wundernehmen. Vielleicht wird es aber, wenn wir einmal mit Spirochätenreinkulturen arbeiten werden, möglich sein, auch biologische Unterschiede zwischen Lues und Frambösie zu finden. Vorläufig wissen wir ja durch die experimentellen Untersuchungen Neissers, daß es sich um zwei differente Erkrankungen handelt, eine Tatsache, die durch die Entdeckung der Spirochaeta pertenuis durch Castellani ihre Bestätigung gefunden hat.

Über Frambösie sind inzwischen neuere Untersuchungen von Baermann und Wetter angestellt worden. Zur Untersuchung kamen 125 Seren.

Unbehandelte Fälle mit reichlichen Erschein. 38, davon pos. 38 = 100 %

„ „ „ vereinzelten „ 10, „ „ 8 = 80 %

Behandelte „ (1—2 Kuren) 28, „ „ 14 = 50 %

Tertiäre unbehandelte Frambösie: 9 Fälle; davon pos. 6.

Latente Fälle 14; davon pos. 5.

Eine Differenzierung der Syphilis von der Frambösie mit spezifischem Frambösieantigen (Extrakte aus Frambösiepapeln) gelang vorläufig noch nicht.

Die Vermutung, daß es sich bei der Syphilisreaktion um eine Gruppenreaktion auf Protozoenerkrankungen handele, legten Experimente nahe, die zuerst von Landsteiner, Müller und Pötzl angestellt wurden. Diese Autoren beobachteten, daß die Seren von Kaninchen, die sie mit Trypanosoma equiperdum und gambiense infizierten, in Gemeinschaft mit alkoholischen Herzextrakten komplementbindend wirkten, während die Seren derselben Tiere vor der Infektion negativ reagiert hatten. Die Befunde der genannten Autoren erfuhren ihre Bestätigung durch die Untersuchungen von Schilling und Meier (Dourine), Hartoch und Jakimoff und Levaditi und Mutermilch. Bei menschlichen Trypanosomenerkrankungen sind meines Wissens Untersuchungen bisher noch nicht angestellt worden.

Die Annahme, daß nur Protozoenerkrankungen positive Reaktion zeigen, mußte aber fallen gelassen werden, als die Beobachtungen an Lepraseren bekannt wurden.

2. Lepra.

Der erste, der positive Komplementbindungsreaktion bei Lepra fand, war Eitner. Und zwar zeigte er mit der von Wassermann und mir angegebenen Methode, daß Lepraseren vermischt mit Extrakten und Aufschwemmungen aus leprösen Geweben Komplement zu verankern imstande sind. Es konnte sich also hier um eine spezifische Reaktion zwischen echtem Lepraantikörper und Leprabacillenextrakt handeln.

Bald aber stellte sich heraus, wie die weiteren Untersuchungen von Eitner, Wechselmann und Meier u. a. erwiesen, daß Lepraseren auch mit Extrakten aus normalen und Luesorganen reagieren, daß hier also — vielleicht neben einer spezifischen — ein der Syphilisreaktion analoges Phänomen vorliegt. Außer den genannten Autoren berichten noch Slatinéano und Daniélopol, Grancher und Abrami, Jundell, Almquist und Sandmann, sowie Georg Meier über Serumuntersuchungen bei Lepra. S. und D. untersuchten 26 Fälle von vorgeschrittener Lepra, von denen 20 stark, 4 mäßig und 2 schwach positiv reagierten. Außerdem gelangten 19 Lumbalflüssigkeiten dieser Patienten zur Untersuchung, von denen 7 stark, 4 mäßig, 3 schwach und 5 negativ reagierten. — Ein Material von ebenfalls 26 Fällen bearbeiteten J., A. und S. Von diesen 26 Leprösen boten 4 eine völlige, 4 eine partielle positive Reaktion, 16 reagierten negativ. Bei den 8 positiven Fällen handelte es sich 5 mal um die tuberöse, 3 mal um die anästhetische

Form, so daß die genannten Autoren zu dem Schluß kommen, daß der Ausfall der Reaktion weder von der Form noch von dem Verlauf und Alter der Krankheit abhängig ist.

Dagegen fand Georg Meier, der 28 Lepröse untersuchte, eine positive Reaktion nur bei tuberösen Formen. Er stellte zugleich die interessante Tatsache fest, daß die positiven Lepraseren nicht nur mit Luesextrakt, sondern auch mit Tuberkulin reagieren.

Meine eigenen Untersuchungen, die ich in Gemeinschaft mit Herrn Kreisarzt Dr. Geßner mit Genehmigung des Herrn Kultusministers an den Patienten des Lepraheims in Memel anstellte, betreffen folgende Fälle:

Fall I.				
20 Jahre	Knotenlepra	Leprabacillen +	keine Lues	positive Reaktion
Fall II.				
50 Jahre	,,	,, ÷	,, ,,	,, ,,
Fall III.				
26 Jahre	,,	,, +	,, ,,	,, ,,
Fall IV.				
59 Jahre	,,	,, +	,, ,,	,, ,,
Fall V.				
58 Jahre	,,	,, +	,, ,,	,, ,,
Fall VI.				
43 Jahre	,,	,, ÷	,, ,,	negative ,,
Fall VII.				
43 Jahre	,,	,, +	,, ,,	,, ,,
Fall VIII.				
53 Jahre	Lepra anästh.	,, 0	,, ,,	,, ,,
Fall IX.				
48 Jahre	,, ,,	,, 0	,, ,,	,, ,,
Fall X.				
16 Jahre	,, macul.	,, ÷	,, ,,	,, ,,

Es ergibt sich also, daß von den 7 tuberösen Fällen 5 = 71,4 Prozent positive Reaktion zeigen, während die 2 anderen tuberösen und alle 3 anästhetischen negativ reagierten. Es stimmt dies mit den Resultaten von Meier überein und spricht dafür, daß die positive Reaktion hauptsächlich eine Begleiterscheinung der tuberösen Form darstellt.

Jedenfalls beanspruchen diese Tatsachen in Lepragegenden eine weitgehende Berücksichtigung (s. auch die Untersuchungen von Frugoni, Sugai, de Haan, Baermann und Wetter).

Ob die im Lepraserum vorhandenen reagierenden Stoffe mit denen bei Syphilis identisch sind, ist mit Bestimmtheit nicht zu sagen. Jedenfalls hat sich, wie schon erwähnt, ein Unterschied insofern gezeigt, als Luesseren nur mit Organextrakt, Lepraseren aber mit Organextrakt und mit Tuberkulin reagieren. Dabei ist allerdings zu bedenken, daß die Antituberkulinreaktion der Lepraseren wohl der Ausdruck einer gegen ein spezifisches Antigen (Tuberkelbacillen — Leprabacillen) gerichteten Gruppenreaktion sein könnte und die Möglichkeit vorhanden ist, daß im Lepraserum außerdem noch dieselben mit Lipoiden reagierenden Substanzen wie im Luesserum vorhanden sind. Auf alle Fälle.ist aber die Kenntnis dieser

Verhältnisse nicht unwichtig, da vielleicht auch praktisch in manchen Fällen die Möglichkeit gegeben ist, durch gleichzeitige Prüfungen gegen Luesextrakt und gegen Tuberkulin, Lepra- und Luesseren zu differenzieren.

Eine einheitliche Klärung dieser Verhältnisse haben auch die weiteren, schon zahlreichen Untersuchungen nicht gegeben.

Frugoni und Pisani untersuchten elf Seren von Leprakranken, und zwar reagierten:

mit Luesextrakt positiv 2
„ Lepromextrakt 5
„ Sarkomextrakt 8
„ Carcinomextrakt 7
„ Tuberkulin 2
„ Kochscher Bacillenemulsion 8
„ Tuberkulose-Immunserum Höchst 11

Es handelt sich nach Ansicht von Frugoni und Pisani also nicht um eine einheitliche, sondern verschiedene biologische Reaktionen, die hohes Interesse verdienen. Insbesondere könnte die Fähigkeit von Lepraseren, mit Lepromextrakten zu reagieren, diagnostische Verwertung finden, da Seren normaler oder nichtlepröser Kranker diese Reaktion nicht ergeben.

Biehler und Eliasberg fanden unter 26 tuberösen Formen 20 positiv, unter 26 maculo-anästhetischen nur drei. Diese Untersuchungen stehen also in Einklang mit den Angaben von Meier und von mir und Geßner. Ferner ergab sich, daß Nastinbehandlung die Reaktion abschwächt und daß Lepraseren häufig schon in Dosen von 0,4 allein hemmen.

Ehlers und Bouret untersuchten 47 Patienten (9 tuberöse, 6 mixt., 29 anästh.). Sie fanden die Form und das Alter der Erkrankung ohne Einfluß auf die Reaktion. Recio untersuchte 20 Fälle ohne wesentlich neue Resultate.

Serra fand Lepromextrakte als Antigen bedeutend besser als Lues- oder Normalorganextrakte. Er schließt hieraus auf eine relative Spezifizität der Reaktion für die Lepra.

Auch die Untersuchungen von Babes und Busila sprechen für die besondere Natur der Leprareaktion. Sie prüften zehn Lepröse, drei Syphilitiker und sechs Tuberöse gegen Tuberkulin, Lepromextrakt, Luesextrakt und Normalorganextrakt. Bei acht Fällen von tuberöser Lepra fanden sie positive Reaktion mit Tuberkulin und mit Lues bzw. Normalorganextrakt. Zwei Fälle waren negativ (Lepra nervosa). Alle zehn Seren reagierten hingegen mit Lepromextrakten positiv. Die drei Luesseren reagierten nur mit Lues und Normalorganextrakten, nicht aber mit Tuberkulin- und Lepromextrakten. Die sechs Tuberkulösen endlich gaben mit keinem der Antigene Ausschläge.

Im Gegensatz dazu fand Pasini, der Blut, Cerebrospinalflüssigkeit und Urin von drei Leprösen gegen Leprom-, Lues- und Meerschweinchenherzextrakt, sowie gegen Lecithin prüfte, keine Unterschiede der Antigene. Es trat bei der Prüfung mit Serum- und Spinalflüssigkeit in zwei Fällen positive Reaktion auf, und zwar mit den drei ersteren Antigenen vollkommen gleichmäßig; mit Lecithin dagegen war die Reaktion nur schwach. Die Untersuchung des Urins jedoch erwies sich wie bei Lues auch bei der Lepra als unmöglich. Pasini glaubt also nach seinen Untersuchungen, daß bei der Leprareaktion keine spezifische Leprakomponente mitwirkt.

Zum gleichen Schluß kommen auch Akerberg, Almkvist, Yundel, die übrigens bei der Zusammenstellung ihrer sämtlichen, bisher untersuchten Fälle (54 Lepröse) eine positive Reaktion im Durchschnitt nur in 15% fanden.

De Azua und Covina fanden (mit der Noguchischen Modifikation) dreimal positive Reaktion unter 4 Fällen.

Siehe ferner die Untersuchungen von Steffenhagen mit Antiforminextrakten aus Lepromen als Antigen.

3. Scharlach.

Das größte Aufsehen und die größten Bedenken gegen die praktische Verwertbarkeit der Komplementbindungsreaktion bei Syphilis erregte es, als Much und Eichelberg berichteten, daß zirka 40 Prozent der von ihnen untersuchten Scharlachseren dieselbe Reaktion aufwiesen wie die Syphilisseren. Bereits auf dem X. Dermatologen-Kongreß hatte ich Zweifel an der allgemeinen Gültigkeit der durch die genannten Autoren erhobenen Befunde geäußert und darauf hingewiesen, daß, wenn sie bestätigt werden, nur dann der diagnostische Wert der Reaktion eine Beeinträchtigung erleiden würde, falls der positive Ausfall auch nach Ablauf des Scharlachs noch monate- oder jahrelang anhält.

Inzwischen hat sich bereits eine ganze Literatur über Serumuntersuchungen bei Scarlatina angesammelt. Die meisten Autoren verhalten sich den Befunden von Much und Eichelberg gegenüber völlig ablehnend. So erhielten Schleissner bei 20 Scharlachfällen, Jochmann und Töpfer bei 33, Meier bei 52, Höhne bei 37 stets negative Resultate, Boas und Hauge bei 61 Seren nur einmal eine rasch verschwindende geringe Hemmung. Hält man — und ein Grund daran zu zweifeln liegt in keiner Weise vor — an der Richtigkeit der von Much und Eichelberg erhobenen Befunde fest, so geht schon aus den Resultaten der übrigen Autoren hervor, daß die positive Reaktion des Scharlachserums nicht die Regel, sondern eine Ausnahme ist, die durch irgendwelche, sich unserer Kenntnis noch entziehende Nebenumstände bedingt wird. Hierzu kommt noch, daß auch Much und Eichelberg in ihren weiteren Untersuchungen sich von dem raschen Verschwinden der Reaktion bei Scharlach überzeugt haben und daß Zeißler in einer unter Muchs Leitung gemachten Arbeit unter 42 Fällen nur 3 positive Resultate erhielt.

Es fragt sich nun: Wie sind die Beobachtungen der Hamburger Autoren überhaupt zu erklären?

Seligmann und Klopstock, die 13 Scharlachfälle mit negativem Erfolge untersucht hatten, erzielten plötzlich, als sie nach längerer Zeit ihre Untersuchungen mit demselben Extrakt wieder aufnahmen, positive Resultate bei Scharlach, fanden nun aber, daß das Extrakt jetzt auch mit mehreren normalen, sicher nicht von Luetikern oder Scharlachkranken stammenden Seren positiv reagierte. Das Antigen war also mit der Zeit unbrauchbar geworden und führte zu Trugschlüssen. Seligmann und Klopstock weisen auf die Möglichkeit hin, daß den Untersuchungen Muchs und Eichelbergs ähnliche Fehlerquellen zugrunde liegen.

Einen Fortschritt in der Erkenntnis der Frage, wie positive Seroreaktionen bei Scharlach zustande kommen, bedeutet eine Arbeit von Halberstädter, Müller und Reiche. Diese Autoren mischten 10 Scharlachseren mit einem Extrakt, dessen Brauchbarkeit durch zahlreiche Untersuchungen an Lues- und Normalseren kontrolliert wurde und erzielten bei 5 Fällen einwandfrei positive Resultate. Während bei 9 Fällen die Reaktion in der ersten Woche positiv verlief, trat in einem Falle schon gleich nach Ausbruch des Exanthems positive Reaktion auf. In einem Falle war die Reaktion am 32. Tage negativ, am 36. und 45. positiv, am 67. wieder negativ; bei einem anderen am 44. schwach, am 80. positiv, am 126. negativ. Als nun aber die positiven Seren mit einem anderen, ebenfalls an Lues- und Normalseren reichlich geprüften Extrakt untersucht wurden, trat stets negative Reaktion auf. Es ergibt sich hieraus, daß 2 zur Reaktion verwendete Extrakte in der Weise voneinander divergieren können, daß das eine mit Lues- und Scharlachserum, das andere nur mit Luesserum, beide aber nicht mit normalen Seren positive Ausschläge geben.

Meine Versuche, die ich in Gemeinschaft mit Dr. L. Cohn (Posen) anstellte, führten fast zu den gleichen Resultaten wie diejenigen von H., M. und R. Zur Untersuchung gelangten 37 Seren von 28 Scharlachkranken in den verschiedensten Zeiträumen während und nach Ablauf der Erkrankung. Die Untersuchung erfolgte in der an meiner Abteilung üblichen und beschriebenen Weise. Es sei vorausgeschickt, daß Anhaltspunkte für bestehende und überstandene Lues bei keinem der betreffenden Patienten vorhanden war. Die Prüfung wurde vorgenommen mit 8 verschiedenen alkoholischen Extrakten aus luetischen Lebern und einem alkoholischen Extrakt aus Meerschweinchenherzen. Die meisten der Luesextrakte waren an mehreren 100 syphilitischen und normalen Seren, jedes aber an mindestens 40 luetischen und 40 normalen geprüft und als brauchbar befunden worden. Das Meerschweinchenherzextrakt wurde an 187 normalen und luetischen Seren erprobt und hatte 5 mal Abweichungen von den Luesextrakten im positiven oder negativen Sinne ergeben. Es ergab sich, daß die verschiedenen Extrakte sich in hohem Maße verschieden verhalten in der Weise, daß ein Scharlachserum mit dem einen Extrakt positiv reagiert, mit einem anderen aber nicht, während Luessera ausnahmslos mit allen reagieren. Dies scheint davon abzuhängen, wie dies auch Halberstädter betont, daß ein Extrakt leichter mit Scharlachserum positiv reagiert als ein anderes. So zeigte ein Extrakt bei 11 Untersuchungen 5 positive Ausschläge, ein zweites bei 22 Untersuchungen nur 2, ein drittes bei 14 nur 1, während 4 Extrakte bei zusammen 13 Untersuchungen stets negativ reagierten.

Ich habe damals Zweifel geäußert, daß die bei Scharlach und Syphilis im Serum vorkommenden komplementablenkenden Substanzen identisch sind und gesagt, daß das Verhalten so ist, „daß eine Zeitlang bei der Scharlacherkrankung Stoffe im Serum auftreten können, welche mit gewissen Substanzen in Organextrakten eine Komplementbildung verursachen. Diese letzteren müssen aber ganz andere als diejenigen sein, mit welchen die Luesreaktion erfolgt, da Extrakte, welche prompt auf Lues reagieren, sich Scharlach gegenüber völlig negativ verhalten, die letztere Reaktion vielmehr auf bestimmte einzelne Extrakte beschränkt ist".

Wenn Holzmann gegen diese Anschauung die Resultate von Händel und Schultz anführt, die fanden, daß auch „2 sonst gleich wirksame, wässerige Luesextrakte nicht immer kongruente Untersuchungsergebnisse liefern", so läßt sich damit wenig beweisen. Denn die Sache liegt hier so, daß z. B. von 3 mit Lueseren leicht reagierenden Extrakten das erste mit Scharlachseren überhaupt nicht, das zweite selten und das dritte häufig reagieren kann.

Wenn ich auch zugebe, daß eine weitere Klärung der Frage von der Gleichheit oder Verschiedenheit der Scharlach- und Luesseren der Kenntnis vom Wesen der Reaktion sehr nützlich sein kann, so hat diese Frage doch praktisch so gut wie keine Bedeutung. Denn darüber sind sich jetzt alle Autoren — auch Much, Holzmann usw. — einig, daß die positive Reaktion bei Scharlach sehr rasch wieder verschwindet, daß also eine Fehlerquelle für die Syphilisserodiagnose durch Scharlach nicht entspringt, und daher der praktische Wert der Reaktion durch die Scharlachbefunde in keiner Weise gemindert wird.

Untersuchungen an Scharlachseren sind weiter von Fua und Koch und von Hecht, Lateiner und Wilenko gemacht worden. Erstere fanden bei 59 Scharlachseren keine Hemmung, die stark genug gewesen wäre, um sie mit einer Luesreaktion zu verwechseln; letztere sahen unter 119 Seris nur bei 3, darunter 2 Leichensera (! s. meine Resultate), positive Reaktion. Auch diese Autoren sind alle darüber einig, daß der Wert der Luesreaktion durch diese Befunde an Scharlachseren nicht gemindert wird.

Neuere Untersuchungen.

Jaworsky-Lapinsky untersuchten sechs Scharlachfälle, bei drei war die Reaktion angedeutet. Glaser fand unter 61 Scharlachfällen viermal positive Reaktion (zwei davon kamen zur Sektion).

Teissier und Benard fanden positive Reaktion in 84% aller der Scharlachfälle, die mit Symptomen von seiten der Leber einhergehen. Die Häufigkeit dieses Befundes führen sie auf die gleichzeitig bestehenden Leberläsionen zurück und glauben, daß es sich bei dieser Reaktion um Antikörper gegen Lebergewebe bzw. um Lebersubstanzen handelt.

Über Komplementbindungsversuche mit „spezifischem Scharlachantigen" s. Uffenheimer.

Inwieweit sich die Angaben von Böhm, der 46 **Malariafälle** untersuchte und in 16 = 35,5 Prozent positive Reaktion fand, bestätigen werden, müssen erst weitere Untersuchungen lehren. De Blasi und Tschiknawarow fanden in den von ihnen untersuchten Malariafällen keine Ablenkung. Nach Frongia beruht die positive Reaktion von Malariaseren auf ihrer Eigenschaft, Komplement (auch ohne Antigen) allein stark zu fixieren.

Nach Schoo tritt die Reaktion bei Malaria nur während manifesten Krankheitserscheinungen auf.

Jaworsky und Lapinsky fanden sie in einem Falle.

Die Angabe von Böhm und Schoo wird bis zu einem gewissen Grade von Baermann und Wetter bestätigt. Diese Autoren fanden bei ihren Malariafällen:

		positiv	negativ
im Fieberanfall	unbeh.	15	31
	beh.	1	7
nach Entfieberung	unbeh.	3	18
	beh.	1	32
		20	88

„Von diesen 20 positiv befundenen Malarikern zeigten 11 nach Ablauf von 2 bis 3 bis 5 Tagen bereits eine negative Reaktion. Alle diese Fälle waren unbehandelt und im Fieberanfall untersucht. 9 Fälle blieben dauernd positiv."

Siehe auch die Beobachtung von Fleckseder.

Nach Untersuchungen von Korschun und Leibfried sollen Seren von **Recurrenskranken** sowohl mit luetischen als mit Recurrensleberextrakten positiv reagieren. Von 50 Recurrensseren reagierten:

mit Luesextrakt positiv 28 negativ 22
„ Recurrensextrakt „ 26 „ 1.

Luesseren reagierten mit beiden Extrakten. „Der Recurrensextrakt enthält offenbar außer Substanzen, die mit Luesseren reagieren, auch andere, die eine spezifische Reaktion mit dem Serum von Recurrenskranken geben."

26*

Cumming und Smithies geben ferner an, daß bei Patienten, die eine Behandlung gegen **Tollwut** durchgemacht haben, die Reaktion positiv ist. Dieses Phänomen beruht auf der Bildung von Antikörpern gegen das sowohl bei der Kur wie bei der Ausführung der Reaktion angewendete Kanincheneiweiß. Die hier beobachtete Erscheinung ist also nichts als der Ausdruck der längst bekannten Tatsache, daß durch Vorbehandlung mit Eiweißarten spezifisch präcipitierende bzw. komplementbindende Seren zu erzielen sind, und es gibt daher nur zu Mißverständnissen Anlaß, wenn man ein solches Phänomen als „Wassermannsche Reaktion" bezeichnet.

Reinhart, Hauck und von Zumbusch berichten über je einen Fall von Lupus eryth. acutus mit positiver Reaktion. Bald nach eingetretener Besserung (Chinin) verschwanden in dem Hauckschen Falle die komplementbindenden Substanzen. Bei Lupus eryth. chronicus haben diese Autoren und wir selbst nie positive Reaktion beobachtet.

Die Befunde von Gjorgjevic und Pavnik über positive Reaktion bei **Psoriasis vulgaris** haben keine Bestätigung gefunden.

Ich habe bei 40 Psoriatikern nur zweimal positive Reaktion gefunden und bei beiden war sichere Lues vorhanden!

Biach glaubt, daß die Befunde von Gjorgjevic und Pavnik auf der Verwendung einer größeren Antigendose beruhten. Bei genauer Einhaltung der nötigen Technik hatte auch er stets negative Befunde bei Psoriasis. —

Der Vollständigkeit wegen seien die Untersuchungen von Whitehouse über positive Reaktion bei **Sklerodermie** erwähnt. Danach wurden 7 Sklerodermiefälle (5 diffus symmetrische; 2 en bande und morphaea) untersucht. Von den ersteren 5 reagierten 3 positiv, 1 schwach und 1 negativ. Die beiden anderen gaben zwar negative Reaktion, wobei jedoch in Betracht gezogen werden muß, daß sie wegen gleichzeitig bestehender sicherer Lues monatelang vor der Untersuchung antiluetisch behandelt worden waren. Whitehouse wirft nun die Frage auf, ob die positive Reaktion dafür spricht, daß die Sklerodermie ein Morbus sui generis ist oder ob sie auf ätiologische Beziehungen zur Lues hinweist? Er erinnert daran, daß ein einziger bisher, Thibierge, auf den Zusammenhang von Sklerodermie und Lues aufmerksam gemacht hat.

Die Angaben von Bass, der (mit Lecithin als Antigen) bei Pellagra stets positive Reaktion fand, wurden von H. Fox nicht bestätigt. Letzterer untersuchte 30 Pellagrafälle und fand nur einmal positive Reaktion (bei diesem Falle lag alte Lues vor).

S. ferner: Caan, Über positive Reaktion bei Hodginscher Krankheit.

Zusammenfassend können wir nach dem heutigen Stande unseres Wissens sagen, daß bei keiner Krankheit, die klinisch mit Syphilis verwechselt werden kann (ausgenommen Frambösie und Lepra) positive Reaktion vorkommt und daß daher dort, wo die letztere auftritt, mit absoluter Sicherheit auf Syphilis zu schließen ist.

Voraussetzung ist hierbei, daß, wie dies bereits im technischen Teil hervorgehoben wurde, nicht sogenannte schwache Hemmungen als positive Reaktionen gedeutet werden.

Es wird ferner dem großen diagnostischen Wert der Reaktion gewiß keinen Abbruch tun, wenn wir die Resultate bei Seren, die während schwerer fieberhafter

Allgemeinerkrankungen oder kurz vor dem Exitus entnommen sind, nicht für völlig beweisend ansehen. Praktisch werden diese Situationen ohnedies zu den größten Seltenheiten gehören. Ebenso ist es nicht angängig, Blut, das in oder unmittelbar nach einer Narkose gewonnen ist, zur Syphilisreaktion zu verwenden. (Siehe Kapitel: Wesen der Reaktion.)

Zum weiteren Verständnis des Wertes der Reaktion für die Diagnose Syphilis möchte ich noch die folgenden Beobachtungen an 189 Fällen, deren Seren von mir untersucht und die von Grosser publiziert worden sind, anführen.

Bei diesen 189 Fällen handelte es sich um die Stellung einer Differentialdiagnose zwischen Lues und einer luesähnlichen Affektion.

Von diesen 189 Fällen:

a) reagierten positiv: 54. Bei allen 54 Fällen rechtfertigte der spätere Verlauf die Diagnose Syphilis.

b) reagierten negativ: 135. Davon erwiesen sich 14 Fälle später noch als Lues und zwar handelte es sich:

5 mal um Fälle des 1. Stadiums,
7 „   „   „   „   2.   „
2 „   „   „   „   3.   „

Vorkommen und Verwertbarkeit der Reaktion in den verschiedenen Stadien der Syphilis.

Wenn wir von einem Vorkommen der positiven Reaktion bei Syphilis im allgemeinen berichten wollten, so hätte dies wenig Zweck. Der Verlauf der Krankheit ist ein so vielgestaltiger, die äußeren Bedingungen, unter denen eine Blutuntersuchung vorgenommen wird, sind so verschiedene, gewisse therapeutische Maßnahmen, von denen später die Rede sein wird, nicht ohne Einfluß auf den Reaktionsausfall, so daß allgemeine Normen hier nicht aufgestellt werden können. Zur Illustrierung dessen möchte ich nur erwähnen, daß z. B. zwei Statistiken, die aus meinem Material aufgestellt worden sind, ganz verschiedene Werte in dieser Beziehung ergeben. So erhalten wir von 378 Fällen 53,9 Proz. positive Reaktion bei Lues im allgemeinen, während 300 andere Fälle zirka 70 Proz. ergeben.

Es ist daher nötig, die Reaktion in den einzelnen Stadien der Erkrankung zu verfolgen.

A. Primärstadium.

Ich setze hier wieder einer Zusammenstellung aus der Literatur unsere eigenen Resultate zu:

Es fanden positive Reaktionen im Primärstadium:

	Zahl der Fälle	darunter positiv	Prozent
Arning	48	25	60
Bering	56	47	84
Blaschko-Citron	—	—	90
Boas	50	30	60
Butler	4	4	100

	Zahl der Fälle	darunter positiv	Prozent
Bruhns-Halberstädter . . .	9	8	88,9
Detre-Brezowski	43	21	49
Fischer-Meier	8	6	75
Fleischmann	5	5	100
Groß-Volck	10	4	40
Hancken	17	15	88
Heller	26	—	38,5
Hoffmann-Blumenthal . .	12	6	50
Ledermann	19	10	52,6
Derselbe	46	31	65,2
Lesser	56	39	69
Levaditi	13	6	46
Lüdke	9	7	77
Marcus	35	22	63
Meier	25	17	68
Mühsam	4	4	100
Müller	14	5	45,5
Schonnefeld	19	9	47
Selter-Grouven	18	14	77

In neuerer Zeit fanden bei Lues I:

Bering	39 %	positiv
Gelarie	90 %	,,
Blumenthal	98 %	,,
Feuerstein	63,6%	,,
Werther	33 %	,,
Jordan	57,9%	,,
Hügel-Ruete	ca. 30 %	,,
v. Brezowski	95,5%	,,

Unser Material war folgendes:

Bruck-Stern	27 Fälle	13 positive	= 48,2 Proz.
Merz	64 ,,	48 ,,	= 71,64 ,,
Grosser	20 ,,	19 ,,	= 95 ,,

Wie erklären sich nun die gewaltigen Differenzen in den Angaben der Literatur und die großen Unterschiede, die auch die verschiedenen Zusammenstellungen meines Materials zeigen?

Der Grund dafür liegt darin, daß im Primärstadium alles davon abhängt, wann die Blutuntersuchung vorgenommen wird, und die Frage, die wir daher zunächst untersuchen müssen, ist die: Wann tritt die positive Reaktion im Verlaufe der Lues zum ersten Male auf?

Ich habe diese Frage zuerst bei der Affensyphilis eingehend studiert. Diese bietet den großen Vorteil, daß wir den Zeitpunkt der Infektion sicher fest- zusetzen und durch eine fortlaufende Blutuntersuchung den Eintritt der Reaktion zu kontrollieren vermögen, was ja beim Menschen nur in den seltensten Fällen möglich ist. Anderenteils müssen wir bei derartigen Versuchen aber in Betracht ziehen, daß Affensera nicht selten schon normalerweise komplementbindende Substanzen besitzen und daß die beim Affen gefundenen Verhältnisse vielleicht nicht ohne weiteres auf diejenigen bei der Menschensyphilis zu übertragen sind.

Tabelle III[1]).

Kurven des Antikörpergehaltes im Laufe der Syphilisinfektion beim Affen.

Datum	Cynomolg. A.		Cynomolg. B.		Cynomolg. C.		Nem. A.		Nem. B.	
	Inf.	Reakt.	Inf.	Reakt.	Inf.	Reakt.	Inf.	Reakt.	Inf.	Reakt.
21. Januar		+ 2/5		+ 2/5		+ 1		− 2		0
24. „	Inokulat.		Inokulat.		Inokulat.		Inokulat.		Inokulat.	
2. Februar		0		0		0		+ 2		0
10. „		0		0		+ 1		+ 1		0
20. „		0		0		+ 1/2		+ 5		+ 1
4. März	P. A. rechts	0		0	P. A. beiders.	0		+ 2		+ 1/2
13. „	P. A. beiders.	0		0	P. A. beiders.	0	P. A. links	0	P. A. rechts	0
20. „	abheilend	+ 1	P. A. rechts	0	i. Abheil.	+ 1	P. A. links	+ 8	P. A. rechts	+ 8
1. April	abheilend	+ 2	deutlich	+ 1	Reste	+ 4	fast abgeheilt	+ 4	i. Abheil.	+ 4
11. „	abgeheilt	+ 2	deutlich	+ 2	abgeheilt	0		+ 1		+ 1
24. „		+ 2	Reste	0	abgeheilt	0		+ 2		+ 4
23. Mai		+ 2	—	—	—	—		+ 2		+ 2
4. Juni		+ 1	—	—	—	—		+ 1		+ 2
15. Juli	tot		—	—	—	—		—		

Datum	Nem. C.		Nem. D.		Orang. A.		Orang. B.		Orang. C.	
	Inf.	Reakt.	Inf.	Reakt.	Inf.	Reakt.	Inf.	Reakt.	Inf.	Reakt.
21. Januar		+ 1/2		0		0		0		0
24. „	Inokulat.		Inokulat.		Inokulat.		Inokulat.		Inokulat.	
2. Februar		0		0		0		0		0
10. „		+ 1		+ 1/8		0		0		+ 1
20. „		+ 2		0	P. A. links	0		0		+ 2
4. März	P. A. beiders.	0	P. A. beiders.	0	P. A. links	0	nihil.	0	P. A. rechts	+ 0
13. „	P. A. beiders.	+ 1/2	P. A. beiders.	+ 1/2	P. A. links	+ 1	nihil.	0	P. A. links	+ 4
20. „	P. A. beiders.	+ 4	P. A. beiders.	+ 4	fast abgeheilt	0	nihil.	0	i. Abheil.	+ 4
1. April	i. Abheil.	+ 4	fast abgeheilt	+ 10		− 2	nihil.	0	i. Abheil.	+ 4
11. „		+ 2	nochReste	+ 2		0	nihil.	0	abgeheilt	0
24. „		+ 2	nochReste	+ 4		+ 2	Reinok.	0		+ 2
23. Mai		+ 2	abgeheilt	+ 2		+ 2		0		
4. Juni		+ 2		+ 4		+ 2	P. A.	+ 1		
15. Juli		+ 2		+ 8		+ 2	abgeheilt	+ 2		

[1]) Die in dieser Tabelle neben den positiven Reaktionsresultaten angeführten Zahlen beziehen sich auf die früher von uns an einem Standardantigen und Standardserum geübte Wertbemessung (vgl. Bruck und Stern, Deutsche med. Wochenschr. 1908).

Es geht aus diesen Versuchen hervor, daß beim Affen die positive Reaktion häufig schon in der dritten bis vierten Woche post infectionem und zwar häufig vor Auftritt des Primäraffekts beginnt, mit dem ersten Auftreten der Primärerscheinungen abfällt, um dann bald erneut und stärker anzusteigen.

Wie liegen nun diese Verhältnisse beim Menschen?

Müller gibt an, daß er bei drei frischen Sklerosen nur einmal „eine Spur" Reaktion gesehen habe, während von elf „älteren" Sklerosen fünf positiv reagierten. Die Fälle von Groß und Volck standen alle kurz vor dem Auftritt des Exanthems. Bruhns und Halberstädter fanden als längsten Zwischenraum zwischen Auftreten der Reaktion und des Exanthems 16 Tage. Der am frühesten positive der Fleischmannschen Fälle war zehn Tage nach dem Auftritt des Primäraffektes und nach Ledermann lag die Infektion seiner positiven Fälle mindestens sechs Wochen zurück. Mauriac fand das erste Auftreten der Reaktion in der 4.—5. Wochen post infectionem. Die genauesten Beobachtungen über diesen Punkt finden wir bei Levaditi, Blumenthal und Roscher, sowie bei Fischer.

Levaditi:

Alter des Primäraffekts	Resultate
4 Tage	0
8 ,,	0
8 ,,	0
8 ,,	+
9 ,,	0
15 ,,	+
18 ,,	0
23 ,,	+
26 ,,	+
27 ,,	0
29 ,,	+
30 ,,	0

Aus den Levaditischen Resultaten ergibt sich somit, daß Initialsklerosen von 8—15 Tagen zu 33 Proz., solche von 15—30 Tagen zu 57 Proz. positive Reaktionen zeigen. Aber da Levaditi nur das Alter des Primäraffektes und nicht das Datum der Infektion zum Ausgangspunkt nimmt, so erfahren wir doch nichts Sicheres über die uns interessierende Frage.

Wertvoller sind daher die Angaben von W. Fischer:

	positiv	negativ	Proz.
Infektion vor 4 Wochen und früher	(1)[1]	4	0
,, ,, 5—6 ,,	6	16	27,3
,, ,, 7—8 ,,	27	9	75
,, ,, 9—10 ,,	21	5	80,8
,, unsicher	15	2	88,2

[1] Reinfektion.

Ebenso rechnen Blumenthal-Roscher:

		positiv	negativ
Infektionen vor 4 Wochen und früher		1	5
,, ,, 4—5 ,,		2	3
,, ,, 5—6 ,,		3	10
,, ,, 6—7 ,,		66	3
,, ,, 7—8 ,,		9	3
,, ,, 8—9 ,,		7	2

In einer neueren Zusammenstellung gibt Blumenthal an:

	positiv	negativ	Summa
Infektion vor 3 Wochen	1	10	11
,, ,, 4 ,,	2	15	17
,, ,, 5 ,,	6	7	13
,, ,, 6 ,,	12	11	23
,, ,, 7 ,,	11	5	16
,, ,, 8 ,,	8	5	13

Also von der 3.—5. Woche positiv 25%,
      6.—8. ,, ,, 59%.

Reinhart dagegen fand als Durchschnittszeit des ersten Auftretens der Reaktion die 2. und 3. Woche. Eine positive Reaktion ante Pa. konnte er nicht beobachten.

Wochen post infectionem	positiv	negativ	Summa
1.	2	3	5
2.	2	4	6
3.	21	15	36
4.	17	13	30
5.	13	13	26
6.	13	8	21
7.	3	3	6
8.	8	1	9
9.	1	0	1

In der 3. Woche also 58,3% positiv,
  ,, ,, 4. ,, ,, 56,6% ,,

Es darf also als sicher angenommen werden, daß positive Reaktion in der Regel erst in der 6. Woche nach der Infektion zu beobachten ist.

Es stimmt dies auch völlig mit unseren eigenen Beobachtungen beim Menschen überein. Dagegen möchte ich hervorheben, daß es in seltenen Fällen vorkommt, daß positive Reaktion schon vor Auftritt eines irgendwie diagnostizierbaren Primäraffektes beobachtet wird, daß also beim Menschen als Ausnahme das eintritt, was nach meinen Untersuchungen beim Affen beinahe die Regel ist.

Wenn auch Fischer und Blumenthal-Roscher ihren beiden früher als 4 Wochen post infectionem positiven Fällen nicht volle Beweiskraft beimessen wollen, so sind doch derartige Fälle von uns und Fritz Lesser beobachtet worden. Letzterer fand eine positive Reaktion bei einem 18jährigen Manne, der an einer Gonorrhöe litt. 8 Tage nach der Entnahme des Blutes, das positiv reagierte, konnte L. nichts von Syphilis bei ihm entdecken. Erst nach 14 Tagen zeigte sich der Primäraffekt und nach 6 Wochen die Roseola. Es war also die Serumreaktion schon 8 Tage nach dem Coitus positiv, wo noch nicht einmal eine Erosion am Penis bestand. Auch Basset-Smith berichtet über das Auftreten der positiven Reaktion 14 Tage post infectionem.

Derartige Fälle sind aber sicher Ausnahmen und in der Regel dürfen wir eine positive Reaktion nicht vor der 6. Woche nach der Ansteckung erwarten.

Was beweist nun das Auftreten der positiven Reaktion im Primärstadium? Ich habe von Anfang an die Meinung vertreten, daß eine derartige biologische Reaktion — und für eine solche müssen wir sie, gleichgültig, wie wir über ihr Wesen denken, doch halten — nur dann auftreten kann, wenn der Organismus unter dem Einflusse eines in die Blutbahn eingetretenen Agens steht. Man könnte sich ja vorstellen, daß von den im entstehenden Primäraffekt anwesenden Erregern irgendein Stoff produziert wird, der früher in den Kreislauf gelangt als der Erreger selbst. Wir haben aber Grund anzunehmen, daß nicht die an der Infektionsstelle immerhin doch langsam und spärlich sich entwickelnden Spirochäten eine solche Umstimmung des Blutes verursachen, sondern daß dieselbe erst erfolgt als der Ausdruck der eingetretenen Generalisation des Virus. Ich werde in dieser Ansicht gestützt durch die Ergebnisse der Affenversuche, die gezeigt haben, daß

1. die Reaktion beim Affen erst dann positiv wird, wenn die Organe bereits verimpfbar, der Körper also bereits durchseucht ist. Beim Affen ist es dabei gleichgültig, ob von einem Primäraffekt schon etwas zu sehen ist oder nicht. In der Regel ist beim Beginn des Primäraffektes die Generalisation bereits eingetreten,
2. daß bei Affen mit negativer Reaktion, denen man auf intravenösem Wege virulentes Material zuführt, wodurch eine Infektion der Tiere erfolgt (A. Neisser), leicht und schnell, zuweilen schon 8 Tage nach der Infektion positive Reaktion des Blutserums zu erzielen ist. Hier wird also eine künstliche Generalisation des Virus erzeugt, der entsprechend auch besonders frühzeitig die biologische Veränderung des Blutes folgt.

Mit dieser unserer Auffassung, daß positive Reaktion erst nach vollzogener Körperdurchseuchung eintreten kann, stehen die Versuche von Levaditi und Yamanouchi in gutem Einklang, die zeigten, daß die Reaktion erst mit Eintritt der Hautimmunität auftritt. Da wir nun aus den Neisserschen Versuchen wissen, daß ohne Allgemeindurchseuchung auch die Hautimmunität noch nicht zustande kommt, so müssen wir auch die positive Reaktion als den Ausdruck der vollzogenen Generalisation des Virus anerkennen.

Da, wie gesagt, die positive Reaktion in der Regel nicht vor der 6. Woche post infectionem zu erwarten ist, so ist entsprechend der frühdiagnostische Wert der Serumuntersuchung dem Spirochätennachweis unterlegen. Immerhin haben wir genügend Fälle beobachtet, bei denen der Primäraffekt bereits fast oder ganz abgeheilt war und bei denen das Spirochätensuchen auf Schwierigkeiten stieß, so daß lediglich durch die Serumreaktion eine sichere Diagnose gestellt werden konnte.

Es sei übrigens erwähnt, daß sich einige sehr erfahrungsreiche Autoren (Höhne, Friedländer) dahin aussprechen, daß auch als frühdiagnostische Methode die Serumreaktion den Spirochätennachweis übertrifft. So fand z. B. Friedländer im Primärstadium nur in 50% Spirochäten, während die Reaktion in 69% positiv war.

Was die Aussichten einer Coupierung der Syphilis durch Excision der Initialsklerose oder ähnliche Eingriffe (Kauterisation, Heißluftbehandlung) betrifft, so können nach dem, was wir über die Bedeutung der positiven Reaktion gesagt haben, nur solche Fälle Aussicht auf Erfolg haben, bei denen die Blutuntersuchung noch ein negatives Resultat zeitigte. Aber selbst in solchen Fällen ist der Erfolg äußerst zweifelhaft. So haben Blumenthal und Roscher bei 3 Fällen, die bezüglich der Lokalisation des Primäraffektes sehr günstig lagen und auch infolge nur geringer und nicht typischer Drüsenschwellungen Aussicht auf Erfolg versprachen, bei negativer Reaktion die Excision des P. A. vorgenommen. In keinem dieser Fälle wurde das Positivwerden der Reaktion und der Ausbruch des Exanthems verhindert. Auch Hoffmann hatte mit Excision und energischer Frühbehandlung, mit Ausnahme eines Falles (Beobachtungsdauer 10 Monate) nur Mißerfolge. Es ist aber andrerseits sicher — und ich habe selbst derartige Fälle, die durch Spirochätennachweis diagnostisch gesichert waren, beobachtet —, daß bei negativer Reaktion durch Excision des P. A. und energische Frühbehandlung die Reaktion dauernd negativ bleiben, der Patient keinerlei Krankheitserscheinungen aufweisen, also mit einem Worte die Syphilis coupiert werden kann. Allerdings könnte man hier einwenden, daß in diesen Fällen die Generalisation des syphilitischen Virus nicht durch Excision coupiert worden ist, sondern durch die energische Frühbehandlung (s. später über deren Einfluß auf die Reaktion) eine bereits konstitutionell gewordene Lues mit einem Schlage geheilt wurde. Dieser Annahme widerspricht aber die Erfahrung, daß, wenn die Reaktion einmal positiv ist, also eine Durchseuchung des Organismus stattgefunden hat, derartige „Abortivkuren" nie gelingen.

Daß, wie betont, aber die Abortivbehandlung der Lues bei negativer Reaktion möglich ist, wenn nur neben der Lokalbehandlung des Patienten sofort nach Sicherung der Diagnose durch Spirochätennachweis eine energische Allgemeinbehandlung einsetzt, dafür legen auch die Beobachtungen Berings, die sich bereits über 2 Jahre erstrecken, ein beredtes Zeugnis ab. Es gelang ihm auf diese Weise, 11 Patienten mit gesichertem Primäraffekt vor sekundären Erscheinungen zu bewahren (Beobachtungsdauer 2 Jahre). Auch positive Reaktion trat bei ihnen nie auf. Dieselbe Beobachtung machte neuerdings E. Hoffmann an zwei Fällen (Beginn der Beandlung 18—32 Tage post infectionem). —

Nicht zu unterschätzen ist die Anwendung der Serumuntersuchung im Primärstadium für solche Fälle, worauf besonders Ledermann hinweist, bei denen „nach Excision eines zweifelhaften Geschwüres Drüsenschwellungen zunächst ausbleiben und das Exanthem nicht rechtzeitig eintritt. Hier war man bisher auf mehr oder weniger langes Warten angewiesen, während es jetzt oft gelingt, die Diagnose schnell und sicher zu stellen." Ledermann hebt mit Recht noch zwei wichtige Punkte hervor: daß wir nämlich, da die positive Reaktion im Primärstadium uns erlaubt, mit Sicherheit die Diagnose auf konstitutionelle Syphilis zu stellen, viel frühzeitiger mit der spezifischen Behandlung einsetzen können, auf deren Wert besonders Neisser stets hingewiesen hat (s. später Behandlung).

Neisser beleuchtet ferner die Schwierigkeiten, die sich zuweilen einer Differentialdiagnose zwischen Rundzellensarkom und Primäraffekt bieten und fordert, daß man in Fällen von zweifelhaften Tumoren zum mindesten den Verdacht auf primäre Lues hegen soll und ihn auf jeden Fall erst durch Spirochätennachweis oder Serodiagnose bestätigen oder entkräften müsse, ehe man zu eingreifenden Maßnahmen schreitet.

Ferner kommt der Stellung einer sicheren frühzeitigen Diagnose im Primärstadium auch eine große soziale Bedeutung zu, „da man Leuten, die im Begriff sind, sich zu verloben oder eine Ehe zu schließen, die Natur ihres bisher zweifelhaften Leidens offenbaren und dadurch manches Unglück verhüten kann."

B. Sekundärstadium.

Es fanden positive Reaktionen im Sekundärstadium:

Arning	(107 Fälle)	93	Proz.,
Bering	(113 „)	98	„
Blaschko-Citron		99	„
Blumenthal-Roscher	(131 „)	99	„
Bruhns-Halberstädter		98	„
Butler	(25 „)	96	„
Fischer-Meier		84	„
Fleischmann		93	„
Groß-Volck	(99 „)	84	„
Hancken		91	„
Hauck	(38 „)	92	„
Heller	(108 „)	74	„
Hoffmann-Blumenthal	(99 „)	82	„
Ledermann	(110 „)	98	„
Lesser	(204 „)	91	„
Levaditi		83	„
Lüdke	(31 „)	84	„
Marcus	(14 „)	71	„
Meier	(84 „)	93	„
Schonnefeld	(112 „)	100	„
Selter-Grouven	(26 „)	79	„

Neuere Statistiken:

Bering	100 Proz.	
Basch	98,7 ,,	(unbehandelte)
Gelarie	90 ,,	
v. Brezowski	92,5 ,,	
Mutermilch	93 ,,	
Bruhns-Halberstädter . . .	100 ,,	(unbehandelte)
Feuerstein	91,3 ,,	(unbehandelte)
Blumenthal	96 ,,	
Werther	94,7 ,,	
Jordan	97,5 ,,	

Unsere Resultate zeigten:

1. Unter 115 unbehandelten sekundären Luetikern 98 positiv = 87,1 Proz.
2. (Merz) unter 377 Fällen 366 positive = 97,08 Proz.
3. (Grosser) unter 36 Fällen 33 positive = 92 Proz.

Insgesamt ergibt sich also aus unserem Material: von 528 sekund. Luetikern reagierten 497 positiv = 94,1 Proz.

Es geht also aus diesen Angaben mit ziemlicher Klarheit hervor, daß die Reaktion im Sekundärstadium in zirka 90 Proz. der Fälle auftritt, in 10 Proz. versagt. Nun weiß man, worauf schon Bruhns und Halberstädter mit Recht hinweisen, daß von diesen 10 Proz. negativen Resultaten bei einer wiederholten Untersuchung und besonders bei einer Prüfung mit einem besseren Extrakt noch eine ganze Reihe positive Reaktion zeigen.

Es ist gewiß richtig, daß man bei einer negativen Reaktion einer sicheren sekundären Lues zuerst an technische Fehlerquellen denken muß, aber es scheint doch sicher vorzukommen — wir selbst haben allerdings einen solchen Fall noch nicht beobachtet —, daß die Reaktion im Sekundärstadium bei wiederholten Untersuchungen mit mehreren Extrakten dauernd negativ befunden wird. Blaschko z. B. berichtet über eine negative Reaktion trotz bestehender Roseola und trotz zweimaliger Untersuchung. Ich möchte hinzufügen, daß mir, seitdem wir in letzter Zeit neben der alten noch die Sternsche Versuchstechnik anwenden, kein Fall sekundärer Lues bekannt ist, der — selbst bei einmaliger Untersuchung — nicht positiv reagiert hätte.

Worauf das selten vorkommende Negativbleiben der Reaktion trotz manifester Erscheinungen beruht, darüber bestehen nur Vermutungen. Wenn wir die Luesreaktion als Immunitätsreaktion auffassen (s. Wesen der Reaktion), so liegen in diesem Punkte zahlreiche Analogien mit anderen biologischen Phänomenen vor. Wissen wir doch, in wie weiten Grenzen die Fähigkeit einzelner Individuen, mit Immunitätsreaktionen zu antworten, schwankt. So ist es ja bekannt, daß z. B. die Widalsche Reaktion bei weitem nicht in allen Fällen von sicherem Typhus auftritt, daß manche Pferde zur Diphtherieantitoxinproduktion völlig ungeeignet sind usw. Wir selbst und andere glaubten, daß bei maligner

Lues häufiger negative Reaktion gefunden wird und führten diese Erscheinung auf eine mangelnde Reaktionsfähigkeit des geschwächten Organismus zurück. In gleicher Weise deuten Spillmann und Lamy eine negative Reaktion trotz manifester Erscheinungen in einem Falle, der gerade an fieberhafter Influenza litt. In der letzten Zeit sind uns aber Fälle von maligner Lues mit negativer Reaktion nicht mehr vorgekommen. Dagegen hat Frühauf neuerdings wieder diese Erscheinung konstatiert.

Nach Hecht können negative Reaktionen trotz manifester sekundärer Lues erklärt werden:
1. durch den Einfluß der Behandlung,
2. dadurch, daß die Reaktion zuweilen erst verhältnismäßig spät auftritt (10—14 Tage nach dem Exanthem),
3. durch geringe und nur vereinzelte Erscheinungen, die den Gesamtorganismus so wenig beeinflussen, daß es nicht zur Reaktion kommt,
4. bei stark marantischen Personen,
5. durch eine Verdeckung der positiven Reaktion:
    a) durch Komplementoide,
    b) durch eine Erhöhung des Lecithinspiegels im Serum.

Die diagnostische Bedeutung der Reaktion im Sekundärstadium ist eine verhältnismäßig beschränkte. Denn bei den meisten Fällen ist die Diagnose ja klinisch sicher; man kann also die Serumreaktion entbehren, falls man sie nicht — was wir möglichst in jedem Falle tun — vornimmt, um in später symptomlos bleibenden Fällen eine Kontrolle des wirklichen derzeitigen Status zu haben und ferner, um den Einfluß der Behandlung auf den Verlauf verfolgen zu können. Dagegen hat sie uns häufig zur Feststellung der Natur zweifelhafter Exantheme, Alopecien, Leukodermata große Dienste erwiesen.

Aus den oben dargelegten Gründen geht hervor, daß ein einmaliger negativer Ausfall der Reaktion nie mit Sicherheit gegen Syphilis sprechen kann. Immerhin muß man sagen, daß bei zweifelhaften Erscheinungen ein auch bei wiederholter Untersuchung dauernd negativer Serumbefund mit größter Wahrscheinlichkeit gegen Syphilis verwertet werden kann.

C. Tertiäre Periode.

Es reagierten im Tertiärstadium mit Erscheinungen positiv:

Arning	(30 Fälle)	90 Proz.,
Bering	(45 ,,)	82 ,,
Blaschko-Citron		91 ,,
Blumenthal-Roscher	(9 ,,)	100 ,,
Bruhns-Halberstädter	(16 ,,)	100 ,,
Butler	(17 ,,)	94 ,,
Fleischmann	(41 ,,)	98 ,,
Groß und Volck	(27 ,,)	63 ,,
Hancken	(7 ,,)	100 ,,
Hauck	(13 ,,)	77 ,,
Heller	(18 ,,)	72,8 ,,
Hoffmann-Blumenthal	(26 ,,)	88 ,,

Ledermann . . . . (78 Fälle) 96,2 Proz.,
Lesser. . . . . (131   ,,) 90   ,,
Levaditi . . . . (8   ,,) 62   ,,
Lüdke. . . . . (14   ,,) 79   ,,
Marcus . . . . (11   ,,) 90   ,,
Meier   100   ,,
Schonnefeld . . . . (5   ,,) 100   ,,
Selter-Grouven . . . . . . (16   ,,) 75   ,,

Neuere Statistiken:

Bering . . . . 93 Proz. polysymptom.
Bering 37   ,,   monosymptom.
Gelarie 90   ,,
v. Brezowski 77   ,,
Feuerstein . . . . 81,8 ,,
Blumenthal 95   ,,
Werther 80   ,,
Jordan . . . . 32,7 ,,

Wir fanden:

1. unter 47 Fällen 27 positive = 57,4 Proz.,
2. (Merz) unter 158 Fällen 127 positive = 80,3 Proz.,
3. (Grosser) 19 Fälle, 11 positive = 57,8 Proz.

Insgesamt erhielten wir also

unter 224 Fällen 165 positive Result. = 73,9 Proz.

Die bedeutenden Differenzen in den Resultaten der einzelnen Autoren dürften sich zur Genüge aus dem, wie wir später sehen werden, nicht unerheblichen Einfluß der vorausgegangenen Therapie erklären. Ziehen wir ein Mittel aus den einzelnen Angaben, so erhalten wir eine Prozentzahl von zirka 70—80 Prozent für das Tertiärstadium.

Es geht daraus hervor, daß die Reaktion bei Lues III entschieden weniger häufig ist als bei manifester sekundärer Syphilis. Ich habe stets im Gegensatz zu einigen Autoren, die bei Lues III sogar häufigere positive Reaktionen als im Sekundärstadium konstatiert haben wollen, auf dieses Absinken der Kurve im Tertiärstadium hingewiesen. Es sind auch entschieden die Fälle, die trotz manifester Tertiärerscheinungen negative Reaktion zeigen, nicht so seltene Ausnahmen wie die im manifesten Sekundärstadium negativ reagierenden. So berichtet Blaschko über mehrere derartige Fälle (Ulceration an der Nase, Periostitis usw.). Ich erinnere mich eines tuberoserpiginösen Syphilids des Nasenrückens; dieser Fall reagierte bei dreimaliger Untersuchung negativ, so daß wir schon anfingen, an der Richtigkeit der klinischen Diagnose zu zweifeln. Eine probatorische Tuberkulininjektion war ohne jeden Einfluß. Die auf spezifische Behandlung rasch einsetzende Heilung bestätigte aber den luetischen Charakter der Affektion.

Die Häufigkeit der negativen Reaktion im tertiären gegenüber derjenigen im sekundären Stadium dürfte wohl abhängig sein von dem geringeren Gehalt des Organismus an syphilitischem Virus in den Spätstadien der Erkrankung. Daß die Zahl der im Körper vorhandenen Erreger nicht gleichgültig für den Reaktionsausfall ist, haben wir in dem Abschnitt über das Primärstadium bereits dargelegt. In dieser Beziehung dürften zwischen Primäraffekt und Tertiärerscheinung gewisse Ähnlichkeiten bestehen. Hier wie da ein circumscripter Krankheitsherd mit wenig Spirochäten. Wissen wir doch, daß z. B. ein Hautgumma ein so lokales Leiden darstellen kann, daß es zu einem Schwinden der Hautimmunität trotz noch bestehender Tertiärerscheinung kommen kann. (Vgl. C. Stern, Derm. Zeitschr. 1907, Heft 3.)

Auch die von Bering gemachte Beobachtung, daß die polysymptomatische Lues III in 93%, die monosymptomatische aber nur in 37% reagiert, spricht in diesem Sinne.

Der diagnostische Wert, den die Reaktion im Tertiärstadium bietet, ist ein ungemein hoher. Es sind hier insbesondere lupus- und skrofulodermähnliche Syphilide, deren Natur serodiagnostisch leichter als bisher festzustellen ist, zu erwähnen, Fälle, bei denen früher durch umständliche histologische Untersuchungen, Tuberkulininjektionen usw. und nicht zuletzt ex adiuvantibus eine Diagnose versucht werden mußte. Der diagnostische Fortschritt, der hier erzielt wurde, ist um so wertvoller, als durch die neueren Forschungen über syphiloide und lupoide Formen von Sporotrichose die klinische Differentialdiagnose noch schwieriger geworden ist (vgl. De Beurmann und Gougerot, Ann. d. Derm. et Syph. 1906/07).

Neisser schildert an der Hand von zwei Fällen mit äußerst traurigem Ausgang die schrecklichen Folgen, die eine falsche Lupusdiagnose haben kann, während es sich in Wirklichkeit um tertiäre Lues handelt, und hebt die Bedeutung der Reaktion zur Erkennung gerade solcher Fälle hervor.

Es ist hier auch der Ort, in Kürze auf die Frage des Zusammenhanges der Leukoplakie mit der Syphilis einzugehen. Während Levy-Bing, Milian u. a. auf dem Standpunkt stehen, daß die Leukoplakie stets auf Lues zurückzuführen und durch spezifische Behandlung zu heilen, bzw. zu bessern ist, geht aus den statistischen Erhebungen von Neisser und Erb hervor, daß eine Anzahl typischer Leukoplakiefälle mit Sicherheit nicht auf Lues beruht. Auch Schäffer berichtet über Fälle von Leukoplakie, die eine frische Syphilisinfektion (Primäraffekt und nachfolgende Sekundärerscheinungen) aufwiesen, die also, falls die Zungenaffektion auf Syphilis beruht hätte, immun gegen eine neue Infektion gewesen sein müßten. Auch die Tatsache, daß viele Fälle von Leukoplakie sich einer spezifischen Therapie gegenüber völlig renitent erwiesen (nach manchen Angaben durch eine spezifische Behandlung eher verschlechtert worden sind), hat man gegen die Luesnatur aller Leukoplakiefälle ins Feld geführt.

Die serodiagnostischen Untersuchungen, die in dieser Beziehung angestellt wurden, sind noch in den allerersten Anfängen. Schon jetzt kann man aber daraus entnehmen, daß ein Zusammenhang der Leukoplakie mit der Syphilis viel häufiger besteht, als man bisher glaubte. Natürlich ist damit nicht gesagt, daß nun alle Leukoplakiefälle auf Lues beruhen müssen. Von den von uns beobachteten 12 Fällen gaben 10 positive und nur 2 negative Reaktion. Bei den 10 positiven, die einer spezifischen Behandlung unterworfen wurden, gingen die Erscheinungen ausnahmslos rapid zurück.

Man darf nur eins nicht vergessen, was von Anfang an von Neisser betont wurde, aber vielleicht in der ersten Zeit der Nutzanwendung der Reaktion nicht immer genügend beobachtet wurde: Ein positiver Ausfall der Reaktion sagt uns zwar, daß wir es mit einem Syphilitiker zu tun haben, sagt uns aber nicht, ob eine gerade bestehende zweifelhafte Affektion luetisch ist oder nicht. Auch Bruhns und Halberstädter haben auf diesen Punkt hingewiesen und darauf aufmerksam gemacht, welch verhängnisvoller Irrtum entstehen kann, wenn man gerade z. B. bei dem häufigen Entstehen von Carcinomen auf Grund syphilitischer Leukoplakien ein serodiagnostisches Resultat allzu einseitig verwertet.

Ledermann berichtet über einen derartigen Fall: Die Untersuchung wurde wegen eines neben Leukoplakie bestehenden zweifelhaften Zungengeschwürs ausgeführt und ergab positive Reaktion. Das Geschwür aber erwies sich später als ein Carcinom.

Ein ebenfalls hierher gehöriger Fall meiner Beobachtung ist folgender:

Ein zirka 60jähriger Mann, der luetische Infektion zugibt, kommt mit zweifelhaften Ulcerationen an der Zunge, dem Velum palatinum, sowie mit typischen Narben eines tuberoserpiginösen Syphilids am Unterschenkel zur Aufnahme. Serumreaktion positiv. In den Abstrichen der Zungen- und Gaumenulcera fanden sich jedoch massenhaft Tuberkelbacillen. Wäre hier die Bedeutung der Serumreaktion verallgemeinert und die mikroskopische Untersuchung der Ulcerationen verabsäumt worden, so hätten wir sowohl in diagnostischer wie therapeutischer Beziehung einen schweren Irrtum begangen. Wenn also, was insbesondere eine lokale Diagnose betrifft, der Reaktionsausfall mit einer gewissen Vorsicht verwertet werden muß, so wollen wir nicht vergessen, welche ungeheure Förderung, wie oben ausgeführt, die Diagnose gerade in den Spätstadien der Syphilis durch die Seroreaktion erfahren hat.

Über die Verwertbarkeit der Reaktion bei cerebraler Lues s. Plaut l. c.

D. Latenzstadien.

Wenn schon im Tertiärstadium der Syphilis die Angabe über die Häufigkeit des Vorkommens der Reaktion äußerst differente waren, so ist dies erst recht in den latenten Stadien der Fall. Der Grund hierfür ist ein sehr plausibler, wenn man bedenkt, ein wie verschiedenes Untersuchungsmaterial hier unter einen einzigen Begriff zusammengefaßt wird. Wir nennen einen Patienten, dessen Exanthem eben verschwunden ist und der klinisch außer einer Polyskleradenitis oder vielleicht einem Leukoderma keinerlei Erscheinungen darbietet, ebenso einen „latenten

Luetiker", wie einen Mann, der vor 40 Jahren einmal Lues durchgemacht hat. Da wir bei der Syphilis keinerlei klinische Anhaltspunkte für die Feststellung einer Krankheitsheilung besitzen, ja noch nicht einmal sagen können, ob bei dieser Krankheit Spontanheilungen überhaupt vorkommen, so hat es gewiß sogar Berechtigung, wenn ein Mensch, der einmal Syphilis durchgemacht hat, für den Arzt bis an das Lebensende „latenter Syphilitiker" bleibt.

Man hat nun das Latenzstadium zu teilen versucht in ein früh- und ein spätlatentes. Aber auch diese Einteilung hat bei dem ungemein vielgestaltigen klinischen Bild und dem so regellosen Verlauf der Syphilis etwas sehr Willkürliches. Das äußert sich schon darin, daß beinahe jeder Autor einen anderen Endtermin des frühlatenten Stadiums annimmt. Wir selbst haben zuerst 4 Jahre post infectionem zur Frühlatenz gerechnet, haben aber später diesen Termin auf 2 Jahre festgesetzt, von der Überzeugung ausgehend, daß sich nach neueren Untersuchungen immer mehr das dritte Infektionsjahr als dasjenige herausstellt, das die meisten Tertiärerscheinungen aufweist. (S. die Statistiken aus der Breslauer Klinik von Marschalko, Lion und Perls.)

Wenn also einerseits als Grund für die differenten Untersuchungsresultate das verschiedene Alter (von der Infektion ab gerechnet) der einzelnen Latenzfälle in Frage kommt, so spielt andererseits gerade hier die mehr oder minder energisch durchgeführte spezifische Behandlung eine große Rolle für den Ausfall der Reaktion (s. später).

Es fanden positive Reaktion in Latenzstadien

	Fälle	positiv	Prozent
Bering	147	70	48
Blaschko-Citron			
frühlatent (4 Jahre)	67	54	80
spätlatent	51	29	57
Blumenthal-Roscher			
frühlatent (3 Jahre)	95	46	48
spätlatent	37	15	40
Bruhns-Halberstädter			
frühlatent (3 Jahre)	39	17	43,4
spätlatent	82	23	28
Butler.	15	8	53
Fleischmann			
frühlatent (4 Jahre)	45	29	64
spätlatent	55	—	42
Groß-Volck	35	6	17
Hancken	20	13	65
Hauck	31	23	74
Heller	44	—	47,7
Hoffmann-Blumenthal	23	12	52

	Fälle	positiv	Prozent
Ledermann			
	75	51	68
frühlatent (5 Jahre)			75,6
spätlatent			ca. 36,8
Lesser			
frühlatent (4 Jahre)	118	79	67
spätlatent	425	196	46
Marcus	23	3	13
Müller.	81	29	35,8
Schonnefeld	20	17	85
Selter-Grouven			
frühlatent	15	12	80
spätlatent	6	5	83

Neuere Statistiken:

	frühlatent	spätlatent
Jordan	59,3%	41,7%
Werther	57 %	41 %
Blumenthal	68 %	42 %

Unsere eigenen Resultate sind:

	Fälle	positiv	Prozent
(Bruck-Stern)			
frühlatent (4 Jahre)	50	10	20
spätlatent	79	16	20,2
zusammen:	129	26	20
(Merz)			
frühlatent (2 Jahre)	272	91	33,4
spätlatent	430	136	30,8
(Grosser) latent im allgemeinen .	35	12	33,3
Latente Fälle im allgemeinen also:	867	265	30,5

Im allgemeinen kann man wohl sagen, daß die Reaktion in Latenz-stadien im Durchschnitt in zirka 50 bis 60 Proz. der Fälle auftritt, einer Zahl, die also auf alle Fälle niedriger ist als diejenige der positiven Reaktion in manifesten Stadien. Daß in der sogenannten Frühlatenzzeit die Reaktion häufiger auftritt als in der Spätlatenz, scheint sicher zu sein. In den spätlaten-ten Stadien ist jedoch die positive Reaktion nach dem übereinstimmenden Urteil aller Autoren ganz regellos. So kann ebenso häufig die Serumuntersuchung bei Leuten, deren Infektion 30—40 Jahre zurückliegt, ein positives Resultat ergeben, als bei solchen, die erst vor 5—10 Jahren sich luetisch infiziert hatten.

Während in den Stadien mit Erscheinungen die Bedeutung der Reaktion in erster Linie auf differential-diagnostischem Gebiete liegt, ist es in latenten Fällen ihre Aufgabe, zwei Fragen zu lösen:

1. Hat der ohne Erscheinungen zu uns kommende Patient überhaupt einmal Lues gehabt? und

2. hat er noch Lues; ist er noch lueskrank?

Die Beantwortung der ersten Frage könnte auf den ersten Blick unnötig erscheinen, da wir es ja mit „latenten Luetikern" zu tun haben, und doch ist hier eine Klärung für zahlreiche Situationen von der größten Bedeutung. Wir müssen uns nur daran erinnern, wie oft Patienten ihren Primäraffekt, ja sogar alle weiteren Sekundärsymptome übersehen haben. Oder Sekundärerscheinungen sind nachher vom Arzte als syphilitisch erklärt worden, dieser Diagnose ist aber von seiten des Patienten, der von einer Infektion nichts weiß, mit dem größten Mißtrauen begegnet worden. Hier kann also die Seroreaktion direkt aufklärend wirken.

Oder das Umgekehrte! Es hat ein Ulcus bestanden, dessen Natur auch vom Arzte nicht mit Sicherheit bestimmt werden konnte, das aber immerhin als verdächtig für Syphilis erklärt wurde. Spirochäten sind nicht gesucht oder aus irgendeinem Grunde nicht gefunden worden; vielleicht ist auch inzwischen mit einer spezifischen Behandlung begonnen worden. Das Ulcus ist abgeheilt. und es finden sich einige vergrößerte Drüsen. Sonstige sichere Sekundärerscheinungen sind nicht beobachtet worden oder es tritt gerade unglücklicherweise eine harmlose Angina auf, die für eine spezifische gehalten wird. Derartige Leute gehen dann ihr ganzes Leben unter der Diagnose „Syphilis", machen eine Kur nach der andern durch und kommen körperlich und psychisch herunter. Die Bedeutung der Blutuntersuchung, die in diesen Fällen zuweilen geradezu lebensrettend (Suicidium!) sein kann, ist ohne weiteres klar.

Ein weiteres Feld der Serumdiagnose ist ferner dasjenige, solche Fälle aufzudecken, die von einer Infektion überhaupt nichts wissen, die auch nie Erscheinungen bemerkt haben, und die nun wegen irgendwelcher Beschwerden (Kopfschmerzen, Neuralgien, Heiserkeit usw.) zum Arzte kommen, oder solche Personen zu entlarven, die eine frühere Syphilis wissentlich verschweigen. — Ich führe hier einige charakteristische Fälle eigener Beobachtung an! (publiziert von H. Merz).

1. Durch Prof. Dr. Schäffer erhielten wir das Serum eines Patienten mit der Bemerkung, daß der Fall absolut keinen Verdacht auf Lues, weder nach Anamnese, noch auf Grund des Untersuchungsbefundes biete. Die Blutuntersuchung wurde lediglich vorgenommen, weil Patient eine Bescheinigung wünschte, daß kein Luesverdacht bestehe, da es sich um eine verleumderische Anschuldigung handelte. Die Seroreaktion fiel aber positiv aus, und unter der Wucht dieser Tatsache, deren Bedeutung dem Patienten mit dem nötigen Nachdruck erklärt wurde, gab derselbe zu, daß er in der Tat syphilitisch infiziert sei und noch vor kurzem eine Behandlung durchgemacht hatte.

Einige ganz analoge Fälle von Patienten, welche Atteste für Lebensversicherungen usw. wünschten und wissentlich ihre Lues verschwiegen, haben wir in der Poliklinik und Herr Geheimrat Neisser in seiner Privatklientel gesehen, und es seien von diesen hier einige angeführt:

2. Patient R. verlangt Heiratskonsens, resp. diesbezügliches Attest, um seine zukünftige Schwiegermutter zu beruhigen. Exakte körperliche Untersuchung ergab absolut nichts Luesverdächtiges. Die vorgenommene Venaepunktion ergibt aber positives Resultat, und Patient erklärt nunmehr, vor zirka $^3/_4$ Jahren mit einer in der Tat sehr verdächtigen Person verkehrt zu haben; Krankheitserscheinungen will er nie gehabt haben. Vor Ausstellung des Attestes wird noch energische Kur verlangt und vorgenommen; nach vier Wochen ist die Reaktion negativ.

3. Ein Patient litt lange Zeit an „katarrhalischen" Symptomen des Rachens und der Nase, die zeitweise ganz sistierten, sich aber immer wieder einstellten. Bisherige örtliche Behandlung absolut erfolglos. Serodiagnose positiv; nun wurde anamnestisch festgestellt, daß vor zehn Jahren eine Infektion stattgefunden und mehrere Kuren durchgemacht worden waren. Auf das Reaktionsresultat hin wurde spezifische Behandlung eingeleitet, welche eine am häutigen Ende des Septum narium befindliche Ulceration ohne lokale Therapie zur Heilung brachte.

4. Ein starker Raucher litt seit zwei Jahren an chronischem Nasen- und Rachenkatarrh, zu welchem sich zeitweise „weiße Flecke" im Munde gesellten. Die katarrhalischen Erscheinungen heilten trotz energischer örtlicher Behandlung und Aussetzen des Rauchens nicht ab. Serodiagnose positiv. Spezifische Kur brachte rasche Heilung.

5. Bei einem analogen Fall erlöste das positive Reaktionsresultat einen an „chronischer Halsentzündung" leidenden Raucher vor weitern bisher fruchtlosen Versuchen und von seinem Leiden, indem spezifische Kur prompte Heilung brachte.

6. Patient klagt über unbestimmte Symptome, hauptsächlich über Kopfschmerzen, Arbeitsunfähigkeit, Schlaflosigkeit. Anamnese negativ, Serumuntersuchung aber positiv. Patient gestand nun, vor zwei Jahren eine wunde Stelle am Praeputium gehabt zu haben; er habe sich damals nur zur Vorsicht einige Injektionen machen lassen. Spezifische Therapie: Heilung.

7. Patient, der 1894 angeblich Ulcus molle gehabt hat, klagte über Schmerzen im Oberarm- und Unterschenkelknochen. Gesunde Frau ohne Abort, zwei gesunde Kinder. Seroreaktion positiv. Durch antisyphilitische Behandlung völlige Heilung.

8. Patient wünscht Blutuntersuchung, weil eine sekundär-syphilitische Patientin behauptete, von ihm infiziert worden zu sein. Der Mann reagierte positiv und gab nun zu, sich 1902 infiziert und seither mehrere Kuren durchgemacht zu haben. Er war zurzeit vollkommen symptomlos.

9. Oder es handelt sich um die Auffindung einer latenten Familiensyphilis. Die Fälle, in denen ein Abort dem anderen folgt und in denen weder Ehemann noch Ehefrau irgend etwas von luetischer Infektion wissen, bis dieselbe dann auf serodiagnostischem Wege bei einem oder beiden Ehegatten sichergestellt wird,

sind schon jetzt häufig. Wir haben selbst ein hochgestelltes Ehepaar beobachtet, bei dem weder Mann noch Frau irgend etwas von luetischer Infektion wußten. Seit Jahren erfolgten nur Aborte und die Verzweifelung der Betreffenden, die sich der Erbfolge wegen dringend Nachkommenschaft wünschten, war groß. Die Serumreaktion ergab bei beiden ein positives Resultat und die eingeleitete Kur Beseitigung der Aborte. —

Direkt lebensrettend für das Kind kann eine serologisch gesicherte Diagnose wirken, wenn es sich um eine Gravida handelt und noch während der Gravidität eine energische Behandlung einsetzen kann.

Sehr wichtig wird auch die Reaktion zur Aufdeckung latentsyphilitischer **Ammen und Kindermädchen.** Wie wir noch besprechen werden, gibt eine positive Reaktion zwar nicht mit Sicherheit Aufschluß darüber, ob die Betreffende zurzeit infektiös ist, aber die Tatsache, die wir aus der positiven Reaktion mit Sicherheit schließen können, daß nämlich eine Amme syphilitisch infiziert war, ist hier Grund genug, die Betreffende zurückzuweisen, zumal ja bei solchen jugendlichen Personen die Infektion meist nicht lange zurückliegt. Die Vornahme der Blutuntersuchung bei Ammen wird ja heute vom Publikum aus schon immer mehr gefordert, und ich bin in der Tat der Ansicht, daß eine Ammenuntersuchung ohne Anstellung der Serumreaktion heute als eine unvollständige anzusehen ist (s. auch Rietschel, Pust u. a.). Sehr interessant ist in dieser Beziehung die Angabe von Rietschel: Das Dresdener Säuglingsheim vermietet nur noch Ammen, deren Blut untersucht wurde. Dabei fiel bei 10 Proz. (!) der Ammen die Reaktion positiv aus und bei $^3/_4$ der Kinder dieser Ammen ließ sich bei sorgfältiger Weiterbeobachtung Lues feststellen.

Nach Bergmann reagierten von 75 untersuchten Ammen 7 positiv = 9,3%. Nur bei 2 bestanden Symptome. 4 daraufhin untersuchte Kinder dieser Ammen reagierten positiv und wiesen zum Teil sichere Luessymptome auf.

Natürlich wird häufig auch umgekehrt die Serumreaktion den Ammen von Nutzen sein, weil sie ja auch bei krankheitsverdächtigen Kindern die Diagnose Syphilis ermöglicht und auf diese Weise die Gefahr vermindert wird, daß einer gesunden Amme ein syphilitisches Kind angelegt wird.

Nach diesen Erfahrungen kann es nicht mehr zweifelhaft erscheinen, daß eine serodiagnostische Untersuchung der Ammen heute bereits ein unumgängliches Postulat ist (siehe auch Nadosy, Thomsen u. a.).

Ich möchte ferner auf die Bedeutung, die der Reaktion für die Aufdeckung **latentsyphilitischer Prostituierter** zukommt, hinweisen. Es eröffnen sich hier Fragen, die in sozialer und hygienischer Beziehung von der größten Wichtigkeit sind. Die Untersuchungen, die bisher darüber vorliegen, sind folgende: Beckers fand bei 80 Prostituierten 33 positive Reaktionen (= 41,25 Proz.). 11 dieser Fälle boten manifeste luetische Zeichen dar. Ferner fand Höhne bei 107 Prostituierten trotz Fehlens jeglicher Symptome 23 mal, d. h. in 21,5 Proz., positive Reaktion.

Dreyer und Meirowsky untersuchten 100 Prostituierte: Davon hatten 57 sichere Lues (nur 2 jedoch Symptome). Hiervon reagierten positiv nach der Originalmethode 39 = 68,4%; nach der Sternschen Modifikation 45 = 78%.

Bei 43 anderen lag nach Befund und Anamnese keine Lues vor. Hiervon waren positiv nach Originalmethode 26 = 60,5%, nach Stern 32 = 74,4%. Von allen untersuchten Prostituierten hatten also nach der Originalmethode 83% und nach Stern 98% positive Reaktion. Auf die interessanten Angaben über den Einfluß der Behandlung, über das Alter der Prostituierten, die anscheinend syphilisfrei sind und die Schlüsse, die aus diesen Untersuchungen für die Prostitutionsfrage gezogen werden können, möchte ich nur hinweisen.

Hecht, der seine Untersuchungen an 260 Prostituierten anstellte, erhielt folgende Resultate:

Prostituierte	nach der Originalmethode		nach Modifikation	Hecht
	pos.	neg.	pos.	neg.
12 mit Lues I 1		7	4	6
29 „ „ II unbeh. . 25		1	20	—
89 „ „ II beh. . . 49		9	64	7
3 „ „ III . . . 3		—	2	—
58 latent 20		20	33	9
69 „normale“ 4		55	4	50

Hecht kommt ebenfalls zu dem Schlusse, daß kaum eine Prostituierte im Laufe ihres Gewerbes der Luesinfektion entgeht, hebt die große Bedeutung der Reaktion für die Aufdeckung latentluetischer Prostituierter hervor und fordert eine geregelte fortlaufende serodiagnostische Kontrolle eventuell Einleitung der Behandlung bei positiver Reaktion.

In Einklang mit diesen Untersuchungen stehen die Befunde von Seligmann und Pinkus, die unter 90 Prostituierten, die keinerlei Zeichen anamnestischer oder körperlicher Art von Lues darboten, nur 2 fanden, bei denen man eine syphilitische Infektion in ihrer Laufbahn nicht mit Sicherheit nachweisen konnte.

Über die Bedeutung der Reaktion für die Lebensversicherungsgesellschaften s. Kroner und Munk.

Ich möchte schließlich noch den Wert der Serodiagnose zur Beruhigung von **Syphilophoben** erwähnen. Solche Patienten laufen von Arzt zu Arzt; der eine äußert einen schwachen Syphilisverdacht, der andre findet wieder nichts und so befinden sie sich in einem fortwährenden Hangen und Bangen. In vielen Fällen wird die wiederholte und vielleicht stets negative Blutuntersuchung ihre Angst endgültig zu stillen vermögen. In anderen Fällen wird die auf Grund einer positiven Reaktion eingeleitete Behandlung ihnen insofern Beruhigung gewähren, daß ihre Krankheit nicht vernachlässigt und sie einer möglichen Heilung zugeführt werden. —

Es muß hierbei Stellung genommen werden gegen die geradezu vernichtende Kritik, die Kopp der Serodiagnose in ihrer Wirkung auf Syphilophobe angedeihen läßt, zumal auch nicht eines der Koppschen Bedenken in dieser Frage Berechtigung hat. Wer die Reaktion praktisch erprobt hat, wird den Nutzen schätzen gelernt haben, den die Serodiagnose gerade auf Syphilophobe ausgeübt hat. Ich kann es mir versagen, näher auf diese Frage einzugehen; insbesondere da hierauf schon von mehreren Seiten hingewiesen und erst in der letzten Zeit dieses Thema von H. Mühsam eingehend behandelt worden ist.

Nach unserer Ansicht gibt es 2 Hauptgruppen von Syphilophoben. Die einen sind Leute, die gesund sind, bei denen aber die Angst, Syphilis zu haben, beinahe schon zur fixen Idee geworden ist. Gerade aber, weil wir derartige Individuen durch unsere klinische Untersuchung nicht mit absoluter Sicherheit beruhigen können, gibt es für sie nichts Heilsameres, als eine mehrfach konstatierte negative Blutreaktion. Die anderen sind ängstliche Syphiliskranke, denen klinisch jedoch nie eine sichere Diagnose gestellt werden konnte und die nun fortwährend in Hangen und Bangen leben. Diese Leute wollen weiter nichts haben als Gewißheit, d. h. eine sichere Diagnose und eventuell daran anschließend eine sorgfältige Behandlung. Für sie bedeutet die positive Reaktion nicht eine Beunruhigung, sondern geradezu eine Erlösung; denn nun wissen sie, woran sie sind, und die Erkenntnis, daß nun alles geschieht, um sie von ihrem Leiden zu heilen, beseitigt sehr bald die „Syphilophobie".

Ein Patient hingegen, den Kopp als Typus der Syphilophoben zeichnet, „der keine Mühe und keine Opfer scheut, um immer und immer wieder untersucht zu werden, und nicht eher ruht, als bis er von irgendeiner, vielleicht nicht einmal ganz einwandfreien Seite ein positives Resultat gewonnen hat," gehört nicht mehr vor das Forum des Syphilidologen, sondern vor das des Psychiaters!

Wenn somit, wie gezeigt, die positive Reaktion in Latenzstadien für die Frage: Lues oder Nicht-Lues? die wichtigsten Direktiven gibt, so begegnet die Verwertbarkeit der Blutuntersuchung für die Frage: Noch-Lues oder Heilung? ungleich größeren Schwierigkeiten.

Denn wir müssen feststellen, daß eine absolut exakte Entscheidung der Frage: Bedeutet positive Reaktion in Latenzstadien noch Krankheit oder nicht?, mit unseren heutigen Mitteln nicht zu erbringen ist. Besitzen wir doch nicht eine einzige klinische oder experimentelle Methode, mit der wir beim Menschen die Heilung von Syphilis konstatieren könnten. Aber auch das Tierexperiment versagt in diesem Punkte. Wir können zwar beim Affen durch Verimpfung der Organe auf neue Tiere nachweisen, ob das luetische Tier geheilt ist oder nicht, aber aus der Blutuntersuchung können wir hier keine Schlüsse ziehen. Die Antikörperkurve verläuft hier, wie ich früher gezeigt habe, ganz anders als beim Menschen, die positive Reaktion tritt nur relativ kurze Zeit auf und geht dann wieder in die negative über, obgleich das betreffende Tier noch syphiliskrank ist.

Es bleibt daher nichts übrig, als aus gewissen Erfahrungen am Menschen Schlüsse zu ziehen. Daß damit die Frage nicht definitiv geklärt wird, ist selbstverständlich und erst nach Jahren und Jahrzehnten und an der Hand einer großen Reihe von Einzelbeobachtungen wird es möglich sein, hier klarer zu sehen[1]).

Es stehen sich heute noch zwei Meinungen gegenüber. Die einen glauben der positiven Reaktion im Latenzstadium zwar natürlich eine diagnostische, aber keine prognostische oder therapeutische Bedeutung beimessen zu dürfen, weil sie der Ansicht sind, daß eine positive Reaktion nicht beweist, daß noch Krankheit oder Spirochätenherde bestehen. Es soll sich also die positive Reaktion verhalten wie z. B. die Widalsche Reaktion, die ja auch noch jahrelang nach Ablauf des Typhus zu beobachten ist[2]). Als Beweis für diese Anschauung wird die Tatsache aufgeführt, daß eine ganze Reihe Menschen mit positiver Reaktion zu beobachten sind, deren Infektionstermin jahrzehntelang zurückliegt, die eine genügende Behandlung durchgemacht, nie mehr irgendwelche Erscheinungen gezeigt haben und deren Frauen und Kinder gesund geblieben sind.

Dieser Auffassung steht nun eine andere, insbesondere von Neisser von Anfang an vertretene diametral gegenüber. Neisser, Citron, F. Lesser u. a. sehen in der positiven Reaktion ein Zeichen dafür, daß der syphilitische Prozeß noch nicht völlig abgelaufen ist, setzen also die positive Reaktion in Analogie zu anderen, durch Spirochäten hervorgerufenen Syphiliserscheinungen. Sie sehen sie als Krankheitssymptom an und ziehen daraus für die Beurteilung des weiteren Verlaufes, für etwaige Behandlung usw. ihre Schlüsse.

Ich möchte mich persönlich der Ansicht Neissers anschließen und die positive Reaktion als Krankheitssymptom deuten.

Hierfür sprechen folgende Gründe:

I. In dem Kapitel über das Wesen der Komplementbindungsreaktion bei Syphilis habe ich bereits auseinandergesetzt, daß diese Reaktion gewiß nicht ohne weiteres mit anderen Immunitätsreaktionen verglichen werden kann, und daß es daher mehr wie gewagt ist, Erfahrungen, die man z. B. bei der Typhusagglutination gesammelt hat, hier zu verwerten. Wenn man überhaupt die Syphilisreaktion als ein ausschließliches Immunitätsphänomen gelten läßt (wir persönlich haben uns, wie früher gesagt, zu dieser Anschauung bekannt, sind aber jetzt zum Teil davon abgekommen), so würde es sich hier in erster Reihe um die Wirkung eines „Autoantikörpers" gegen ein körpereigenes Antigen handeln. Wir wissen aber, besonders aus den Untersuchungen von Wassermann und Citron, daß derartige Antikörper äußerst rasch wieder aus dem Blute verschwinden, wenn der Körper nicht immer und immer wieder zu ihrer Produktion angeregt wird.

[1]) Vielleicht wird durch den Ausfall der von Neisser erlassenen Rundfrage, ob jemals bei sicherer bestehender progr. Paralyse eine Neuinfektion mit Syphilis beobachtet worden ist, einige Klärung geschaffen.

[2]) Übrigens ist die Bedeutung der Widalschen Reaktion nach „Ablauf" des Typhus auch noch nicht völlig geklärt. Es ist sehr wohl möglich, daß diejenigen Individuen, die noch jahrelang nach dem Typhus Agglutinine produzieren, nicht völlig gesund sind, sondern noch Typhusbacillen in den inneren Organen beherbergen. Sehr lehrreich in dieser Beziehung ist ein neuerdings von Core mitgeteilter Fall, in dem die Widalsche Reaktion den Typhus 7 Jahre überdauerte und bei dem noch Typhusbacillen in den Gallenwegen nachgewiesen werden konnten.

Und genau dieselbe Erscheinung habe ich bei meinen Versuchen, eine künstliche Syphilisreaktion beim gesunden Affen durch Injektionen von Luesextrakten zu erzeugen, beschrieben. Hörten die Einspritzungen auf, so verschwand auch bald wieder die positive Reaktion des Blutserums.

Es geht daraus also hervor, daß die „Antikörper" sehr schnell aus dem Blute verschwinden, wenn ihre Produktion nicht beständig angeregt wird. Diese Anregung kann aber bei der menschlichen Syphilis nur durch ein, wenn auch im stillen fortarbeitendes Virus erfolgen. Wir haben schon gesagt, daß beim Affen die „Antikörper" die entschiedene Tendenz zeigen, rasch wieder zu verschwinden, trotz weiter bestehender Krankheit. Aber auch in der menschlichen Syphilis tritt wenigstens nach unseren Erfahrungen diese Erscheinung zutage, indem auch bei völlig unbehandelten Fällen positive Reaktionen im Sekundärstadium häufiger sind als im Tertiärstadium und in diesem wieder häufiger als in der Spätlatenz. Es liegt also nicht der geringste Anhaltspunkt dafür vor, annehmen zu wollen, daß die positive Syphilisreaktion eine geheilte Syphilis etwa ebenso um Jahre überdauern kann, wie die Vidalsche Reaktion einen Typhus.

II. Lassen wir die Luesreaktion nicht als Immunitätsphänomen gelten, so müssen wir erst recht zugeben, daß sie eine Krankheitserscheinung darstellt, denn dann weist eben das Blut eines positiv reagierenden Menschen eine physikalisch-chemische Veränderung auf, die vom Normalen abweicht und als pathologische Erscheinung angesehen werden muß. Wir wissen nun, daß diese Veränderung des Blutes gerade dann am häufigsten beobachtet wird, wenn manifeste Lueserscheinungen vorhanden sind oder Rezidive bevorstehen. Als Beispiele möchte ich folgende Fälle anführen.

H. E. Schmidt behandelte einen Patienten, der vor drei Jahren eine zweifelhafte Lues akquiriert und vorsichtshalber $2^1/_2$ Spritzkuren durchgemacht hatte. Der Patient zeigte keinerlei Lueserscheinungen, aber positive Reaktion. Allein auf Grund der Reaktion wurde eine erneute Kur eingeleitet. Nach der dritten Injektion trat fast explosiv ein typisches annulläres Syphilid auf.

F. Lesser berichtet folgendes: Ein junger Mann mit gonorrhöischem Bubo gab an, einmal eine wunde Stelle am Penis gehabt zu haben, die ärztlicherseits für bedeutungslos gehalten wurde. Später habe er Halserscheinungen bekommen, die verschieden gedeutet wurden. Die klinische Untersuchung ergibt keine Anhaltspunkte für Lues. Serumreaktion positiv. Bei einer 6 Wochen später erfolgten Untersuchung findet L. ganz frische gruppierte Syphilide am rechten Oberarm usw., die seit 4 Tagen bestehen sollen.

Wir wissen ferner, daß in einer großen Zahl von Fällen mit positiver Reaktion, die in vivo anscheinend völlig gesund waren, bei der Sektion sichere Krankheitserscheinungen gefunden wurden. Es sei hier nochmals auf die Versuche von Lesser, Pick und Proskauer verwiesen, die Fälle sezierten, bei denen in vivo außer einer positiven Reaktion nicht das geringste für Lues nachweisbar war, bei denen sich aber durch die Autopsie deutliche syphilitische Prozesse manifestierten.

Ferner berichtet Boas über zwei Fälle mit positiver Reaktion, bei denen erst daraufhin durch Röntgenphotographie bei dem einen ein Aneurysma, bei dem anderen eine diffuse Ektasie der Aorta konstatiert wurde. Bei zwei anderen Patienten mit positiver Reaktion und ohne welche klinischen Symptome fand sich bei der Sektion eine typische syphilitische Aortitis und ein Aneurysma.

Eine weitere wichtige, hierher gehörige Feststellung ist die von Blaschko an Material von Lebensversicherungen erbrachte. Blaschko konnte feststellen. daß bei 33 Proz. der Syphilitiker Syphilis als Todesursache in Betracht kommt. und daß diese Todesursache in 50 Proz. der Fälle in den Organen der Verstorbenen nachweisbar ist. Wenn wir uns nun erinnern, daß auch in zirka 50 Proz. von Spätlatenz positive Reaktion auftritt, so wird es schwer sein, diese Koinzidenz der Ziffern für einen Zufall zu erklären.

III. Kann man die Erfahrungen beim Scharlach für diese Frage verwerten? Wir wissen, wie früher auseinandergesetzt, daß beim Scharlach eine, wenn wahrscheinlich auch nicht identische, aber doch analoge Komplementablenkungsreaktion auftritt. Dieses Phänomen überdauert nun nicht jahrelang die Erkrankung. sondern nach Ablauf des Scharlachs schwindet auch die Reaktion bald wieder. Gerade die Beobachtungen, die hier an einer akuten Infektionskrankheit, dem Scharlach, gesammelt werden konnten, sprechen drastisch dafür. daß nur im kranken und nicht im wieder gesunden Organismus eine positive Reaktion zustande kommen kann.

Gegenüber diesen Tatsachen werden nun von den Anhängern der Anschauung. daß die positive Reaktion die Syphilis überdauern könne, folgende Gründe geltend gemacht:

1. Es gibt eine große Zahl von Personen mit positiver Reaktion, die jahrelang ohne Erscheinungen geblieben sind, gesunde Frauen und gesunde Nachkommenschaft haben. Diese Individuen müßten trotz positiver Reaktion als luesfrei betrachtet werden. Das Unberechtigte eines derartigen Schlusses liegt aber auf der Hand. Es seien nur 2 Punkte erwähnt, daß bekanntlich

    a) die Syphilis jahre- und jahrzehntelang ohne irgendwelche Erscheinungen verlaufen kann und dann plötzlich zu tertiären Manifestationen führt. Und wie groß ist die Zahl der tertiären Fälle, bei denen die vorausgegangene Syphilis ganz unbekannt geblieben ist! Also diese scheinbare Gesundheit beweist nicht das geringste für das Freisein von Syphilis;

    b) daß eine fehlende Infektiosität nichts gegen noch bestehende Lues beweist. Sehen wir doch gar nicht selten manifeste tertiäre Luetiker ohne Folgen für Ehefrau und Nachkommenschaft heiraten!

2. Hartoch und Yakimoff haben bei einigen mit Dourine infizierten Kaninchen nach erfolgter Heilung (?) noch positive Reaktion im Blute gefunden. Derartige Beobachtungen beweisen aber für die menschliche Syphilis nicht viel. Wir wissen, daß Kaninchenseren schon häufig normalerweise positive Reaktion zeigen und es wäre denkbar, daß Kaninchen, wenn sie durch Dourineinfektion zu einer Blutveränderung angeregt werden, zu der sie schon im gesunden Zustande

tendieren, dauernd positive Reaktion behalten. Zudem hat Dohi gezeigt, daß bei Kaninchen zuweilen schon ohne jeden nachweisbaren Grund sich eine negative in eine positive Reaktion und umgekehrt verwandelt.

3. Weil und Braun schließen aus dem Auftreten der Reaktion bei progressiver Paralyse einer Erkrankung, „bei der man eine Tätigkeit des Lueserregers nicht annimmt", daß die Reaktion nichts mit der Anwesenheit des Erregers und noch bestehender Krankheit zu tun habe. Sie versuchen die Entstehung der Paralyse in Analogie zu stellen mit der Entstehung einer chronischen Nephritis beim Scharlach. Durch die primäre Tätigkeit der Krankheitserreger käme es zu einer Organveränderung, die die Anwesenheit der Erreger jahrelang oder immer überdauert. Da nun die komplementbindenden Substanzen bei Lues infolge dieser Organveränderungen gebildet würden, könnte es später, wenn der Lueserreger längst aus dem Körper verschwunden ist, bei dem geringsten Anstoß (Gewebsdegenerationen) zu einer Neubildung der komplementbindenden Stoffe kommen. Weil und Braun verwerten hier die Erfahrung der Immunitätslehre, wonach ein Körper, der einmal Antistoffe produziert hat, nach deren Verschwinden durch die geringsten Mengen spezifischen Antigens zur Neuproduktion angeregt werden kann.

Dem ist zu erwidern, daß es ein fruchtloses Beginnen wäre, darüber zu diskutieren, ob man bei der Paralyse die Tätigkeit des Lueserregers annehmen soll oder nicht. Wir wissen über das Zustandekommen der Paralyse gar nichts und können weder sagen, ob sie durch Spirochäten direkt oder durch Giftstoffe derselben bedingt wird. Wir wissen nur, daß sie stets — und das haben gerade die Serumuntersuchungen der letzten Jahre gezeigt — mit der Lues im Zusammenhang steht. Jedenfalls liegt nicht der geringste Grund vor, ausschließen zu wollen, daß bei Paralytikern in inneren Organen noch Spirochätenherde vorhanden sind, deren toxische Produkte vielleicht das Zentralnervensystem angreifen.

Das von W. und B. zur Stütze ihrer Anschauung herangezogene Beispiel der Scharlachnephritis scheint mir nicht glücklich gewählt zu sein. Gerade aus den Scharlachbefunden wissen wir ja, daß mit dem Ablauf der Erkrankung auch die positive Reaktion schwindet und daß eine die Anwesenheit des Krankheitserregers überdauernde chronische Nierenerkrankung das Bestehenbleiben oder Wiederaufflackern der Reaktion nicht bedingt. Denn es ist unter den Hunderten von Scharlachfällen, die zum Teil auch mit Nephritis verliefen, nicht ein Fall bekannt geworden, bei dem die positive Reaktion die Erkrankung noch lange überdauert hätte. Die Verhältnisse bei der Scharlachnephritis scheinen mir also die Ansicht W. und B.s eher zu widerlegen als zu beweisen.

Wenn schließlich Fischer sagt: „Es ist nicht erwiesen, daß die positive Reaktion die Anwesenheit von aktiv tätigem Virus dokumentiert; den 62 Proz. Frühlatenten und 53 Proz. Spätlatenten kann man nicht ohne weiteres allen klinisch nicht sichtbare spezifische Affektionen der inneren Organe vindizieren", so ist damit auch nichts „erwiesen". Denn wenn man sich den vielfachen, zur Stütze unserer Anschauung angeführten Gründen einfach verschließt, so darf man mit einiger Berechtigung den Gegenbeweis verlangen, daß eine positive Reaktion in einem völlig gesunden, von Syphilis geheilten Körper vorkommt. Zudem ist nie behauptet worden, daß eine positive Reaktion immer spezifisches Kranksein innerer Organe voraussetzt, sondern im Gegenteil die Möglichkeit hervorgehoben worden, daß das Virus latent im Körper bleiben könne, ohne Veränderung irgendwelcher Art zu setzen. Bei der Affensyphilis ist ja dieses jahrelange Latentbleiben des Virus in den Organen, ohne daß dadurch histologische Veränderungen bedingt werden, etwas ganz Gewöhnliches.

Wir haben also gegenüber den nach meiner Überzeugung recht schwachen Gegengründen gewichtige Tatsachen, die dafür sprechen, daß die positive Reaktion noch bestehende Lues beweist.

Für diese Anschauung (positive Reaktion = aktives Zeichen der Lues) sprechen sich neuerdings u. a. aus: Bering, Blumenthal, v. Brozowky, Feuerstein, Jordan, Müller u. a.; dagegen Kopp, Werther, Selenew u. a.

Inwieweit diese Anschauung für die **Therapie** von Einfluß ist, wird in dem Kapitel: „Über den Einfluß der spezifischen Behandlung auf die Reaktion" erörtert werden. Hier seien nur noch einige Bemerkungen über die **Prognose** gemacht. Es ist klar, daß nach dem Gesagten eine positive Reaktion im Latenzstadium für den Träger nie ganz gleichgültig ist, denn wir sehen dieselbe als Beweis dafür an, daß die Krankheit noch nicht geheilt ist oder wenigstens, daß noch irgendwo im Körper Virus vorhanden ist. Dazu kommt die Erfahrung, daß in gar nicht so seltenen Fällen solche Herde, trotz jahrzehntelanger Latenz, wieder mobil werden und zu Erscheinungen führen. Wir wissen ferner, daß 100 Proz. aller Paralytiker positive Reaktion zeigen und es darf daher die Annahme nicht zu gewagt erscheinen, daß die Paralytiker sich aus den positiven Spätlatenten rekrutieren. Positive Reaktion bedeutet also für uns immer: Möglichkeit eines tertiären oder metasyphilitischen Rezidivs.

Über den Sitz des Virus und über den Grad der Infektiosität sagt uns natürlich die positive Reaktion gar nichts. Deshalb haben wir auch, vor die Frage des Ehekonsens gestellt, kein Recht, einzig und allein auf die positive Reaktion hin die Ehe zu versagen, weil bereits eine reichliche Erfahrung gelehrt hat, daß mit positiver Reaktion behaftete Männer ohne Gefahr für ihre Frauen geheiratet und gesunde Kinder gezeugt haben. Ein gewisses Risiko ist natürlich bei der Erteilung des Ehekonsenses an solche Personen vorhanden, aber wir haben jetzt durch die positive Reaktion den großen Vorteil überall da, wo es angängig ist, wenigstens den Versuch zu machen, durch noch eine oder mehrere gründliche Kuren die positive Reaktion in eine negative zu verwandeln. (Siehe später.)

Was die negative Reaktion in den Latenzstadien betrifft, so kann eine einmalige Untersuchung ebensowenig wie in den Stadien mit Erscheinungen mit Sicherheit als beweisend gegen Lues angesehen werden. Wird aber ein negativer Befund in geeigneten Intervallen (etwa 2—3 Monate) mehrfach erhoben, so ist er sicherlich in diagnostischer und prognostischer Beziehung von großer Bedeutung.

Hereditäre Syphilis.

Die Untersuchungen von Fällen mit hereditärer Syphilis sind verhältnismäßig noch ziemlich spärlich. Wir selbst haben, dem Material unserer Klinik entsprechend, nur wenige Fälle zur Untersuchung heranziehen können, die neben sicherem klinischen Befunde auch stets positive Reaktion boten. Die Beobachtung von Bauer, daß Säuglingen der natürliche, im Menschenserum vorhandene Hammelblutamboceptor fehlt, haben wir ebenfalls gemacht.

Auch in der Literatur sind die serodiagnostischen Untersuchungen bei hereditärer Lues noch nicht zahlreich. So untersuchten Hoffmann und Blumenthal ein hereditär-luetisches Kind und dessen Eltern; sie fanden positive Reaktion bei Mutter und Kind, der Vater reagierte negativ.

Arning berichtet von 5 Fällen, bei 3 war die Reaktion positiv.

Fischer und Meier untersuchten 4 Fälle, 3 mal mit positivem Resultat; der negative Fall war längere Zeit in spezifischer Behandlung.

Schonnefeld fand bei drei Fällen stets positive Reaktion. Bei dem ersten Falle handelt es sich um einen 18 jährigen Patienten mit typischer Sattelnase und Ozaena; bei dem zweiten um ein 2 jähriges Kind mit pustulösem Exanthem (Vater Luetiker). Interessant ist der dritte Fall. Er betrifft ein anscheinend völlig gesundes Kind, dessen Blutreaktion aber stark positiv ist. Nach einiger Zeit stellt sich Coryza und ein sehr ausgesprochenes Exanthem ein. Das Kind stirbt an Lues. In der Leber werden massenhaft Spirochäten gefunden.

Über seine an 16 hereditär-syphilitischen Kranken gesammelten Erfahrungen berichtet Ledermann: „Es befanden sich darunter drei Säuglinge in den ersten Lebenswochen; bei zweien hatten wir Gelegenheit, die Mütter gleichzeitig zu untersuchen und ebenfalls positive Reaktion festzustellen. Überhaupt konnten wir in elf Fällen die mütterliche Syphilis und in fünf serologisch untersuchten Fällen positive Reaktion bei den Müttern nachweisen. — Bei einer Mutter, deren zweijähriges Kind ein papulöses Exanthem aufwies, war noch ein Leukoderma colli sichtbar, bei einer anderen Frau mit tuberoserpiginösen Exanthem zeigte das fünfjährige Kind Plaques im Mund, während das neunjährige, gleichfalls stark positiv reagierende symptomlos war. Möglicherweise lag in diesen beiden Fällen eine nach der Geburt erworbene Lues der Kinder vor. — Bei einem 25 jährigen Mädchen mit cerebraler Lähmung wurde ebenso wie bei ihrer an hochgradiger Arteriosklerose leidenden Mutter positive Reaktion festgestellt. — Bei drei Kindern, die wir seit der Geburt kannten, war die Reaktion positiv, trotzdem sie seit dem ersten Lebensjahr keine Lueserscheinungen mehr gehabt hatten. Ein besonders trauriges Schicksal hatte ein achtjähriger Knabe, der an Atrophia nervi optici und an Pupillenstarre litt und mit der Diagnose Endarteriitis specifica der Hirngefäße uns zugewiesen ward. Hier konnte die von der Mutter geleugnete Syphilis nicht nur aus der Anamnese — sechs Aborte, zehn Kinder im frühen Lebensalter gestorben — vermutet, sondern auch durch den stark positiven Ausfall der Serumreaktion außer jeden Zweifel gesetzt werden."

Halberstädter, Müller und Reiche untersuchten 68 Kinder mit klinisch sichergestellter Syphilis oder Verdacht auf Syphilis. Davon reagierten 30 positiv, 38 negativ. Bei diesen letzteren zeigten sich auch bei längerer Beobachtung keine Zeichen von Lues. In einem Falle wurde die bis dahin negative Reaktion positiv, von dem Moment ab, wo manifeste Erscheinungen auftraten. — Die von Bar und Dounay bei ihren Blutuntersuchungen Neugeborener beobachtete Hämolysenverzögerung durch gallenfarbstoffhaltige oder chylöse Seren ist weder eine neue Tatsache (s. unsere Arbeit, Zeitschr. f. Hyg.), noch wird sie für einen geübten Untersucher Fehlerquellen bieten.

Die Bedeutung, welche die Serumuntersuchung für die Diagnose der hereditären Lues hat, weicht natürlich nicht von der für die Lues überhaupt ab und braucht daher nicht noch einmal erörtert zu werden. Nur auf einen Punkt möchte ich hinweisen. Gerade für die Fälle, in denen wir wegen Lues der Eltern mit der Möglichkeit einer Lues congenita zu rechnen haben, ist die Blutuntersuchung von unschätzbarem Wert. Bisher haben wir anscheinend völlig gesunde Kinder luetischer Eltern nie oder sehr selten einer spezifischen Behandlung unterworfen, mußten aber doch recht häufig später die Erscheinungen der Lues congenita tarda konstatieren. Jetzt sind wir in der Lage, bei den kleinen, anscheinend ganz gesunden Patienten durch fortlaufende Blutuntersuchungen eine Kontrolle zu üben, und je nach deren Ausfall eine Behandlung einzuleiten oder nicht.

Wie wichtig derartige Blutuntersuchungen bei der Nachkommenschaft luetischer Personen sind, geht auch aus den Beobachtungen von Linser hervor. Dieser fand positive Reaktion bei zwei Drittel der Kinder luetischer Eltern, während nur ein Drittel Symptome zeigten. Von achtzehn Enkeln syphilitischer Großeltern hatten vier eine positive Reaktion; davon wiesen drei Symptome (Atrophien, Wachstumstörungen) auf.

Aber auch eine Reihe wichtiger, die **Vererbungsgesetze** betreffender Fragen sind bei Gelegenheit dieser Untersuchungen über hereditäre Syphilis bearbeitet und schon jetzt wesentlich gefördert worden. So konnten Bab und Plaut den Nachweis erbringen, daß die komplementbindenden Substanzen auch in die Milch luetischer Mütter übergehen können. Wir haben uns von der Richtigkeit dieser Angabe bei einigen Fällen überzeugen können, in anderen jedoch ergab die Milchuntersuchung im Gegensatz zum positiv reagierenden Serum ein negatives Resultat.

Nun könnte man annehmen, daß eventuell die mit der Milch der luetischen Mutter ausgeschiedenen Stoffe auf das gesunde Kind übergehen können und bei diesem eine positive Reaktion hervorrufen, also Krankheit dort vortäuschen können, wo in Wirklichkeit keine vorhanden ist.

Gegen diese Annahme sprechen folgende Gründe:

1. Nehmen wir an, daß die komplementbindenden Substanzen keine Antikörper, sondern der Ausdruck einer physikalisch-chemischen Veränderung des Serums, bzw. der Milch sind, so wäre eine durch die Milch hervorgerufene gleiche Veränderung des kindlichen Blutes völlig unverständlich.

2. Halten wir aber an der Antikörpernatur der komplementablenkenden Stoffe fest, so wissen wir aus der Immunitätslehre, daß der Übergang von Antikörpern mit der Milch auf den Säugling zwar möglich, aber je nach der Natur der betreffenden Antikörper und wahrscheinlich auch der betreffenden Tierart großen Schwankungen unterworfen ist. So fanden z. B. Widal und Sicard, daß bei Mäusen die Agglutinine durch die Milch übertragen werden können, während beim Meerschweinchen, Katzen und beim Menschen keine sicheren Resultate erzielt werden konnten. Ebenso konnten Kasel und Mann bei einem mit agglutininhaltiger Milch ernährten Säugling keine Agglutination des Serums nachweisen, wohingegen wieder Griffon und Landouzi, sowie Castaigne einen Übergang von Typhusagglutininen auf das Kind durch die Milch der typhuskranken Mutter fanden. In neuerer Zeit hat nun wieder Stäubli (Arch. f. Kinderheilk., 1909) gezeigt, daß Typhusagglutinine beim Meerschweinchen wohl durch die Placenta auf die Föten übertragen werden, daß hingegen ein Übergang durch die Milch trotz hohen Agglutiningehaltes nicht stattfindet. Auch für die Antitoxine sind die Verhältnisse in dieser Beziehung nicht einheitlich. So fand z. B. Salge kein Antitoxin im Blute von Säuglingen, die er mit diphtherie-antitoxinhaltiger Ziegenmilch ernährte. Aber selbst, wenn man bei Lues einen Übergang der komplementbindenden Substanzen der Frauenmilch annimmt, muß man bedenken, daß es sich dann hierbei nur um eine passive Übertragung handeln würde, die nur von kurzer Dauer sein kann. Man wird also in praxi richtiger handeln, wenn man bei positiver Reaktion und anscheinend gesundem Kind latente Lues annimmt.

Noch interessanter sind die Versuche an der Hand der Serumreaktion, alte Streitfragen auf dem Gebiete der Syphilisvererbung, nämlich das Vorkommen der paternen Vererbung und die Berechtigung **des Colles'schen und Profetaschen Gesetzes** zu klären.

Der erste, der diese Fragen an einem allerdings sehr kleinen Material zu bearbeiten suchte, war Rudolf Müller an der Fingerschen Klinik. Er fand, daß das Serum von Frauen, trotz häufiger Aborte und Frühgeburten, bei erwiesener Lues des Mannes keine Reaktion auf Lues zu zeigen braucht, und daß andererseits das Serum der Kinder negativ reagieren könne, selbst wenn bei der Mutter Lues erwiesen ist und deren Serum positive Reaktion zeigt.

Knöpfelmacher und Lehndorff nahmen dann diese Studien in größerem Maßstabe auf. Es gelangten zur Untersuchung 45 Frauen, die hereditär-luetische Kinder geboren hatten. 32 dieser Frauen hatten nach ihren Angaben niemals Luessymptome gehabt und sind auch nicht antiluetisch behandelt worden. Positive Reaktion fand sich in 18 dieser 32 Fälle = 56,2 Prozent.

Dreizehn Frauen hatten frühere Lues zugegeben; ein Teil davon war auch antiluetisch behandelt worden. Von diesen dreizehn wiesen acht Fälle positive Reaktion auf = 61,5 Prozent.

(Nebenbei sei nur erwähnt, daß das Serum von acht hereditär-luetischen Kindern siebenmal Komplementablenkung zeigte.)

Es geht also aus diesen Untersuchungen hervor:

1. Daß die Seren der Mütter von hereditär-luetischen Kindern in ungefähr gleich hohem Prozentsatze Komplementfixation zeigen bei sicherer wie bei bisher unbekannter Syphilis;

2. daß die Mütter hereditär-luetischer Säuglinge einen positiven Ausfall der Reaktion in ungefähr gleichem Prozentsatze zeigen wie Menschen, die sich im Latenzstadium der Syphilis befinden.

Den Anschauungen Knöpfelmachers und Lehndorffs schließt sich nach seinen Versuchen I. Bauer an. Opitz berichtet, daß er bei 10 syphilitischen Müttern immer positive Reaktion fand, während nur zwei neugeborene Kinder dieser Mütter reagierten.

Auch Friedländer fand stets positive Reaktion bei den Müttern hereditär-luetischer Kinder.

Ein größeres Material bearbeiteten wieder Thomsen und Boas. 9 Kinder im Alter von 14 Tagen bis 6 Monaten mit kongenitaler Syphilis gaben sämtlich positive Reaktion. Ebenso 4 Patienten mit tardiver kongenitaler Lues. Auf Grund von Untersuchungen an 32 luetischen Müttern und deren Kindern, bei denen die Serumreaktion noch durch histologische Untersuchung der Nabelschnur und Röntgendiagnose einer etwaigen Osteochondritis ergänzt worden ist, schließen Th. und B., daß

1. eine positive Reaktion bei der Mutter die Aussicht verringert, daß das Kind gesund geboren wird,

2. im Organismus des latent syphilitischen Kindes während der ersten Monate eine Vermehrung der bei der positiven Reaktion wirksamen Stoffe stattfindet und daß die Reaktion bei der Geburt ganz fehlen kann,

3. daß bei Kindern mit klinischen Symptomen kongenitaler Lues die Reaktion konstant zu sein scheint; ebenso bei älteren Individuen mit tardiver, hereditärer Syphilis,

4. daß Mütter, die syphilitische Kinder gebären, selbst als syphilitisch anzusehen sind, wenn ihr Blut positive Reaktion ergibt.

Engelmann findet, daß alle scheinbar gesunden Mütter kongenitalluetischer Kinder positiv reagieren. Als für den maternen Ursprung der kongenitalen Lues beweisend wird ein Fall mitgeteilt, in dem eine symptomfreie Frau, aus deren erster Ehe mit einem luetischen Manne mehrere luetische Kinder entsprossen waren, mit einem notorisch gesunden Manne wieder luetische Kinder erzeugte. Alle derartigen Mütter sind also als latentsyphilitisch und behandlungsbedürftig zu betrachten. Rietschel fand bei 12 Müttern hereditär-luetischer Kinder (und zwar bald nach der Geburt) stets positive Reaktion, obwohl bei 6 dieser Frauen klinisch und anamnestisch nichts von Lues bekannt war. In drei Fällen gab das Blut des Vaters keine Reaktion. Frankl sah bei 8 Müttern hereditär-luetischer Kinder in allen Fällen positive Reaktion und Baisch fand bei 72 Müttern sicher luetischer Kinder 63 positiv reagierende, obwohl nur 21 von ihnen Erscheinungen darboten. Die Ehemänner der 9 negativ reagierenden

Mütter zeigten, soweit untersucht, stets positive Reaktion. Bei den 9 „negativen" Müttern handelte es sich 6 mal um Erstgebärende, bei 4 von ihnen wurden Spirochäten in der Placenta nachgewiesen. Baisch folgert aus seinen Untersuchungen, daß 90 Proz. aller Mütter luetischer Kinder sicher syphiliskrank sind, wenn auch nur $^2/_3$ von ihnen Erscheinungen aufweisen. Er betont aber, daß möglicherweise ein geringer Prozentsatz von Erstgebärenden (höchstens 5 Proz.) der Infektion entgehen (paterne Vererbung?) (s. auch Bab, Bunzel, M. Joseph, Gifford).

Die Frage der Übertragung einer postkonzeptionell erworbenen Syphilis von der Mutter auf das Kind hat an der Hand der Serumreaktion Wechselmann studiert. Er kommt danach zu dem Schluß, daß die insbesondere von Bab und Lesser vertretene Anschauung, wonach die postkonzeptionelle Syphilis für die Mutter relativ ungünstig, für das Kind jedoch günstig sei, für die Mehrzahl der Fälle nicht zu Recht besteht. Nach Wechselmanns Erfahrungen verläuft die postkonzeptionelle Syphilis bei den Müttern nicht schwerer als gewöhnlich, bei den anscheinend völlig gesunden Kindern besteht meist positive Reaktion. Wechselmann hält es für sicher, „daß die Syphilis viel öfter, als man gemeinhin annimmt, jahrelang als wirklich okkulte — nicht bloß ignorierte — Syphilis lediglich im Innern des Körpers verläuft". Es ergibt sich daher einmal die Notwendigkeit, lediglich auf die positive Reaktion hin die Neugeborenen antisyphilitisch zu behandeln und bei Lues der Eltern sich nicht auf Symptomfreiheit der Neugeborenen und einmaligen negativen Ausfall der Reaktion zu verlassen, sondern in passenden Abständen die serodiagnostische Kontrolle zu wiederholen. Wechselmann warnt ferner davor, ein negativ reagierendes Kind einer positiv reagierenden Mutter anzulegen, eher hält er das Umgekehrte für erlaubt, da er sowohl durch Mazenauers Kritik als durch die serodiagnostischen Untersuchungen davon überzeugt ist, daß alle anscheinend gesunden Mütter hereditär-luetischer Kinder selbst bei negativer Reaktion sämtlich latentkrank sind.

Diese Annahme dürfte sich in der Tat immer mehr erweisen, wie gleich noch näher erläutert werden soll. Die „Immunität" dieser Personen ist zwar vorhanden, sie ist aber eine scheinbare und beruht nicht auf einer erworbenen Unempfänglichkeit, sondern ist bedingt durch noch bestehende Krankheit. Diese Erkenntnis steht ja in völligem Einklange mit den Tierversuchen Neissers, die gezeigt haben, daß — wenigstens bei der Affensyphilis — eine echte Immunität bei Lues überhaupt nicht vorkommt und daß ein Tier nur so lange vor einer, wenigstens sichtbaren, Neuinfektion geschützt ist, als es noch latent krank ist.

Anhangsweise möchte ich noch erwähnen, daß Knöpfelmacher und Lehndorff Gelegenheit hatten, 3 Fälle von Hydrocephalus chronicus congenitus, welche zum „Ballonschädel", d. h. schon in den ersten Lebensmonaten zu blasenartigen Auftreibungen des Gehirnschädels führten, zu untersuchen. Bei allen war die Reaktion negativ. Ein anderer Fall von Hydrocephalus chronicus, bei dem die Kopfform gegen den sogenannten Hydrocephalus chronicus congenitus, die Anamnese dagegen für Lues sprach, reagierte positiv. Es ist also der Schluß erlaubt, daß in der Mehrzahl der Fälle der Hydrocephalus chronicus congenitus mit Ballonschädel als nicht auf Lues beruhend anzusehen ist. —

Es kann natürlich nicht Zweck dieser Arbeit sein, ausführlich auf die Vererbungsgesetze bei Syphilis einzugehen, Fragen, die aufs eingehendste von Neisser, Fournier, Matzenauer u. a. beleuchtet worden sind. Es muß hier nur in Kürze untersucht werden, inwieweit unsere bisherigen Erfahrungen mit der Serodiagnose die Kenntnisse auf diesem Gebiete gefördert haben.

I. Das Colles-Beaumèssche Gesetz lehrt, daß Frauen, die (vom Vater her) syphilitische Kinder geboren haben, anscheinend gesund bleiben können und immun gegen Syphilis geworden sind.

Die allseitig anerkannte „Immunität" der Mütter hereditär-luetischer Kinder ist nun gedeutet worden:

1. als echte Immunität, hervorgerufen durch:

    a) passive Immunisierung infolge Übergang von Antikörpern vom kranken Kind auf die gesunde Mutter,

    b) aktive Immunisierung. Das bei jedem Coitus in die gesunde Mutter gelangende virusführende Sperma des kranken Mannes soll aktiv immunisieren (Finger: Analogie mit intraperitonealer Lyssaimmunisierung),

2. als scheinbare Immunität, bedingt durch latente Krankheit. Für diese Auffassung sind insbesondere Fournier und Matzenauer eingetreten. Sie führen gegen eine echte Immunität folgende Gründe an (Matzenauer):

    a) bei keiner anderen Infektionskrankheit ist eine spermatische Vererbung zu erweisen, sondern es findet stets nur eine materne Vererbung statt.

    b) Eine Vererbung dauernder Immunität gibt es nicht (Ehrlich). Diese kann höchstens eine passive und daher rasch verschwindende sein.

Für welche Auffassung sprechen nun die bisher vorliegenden Serumuntersuchungen?

1. Es geht aus den Versuchen von Bauer, Engelmann, Rietschel usw. hervor, daß alle kurz nach der Geburt hereditär-luetischer Kinder untersuchten Mütter positive Reaktion zeigen.

2. Die Untersuchungen von Knöpfelmacher und Lehndorff beweisen, daß diejenigen Frauen, die innerhalb der letzten 4 Jahre luetische Kinder geboren haben, in demselben Prozentverhältnis positiv reagieren wie latente Luetiker.

Nach unserer Auffassung von der Bedeutung der positiven Reaktion ergibt sich daraus der Schluß:

Die Mütter hereditär-luetischer Kinder sind trotz scheinbarer Gesundheit viel häufiger luetisch infiziert, als man bisher annahm.

Gegen diese Annahme könnte nur der Einwand sprechen, daß die positive Reaktion bei anscheinend gesunden Müttern dadurch zustande kommen könne, daß die Reaktionsstoffe auf placentarem Wege von kranken Kindern auf gesunde Mütter übertragen werden könnten, also in diesem Falle eine positive Seroreaktion in einem gesunden Organismus vorkommt. Diese Annahme ist nach den Erfahrungen der Immunitätslehre nicht von der Hand zu weisen, wenn sie auch gerade für natürliche Antikörper an und für sich schon unwahrscheinlich ist (Pfaundler, Arch. f. Kinderheilk. XVIII). Es stehen ihr jedoch noch außerdem folgende Bedenken entgegen:

1. Die Übertragung der Reaktionskörper auf eine gesunde Mutter kann nur eine passive sein. Es müßte also die positive Reaktion in kurzer Zeit nach der Geburt wieder aus dem mütterlichen Blute verschwinden. Derartige Befunde jedoch liegen vorläufig nicht vor. Es hat sich im Gegenteil ergeben, daß die positive Reaktion der anscheinend gesunden Mutter noch zu einer Zeit beobachtet werden kann, in der passiv übermittelte Reaktionsstoffe schon längst aus dem Blute verschwunden sein müßten.

2. Es kann häufig positive Reaktion der Mutter und negative Reaktion des Kindes vorkommen (Bauer, Wechselmann, wir selbst u. a.).

3. Es sind bereits eine Reihe von Fällen (Halberstädter, Müller und Reiche, Rietschel) bekannt geworden, bei denen das hereditär-luetische Kind bei der Geburt noch negative Reaktion zeigte und erst kurz vor oder bei Ausbruch der Luessymptome positiv reagierte. Trotzdem war zur Zeit der Geburt die Reaktion bei der scheinbar gesunden Mutter vorhanden. Es war also in diesen Fällen ein intrauteriner Übergang der Reaktionsstoffe ausgeschlossen.

Haben wir demnach Grund zu der Annahme, daß die positive Reaktion anscheinend gesunder Mütter hereditär-luetischer Kinder Krankheit bedeutet und ziehen wir noch in Erwägung, daß die Neisserschen Affenversuche nicht den geringsten Anhaltspunkt für das Vorkommen echter Immunität bei Syphilis ergeben haben, so wird eine Abänderung des Colles-Beaumèsschen Gesetzes erforderlich:

Mütter hereditär-luetischer Kinder sind nicht gesund und immun, sondern sie sind in der Regel latent-syphilitisch und infolgedessen **scheinbar** immun[1]).

Gibt es nun Ausnahmen vom Collesschen Gesetz, d. h. kann die „Immunität" der Mütter hereditär-luetischer Kinder ausbleiben? Nach unseren heutigen Kenntnissen könnte man diese Erscheinung nur so erklären, daß Frauen hereditär-luetische Kinder gebären und trotzdem wirklich gesund bleiben können. Diese Möglichkeit steht oder fällt mit den Ansichten über die Möglichkeit einer

II. paternen Vererbung der Syphilis.

Matzenauer, der das Vorkommen einer paternen Vererbung in Abrede stellt, hat die hier in Betracht kommenden Fragen auf das eingehendste beleuchtet

---

[1]) Zu dieser Auffassung steht der Befund von Buschke in völligem Einklang, der in den Lymphdrüsen einer anscheinend völlig gesunden Mutter, die ein hereditär-luetisches Kind geboren hatte, Spirochaeta pall. nachweisen konnte.

und Gründe und Gegengründe in übersichtlicher Weise zusammengestellt. Allerdings bedürfen einzelne seiner Beweise gegen die paterne Vererbung heute bereits einer Revision. Wissen wir doch z. B., daß die Annahme, das Sperma eines Syphilitikers sei nicht infektiös, irrig ist, nachdem durch die Versuche Neissers und Fingers durch Hoden- und Spermaimpfungen Lues auf Affen übertragen worden ist. (Natürlich beweisen diese positiven Impfungen nicht, daß das Virus sich innerhalb der Spermatozoen befindet, sondern sie zeigen nur, daß die Samenflüssigkeit als solche infektiös sein kann.)

Neisser, der bereits vor Matzenauer unsere Kenntnis über die paterne Vererbung einer Kritik unterzogen hat, ist zwar auch der Anschauung, daß die Häufigkeit des Vorkommens derselben im allgemeinen enorm überschätzt wird, gibt aber die Möglichkeit einer paternen Vererbung zu. „Die Tatsache, daß eine gesunde Frau ein (vom Vater her spermatisch infiziertes Kind) gebären kann, steht fest, da die Gesundheit einer solchen Frau erwiesen ist durch die Beobachtung nachträglicher Infektion."

Die bisher vorliegenden Serumuntersuchungen haben die Frage von der paternen Vererbung noch nicht geklärt. Man kann nur sagen, daß die durch die Blutuntersuchung bewiesene Krankheit anscheinend völlig gesunder Mütter wieder ein Argument dafür ist, daß die materne Vererbung der Syphilis die Regel bildet. Das tatsächliche Vorkommen einer paternen Vererbung wird sich voraussichtlich durch die Serumreaktion überhaupt nicht beweisen lassen. Denn selbst wenn Fälle bekannt werden (Baisch), bei denen die Blutreaktion der Mutter bei der Geburt eines kranken Kindes negativ ist, so kann dies, wie Rietschel mit Recht bemerkt, nichts mit Sicherheit beweisen, da der negative Ausfall der Reaktion nicht sicher gegen Lues gedeutet werden kann (siehe auch die positiven Spirochätenbefunde in der Placenta trotz negativer Reaktion [Baisch]). Findet die Blutuntersuchung der Mutter aber gar jahrelang nach der Geburt des kranken Kindes statt, so beweist eine negative Reaktion noch weniger. Wir müssen dies bedenken, wenn man z. B. folgenden Fall in Betracht zieht, der der Privatpraxis des Herrn Geheimrat Neisser entstammt und der geradezu evident für das Vorkommen einer paternen Vererbung zu sprechen scheint:

Ein Vater von 5 bisher gesunden Kindern hatte sich 1887 infiziert und war nach verschiedenen Kuren seit 1903 völlig symptomlos. Das dritte Kind erkrankte an typischer Keratitis parenchym. Es wurde eine serodiagnostische Untersuchung bei Vater, Mutter und allen fünf Kindern vorgenommen. Positiv reagierten nur der Vater und das augenkranke Kind. Hier könnte man eine rein paterne Vererbung annehmen, wenn nicht die oben angeführten Bedenken bestünden. Dazu kommt, daß man für solche Fälle auch eine etwaige Infektion post partum in Betracht ziehen muß.

Die Serumreaktion spricht also gegen die Häufigkeit einer paternen Vererbung, sie schließt aber die Möglichkeit des Vorkommens derselben — wenigstens nach den bisherigen Untersuchungen — noch nicht aus.

III. Das Profetasche Gesetz sagt, daß gesunde Kinder luetischer Eltern wenigstens bis zur Pubertät immun gegen Syphilis seien. Auf die insbesondere von Neisser und Matzenauer ausführlich erörterten klinischen Gründe, die gegen die Richtigkeit des Gesetzes sprechen (Ausnahmen des Gesetzes, zahllose Infektionen sub partu usw.), sei hier nicht eingegangen.

Die Serumuntersuchungen haben insofern gegen die Berechtigung des P.schen Gesetzes gesprochen, als sie bewiesen haben, wie häufig anscheinend völlig gesunde Kinder hereditär-luetischer Eltern positive Reaktion zeigen, also syphilitisch und deshalb scheinbar immun sind. Einwände, die sich auf einen placentaren Übergang der Reaktionsstoffe beziehen, könnten natürlich auch gegen die Beweiskraft der positiven Reaktion solcher Kinder gemacht werden. Dieselben Gründe, wie sie unter I. erörtert wurden, dürften diese Einwände widerlegen. Hier seien noch zwei weitere erwähnt, die sich auf die positive Reaktion der Kinder beziehen:

1. Es sind Fälle bekannt, in denen nach postkonzeptioneller Infektion der Mutter Lues ausbrach, die Reaktion der Mutter dauernd negativ blieb, ein luetisches Kind mit positiver Reaktion geboren wurde und erst nach längerer Zeit die positive Reaktion sich auch bei der Mutter einstellte (Wechselmann).

2. Die positive Reaktion ist bei Kindern von der Geburt ab bis zur 5. und 6. Woche konstatiert worden und zwar auch dann, wenn die Kinder nicht von der luetischen Mutter gestillt wurden. Es ist dies ein Zeitraum, in dem passiv übertragene Antikörper bereits hätten verschwunden sein müssen (Wechselmann).

Diese Gründe sprechen also wiederum strikte gegen einen placentaren Übergang der Antikörper von Mutter auf Kind oder umgekehrt.

Es ergibt sich also: Außer den zahlreichen klinischen Gründen, die gegen die Gültigkeit des Profetaschen Gesetzes sprechen, zeigt der Ausfall der Serumreaktion, daß gerade in den Fällen, die man als beweisend für die echte Immunität anscheinend gesunder Kinder angesehen hat, Lues und daher scheinbare Immunität vorliegt.

Die Serumuntersuchungen an hereditär-luetischen Kindern haben schließlich Klärung in eine der interessantesten Fragen auf dem Gebiete der kongenitalen Syphilis gebracht, nämlich in die Tatsache, daß bei kongenital infizierten Kindern so häufig nach der Geburt nicht das geringste von Lues nachweisbar ist, und daß, wenn nicht schon bei oder gleich nach der Geburt die Lues manifest ist, die Krankheit in der Regel erst in der 4. bis 8. Woche nach der Geburt zum Ausdruck kommt. Dieses wochenlange Freibleiben von Erscheinungen wird nun besonders häufig bei Kindern solcher Mütter beobachtet, die klinisch scheinbar völlig gesund sind, Fälle, für die gerade von den Anhängern der paternen Vererbung dieser Infektionsmodus angenommen wird. Durch diese Annahme wird aber der Verlauf der kongenitalen Lues ganz wunderbar und völlig abweichend von dem bei der postfoetalen Syphilis zu beobachtenden. Denn es müßte gefolgert werden, „daß in diesen Fällen der Infekt bei der Konzeption stattgefunden hat und daß das Kind, trotzdem es infiziert war, sich 9 Monate gesund erhielt und erst nach der Geburt, etwa 6 Wochen danach, klinisch die Lues zum Ausbruch kam, während wir wissen, daß ein gesundes Kind im Mutterleib durch eine nachträgliche Infektion der Mutter mit Syphilis (postkonzeptionelle Syphilis) sogar noch abortiert oder als syphilitische Frühgeburt geboren werden kann" (Rietschel).

Die Serumreaktion hat nun gezeigt, daß ungemein häufig bei symptomlosen Kindern luetischer Mütter (manifester oder latenter) kurz nach der Geburt negative Reaktion gefunden wird, und daß die positive Reaktion erst einige Wochen post partum auftritt, worauf dann bald die ersten manifesten Krankheitssymptome einsetzten. In selteneren Fällen wird die Reaktion sogar erst gleichzeitig mit dem Auftritt der Erscheinungen positiv.

Es ist nun zwar immer betont worden, daß eine negative Reaktion nicht beweisend sei; bei der großen Regelmäßigkeit derartiger Befunde ist aber hier der Schluß erlaubt, daß die betreffenden Kinder zwar infiziert, aber noch nicht vom Syphilisvirus durchseucht sind, daß vielmehr die Generalisation des Virus erst kurz vor dem Auftreten der positiven Reaktion erfolgt. Daraus geht aber hervor, daß in diesen Fällen die Infektion erst bei der Geburt stattgefunden haben kann und daß daher die eigenartige Latenzzeit kongenital-luetischer Kinder darauf beruht, daß sie sich kurz nach der Geburt im ersten Inkubationsstadium der Syphilis befinden. Es kann sich also in diesen Fällen nur um eine materne Infektion intra partum handeln.

Von neueren Arbeiten über dieses Gebiet seien noch folgende erwähnt:

J. Bergmann hat 20 Mütter heredität-luetischer Kinder untersucht und 18 mal positive Reaktion gefunden; ein Fall, der gerade am Ende der Kur stand, reagierte inkomplett, ein zweiter, der erst zwei Jahre post partum und nach mehreren Kuren zur Untersuchung kam, war negativ. Bergmann betrachtet daher alle Mütter heredität-luetischer Kinder als syphiliskrank und fordert spezifische Behandlung, auch wenn keine Symptome bestehen.

Knöpfelmacher und Lehndorff haben ihre früheren Untersuchungen fortgesetzt. Es reagierten von 91 Müttern heredität-luetischer Kinder, die angeblich keine Lues hatten, positiv 54 = 59,3%, von 25 Müttern mit sicherer Lues positiv 18 = 72%, insgesamt von 116 Müttern positiv 72 = 62%. Es besteht kein Unterschied bezüglich der Häufigkeit der positiven Reaktion, mögen Frauen ein einziges oder viele syphilitische Früchte geboren haben. Frauen, die wenige Wochen nach der Geburt einer syphilitischen Frucht untersucht wurden, reagierten in einem hohen Prozentsatz positiv (72—91%), Frauen, deren letzte Entbindung mehrere Jahre zurückliegt, ungefähr in 40 bis 50%. Collessche Mütter verhalten sich also bezüglich der Reaktion wie Syphilitiker.

Auch Reinhart kommt zu folgenden Schlüssen: Symptomlose Mütter heredität-luetischer Kinder sind latent luetisch und daher zu behandeln. Die Sera der Säuglinge von Müttern mit manifester Lues entsprechen oft nicht dem mütterlichen Serumbefund. Ebenso schließt Bering aus seinen Serumuntersuchungen, daß weder das Collessche noch das Profetasche Gesetz mehr Berechtigung hat: Mütter, die syphilitische Kinder gebären, sind nicht immun, sondern latent syphilitisch; Kinder syphilitischer Mütter sind entweder gesund oder luetisch, aber nicht immun.

Fischer fand von sechs Säuglingen mit florider Lues dreimal positive Reaktion (einer war vor der Behandlung negativ, nach der Behandlung positiv). Die Mutter eines fünf Monate alten luetischen Säuglings, die nie Erscheinungen gehabt, deren Mann aber Lues hatte, reagierte positiv.

Blumenthal fand unter 26 Gebärenden und deren Kindern in 19% der Mütter und 14% der Kinder positive Reaktion.

Nadosy wies in 60% der Nachkommen von Graviden, die positiv reagiert hatten, schon in der ersten Lebenswoche klinisch oder serologisch Lues nach.

Heynemann fand unter 80 Graviden sechs positiv; bei diesen sechs lag latente Lues vor und die Reaktion blieb auch im Wochenbett positiv.

Hochsinger zeigt an zwei Fällen, daß die Reaktion zuweilen auch zur Eruierung der Vaterschaft dienen kann. „Bei einem Ehepaar mit einem drei Wochen alten Kinde war bei letzterem die Reaktion positiv, beim Gatten und der Mutter negativ; es mußte also ein luetischer Vater des Kindes angenommen werden, der nicht der Gatte der Frau war. Unter diesem Vorhalt gab die Frau zu, daß das Kind nicht vom Gatten stammt." „In einem zweiten Falle zeigten Mutter und Kind positive Reaktion. Der Gatte aber nicht. Auch hier war der Gatte nicht der Vater des Kindes."

Ich möchte aber daran erinnern, daß diese aus der negativen Reaktion gezogenen Schlüsse zwar häufig stimmen werden, daß sie aber auch zu schweren Irrtümern führen können. Es wird sich also empfehlen, mit diesen eventuell das Eheglück gefährdenden Schlüssen recht vorsichtig zu sein. (Siehe ferner Demanche und Détré, Babinski und Barré.)

Der Einfluß der spezifischen Behandlung auf den Reaktionsausfall.

Wenn wir die Reaktion nochmals durch die verschiedenen Stadien der Syphilis verfolgen und dieser Betrachtung diejenigen der von uns beobachteten Fälle zugrunde legen, bei denen ein Einfluß der Therapie auf die Reaktion auszuschließen ist, so bemerken wir folgendes:

Im Primärstadium erfolgt, wie dies auch Blumenthal und Roscher hervorheben, in der Regel ein allmähliches Ansteigen der Reaktion. Im allgemeinen ist bis zur sechsten Woche post infectionem die Reaktion negativ oder schwach positiv und wird erst deutlich positiv, wenn bereits ein voll entwickelter Primäraffekt vorhanden ist. Es kommen aber nach unseren Erfahrungen (s. auch Fritz Lesser) Fälle vor, in denen die Reaktion schon positiv ist zu einer Zeit, wo der Primäraffekt noch nicht zu bemerken oder noch ganz unscheinbar ist.

Im Sekundärstadium ist die Reaktion bis auf wenige Ausnahmen stets positiv, im Tertiärstadium sinkt die Ziffer, indem ihr negativer Ausschlag trotz manifester Erscheinungen häufiger zu beobachten ist; und in den sogenannten Latenzstadien, besonders aber in der Spätperiode ohne Erscheinungen, geht die positive Reaktion auf eine Ziffer zurück, die beinahe nur der Hälfte der im manifesten Sekundärstadium zu beobachtenden entspricht.

Stellen wir unsere an 378 Fällen über den Reaktionsverlauf unbehandelter Fälle gewonnenen Erfahrungen graphisch dar, so ergibt sich folgende Kurve:

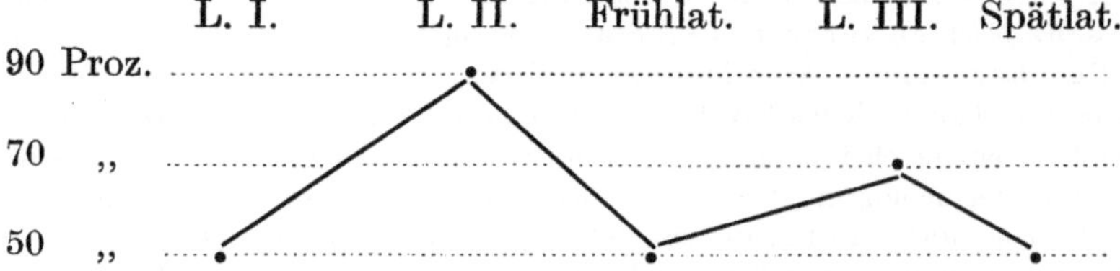

Es fragt sich nun, wie wirkt die spezifische Behandlung auf den Reaktionsausfall? Diese Frage muß geteilt werden in folgende:

1. Ist überhaupt ein Unterschied im Reaktionsausfall zwischen behandelten und unbehandelten Luetikern? Und

2. gelingt es im Einzelfalle durch spezifische Behandlung, eine positive Reaktion in eine negative zu verwandeln und sind wir in der Lage, den Reaktionsausfall zum Maßstab einer wirksamen Behandlung zu machen?

Die Tatsache, daß ein gewaltiger Unterschied bezüglich des Reaktionsausfalles bei behandelten und nicht behandelten Luetikern vorhanden ist, wurde zuerst von J. Citron und unabhängig davon von mir in Batavia festgestellt. Citron gibt davon folgende Zusammenstellung:

	Fälle	positiv:	negativ:
94	unbehandelte Luetiker und Tabiker . . .	77 = 81 Proz.	17 = 19 Proz.
67	behandelte Luetiker und Tabiker	37 = 65 ,,	20 = 35 ,,

Meine eigenen Erfahrungen sind folgende:

Es reagierten positiv:

	Behandelt:	Unbehandelt:
Lues II	45,1 Proz.	87,1 Proz.
Lues III	45,4 ,,	66,6 ,,
frühlatent	18,7 ,,	50 ,,
(4 Jahre post inf.)		
spätlatent	16,9 ,,	50 ,,

Insgesamt reagierten positiv:

Von behandelten Luesfällen	29,5 Proz.
,, unbehandelten Luesfällen	82,3 ,,

Es geht also aus diesen Zahlen hervor, daß besonders in den späteren Stadien der Krankheit die Zahl der positiven Reaktionen um so geringer wird, je energischer behandelt worden ist. Diese Tatsache gibt uns ein getreues Spiegelbild des altbekannten und anerkannten Nutzens einer spezifischen Behandlung bei Syphilis. Sie zeigt uns, daß diese Behandlung die Tendenz hat, nicht nur die sichtbaren Erscheinungen zu beseitigen, sondern auch jene feinsten biologischen Veränderungen des Blutes, die von der Krankheit gesetzt worden sind, und von denen wir jetzt erst Kenntnis erhalten haben, zur Norm zurückzuführen. Gleichzeitig lehrt uns diese Tatsache, daß — wenn wir so sagen dürfen — das „Normale" nach einer ausreichenden Syphilisbehandlung eine dauernd negative Reaktion ist, und daß daher eine positive Reaktion im Spätstadium zum mindesten eine nicht ganz gleichgültige Erscheinung sein kann (s. Latenzstadium).

Wenn bezüglich der Einwirkung, den eine vorausgegangene energische Syphilisbehandlung auf die Reaktion ausübt, völlige Übereinstimmung herrscht, so gehen doch die Meinungen über den Einfluß einzelner Kuren auf die positive Reaktion und die therapeutischen Schlüsse, die daraus zu ziehen sind, noch ziemlich weit auseinander.

Müller untersuchte im ganzen 48 Fälle vor und nach der Behandlung. 29 Fälle, d. h. 60,4 Proz., zeigten keinen Unterschied in der Reaktionsstärke vor und nach der Kur. Ein Fall (Sklerose, die präventiv behandelt wurde) zeigte nach der Behandlung stärkere Hemmung als vorher. Deutliche Abnahme der Hemmungsstärke bis zur völligen Lösung zeigten 18 Fälle. Erste Exantheme und frühe Rezidive zeigten eine größere Abnahme der Reaktionsstärke bei gleicher Behandlungsdauer als späte Rezidive und tertiäre Formen.

Heller untersuchte 77 Syphilitiker wiederholt im Verlaufe der Kur.

Von 20 vor der Kur negativen Fällen

    blieben negativ: 18,

    wurden positiv: 2 (Sklerosen präventiv behandelt).

Von 57 vor der Kur positiven Fällen

    blieben positiv: 18,

    reagierten erheblich schwächer: 17,

    wurden negativ: 22.

Ein Verschwinden der Reaktion wurde also in 38,66 Proz., eine Abschwächung überhaupt in 68,4 Proz. der Fälle konstatiert. „Ein deutlicher Zusammenhang zwischen der Schwere der Erkrankung und der Beeinflußbarkeit der Reaktion durch die Therapie hat sich nur insofern finden lassen, als die Fälle mit hereditärer und mit schnell rezidivierender Lues zu den hartnäckigsten zu gehören scheinen."

Schonnefeld fand unter 13 Fällen, die nach Beendigung der Kuren symptomfrei waren und vor der Kur positiv reagiert hatten, fünfmal eine deutliche und einmal einen schwachen Übergang zur negativen Reaktion. Bei allen noch mit Symptomen behafteten blieb trotz voraufgegangener mehr oder minder intensiver Behandlung die positive Reaktion bestehen. Vierzehn Patienten wurden nach Lenzmann mit Chinin. mur. behandelt. Ein Einfluß auf die Reaktion war nicht zu erkennen, aber auch der therapeutische Effekt entsprach nicht den Erwartungen.

Bering untersuchte den Einfluß der Behandlung bei 147 Fällen von Lues latens.

		positiv	negativ
Lues latens	147 Fälle		
unbehandelt	8 ,,	7	1
wenig und schlecht behandelt	70 ,,	52	18
chronisch intermittierend behandelt	69 ,,	11	58

Von den 70 gewissermaßen symptomatisch Behandelten reagierten also 52 positiv, während von 69 chronisch intermittierend Behandelten 58 negativ reagierten. Bering hebt mit Recht die großen Vorzüge der chronisch intermittierenden Behandlung gegenüber der symptomatischen hervor, die sich auch in diesen Untersuchungen ausdrücken.

Ledermann gibt folgende Zusammenstellung:

		positiv	Proz.
Frühlatente Lues			
mit Behandlung	88	69	78,8
ohne Behandlung oder Zahl der Kur unbekannt	27	24	88,8
Spätlatente Lues			
mit Behandlung	63	26	41,1
ohne Behandlung oder Zahl der Kur unbekannt	15	10	66,6

Latente Lues aller Stadien		positiv	Proz.
unbehandelt	54	44	81
1.—3. Kur	92	68	73,9
4 und mehr Kuren	59	27	47,7

Je gründlicher die Behandlung war und je weiter der Infektionstermin zurückliegt, um so mehr negative, um so weniger positive Reaktionen wurden gefunden.

Blumenthal und Roscher fanden in der Latenzzeit die Zahl der positiven Fälle abnehmend und zwar unabhängig von der verflossenen Zeit, proportional der Gründlichkeit der Behandlung. In ganz auffallender Weise zeigte sich. daß bei Frühbehandlung die Reaktion stets negativ wurde oder blieb.

Ganz anders verhielt es sich nach Kuren, die wegen Allgemeinerscheinungen oder in der Latenz vorgenommen wurden. Hier blieb die Reaktion häufig positiv und auch der Versuch, durch forcierte Kuren ein Umschlagen der Reaktion herbeizuführen, mißglückte.

In 5 von 33 vor und nach der Kur untersuchten Fällen war die vor der Kur negative Reaktion nachher positiv geworden. Es würde dies die Möglichkeit andeuten, daß auch für die Reaktion latente Herde durch Quecksilber manifest werden können. Eine derartig exzitierende Wirkung des Hg konnten sie z. B. bei 2 Fällen von Hirnlues beobachten. Im übrigen fand sich, daß die Reaktion im Latenzstadium, ohne daß Kuren interponiert wären, oft sehr wechselnd ist. B. und R. kommen also zu folgenden Schlüssen:

1. Daß ein Einfluß der Kuren auf die Reaktion zwar vorhanden ist, aber nicht immer sofort deutlich und regelmäßig hervortritt.

2. Daß es auch durch besonders energische Kuren nicht immer gelingt, die Reaktion zum Schwinden zu bringen.

3. Daß die Länge der Kuren nicht nach dem Ausfall der Reaktion bemessen werden darf, da bei negativem Ausfall sie sehr bald wieder positiv wird und bei positivem Ausfall nach Beendigung der Kur sie noch nach Wochen ohne weitere therapeutische Maßnahmen abklingen kann.

4. Daß es unstatthaft ist, auf Grund eines negativen Ausfalls der Reaktion eine Kur zu unterlassen.

Auch nach W. Fischer scheint in den Frühstadien unter der Therapie die Reaktion eher negativ zu werden, wie bei den späteren Rezidiven. Es reagierten nach Beendigung der Kur von 18 Frühbehandelten 11 negativ, von 13 mit Lues I—II 8 negativ und von 38 im Sekundärstadium befindlichen 11 negativ und 11 deutlich schwächer. Bei den tertiären Formen dagegen fand sich meist keine Änderung. Von 10 anfangs positiven Latenten wurden nach einer Kur 2 negativ.

Unterschiede bezüglich der Art der Hg-Applikation ließen sich nicht nachweisen. Im übrigen stellt sich Fischer, was die Bedeutung der Reaktion für die Therapie anbelangt, auf einen sehr skeptischen Standpunkt — allerdings mit recht schwachen Argumenten.

Ein entschiedener Verfechter der Beeinflussung der Reaktion durch die Therapie ist Boas. Dieser Autor untersuchte 82 sekundäre Luetiker vor und nach der Behandlung. Vor derselben war die Reaktion bei allen positiv; nach der Behandlung boten 76 Patienten keine Reaktion mehr dar, 6 reagierten noch positiv. Unter diesen 6 ist einer zur weiteren Beobachtung nicht erschienen, die 5 anderen haben alle innerhalb eines Monats nach der Behandlung Rezidive bekommen, während im Laufe dieser Zeit bei den 76 negativen nur dreimal Rezidive beobachtet wurden.

Nach der Behandlung hat Boas 65 Patienten, deren Krankheit innerhalb der 3 ersten Jahre lag, untersucht. Sie boten alle unmittelbar nach der Behandlung keine Reaktion dar. Bei 62 wurde nach 1—2 Monaten die Reaktion wieder positiv. 8 hatten gleichzeitig Rezidive. Unter den restierenden 54 wurden 19 nicht behandelt; sie bekamen alle spätestens $1^1/_2$ Monate nach Konstatierung der positiven Reaktion Rezidive. Die übrigen 35 wurden alle, wenn positive Reaktion auftrat, sofort behandelt; keiner unter diesen bekam ein Rezidiv. (Beobachtungsdauer 3—5 Monate.) Boas schließt also: Daß eine positive Reaktion ein schnelles Rezidiv verheißt und daß man in den ersten Jahren nach der Infektion durch eine monatliche Serumuntersuchung und eine sofort nach Konstatierung der positiven Reaktion eingeleitete Therapie in vielen Fällen ein Rezidiv verhindern kann.

Diejenigen Autoren, die sich besondere Verdienste in diesen Fragen erworben haben, sind F. Lesser und besonders J. Citron.

Lesser stellte zunächst fest, daß es in den meisten Fällen gelingt, selbst stark positive Seren durch energische, oft länger als bisher üblich fortgesetzte spezifische Behandlung negativ zu machen. Durch die bisher als Norm angesehene Kur (30 Inunktionen; 12 unlösliche oder 25 lösliche Injektionen) gelingt es in zirka 35 Proz., eine negative Reaktion zu erhalten. Bei hereditärluetischen Kindern gelang dies nie. Auch reichlicher Alkoholgenuß wirkt störend auf die negative Umwandlung.

Was die Frage nach dem Wert der chronisch-intermittierenden Behandlung auf Grund der Serumreaktion anbelangt, so konstatiert L. zweifellos einen Unterschied zu ihren Gunsten. Er nennt „schlecht behandelte" Luetiker solche, die höchstens 1 Kur, „gut behandelte" solche, die mindestens 4 Kuren durchgemacht haben.

Hiernach kamen 168 Fälle zur Untersuchung.

115 gut behandelte: positiv 44 = 38 Proz.,
53 schlecht behandelte: positiv 29 = 55 Proz.

Jodkalium allein ist ebenfalls imstande, negative Reaktionen zu erzielen, dagegen gelang dies nie mit Atoxyl. Hier stehen die Angaben Lessers im Gegensatze zu denen Mühsams, der nach Jodkali nie, wohl aber durch Atoxyl die Umwandlung einer positiven in eine negative Reaktion beobachtete.

Die Wirkung von Jodkali auf die Reaktion ist in neuerer Zeit eingehender von Bizzozero studiert worden (s. daselbst auch die genauere Literatur

über diese Frage). Auch dieser Autor konnte einen gewissen Einfluß der Jod-
medikation auf den Ausfall der Reaktion feststellen, der aber bei weitem nicht
so konstant zu beobachten ist als beim Hg. B. glaubt, daß das Negativwerden
der Reaktion durch Jod nicht auf dem Jodgehalt des Blutes (cf. meine Versuche
S. 447), sondern darauf beruht, daß das Jod die syphilitischen Affektionen bessert
und dadurch erst eine Veränderung der Blutbeschaffenheit bedingt.

Daß dem in der Tat so ist, hat auch Stümpke gezeigt, der meine Versuche über den
Einfluß von Jodkali auf die Reaktion in vitro wieder aufgenommen hat. Daß Jodkali in bestimmten Konzentrationen die Hämolyse allein hemmen kann (Stümpke), war übrigens auch mir
damals nicht entgangen. Ich habe deshalb zu dem betreffenden Versuch Jodkali 1 : 500 gewählt,
eine Dose, bei der die Alleinhemmung nicht mehr in Betracht kommt. Es ist diese von Stümpke
beschriebene Wirkung übrigens durchaus nicht charakteristisch für das Jodkali, sondern läßt sich
mit einer großen Anzahl von anderen Salzen demonstrieren.

Einen deutlichen Einfluß von Injektionen von Arsenophenylglycin
(Ehrlich) auf die Reaktion berichtet Alt. Von 31 Paralytikern wurden 7 negativ
(1 wurde nach 5 Wochen wieder positiv, die anderen blieben negativ). Von
6 Epileptikern mit positiver Reaktion wurden 4 negativ. Bei einigen trat die
negative Reaktion schon 24 Stunden post injectionem auf.

Auf die zahlreichen Untersuchungen über die Umwandlung der Reaktion
durch das Ehrlich-Hata'sche 606-Präparat sei hier nur hingewiesen. (Alt,
Schreiber, Neisser-Kuznitzky, Lange, Munk u. a. Über den Einfluß der
Zittmann-Kur siehe Stern u. a.)

Am energischsten für eine hohe Bewertung der Serumreaktion als Kriterium
für die Art der Therapie der Syphilis tritt Citron ein. Aus seiner Zusammenstellung ergibt sich, daß es in mehr als $^3/_4$ aller Fälle mit positiver Reaktion
gelingt, durch die Quecksilberbehandlung die positive Reaktion zu vermindern und
nahezu in der Hälfte der Fälle zum Verschwinden zu bringen. Zuweilen läßt sich
dieses Ziel nur durch Fortsetzung der Kur über das bisher übliche Maß hinaus
erreichen. Citron formuliert folgende Gesetze:

1. Je länger das Syphilisvirus auf den Körper eingewirkt hat und je häufiger
es Rezidive gemacht hat, desto regelmäßiger und stärker ist der Antikörpergehalt
des Serums.

2. Je früher die Quecksilbertherapie eingesetzt hat, je länger sie fortgesetzt
wurde, je häufiger sie wiederholt ist, je zweckmäßiger die Applikationsform war
und je kürzer die Frist seit der letzten Kur ist, desto geringer wird der Antikörpergehalt, desto häufiger ist er gleich 0.

Citron stellt sich nun auf den, auch von uns (s. Latenzstadium) ein-
genommenen Standpunkt, daß dort, wo in Latenzstadien positive Reaktion zu
finden ist, in der Regel auch noch Syphilis vorhanden ist. Die Gründe, die hierfür
angeführt werden, sind folgende:

1. „Das Langebestehenbleiben der Reaktion bei fehlender oder unzu-
reichender Behandlung. Ich habe Fälle beschrieben, in denen die Reaktion
40—50 Jahre nach erfolgter Infektion noch positiv war. Nun gibt es keine
einzige Immunitätsreaktion von gleich langer Dauer. Allein dieser Analogie-

schluß genügt nicht. Es könnte ja sein, daß die W.sche Reaktion eine Sonderstellung einnimmt. Nun lehren aber gerade die von mir publizierten Versuche (s. Citron, Med. Klinik, 1909), daß mit dem Beseitigen der aktiven Syphilis die Reaktion schwindet, genau so, wie bei dem Abheilen des Typhus die Antikörperkurve nach kurzer Zeit fällt."

2. „Das Wiederaufflackern der Reaktion bei jedem Rezidiv."

„Diese Tatsache zeigt unwiderleglich, daß da, wo die latente Syphilis aktiv wird, von seltenen Ausnahmen abgesehen, die Reaktion auch wieder positiv wird."

3. „Der Einfluß der Behandlung auf die symptomlosen Fälle mit positiver Reaktion."

„Wenn man diese Fälle so auffaßt, daß die positive Reaktion nur eine überdauernde Immunitätsreaktion ist, dann ist dieser Einfluß unbegreiflich. Es sei denn, man mache die Hypothese, daß das Quecksilber direkt auf die Luesreagine zerstörend wirke. Hierfür fehlt aber jeder Anhaltspunkt. Soweit Versuche vorliegen, haben sie das Gegenteil erwiesen (Kreibich)."

Von diesem Standpunkte aus fordert Citron in Zukunft eine biologische Quecksilbertherapie an der Hand der Reaktion.

1. „Das Ziel der biologischen Quecksilbertherapie ist die Beseitigung aller sichtbaren Erscheinungen der Syphilis und der positiven Reaktion.

2. Die Resultate einer erfolgreichen Kur sind durch häufige Besichtigungen sowie durch chronisch intermittierende Untersuchungen des Serums zu kontrollieren. Jedes Wiederansteigen der Reaktion gibt ebenso wie die geringfügigste Manifestation die Indikation zu einer neuen Kur ab."

Wenden wir uns nun zu unseren eigenen Untersuchungen über diese Fragen.

Nachdem, wie aus Citrons und meinen ersten Untersuchungen hervorging, ein entschiedener Einfluß der spezifischen Behandlung auf die Reaktion festgestellt war, legte ich mir zuerst die Frage vor, wodurch die Behandlung die Reaktion zum Verschwinden bringen kann.

Es waren hier zwei Möglichkeiten vorhanden:

1. Die Syphilisheilmittel wirken direkt auf die Reaktionsstoffe, neutralisieren also direkt die „Antikörper" und bringen sie auf diese Weise zum Verschwinden oder

2. Die betreffenden Stoffe wirken auf das Syphilisvirus ein, vernichten oder schädigen dasselbe und bewirken auf diese Weise, daß eine Neuproduktion der vom Virus ausgelösten komplementbindenden Substanzen nicht mehr stattfinden kann.

Zur Entscheidung der ersten Frage habe ich zuerst folgende Reagensglasversuche angestellt:

1. Hebt Quecksilber die Wirkung der komplementbindenden Substanzen in vitro auf?

<table>
<tr><td align="center">A.</td><td align="center">B.</td></tr>
<tr><td align="center">1 ccm Luesserum</td><td align="center">1 ccm Luesserum</td></tr>
<tr><td align="center">+ 4 ccm Sublimat 1: 40 000 [1])</td><td align="center">+ 4 ccm phys. NaCl</td></tr>
</table>

$^1/_2$ Stunde bei 37 Grad.

<table>
<tr><td align="center">1 ccm der Mischung A.</td><td align="center">1 ccm der Mischung B.</td></tr>
<tr><td align="center">+ 0,2 Luesextrakt</td><td align="center">+ 0,2 Luesextrakt</td></tr>
<tr><td align="center">+ 0,1 Komplement</td><td align="center">+ 0,1 Komplement</td></tr>
</table>

In beiden Röhrchen komplette Hemmung.

2. Derselbe Versuch mit Jodkali 1:500 hat dasselbe Resultat.

Es hat sodann Dohi auf meine Veranlassung sehr ausgedehnte Versuche über die Beeinflussung der komplementbindenden Substanzen im normalen Kaninchenserum durch die Syphilisheilmittel angestellt.

Es wurde eine große Reihe normaler Kaninchen, deren Serum negativ reagierte, und eine Reihe normaler Kaninchen, die positive Reaktion darboten, fortlaufend teils mit Hg, teils mit Jodkali und teils mit Arsacetin vorbehandelt. Durch kontrollierende Untersuchungen an unbehandelten Tieren überzeugten wir uns, daß Schwankungen einer normalerweise negativen oder positiven Reaktion zwar vorkommen, aber doch zu den Seltenheiten gehören. Es konnten daher nur große Versuchsreihen einige Beweiskraft erlangen.

Es gelang nun auf keine Weise, weder durch Hg oder Jod noch durch Arsacetin, eine positive Reaktion beim Kaninchen negativ, noch etwa eine negative positiv zu machen.

Es geht also aus diesen Versuchen hervor, daß eine Einwirkung der Syphilisheilmittel auf die Reaktionsstoffe selbst wohl ausgeschlossen ist. Wir können nur annehmen, daß das Verschwinden der komplementbindenden Substanzen aus dem Luetikerserum durch eine spezifische Therapie darauf beruht, daß das Virus durch die Behandlung geschwächt oder abgetötet worden ist und auf diese Weise eine Neuproduktion jener Stoffe nicht mehr erfolgen kann. Daß eine direkte Abtötung des Syphilisvirus durch Hg, Arsacetin und bis zu einem gewissen Grade auch durch Jod erfolgt, dafür haben wir ja durch die Neisserschen Versuche feste experimentelle Grundlagen gewonnen.

Von diesen Gesichtspunkten aus wird man also nicht umhin können, das Schwinden der positiven Reaktion nach spezifischer Behandlung als den indirekten Ausdruck einer Schädigung des Virus aufzufassen und dieses Phänomen als einen therapeutischen Maßstab von größter Bedeutung zu betrachten.

Es überraschte uns sehr [2]), als neuerdings innerhalb ganz kurzer Zeit drei unabhängig voneinander entstandene Arbeiten erschienen, die übereinstimmend zu dem Schlusse kommen, daß Sublimat in bestimmten Mengen in vitro ein positiv reagierendes Serum in ein negatives verwandeln kann.

---

[1]) In der ersten Auflage war infolge eines Druckfehlers 1 : 10 000 angegeben worden.
[2]) cf. Wien. kl. W. 1910.

Epstein und Pribram (Zeitschr. f. exper. Pathol. u. Therap. Bd. 7, Wien. klin. Wochenschr. 1910, Nr. 8) fanden, daß ein Zusatz von 0,05 mg Sublimat zu 0,1 positiv reagierendem Luesserum die Reaktion aufhebt. Da aber auch die Kontrolle ohne Extrakt (Sublimatserum + Blut) schon allein (infolge des Sublimatgehaltes) hämolytisch wirkte, gingen sie mit der Konzentration des Sublimats noch weiter herunter und fanden, daß ein Zusatz von 0,05 $HgCl_2$ noch eine positive Reaktion verhindere, während dieselbe Sublimatdose mit Serum allein nicht hämolytisch wirkt. Aus dieser Beobachtung schließen sie, daß die Sublimathämolyse sich in ihrer Wirkung zur komplexen Hämolyse durch Immunserum addiere und daß daher das Negativwerden der Reaktion nach der Behandlung lediglich durch den Hg-Gehalt des Blutes bedingt sei. Das Umschlagen der Reaktion nach der Kur beweist also nichts für den Behandlungseffekt, sondern „könnte einen therapeutischen Erfolg vortäuschen". — Auf die Tierversuche und die Untersuchungen am Menschen, die Epstein und Pribram zum Beweise der Richtigkeit ihrer Anschauung anstellten, wird später eingegangen werden.

Királyfi (Wien. klin. Wochenschr. 1910, Nr. 5) kommt ebenfalls zu der Anschauung, daß die Zugabe von Sublimat in vitro in bestimmten Verdünnungen die positive Reaktion in eine negative verwandelt. Bezüglich der Deutung dieses Befundes kommt er jedoch zu einer entgegengesetzten Ansicht wie Epstein und Pribram. Während diese Autoren nämlich die negative Reaktion nach der Behandlung auf den Hg-Gehalt des Serums beziehen, sagt sich Királyfi, daß, wenn diese Anschauung richtig ist, das Blutserum mit Hg behandelter Luetiker schon an und für sich hämolytisch wirken müßte. Da dies jedoch, wie seine Untersuchungen lehren, nicht der Fall ist, so ist „bewiesen, daß nicht der Hg-Gehalt des Blutserums die Auflösung der roten Blutkörperchen und auf diese Weise die negative Wassermannsche Reaktion hervorruft, sondern daß wir es tatsächlich mit einer spezifischen, gegen den luetischen Prozeß gerichteten Wirkung des Hg zu tun haben". Es ist demnach dieses Phänomen „ein wirklicher und verläßlicher Indicator für die Einflußnahme der Behandlung auf den spezifischen Prozeß".

Zu demselben Resultat, daß nämlich Sublimat in vitro zugesetzt, positive in negative Reaktionen verwandelt, kommen schließlich Satta und Donati (Münch. med. Wochenschr. 1910, Nr. 11). Sie fassen, ohne übrigens auf die praktische Seite der Frage einzugehen, diese Erscheinung als Paralysatorenwirkung auf ein die positive Reaktion bedingendes hypothetisches Ferment auf und glauben für diese Auffassung eine Stütze in der Beobachtung zu finden, daß die durch Sublimat gehemmte antikomplementäre Wirkung durch Cyankali, welches das Hg. in eine nichtdissoziierbare Verbindung umsetzt, wiederhergestellt wird.

Bei der nicht nur theoretischen, sondern wie hervorgehoben, grundlegenden praktischen Bedeutung, welche die Frage über den Einfluß des Hg auf die positive Reaktion hat, schien es uns geboten, die Untersuchung der genannten Autoren einer Nachprüfung zu unterziehen.

1. Tritt bei Zusatz von Sublimat in bestimmten Verdünnungen zu einem positiv reagierenden Serum bei der mit letzterem angestellten Komplementbindungsreaktion Hämolyse ein?

Wir führen hier nur ein Beispiel der verschiedenen Prüfungen an, die wir vornahmen.

0,25 alkohol. Org.-Extr. + 0,2 inakt. Luesserum + 0,05 Meerschw.-Kompl. + 1 ccm $HgCl_2$ 1:500   + Amb. + Blut 5 proz. 0
0,25   „   + 0,2   „   + 0,05   „   + 1   „   1:1000   +   „   +   „   Kuppe
0,25   „   + 0,2   „   + 0,05   „   + 1   „   1:4000   +   „   +   „   kpl.
0,25   „   + 0,2   „   + 0,05   „   + 1   „   1:10000   +   „   +   „   kpl.
0,25   „   + 0,2   „   + 0,05   „   + 1   „   1:20000   +   „   +   „   gr. K.
0,25   „   + 0,2   „   + 0,05   „   + 1   „   1:50000   +   „   +   „   0
0,25   „   + 0,2   „   + 0,05   „   + 1   „   1:100000 +   „   +   „   0
    „   „   „   1 ccm phys. NaCl   „   „   0
1 ccm phys. NaCl   „   „   1   „   „   „   kpl.

Sämtliche Röhrchen werden mit physiologischer Kochsalzlösung auf 6 ccm komplettiert. Sublimatverdünnungen ebenfalls in physiologischer NaCl.

Wir können also die von den genannten Autoren konstatierte Tatsache, daß Sublimat innerhalb einer bestimmten Verdünnungszone einem positiven Serum zugesetzt, dieses „negativ" macht, bestätigen. Es fragt sich nur — und das ist die Hauptsache —, was hat diese „negative Reaktion" zu bedeuten? Hat das Sublimat wirklich die positive Reaktion des Luesserums in eine negative verwandelt, mit anderen Worten, die komplementbindenden Substanzen des Serums zerstört oder „paralysiert", oder ist die „negative Reaktion" nur bedingt durch die hämolytische Eigenschaft des Sublimats selbst, d. h. ist die komplementbindende Eigenschaft des Luesserums nur verdeckt durch die lösende des zugefügten Sublimats?

2. **Was bedeutet die aus Sublimatzusatz auftretende negative Reaktion eines ohne Sublimat positiven Serums?**

Will man den Einwand ausschalten, daß es sich bei dem beobachteten Phänomen lediglich um eine hämolytische Wirkung des $HgCl_2$ an sich handelt, so muß man natürlich den Nachweis erbringen, daß eine positive Reaktion negativ wird durch Sublimatlösungen, die unter genau denselben Bedingungen untersucht, an sich nicht hämolytisch wirken.

Kiralyfi gibt über diese, wenn die genannten Versuche überhaupt eine Beweiskraft haben sollen, absolut notwendige Kontrolle nichts an. Epstein und Pribram sowie Satta und Donati betonen aber ausdrücklich, daß „die zur Anwendung kommende Sublimatmenge so ausgewählt werden müsse, daß sie im Kontrollröhrchen keine Hämolyse und keine nichtspezifische Komplementbindungsreaktion hervorrufe, und daß sie das hämolytische System in keiner Weise störe (Satta und Donati)". Bezüglich der Versuchsanordnung wird von Satta und Donati auf die Tabellen verwiesen. Aus denselben (Tabelle 1) geht aber nicht hervor, in welcher Weise diese Kontrollen angesetzt worden sind. Die einzige Probe, die man als „Kontrolle" auffassen kann, ist nur die in Röhrchen 4 befindliche (0,1 Normalserum + 1,3 NaCl + 0,6 Hg.Cl$_2$ 1 : 10 000 + 0,5 Extrakt + 0,5 Komplement 1 : 5 + Blut 5%). Der hämolytische Amboceptor ist fortgelassen und es erfolgt keine Hämolyse. Allerdings ist es hier auffallend, warum in diesen Röhrchen nicht eine wenigstens inkomplette Lösung auftritt, da ja Komplement und Normalamboceptor aufeinander einwirken sollten. Man müßte denn annehmen, daß gerade dieses Normalserum keine Spur hämolytischen Amboceptors besitzt.

Beweisender sind die Versuchsprotokolle von Epstein und Pribram. Diese Autoren stellten die Kontrollen: Sublimat + Serum + Amboceptor + Blut an und konstatieren folgende Differenzen:

Ein Zusatz von 0,05 mg $HgCl_2$ bewirkt im Versuch nach zwei Stunden komplette Hämolyse, in der Kontrolle beginnt die Hämolyse erst nach dieser Zeit.

Ein Zusatz von 0,025 mg $HgCl_2$ bewirkt im Versuch nach zwei Stunden fast komplette Hämolyse, in der Kontrolle tritt keine Hämolyse ein.

Wie man sieht, sind die Unterschiede nicht sehr erheblich, aber immerhin deutlich und dieses Resultat würde mit dem von Satta und Donatis übereinstimmen.

Wir halten aber auch die Kontrollen Epsteins und Pribrams nicht für ausreichend. Wollen wir den Einwand der Eigenwirkung des Sublimats ausschalten, so müssen wir das Sublimat in der Kontrolle unter den gleichen Bedingungen prüfen, wie im Versuch und nur die Komplementwirkung ausschalten.

Wir müssen doch bedenken, daß wir bei der regulären Syphilisreaktion schon mit einem unspezifisch hämolytischem Agens zu rechnen haben, dem alkoholischen Organextrakt (Seifenwirkung?) und daß wir beim Versuch nach Epstein und Pribram im Sublimat einen zweiten hämolytischen Faktor zufügen, denen nun die antihämolytische Eigenschaft des Menschen-, Meerschweinchen- und Kaninchenserums gegenüberstehen. Es genügt also nicht, daß wir zur Kontrolle Serum + Sublimat allein ansetzen, sondern wir müssen ihr auch dieselbe Menge Organextrakt und dieselbe Menge Meerschweinchenserum und Kaninchenamboceptor wie im Versuch zufügen und das Komplement nur zur Vermeidung der spezifischen Hämolyse vorher inaktivieren.

Wir sind also beim Versuch vollkommen nach der Anordnung von Epstein und Pribram verfahren und haben nur außer den von ihnen angestellten Kontrollen noch die von uns als notwendig bezeichnete angesetzt.

Das Resultat ist folgendes (s. Tabelle I):

Es ergibt sich also, daß bei dieser Versuchsanordnung die im Röhrchen 1 auftretende Hämolyse lediglich bedingt ist durch die hämolytische Eigenschaft des Sublimats selbst, daß also die positive Komplementbindungsreaktion nur durch die Sublimathämolyse verdeckt wird. Wir fanden gleich Epstein und Pribram einen geringen Unterschied im Resultat zwischen Röhrchen 1 und Röhrchen 3 insofern, als in 1 die Hämolyse schon nach zwei Stunden, in 3 erst nach 24 Stunden komplett ist. Es lehrt aber ein Blick auf Röhrchen 5 der Kontrolle, in der die gleichen Bedingungen wie in Röhrchen 1 vorhanden sind, daß hier die Hämolyse genau so schnell und intensiv erfolgt wie im Versuch (Röhrchen 1).

Zum Unterschiede von den Resultaten Epsteins und Pribrams ergab sich ferner, daß bei einem Gehalt von 0,025 mg $HgCl_2$ zwar in den Kontrollen keine Hämolyse auftrat, aber auch die positive Reaktion nicht negativ wurde. Dies erklärt sich, wie uns weitere Versuche lehrten, daraus, daß bei dieser Versuchsanordnung 0,025 mg $HgCl_2$ gerade derjenigen Dose entspricht, die an der

Tabelle I.

Versuchsanordnung	Resultat	
	2 Std.	24 Std.
I. Serum enthält 0,05 mg HgCl₂.		
a) Luesserum.		
1. 0,4 ccm Kochsalzlösung (phys.) + 0,1 Sublimatluesserum (1,0 + 0,1 HgCl₂ [0,5 %]) + 0,1 Organextrakt (alk.) + 0,1 frisches Meerschweinchenserum	kpl.	kpl.
2. 0,4 ccm Kochsalzlösung (phys.) + 0,1 Serum ohne HgCl₂ (1,0 + 0,1 NaCl-Lösung) + 0,1 Organextrakt (alk.) + 0,1 frisches Meerschweinchenserum	0	0
3. 0,8 ccm Kochsalzlösung (phys.) + 0,1 Sublimatluesserum (1,0 + 0,1 HgCl₂ [0,5 %])	0	kpl
4. 0,8 ccm Kochsalzlösung (phys.) + 0,1 Serum ohne HgCl₂	0	0
5. 0,4 ccm Kochsalzlösung (phys.) + 0,1 Sublimatluesserum (1,0 + 0,1 HgCl₂ [0,5 %]) + 0,1 Organextrakt (alk.) + 0,1 inaktives Meerschweinchenserum	kpl.	kpl.
b) Normalserum.		
1. 0,4 ccm Kochsalzlösung (phys.) + 0,1 Sublimatluesserum (1,0 + 0,1 HgCl₂ [0,5 %]) + 0,1 Organextrakt (alk.) + 0,1 frisches Meerschweinchenserum	kpl.	kpl.
2. 0,4 ccm Kochsalzlösung (phys.) + 0,1 Serum ohne HgCl₂ (1,0 + 0,1 NaCl-Lösung) + 0,1 Organextrakt (alk.) + 0,1 frisches Meerschweinchenserum	kpl.	kpl.
3. 0,8 ccm Kochsalzlösung (phys.) + 0,1 Sublimatluesserum (1,0 + 0,1 HgCl₂ [0,5 %])	0	kpl.
4. 0,8 ccm Kochsalzlösung (phys.) + 0,1 Serum ohne HgCl₂	0	0
5. 0,4 ccm Kochsalzlösung (phys.) + 0,1 Sublimatluesserum (1,0 + 0,1 HgCl₂ [0,5 %]) + 0,1 Organextrakt (alk.) + 0,1 inaktives Meerschweinchenserum	kpl.	kpl.
II. Serum enthält 0,025 mg HgCl₂ .		
a) Luesserum.		
1. 0,4 ccm Kochsalzlösung (phys.) + 0,1 Sublimatluesserum (1,0 + 0,1 HgCl₂ [0,5 %]) + 0,1 Organextrakt (alk.) + 0,1 frisches Meerschweinchenserum	0	0
2. 0,4 ccm Kochsalzlösung (phys.) + 0,1 Serum ohne HgCl₂ (1,0 + 0,1 NaCl-Lösung) + 0,1 Organextrakt (alk.) + 0,1 frisches Meerschweinchenserum	0	0
3. 0,8 ccm Kochsalzlösung (phys.) + 0,1 Sublimatluesserum (1,0 + 0,1 HgCl₂ [0,5 %])	0	0
4. 0,8 ccm Kochsalzlösung (phys.) + 0,1 Serum ohne HgCl₂	0	0
5. 0,4 ccm Kochsalzlösung (phys.) + 0,1 Sublimatluesserum (1,0 + 0,1 HgCl₂ [0,5 %]) + 0,1 Organextrakt (alk.) + 0,1 inaktives Meerschweinchenserum	0	0
b) Normalserum.		
1. 0,4 ccm Kochsalzlösung (phys.) + 0,1 Sublimatluesserum (1,0 + 0,1 HgCl₂ [0,5 %]) + 0,1 Organextrakt (alk.) + 0,1 frisches Meerschweinchenserum	kpl.	kpl.
2. 0,4 ccm Kochsalzlösung (phys.) + 0,1 Serum ohne HgCl₂ (1,0 + 0,1 NaCl-Lösung) + 0,1 Organextrakt (alk.) + 0,1 frisches Meerschweinchenserum	kpl.	kpl.
3. 0,8 ccm Kochsalzlösung (phys.) + 0,1 Sublimatluesserum (1,0 + 0,1 HgCl₂ [0,5 %])	0	0
4. 0,8 ccm Kochsalzlösung (phys.) + 0,1 Serum ohne HgCl₂	0	0
5. 0,4 ccm Kochsalzlösung (phys.) + 0,1 Sublimatluesserum (1,0 + 0,1 HgCl₂ [0,5 %]) + 0,1 Organextrakt (alk.) + 0,1 inaktives Meerschweinchenserum	0	0

Each group of 5 rows is bracketed with the note: 1 Stunde Bindung bei 37°. Zufügen von 0,2 Amboceptorverdünnung + 0,1 50 % Blut.

Grenze der hämolytischen Kraft liegt. Als wir nämlich den Versuch mit drei anderen Luesseren auf gleiche Weise wiederholten, verhielt sich das zweite und vierte Serum völlig analog dem ersten. Beim dritten Serum zeigte jedoch Röhrchen 1 nach zwei Stunden komplette Lösung; gleichzeitig war aber auch das Kontrollröhrchen 5 völlig gelöst. Hier hatte also die antihämolytische Fähigkeit der zugesetzten Seren die hämolytische Kraft von 0,025 mg $HgCl_2$ nicht mehr völlig parallelisiert. Es erfolgt im Kontrollröhrchen Hämolyse und sofort tritt auch die scheinbare negative Reaktion des Luesserums auf.

Zeigten diese Versuche schon, daß das Umschlagen der Reaktion in vitro nur durch die Eigenhämolyse des $HgCl_2$ bedingt ist, so machten mehrfach mit dem gleichen Resultat wiederholte Versuche diese Anschauung zur Gewißheit.

Tabelle II.

Es werden folgende Mischungen hergestellt:

	A_1	A_2	A_3	B_1
Luesserum von Pat. X inaktiv	1 ccm	1 ccm	1 ccm	1 ccm Luesserum von Pat. X inaktiv
$HgCl_2$ in phys. NaCl-Lösung	4 ccm 1 : 10000	4 ccm 1 : 20000	4 ccm 1 : 50000	+ 4 ccm phys. NaCl-Lösung

Die Mischungen bleiben $^1/_2$ Stunde bei 37°, sodann erfolgt Untersuchung:

Versuche	Resultat 2 Std.	24 Std.	Kontrolle	Resultat 2 Std.	24 Std.
1 ccm A_1 + Luesextrakt 0,25 + **frisches** Meerschweinchenserum 0,05 Bindung + Hammelblutamboceptor + 5 % Hammelblut. Gesamtvolumen 5 ccm	0	kpl.	1 ccm A_1 + Luesextrakt 0,25 + **inaktives** Meerschweinchenserum 0,05 Bindung + Hammelblutamboceptor + 5 % Hammelblut. Gesamtvolumen 5 ccm	0	kpl.
1 ccm A_2 untersucht wie oben	0	0	1 ccm A_2 untersucht wie oben	0	0
1 ccm A_3 untersucht wie oben	0	0	1 ccm A_3 untersucht wie oben	0	0
1 ccm B_1 untersucht wie oben	0	0	2 ccm B_1 + Kompl. + Amboc. + Blut (Kontrolle auf Alleinhemmung des Luesserums)	kpl.	kpl.

Es ist also die Angabe von Epstein und Pribram, Kiralyfi, Satta und Donati, daß bei Zusatz von $HgCl_2$ zur Komplementbindungsreaktion an Stelle der positiven Reaktion Hämolyse auftritt, richtig. Nicht richtig ist jedoch die Annahme, daß bei diesem Phänomen die positive in eine negative Reaktion, sei es durch Verstärkung des spezifischen Hämolysins, sei es durch eine Beeinflussung der komplementbindenden Substanzen, verwandelt wird. Es handelt sich vielmehr bei diesen Versuchen nur um die hämolytische Eigenschaft des Sublimats selbst, welche die Komplementbindungsreaktion lediglich verdeckt. Genau mit dem gleichen Erfolg könnte man dieses „Negativwerden" der Reaktion in vitro durch entsprechenden Zusatz von destilliertem Wasser, Kali chloricum oder irgendwelcher anderer Blutgifte erzielen.

Tabelle III.

A = Luesserum, inaktives, 0,2 + Sublimatverdünnung in phys. NaCl + 0,25 Organextrakt + 0,05 **frisches** Meerschweinchenserum + Amboceptor + Blut 5 %

A₁ = Luesserum, inaktives, 0,2 + Sublimatverdünnung in phys. NaCl + 0,25 Organextrakt + 0,05 **inaktives** Meerschweinchenserum + Amboceptor + Blut 5 %

B = Normalserum, inaktives, 0,2 + Sublimatverdünnung in phys. NaCl + 0,25 Organextrakt + 0,05 **frisches** Meerschweinchenserum + Amboceptor + Blut 5 %

B₁ = Normalserum, inaktives, 0,2 + Sublimatverdünnung in phys. NaCl + 0,25 Organextrakt + 0,05 **inaktives** Meerschweinchenserum + Amboceptor + Blut 5 %

(Serum und Sublimat binden eine halbe Stunde; darauf Zufügen von Extrakt und Komplement — 1 Stunde Bindung —
Amboceptor und Blut, Gesamtvolumen: 6 ccm

Sublimat-verdünnung	A (Luesserum)		A₁ (Kontrolle zu A)		B (Normalserum)		B₁ (Kontrolle zu B)	
	2 Std.	24 Std.	2 Std.	24 Std.	2 Std.	24 Std.	2 Std.	24 Std.
1 : 1000	0	0	0	0	0	0	0	0[1]
1 : 2000	kpl.	kpl.	kpl.	kpl.	kpl.	kpl.	kpl.	kpl.
1 : 4000	kpl.	kpl.	kpl.	kpl.	kpl.	kpl.	kpl.	kpl.
1 : 8000	kpl.	kpl.	kpl.	kpl.	kpl.	kpl.	kpl.	kpl.
1 : 10 000	kpl.	kpl.	kpl.	kpl.	kpl.	kpl.	kpl.	kpl.
1 : 20 000	**0**	**gr. Kuppe**	**0**	**gr. Kuppe**	**kpl.**	**kpl.**	**0**	**gr. Kuppe**
1 : 30 000	0	0	0	0	kpl.	kpl.	0	0
1 : 40 000	0	0	0	0	kpl.	kpl.	0	0
1 : 80 000	0	0	0	0	kpl.	kpl.	0	0
1 : 100 000	0	0	0	0	kpl.	kpl.	0	0
1 ccm phys. NaCl-Lösung . . . (Reaktion ohne Sublimat)	0	0	—	—	kpl.	kpl.	—	—

[1] Präcipitation bei 1 : 1000.

Der Versuch wurde mehrfach mit verschiedenen Seren angestellt; darunter auch mit einem
Luesserum, das nur „schwach positiv" (Kuppe) reagierte. Selbst auf diese schwach positive Reaktion
zeigte sich das HgCl₂ wirkungslos.

Daß bei diesen Versuchen nur die reine Sublimathämolyse eine Rolle spielt, haben übrigens
Satta und Donati selbst bewiesen, ohne allerdings aus ihren Resultaten den entsprechenden Schluß
zu ziehen. Sie zeigen nämlich, daß durch Zusatz von KCN-Lösung die hemmende Wirkung des HgCl₂
wieder verschwindet und die antikomplementäre Wirkung der Luessera wieder auftritt. Man kann
sich leicht davon überzeugen, daß die von ihnen gewählte Menge KCN die hämolytische Wirkung
des HgCl₂ völlig paralysiert, so daß nun in der Reaktion das indifferente Quecksilbercyanid vorhanden
ist, das die positive Reaktion natürlich nicht mehr stört.

+ 1 ccm HgCl₂ 1 : 10 000	1 ccm KCN 1 : 20 000	1 ccm HgCl₂ 1 : 10 000
+ 1 „ 5 proz. Hammelblut	+ 1 „ 5 proz. Blut	+ 1 „ KCN 1 : 20 000
+ 1 „ phys. NaCl.	+ 1 „ phys. NaCl.	+ 1 „ 5 proz. Blut
komplett	0	0

Auch die Angabe von Satta und Donati, daß die Zeitdauer der Sublimateinwirkung ohne
Einfluß auf die Möglichkeit, die positive Reaktion wiederherzustellen, spricht deutlich dafür, daß
das Sublimat keinen Einfluß auf die komplementbindenden Substanzen ausübt.
Wird nach 22stündiger Einwirkung von Sublimat auf ein Luesserum das HgCl₂ durch KCN wieder
unwirksam gemacht, so tritt die positive Reaktion ebenso wieder auf, als wenn man überhaupt kein
HgCl₂ zugesetzt hätte.

3. Was beweisen nun die von Epstein und Pribram angestellten Tierversuche und Beobachtungen am Menschen?

Was zunächst die letzteren betrifft, so wird von ihnen die schon oft beobachtete Tatsache gezeigt,
daß im Verlaufe einer Hg-Kur die positive Reaktion negativ, beim Aussetzen der Behandlung wieder
negativ und bei erneuter Behandlung wieder negativ wird. Daß hierfür der Hg-Gehalt des Serums
verantwortlich zu machen wäre, ist weiter nichts als eine Behauptung, die, wie wir gesehen haben,
durch keinerlei Beweise gestützt ist. Die Annahme Kiralyfis, die von Epstein und Pribram

bestritten wird, daß, falls der Hg-Gehalt des Serums die negative Reaktion bedingt, dieses Serum allein schon hämolytisch wirken müßte bzw. daß schon in vivo eine Auflösung roter Blutkörperchen zustande kommen müsse, besteht zu vollem Recht. Denn selbst wenn man der Angabe von Epstein und Pribram beistimmt, daß der Hg-Gehalt des Serums das hämolytische System verstärkt (tatsächlich haben wir keine Beweise hierfür gefunden), so geht aus ihren eigenen Versuchen hervor, daß diese Verstärkung nur bei einer innerhalb sehr engen Grenzen liegenden Hg-Konzentration erfolgt: Ein Minus an Hg bewirkt keine „negative Reaktion" mehr, ein Plus überwiegt die antihämolytische Kraft des Eiweißes und befähigt das Serum, selbst hämolytisch zu werden. Es ist unmöglich, anzunehmen, daß der Hg-Gehalt aller nach Hg-Kuren negativ reagierenden Seren gerade auf diese von Epstein und Pribram gefundene Konzentration eingestellt ist, und man muß unbedingt erwarten, daß in der Regel wenigstens der Eiweißgehalt des Serums nicht ausreichen wird, um die hämolytische Kraft des Hg völlig zu neutralisieren, daß also das Serum allein hämolytisch wirken muß. Weder aber Kiralyfi noch uns selbst ist es gelungen, jemals ein nach einer Hg-Kur negativ reagierendes Serum zu finden, das allein infolge seines Hg-Gehaltes hämolysiert hätte, und auch bei noch so energischen Hg-Kuren sind keine Symptome zu beobachten, die auf eine in vivo stattfindende Hämolyse durch Hg hindeuten.

Wenn sich also aus den Beobachtungen von Epstein und Pribram beim Menschen nichts schließen läßt, was zur Stütze ihrer Anschauungen dienen könnte, so scheinen die von ihnen angestellten Tierversuche auf den ersten Blick viel beweisender zu sein. Epstein und Pribram haben an zwei Kaninchen mit positiver Reaktion experimentiert; das erstere erhielt Sublimatinjektionen, das zweite wurde mit grauer Salbe eingerieben. Beim ersten Tier ließ sich eine Stunde post infectionem, beim zweiten 24 Stunden post inunctionem „negative Reaktion" nachweisen. Also, schließen Epstein und Pribram, unter Berücksichtigung der von ihnen angestellten, gleich zu besprechenden Kontrollen führt auch im Tierversuch der Hg-Gehalt des Serums die positive in die negative über.

Sind diese beiden Versuche nun wirklich geeignet, die Anschauungen Epsteins und Pribrams zu erweisen und zu so weittragenden Schlüssen zu berechtigen?

Wir müssen zunächst hervorheben, daß die zahlreichen Untersuchungen Dohis über denselben Gegenstand nicht den geringsten Anhaltspunkt für eine Beeinflussung der positiven Reaktion des Kaninchens durch Hg-Behandlung ergeben haben. Wir geben hier nur ein Versuchsprotokoll der Dohischen Arbeit wieder, das zeigt, daß trotz fortlaufender Hg-Behandlung des Kaninchens mit Dosen, die, auf den Menschen umgerechnet, schon weit über den in der Therapie zur Verwendung kommenden liegen, die positive Reaktion unverändert bestehen bleibt.

Tabelle IV.

Kaninchen 2000 g 2. Okt. Reaktion positiv	4., 5., 6., 7., 8., 9., 10., 11. Okt. je 1 mg HgCl$_2$ subcutan	11. Okt. Reaktion positiv	12., 13., 14., 15., 16., 17., 18., 19., 20., 21. Okt. je 1 mg HgCl$_2$ subcutan	21. Okt. Reaktion positiv	24., 25., 26., 27., 28., 29., 30., 31. Okt., 1., 2., 3. Nov. je 1 mg HgCl$_2$ subcutan	6. Nov. Reaktion positiv	10., 11., 12., 13., 14., 15. Nov. je 3 mg HgCl$_2$ subcutan	20. Nov. Reaktion positiv

Wir wollen aber diese Resultate Dohis, weil sie unter anderen Bedingungen, die allerdings den Verhältnissen bei der menschlichen Therapie viel ähnlicher sind, vorgenommen wurden, nicht gegen die Versuche Epsteins und Pribrams ins Feld führen, sondern uns lediglich auf eine Kritik dieser Versuche selbst beschränken.

Da muß denn zunächst ein Punkt hervorgehoben werden, der von Epstein und Pribram anscheinend gar nicht in Betracht gezogen wird, daß die Autoren nämlich an mit Quecksilber vergifteten Tieren gearbeitet haben. Kaninchen I erhält am ersten Tage 0,02 HgCl$_2$ und schon nach drei Tagen nochmal dieselbe Dosis, im ganzen also, innerhalb vier Tagen, 4 cg Sublimat. Es wird zwar nichts über das Gewicht des Tieres angegeben, aber selbst angenommen, es hätte sich um ein großes Tier gehandelt, so ist das eine Sublimatdose, die unter allen Umständen tödlich wirkt (die Dosis letalis pro Kilogramm Kaninchen beträgt annähernd 0,015 Sublimat). Aber auch das zweite Kaninchen, das 2 g graue Salbe erhielt, muß, wie schon aus den Versuchen Wittners (exp. Beitr. zur Frage des gleichzeit. Gebrauchs von Inunktionskuren und Schwefelbädern, 1898) hervorgeht, an Hg-Intoxikationen zugrunde gehen. Wie wenig also ein auf diese Weise angestellter Versuch den Verhältnissen beim Menschen entspricht, ergibt sich am besten aus einer Umrechnung der den Kaninchen einverleibten Hg-Menge auf den Menschen. Danach müßte nämlich ein 70 kg schwerer Mensch die respektable Dose von ca. 1,4 Sublimat innerhalb vier Tagen oder 70 g grauer Salbe innerhalb 18 Stunden erhalten!

Was nun die Reagensglasversuche betrifft, so wird die Beobachtung von Epstein und Pribram nach 1½ Stunden abgeschlossen, nicht wie üblich auf zwei bzw. 24 Stunden ausgedehnt, und es werden Hämolyseschnelligkeitsdifferenzen von 15 bzw. 30 Minuten als beweisend angesehen. Es ist aber bekannt, daß auf solche Zeitunterschiede die von den verschiedensten Faktoren (Weite der Reagensgläser usw.) abhängig sein können, gar nichts zu geben ist.

Epstein und Pribram setzen ferner bei ihren Versuchen voraus, daß die sogenannte positive Reaktion des Kaninchens dauernd konstant bleibt. Das ist auch für die große Mehrzahl der Tiere richtig. Andererseits haben aber die Untersuchungen Dohis und Koppels an unserer Klinik gezeigt, daß es eine ganze Anzahl Kaninchen gibt, bei denen die Reaktion in ihrer Intensität Schwankungen unterworfen ist, und daß auch Tiere vorkommen, die am ersten Untersuchungstage positiv und am nächsten ohne jede erkennbare Ursache völlig negativ reagieren. Übrigens weisen auch die Resultate Epsteins und Pribrams darauf hin. Denn während die Serumproben A I und A IV (Versuch vom 15. 9.) völlig positiv sind, ist der Versuch vom 18. 9. A I (von demselben Kaninchen stammend), ohne daß in der Zwischenzeit Hg verabreicht wurde, spontan negativ geworden (nach 1½ Stunden tot). Diese Tatsachen lehren, daß man sich, wenn derartige Untersuchungen an Kaninchen vorgenommen werden sollen:

1. vor dem Versuch durch mehrmalige Untersuchungen von der Konstanz der positiven Reaktion überzeugen muß und

2. nur an vielen Tieren auf die gleiche Weise und mit dem gleichen Resultat ausgeführte Untersuchungen als beweisend ansehen darf.

Des weiteren geben Epstein und Pribram mit Recht an, daß „bei der Wahl der Kaninchen sorgfältig darauf geachtet werden müsse, daß das (inaktivierte) Kaninchenserum vor der Injektion des Sublimats (A I) mit Meerschweinchenserum keine Hämolyse der Hammelblutkörperchen bewirkte". In Wirklichkeit trifft diese Forderung aber bei den von ihnen untersuchten Kaninchen nicht zu. Kaninchen I sowohl als Kaninchen II lösen ohne Immunamboceptor nach 1½ Stunden inkomplett, besitzen also Normalamboceptor. Epstein und Pribram schließen nun ohne weiteres, daß die in ihren Kontrollen III und IV (1. Versuch) 2 (2. Versuch) und 3, 4 und 5 der Hämolyse durch Hg-Wirkung bedingt ist. Diese Annahme ist völlig unberechtigt. Sie hätte nur Berechtigung, wenn die betreffenden Röhrchen auch ohne Komplement bzw. mit inaktivem Meerschweinchenserum Lösung gezeigt hätten. Da aber diese (wichtigsten) Kontrollen fortblieben, ist für den Hg-Gehalt des Serums gar nichts bewiesen. Viel näher liegt die Annahme, daß die Lösung in den Kontrollen durch Schwankungen im Normalamboceptorgehalt der betreffenden Seren bedingt ist, wie sie gerade unter dem Einfluß von Hg-Injektionen die Regel bilden (Kreïbich, Dohi). Ist dies aber der Fall, dann läßt sich, wie Epstein und Pribram selbst sehr richtig hervorheben, „der Versuch überhaupt nicht in dieser Weise anstellen".

Wir sind also nicht in der Lage, auf Grund der Versuche Epsteins und Pribrams eine prinzipiell so wichtige Frage als gelöst zu betrachten.

Wir können aus den Untersuchungen Kiralyfis, Epstein und Pribrams und Satta und Donatis nur entnehmen, daß das Sublimat der Komplementbindungsreaktion zugesetzt, die Reaktion durch seine hämolytische Eigenschaft verdecken kann, ein Beweis aber, daß die positive Reaktion in eine negative verwandelt wird, bzw. daß beim Hg behandelten Luetiker nach der Kur auftretende negative Reaktion durch den Hg-Gehalt des Serums oder durch eine Zerstörung oder Paralysierung der komplementbindenden Substanzen bedingt ist, wurde in keiner Weise erbracht. Die Möglichkeit eines derartigen Zusammenhanges ist aber, schon auf Grund zweier klinischer Beobachtungen, die von allen Seiten gemacht wurden, ausgeschlossen. Es ist nämlich bekannt, daß es im Frühstadium der Lues relativ schnell und mit mäßigen Hg-Mengen gelingt, negative Reaktion zu erzielen, daß man dagegen bei spätlatenten Syphilitikern, Tabikern oder Paralytikern mit positiver Reaktion häufig eine energische Hg-Kur nach der anderen machen kann, ohne daß dies ein Umschlagen der Reaktion bewirkt. Warum tritt also gerade bei diesen, mit Hg geradezu gesättigten Individuen nicht der Hg-Gehalt des Blutserums oder der Einfluß des Hg auf die Reagine zutage? Legt nicht vielmehr dieses Phänomen ein beredtes Zeugnis dafür ab, daß die schwer zu beeinflussende Reaktion der Spätsyphilis lediglich ein Ausdruck ist der allgemein bekannten klinischen Tatsache, daß auch die Krankheitsprozesse bzw. die Krankheitsursache im Spätstadium viel schwerer zu bekämpfen sind als in der Frühperiode?

Die zweite Tatsache jedoch, die noch deutlicher gegen die Richtigkeit der Hypothese der genannten Autoren spricht, ist die, daß es auch mit Jod- und Arsenbehandlung gelingt, negative Reaktionen zu erzielen (Jodkali: Lesser, Atoxyl: Mühsam, Arsenophenylglycin: Alt usw.). Jodkali und die genannten Arsenpräparate verhalten sich aber in vitro völlig indifferent, bewirken weder Hämolyse, noch hindern sie die positive Reaktion.

Diese klinischen Befunde im Verein mit dem Nachweis, daß das Hg die positive Reaktion in vitro nur verdecken, aber nicht beeinflussen kann, und daß der Hg-Gehalt des Serums nicht das Phänomen des „Reaktionsumschlages" bewirken kann, zwingen uns zu der Annahme, daß die nach spezifischer Behandlung (mit Hg-, Jod-, oder Arsenpräparaten) auftretende negative Reaktion durch die Beeinflussung der Krankheit bzw. Krankheitsursache bedingt ist. Das Negativwerden der Reaktion ist also nicht verursacht durch eine unmittelbare Hg-Wirkung und direkte Beeinflussung des Serums, sondern sie ist der indirekte Ausdruck einer Beeinflussung des Krankheitsprozesses, eine Auffassung, die für die Bewertung der Reaktion für Prognose und Therapie von größter Bedeutung ist.

Unsere Versuche haben durch diejenigen von Brauer, Csiki und Elfer, und Ritz Bestätigung gefunden. Auch Satta und Donati schließen sich nunmehr unserer Auffassung an. Einen vermittelnden Standpunkt nimmt in dieser Frage R. Müller ein. —

Wie steht es nun mit unseren Erfahrungen über dieses Phänomen in praxi? Die an der Breslauer Klinik hierüber gemachten Untersuchungen hat Rudolf Pürckhauer zusammengestellt. Vorausgeschickt muß werden, daß wir unter einer „Kur" die Injektion von mindestens 10 ccm einer 10 prozentigen Kalomel- oder 15 ccm einer 10 prozentigen Hg-Salicylsuspension oder 2 ccm des 40 prozentigen grauen Öls oder 30—40 ccm einer 3 prozentigen Sublimatlösung verstehen. Als annähernd gleichwertig rechnen wir 30—40 Einreibungen von 4—5 g grauer Salbe pro die.

539 Kranke wurden von mir einer einmaligen, 262 einer mehrmaligen Blutuntersuchung unterzogen. Pürckhauer teilt die Fälle in zwei Gruppen, von denen die erste eine Beurteilung des Einflusses der ganzen vorangegangenen Behandlung erlaubt, während die zweite ein Bild der unmittelbaren Einwirkung der therapeutischen Maßnahmen gibt.

Tabelle IV.

I. Einmalige Blutuntersuchungen.

(Die Untersuchung fand statt, nachdem die letzte Kur mindestens 3 Monate, in vielen Fällen mehrere Jahre zurücklag. Alle mit †) bezeichneten Fälle sind solche mit floriden Rezidivformen.)

1. Luetiker mit 1 Kur:

Stadium	Positiv	Negativ	Gesamt-Summe
I	1	—	1
II†)	41	3	44
III†)	12	2	14
spinalis †)	—	1	1
cerebri †)	—	1	1
hereditaria †)	1	—	1
frühlatent	26	35	61
	(davon 7 unmittelbar nach Kur)	(davon 11 unmittelbar nach Kur)	

Stadium	Positiv	Negativ	Gesamt-Summe
spätlatent	19	19	38
	(davon 3 unmittelbar nach einer wegen manifest. III Erscheinung vorgenommenen Kur. 2 lat. n. III; 2 Leukopl.)	(davon 1 unmittelbar nach einer wegen manifest. III Erscheinung vorgenommenen Kur. 1 lat. nach III)	

2. Luetiker mit 2 Kuren:

Stadium	Positiv	Negativ	Gesamt-Summe
II †)	13	4	17
III †)	8	3	11
cerebri †)	2	1	3
frühlatent	11	17	28
spätlatent	9	21	30
	(davon 1 Fall unmittelbar nach einer wegen manifest. III Erscheinung vorgenommenen Kur. 4 lat. n. III; 1 Leukopl.)	(dav. 2 lat. nach III)	

3. Luetiker mit 3 Kuren:

Stadium	Positiv	Negativ	Gesamt-Summe
II †)	2	—	2
III †)	2	2	4
cerebri †)	—	2	2
hereditaria †)	1	—	1
frühlatent	14	19	33
spätlatent	13	24	37
	(davon 1 lat. nach III 3 Leukoplak.)	(davon 2 lat. nach III. 2 Leukoplak.)	

4. Luetiker mit 4 Kuren:

Stadium	Positiv	Negativ	Gesamt-Summe
II †)	2	—	2
III †)	3	—	3
cerebri †)	1	—	1
hereditaria †)	1	—	1
frühlatent	5	9	14
spätlatent	7	22	29
	(davon 1 Leukoplak.)	(davon 1 lat. nach III)	

5. Luetiker mit 5 Kuren:

Stadium	Positiv	Negativ	Gesamt-Summe
II †)	5	—	5
III †)	2	—	2
cerebri †)	1	—	1
frühlatent	3	6	9
spätlatent	6	24	30

6. Luetiker mit 6 Kuren:

Stadium	Positiv	Negativ	Gesamt-Summe
III †)	1	—	1
cerebrospinal †)	1	—	1
cerebri †)	1	—	1
frühlatent	—	3	3
spätlatent	6	33	39

(davon 1 Leukoplak.)

7. Luetiker mit 7 Kuren:

Stadium	Positiv	Negativ	Gesamt-Summe
III †)	2	—	2
spätlatent †)	6	25	31

(davon 1 Leukoplak.)   (davon 1 lat. nach III)

8. Luetiker mit 8 Kuren:

Stadium	Positiv	Negativ	Gesamt-Summe
II †) (fortges. Rezidive)	1	—	1
III †)	1	—	1
spätlatent	3	30	33

(davon 1 lat. nach III   (davon 2 lat. nach III)
1 Leukoplak.)

Aus dieser ersten Gruppe kommen wir zu Schlüssen, die Pürckhauer folgendermaßen zusammenfaßt:

„Zugleich mit einem Rezidiv mag es in Früh- oder Späterscheinungen bestehen, mag eine gute oder ungenügende Behandlung vorangegangen sein, tritt zumeist wieder die positive Reaktion ein. Von 134 Fällen mit Rezidiven gaben 105 positive (82 Prozent), 19 negative Resultate (18 Prozent).

Hat wiederholt Behandlung stattgefunden, so zeigt sich eine Abnahme der positiven, eine beständige Zunahme der negativen Reaktion, die proportional ist der Anzahl der Kuren. Am deutlichsten tritt dieses Moment hervor bei Betrachtung der spätlatenten Fälle. Hier kommt bei einmaliger Behandlung auf ein positives ein negatives Resultat, während eine energische Behandlung von acht und mehr Kuren ein Verhältnis von einem positiven zu zehn negativen Ergebnissen herbeiführt. Die frühlatenten Fälle geben ein ähnliches Bild: Je mehr Behandlung, desto mehr negative Resultate; nach Applikation von sechs Kuren nur noch negative Resultate.

Behandelte hereditäre Fälle kamen nur drei zur serologischen Untersuchung: Reaktion bei allen positiv. (S. hierzu auch Lesser, ferner Mulzer und Michaelis sowie Igersheimer, die ebenfalls beobachteten, daß die positive Reaktion bei hereditärer Lues durch die Behandlung besonders schwer zu beeinflussen ist.)

Bei cerebraler, spinaler und cerebrospinaler Lues scheinen spezifische Maßnahmen von Einfluß auf die Reaktion zu sein: hier hatten wir, wo manifeste Erscheinungen sich vorfanden, bei elf zum Teil gut behandelten Fällen fünf negative Resultate.

Was nun eine eventuelle Abstufung in der Wirksamkeit der verschiedenen therapeutischen Methoden und Mittel anbelangt, so bestehen bei den Fällen mit wenigen Kuren keine wesentlichen Unterschiede. Ja selbst die Intensität der einzelnen Kur scheint ohne besonderen Einfluß auf die Reaktion zu sein. Geben doch schlecht behandelte Fälle in der Latenz zuweilen negative, gut behandelte dagegen positive Ausschläge. Und auch die Fälle, die zahlreiche Kuren durchgemacht haben, gewähren uns keinen sicheren Anhaltspunkt für die größere oder geringere Wertigkeit einzelner therapeutischer Methoden und Präparate, wenn auch eine Tatsache hervorzuheben ist: Unter den dreizehn Fällen mit sieben und mehr Kuren, die positiv reagierten, finden sich nur zwei, die man als energisch behandelt bezeichnen kann. Von diesen zwei Patienten hatte der eine früher tertiäre Symptome gehabt, der andere erkrankte zwei Monate nach der Untersuchung an einem Larynx-Gumma. Demgegenüber reagierten 27 Fälle mit sieben und mehr Kuren, die hauptsächlich mit Hg salicyl. oder thymolacet., Kalomel, Ol. ciner. und nur nebenbei mit Einreibungen behandelt worden waren, negativ. Ich möchte nun daraus keineswegs den Schluß ziehen, daß die unlöslichen Hg-Präparate die einzig brauchbaren sind, denn mit löslichen Salzen und Schmierkuren kann man dieselbe Wirkung erzielen. Aber die zahlenmäßige Zusammenstellung ergibt doch die Tatsache, daß nach einer wirklich gut und energisch durchgeführten chronisch intermittierenden Behandlung mit unlöslichen Hg-Salzen die Reaktion im Spätstadium weit häufiger negativ ist und somit wohl auch eine gute Prognose gestellt werden kann."

Es ergibt sich also:

1. Bei Rezidiven tritt die positive Serumreaktion in den meisten Fällen wieder ein.

2. Je besser behandelt latente Luetiker sind, desto häufiger negative Reaktion. Von 54 latenten Luetikern mit ein bis vier Kuren gaben 37 (68,5 Proz.) negative, 17 (31,5 Proz.) positive Reaktion. Von 23 latenten Luetikern mit fünf und mehr Kuren gaben 19 (82,5 Proz.) negative, 4 (17,5 Proz.) positive Reaktion.

Tabelle V.

II. Mehrmalige Blutuntersuchungen.

(Die Untersuchungen fanden unmittelbar vor und nach der Kur statt.)

1. Vor I. Kur — nach I. Kur.

	Vor $\div$	Nach 0	Vor $+$	Nach $+$	Vor 0	Nach 0
I		14		4		2
			(bzw.) 0 $+$			
II		43		29		—
III		1		8		1
cerebri		1		—		—
		59		41		3

2. Vor II. Kur — nach II. Kur.

	Vor +	Nach 0	Vor +	Nach +	Vor 0	Nach 0
II	11		6		1	
III	—		2		—	
cerebri	1		—		—	
frühlat.	3		5		3	
spätlat.	1		—		—	
	16		**13**		**4**	

3. Vor III. Kur — nach III. Kur.

	Vor +	Nach 0	Vor +	Nach +	Vor 0	Nach 0
II	4		2		—	
III	—		2		—	
cerebri	—		—		1	
cerebrosp.	—		1		—	
frühlat.	—		—		4	
spätlat.	—		1		—	
	4		**6**		**5**	

4. Vor IV. Kur — nach IV. Kur.

	Vor +	Nach 0	Vor +	Nach +	Vor 0	Nach 0
II	2		—		—	
III	—		—		1	
frühlat.	—		1		4	
spätlat.	—		2		1	
	2		**3**		**6**	

5. Vor V. Kur — nach V. Kur.

	Vor +	Nach 0	Vor +	Nach +	Vor 0	Nach 0
II	1		—		—	
III	—		—		2	
frühlat.	1		1		4	
spätlat.	—		—		2	
	2		**1**		**8**	

6. Vor VI. Kur — nach VI. Kur.

	Vor +	Nach 0	Vor +	Nach +	Vor 0	Nach 0
frühlat.	—		1		3	
spätlat.	3		3		1	
	3		**4**		**4**	

7. Vor VII. Kur — nach VII. Kur.

	Vor	Nach	Vor	Nach	Vor	Nach
	+	0	+	+	0	0
III	—		1		—	
spätlat.	—		3		1	
	—		4		1	

8. Vor VIII. Kur — nach VIII. Kur.

	Vor	Nach	Vor	Nach	Vor	Nach
	+	0	+	+	0	0
III	1		1		—	
spätlat.	—		—		4	
	1		1		4	

9. Vor IX. Kur — nach IX. Kur.

	Vor	Nach	Vor	Nach	Vor	Nach
	+	0	+	+	0	0
spätlat.	—		—		2	

10. Vor X. Kur — nach X. Kur.

	Vor	Nach	Vor	Nach	Vor	Nach
	+	0	+	+	0	0
III	—		1		—	
spätlat.	—		1		—	
	—		2		—	

11. Vor XI. Kur — nach XI. Kur.

	Vor	Nach	Vor	Nach	Vor	Nach
	+	0	+	+	0	0
III	—		1		—	

12. Vor XII. Kur — nach XII. Kur.

	Vor	Nach	Vor	Nach	Vor	Nach
	+	0	+	+	0	0
spätlat.	—		1		—	

Es reagierten somit:

1. Von 116 Fällen mit primären und sekundären, manifesten Erscheinungen:
unmittelbar vor der Kur +, unmittelbar nach der Kur +: 41 = 35 Proz.

     „   „   „   „   +   „   „   „   „   0 : 75 = 65   „

2. Von achtzehn tertiären Fällen:

         vor der Kur +, nach der Kur +: 16

         „   „   „   +   „   „   „   0 : 2

3. Von vier cerebralen Fällen:

         vor der Kur +, nach der Kur +: 3

         „   „   „   +   „   „   „   0 : 1

4. Von zwölf frühlatenten Fällen:

vor der Kur +, nach der Kur +: 8

,, ,, ,, +, ,, ,, ,, 0: 4

5. Von fünfzehn spätlatenten Fällen:

vor der Kur +, nach der Kur +: 11

,, ,, ,, + ,, ,, ,, 0: 4

In der Frühperiode ist also ein Einfluß der Behandlung sicher vorhanden. Auf 35 positiv bleibende Resultate kommen 65 Proz. negative.

In der Tertiärperiode dagegen zeigen von achtzehn vor der Kur positiven Fällen sechzehn auch nach der Kur dasselbe Resultat.

Ebenso ist in der Frühlatenz ein Umschlagen der Reaktion leichter zu erzielen als in der Spätlatenz. „Bei Patienten, die in der Spätlatenz positiv reagierten und sechs und mehr Kuren durchgemacht hatten, konnten wir durch erneute energische Behandlung ein negatives Resultat nicht erzielen."

Es stimmen also diese Beobachtungen völlig überein mit den oben erwähnten Angaben der meisten Autoren (Blumenthal und Roscher, Fischer usw.).

Ganz ähnliche Resultate hatte ferner Höhne:

	Vor der Behandlung	Nach der Behandlung unverändert positiv
Positive Reaktion in Proz.	100	44,6

Über die Wirkung der einzelnen Mittel gibt er folgendes an:

$7 \times 0,1$ Hg sal. oder mehr	$11 \times 0,2$ Hg oxycyan. od. Sublimat	$4 \times 0,1$ Kalomel oder mehr	$24 \times 3,0$ Ungt. cin. oder mehr	180 g Jodkali oder mehr
Es werden deutlich beeinflußt 73,5 Proz.	70 Proz.	83,3 Proz.	33,3 Proz.	33,3 Proz.

Es hat schließlich Merz unser serodiagnostisches Material daraufhin gesichtet, inwieweit eine Früh- oder Spätbehandlung den Reaktionsausfall beeinflußt. Wir verstehen unter Frühbehandlung eine möglichst bald nach Auftreten des Primäraffekts begonnene Kur und als Spätbehandlung diejenigen therapeutischen Maßnahmen, die erst zirka 6 Wochen nach dem Erscheinen des Primäraffekts vorgenommen wurden.

Es ergab sich hierbei folgendes:

	nach Frühbehandlung		Spätbehandlung	
	+	0	+	0
A. Frühlatente Luesfälle	25,33 Proz.	74,6 Proz.	66,6 Proz.	33,3 Proz.
B. Lues III.	57,1 ,,	42,8 ,,	80 ,,	20 ,,
C. Spätlatente Luesfälle	19,5 ,,	80,4 ,,	41,6 ,,	58,3 ,,

Es geht also aus dieser Zusammenstellung hervor, daß eine Frühbehandlung bedeutend häufiger negative Reaktionen erzielt als Spätbehandlung.

Was lernen wir nun aus diesen Erfahrungen für die Therapie der Syphilis?

Zunächst müssen wir den schon oben näher begründeten Standpunkt festhalten, daß eine positive Reaktion das Vorhandensein irgendeines, wenn auch völlig latenten Virusherdes anzeigt. Ich habe schon auseinandergesetzt, daß wir mit unseren heutigen Mitteln zwar keinen experimentellen Beweis für diese Anschauung erbringen können, daß aber genügend schwerwiegende Gründe für diese Annahme sprechen. Wenn wir also die positive Reaktion als Zeichen bestehender Krankheit ansehen, so müssen wir in jedem Fall die Beseitigung dieses Symptomes anstreben, also eine spezifische Therapie verlangen.

Es fragt sich nun, wie soll diese Therapie vor sich gehen?

I. Sobald im Primärstadium durch die positive Reaktion die Diagnose Lues gesichert ist, hat die spezifische Behandlung einzusetzen, falls die Diagnose durch Spirochätennachweis nicht schon früher gestellt werden kann. Im letzteren Falle muß die Behandlung schon beginnen, wenn die Reaktion noch negativ ist (Chancen der Coupierung, s. Primärstadium). Wir sind also jetzt durch Spirochätenbefund und Serodiagnose in der günstigen Lage, mit der Behandlung so zeitig wie möglich beginnen zu können und wir brauchen nicht erst die Sekundärerscheinungen abzuwarten.

II. Da wir aus unseren Erfahrungen und zahlreichen Angaben der Literatur gelernt haben, daß es in der Frühperiode der Lues durch energische Behandlung viel leichter gelingt, neben sonstigen Symptomen auch das Symptom der positiven Reaktion zu beseitigen, so werden wir alles aufbieten, bereits durch eine energische Frühbehandlung dieses Ziel zu erreichen. Haben wir nun durch unsere Kur die Erscheinungen sowohl, wie die positive Reaktion beseitigt, so werden wir nun nicht erst ein Rezidiv abwarten, sondern durch eine chronisch intermittierende Untersuchung die Serumreaktion kontrollieren und sobald sich wieder positive Reaktion zeigt, mit einer neuen Kur beginnen.

III. Wir werden künftighin die einzelne Kur nicht nach gewissen Schemata (30 Einreibungen, 12 Hg-Salicylinjekt. oder dgl.) ausführen dürfen, sondern wir werden unter Kontrolle der Serumreaktion häufig über das bisher übliche Maß hinausgehen.

IV. Im Prinzip halten wir auch im Spätstadium eine positive Reaktion für eine genügende Indikation zur Behandlung. Daß Späterscheinungen mit positiver Reaktion (nicht nur mit Jod, sondern auch mit energischen Hg-Kuren) energisch zu behandeln sind, ist selbstverständlich. Aber auch bei Spätlatenten mit positiver Reaktion, bei denen keine oder eine ungenügende Behandlung stattgefunden hat, halten wir erneute Kuren für wünschenswert. Im Spätstadium ist es, wie gesagt, bedeutend schwieriger, eine negative Reaktion zu erreichen, und wir werden daher auch hier besonders häufig über das bisherige Maß der Kur hinausgehen müssen. Daß hierbei natürlich in erster Linie das Allgemeinbefinden des Patienten eine ausschlaggebende Rolle spielt und daß man nicht ad infinitum weiter behandeln kann, um ein Umschlagen der Reaktion zu erzwingen, versteht sich von selbst.

V. Auf die negative Reaktion hin eine Behandlung zu unterlassen, ist man nur dann berechtigt, wenn die negative Reaktion dauernd und bei wiederholten Untersuchungen zu konstatieren ist und wenn dieselbe nicht mit dem klinischen Befunde kontrastiert. —

Wenn heute die diagnostische Bedeutung der Reaktion über allem Zweifel erhaben ist und die Zweifler und Skeptiker fast völlig verstummt sind, so erheben sich doch hier und da Stimmen, die „vom Standpunkt des bewährten Praktikers aus" wenigstens vor der Nutzanwendung der Reaktion insbesondere für die Therapie der Syphilis warnen zu müssen glauben. Merkwürdigerweise stützen sich diese Angriffe gerade nie auf eigene serodiagnostische Erfahrungen, sondern es wird rein theoretisch die Bedeutung der Reaktion abgeurteilt und die „alte bewährte Therapie" mit einer Energie verteidigt, die einer besseren Sache würdig wäre. Ich habe in dem Kapitel: „Bedeutung der Reaktion für die Therapie der Syphilis" ausführlich die Gründe auseinandergesetzt und die bisherigen Versuche und praktischen Erfahrungen geschildert, die eine Anwendung der Reaktion für die Beurteilung der Therapie fordern. Es geht daraus hervor, daß wir durchaus keine umwälzenden Reformen beabsichtigen, sondern uns nur die neugewonnenen Kenntnisse bei der Durchführung einer bisher schematischen und — wie keiner leugnen wird — durchaus nicht idealen Syphilistherapie nutzbar machen. Wir sind überzeugt, daß wir auf diese Weise zu einer größeren Sicherheit in der Indikationsstellung und zu einer größeren Individualisierungsmöglichkeit gelangen werden. Natürlich werden noch Jahre vergehen, bis wir die Zweckmäßigkeit einer unter Berücksichtigung der Serumreaktion geleiteten Therapie klar erkennen werden, und erst die fernere Zukunft kann zeigen, was das Richtige ist, eine auf wissenschaftlicher Grundlage fundierte Therapie oder eine empirisch „bewährte" und schematisch durchgeführte Behandlung, deren Unzulänglichkeit und Unzuverlässigkeit auch der größte Optimist nicht leugnen wird. Es muß daher auf das entschiedenste gegen die Behauptungen von Blanck protestiert werden, der den „Wassermann-Therapeuten", wie er geschmackvoll „diejenigen Autoren bezeichnet, welche die antiluetische Behandlung nach dem Ausfall der Reaktion einrichten wollen", Diskreditierung des Quecksilbers, Züchtung von Syphilidophoben, Neurasthenikern und Hypochondern usw. vorwirft. Ich verweise bezüglich der einzelnen Punkte, die Blanck gegen die „Wassermann-Therapie" Sturm laufen lassen, auf meine Ausführungen über die Bedeutung der positiven Reaktion in latenten Fällen, auf die Einwirkung des Hg auf die Reaktion in vitro und in vivo usw. Ich möchte Blanck nur entgegnen, daß der von ihm beschriebene Fall[1]), der „mehr als langatmige Expektorationen" gegen den Wert der frühzeitigen Hg-Behandlung (vor Ausbruch der Allgemeinerscheinungen) sprechen soll, auch nicht ein Atom

[1]) 18. Januar 1909: Primäraffekt mit Spirochäten. Wassermannsche Reaktion positiv. Keine Allgemeinerscheinungen. 18. Januar bis 21. März: 24 Injektionen Hg-Cyanat (Gesamtdose 0,48). 22. März: Macul. Exanthem, Plaques usw. „Ich hatte also trotz ausreichender frühzeitiger Allgemeinbehandlung nichts weiter erreicht, als daß ich den Kranken einem schweren psychischen Depressionszustand ausgesetzt hatte. Er gewann erst langsam das Vertrauen zur ärztlichen Kunst wieder."

mehr beweist, als daß eine im Verlauf von neun Wochen als erste Kur durchgeführte Behandlung mit einer Gesamtmenge von 0,48 Hg cyanat. eine ungenügende
Therapie ist, eine Tatsache, die kaum Anspruch auf Neuheit machen kann. Natürlich soll damit nicht gesagt werden, daß bei einer energischer durchgeführten
Kur die Allgemeinerscheinungen ausgeblieben wären. Höchstwahrscheinlich auch
nicht! Wissen wir doch, daß durch eine Frühbehandlung, die noch zur Zeit der
negativen Reaktion, also in einer Periode, in der nach unserer Annahme das Virus
noch nicht generalisiert ist, einsetzt, der Ausbruch des Exanthems häufig nicht
verhütet werden kann. Aber beweist dies denn irgend etwas gegen den Nutzen
der Frühbehandlung und welches sind denn die Gründe, die für den Vorteil des
Abwartens sprächen? Dieses Dogma von dem Nutzen einer erst mit den Allgemeinerscheinungen einsetzenden Behandlung steht ganz vereinzelt in der Therapie da,
wird einfach weiter akzeptiert und dabei werden ganz die Gründe vergessen, die
zur Aufstellung dieses Dogmas geführt haben:

    1. die Schwierigkeit der Diagnose, die bisher meist erst mit dem Ausbruch
       der Allgemeinerscheinungen gesichert werden konnte und

    2. die Erkenntnis der Tatsache, daß trotz und während einer bereits begonne-
       nen Behandlung die Allgemeinerscheinungen auftreten können.

    Gerade durch die neuesten Entdeckungen ist Grund 1 völlig entkräftet worden.
Durch Spirochätennachweis und Seroreaktion können wir eben jetzt schon vor
dem Ausbruch des Exanthems eine sichere Diagnose stellen und mit der Behandlung
beginnen. Daß diese Frühbehandlung nicht gleich von einem sichtbaren Erfolg
begleitet ist (Grund 2), ist ja gewiß unangenehm für den Arzt, aber dies ist doch
keine Kontraindikation, die zum Abwarten berechtigt. Auch dürfte es ganz in der
Hand des Arztes liegen, sich das Vertrauen des Patienten zu erhalten, wenn er ihn
schon vorher auf die Wahrscheinlichkeit des Ausbruchs von Symptomen trotz
der Behandlung aufmerksam macht. Die experimentelle Syphilisforschung hat
gezeigt, daß das Quecksilber ein echtes Heilmittel gegenüber dem Virus ist.
Warum sollen wir also dem kranken Organismus dieses Heilmittel nicht so zeitig
wie möglich zugängig machen. Ist es nicht, wie dies Neisser drastisch auszudrücken pflegt, sinnlos, bei einem entstehenden Brande ruhig zuzusehen, bis
das Gebäude über und über in Flammen steht und dann erst einzugreifen?

    Wenn also logischerweise alles für den Nutzen der Frühbehandlung spricht
(s. auch Merz), so muß man von den Gegnern derselben verlangen, daß sie strikte
Beweise erbringen, die für die Schädlichkeit einer Behandlung vor Ausbruch der
Allgemeinerscheinungen sprechen, und daß sie sich nicht immer und immer wieder
lediglich auf ein Dogma stützen, das seine Entstehung lediglich unserer bisherigen
Unkenntnis auf diagnostischem und therapeutischem Gebiet verdankt.

    Wenn Blanck aber Curioni als Gewährsmann für die Schädlichkeit der früh-
zeitigen Behandlung anführt, der „mit Recht rät, nicht zu früh mit der Hg-
Behandlung zu beginnen, ehe Sekundärerscheinungen auftreten, da eine zu früh
beginnende Hg-Behandlung die Entwicklung der natürlichen Schutzstoffe (Antikörper) hindert", so erübrigt es sich, auf derartige „Beweise" einzugehen. —

Was ferner die Angriffe von Kopp anbelangt, der „sich für den spezifischen Wert dieser Reaktion nicht erwärmen kann und für eine wirklich brauchbare, zuverlässig spezifische, auch im negativen Sinne verwertbare diagnostische Methode dankbar wäre“, so muß gefragt werden, wo in der gesamten Medizin es eine biochemische Methode gibt, die mit mathematischer Sicherheit arbeitet. Zeigt vielleicht z. B. eine Widalsche oder eine Diazoreaktion mit absoluter Bestimmtheit einen Typhus an oder beweist das Fehlen derselben etwas dagegen? Ja, haben wir denn eine Sicherheit von 100 Proz., bei einer positiven Trommerschen Probe die Anwesenheit von Traubenzucker anzunehmen? Solche, insbesondere von autoritativer Seite ausgesprochenen Hoffnungen sind also pia desideria, die zwar ihre Wirkung auf einen diesen Dingen ferner stehenden Leserkreis nicht verfehlen, über die aber wissenschaftlich nicht diskutiert werden kann. Dagegen muß Einspruch erhoben werden, wenn Kopp direkt irrtümliche Annahmen zum Ausgangspunkt seiner Deduktionen macht. Hätte er nämlich praktische Erfahrungen an der Hand der Serumreaktion gesammelt, so könnte er nicht behaupten, daß im Primärstadium „der Ausfall der Reaktion durchwegs ein negativer ist“, und daß daher ihre Bedeutung für die Frühdiagnose gleich Null ist, sondern er hätte, wie andere Untersucher, konstatiert, daß die positive Reaktion im Primärstadium (je nach der Dauer vom Infektionstermin ab) zwischen zirka 50 und zirka 90 Proz. schwankt (siehe Kapitel Primärstadium) und ihr praktischer Wert daher auch zu dieser Zeit ein sehr hoher ist. — Ebenso irrtümlich ist die Annahme von Kopp, daß „mit der Behandlung korrespondierende Reaktionsergebnisse nicht mit Sicherheit festzustellen sind“. Abgesehen von unseren eigenen Untersuchungen ist nun bereits von einer großen Zahl der kompetentesten Autoren (s. Kapitel Therapie) der große Einfluß der spezifischen Behandlung auf die Reaktion an Tausenden von Fällen konstatiert worden. Über alle diese Untersuchungen sieht Kopp hinweg und stellt die Möglichkeit, die Reaktion zur Richtschnur der Therapie zu machen, besonders deshalb in Abrede, weil die Reaktion „trotz eben beendeter Behandlung einer sekundären Syphilis eklatant positive Ergebnisse“ geben kann. Ich möchte gerade den entgegengesetzten Standpunkt einnehmen: Wenn die Reaktion bei sekundärer Syphilis nach der Behandlung jedesmal ins Negative umschlagen würde, müßte auch ich ihr jeden Wert für die Therapie absprechen. So aber ist uns gerade die positive Reaktion trotz eben beendeter Behandlung und trotz scheinbarer Gesundheit ein wertvoller objektiver Wegweiser, besonders auch dafür, daß eben unsere Behandlung noch unzureichend war. Kopp wundert sich über die Häufigkeit der positiven Reaktion trotz eben beendeter Kur, würde sich aber doch wahrscheinlich nicht wundern, wenn eben nach abgeschlossener Behandlung plötzlich ein Rezidiv auftritt!

Ganz unverständlich ist ferner die Ansicht von Kopp, daß der Reaktionsausfall für die Paralyse und Tabes praktisch bedeutungslos ist, weil unsere Therapie bei diesen Erkrankungen doch machtlos ist. Es ist dies ein Standpunkt, der zwar sehr bequem ist, uns aber keinen Schritt weiter bringt. — Ich kann Kopp weiterhin nicht folgen, wenn er die Behauptung aufstellt: „Den Fortbestand eines noch aktiven virulenten Prozesses zeigt uns auch eine positive Reaktion nicht an." Ich habe in dem Kapitel: „Latente Syphilis" geschildert, daß diese Annahme keineswegs zutrifft und die zahlreichen und schwerwiegenden Gründe aufgeführt, die dafür sprechen, daß die positive Reaktion Krankheit beweist. Kopp stellt also mit seiner These lediglich eine apodiktische, durch nichts bewiesene, im Gegenteil höchst unwahrscheinliche Behauptung auf. S. übrigens die neueren Mitteilungen Kopps, in denen er seine Bedenken wesentlich einschränkt.

Anschließend an dieses Kapitel seien noch einige neuere Arbeiten über den Zusammenhang der Reaktion mit der Therapie aufgeführt. Buschke und Herder untersuchten, wie sich die Herxheimersche Quecksilberreaktion zur Komplementbindungsreaktion verhält. Ein Zusammenhang dieser beiden Phänomene ließ sich aber nicht erweisen. Bei 46 Fällen wurde 20 mal eine provokatorische Hg-Reaktion erzielt; bei 22 Fällen war die Komplementbindungsreaktion schon vor der Hg-Injektion positiv, die Provokation selbst verlief mit negativem Resultat. Bei den 20 Fällen mit positiver Hg-Reaktion war die Luesreaktion schon in 13 Fällen vorher positiv. —

Alt berichtet über Beeinflussung der Reaktion und über vorzügliche therapeutische Resultate mit den neuen Arsenverbindungen Ehrlichs. Von 121 mit Arsenophenylglycin behandelten Luetikern wurden 20 dauernd negativ, also 16,6%; von 27 mit Arsenobenzol (606) Behandelten verloren 14 die positive Reaktion. (S. auch S. 445.)

Basch gibt folgende Zusammenstellung:

	+	0
75 Lues II und Lues III ohne Hg	71	1
70 ungenügend Hg behandelt	49	21
66 Symptomatisch behandelte	18	48
61 Chron. intermitt. behandelte	6	55

Von 75 unbehandelten Luesfällen reagierten also 98,7% positiv; von 197 mit Hg behandelten Luesfällen 37,1% positiv.

Nach Bering reagieren die chronisch intermittierend behandelten Fälle in 94% dauernd negativ, während die weniger gut behandelten viel unsicherere Resultate ergeben. Er ist also der Ansicht, daß jede positive Reaktion in eine negative umzuwandeln versucht werden müsse.

Blumenthal kommt zu folgenden Schlußsätzen:

Ein Einfluß der Behandlung (Quecksilber und in weniger energischer Weise Jodkalium) auf den Ausfall der Reaktion ist unverkennbar. Häufig wird die vor Beginn einer Kur positive Reaktion nach Beendigung derselben negativ, doch ist dieses Verhalten durchaus kein regelmäßiges, und auch durch besonders energische Kuren gelingt es nicht immer, eine positive Reaktion in eine negative umzuwandeln. Eine nach einer Kur negativ gewordene Reaktion wird häufig wieder positiv. Dies ist die Regel nach der ersten Kur, durch die die Umwandlung relativ leicht gelingt. Bei späteren Kuren gelingt es viel schwerer, die komplementbindenden Stoffe zum Schwinden zu bringen. Ist die Umwandlung aber gelungen, so bleibt die Reaktion häufig längere Zeit negativ. Die Länge der Kuren darf nicht nach dem Ausfall der Reaktion allein bemessen werden, da nach einer negativen Phase die Reaktion sehr bald wieder positiv werden und bei positivem Ausfall nach Beendigung der Kur sie noch nach Wochen ohne weitere therapeutische Maßnahmen abklingen kann. Die Reaktion kann in seltenen Fällen auch ohne Behandlung spontan verschwinden. Ferner können durch Hg-Darreichung in der Latenz negative Fälle zunächst positiv werden. Der wechselnde Ausfall der Reaktion bei ein und demselben Patienten, das Folgen von Rezidiven bei vorher negativer Reaktion, das Positivwerden der Reaktion bei in der Latenz begonnenen Kuren, lassen es unstatthaft erscheinen, auf Grund eines negativen Ausfalles eine Kur zu unterlassen. Bei positivem Ausfalle wird man namentlich bei spätlatenten Fällen unter Berücksichtigung aller sonstigen Umstände versuchen, durch eine Hg-Kur die positive Reaktion in eine negative umzuwandeln.

Nach Bruhns - Halberstädter schwankt im Frühstadium der Lues unter dem Einfluß der Kuren die Reaktion zu sehr, als daß an Stelle der intensiven Behandlung eine nur nach dem Ausfall der Blutprobe sich richtende Therapie treten könnte.

Fendt weist auf den großen Wert der Reaktion für die Therapie des Spätstadiums hin.

Feuerstein: Lues II unbehandelt = 91,3%,
„ II behandelt = 34,9%,
„ III unbehandelt = 81,8%,
„ III behandelt = 18,2%.

Fischer glaubt, daß die Verwertbarkeit der Reaktion für die Therapie nach den vorliegenden Untersuchungen noch nicht klar ist. Insbesondere, da negative Reaktion (besonders im Frühstadium) auch spontan auftreten kann und die negative Reaktion nach der Kur nicht vor Rezidiven schützt. Er hofft jedoch, daß weitere Erfahrungen der Reaktion den gebührenden Platz unter den Hilfsmitteln der Therapie anweisen werden.

C. Fränkel und Kahn untersuchten den Einfluß von Enseolinjektionen.

Nach 30 ccm Enseol negativ 2 Fälle
„ 30— 50 „ „ „ 3 „
„ 50— 70 „ „ „ 7 „
„ 70—100 „ „ „ 4 „

Insgesamt wurden 29 Fälle mit Enseol behandelt, davon wurden 16 negativ = 55%. Von 112 mit grauer Salbe behandelten wurden 47 negativ = 42%.

Gelarie glaubt, daß aus dem Reaktionsausfall keine bindenden Schlüsse für die Therapie zu ziehen sind.

Jaworski - Lapinski: Von 16 Fällen von Lues II wurden nach der Kur 11 negativ; bei Lues III gelingt dies schwieriger. Die Reaktion ist von großer Bedeutung für die Therapie: es muß besonders im Spätstadium viel energischer behandelt werden, wie bisher.

Jesionek ist der Überzeugung, daß unter allen Umständen die Therapie bestrebt sein muß, die positive Reaktion in eine negative zu verwandeln; die chronisch intermittierende Behandlung gibt die besten Resultate.

Jordan: Behandlung im Primärstadium. Negative Reaktion in 3 von 5 Fällen = 60%. Sekundärstadium 25 von 39 = 64,1% Tertiärstadium 1 von 10 = 10%.

Lesser tritt nach wie vor für die Heranziehung der Reaktion für die Kontrolle der Therapie ein.

Mc Intosh, der die Reaktion als Krankheitssymptom betrachtet, findet, daß in der Mehrzahl der Fälle der Einfluß der antiluetischen Kuren auf die Reaktion erst im zweiten Jahre bemerkbar wird. Er fordert schnelle und energische Behandlung, sobald der Primäraffekt erkennbar ist.

Julius Müller schließt aus dem Einfluß der Behandlung auf die Reaktion, daß viel energischer therapeutisch vorgegangen werden müßte, als bisher. Kombinationen von Hg mit Jod, Arsacetin und Zittmann führten das Umschlagen der Reaktion leichter herbei als Hg allein.

Mulzer kommt zu dem Schluß, daß das Postulat, den Ausfall der Reaktion als Kontrolle für die genügend lange Dauer der Kur zu verwerten, nicht aufrecht erhalten werden kann. Da sie während oder unmittelbar nach Beendigung einer Kur wiederholt vollkommen umschlagen kann, so kann weder die positive Reaktion zum Fortfahren, noch die negative allein zum Beendigen einer Kur berechtigen. Eine zu diagnostischen Zwecken vorzunehmende Reaktion darf aus denselben Gründen nicht während oder unmittelbar nach einer spezifischen Kur vorgenommen werden. — Was die letzte Forderung anbetrifft, kann ich Mulzer nur beistimmen. Ich gebe ihm auch recht, daß man auf eine einmalige negative Reaktion, besonders im Frühstadium, nichts geben kann, bzw. eine derartige Untersuchung nicht als Kontraindikation gegen eine erneute Kur ansehen darf. Es harmoniert auch mit unseren Erfahrungen, daß eine nach beendigter Kur negative Reaktion wieder in positive umschlagen kann, bzw. daß in seltenen Fällen Rezidive trotz negativer Reaktion auftreten und daß in noch selteneren Fällen sog. paradoxe Reaktionen (negativ vor und positiv nach der Kur) vorkommen. Daß aber die Reaktion während der Kur in der Weise hin und her schwankt, wie dies Mulzer beschreibt, können wir, wie schon gesagt, nicht bestätigen. Wir haben im letzten Halbjahr ca. 50 Fälle sekundärer Lues aus hier nicht näher zu erörternden Gründen so behandelt, daß wir die Injektionskur (kombinierte Injektionen von unlöslichem Salz und grauem Öl) in der Mitte abbrachen, die Patienten nach 4 Wochen wieder bestellten und dann die zweite Hälfte der Kur einleiteten. Die Blutuntersuchung wurde bei diesen Patienten 4 mal vorgenommen (vor der Kur, nach der ersten Hälfte, vor der zweiten Hälfte und nach der Kur). Während die Reaktion nach Beendigung der Kur häufig ins Negative umgeschlagen war, haben wir nicht einmal eine negative Reaktion bei den drei anderen Blutuntersuchungen beobachtet. Man kann doch wohl nicht annehmen, daß es lediglich einem Glückszufall zuzuschreiben ist, wenn wir nicht ein einziges Mal bei diesen Untersuchungen die sog. „negative Phase" betroffen haben. Wir haben aber auch, wie Mulzer, noch öftere Untersuchungen während der Kur vorgenommen und konnten auch dabei keine Schwankungen konstatieren. Ich lasse hier ein Untersuchungsprotokoll folgen:

Pat. K. sekundäre Lues. Primäraffekt Ende Juni 1909.

20. 8. Reaktion positiv.
21. 8. Injektion von Hg-Salicyl.
24. 8. Injektion von Hg-Salicyl.
26. 8. Reaktion positiv.
28. 8. Roseola.
30. 8. Injektion von Hg-Salicyl.
31. 8. Reaktion positiv.
3. 9. Injektion von Hg-Salicyl.
6. 9. Injektion von Hg-Salicyl.
7. 9. Reaktion positiv.
9. 9. Injektion von Hg-Salicyl.
13. 9. Injektion von Hg-Salicyl.
15. 9. Reaktion positiv.
16. 9. Injektion von Hg-Salicyl.
20. 9. Injektion von Hg-Salicyl.
21. 9. Reaktion positiv.
23. 9. Injektion von Hg-Salicyl.
25. 9. Reaktion positiv.

Im Verlaufe von 10 Injektionen mit Hg-Salicyl (auf Hg. berechnet = 0,43 Hg) war also trotz 7 maliger Untersuchung keine Schwankung der Reaktion zu konstatieren.

Es soll damit natürlich nicht gesagt sein, daß ich die Resultate Mulzers anzweifele. Ich glaube aber, daß die von ihm beobachteten Schwankungen ihren

Grund nicht in Veränderungen des Serums, sondern in der Untersuchungstechnik finden, Täuschungen, deren Ursachen wir nur unvollkommen kennen und denen auch der geübteste Untersucher ausgesetzt sein kann. Ich erinnere nur daran, daß erst vor kurzem M. Stern gezeigt hat, daß dasselbe Serum mehrfach untersucht, verschiedene Resultate ergeben kann, daß die Verschiedenheit der Meerschweinchensera die Reaktion beeinflussen können (mehr oder weniger starke Deviabilität) usw. Nur durch eine gleichzeitige aktive und inaktive Prüfung, eine Untersuchung zahlreicher Seren zu gleicher Zeit und ev. unter Heranziehung mehrerer Extrakte können derartige, nur im Wesen der Technik liegende Fehlerquellen vermieden werden.

Reinhart: Nicht nur Hg, sondern auch Arsacetin kann ein Umschlagen der Reaktion bewirken. Bei Lues I und II bietet die Reaktion keine Anhaltspunkte für das therapeutische Verhalten.

Senator: Die Reaktion hat durch den Umstand, daß sie nach einer zweckmäßig geleiteten Hg-Kur in der Regel verschwindet, den Beweis für die spezifisch antisyphilitische Wirkung des Hg erbracht.

Werther gibt nur eine diagnostische Bedeutung der Reaktion zu, leugnet aber für Prognose und Therapie jeden Wert derselben.

Wie wir sehen, befindet sich die Frage der Verwertbarkeit der Reaktion für die Reaktion noch mitten in Diskussion und es werden noch Jahre vergehen, ehe eine definitive Einigung erzielt ist. Ich glaube aber, das eine ist schon heute klar: Man braucht weder ein wütender „Wassermann-Therapeut" noch ein übertriebener Skeptiker zu sein, der sich um die ganze Reaktion nicht kümmert, sondern in schöner Pietät weiter behandelt wie bisher. Ich meine, daß man schon heute sehr gut die Erfahrungen mit der Reaktion im Einzelfalle bei der Therapie nutzbringend verwerten kann, ohne daß man nun gleich von Grund aus jene „altbewährten" Methoden umstößt, die — wie wir noch einmal wiederholen wollen — gar nicht so ideal sind, wie sie von manchen Seiten immer gepriesen werden.

Über die Verwendbarkeit der Reaktion für andere medizinische Disziplinen.

Die Bedeutung der Reaktion für die Dermatologie und Syphilislehre ist schon in den vorhergehenden Kapiteln genügend behandelt worden. Es bleibt nun noch übrig zu betrachten, was die Reaktion bisher auf anderen medizinischen Gebieten geleistet hat.

1. Innere Medizin.

Die ersten Untersuchungen auf diesem Gebiete stammen von Kroner. Er fand die Reaktion negativ bei folgenden Krankheiten: Glioma cerebri, Myodegeneratio cordis, Nephritis interstit., Arthritis, A. urica, Apoplexie, multiple Sklerose, Pseudobulbärparalyse, Tumor medullae spinalis, Epilepsie, Diabetes, Pseudotabes. Auch ein Fall mit tabesähnlichen Symptomen, die auf eine chronische Bleivergiftung zurückzuführen waren, reagierte negativ, während sich bei 13 Tabikern

9 mal, bei 6 Paralytikern 5 mal positive Reaktion fand. Ferner ergab sich positive Reaktion bei einem Falle von Aorteninsuffizienz, ohne voraufgegangene rheumatische Erkrankung. Luetische Infektion lag 11 Jahre zurück. Die Sektion ergab keine anderen Zeichen für Lues. „Dieser Fall bestätigt die neuerdings immer mehr betonte Auffassung, daß bei den im mittleren Lebensalter ohne vorhergegangene Infektionskrankheit auftretenden Klappenfehlern, namentlich den Aortenfehlern, zunächst an Lues zu denken ist."

Es liegen ferner auf dem Gebiet der inneren Medizin noch Untersuchungen von Ziesché und von Citron vor. Letzterer konnte an der Hand der Serumreaktion nachweisen, daß 62,6 % der reinen Aorteninsuffizienzen resp. 58 % bei Einschluß der kombinierten Vitien luetisch infiziert waren. Er kommt daher zu dem Schluß: „daß die Lues eine weit häufigere Ursache, besonders der reinen Form der Aortensuffizienz ist, als die Anamnese (nach der C.schen Statistik gaben nur 14,2 % der reinen Aorteninsuffizienzen Lues an) und selbst der klinische Befund vermuten läßt.

A. Schütze berichtet über ähnliche Erfahrungen an 12 Fällen, ferner untersuchte Danielopulu 15 Fälle von Aorten — und Arterienerkrankungen und erhielt 11 positive Resultate. Es handelte sich um

> 2 Aortenaneurysmen,
> 5 chronische Aortiten mit Dilatation der Aorta,
> 2 dgl. mit Insuffizienz der Aorta,
> 1 Tabes mit Aortitis und Dilatation,
> 1 obliter. Arteriitis der Tibialis posterior mit Gangrän der Extremitäten.

Laubry und Parvu sahen positive Reaktion bei 4 unter 6 Fällen von Aortenaneurysma, von denen nur einer von seiner luetischen Infektion wußte.

Es reagierten ferner:

> Unter 14 Mitralfehlern positiv 3
> „ 15 Aortenfehlern „ 11
> „ 7 Arteriosklerosen „ 3

Ganz ähnliche Beobachtungen konnte Donath machen.

Es reagierten:

> Unter 14 Arteriosklerosen positiv 3
> „ 2 Mesaort. syph. „ 1
> „ 2 Aneurysm. aort. „ 2
> „ 10 Aorteninsuff. „ 9
> „ 2 chron. Gelenkrheum. „ 2

Unter den von Hasenfeld und Szili untersuchten hochbetagten Arteriosklerotikern fanden sich 20 = 10,6% mit positiver Reaktion.

Bozzolo fand bei Aneurysmen fast konstant, bei Aorteninsuffizienzen sehr häufig positive Reaktion.

Donath in 85%: Oeigaard unter 25 Patienten 11 mal; Krefting unter 9 Fällen 8 mal; Lippmann unter 17 Aorteninsuffizienzen 6 mal, unter 10 Aneurysmen 9 mal positive Reation.

Auf die Bedeutung der Reaktion für die Klärung der Ätiologie von Arthritis deformans weist Heckmann hin. —

Eswein und Parvu berichten über positive Reaktion in einem Falle von Lebercirrhose zweifelhaften Ursprunges. Hier reagierte Serum und Ascites positiv und zwar letzterer bedeutend stärker als das erstere. Die Autoren sehen in dieser Erscheinung eine weitere Bestätigung der besonders an Lumbalflüssigkeiten gemachten Beobachtung, daß die Antikörper besonders vom erkrankten Organe produziert und in diejenige Körperflüssigkeit abgegeben zu werden scheinen, die diesem Organe am nächsten ist. —

Die insbesondere von Brieger und Trebing studierte antitryptische Kraft des Blutes steht nach den Untersuchungen von Fuerstenberg und Trebing mit der Syphilisreaktion in keinem Zusammenhang, wenngleich sich auch in der Mehrzahl der Fälle eine Verminderung des Antitrypsingehaltes bei positiver Luesreaktion fand. —

Über die Bedeutung der Reaktion für die innere Medizin siehe ferner Rostocki, Deneke, Kraus, Glaser, Benda, Saathoff, Clemens, Lenhartz, Weintraud, Reclus, Jacobaeus, Collins und Sachs, Roth (perniziöse Anämie), Ledermann, Caan (Hodgkinsche Krankheit).

2. Chirurgie.

Karewski erprobte die Serumreaktion in 28 Fällen; bei 8 Fällen fiel sie negativ aus (hartnäckige Fingereiterung, deform. Poliarthritis, Monoart. chron. Arthrit., Mamma-Tumor) und der weitere Verlauf bestätigte, daß Syphilis in diesen Fällen nicht in Frage kam.

Bei den 18 positiven Fällen, bei denen es sich um Fissura ani, zweifelhafte Eiterungen, vor allem um die Differentialdiagnose zwischen Tuberkulose und Lues und zwischen Tumor und Lues handelte, bewies die weitere Beobachtung die Richtigkeit der serologischen Diagnose. Besonders interessant ist auch folgender Fall: Bei einem 45jährigen Manne entwickelte sich nach einem vor mehreren Monaten erlittenen Trauma des Bauches ein großer schmerzhafter Tumor, der als Desmoid der Bauchdecke imponierte. Da in der Jugend ein Schanker akquiriert war, welcher allerdings keine weiteren Folgen gehabt hatte, wurde, obgleich keinerlei als Syphilis zu deutende Symptome vorlagen, die Serodiagnose angestellt. Positives Ergebnis veranlaßte Jodkur und Heilung des Patienten. „Dieser Fall zeigt, daß die neue Methode auch forensischen Wert haben kann, denn der Patient hatte große Neigung, seine Unfallversicherungsgesellschaft wegen des ihm widerfahrenen Übels in Anspruch zu nehmen."

Zu Resultaten, aus denen insbesondere der Wert der Serumreaktion für die Differentialdiagnose: Tumor oder Lues erhellt, kommen Coenen, Baetzner, Wolfsohn, Kreute und Pöhlmann, Leriche.

3. Augenheilkunde.

Auch hier liegen bereits ausgedehntere Untersuchungen von Leber, Gutmann und von Cohen vor. Leber untersuchte 160 ophthalmologische Fälle.

Gutmann 331. Beide äußern sich sehr anerkennend über den großen diagnostischen Wert der Reaktion.

Die an meiner Abteilung untersuchten Cohenschen Fälle zeigt folgende Tabelle:

Tabelle VI.

Krankheit	Zahl	Davon: sicher Lues	Davon: verdächtig zweifelhaft	Serumreaktion †	Serumreaktion —	Summa †	Summa —
Iritis	23	7	—	6	1	7	16
		—	16	1	15		
Keratit. par.	9	1	—	—	1	6	3
		—	8	6	2		
Choreoiditis	3	—	3	2	1	2	1
Glaskörpertrübung	2	—	2	1	1	1	1
Atroph. n. opti	6	—	6	4	2	4	2
Neuritis	4	1	—	1	—	4	2
		—	3	—	3		
Stauungspapill.	5	—	5	—	5	—	5
Augenmuskellähmung	5	3	—	1	2	1	4
		—	2	—	2		
Reflekt. Pupillenstarre	1	1	—	—	1	—	1
Ophthalmopleg. int.	1	—	1	1	—	1	—
Zentral. Scotom	1	—	1	—	1	—	1
Atroph. retinae	2	—	2	—	2	—	2
Atroph. ir.	1	—	1	—	1	—	1
Macul. corneae	1	—	1	—	1	—	1
Summa:	64	13	51	23	41	—	—

Es bestätigte also der positive Ausfall der Reaktion die Diagnose Lues in 8 Fällen. In 15 Fällen lieferte er direkt eine Stütze und bewährte sich so als diagnostisches Hilfsmittel. Cohen kommt daher zu dem Schluß, daß die Reaktion in der Augenheilkunde auch bei negativem Ausfall manchmal geeignet ist, gewisse diagnostische Fingerzeige zu geben. Bei positivem Ausfall kann sie direkt ausschlaggebend für die Diagnose und das therapeutische Verhalten werden.

Zu gleichen Resultaten gelangt, was die von ihm untersuchten Augenkrankheiten anbetrifft, Wolff.

Best berichtet über einige Fälle von hereditär-luetischer Chorio-retinitis mit positiver Reaktion und ähnlichen Formen mit negativer Reaktion, für deren ätiologische Trennung er eintritt (s. auch Arning). Ferner Schumacher, Stanculeanu, Liebreich, Heßberg, Bulson.

4. Geburtshilfe.

Die bisher auf diesem Gebiete vorgenommenen Untersuchungen sind bereits in dem Kapitel: Hereditäre Syphilis abgehandelt worden. Es sei hier nur nochmals insbesondere auf die Untersuchungen von Bab, Opitz und Engelmann verwiesen.

Ferner sei erwähnt, daß Groß und Bunzel in 5 Eklampsiefällen positive Reaktion fanden, die aber nach Ablauf der klinischen Symptome der Eklampsie bald wieder schwand. Ebenso wurden in 6 Fällen Ausflockungsreaktionen mit Lecithinemulsion beobachtet, während normale Schwangere oder Gebärende nie eine positive Reaktion zeigten.

Heynemann konnte die von Bunzel beobachtete positive Reaktion in 8 Fällen von Eklampsie nicht bestätigen. Dagegen fand Semon unter 11 Eklampsiefällen 3mal positive Reaktion, die jedoch nach Ablauf der Erkrankung bald wieder verschwand.

5. Laryngologie.

Auf dem Gebiete der Laryngologie liegt bisher eine Mitteilung von Eisenlohr aus der Killianschen Klinik vor, der in keinem der von ihm untersuchten Fälle von Ozaena eine positive Reaktion fand. Es gestatten daher diese negativen Befunde mit großer Wahrscheinlichkeit, das luetische Moment für die Entstehung der Ozaena auszuschalten.

Ihm schließen sich Untersuchungen von Alexander, der bei 26 Fällen, von Weinstein, der bei 8 Fällen und von Sobernheim, der bei 17 Fällen von Ozaena negative Reaktion fand, an. Letzterer Autor benutzte ferner die Reaktion mit Erfolg zur Differentialdiagnose zwischen luetischer und Vincentscher Angina. —

Den Zusammenhang zwischen „nervöser" Schwerhörigkeit und Otosklerose mit Lues studierte Busch an der Hand der Reaktion. Er konstatierte:

in 29 Fällen von nervöser Schwerhörigkeit 15mal positive Reaktion
„ 17 „ „ Otosklerose 13 „ „ „

Die Bedeutung der Syphilis für diese Prozesse findet also ihre Bestätigung. (Siehe ferner: Beck, Arzt und Großmann.)

6. Pathologische Anatomie.

Versuche, den Zusammenhang von Orchitis fibrosa, Mesaortitis retrahens, der Bantischen Cirrhose mit der Syphilis zu studieren, sind von Pick und Proskauer, Fritz Lesser, sowie besonders von Glaser und Wolfsohn angestellt worden, und zwar in der Weise, daß die in vivo gestellte Serodiagnose später bei der Sektion pathologisch-anatomisch kontrolliert wurde.

Größere Untersuchungen post mortem an dem der Leiche entnommenen Blut sind von Fränkel und Much vorgenommen worden. Die Resultate dieser Autoren sind folgende:

Bei 18 Phthisikern fand sich nur 1mal positive Reaktion (doppelseitige fibröse Orchitis).

6 Fälle von Pneumonie negativ; eine Bronchopneumonie bei einem Kinde mit zweifelhaften Exanthemen = positiv.

Je ein Fall von Typhus, Diphtherie, Endocarditis, Lepra = negativ.

1 lymphatisch-myelogene Leukämie = positiv.

Die Befunde an Scharlachleichen übergehe ich hier und verweise auf das betreffende Kapitel.

Bei 6 Fällen von Carcinom, 5 mal negative Reaktion, 1 mal positiv bei einer Frau mit verdächtigen Narben.

Weiterhin sind noch bemerkenswert: 2 Fälle von Lebercirrhose; der eine negativ ohne für Lues verdächtigen Befund, der andere positiv mit platten narbigen Einziehungen der Nieren.

Unter 12 Fällen von schwerer allgemeiner Arteriosklerose, von denen 3 durch Aneurysmen der Aorta, einer durch Sklerose der Hirnarterien kompliziert waren, fiel die Reaktion 9 mal negativ aus; unter 3 Fällen von Aneurysma aortae neben allgemeiner Arteriosklerose boten 2 positive Reaktion. Unter 23 Fällen von Heller - scher Aortitis fand sich 19 mal positive Reaktion.

Unter 13 Fällen von Orchitis fibrosa lieferten nur 2 positive Reaktion und zwar ein an Phthise mit begleitendem allgemeinen Amyloid und ein an Phthise mit rechtsseitiger Ellenbogengelenktuberkulose Verstorbener.

F. und M. schließen aus diesem Befunde, daß „ebenso wie in dem positiven Ergebnis der Reaktion bei Fällen von Hellerscher Aortitis ein wichtiges Argument für die von Heller und seinen Schülern vertretene Ansicht von der syphilitischen Natur dieser Erkrankung zu erblicken ist, der nahezu ebenso konstante negative Ausfall der Reaktion bei Fällen von Orchitis fibrosa als ein ebenso schwerwiegender Beweis gegen den von einzelnen Autoren immer noch aufrecht erhaltenen Standpunkt anzusehen ist, daß die Orchitis fibrosa als Ausdruck eines syphilitischen Prozesses im Hoden zu gelten hat."

Später hat Fränkel noch bei einem strikturierenden Mastdarmgeschwür positive Reaktion gefunden, ohne daß natürlich aus diesem einen Fall irgendwelche Schlüsse gezogen werden können.

Ich habe die Befunde von Fränkel und Much absichtlich so ausführlich wiedergegeben, weil sie in auffallendem Gegensatze zu unseren eigenen Erfahrungen an Leichenseren, über die ich bereits früher (s. Tabelle II) berichtet habe, stehen. Denn wenn die F. und M.schen Untersuchungen sehr verwertbare Resultate zu ergeben scheinen, so sprechen unsere Befunde sehr gegen die aus der Untersuchung von Leichenseren gezogenen Schlüsse. Ich kann vorläufig eine Erklärung dieser Differenz nicht finden. Much hatte die Liebenswürdigkeit, mir persönlich mitzuteilen, daß vielleicht die Verschiedenartigkeit der zur Untersuchung angewendeten Extrakte der Grund der verschiedenen Resultate sein könne. F. und M. hatten nämlich mit wässerigem Luesextrakt, wir bei unseren Leichenuntersuchungen mit alkoholischem gearbeitet. Bei einer darauf gerichteten Nachprüfung hat sich mir aber ergeben, daß auch bei Benutzung von wässerigen Extrakten mit Leichenseren ganz unzuverlässige Resultate zu erhalten sind.

Ich stehe daher der Verwertbarkeit der Reaktion an Leichenmaterial sehr skeptisch gegenüber.

Neuerdings sind nun wieder von Seligmann und Blume und von Schlimpert Leichenserenuntersuchungen gemacht worden, die zu ähnlichen Resultaten führten wie die unsrigen. Auch diese Autoren beobachteten positive

Reaktionen bei Tumoren, Phthisen, Sepsis usw. Schlimpert, der 261 Leichenseren untersuchte, konstatierte 46 mal positive Reaktion. Bei diesen 46 handelte es sich 35 mal um Lues, 1 mal um Scharlach, bei 10 fehlten jedoch sichere luetische Stigmata, und 4 unter diesen 10 waren ohne jede verdächtige Veränderung. Hellersche Mesaortitis wurde 16 mal beobachtet, davon 15 positiv; Hodenschwielen 3 mal (2 positiv) und glatter Zungengrund 10 mal (7 positiv). Auch Schlimpert glaubt nicht, daß die Reaktion großes praktisches Interesse für den pathologischen Anatomen bieten kann. —

Veszepremi fand unter 100 Leichenseren 46 mal positive, 54 mal negative Reaktion. Unter den 46 positiven ließ sich 38 mal Lues anatomisch nachweisen, bei den anderen 8 Fällen gelang dies nicht.

Löhlein behält zwar, was die Leichenuntersuchungen anbetrifft, nach seinen weiteren Befunden den früheren Skeptizismus bei, glaubt jedoch, daß es bei genügender Beachtung der Fehlerquellen noch gelingen wird, die Reaktion auch für die pathologische Anatomie noch nutzbringend zu verwerten.

Krefting, Lucksch und de Besche dagegen kommen wieder zu ganz ungünstigen Resultaten, die mit den meinigen völlig übereinstimmen.

S. ferner die neuesten Untersuchungen von Nauwerck und Weichert.

Anhang.

Bald nachdem die Bedeutung der von Wassermann, Neisser und mir angegebenen Komplementbindungsmethode für die Syphilis erkannt worden war, ging man daran, nicht nur diese Methode selbst zu vereinfachen, sondern auch andere Verfahren zu ersinnen, die technisch einfacher sein und denselben Zweck verfolgen sollten.

1. Die Porges-Meiersche Ausflockungsmethode (zum Teil bereits in dem Kapitel über das Wesen der Reaktion abgehandelt).

2. Die Fornet-Schereschewskysche Präcipitationsmethode und

3. die Klausnersche Fällungsmethode.

Es sei aber gleich bemerkt, daß nach den bisher vorliegenden Untersuchungen die praktische Verwertbarkeit dieser Methoden äußerst fraglich ist. Eine Präcipitation im Sinne von F. und Sch. scheint, wenn überhaupt, nur unter besonders günstigen Verhältnissen aufzutreten und die Porgessche und Klausnersche Reaktion sind zwar leicht ausführbar, sie sind aber, was praktisch die Hauptsache ist, der Komplementbindungsreaktion an Spezifizität weit unterlegen.

An einen Ersatz der Komplementbindungsreaktion durch diese Methoden ist also gar nicht zu denken.

1. Porgessche Reaktion.

Untersuchungen über Ausflockungen, insbesondere von Lösungen von glykocholsaurem Natron durch Lues- und Nichtluesseren, sind in neuester Zeit zahlreicher angestellt worden. In der Regel wurden die Seren zu gleichen Teilen mit einer 1 proz. Lösung von glykocholsaurem Na in destilliertem Wasser gemischt und in kleinen Röhrchen 16—24 Stunden bei Zimmertemperatur stehen gelassen. Sodann erfolgte die Ablesung.

Elias, Neubauer, Porges und Salomon untersuchten mit glykocholsaurem Natron 150 Fälle und 77 Kontrollen. Sie fanden die Anzahl von 47 positiven Kontrollfällen ungefähr ebenso groß bei der W.-N.-B. Reaktion als bei der Ausflockung und ziehen daher die letztere ihrer Einfachheit wegen vor.

Le Soud und Pagniez untersuchten 60 Luessseren. Davon waren 49 positiv. Es handelte sich um 12 Primäraffekte (davon 9 positiv); im übrigen um Fälle sekundärer Lues. Bei 77 Kontrollseren fiel die Reaktion 14 mal = 18 Proz. positiv aus. Trotzdem glauben die genannten Autoren, daß die Reaktion zur raschen Orientierung Beachtung finden kann. In gleicher Weise äußert sich Schwarzwald, der zu günstigeren Resultaten gelangte. Von 133 Kontrollseren waren nur 3 positiv und bei diesen Lues nicht sicher auszuschließen. Sein Luesmaterial ist folgendes:

Lues I	75	Proz.	positiv	(3	Fälle)
„ II	63,1	„	„	(38	„)
Frühlat.	50	„	„	(4	„)
Lues III	66	„	„	(6	„)
Tabes	45	„	„	(11	„)
Paralyse	33	„	„	(43	„)

Nach Ruß ist die P.-R. viel weniger scharf als die W.-N.-B.-R., scheint aber auch nur bei Lues vorzukommen.

Weit ungünstiger für die Porgessche Reaktion sind die Resultate von Buttler und von Roth. Letzterer fand:

Bei 50 Luesfällen: Reaktion nach Wassermann-Neisser-Bruck pos.: 40 mal
„ 50 „ „ „ Porges „ 26 „
„ 4 Tabesfällen: „ „ Wassermann-Neisser-Bruck „ 3 „
„ 4 „ „ „ Porges „ 1 „

Außerdem war die Porges-Reaktion positiv in je 1 Fall von Furunkulose, Impetigo, Purpura, Erythema nod., Lichen rub. und Folliculitis, während die W.-N.-B.-Reaktion bei allen diesen Fällen negativ war. Zalla fand die Reaktion regellos bei Luetikern und Nichtluetikern positiv.

Laub-Novotny untersuchten 98 Leichenseren, und zwar gleichzeitig auf Komplementbindungsreaktion und auf Porgessche. 21 Seren reagierten positiv nach Porges und negativ nach Wassermann, während 8 Seren positive Reaktion nach beiden Methoden ergaben. In vivo reagierten 10 sichere Luesfälle 10 mal positiv nach Wassermann und nur 5 mal positiv nach Porges. 3 Tuberkulosefälle reagierten nach Porges positiv, nach Wassermann negativ.

Paris-Sabaréanu untersuchten 53 Seren parallel mit der Komplementbindungsreaktion. Sie fanden zwar häufig Ausflockungen bei Lues, aber auch bei normalen Individuen. Sie stellen daher die Spezifizität der Reaktion in Abrede und sprechen ihr jeden klinischen Wert ab.

Noch ungünstiger äußern sich Minelli - Gavazzeni, die 60 luetische und nichtluetische Seren mit Lecithinemulsionen untersuchten. Bei fast allen fanden sie eine mehr oder minder starke und schnelle Ausflockung. Sie halten daher die Reaktion für ganz unbrauchbar. Ebenso spricht sich nach seinen Erfahrungen Pasini aus.

Günstiger wiederum lauten die Angaben von Tanton - Combe, die 20 Luesseren mit glykocholsaurem Natron untersuchten. Die Reaktion war 12 mal positiv (W. N. B. 16 mal), 13 Kontrollseren reagierten negativ. Sie kommen daher zu dem Schlusse, daß die Porgessche Reaktion zwar weniger fein in ihren Ausschlägen ist, aber wegen ihrer Einfachheit immerhin verwertbar.

Rosenfeld - Tannhäuser untersuchte 100 Fälle, wovon 31 Kontrollfälle waren, ebenfalls mit glykocholsaurem Natron. Von diesen Kontrollen reagierte nur 1 positiv (akute Urämie; bei der Sektion keine Zeichen von Lues).

Auch Merian kommt an 131 Fällen zu Resultaten, die für eine Verwertbarkeit der Porges'schen Reaktion sprechen, doch empfiehlt er Feststellungen an einem großen Material, ob nicht etwa die Reaktion habituell bei Seren gewisser normaler Menschen vorkommt. —

Obwohl also einzelne Untersucher glauben, daß der Porgesschen Reaktion eine klinische Bedeutung zukommt, so scheint es in Anbetracht der zahlreichen ungünstigen Erfahrungen anderer Autoren sehr gewagt, die Reaktion vorläufig wenigstens praktisch zu verwerten.

Neuere Arbeiten: Löwenberg, de la Motte, Redaelli, Sourd-Pagniez.

Es sei noch erwähnt, daß Schenk, der Seren von 40 Uteruscarcinomen untersuchte, achtmal positive Lecithinausflockungen konstatierte und daß er glaubt, daß die ausflockenden Substanzen antikörperartiger Natur sind, da sie sich wie echte Antikörper an ihr Antigen binden lassen. —

Ob die von Ternuchi und Toyoda beschriebene Cuorinreaktion (ein aus Rinderherz hergestelltes Phosphatid) ein der Porgesschen Reaktion identisches Phänomen ist, muß noch dahingestellt bleiben.

2. Präcipitationsmethode nach Fornet, Schereschewsky, Eisenzimmer und Rosenfeld.

Wie schon früher erwähnt, hatte besonders Moreschi die Ansicht geäußert. daß beim Zustandekommen der Komplementbindung Präcipitationsvorgänge beteiligt sind. Dieser Ansicht waren Wassermann und ich, gestützt auf Versuche, entgegengetreten, indem wir gezeigt hatten, daß alte nicht präcipitierende Seren in Gemeinschaft mit dem spezifischen Antigen ihr Komplementbindungsvermögen doch noch ungeschwächt bewahren. Auch bei unseren Versuchen mit der Komplementbindungsreaktion bei Lues hatten wir nie irgendwelche Präcipitationsphänome wahrgenommen. Angeregt durch diese Arbeiten untersuchte nun Fornet, der schon früher beim Zusammenmischen von Typhusantiserum mit dem Serum von Typhuskranken Präcipitationen beobachtet hatte, ob es nicht möglich wäre, auch mit Luetikerseren spezifische Niederschläge zu erzielen. Er ging dabei von der Erwägung aus, daß in den Spätstadien der Syphilis und bei den post-luetischen Erkrankungen Präcipitine auftreten könnten, mit deren Hilfe man die im Serum einer floriden Syphilis vorhandene präcipitable Substanz werde nachweisen können. In der Tat beobachteten nun Fornet und seine Mitarbeiter bei vorsichtigem Überschichten von Paralytikerserum und Serum von frischer Lues in verschiedenen Verdünnungen an der Berührungsstelle eine Ringbildung, die sie für ein spezifisches Präcipitat erklärten. In den entsprechenden Kontrollen trat das Phänomen nicht ein. Ein Zusammenhang dieser Reaktion mit der von W., N. und mir angegebenen glauben Fornet und seine Mitarbeiter selbst nicht annehmen zu können; schon aus dem Grunde nicht, da z. B. bei den Paralysefällen die F.sche Reaktion viel seltener auftritt als die Komplementbindung.

Die F.sche Reaktion schien zunächst ihre Bestätigung zu finden durch die Angabe von Michaelis, der beim Vermischen eines stark wirksamen Lues-extraktes mit einem ebensolchen Luesserum sichere Präcipitationen auftreten sah, eine Erscheinung, die als seltene Ausnahme von der Regel anzusehen ist. Eingehende Nachprüfungen aber, die Plaut, Heuck und Rossi sowie Pasini über die Präcipitationsmethode anstellten, fielen ungünstig aus. Sie zeigten, daß zwar zuweilen Ringbildung beim Überschichten von Lues und Paralyseserum eintritt, daß aber diese Reaktion ebenso häufig erfolgt beim Zusammenwirken von Luesserum und Normalserum, und daß sie sogar beim Überschichten ein und desselben Serums in verschiedenen Verdünnungen beobachtet werden kann.

Ich kann nach meinen Erfahrungen diese Resultate von Plaut und seinen Mitarbeitern nur bestätigen. Erstens haben wir eine deutliche Ringbildung beim Überschichten von Paralyse-Luesserum überhaupt nur selten beobachten können und zweitens scheint uns diese Reaktion auch, wie dies Plaut beschreibt, jeder Spezifizität zu entbehren. Wir hatten in der ersten Zeit zur Nachprüfung der Fornetschen Angaben Lumbalflüssigkeiten benutzt, haben aber diese Untersuchungen später auch mit Seren wieder aufgenommen, ohne dabei andere, d. h. bessere Resultate zu erzielen. Ich möchte aber trotzdem wieder hervorheben, daß ich die Möglichkeit des Vorkommens spezifischer Substanzen in Luesseren ohne weiteres zugebe, ich halte diese Möglichkeit sogar für sehr wahrscheinlich, da ich auch bei der Komplementbindungsreaktion, wie früher auseinandergesetzt, die Mitbeteiligung einer spezifischen Komponente annehme. Ich glaube nur, daß die Möglichkeit, diese spezifischen Substanzen durch Präcipitationen nachzuweisen, nur unter sehr günstigen Bedingungen vorhanden ist und daß das, was Fornet und seine Mitarbeiter als spezifische Präcipitation ansprechen, zum mindesten nicht immer jenes Phänomen darstellt.

3. Die Klausnersche Fällungsreaktion.

Wohl angeregt durch die zahlreichen Untersuchungen über Lecithinaus-flockung, aber unabhängig von ihnen, berichtete Klausner von einer Reaktion, die er mit Luetikerseren erhalten habe. Wenn man nämlich 0,2 ccm klaren, fett-

und **hämoglobinfreien** frischen Serums mit 0,6 ccm aqua dest. vermischt, so tritt, falls es sich um Luesserum handelt, in 3—6—10 Stunden eine Ausflockung ein. Daß die Reaktion nicht völlig spezifisch ist, gibt **Klausner** selbst zu; denn er fand sie auch bei verschiedenen Fällen von Nicht-Lues positiv. Er glaubt sie aber trotzdem wegen ihrer Konstanz bei Lues, besonders auch im Primärstadium, neben — nicht an Stelle — der Komplementbindungsmethode für die Praxis empfehlen zu können. **Kreibich** berichtete auf dem X. Dermatologenkongreß in Frankfurt über die **Klausner**schen Resultate:

Untersucht wurden 417 Patienten, davon 300 Luetiker. Von diesen hatten 267 manifeste Symptome und reagierten bis auf 2 positiv. Unter den 267 Fällen befanden sich 101 Sklerosen. 33 Fälle latenter Lues gaben 9 mal positive Reaktion.

Unter den 117 Nicht-Luetikern reagierten positiv:

Typh. abdom.	5
Pneum. croup.	3
Lupus vulg.	6
Psoriasis	2
Rhinosklerom.	1
	17

Diese Resultate sprachen nun zwar nicht für eine Spezifizität, aber immerhin doch für eine gewisse Verwertbarkeit der Reaktion.

Was das Vorkommen der Reaktion bei Lues anbelangt, so decken sich ungefähr mit den **Klausner**schen Angaben die Nachprüfungen von **Kapelhoff**. Dieser fand positive Reaktion:

bei 19 Fällen	florider Lues:	19 mal
„ 8 „	tertiärer Lues:	6 „
„ 14 „	latenter Lues:	7 „
„ 16 „	paraluetischer Krankheiten:	6 „

Allerdings gaben auch von 36 Nicht-Luesfällen 12 eine positive Reaktion.

Die Nachprüfungen jedoch, die **Nobel** und **Arzt**, **Müller**, **Citron**, **Fritz** und **Kren** anstellten, waren nicht nur bezüglich der Spezifizität der K. schen Reaktion ungünstig, sondern auch die Frequenz der Reaktion bei sicherer Lues ist nach diesen Untersuchungen bei weitem nicht so groß, wie nach denen **Klausners** und **Kapelhoffs**. So erhielten **Nobel** und **Arzt** 55 Proz., **Fritz** und **Kren** 54 Proz. negative Resultate.

Da **Klausner** diese Resultate auf nicht genaue Befolgung seiner Vorschriften zurückführt, hat **Franz Hayn** auf Anregung von Herrn Geheimrat **Neisser** an meiner Abteilung die **Klausner**sche Reaktion unter genauer Einhaltung der von diesem angegebenen Versuchsanordnung einer nochmaligen eingehenden Prüfung unterzogen und vor allem die dazu verwendeten Seren gleichzeitig mit der Komplementbindungsmethode geprüft.

Nachstehende Tabelle gibt die Resultate **Hayns**.

Tabelle VII.

A. Luetische Sera.

	An-zahl	Komplement-fixations-methode		Präcipita-tion nach Klausner		Vor-be-han-delt	Nicht-vor-behan-delt	Überein-stimmung beider Re-aktionen
		+	0	+	0			
Primäraffekte	10	8	2	9	1	0	10	9
Frühperiode	44	43	1	40	5	20	24	38
Spätperiode	10	8	2	5	5	6	4	6
Latenzstadium	28	14	14	12	16	28	0	18
	92	73	19	66	26	54	38	71

Komplementfixation: 79,3 Proz. positiv. Präcip.: 71,7 Proz. positiv. Übereinstimmung beider Reaktionen: 77,1 Proz.

B. Nichtluetische Sera.

Krankheitszahl	Anzahl	Komplement-fixation		Präcip. nach Klausner		Überein-stimmung beider Re-aktionen
		–	0	+	0	
Gonorrhöe	15	0	15	0	15	15
Carcinom	2	0	2	1	1	1
Sarkoid	1	0	1	0	1	1
Syphilophobie	6	0	6	2	4	4
Lupus vulg.	20	0	20	6	14	14
Acne	7	0	7	2	5	5
Lupus eryth.	1	0	1	0	1	1
Condyl. acum.	1	0	1	0	1	1
Psoriasis	4	0	4	1	3	3
Ekzem	7	0	7	2	5	5
Maligne Lymphome	1	0	1	0	1	1
Sarkomatos. cut.	1	0	1	1	0	0
Phimose	4	0	4	1	3	3
Ulcera mollia	13	0	13	3	10	10
	83	0	83	19	64	64

Komplementfixation: 0 Proz. positiv.

Präcipitation nach Klausner: 22,9 Proz. positiv.

Es geht also aus diesen Untersuchungen hervor, daß

1. Die Klausnersche Reaktion bei sicherer Lues im allgemeinen weniger konstant ist als die Komplementbindungsmethode und

2. daß ihre praktische Verwertbarkeit äußerst fraglich erscheint, da die Reaktion in 22,9 Proz. nichtluetischer Fälle auftritt und zwar bei Krankheiten, die gerade mit Lues verwechselt werden können.

Es hat sich an mehreren Fällen unserer Klinik gezeigt, daß die schwersten diagnostischen Irrtümer entstehen können, wenn man sich allein auf die Klausnersche Reaktion verläßt.

Über das Wesen der Klausnerschen Reaktion ist noch recht wenig bekannt. Kreibich und Klausner glaubten zuerst, daß es sich um eine vermehrte Globulinbildung, die eventuell mit der Antikörperbildung im Zusammenhange stehe, handle. Dagegen sprach die Tatsache, daß das Gesamtglobulin in Luesseren im Verhältnis zu normalen Seren nicht vermehrt ist. Weitere Untersuchungen Klausners sprechen für ein Fibrinoglobin, da das Präcipitat ein Eiweißkörper ist, der auf Zusatz von 28 Proz. Ammoniumsulfat ausfällt.

Nach Versuchen von Elias, Neubauer, Porges und Salomon handelt es sich um Globulinfällungen durch destilliertes Wasser, die bei bestimmter optimaler Acidität zustande kommen.

Jedenfalls dürfte das eine sicher sein, daß die Klausnersche Reaktion mit der Komplementbindungsmethode nichts zu tun hat.

Zusammenfassend können wir also über die Klausnersche Reaktion sagen, daß es sich zweifellos um ein wissenschaftlich interessantes Phänomen handelt, gegen dessen Anwendung bei Lues im Verein mit anderen sicheren diagnostischen Methoden gewiß nichts einzuwenden ist. Allein zur Diagnose benutzt, kann jedoch die Klausnersche Reaktion zu den schwersten Irrtümern führen!

Es muß dies besonders auch gegenüber der Ansicht von Kohn betont werden, der zwar auch nach seinen Untersuchungen zu dem Schluß kommt, daß die Probe bei 16,6 Proz. von Tuberkulose und fieberhaften Infektionskrankheiten positiv ist, der sie aber trotzdem ihrer Einfachheit halber als klinisches Hilfsmittel empfiehlt.

NB. Die Schürmannsche Reaktion.

Während der Abfassung dieser Arbeit ist von Schürmann eine Methode des Luesnachweises durch Farbenreaktion beschrieben worden. Dieser Autor geht von dem Gedanken aus, daß vielleicht die Milchsäure eine Rolle bei der Syphilisreaktion spielt. Er verfährt folgendermaßen:

0,1 ccm Serum werden mit physiologischer NaCl-Lösung auf 3—4 ccm verdünnt, dann ein Tropfen Perhydrol zugefügt, umgeschüttelt und 0,5 des folgenden Reagens zugesetzt:

Phenol 0,5
5 prozentiges Eisenchlorid 0,62
Aqua dest. 34,5

Normale Seren sollen durchsichtig klar bleiben, während in Luesseren ein schwarzbrauner stumpfer Ton auffällt und die Flüssigkeit eine dickflüssige Konsistenz annimmt. Schürmann berichtet bisher Erfahrungen an 84 Seren.

Unsere Prüfungen dieser Methode haben gezeigt, daß brauchbare Resultate sich mit der Methode nicht erzielen lassen. Es reagieren ganz regellos

Lues- und Normalseren nach Schürmann positiv (s. die gleichen ungünstigen Resultate von Meirowsky, Biach, Schmincke, Braunstein, Symanski, Hirschbruch, Gardiewski, Carl Stern, Moldowan und Chirivino). Ein etwas günstigeres Resultat erhielten Roth und Goldner, die bei 57 Luesfällen 54 mal positive Reaktion fanden, während bei 43 Nichtluetikern nur 9 mal das Phänomen beobachtet wurde. Nach Untersuchungen von Galambos handelt es sich bei der Schürmannschen Reaktion um nichts anderes als um die Oxydation des Carbols durch Perhydrol infolge der katalytischen Wirkung des $FeCl_3$. Mit der Lues hat die Reaktion jedenfalls nichts zu tun. —

Literatur
über die Serodiagnose der Syphilis bis Ende Oktober 1910 (985 Publikationen).

D. M. W. = Deutsch. Med. Woch.; M. M. W. = Münch. Med. W.; B. Kl. W. = Berl. Klin. Woch.; W. Kl. W. = Wiener Klin. Woch.; Ref. = Referat.

Åkerberg, H. Almkvist und Jundell: Weitere Beobachtungen über W.R. bei Lepra. Lepra, Vol. 9, Fasc. II. Ref. B. Kl. W. 1910, Nr. 10, S. 447.

Alexander, H.: Serodiagn. Unters. zur Frage der Bezieh. zw. Ozaena und Syphilis. Zeitschr. f. Laryng. 1909, S. 670.

Alt: Untersuch. über Syphilisantistoffe bei Paralytikern. Psychol. Neurol. W. 1906.

— Behandlungsversuche mit Arsenophenylglycin. M. M. W. 1909, Nr. 29, S. 1457.

— Das neueste Ehrlich-Hatasche Präparat bei Lues. M. M. W. 1910, Nr. 11 (Nachtrag. Nr. 15, S. 831).

Armand-Delille: La réaction de W. dans le liquide céphalorachidien des paralyt. Bull. Soc. méd. des hôpit., Paris 1907.

Arning: 4 Fälle von Syphilis, die serolog. Interesse bieten. M. M. W. 1908, S. 2694.

— Augenerkrankungen bei kongenitaler Syphilis. D. M. W. 1910, Nr. 6, S. 289.

Arzt: W. R. in d. Ohrenheilk. Arch. f. Ohrenheilk. Bd. 81, H. 3/4.

Arzt, L., und Großmann, B.: Zur Frage der Bedeutung der Wassermannschen Reaktion in der Rhino-Laryngologie. Monatsschr. f. Ohrenheilk. u. Laryngo-Rhinolog. Bd. 44, H. 3. Ref. M. M. W. 1910, Nr. 26, S. 1411.

Azûa, de, Juan und Covisa, J. S.: Serodiagnostik der Lepra. Monatsh. f. prakt. Dermat. Bd. 50, 1910, Nr. 7, S. 303.

Bab, Hans: M. M. W. 1907, Nr. 7.

— M. M. W. 1907, Nr. 46.

— D. M. W. 1906, Nr. 49.

— B. Kl. W. 1908, S. 617.

— Luesübertrag. auf d. Kind und d. latente Lues d. Frau im Lichte der mod. Syphilisforschung. Zentralbl. f. Gyn. 1909, Nr. 15. Ref. D. M. W. 1909.

Babes und Busila: Sur les rapports qui existent entre les antigènes et les anticorps syphilitiques tub. et lépreux. Soc. de biol. 1910, No. 4, p. 181.

— — L'extrait éthéré de leprome gardé depuis des années dans l'alcohol comme antigène lépreux. Soc. de biol. 1909, No. 37, p. 817.

Babinski und Barré: Benutzung der Wassermannschen Reaktion, um sich über die Häufigkeit der familiären (d. h. konjugalen und hereditären) Lues Aufschluß zu verschaffen. Soc. méd. des hôp. 20. Mai 1910. Semaine méd. 1910, No. 21, p. 250. Ref. Med. Kl. 1910, Nr. 29, S. 1151.

Baermann und Wetter: Die Wassermann-Neisser-Brucksche Reaktion in den Tropen. M. M. W. 1910, Nr. 14.

Baetzner, W.: Bedeutung der Reaktion f. d. Diff.-Diagn. d. chirurg. Syphilis. M. M. W. 1909, Nr. 7, S. 330.

Baginsky, A.: Path. d. Parasyph. im Kindesalter. Arch. f. Kinderheilk. Bd. 52, H. 1—3.

Baisch: Einfluß der Lues auf d. Fortpflanzung. Kongr. d. Deutsch. Ges. f. Gyn., Straßburg. **Ref.**
M. M. W. 1909, Nr. 30.
— Vererbung der Syphilis auf Grund serolog. u. bakteriol. Untersuch. M. M. W. 1909, Nr. 38,
S. 1929.
Ballner, Franz, und Decastello, Alfred: Verwertbark. d. Komplementreakt. f. d. Serodiagn. d.
Syphilis. D. M. W. 1908.
— F. und Reitmayer, H.: Verwertbark. d. Komplementabl. Reaktion f. d. Diff. v. Mikro-
organismen usw. Archiv. f. Hygiene 1907. H. 2.
Bandel: Serodiagn. d. Syphilis. Ärztl. V. Nürnberg, 4. Febr. 1909. Ref. M. M. W. 1909, Nr. 29.
Bar, Paul, und Dounay, R.: Valeur au point de vue diagn. de la syph. lat. chez le nouveau-né. Soc.
biol. 1908, p. 1085.
Barannikow: Verwend. von alkohol. Lipoidextr. (Sachs-Rondoni.) Gasop. Lek. Chesk. Nr. 38.
1909. Ref. D. M. W. 1909.
Basch: Über den Wert d. W. R. Budapester intern. Kongr. 1909. Ref. Arch. f. Derm. 1910.
Bd. 99, S. 432.
— Über den Wert der Wassermannschen Reaktion. Budap. Orvosi Ujság. 1910, No. 8. Ref.
Derm. Zeitschr. 1910, Bd. 17, H. 7, S. 523.
Bass: Komplementfixation mit Lecithin als Antigen bei Pellagra. New York med. Journ. 1909. Ref.
Mon. f. Derm. Bd. 51, Nr. 5.
Bassett - Smith: The diagn. of syph. Centralbl. f. Bakt. (Ref. 1910, Bd. 45, Nr. 13).
Bauer, J.: Die b. d. Luesreakt. wirksamen Körper usw. Biochem. Ztschr. 1908, S. 301.
— Zum Wesen d. W.schen Reaktion. B. Kl. W. 1908, Nr. 13.
— D. M. W. 1908, Nr. 16.
— semaine méd. 1908, p. 1832.
— Über d. Ersatz d. Organextrakte usw. M. Kl. 1909, Nr. 5, S. 138.
— Das Collessche und Profetasche Gesetz im Lichte d. mod. Serumforschung. W. Kl. W. 1908,
Nr. 36.
— Zu den „Bedenken" des H. Dr. Stern gegen die Bauersche Modifikation. B. Kl. W. 1909,
Nr. 14, S. 667.
Bauer, R.: Zur techn. Vervollkommnung d. serol. Luesnachweis. D. M. W. 1909, Nr. 10.
— Diskussion zu: Gesellsch. f. inn. Med., Wien, 13. 1. 1910. Ref. Med. Klin. 1910, Nr. 7.
— Wert der W. R. für die int. Diagn. u. Therap. W. Kl. W. 1909, Nr. 48, S. 1694.
Bauer, Richard, und Meier, Georg: Technik u. klin. Bedeutung d. W.schen Reaktion. W. Kl. W.
1908, Nr. 51.
— R.: Luesreaktion b. Tabes. V. f. Psych. Wien, 9. März 1909. Ref. W. Kl. W. 1909, Nr. 22, S. 796.
— und Hirsch: Wesen der W. R. W. Kl. W. Nr. 1, 1910.
— — Entgegn. zu Grosz und Volk. W. Kl. W. 1910, Nr. 4.
Bayet et Renaux: Le sérodiagn. d. l. syphilis. Journ. méd. d. Brux. 1909, p. 81 u. 97. Ref.
Ann. d. Derm. 1909, Nr. 4, p. 284.
Bayly, H.: Serumdiagn. of Syph. Lancet 1909, p. 1532. Ref. Arch. f. Derm. Bd. 98, H. 1. Ref. B.
Kl. W. 1910, Nr. 2, S. 87.
Beck, C.: Über die Erkrankungen des inneren Ohres und deren Beziehungen zur W. R. Arch. f. Ohren-
heilk. 1910, Nr. 1. Ref. M. M. W. 1910, Nr. 21.
Beckers: Serodiagn. d. Syphilis. M. M. W. 1909, Nr. 11.
Benda: Neue Fälle syph. Erkrank. d. groß. Gefäße. B. Kl. W. 1910, Nr. 4, S. 218.
Bendixsohn: Erfahr. mit d. W. R. in der Psych. D. M. W. 1910, Nr. 3, S. 150.
Benecke, R.: Zur Syphilisreaktion. B. Kl. W. 1908, S. 730.
Bergmann, J.: Erfahrungen mit der W.schen Reaktion. Med. Kl. 1909, Nr. 33, S. 1238.
Bering, Fr.: Prakt. Bedeutung d. Serodiagn. b. Lues. Derm. Zt. 1908, S. 693.
— M. M. W. 1908, S. 2476.
— Welche Aufschl. gibt uns die Seroreakt. üb. das Collessche und Profetasche Ges. D. M. W.
1910, Nr. 5, S. 219.
— Was leistet die Seroreakt. f. Diagn., Progn. und Therap. d. Syph. Arch. f. Derm. 1909, Bd. 98,
H. 2/3.
Bertin, E.: Mesure du pouvoir alexique aux différentes périodes de la syphilis. Comptes rendus
hebdom. des Séances de la Société de Biologie 1910, Vol. 68, No. 15, p. 759.

Bertin et Petit: Le Sérodiagn. de la syphilis. Echo méd. Lille 1908, S. 656.

Bertin und Gayet: Hereditäre Syphilis und Wassermannsche Reaktion. Rev. de méd. 1910, No. 9. Ref. B. Kl. W. 1910, Nr. 41, S. 1907.

Besche, A. de: Wassermanns Serodiagnose mit Leichenserum. B. Kl. W. 1910, Nr. 26, S. 1259.

Best: Serumreaktion b. luet. Augenkrank. Ges. f. Heilk., Dresden 23. Jan. 1909. Ref. M. M. W. 1909, Nr. 17, S. 884.

Bettencourt: Sérodiagn. de la syphilis. Arch. do real. Instit. bact. Lissabon 1908. Ref. C. f. Bakt. Ref. 1909, Nr. 17, p. 545.

Biach, M.: Luesnachw. durch Farbenreaktion. W. Kl. W. 1909, Nr. 17, S. 606.
— Psoriasis vulgaris und Wassermannsche Reaktion. W. M. W. Nr. 20. Ref. M. M. W. 1910, Nr. 29, S. 1561.

Biehler und Eliasberg: Komplementablenk. Vers. b. Lepra. Leprakonf., Bergen 1909. Ref. Monatsh. f. Derm. 1909, Bd. 49, Nr. 7.

Bizzozero, Enzo: Über den Einfluß der Jodkalibehandlung auf die Wassermannsche Reaktion. Med. Kl. 1910, Nr. 31, S. 1222.

Blanck: Die Bewertung der W.schen R. für die Behandl. d. Syph. B. Kl. W. 1909, Nr. 36, S. 1652.
— und Friedemann: Über thermorev. Zustandsveränd. d. bei der W. R. verwend. alkohol. Leberextr. Ztschr. f. Immun.-Forsch. 1909, (Origin.) Bd. 4, H. 1/2.

Blaschko, A.: Bedeut. d. Serodiagn. f. d. Path. u. Therap. d. Syphilis. B. Kl. W. 1908, Nr. 14.
— Med. Klinik 1908.
— B. Kl. W. 1909, Nr. 4 und D. M. W. 1909, Nr. 3.
— und Citron: M. M. W. 1908, S. 427.

Blasi, Dante de: Sull. dev. del compl. nell. malaria umana. Ann. di Igiene sper. Nuove serie Vol. 17, p. 677.

Blume, Gustav: Ref. Centralbl. f. Bakt. (Referate) 1907, S. 609.

Blumenfeld: Serodiagn. b. Syphilis. W. Kl. W. 1908, S. 966.
— Lwow. tygod. lek 1908, p. 315.

Blumenthal: Serodiagn. d. Syphilis. B. Kl. W. 1908, Nr. 12, S. 618.
— 300 Fälle von W. R. Med. Klin. 1910, Nr. 5, S. 197.
— Serodiagn. d. Syphil. Derm. Ztschr. 1910, Bd. 17, H. 1, S. 1.
— und Wile: Komplementb. Stoffe im Harn bei Syphilis. B. Kl. W. 1908, S. 1000.
— und Roscher: Bedeut. d. Reaktion während d. ersten d. Infekt. folgend. Jahre. M. Kl. 1909, Nr. 7, S. 241.

Boas, Harald: Die W.sche Reaktion bei akt. u. inakt. Seren. B. Kl. W. 1909, Nr. 9, S. 400.
— Bedeut. d. Reaktion f. d. Therap. d. Syphilis. B. Kl. W. 1909, Nr. 12.
— Bedeut. d. Reaktion f. d. Therapie. Hospitalstidende 1909, Nr. 10. Ref. M. M. W. 1909, Nr. 25, S. 1298.

Boas, Harald und Neve, Georg: Die W.sche Reaktion bei Dementia paralytica. B. Kl. W. 1910, Nr. 29, S. 1368.
— und Hauge: Komplementablenk. b. Scharlach. B. Kl. W. 1908, Nr. 34.

Bodin, E., et Chevrel, F.: Valeur de la réaction de précipitation avec le glycocholate de soude (méthode de Porges) pour le diagnostic de la syphilis. Bull. de la Soc. franc. de Dermat. et de Syph. 1910, No. 7, p. 203.

Böhm: Malariareaktion. 2. Tag. d. Tropenmed. Gesellsch. Berlin 1909. Ref. M. M. W. 1909, 16.

Bonfiglio, F.: Kann bei der W.schen Reaktion das wässerige Extrakt aus Luesorganen durch Meerschweinchenherzmuskelextrakt ersetzt werden? Riv. Ital. di Neuropat. Vol. 2, p. 529—535. Ref. Biochem. Centralbl. 1910, Bd. 10, H. 2/3.

Bordet et Gengou: Ann. Past. 1901.

Borelli und Messineo: La reazione del W. con vari liquidi organice e col siero dei vesicatori. Accad. Med., Torino 11. Mai 1909. Ref. Biochem. Zentralbl. 1909, T. VIII, p. 19—20.
— — Über den Einfluß des Arsens und Merkurs auf die Wassermannsche Reaktion. Biochem. sperimentale, Anno II. Ref. M. M. W. 1910, Nr. 35, S. 1851.

Bormann, S.: Prakt. Wert d. W.schen Reaktion. Petersburger Woch. 1910, Nr. 20.

Borodenko: Zur Frage d. Möglichkeit d. Ersatzes d. syph. Extr. durch künstl. Mischungen. Russ. Z. f. Hautkr. 1909, Mai. Ref. Mon. f. Derm. 1909, Nr. 2, S. 68.

Bozzolo: Aortenaneurysmen und Aorteninsuff. durch Lues. Riv. sintetiche 1909. Ref. Monatsh. f. Derm. 1910, Nr. 4.

— Aortenaneurysma und Aorteninsuffizienz durch Syphilis und „Syphilis ignorata". Il Morgagni 1909, Teil 2, Nr. 45. Ref. Arch. f. Derm. 1910, Bd. 102, H. 2 u. 3, S. 454.

Braendle: Techn. d. Venenpunkt. D. M. W. 1910, Nr. 8.

Brauer, A.: Wirkung des Quecksilbers auf den Ausfall der Seroreaktion bei der antiluetischen Behandlung. M. M. W., 1910, Nr. 17.

Braun: Nachw. d. Antigene mitt. d. Komplementb. B. Kl. W. 1907, Nr. 48.

— Wert d. W. R. W. M. W. 1910, Nr. 7.

Braunstein: Schürmannsche Reaktion. Ztschr. f. kl. Med., Bd. 68, H. 3 u. 4.

Breton-Raviart: Réaction et aliénation mentale. Rev. de méd. 1908.

Brezovsky, E.: Erfahr. mit d. W.schen Reaktion. Bör és Bryakóstan Nr. 4, Beibl. d. Bud. Orv. Ys. 1908. Ref. Mon. f. pr. Derm. 1909, Nr. 7, p. 335.

v. Brezowski: Weitere Mitt. über W. R. Arch. f. Derm. 1910. Bd. 99, S. 433.

Brieger, L., und Renz, H.: Chlorsaures Kali bei d. Serodiagn. d. Syphil. D. M. W. 1909, Nr. 50, S. 2203.

Browning und McKenzie: On the W. R. and especially its significance in relation to general paralysis. Rev. of. Neur. and Psych., June 1909.

— — On the complement-containing serum as a variable factor in the W. R. Z. f. Immunität. u. exp. Therap. 1909, Vol. II, p. 4.

— — The biological Syph. R., its significance and method of application. Lancet 1909, May 29.

— — Modifications of serum and organ extract due to physical agencies etc. Journ. of path. and bacter. 1909, p. 325. Ref. Bull. Past. 1909, No. 12, p. 508.

Browning, C. H., Cruickshand, J., und M'Kenzie, J.: Gewebskomponenten, die bei der W.schen Reaktion beteiligt sind, insbesondere Lecithin und Cholesterin. Biochem. Zeitschr., Bd. 25, S. 85. Ref. B. Kl. W. 1910, Jahrg. 47, Nr. 22, S. 1028.

— — Constituents concerned in the W. R. with spec. reference to lecithin and cholestearin. Journ. of Path. and Bact. 1910, Vol. XIV.

Bruck, Carl: Zur biol. Diagn. d. Infekt.-Krankh. D. M. W. 1906, Nr. 24.

— Fortschritte usw. Vaterl. Gesellsch. zu Breslau. Allg. med. Zentralz. 1906.

— Serodiagnostik d. Syphilis. Arch. f. Derm. u. Syphil. 1908, S. 336 und Verhandl. d. deutsch. derm. Gesellsch. X. Kg.

— D. M. W. 1908, S. 1335 u. 2178.

— M. M. W. 1908, Nr. 22 u. 23.

— Komplementablenk. b. Gonorrhöe. D. M. W. 1906, Nr. 34.

— Über die Verw. d. Luesreakt. an d. Leiche, Fol. serolog. II, 1910.

— Über das angebliche Vorkommen der Syphilisreaktion bei Psoriasis vulgaris. W. Kl. W. 1910, Nr. 19.

— und Stern, Marg.: Über das Wesen der Syphilisreaktion. Zeitschr. f. Immunitätsf. u. exp. Therap. 1910 (Orig.), Teil 1, Bd. 6, H. 4, S. 592.

— — Serodiagn. d. Syphilis. D. M. W. 1908, Nr. 11 u. 12.

— — Quecksilberwirk. u. Syphilisreakt. W. Kl. W. 1910, Nr. 15.

— und Cohn: Serumuntersuch. b. Scharlach. B. Kl. W. 1908, Nr. 51.

— und Geßner: Serumuntersuch. b. Lepra. B. Kl. W. 1909, Nr. 13.

— s. auch Wassermann und Neisser.

— Die Serodiagn. d. Syphilis. Japan. Zeit. f. Derm. u. Syph. 1909, H. 1.

Bruckner und Galasesco: La réaction de Hecht. Soc. biol. 1909, T. LXVI, Nr. 21.

Brückner: Über die ursächlichen Beziehungen der Lues zur Idiotie. M. M. W. 1910, Nr. 37, S. 1944.

Bruhns, C., und Halberstädter, L.: Zur prakt. Bedeut. d. Serodiagn. B. Kl. W. 1909, Nr. 4.

— — Weitere Mitteil. üb. d. Serodiagn. d. Syphil. Intern. Kongr. Budapest. Ref. Arch. f. Dem. 1910, Bd. 99, S. 431.

Bulson: Ser. auf Syph. in d. Augenheilk. Journ. of Amer. Assoc., 16. Juli 1910.

Bunzel: 210 Fälle von Schwangern u. Wöchn. u. W.s Reaktion. Kongr. d. Deutsch. Gesellsch. f. Gyn., Straßburg. Ref. M. M. W. 1909, Nr. 30, S. 1562.

— Serodiagn. d. Lues i. d. Geburtsh. W. Kl. W. 1909, Nr. 36, S. 1230.

— W. Kl. W. 1909, Nr. 36.

Busch: W.sche Reaktion bei nerv. Schwerhörigk. u. Otosklerose. Berl. ot. Gesellsch., 14. Mai 1909. Ref. B. Kl. W. 1909, Nr. 24.
— W.sche Seroreaktion bei nervöser Schwerhörigkeit und Otosklerose. Passows Beitr. 1909, Bd. 3, H. 1 u. 2, S. 42. Ref. Centralbl. f. Bakt. usw. (Ref.) 1910, Abt. 1, Bd. 46, Nr. 7, S. 216.
Buschke und Harder: Die provokator. Wirk. von Sublimatinjektionen und deren Beziehung. zur W.schen Reaktion. D. M. W. 1909, Nr. 26, S. 1139.
Buschke, A.: Diagnose und Therapie der Syphilis auf Grund der neueren Forschungsergebnisse. B. Kl. W. 1910, 47. Jahrg., Nr. 19, S. 869.
Buttler, W.: Serodiagn. of Syphil. Journ. of Amer. Assoc. 1908, No. 10.
Buttler, M.: New York. med. Journ. 1907.
— Präcipitatreakt. mit Lecithin usw. New York. med. Journ. 1908. Ref. Mon. f. Derm. 1909, Nr. 7.
— Serum- und Präcipitionreaktion bei Syphilis. Journ. of Amer. Assoc., 2. April 1910. Ref. D. M. W. 1910.
— und Mefford: Dasselbe. Trans. Chicago Soc. 1909, Vol. VII, No. 7. Ref. Centralbl. f. Bakt. 1909. Ref. Bd. XLIV, Nr. 1 u. 2.
Caan, Albert: Über Komplementablenkung bei Hodgkinscher Krankheit. M. M. W. 1910, 57. Jahrg., Nr. 19, S. 1002.
Calcar, van: Serodiagn. d. Syphilis. B. Kl. W. 1908, S. 178.
Calmette, A.: Méthode simple de Noguchi pour le sérod. de la syph. Presse méd. 1909, No. 26, p. 226.
Campana: Serodiagn. d. Syphilis. Riform. med. 1908, Nr. 34.
Cappelli und Gavazzeni: Über den prakt. Wert der W.schen Reaktion. Rivista crit., Vol. X, No. 28. Ref. Mon. f. pr. Derm. 1909, Nr. 5, S. 230.
Castelli, E.: Technik der W.schen Reaktion. New York. med. Journ. 1909, 17. April. Ref. Mon. f. pr. Derm. 1909, Nr. 4, S. 189.
— W. R. Journal of american assoc. 1909, 18. Sept. Ref. D. M. W. 1909 und Berl. Kl. W. 1909, Nr. 47.
Castor und Girault: Sérodiagn. chez un malade atteint de chancre syphilit. de l'amygdale. Presse méd. 1908, p. 347.
Caulfeild, A. H.: A modification of technic of compl. fixation. Journ. of med. Research, Dezember 1908, p. 507. Ref. Fol. serol., Juli 1909.
Chirivino: La cromoreazione di Schürmann. Giorn. ital. delle mal. ven. e pelle 1910, H. 1, p. 47.
Chlenoff: Serumdiagn. d. Syphilis. Russ. Vrach. 1908.
Christian, H.: Serumdiagn. d. Syphilis. Boston med. and surg. Journ. 1908, p. 307. Ref. fol. serol., Vol. I, 1908, H. 5.
Cipolla: Contributo clinico alla W. R. Giorn. ital. delle mal. ven. e pelle 1910, H. 1, p. 51.
Citron, Jul.: Serodiagn. d. Syphilis. B. Kl. W. 1907, Nr. 43.
— Demonstrat. usw. B. Kl. W. 1908, Nr. 10.
— Bedeut. d. mod. Syphilisforsch. Berl. med. Gesellsch. 1908 u. B. Kl. W. 1908, Nr. 10.
— D. M. W. 1907, Nr. 29.
— Bemerk. z. Aufs. von Lesser. Med. Kl. 1908, S. 418.
— Über Aorteninsuff. u. Lues. B. Kl. W. 1908, S. 2142.
— Über d. Grundl. d. biol. Hg-Therap. Med. Kl. 1909, Nr. 3.
— Intern. Kongreß, Budapest. Ref. M. M. W. 1909, Nr. 37, S. 1916.
— Diskussionsbem. zu Peritz. D. M. W. 1910, S. 482.
— und Reicher, Carl: Über d. Fettspalt.-Vermögen syphil. Sera. B. Kl. W. 1908, S. 1398.
— und Munk: Das Wesen der Wassermannschen Reaktion. D. M. W. 1910, Nr. 34.
Ciuffo, G.: Sul alcun, prop. biol. del sangue di sifit. Giorn. ital. d. mal. ven. 1908. Ref. Derm. Zentralbl. 1909, Nr. 5.
— und Usuelli: W. R. Bull. della Soc. med. Chir. d. Pavia, 1909.
Clemens: Bedeutung d. W. R. f. inn. Med. Med. Gesellsch. Chemnitz, 25. 11. 1909. Ref. M. M. W. 1910, Nr. 8, S. 430.
Clough, R. W.: Klinische Erfahrungen mit der W.schen Reaktion am Johns Hopkins Hospital. Johns Hopkins Hosp. Bull., Baltimore, 1910, No. 228. M. M. W. 1910, 57. Jahrg., Nr. 21, S. 1142.
Coenen: Prakt. Bedeut. d. Serodiagn. f. d. Chirurg. Beitr. zur klin. Chirurg. 1908.
Cohen, Kurt: Die Serodiagn. d. Syphilis i. d. Ophthalmol. B. Kl. W. 1908, S. 877.
Cohn, Toby: Kritische Bemerkungen zur praktischen Verwertung des Wassermannschen Verfahrens. B. Kl. W. 1910, Nr. 36, S. 1681.

Collins and Sachs: The value of the Wassermann reaction in cardiac and vascular disease. The Amer. Journ. of the med. Sciences 1909, Vol. 138, No. 3. Ref. Centralbl. f. Bakt. usw. 1910, Abt. 1, Bd. 46, Nr. 7, S. 218.

Constantini, F.: Le détournement du complément dans l'infection syphilitique, Polichl. sez. med. 1908. Ref. fol. ser. 1908, Nr. 5.

Core: Fortbestehen d. Widalschen Reaktion. Lancet Nr. 4424. Ref. Arch. f. Schiffs- u. Tropenhyg. 1909, Nr. 12.

Csiki, Michael, und Elfer, Aladár: Über die Wirkung des Sublimats bei der W.schen Reaktion. W. Kl. W. 1910, Nr. 24, S. 896.

Cumming und Smithies: W.sche Reaktion ohne Lues. Journ. of am. ass., No. 17. Ref. D. M. W. 1909, Nr. 22.

Danielopulu: Séroréactions dans les infections de l'aorte. Soc. biol. 1908, p. 971.

Davis, H.: Serumdiagn. d. Syphilis. Brit. Journ. of derm. 1909, No. 1.

Dean, H.: Serodiagn. d. Syphil. Royal Soc. of medicin, 15. 2. 1910. Ref. B. Kl. W. 1910, Nr. 14.

Demanche, R., et Détré, G.: Valeur de la réaction de fixation pour le diagnostic de la syphilis héréditaire. Société de Biol. 1910, T. 68, No. 20, p. 969.

— et Ménard, P.-J.: Valeur de la méthode de Hecht pour le séro-diagnostic de la Syphilis; comparaison avec la réaction de Wassermann. Comptes rend. Société de la Biologie 1910, T. 68, No. 14, p. 714.

Deneke: Lues u. Aorteninsuff. Ärzte-V. Hamburg, 1. Juni 1909. Ref. M. M. W. 1909, Nr. 24.

Detre: Serodiagn. d. Syphilis. B. Kl. W. 1906, Nr. 21.

— und v. Brezowsky: Serumdiagn. d. Syphilis. B. Kl. W. 1908, Nr. 49 u. 50.

— — Orvosi Hetilap 1908, No. 29/31.

— und Sellei: Arch. f. Derm. 1904.

Deval, L.: La seroréact. dans la syph. Méthode modifiée par Noguchi. Presse méd. 1909, No. 24. Ref. Derm. Zeitschr. 1910, Nr. 7, S. 522.

Dohi und Ito: Serodiagn. d. Syphil. Med. Gesellsch. Tokio, 1909. Ref. D. M. W. 1909, Nr. 41, S. 1816.

Doktor: Anwend. d. W. R. in der ärztlichen Praxis. Budapest Orvosi Ujsag 1909, Nr. 52. Ref. Derm. Ztschr. 1910, Bd. 17, S. 226.

Donath, K.: Bedeut. d. Komplementreakt. B. Kl. W. 1909, Nr. 7, p. Nr. 326.

— Serodiagn. d. Lues. Ärztever. Halle, 3. Febr. 1909. Ref. M. M. W. 1909, Nr. 18, S. 946.

— W. R. bei Aortenerkr. u. Bedeut. d. provokator. Quecksilberbeh. für die serol. Diagn. d. Lues. B. Kl. W. 1909, Nr. 45.

— Verein der Ärzte, Halle, 12. 1. 1910. Ref. M. M. W. 1910, Nr. 15.

Donati et Satta: Sulla nature della reazione di Wassermann. R. Accad. di Med. di Torino. Sitzung v. 14. Mai 1909. Ref. Centralbl. f. Bakt. usw. 1910, Abt. 1, Bd. 46, Nr. 7, S. 205.

Dreuw: Bewert. d. W. R. D. M. W. 1910, Nr. 4, S. 166.

— Blutgewinnung bei der W. R. Ebenda, S. 221.

Dreyer Ärzteverein Köln, 4. Okt. 1909. Ref. M. M. W. 1910, Nr. 7.

— und Meirowsky: Serodiagn. bei Prostituierten. D. M. W. 1909, Nr. 39, S. 1698.

Dubois: Valeur clinique du sérodiagn. Ann. policl. centr. 1908, p. 94.

Duhaut: Ref. Ann. policl. centr. de Bruxelles 1908, p. 373.

— L'avortement de la syph. par le traitement intensif et précoce. Intern. med. Kongr., Budapest 1909.

v. Dungern: Modifikation der W. R. Naturhist. med. Ver. Heidelberg, 20. 12. 1909.

— W. R. durch den praktischen Arzt. M. M. W. 1910, Nr. 10.

— und Hirschfeld: Über unsere Modifikation der W.schen Reaktion. M. M. W. 1910, 57. Jahrg., Nr. 21, S. 1124.

Dupré, R.: Ann. des mal. vénér. 1909, No. 12.

Edel, Max: W. R. bei der progr. Paralyse. Allg. Ztschr. f. Psych. usw. 1909, Bd. 66. Ref. Centralbl. f. Bakt. (Ref.) 1909, Nr. 16, S. 490.

— und Senkpiel: Psych. Erfahrungen mit d. W. R., herausg. v. Max Edel, Berlin (Hirschwald) 1909. Ref. Centralbl. f. Bakt. (Ref.) 1909, Nr. 16, S. 494.

Ehlers und Bouret: W. R. bei Lepra. Ugesskrift for Lepra 1909, Nr. 49. Ref. M. M. W. 1910, Nr. 7.

Ehrlich, H.: Ein Beitrag zur W.schen Syphilisreaktion. W. M. W. 1910, Nr. 22. Ref. M. M. W. 1910, Nr. 29, S. 1562.

Ehrlich und Morgenroth: B. Kl. W. 1900 bis 1901.

Ehrmann und Stern: Mitteil. zur W. R. B. Kl. W. 1910, Nr. 7.

Eichelberg: Serumreakt. b. Scharlach. M. M. W. 1908, S. 1206.

— B. Kl. W. 1908, S. 980 u. Med. Klin. 1908, 3. Mai.

— Prakt. Bedeut. d. Syphilisreakt. Med. Gesellsch. Göttingen. Ref. D. M. W. 1909, Nr. 27.

Eisenberg, Ph., und Nitsch, R.: Über d. W.sche Probe mit künstl. Antigen. Ztschr. f. Immunitätsf. 1909, Bd. III, H. 4.

— — Techn. d. W. R. Przegl. Lekarski 1909, Nr. 51/52. Ref. Derm. Monatsh. 1910, Nr. 3.

— — Beiträge zur Technik und Theorie der W.schen Reaktion. Przeglad Lekarski 1909, No. 51 u. 52. Ref. Derm. Zeitschr. 1910, Bd. 17, H. 7, S. 516.

Eisenlohr: Untersuch. über d. Ätiol. d. Ozaena. Inaug.-Diss. Freiburg 1908.

Eisler, von: Komplementablenk. u. Lecithinausflock. B. Kl. W. 1908, S. 423.

Eitner: Serumreakt. b. Lepra. W. Kl. W. 1906, Nr. 51.

— W. Kl. W. 1908, S. 729.

Elfer: Einige Eigenschaften des Luesblutes vom immunochemischen Standpunkte. Folia serol. Bd. III, H. 10. Ref. B. Kl. W. 1910, H. 2.

Elias, Neubauer, Porges und Salomon: Ursache d. bes. Reaktion syphil. Sera. W. Kl. W. 1908, S. 376.

— Spezifizität d. Syphilisreakt. W. Kl. W. 1908, S. 652.

— Spezifizität d. Serumreakt. W. Kl. W. 1908, S. 748.

— Methodik u. Verwendbarkeit der Ausflockungsreaktion. W. Kl. W. 1908, S. 831.

Eliasberg: Komplementablenk. bei Lepra. D. M. W. 1909, Nr. 44.

— W.sche Reaktion. Petersb. med. Wochenschr. 1910, Nr. 15. Ref. D. M. W. 1910.

Emsry: Technique of a simplified form of W. R. Lancet 1910, Sept.

Engel: Mikrodiagnostikum. B. Kl. W. 1910, Nr. 39.

Engelmann: Serodiagn. d. Lues in d. Geburtshilfe. Centralbl. f. Gynäkol. 1909, Nr. 3.

Epstein und Pribram: Zur Frage des Zusammenhanges der W. R. und Hg-Behandl. W. Kl. W. 1910, Br. 8.

— — Studien über die hämol. Eigenschaft der Blutsera. Ztschr. f. exper. Path. u. Ther. 1909, Nr. 7.

Erb: B. Kl. W. 1907, S. 1161.

Erb-Nonne und Wassermann: Diagn. d. Syphilis d. Nervensystems. M. M. W. 1908, S. 2300.

Eßmein und Parvu: Diagn. de la nature syph. de cert. cirrhoses du foie par la séroréaction. Soc. biol. 1909, No. 3.

Facchini, V.: Beitr. zur Technik d. W.schen Reaktion. Ztschr. f. Immunitätsf. 1909, Bd. II, H. 3, S. 257.

Fauser: Zyto- u. Serodiagnostik u. ihre Bedeut. f. d. Neurol. D. M. W. 1909, Nr. 33, S. 1460.

Fendt: Bedeutung der W. R. für die Praxis. Ver. der Ärzte, Wiesbaden, Sept. 1909. Ref. B. Kl. W. 1909, Nr. 47, S. 2123.

Feuerstein, L.: Über den klin. Wert der W. R. Przegl. Lekarski 1909, Nr. 32. Ref. Monatsh. f. Dermat. 1910, S. 140 und W. Kl. W. 1910, Nr. 1.

— Quecksilberbehandlung und Syphilisreaktion. W. M. W. 1910, Nr. 38.

Finkelstein, J. A.: Zur Technik d. W.schen Reaktion. B. Kl. W. 1909, Nr. 35, S. 1610.

— und Dawydow: Studien über die Wassermannsche Reaktion aus Laboratorium und Klinik. B. Kl. W. 1910, Nr. 36, S. 1659.

Fischer, W.: Beobacht. über d. W.sche Reaktion. B. Kl. W. 1908, S. 151.

— Therap. d. Gegenwart 1908, S. 168.

— Bewertung d. W.schen Reaktion f. d. Frühdiagn. u. Therap. Med. Klin. 1909, Nr. 5, S. 173.

— Beitr. z. Kenntnis der W. R. bei Syphil. Arch. für Derm. 1910, Bd. 100, H. 1/3.

— und Meier, Georg: Klin. Wert d. Reaktion. D. M. W. 1907, Nr. 52.

Fitzgerald: Some aspects of the serumdiagn. of syph. New York Med. Journ. Bd. 90, H. 5.

Flashman und Buttler: Komplementbind. bei Syphil. Brit. Med. Journ. 1909. Ref. D. M. W. 1909.

Fleckseder, R.: Behandlung der Malaria mit 606. W. Kl. W. 1910, Nr. 36.

Fleischmann, P.: Therap. u. Praxis d. Serumdiagn. Derm. Centralbl. 1908, S. 226.

— B. Kl. W. 1908, S. 490.

— und Buttler: Serumdiagn. of Syphil. Journ. am. med. Ass. 1908 u. Med. press. and circ. London 1908.

Fleischmann-Blaschko-Citron: Diskuss. über d. Vorträge v. B. Kl. W. 1908, S. 617.

Fleming, A.: Eine einf. Methode d. Luesreakt. Lancet 1909, Nr. 4474. Ref. B. Kl. W. 1909, Nr. 27.
— The serumdiagn. of syph. Ref. Centralbl. f. Bakt. (Ref.) 1910, S. 395.
Foa und Koch: Serumreakt. b. Scharlach. W. Kl. W. 1909, Nr. 15.
Foix, Ch.: Sur une technique simplifiée de réaction de fixation. Soc. biol. 1909, No. 26, p. 171.
Fontana und Pollio: Giorn. ital. de mal. gen. 1906.
Fornet, W.: Spezifische Niederschl. b. Tabes usw. D. M. W. 1907, Nr. 41, S. 1679.
— Zur Präcipitinreakt. b. Syphilis. B. Kl. W. 1908, S. 85.
— Über mod. Serodiagn. b. Syphilis. M. M. W. 1908, S. 161.
— Die W.-N.-B.-Reaktion b. Syphilis. D. M. W. 1908, S. 830.
— Technique de la séroréact. etc. Semaine méd. 1908, No. 19.
— und Schereschewski: Serodiagn. b. Tabes usw. durch spezifische Niederschläge. M. M. W. 1907, Nr. 30.
— D. M. W. 1907, S. 1679.
— B. Kl. W. 1908, Nr. 18.
— Gibt es eine spezifische Präcipitat.-Reaktion usw.? M. M. W. 1908, S. 282.
— Eisenzimmer und Rosenfeld: D. M. W. 1907, Nr. 41.
Fouquet und Joltrain: Ann. des mal. vénér. 1909, p. 927.
Fox, H.: The principles and technique of the W. Reaction etc. Medic. record., New York 1909, March.
— Comparison of the W. and Noguchi Test. Journ. of cut. diseases, August 1909.
— Serumdiagnose der Syphilis. Journ. of am. ass. 27. Aug. 1910. Ref. D. M. W. 1910, Nr. 38.
— Die Wassermannsche Reaktion bei Pellagra. New York Journ. 1909. Ref. Mon. f. Derm., Bd. 51, Nr. 5.
Fraenkel: Zur Frage d. Syphilisdiagn. in Verbind. mit d. W.schen Reaktion. Russ. Ztschr. f. Haut- u. ven. Krankh., April 1909. Ref. Mon. f. pr. Derm. 1909, Nr. 1, S. 27.
— und Much: Serodiagn. d. Syphilis. M. M. W. 1908, S. 602.
— B. Kl. W. 1908, S. 896.
— Reaktion an d. Leiche. M. M. W. 1908, Nr. 48.
— Demonstr. zur W.schen Reaktion. Ärzte-V. Hamburg, 11. Mai 1909. Ref. M. M. W. 1909, Nr. 34.
Francine: Pulmonary Tuberculosis with late W. R. New York med. Journ. 1910, Nr. 17/18.
Fränkel, C.: Disk. zu Blumenthal. Ver. d. Ärzte, Halle, 12. 1. 1910. Ref. M. M. W. 1910, Nr. 15.
— und Kahn: Enesolbehandl. bei Syphil. M. Kl. 1910, Nr. 7.
Frankl, L.: Zur Lehre v. d. Vererbung d. Syphilis. Kongr. d. Deutsch. Gesellsch. f. Gyn., Straßburg. Ref. M. M. W. 1909, Nr. 30.
— Beitr. zur Lehre von der Vererb. d. Syph. Mon. f. Geb. u. Gyn., Febr. u. März 1910. Ref. B. Kl. W. 1910, Nr. 19.
Frenkel: Wert der W. R. Russ. Journ. f. Haut- u. Geschl.-Krankh. 1909, H. 4/5.
Frenkel-Heiden: Neurol. Centralbl. 1908, Nr. 8 u. B. Kl. W. 1908, S. 617.
Freudenberg, A.: Eine Mahnung zur Vorsicht bei der diagnostischen Verwertung der W.schen Syphilisreaktion. B. Kl. W. 1910, Nr. 26, S. 1231.
— Eine Mahnung zur Vorsicht der diagnostischen Verwendung der W.schen Syphilisreaktion. Med. Ges. Berlin, 8. Juni 1910. Med. Klin. 1910, 6. Jahrg., Nr. 25, S. 1004.
Frey, E.: W.sche Reaktion und Diagnose der Tabes. Orvosi Hetilap 1910, No. 14 u. 15. Ref. D. M. W. 1910.
Friedländer: Hereditäre Lues. Derm. Ztschr., Bd. XV, S. 694.
— Martin: Wert der W. R. Arch. f. Derm. 1910, Bd. 100, S. 255.
— Die Bedeutung der W.schen Reaktion für die Balneotherapie. Med. Klin. 1910, 6. Jahrg., Nr. 16, S. 628.
Fritz und Kren: Über d. Wert d. Reaktion n. Porges-Meier u. Klausner. W. Kl. W. 1908, S. 386.
Frongia, G.: Sul potere fissatore del siero nella malaria recidiva. Bull. soc. Cult. scienz. Med. Cagliari 1909. Ref. Biochem. Zentralbl. 1909, Bd. VIII, S. 19/20.
Frühauf: Maligne Lues. D. M. W. 1909, Nr. 21, S. 957.
Frühwald, Richard, und Weiler, Fritz: Die v. Dungernsche Modifikation der Wassermannschen Reaktion. B. Kl. W. 1910, Nr. 44, S. 2018.
Frugoni, C.: Syphilis u. Lepra. Arch. f. Derm. 1909, 2. u. 3. Heft.
— und Pisani, S.: Vielfache Bindungseigenschaften des Kompl. einiger Sera (Leprakranker) u. ihre Bedeutung. B. Kl. W. 1909, Nr. 33, S. 1530.

Fuerstenberg und Trebing: Luesreakt. in ihren Bezieh. zur antitrypt. Kraft d. Blutserums. B. Kl. W. 1909, Nr. 29, S. 1357.

Galambos, A.: Farbenreakt. b. Lues. D. M. W. 1909, Nr. 22, S. 976.

Galewsky: Bedeut. d. Serodiagn. M. M. W. 1909, S. 42.

Garbat A. und Munk, Fritz: Kann das chlorsaure Kali bei der W. R. das Immunhämolysin ersetzen? D. M. W. 1910, S. 114.

Gastou, Paul, et Girauld, A.: Guide pratique du diagnostic de la syphilis: séro-diagnostic. Annales des mal. vénér. 5. année, mars 1910, No. 3, p. 231.

Gaucher und Abrami: Serodiagn. d. Lepra. Bull. soc. méd. hôp., Paris 1908, S. 497.

— Pavis und Sabaréanu: Soc. méd. des hôp. Ref. M. M. W. 1910, Nr. 16.

Gaucher, E., und Sabareanu: La réaction de fixation chez les syphilitiques au point de vue diagnostique, thérapeutique et prognostique. Compt. rend. des soc. sav. Séance, 11. Febr. 1910. Ref. Annales des maladies vénér. 5. année, mars 1910, No. 3, p. 207.

Gaucher, Legry et Lagane: Lépre á forme bulleuse, sans troubles de la sensibilité, avec réaction de fixation positive. Bull. de la Soc. franc. de Derm. et de Syph. 1910, No. 5, p. 123.

Gavini: Serodiagn. d. Syph. Giorn. ital. delle mal. vén. 1910, H. 1, p. 100.

Gay: Déviation de l'alexine. Ann. Pasteur. 1905, p. 593.

— Deviation of alexines by specific precipitates. Centralbl. f. Bakt. 1905, Bd. XXXIX

— und Fitzgerald: Le sérodiagn. de la syph. Med. and surg. Journ. 1909, Nr. 6. Ref. Annal. des mal. vén. 1909, No. 7, p. 544.

Gebele: Leberlues. Ärztl. Verein München, 16. März 1910. Ref. M. M. W. 1910, 57. Jahrg., Nr. 22, S. 1202.

Gelarie: Über diagn. u. therapeut. Bedeut. und die Brauchbark. d. Mod. Hecht. Arch. f. Derm. 1910, Bd. 100, S. 269.

Gengou: Ann. Past. 1902.

Gibbs und Wansey Bayly: Antiluet. Behandl. u. W. R. Lancet, 7. Mai 1910. Ref. D. M. W., Nr. 21.

Gifford: Kongenitale Syphilis. Journ. of am. med. Ass. 1909, 3. Juli. Ref. D. M. W. 1909.

Gjorgjevic, G., und Pavnik, P.: W.sche Reaktion bei Lues und bei Psoriasis vulgaris. W. Kl. W. 1910, Nr. 17.

Glaser und Wolfsohn: Klin. Beobacht. üb. die W. N. B. Reaktion und deren Kontrolle durch Sektionsresultate. Med. Klin. 1909, Nr. 46, 47, 48.

Goldstein: Serumdiagn. d. Syphilis. Prag. Med. Woch. 1908, Nr. 32.

Goldziehr und Roth: Diagn. Wert d. W. R. Budapest Orvosi Ujsag 1909, Nr. 33. Ref. Monatsh. f. Derm. 1910, S. 142.

Gottsmann: Brauchbark. d. Serodiagn. Untersuch.-Meth. bei Lues. Inaug.-Diss. 1910, Würzburg.

Gozony: Serodiagn. d. Syphilis. Orvosi hetilap. 1908, Nr. 32/33.

Grafe und Müller: Zur Kenntnis d. paroxysmal. Hämoglobinurie. Arch. f. experim. Pathol., Bd. LIX, S. 97.

Grassi: Union méd. 1857.

Grave, de: Le sérodiagn. d. l. syph. Presse méd. belge 1909, Nr. 15.

Groß und Volk: Serodiagn. d. Syphilis. W. Kl. W. 1908, S. 647.

— — Weitere Untersuch. W. Kl. W. 1908, S. 1522.

— — Beitr. zum Wesen der W. R. W. Kl. W. 1910, Nr. 3, S. 103.

— E., und Bunzel, E.: Über d. Vork. lecithinausflockender u. komplementbindender Substanzen im Blute Eklamptischer. W. Kl. W. 1909, Nr. 22, S. 783.

Grosser: Med. Klin. 1909, Nr. 36, S. 1343.

Gruber: W.sche Seroreakt. Gesellsch. f. Morph. u. Phys., München, 30. Juni 1909. Ref. B. Kl. W. 1909, Nr. 32.

Guénot, L.: Syphilitische Epilepsie. Gaz. des hôp. 1909, Nr. 65.

Gußmann, J., und Neuber, E.: W.sche Reaktion. Orvosi Hetilap. 1909, No. 28 u. 29. Ref. D. M. W. 1909.

— — Über den praktischen Wert der Wassermannschen Reaktion. Med. Kl. 1910, Nr. 36, S. 1409.

Guth, H.: Über eine von Tschernogubow angegeb. Modif. D. M. W. 1909, S. 2319.

— Ein Beitrag zum Wesen der Wassermannschen Reaktion. W. Kl. W. 1910, Nr. 43.

Gutmann: Serumdiagn. d. Augenheilk. B. Kl. W. 1908, S. 619.

Haan, de: Ref. Genees. Tijd.-Schrift voor Nederl.-Indie 1907, p. 553.
— Over het voorkomen van antistoffen in het bloedserum van lijders aan lepra. Geneesk. Tijdsch. voor Nederl. Indie 1909, p. 151.
Haendel und Schultz: Serumreakt. b. Scharlach. Ztschr. f. Immunitätsf. 1908, Bd. I, H. 1.
Halberstädter, Bedeut. d. neueren Hilfsmitt. für Diagn. u. Therap. bei Lues. Ther. Monatsh. 1910, Nr. 2.
— Müller und Reiche: Serumreakt. b. Syphilis hered. u. Scharlach. B. Kl. W. 1908, Nr. 43.
Halberstädter, L., und Reiche, A.: Die Therapie der hereditären Syphilis mit besonderer Berücksichtigung der W.schen Reaktion. Therap. Monatsh. 1910, H. 7, S. 342.
Hallager: Die Wassermannsche Reaktion und die Paralyse. M. Kl. 1910, Nr. 46, S. 1833.
Hallopeau und Brodier: Bull. de la soc. franc. de derm. 1909, Nr. 8.
Hancken: Serodiagn. d. Syphilis. Ing.-Diss., Berlin 1909.
— Fortschr. d. Med., Bd. XXVII, Nr. 4.
Hartoch und Jakimoff: Komplementbind. b. experim. Trypanosomerkrank. Centralbl. f. Bakt. (Referate) 1908, S. 807.
— W. Kl. W. 1908, Nr. 40.
Hasenfeld und Szili: Greisenalter, Arteriosklerose und W. R. Intern. Kongr. Budapest 1909.
Hauck, L.: Prakt. Bedeut. d. Syphilisreakt. M. M. W. 1909, S. 206.
— Der klin. Wert d. W.-N.-B.-Reaktion. M. M. W. 1909, Nr. 25, S. 1265.
— Posit. Ausfall d. Reakt. bei Lupus erythem. acut. M. M. W. 1910, S. 17.
Hauptmann: Neue biologische Reaktion im Liquor cerebrospinalis. Biol. Abt. d. ärztl. Vereins in Hamburg, 8. Febr. 1910. Ref. M. M. W. 1910, 57. Jahrg., Nr. 19, S. 1036.
— A., und Hößli, H.: Erweiterte W.sche Methode zur Differentialdiagnose zwischen Lues cerebrospinalis und multipler Sklerose. M. M. W. 1910, Nr. 30, S. 1581.
Hayn, Franz: Die Klausnersche Reaktion. Ing.-Diss., Breslau 1909.
Hayn, F., und Schmidt, A.: Über die angebliche Brauchbarkeit des chlorsauren Kali für die Serodiagnose der Syphilis. Derm. Zeitschr. 1910, Bd. 17, Nr. 5, S. 325.
Hecht, Hugo: Ref. W. Kl. W. 1908, S. 1652.
— Eine Vereinfachung d. Komplementbind.-Reakt. W. Kl. W. 1908, S. 1742.
— W. Kl. W. 1909, S. 265.
— Lichen luet. mit neg. Reaktion usw. B. Kl. W. 1909, Nr. 15, S. 713.
— Serodiagn. im Rahmen der Prostitutionskontrolle. D. M. W. 1910, Nr. 7.
— Zur Technik der Seroreaktion bei Syphilis. Zeitschr. f. Immunitätsforsch. usw. 1910, Orig.-Bd. V, H. 5, S. 572.
— Eigenhemmung menschlicher Sera. B. Kl. W. 1910, Nr. 18.
— Klin. u. serolog. Untersuch. bei Syph. mit besond. Berücksicht. d. malignen Formen. Arch. f. Derm. u. Syph. 1910.
— Lateiner und Wilenko: Luesreakt. u. Scharlach. Ztschr. f. Immunitätsf. 1909, Bd. II, H. 3, S. 356.
— — Serumreakt. b. Scharlach. W. Kl. W. 1909, Nr. 15.
Heckmann, J.: Zur Ätiologie d. Arthr. deform. M. M. W. 1909, Nr. 31, S. 1588.
Heidingsfeld: The W. Diagn. Test. for Syph. Lancet Clinic 1909, 10. April.
Heimann, Quant. Bestimmungen des Ausfalles d. W. R. Journ. of Amer. Assoc., 21. Mai 1910. Ref. D. M. W. 1910, Nr. 25, S. 1202.
Heller, Felix: Serodiagn. d. Syphilis. Ing.-Diss., Erlangen 1908.
— und Tomarkin: Komplementablenk. b. Hundswut. D. M. W. 1907, S. 795.
Heßberg, Paul: Versuche über d. komplementhemmende u. komplementbindende Fähigk. von Seifen. Biochem. Ztschr. 1909, Bd. XX, H. 3, 4, 5, S. 349.
— R.: Serodiagnose in der Augenheilk. Kl. Monatsschr. f. Augenheilk. 1910, Beil. H.
Heynemann: Diskussion zu Blumenthal. Verein der Ärzte Halle, 12. 1. 1910. Ref. M. M. W. 1910, Nr. 15.
Hinrichs: Serolog. Luesnachweis m. d. Bauerschen Modifikat. Med. Klin. 1908, S. 1349.
Hmielvitzki: Serodiagn. d. Syphilis. Praktitschieski Wratsch. 1909, Nr. 43, 44, 45. Ref. Derm. Ztschr. 1909, H. 5.
Hoche: W.sche Reaktion u. progr. Paralyse. Wandervers. süddeutsch. Neurologen zu Baden-Baden 1909. Ref. B. Kl. W. 1909, Nr. 33.
Hochsinger: Eruierung der Vaterschaft durch die W. R. W. Med. Gesellsch. Ref. M. M. W. 1910, Nr. 9.
— Gesundheitl. Lebensschicksale erbsyph. Kinder. W. Kl. W. 1910, Nr. 25.

Höhne, Fritz: Serumdiagn. d. Syphilis. Derm. Ztschr. 1908, S. 146.
— Med. Klin. 1908, S. 1787.
— Serumdiagn. b. Scharlach. B. Kl. W. 1908, Nr. 38.
— Serumdiagn. mit Urin. B. Kl. W. 1908, Nr. 32.
— W.sche Reaktion u. ihre Beeinflussung durch d. Therap. B. Kl. W. 1909, Nr. 19, S. 869.
— Die verschiedenen Modifik. d. W. R. B. Kl. W. 1910, Nr. 8.
— und Kalb, Richard: Reagiert das vor und nach dem Essen entnommene Blut verschiedenartig nach W.? B. Kl. W. 1910, Nr. 29, S. 1367.
Hoffmann, J.: Serumdiagn. b. kongenit. Syphilis. M. M. W. 1909, S. 423.
— E.: Ver. d. Ärzte Halle, 12. 1. 1910. Ref. M. M. W. 1910, Nr. 15.
— und Blumenthal: Verwertbark. d. Serodiagn. b. Syphilis. Derm. Ztschr. 1908, S. 23.
Hoffmann, K. F.: Die Modifik. Hecht u. Wechselmann. Med. Klin. 1910, Nr. 33, S. 1303.
Holzmann: Serumreakt. b. Scharlach. M. M. W. 1909, Nr. 14.
— Scharlach u. Syphilisreakt. Ärzte-V. Hamburg, Januar 1909. Ref. D. M. W. 1909, Nr. 30, S. 1332.
Hübner, Stöckl, Römer und Müller, E.: Ärztever. Marburg, 15. 12. 1909. Ref. M. M. W. 1910, Nr. 8.
Hügel und Ruete: Bisher. Erfahr. mit der Syphil. Serodiagn. in Straßburg. M. M. W. 1910, S. 79.
Jacobäus und Bakman: Über versch. Modifikat. der W. R. Ztschr. f. Imm.-Forsch. 1909 (Orig.), H. 1/2.
Jacobäus: W.sche Reaktion. Hygiea No. 2 u. 3. Ref. D. M. W. 1910.
Jacobi, Martin: Zustandekommen unspezifischer Serumreakt. Ther. d. Gegenw. 1908, Nr. 12.
Jacobsthal, E.: Über posit. W. R. der Lumb.-Flüssigkeit bei negativer des Blutes. Hamb. Ärzte-Korr. 1909, Nr. 45 und B. Kl. W. 1909, Nr. 48.
— Die W. R. eine Präcipit.-Reakt. M. M. W. 1910, Nr. 4, S. 215.
— Die opt. Serodiagn. d. Syphil. M. M. W. 1909, Nr. 50, S. 2607.
— Notiz zur Theorie u. Praxis der W. R. M. M. W. 1910, Nr. 13.
— Zur Frage nach der Herkunft der die W.sche Reaktion hervorrufenden Substanzen. Biol. Abt. d. ärztl. Vereins in Hamburg, 8. Febr. 1910. Ref. M. M. W. 1910, 57. Jahrg., Nr. 19, S. 1036.
Jadassohn: Bedeut. d. Serodiagn. D. M. W. 1908, S. 2102 u. Korr.-Bl. f. d. Schweizer Ärzte 1909.
Janski: D. M. W. 1907, S. 1346.
Jarkowski und Rajchman, L.: Quelques remarques sur la réact. d. W. dans le tabes et la paral. gén. Soc. biol. 1909, No. 14, p. 628.
Jaworski und Lapinski: Diagn. u. therapeut. Erf. durch die W. N. B. Reakt. Przeglad Lekarski 1909, Nr. 29/31. Ref. Derm. Ztschr. 1910, Nr. 2.
— — Schwinden der W. R. bei syphil. Erkrank. W. Kl. W. 1909, Nr. 42.
Jerrai, C.: Ricerche sulla reazione di W. Boll. della Soc.-med.-chirurg. di Modena, 4. Juni 1909. Ref. Centralbl. f. Bakt. usw. 1910, Abt. 1, Bd. 46, Nr. 7, S. 205.
Jesionek und Meirowsky: Prakt. Bedeut. d. W. N. B. Reakt. M. M. W. 1909, Nr. 45.
Igersheimer, J.: W. R. nach spez. Behandlung bei heredit. Lues. B. Kl. W. 1910, Nr. 33.
Jobling: Journ. of exp. med. Vol. VIII, No. 6.
Jochmann und Töpfer: Serumreakt. b. Scharlach. M. M. W. 1908, Nr. 32, S. 1690.
Joltrain: Serodiagn. d. Syph. Ann. des mal. vénér. 1909, No. 8.
— und Bénard: Die Verbesserungen der Wassermannschen Reaktion usw. Ann. des mal. venér. 1910, No. 9.
Jordan, A.: Beitr. zur prakt. Bedeut. d. W. R. Monatsh. f. prakt. Derm. 1909, Nr. 8, S. 339.
Joseph, Max: Leukoplakie. Med. Klin. 1908, S. 174.
— Bedeut. d. Serumdiagn. f. d. kongenit. Lues. Arch. f. Kinderheil., Bd. L. Ref. D. M. W. 1909.
Jousset, A. und Paraskevopoulos: La variabilité du complément et les causes d'erreur dans le sérodiagn. d. la syph. Soc. biol., 9. Juli 1909, Nr. 24.
Isabolinsky, M.: Klin. Bedeut. d. W.schen Reaktion. Wratschetnaja Gazeta 1909, Nr. 16 u. 17. Ref. Mon. f. pr. Derm. 1909, Nr. 4, S. 189.
— Weitere Untersuch. zur Theorie u. Praxis d. Serodiagn. b. Syphilis. Ztschr. f. Immunitätsf. 1909, Bd. III, H. 2, S. 143.
— Beitr. zur klin. Beurt. d. Serodiagn. bei Syphil. Arbeiten aus d. Inst. z. Erforsch. d. Inf.-Krankh. in Bern. Ref. Arch. f. Derm. Bd. 98, Nr. 1.
Iscovesko: Presse med. 1908 u. Ing.-Diss., Berlin 1908.

Iundel, Almkvist und Sandmann: Serumuntersuch. b. Lepra. Zentralbl. f. inn. Med. 1908, Nr. 48.

— Einige Erfahr. mit W.s Serumreakt. b. Syphilis. Hygiea, März 1909. Ref. M. M. W. 1909, Nr. 31, S. 1611.

Justus: Virchows Arch. 1895 u. Arch. f. Derm. Ergänz. 1900.

Izar, G.: Über einige spez. Eigensch. luetischer Blutsera. M. M. W. 1910, S. 182.

— und Usuelli, P.: Die Meiostagminreaktion bei der Syphilis. Zeitschr. f. Immunitätsforsch. u. exp. Therap. 1910 (Orig.), Teil 1, Bd. 6, H. 1, S. 101.

Kalós, J.: Daten zur Technik der Wassermannschen Reaktion. Budap. Ujság. 1909, No. 44. Ref. Monatsh. f. prakt. Dermatol. 1910, Bd. 51, Nr. 7, S. 332.

Kann: Diagn. d. initialen Tabes. B. Kl. W. 1909, Nr. 25, S. 1156.

Kapinow: Weitere Erfahrungen mit dem Dungernschen Reagens. M. M. W. 1910, Nr. 41, S. 2135.

Kaplan, D. M.: Prinzipien u. Technik der Reakt. nach W. u. Noguchi. Am. Journ. med. science, Jan. 1910.

Kappelhoff: Klausnersche Reaktion. Tijdschrift f. Geneesk. 1908, Nr. 21.

Karewski: Bedeut. d. Syphilisreakt. f. d. Chirurg. B. Kl. W. 1908, S. 181.

Kathe: Verein der Ärzte, Halle, 12. 1. 1910. Ref. M. M. W. 1910, Nr. 15.

Kelling, G.: Weitere Untersuch. über hämol. Reakt. usw. W. Kl. W. 1909, Nr. 38.

Kellner, Clemens, Brückner und Rautenberg: W. R. bei Idiotie. D. M. W. 1909, Nr. 12.

Kentzler und Orszàg: Syphilisreakt. nach Porges, Meier u. Klausner. Orvosi hetilap. 1908, No. 22.

Kiralyfi, G.: Zur Frage des Zusammenhanges zwischen W. R. und antiluetischer Behandl. W. Kl.W. 1910, Nr. 5, S. 162.

Kirschbaum: Serumdiagn. d. Syphilis. Deutsch. militärärztl. Ztschr. 1909, Nr. 12. Ref. D. M. W. 1909, Nr. 27.

Kiß, J.: A. Wassermann féle syphilisréactio. Gyógyászat 1909, No. 47—48. Ref. Derm. Ztschr. 1909, Nr. 3, S. 180.

— Die W.sche Reaktion. Derm. Beil. zu Nr. 19 d. Orvosi Budapesti Ujság. Ref. Derm. Ztschr. 1909, Nr. 9.

— Experim. Beitr. zur Erklärung der W. R. Zeitschr. f. Imm.-Forsch. 1910.

Klausner, E.: Neue Methode d. Serodiagn. d. Lues. W. Kl. W. 1908, Nr. 7.

— W. Kl. W. 1908, Nr. 11.

— W. Kl. W. 1908, Nr. 26.

— Prag. klin. Wochenschr. 1908, S. 675.

Klein, B.: W. R. from the quantitative standpoint. Lancet, 7. Mai 1910. Ref. D. M. W., Nr. 21.

Kleinschmidt: Sternsche Modifikation. Biolog. Abt. d. ärztl. Ver. in Hamburg, 19. Okt. 1909. Ref. M. M. W. 1909, Nr. 46.

— Bildung komplementbildender Antikörper durch Fette und Lipoidkörper. B. Kl. W. 1910, Nr. 2.

Knoblauch, A.: Differentialdiagn. d. Hirnlues. Versamml. südwestd. Neurol. Baden-Baden 1909. Ref. M. M. W. 1909, Nr. 24.

Knöpfelmacher und Lehndorff: Serumreakt. b. hered. Lues. W. M. W. 1908, Nr. 12.

— 2 Mitt. Med. Klin. 1908, Nr. 31.

— Hydroceph. chronic. kongenit. u. Lues. Med. Klin. 1908, S. 1863.

— — Das Collessche Ges. Med. Klin. 1909, Nr. 40, S. 1506.

Koch, H.: Über Komplementbestimmungen des kindl. Serums. Arch. f. Kinderheilk. 1909, S. 384. Ref. B. Kl. W. 1909, S. 1779.

— Th.: Wesen und Techn. d. Reakt. Referat.

Koch: Instrumente und Apparate für serodiagnostische Untersuchungen. M. M. W. 1910, Nr. 25, S. 1343.

König: Warum ist die Hechtsche Modifikation der W.schen Reaktion dieser und der Sternschen Modifikation vorzuziehen? W. Kl. W. 1909, Nr. 32, S. 1127.

— Hechtsche Modifik. D. M. W. 1910, Nr. 11.

Kohn: Klausners Reaktion. W. Kl. W. 1909, Nr. 18.

Kolle und Schatiloff: Komplementbind. b. Rekurrenserkrank. D. M. W. 1908, S. 1176.

Kopp: Bedeut. d. W.schen Reaktion f. d. Praxis. M. M. W. 1909, Nr. 19.

— Diskuss. im ärztl. Verein München. M. M. W. 1910, Nr. 5.

Kopp: Zur Frage der praktischen Bedeutung der Serodiagnose der Syphilis. M. M. W. 1910, 57. Jahrg., Nr. 21, S. 1126.

Korschun und Leibfreid: Komplementbind. b. Typhus recurrens. D. M. W. 1909, Nr. 27, S. 1179.
— und Merkurjew: Technik u. prakt. Bedeut. d. W.schen Reaktion. Charkower med. Ztschr. 1909, S. 271. Ref. Mon. f. pr. Derm. 1909, Nr. 4, S. 189.

Kraus, F.: Serodiagn. vom klin. Standpunkt. Med. Klin. 1909, Nr. 38, S. 1411.
— Serodiagn. aus klin. Gesichtspunkt. Intern. Kongr. Budapest 1909. Ref. M. M. W. 1909, Nr. 37, S. 1915.
— R. und Volk: Derm. Kongr. in Bern und W. Kl. W. 1906, Nr. 21.

Krefting, R.: Leichensera und W. R. D. M. W. 1910, Nr. 8.
— Ligsera og den W.ske Syphilisreaktion. Narsk Magazin for Lägevidenskab, Jahrg. 1910, Bd. 2, Nr. 1. Ref. Centralbl. f. allg. Path. u. path. Anat. 1910, Bd. 21, Nr. 8, S. 354, und Ref. M. M. W. 1910, 57. Jahrg., Nr. 20, S. 1089.
— Aorteninsuffizienz und W. R. Norsk.-Mag. f. Lagevid. 1910, Nr. 2. Ref. D. M. W. 1910.

Kreibich: Diskuss. zu Bruck, X. Derm. Kongr. Frankfurt 1908.

Kreuter und Pöhlmann: Bedeutung der W. R. f. die chirurg. Diagn. unter bes. Berücks. der Mod. Stern, D. Zeitschr. f. Chirurg. Bd. 102, Nr.1—3. Ref. M. M. W. 1910, Nr. 8.

Kroner: Verwertbark. d. Luesreakt. f. d. inn. Med. u. Neurolog. B. Kl. W. 1908, S. 149.
— Die Wassermannsche Serodiagnostik der Lues mit Rücksicht auf die Zwecke der Lebensversicherung. Zeitschr. f. d. ges. Vers.-Wissensch., H. 3. Ref. D. M. W. 1910.

Kronfeld, A.: Beitrag zum Studium der W. R. und ihrer diagn. Anwend. in der Psychiatrie. Inaug.-Diss. Heidelberg 1910, ferner Zeitschr. f. die ges. Neurologie, Bd. 1, S. 435.

Kürner, R.: Über die Verbreitung der Syphilis in den Schwachsinnigenanstalten Württembergs auf Grund von Blutuntersuchungen. Med. Kl. 1910, Nr. 37.

Kyrálifi, Géza: Über den Zusammenhang zwischen W.scher Reaktion und antiluetischer Behandlung. Orvosi hetilap. 1910, No. 5. Derm. Zeitschr. 1910, Bd. 17, H. 7, S. 525.
— Quecksilberwirkung und Syphilisreaktion. W. Kl. W. 1910, Nr. 5.

Lamalle: Seroreakt. bei Syphil. Le scalpele et liége méd. No. 11. Ref. B. Kl. W. 1909, Nr. 40, S. 1822.

Landau: B. Kl. W. 1908, Nr. 10.

Landsteiner, Müller und Poetzl: Komplementbind. mit d. Serum von Dourinetieren. W. Kl. W. 1907, Nr. 46.
— Komplementbind. b. Syphilis. W. Kl. W. 1907, Nr. 50.
— Bemerk. B. Kl. W. 1908, S. 86.
— Carl: Immunit. u. Serodiagn. b. Syphilis. M. M. W. 1907, S. 2159.
— und Müller: W. Kl. W. 1908, S. 230.
— und Stankovicz: Centralbl. f. Bakt. 1906, Nr. 42.

Lange, K.: Ergebn. d. W. R. bei Vorbehandl. d. Sera mit Bariumsulf. nach Wechselmann. D. M. W. 1910, Nr. 5.
— Die W. R. mit chlorsaurem Kali nach Brieger-Renz. B. Kl. W. 1910, Nr. 8.
— Zur Kenntnis der Wassermannschen Reaktion, insbesondere bei mit 606 behandelten Fällen. B. Kl. W. 1910, Nr. 36, S. 1656.

Laub, M., und Novotny, J.: Brauchbarkeit d. Porgesschen Reaktion f. d. Diagn. d. Lues an d. Leiche. Ztschr. f. Immunitätsf. 1909, Bd. III, H. 4.

Laubry und Parvu: La réaction de W. dans les anévrismes de l'aorte. Soc. biol. 1909, Nr. 16.
— La réaction au cours de quelques affections cardio-vasculaires. Soc. biol. 1909, No. 24.

Leber: Serumreakt. in d. Augenheilk. Med. Klin. 1907, S. 1140.
— B. Kl. W. 1908, S. 618.
— A.: Serodiagnostische Untersuchungen bei Syphil. und Tuberkul. d. Auges. Gräfes Arch. f. Ophthalm. 1909, H. 1. Ref. B. Kl. W. 1910, Nr. 7, S. 304.

Ledermann, R.: Prakt. Wert d. Serodiagn. D. M. W. 1908, S. 1760.
— Med. Klin. 1909, S. 419.
— Über die Beziehungen der Syphilis zu Nerven- und anderen inneren Erkrankungen auf Grund von 573 serologischen Untersuchungen. B. Kl. W. 1910, Nr. 39, S. 1787.

Lee, Roger und Whithemoore, W.: Die W. R. Publicat. of the Massachussetts gener. Boston. 1909.

Lenhartz: Verwert. d. W. R. f. die Diagn. v. Herz- u. Gefäßkrankheiten. Intern. Kongreß, Budapest 1909. Ref. M. M. W. 1909, Nr. 37, S. 1916.

Leriche, R.: Utilité de la réaction de Wassermann en chirurgie. Soc. méd. des hôp., 12. April 1910.
    Ref. Ann. des mal. vénér. 1910, No. 8, p. 626.
Le Sourd et Pagniez: La réaction précipitante du sérum syph. vis à vis des solutions de glyco-
    cholate. Soc. biol. 1909, Nr. 25, p. 84.
— — Die Reaktion von Porges. Gazette des hôp. 1909, Nr. 128. Ref. D. M. W. 1909.
Lesser, Fritz: Bedeut. d. W.schen Reaktion. Med. Klin. 1908, S. 299.
— Tabes und Paralyse im Lichte d. Syphilisf. B. Kl. W. 1908, S. 1762.
— Weitere Ergebnisse. D. M. W. 1909, S. 379.
— Derm. Ztschr. Bd. XI, H. 9.
— Technik u. Wesen d. Reaktion. B. Kl. W. 1909, Nr. 21, S. 974.
— Diskuss. z. d. Vortr. d. Herren Lesser und Blaschko, 1909, S. 417.
— Die Behandlung der Syphilis im Lichte der neueren Syphil.-Forsch. D. M. W. 1910, Nr. 3, S. 116.
— Die verschiedenen Modifikationen der W.schen Reaktion und ihre Bewertung. Berl. Derm.
    Ges., 11. Jan. 1910. Ref. Derm. Zeitschr. 1910, Bd. 17, H. 6, S. 426.
Leuchs: Verwertbark. d. Komplementablenk. B. Kl. W. 1907, Nr. 2 u. 3.
Levaditi: Serodiagn. d. Syphilis. Press. med. 1907, p. 321.
— Klin. ophthalm. 1908, No. 14.
— und Marie: Semaine méd. 1906 u. Ann. Past. 1907.
— und Yamanouchi: Soc. biol. 1907, p. 740.
— Soc. biol. 1908, p. 349.
— Reaktion b. Schlafkrankh. Bull. de la Soc. de pathol. exot. 1908, p. 26 u. 140.
— Laroche und Yamanouchi: Le diagn. précoce de la syphilis. Soc.biol. 1908, p. 720.
— Semaine méd. 1908, No. 20.
— Ravaut und Yamanouchi: Soc. biol. 1908, p. 814.
— und Mutermilch: Recherches sur la méthode de Bordet appliquée à l'étude des trypanio-
    somiases. Ztschr. f. Immunitätsf. 1909, Bd. II, H. 6.
— und Latapie: Le sérodiagn. de la syph. d'après les résultats enrégistr. à l'Inst. Past. au
    cours de l'année 1909. Presse méd. 1910, No. 31, 32, 33.
Levi della Vida: Deviazione del compl. nelle tripanosomiasi sperimentale. Ann. Igiene speriment.
    1907/1908, T. 17.
Lewandowsky, M.: Zur Entwicklung d. neurolog. Therapie. Therap. Mon. 1909, H. 5, S. 248.
Liefmann: H. Über den Mechanismus der Seroreaktion bei Lues. M. M. W. 1909, Nr. 41, S. 2097.
Liégeois: Gazette des hôpit. 1869.
Linser: Ärztl. Ver. Tübingen, 8. Februar 1909. Ref. M. M. W. 1909, Nr. 13.
Lippmann: Zusammenhang von Idiotie und Syphilis. M. M. W. 1909, Nr. 47.
— Über die Beziehungen der Idiotie zur Syphilis. D. Zeitschr. f. Nervenheilk., Bd. 39, H. 1 u. 2.
    Ref. M. M. W. 1910, 57. Jahrg., Nr. 22, S. 1191.
— Diskussion zum Vortr. Scholtz, Ver. f. Mediz., Königsberg in Preußen, 21. 3. 1910. Ref. Med.
    Klin. 1910, Nr. 17.
Litterer: Serodiagnosis of Syphilis. Journ. Am. Med. Assoc., 6. November 1909. Ref. Derm. Zeitschr.
    1910, Bd. 17, H. 7, S. 521.
Lode und Ballner: Zur Meth. d. Komplementbind. M. M. W. 1908, S. 503.
Löhlein: Serumreakt. b. Syphilis. Fortschritte d. Med., Nr. 3.
— und Riecke: B. Kl. W. 1908, S. 2169.
— M. M. W. 1909, S. 152.
— Die Luesreakt. an d. Leiche. Fortschr. d. Med. 1909, Nr. 3. Ref. B. Kl. W. 1909, Nr. 24, S. 1120.
— Über die Verwendung der W. R. an der Leiche. Fol. serolog. 1910, IV.
Löwenberg, M.: Die Serodiagnose der Lues mit der Porgesschen Reaktion. D. M. W. 1910, Nr. 35.
Lucksch: Die W.sche Reaktion an der Leiche. M. M. W. 1910, Nr. 23, S. 1261 u. XIV. Pathol. Ges.
    1910. Ref. Centralbl. f. Path., Bd. 21, Nr. 10.
Lüdke: Beitr. z. Klin. d. Tuberkul. 1907, H. 1.
— Die prakt. Verwert. d. Komplementbindungsreakt. M. M. W. 1909, Nr. 26.
Malinowski, F.: Über d. Bedeut. d. W.schen Reaktion f. d. Syphilis. Poln. Ztschr. f. Derm.
    1909, Nr. 1. Ref. Mon. f. Derm. 1909, Nr. 7, S. 326.
Mallassez: Arch. d. Phys. 1886.

Manteufel: Komplementbind. b. Trypanos. Arb. aus d. Kaiserl. Gesundheitsamte, Bd. XXVIII.
— und Woithe: Komplementbind. b. Trypanos. Arb. aus d. Kaiserl. Gesundheitsamte, Bd. XXIX.
— — M. M. W. 1909, S. 577.
Manwaring, W. A.: Über d. Bezieh. d. Enzymwirk. zu d. Erschein. d. sog. Komplementablenk. b. Syphilis. Ztschr. f. Immunitätsf. 1909, Bd. III, H. 4.
Marchildon: Wässer. u. alkohol. Extrakte. Journ. of amer. Assoc. 1908, p. 25.
Marcus: Serumdiagn. d. Syphilis. Hygiea Nr. 3. Ref. D. M. W. 1909.
Marie und Levaditi: Rev. de méd. 1907.
— — Ann. Past. 1907, H. 2.
— und Beaussart: Über die Bedeutung der W.schen Reaktion. M. Kl. 1910, Nr. 46, S. 1833.
Marinesco, G.: Sur le diagn. de la paralyse gén. etc. Soc. biol. 1909, Nr. 14, p. 648.
Marlé: Serodiagn. des maladies nerv. Rev. Neurol., Paris 1908, p. 450.
Marschalko, Jancso und Csiki: Über den klin. Wert der W. R. Orv. hetil. 1909, Nr. 45. Ref. Dermat. Ztschr. 1910, Nr. 2.
Maslakowetz und Liebermann: Theorie u. Technik d. Seroreakt. Zentralbl. f. Bakt. 1908, H. 3.
— Einfl. d. Behandl. Russkiwratsch 1908, p. 1 u. 31. Ref. Mon. f. prakt. Derm. 1908, S. 340 u. S. 881.
— Zur Technik d. W.schen Reaktion. Ztschr. f. Immunitätsf. 1909, Bd. II, H. 5.
Massini: Luesdiagnose mittels Komplementablenkung. Med. Gesellsch. Basel, 11. März 1909. Ref. D. M. W. 1909, Nr. 37, S. 1638.
— Luesdiagn. mit Komplementablenk. Med. Gesellsch. Basel, 25. März 1909. Ref. D. M. W. 1909, Nr. 37.
Massol, L., et Grysez, V.: Influence du vieillissement et de la desiccation sur la conservation de l'alexine du sérum de cobaye. Compt. rend. Soc. Biol., 1910, T. 68, No. 17, p. 825.
— — Sur les variations du pouvoir alexique du sérum frais de cobaye. Compt. rend. Soc. Biol. 1910, T. 68, No. 12, p. 588.
Matson: Serodiagn. d. Syphil. Med. Research 1909.
Maurans, de: Serumuntersuch. b. Scharlach. Semaine méd. 1908, p. 42. Ref. Mon. f. prakt. Derm. 1909, S. 138.
Mauriac: Le sérodiagn. de la syph. Bordeaux 1909. Ref. Ann. des mal. vénér. 1910, p. 127.
— P.: Conclusions fournies par 300 cas de séro-réact. de W. Soc. biol. 1909, No. 14, p. 668.
Mayer, E. E., und Proescher: Serumdiagn. of syphil. Arch. f. int. Med. 1908, p. 55. Ref. Fol. ser. 1908, p. 381.
Mc. Donagh: W. R. from a practical point of view. Lancet 1910, 2. April. Ref. D. M. W. 1910, Nr. 16.
Mc. Intosh: Lancet 1909, S. 1515. Ref. Arch. f. Derm. Bd. 98, H. 1.
— Observations on the W. R. Ztschr. f. Imm.-Forsch. 1910 (Origin.), Bd. I, H. 1, S. 76.
Meier, Georg: Technik u. Zuverlässigk. d. Reaktion. B. Kl. W. 1907, Nr. 51.
— Lecithinausflock. u. Komplementbind. D. M. W. 1908, Nr. 11.
— Serumreakt. b. Scharlach. Med. Klin. 1908, Nr. 36.
— B. Kl. W. 1908, S. 51.
Meirowsky, E.: Die von Bauer vorgeschl. Modifikat. B. Kl. W. 1909, S. 152.
— Schürmannsche Reaktion. D. M. W. 1909, Nr. 21, S. 937.
— Über d. Sternsche Modifikat. usw. B. Kl. W. 1909, Nr. 28, S. 1310.
— Über paradoxe Erscheinungen bei der W.schen Reaktion. Med. Klin. 1910, 6. Jahrg., Nr. 24, S. 947.
Méneau: La microbiologie de la syphilis. Journ. d. maladies cutanées et Syphil. 1909, VIme. Serie, T. XX, Fasc. V, p. 346.
Merian, Louis: Ergebnisse der Porgesschen Luesreaktion (an 131 Fällen). Med. Kl, 1910, Nr. 27, S. 1057.
Merz, Hans: Korr.-Bl. f. d. Schweizer Ärzte 1909, Nr. 10.
Meyer, E.: Zur Kenntnis d. konjug. u. famil. syphilog. Erkrank. d. Zentralnervensyst. Arch. f. Psych., Bd. XLV, H. 3.
— K.: Serumdiagn. d. Tabes, Lues u. Paralyse. Fol. Neurobiol. 1908, p. 656.
— Ludwig: Wann soll sich der Arzt der W.schen Reaktion bedienen? Allg. med. Zentralbl. 1909, Nr. 9.

Meyer, E.: Ein Beitr. zur Theorie u. Technik d. W.schen Reaktion und zur Wertbemessung der geprüften Seren. B. Kl. W. 1909, Nr. 18, S. 829.
— Ludwig: Derm. Ztschr., Bd. XVI, S. 304.
— Das Wesen der Wassermannschen Reaktion. Bemerk. zu Citron und Munk. D. M. W. 1910, Nr. 38, S. 1763.
Meyerstein: Über die Beziehungen von Lipoidsubstanzen zur Hämolyse. Arch. f. exp. Path. u. Pharm. 1910, Bd. 62, H. 4 u. 5. Ref, M. m. W. 1910, Nr. 24, S. 1300.
Michaelis, L.: Präcipitinreakt. b. Syphilis. B. Kl. W. 1907, Nr. 46.
— B. Kl. W. 1907, Nr. 35.
— Zur Serodiagn. d. Syphilis. B. Kl. W. 1908, Nr. 13.
— und Lesser: B. Kl. W. 1908, Nr. 6.
— und Skwirsky: Verhalten des Komplements bei der Komplementbindungsreaktion. B. Kl. W. Nr. 4, 1910.
Micheli und Borelli: Serodiagn. d. Syphilis. Gior. d. r. Acad. di med. di Torino 1908, No. 16. Ref. Fortschritt d. Med. 1908, Nr. 32.
— Osservatione sulla siero diagn. Riv. crit. d. chir. med. Firenze, T. IX, p. 289 et 305.
Minassian und Viana: W. R. Fol. gynäkol. Pavia 1909. Ref. Arch. f. Derm. 1909, Bd. 97, S. 406.
Minelli und Gavazzeni: Methode von Porges, Gazzetta, Med. italiana 1909, Nr. 20. Ref. Arch. f. Derm. 1909, Bd. 98, S. 154.
M'Kenzie, Ivy: The serumdiagn. of syphilis. Journ. of path. and bacter. 1909, T. XIII, p. 311. Ref. Bull. Past. 1909, T. VII, No. 12, p. 508.
Modrzewski und Reize: Syphilisreakt. Przegl. lekarski 1909, p. 13—15. Ref. D. M. W. 1909.
Moldovan: Schürmannsche Reaktion. D. M. W. 1909, Nr. 39, S. 1725.
Molnár: Untersuchungen über das Komplementbindungsvermögen präcip. Sera gegenüber unspezifischen Alkoholextrakten. Ztschr. f. experim. Path. u. Ther. Bd. 7, H. 1. Ref. M. M. W. 1910, Nr. 3, S. 151.
Mongour et Roche: Meningite cérébro-spinale; réaction de W. négative avec le liquide céphalorachidien; positive après injection intraracchidienne de sérum antiméningo-coccique. Soc. biol. 1909, No. 22, p. 1039.
Monnod: Thèse de Paris 1900.
Montesanto und Sotrireades: W. R. dans 48 cas de lèpre. Presse méd. 1910, p. 70 u. 71.
Montreuil: Thèse de Paris 1909.
Moreschi: Wert d. Komplementablenk. B. Kl. W. 1905, Nr. 37.
— B. Kl. W. 1907, S. 1204.
Morgenroth und Stertz: Serumreakt. b. Paralys. Virchows Arch. 1907, S. 188.
Mott, F. W.: Die Pathol. d. Syphilis d. Nervensyst. im Lichte neuerer Forsch. Brit. med. Journ., Febr. 1909. Ref. M. M. W. 1909, Nr. 23.
Motte, de la: Die Porges-Reaktion. D. M. W. 1910, Nr. 34.
Much, H.: Studien über d. komplementbind. Reaktion. Med. Klin. 1908, S. 1076 u. 1117.
— Straßb. med. Ztschr. 1908, S. 241.
— und Eichelberg: Serumreakt. b. Scharlach. Med. Klin. 1908, S. 500 u. 671.
— M. M. W. 1908, Nr. 22.
— Semaine med. 1908, p. 500.
— Die prakt. Brauchbark. d. W.schen Reaktion. M. M. W. 1909, Nr. 29, S. 1485.
Muck: Schleimhaut der Nasenscheidewand zur Blutentnahme. M. M. W. 1909, Nr. 45.
Mühsam: Klin. Leistungsfähigk. d. Serodiagn. B. Kl. W. 1908, S. 14.
— Zur Blutentnahme. D. M. W. 1908, Nr. 42.
— Syphilophobie u. W.sche Reaktion. Ztschr. f. Krankenpfl. 1909, Nr. 8, S. 225.
— Die bisherigen Ergebnisse der W. R. für die Praxis. Ztschr. f. ärztl. Fortbild. 1910, H. 1.
Müller, Rudolf: Verwertbark. d. Serodiagn. W. Kl. W. 1908, S. 282.
— W. M. W. 1908, Nr. 51.
— W. M. W. 1909.
— X. Dermat. Kongreß Frankfurt. 1908.
— Über den techn. Ausbau der Reakt. nebst klin. Betracht. W. Kl. W. 1909, Nr. 40, S. 1376.
— Arch. f. Derm. 1910, Bd. 99, S. 452.

Müller, Rudolf: Zur Unterscheid. HgCl$_2$-halt. Sera von Seris mit Hg behandelter Luetiker. B. Kl. W. 1910, Nr. 33.
— und Sueß, Ehrhard: Vergleichende serologische Untersuchungen bei Tuberkulose und Syphilis. W. Kl. W. 1910, 23. Jahrg., Nr. 16, S. 577.
— und Oppenheim: Komplementbind. b. Gonorrhöe. W. Kl. W. 1906, Nr. 23.
— Max: Serodiagn. d. Syphilis. Straßb. med. Ztschr. 1908, S. 11.
— J.: Verein der Ärzte Wiesbadens, Sept. 1909. Ref. B. Kl. W. 1909, Nr. 47.
Münz: Die Wassermannsche Reaktion in der Sprechstunde. D. M. W. 1910, Nr. 37, S. 1709.
Mulzer: Die Weidanzsche Modifikat. usw. B. Kl. W. 1909, Nr. 26, S. 1231.
— Technik und prakt. Verwert. d. W. R. Ztschr. f. Immun.-Forsch. 1910, H. 2/3, S. 236.
Mulzer, P., und Michaelis, W.: Hered. Lues u. W. R. B. Kl. W. 1910, Nr. 30.
Munk, F.: Über den Einfluß von 606 auf die W.sche Reaktion. D. M. W. 1910, Nr. 43, S. 1992.
— Bedeutung der Serodiagnostik der Syphilis für die Lebensversicherung. Zeitschr. f. Vers.-Med. Nr. 6. Ref. D. M. W. 1910.
Mutermilch, Stefan: Sur la nature des substances qui provoquent la réaction de W. etc. Soc. biol. 1909, No. 25, p. 125.
— Über Anwend. des nichtspezifisch. Antigens bei der W. R. Przeglad Lekarski 1909, Nr. 32. Ref. Monatsh. f. prakt. Dermat. 1910, Nr. 3, S. 131.
Nadosy: Serodiagn. der Lues bei der kongenit. Form und bei der Ammenwahl. Orvosi Hetilap 1909, Nr. 52. Ref. D. M. W. 1909.
Nagelschmidt: Über d. Immunität b. Syphilis. Berlin 1904.
Nauwerck, Schubert und Richter: Med. Gesellsch. Chemnitz, 1909. Ref. M. M. W. 1910, Nr. 8.
— und Weichert: Die Wassermannsche Reaktion an der Leiche. M. M. W. 1910, Nr. 45.
Neisser, A., Bruck und Schucht: Diagn. Blutuntersuch. b. Syphilis. D. M. W. 1906, Nr. 18.
— Der gegenw. Stand d. Pathol. u. Therapie d. Syphilis. Kongr. f. inn. Med. 1908.
— Verhandl. d. Derm. Kongr. in Bern.
— Berl. med. Gesellsch., Febr. 1908.
— Verhandl. d. X. Derm. Kongr. in Frankfurt 1908.
— Die experim. Syphilisforsch. Verlag v. Springer, Berlin 1906.
— Die Bedeut. d. W.schen Serodiagn. f. d. Praxis. M. M. W. 1909, Nr. 21, S. 1076.
— Lupus od. Lues III? Sarkom od. Lues I? B. Kl. W. 1909, Nr. 33, S. 1517.
— s. auch Wassermann und Bruck.
— M., und Sachs, H.: Komplementbind. zu forens. Zweck. B. Kl. W. 1905, Nr. 14.
Neumann-Konried: W. Kl. W. 1893.
Nishiura, Koishi: Über die Komplementbindungsreaktion bei Lepra. Zeitschr. f. Immunitätsf. u. experim. Therap, (Originale) 1910. T. 1. Bd., H. 6, S. 721.
Nobl und Arzt: Serodiagn. d. Syphilis (Porges-Meier u. Klausnersche Reaktion). W. Kl. W. 1908,
— — Serodiagn. der Syphil. Budapester Kongr. Ref. Arch. f. Derm. Bd. 99, S. 433.
Nogouchi: Journ. of am. med. Ass. 1908, No. 22.
— Eine f. d. Praxis leicht ausführb. Methode d. Serumdiagn. d. Syphilis. M. M. W. 1909, Nr. 10, S. 494.
— Serumdiagn. d. Syphil. Journ. of amer. assoc. 1909. Ref. D. M. W. 1909.
Noguchi, Hideyo: Die W.sche Reaktion und der praktische Arzt. Bemerkungen zu dem Aufsatz des Herrn Privatdozent Dr. F. Plaut. M. M. W. 1910, Nr. 26, S. 1399.
— und Moore: Buttersäurereakt. Journ. of exper. med. 1909, p. 604. Ref. Ann. des mal. vénér. 1910, No. 2, p. 1313.
Nonne: Syphilis u. Nervensystem. 1. u. 2. Aufl.
— Deutsche Ztschr. f. Nervenheilk. 1908, Bd. XXXVI.
— Weitere Erfahrungen über 400 Fälle mit der W. R. in der Neurologie. Jahresversamml. der Gesellsch. deutsch. Nervenärzte in Wien 1909.
Obregia und Bruckner: Le liqu. céph. rach. dans la paralyse soumis à la réaction de W. Soc. biol. 1909, p. 60.
— Résistance à la putréfaction de l'anticorps syph. Soc. biol. 1909, H. 11, p. 482.
Oeigaard: W. R. bei Herz- und Gefäßleiden. Hospitalsstid. 1909, Nr. 49. Ref. D. M. W. 1909.
Opitz, E.: Bedeut. d. Komplementablenk. f. d. Geburtshilfe. Med. Klin. 1908, Nr. 30.
— Diskussionsbemerk. Kongr. d. Deutsch. Gesellsch. f. Gyn., Straßburg. Ref. M. M. W. 1909, Nr. 30.

Oppenheim, M.: Ref. Med. Klin. 1908, S. 1039.
— Lecithinwirk. b. Syphilis. W. Kl. W. 1908, S. 679.
— und Löwenbach: Dtsch. Arch. f. klin. Med. 1901, 1902.
Pappenheim: Wesen d. Komplementbind.-Reakt. d. Cerebrospinalflüssigkeit. Fol. serolog. 1908,
  H. 6, p. 451, u. M. M. W. 1908, S. 2301.
— Zur Frage nach der Herkunft der die Wassermannsche Reaktion hervorrufenden Substanzen.
  M. M. W. 1910, Nr. 44.
Paris und Sabareanu: Porgesreaktion. Soc. de biol. 1910, No. 7, p. 290.
— — L'absence de réaction de fixation chez les syphilitiques. Gaz. des Hôp. 1910, No. 79. Ref.
  B. Kl. W. 1910, Nr. 32, S. 1514.
Parvu: Sérodiagn. d. la Syphilis. Trib. méd. 1908. Ref. Ann. des maladies vénériennes 1908, p. 846.
Pasini: Recherches compératives etc. Giorn. del osped. hospitale maggiore 1909, No. 5. Ref. Ann.
  des mal. vénér. 1909, No. 10, p. 774 u. Arch. f. Derm. 1910. Bd. 102, S. 443.
— Komplementablenk. bei Lepra. L'ospedele maggiore de Milano 1909, No. 3. Ref. Arch. d.
  Derm. Bd. 98, S. 145.
Pedersen: Serod. of syph. New York med. Journ. 1910, No. 19.
Peritz: Lues, Tabes u. Paralyse in ihren Verhältn. zum Lecithin. B. Kl. W. 1908, S. 53.
— Ztschr. f. experim. Pathol. u. Ther., Bd. V, H. 3.
— Citron und Michaelis: Verein f. inn. Med., 31. 1. 1910. Ref. D. M. W. 1910, Nr. 10.
Pick und Pribram: Zur Kenntnis ätherempfindl. u. ätherlösl. Subst. d. Blutserums usw. Bioch.
  Zeitschr. 1908, Bd. 11, S. 418.
— und Proskauer: Komplementablenk. als Hilfsmittel d. anat. Syphilis diagn. Med. Klin.
  1908, S. 539.
Pighini: Einfluß d. Cholestearins auf d. W.sche Reaktion. Rif. med. 1909, Nr. 3.
— Cholésterine et réaction di W. Centralbl. f. Nervenheilk. u. Psych. 1909, Nr. 21, S. 775—795.
  Ref. Centralbl. f. Bakt. usw. 1910, Abt. 1, Bd. 46, Nr. 7, S. 214.
Pini: W. R. Giorn. italiano della malad. ven. 1910, H. 1, p. 85.
Pisani: Die W.sche Reaktion b. Keratitis parenchymat. u. b. Infantilismus. Riv. crit., T. X,
  p. 22. Ref. Mon. f. pr. Derm. 1909, Nr. 5, S. 229.
Plaut, F.: Serodiagn. d. Syphilis. Monatsh. f. Psych. u. Neurol. 1907, Nr. 2.
— M. M. W. 1907, Nr. 30.
— Zentralbl. f. Nervenkrankh. u. Psychiatrie 1908, Nr. 8.
— Die W. R. und der praktische Arzt. M. M. W. 1910, Nr. 16.
— Die W.sche Reaktion in ihrer Anwend. auf d. Psychiatrie. Gustav Fischer, Jena 1909.
— Heuck und Rossi: Gibt es eine spezifische Präcipitatsreakt. b. Lues? M. M. W. 1908, S. 66.
— und Heuck: Zur Fornetschen Präcipitatreakt. B. Kl. W. 1908, S. 1141.
Pogsay und Nemeth: Schürmannsche Reaktion u. Lues. Budapesti Orvosi Ujság 1909, No. 24.
  Ref. Mon. f. pr. Derm. 1909, Nr. 5, S. 230.
Politzer: Serodiagn. d. Syphilis. New York. med. Journ. 1907. Ref. Mon. f. pr. Derm. 1908, S. 47.
Pollio: Luesreakt. mit Urin. Rif. med. 1909, No. 9.
Popowski, N.: Zur Technik d. W.schen Reaktion. D. M. W. 1909, Nr. 34, S. 1481.
Porges: Eine neue Methode d. Serodiagn. b. Syphilis. W. Kl. W. 1908, S. 206, u. M. M. W.
  1908, Nr. 7.
— und Meier: Über die Rolle d. Lipoide b. d. W.schen Reaktion. B. Kl. W. 1908, S. 731.
Prowazek, von: Lecithinausflock. b. Trypanosomenkrankh. Arch. f. Schiffs- u. Tropenhyg. 1908, S. 440.
Pürckhauer: Wie wirkt die spezifische Therapie auf die W.-N.-B.-Reaktion. M. M. W. 1909, Nr. 14.
Pust, W.: Die prakt. Konsequenz d. W.schen Reaktion f. d. Frauenarzt. Gyn. Rdsch., Bd. III,
  S. 12. Ref. M. M. W. 1909, Nr. 28, S. 1436.
Quarelli: Die Wirk. v. Lecithin-Injekt. auf d. W.sche Reaktion. Gaz. degli osped. 1909, p. 10.
  Ref. M. M. W. 1909, Nr. 21, S. 1092.
— Sulla reazione precipitante col glicolato sodico nella sero-diagnosi della sifilide. Biochim. e Terap.
  Speriment. 1910, Fasc. 11. Ref. Bull. Past. 1910, T. 8, No. 12, p. 538.
Rajchman und Szymanowski: Prakt. Bemerk. zur W.schen Reaktion. Przegl. lekarski,
  No. 25, 1909. Ref. D. M. W. 1909.
Raubitschek: Serodiagn. d. Syphilis. Ver. d. Ärzte d. Bukowina, 30. April 1909. Ref. W. Kl. W.
  1909, Nr. 30.

Ranzi: Alleinhemmung d. Extrakte. W. Kl. W. 1906.

Raviart: Reaktion de W. Rev. de méd. 1908, p. 842.
— Breton und Petit: Réaction de W. sur 400 aliénés. Soc. biol. 1908, p. 358.
— Gayet und Hannac: Aliénation mentale et réaction de W. Press. méd. 1908, No. 71, p. 564. Ref. Mon. f. pr. Derm. 1908, Nr. 10, S. 537.

Recio, A.: La réaction de W. dans la lèpre. Sanidad y benefic. Habana 1909. Ref. Derm. Zentralbl. 1910 Nr. 6.

Reclus, P.: Aortite chronique et Syphilis. Annales d. l. Policlinique centr. d. Bruxelles. 1910, X. Année, No. 3, p. 79.

Redaelli: Über eine serodiagnostische Methode bei Syphilis für den praktischen Arzt. Biochem. sperimentale. Ann. II, fasc. 4. Ref. M. M. W. 1910, Nr. 35, S. 1851.

Reicher: W. R. und Narkose. D. M. W. 1910, Nr. 13, S. 617.

Reinhart: Erfahrungen mit der W.-N.-B.-Reaktion. M. M. W. 1909, Nr. 41, S. 2092.
— W. R. in der Modifikation Stern. D. M. W. 1910, Nr. 4, S. 197.

Reiß: Arch. f. Derm. 1895.

Richter: Bedeutung der W. R. für die Diagnose und Therapie der Frühsyphilis. M. M. W. 1910, Nr. 8, S. 429.

Ricord: Traité pratique des maladies vénériennes, Paris 1888.

Rietschel, H.: Über d. Infektionsmodus b. d. kongen. Syphilis usw. Med. Klin. 1909, Nr. 18, S. 658.

Rille: Internat. Derm. Kongr. Wien 1892.

Ritz: Sublimat u. W. R. Wissensch. Vereinig. am städt. Krankenh. zu Frankfurt a. M., 20. April 1910. Ref. M. M. W. 1910, Nr. 27.

Rodet: Sur le mécanisme de la réaction de Bordet-Gengou. Soc. biol. 1908, p. 433.

Roger und Sabareanu: Pleuritis und Lues. Soc. méd. des hôp. 21. 1. 1910. Ref. M. M. W. 1910, Nr. 16.

Rolly: W.sche Reaktion b. Lues u. and. Infektionskrankh. M. M. W. 1909, Nr. 2, S. 62.

Romme: Presse méd. 1906.

Rosenfeld, F., und Tannhauser: Serodiagnose mittels Ausflockung durch glykocholsaures Natron. D. M. W. 1910, Nr. 4, S. 164.

Rossi: Referat. Riv. di patol. nerv. e mentale 1908, 13; 1909, 14.

Roß, G., und Jones, E.: Über d. Anwend. gewisser neuer chem. Untersuchungsmeth. b. d. Diagn. d. Tabes u. Paralyse. Brit. med. Journ. 1909, No. 2523. Ref. B. Kl. W. 1909, Nr. 23.

Rostoski: Bedeut. d. Reaktion f. d. inn. Med. Versamml. d. Ver. f. inn. Med. im Kgr. Sachsen, 16. Mai 1909. Ref. D. M. W. 1909, Nr. 22 (mit Diskussionsbemerk. v. Fischer, Rietschel, Ilberg u. Höfer).

Roth, A.: Die Porgessche Reaktion. Pest. med. chir. Presse 1908, Nr. 50. Ref. Derm. Ztschr. 1909, H. 5.
— und Goldner: Schürmannsche Reaktion. Orvosi hetilap 1909, No. 19. Ref. D. M. W. 1909, Nr. 23.
— Beziehungen der perniziösen Anämie zur Lues. Med. Kl. 1910, Nr. 44.

Roubinovitsch und Levaditi: Rôle de la syph. dans l'étiol. de la démence précoce. Soc. biol. 1909, No. 19.

Roussewici: Klin. Bedeut. d. W.schen Reaktion. Ing.-Diss., Berlin 1908.
— Die lipoiden Substanzen b. Syphilis. Rev. stüntzelor med. 1908. Ref. M. M. W. 1908, S. 2507.

Rusz: Prakt. Verwertbark. d. Porgesschen Reaktion. Wissenschaftl. Verein der Militärärzte Wiens. Ref. D. M. W. 1909, Nr. 39, S. 1725.

Ruta, Sébastiano: Sur la prétendue substitution du chlorate de potasse à l'ambocepteur hémolytique dans la réaction de Wassermann. Recherches expérimentales. Gazzetta intern. di med., chirurgica etc. 1910, No. 24. Ref. Ann. des mal. vénér. 1910, No. 8, p. 627.

Saathoff, Plaut und Baisch: Die klin. Bedeut. d. W.schen Reaktion f. d. inn. Med., Psychiatrie u. Frauenkrankh. Ärztl. Ver. München, 21. Juli 1909. Ref. B. Kl. W. 1909, Nr. 32.

Saathoff: Erfahrungen mit der W. R. in der inneren Medizin. M. M. W. 1909, Nr. 39, S. 1987.

Sabrazes und Eckenstein: Hechtsche Modifik. Lancet 1910, 22. Januar. Ref. D. M. W. 1910.

Sachs: W. R. bei Erkrankungen des zentralen Nervensystems. Journ. of amer. assoc. 1909. Ref. D. M. W. 1909.
— Hans: Inaktivierung von Lipoiden in eiweißhalt. Lösungen. W. Kl. W. 1908, S. 322.
— Veränderungen d. Blutserums b. Erhitzen. Semaine méd. 1908, No. 26.
— und Altmann: Wirkung d. oleinsauren Natrons b. d. W.schen Reaktion. B. Kl. W. 1908, S. 494.
— Serodiagn. d. Syphilis. D. M. W. 1908, S. 429.
— Einfl. d. Reaktion usw. B. Kl. W. 1908, Nr. 14, S. 699.
— und Rondoni: Über den Einfl. d. Extraktverd. auf d. Reaktion. B. Kl. W. 1908, S. 1968.
— Theorie d. Reaktion. Ztschr. f. Immunitätsf. 1908, Bd. I, H. 1.
Salomon, Hugo: Zur Diskussion d. Vorträge Bauer u. Meier. W. Kl. W. 1908, S. 1793.
Sampietro und Tesa: Sulla deviazione del complemento nei tumori. Ann. d'Igiene, T. XVIII, p. 4.
— Ref. B. Kl. W. 1909, Nr. 35, S. 1620.
Sasaki: Aktivierung d. hämolyt. Wirk. d. Meerschweinchenserums durch Aminosäuren. B. Kl. W. 1909, S. 549.
Satta und Donati: W. R. Ak. Med. Torino 1909. Ref. B. Kl. W. 1909, Nr. 41.
— — Über die Hemmung d. W. R. durch Sublimat. M. M. W. 1910, Nr. 11, S. 567.
— — Hat das HgCl$_2$ eine Wirkung auf d. W. R. W. Kl. W. 1910, Nr. 20.
— — Über das Verhalten von verschiedenen Extrakten bei der W.schen Reaktion mit Berücksichtigung ihrer antikomplementären und hämolytischen Wirkung. W. Kl. W. 1910, 23. Jahrg., Nr. 18, S. 659.
— — Über den Einfluß des Alkohols auf luetische Sera bei der Komplementbindungsreaktion. W. Kl. W. 1910, Nr. 29, S. 1074.
— — Untersuchungen über die Komplementbindungsreaktion. Zeitschr. f. Immunitätsf. u. exper. Therap. (Original) 1910. T. 1, Bd. 7, H. 6, S. 702.
Schatiloff und Isabolinsky: Über d. W.-N.-B.-Reaktion. Ztschr. f. Immunitätsf. 1909, Bd. I, H. 2.
Scheidemantel: Wesen, Technik und klin. Bedeutung der W. R. Würzburger Abhandl. 1909.
Schenk: Bedeut. d. Lecithinausfällung b. malignen Tumoren. Wiss. Gesellsch. Dtsch. Ärzte in Böhmen. Ref. M. M. W. 1909, Nr. 27.
Schereschewsky: Serumreakt. b. Scharlach u. Masern. M. M. W. 1908, Nr. 15.
Schilling, C., und von Hoeßlin: Tryp. Infekt. u. Komplementbind. D. M. W. 1908, S. 1422.
Schkarin und Michailoff: Wassermannsche Reaktion im Kindesalter. Vers. Deutsch. Naturf. u. Ärzte in Königsberg. Ref. M. M. W. 1910, Nr. 44.
Schleißner: Serumreakt. b. Scharlach. W. Kl. W. 1908, Nr. 40.
Schlimpert: Serodiagn. an d. Leiche. Gesellsch. f. Natur- u. Heilk., Dresden, 20. März 1909. Ref. M. M. W. 1909, Nr. 29.
— und Voswinkel: Modifik. d. Serodiagn. d. Syphilis. Ebenda.
— H.: Beobacht. b. d. W.schen Reaktion. D. M. W. 1909, Nr. 32, S. 1386.
Schmidt, H. E.: Blutuntersuch. b. lat. Syphilis. B. Kl. W. 1908, S. 2089.
Schmincke und Stoeber: Schürmannsche Reaktion. D. M. W. 1909, Nr. 21, S. 937.
Schmorl: Diskussion zum Vortrag König. D. M. W. 1910, Nr. 12, S. 590.
Scholtz: Bedeutung der Wassermannschen Reaktion. Ver. f. wiss. Heilk. in Königsberg, 21. März 1910. Ref. D. M. W. 1910, Nr. 36. Diskuss: Lippmann.
Scholz: Die heutige Bedeutung der W. R. für Diagn. und Therap. Derm. Zeitschr. 1909, H. 11, S. 732.
Schonnefeld: Inaug.-Diss. Bonn 1909.
Schoo: W. R. bei Malaria. Zeitschr. f. Geneeskunde 1910, Nr. 5. Ref. D. M. W. 1910.
Schubert: M. M. W. 1910, Nr. 8, S. 429.
Schürmann: Luesnachw. durch Farbenreakt. D. M. W. 1909, Nr. 14.
— Ein künstl. Extrakt. Med. Klin. 1909, Nr. 17, S. 627.
Schütze, A.: Serodiagn. d. Lues. B. Kl. W. 1907, Nr. 5.
— B. Kl. W. 1907, S. 800.
— M. M. W. 1907, S. 1458.
— Tabes u. Lues. Ztschr. f. klin. Med. 1908, Bd. LXV.
— Erkrank. d. Aorta usw. D. Ztschr. f. Chir., Bd. XCV, H. 1—5.
Schultz-Zehden: Erfahrungen über die Dungernsche Methode der Syphilisreaktion in der Sprechstunde. Med. Klin. 1910, 6. Jahrg., Nr. 27, S. 1058.
Schumacher, G.: Serodiagnose der Syph. in der Augenheilk. D. M. W. 1909, Nr. 44, S. 1914.

Schwartz und Flemming: Über das Verhalten von 606, Arsenophenylglycin, JK und HgCl$_2$ zur Wassermannschen Reaktion. M. M. W. 1910, Nr. 37, S. 1933.
Schwarzwald, R.: Porgessche Reaktion. W. Kl. W. 1909, Nr. 28, S. 993.
Seiffert: Serodiagn. d. Syphil. Med. Klin. 1910, Nr. 6, S. 241.
Seiffert, G., und Barteczko, P.: Betrachtungen über die Serodiagnostik der Syphilis auf Grund praktischer Erfahrungen und statistischer Ergebnisse. Korrespondenzbl. f. Schweizer Ärzte, 40. Jahrg., Nr. 10 u. 11. Ref. M. M. W. 1910, 57. Jahrg., Nr. 22, S. 1193.
Selenew: Die negat. Seiten d. W.schen Reaktion. Russ. Ztschr. f. Hautkrankh. 1908.
Seligmann: Beitr. zur sog. Komplementbind. B. Kl. W. 1907, Nr. 32.
— Ztschr. f. Immunitätsf. 1909, Bd. II, H. 1.
— und Klopstock: Serumreakt. b. Scharlach. B. Kl. W. 1908, Nr. 38.
— und Blume: Luesreakt. an d. Leiche. B. Kl. W. 1909, Nr. 24, S. 1116.
— und Pincus: Beitr. zur Theorie und Praxis der W. R. Ztschr. f. Immun.-Forsch. 1910, V, H. 4.
Selter und Grouven: Serodiagn. d. Lues. Med. Klin. 1909, S. 75.
Semon: Diskussion zum Vortrag Scholtz. Ver. f. wissenschaftl. Med. Königsberg. Ref. Med. Klin. 1910, Nr. 17.
Senator: Budapester Kongreß 1909. Ref. M. M. W. 1909, Nr. 37, S. 1916.
Serra: Serumreaktion bei Lepra. Il policlinico 1909. Ref. Derm. Zentralbl. 1910, Nr. 6.
Shiskina - Yavein: Serumdiagn. d. Syphilis. Russkiwratsch 1908, S. 641.
Silbersiepe, F.: Keratit. parench. auf luet. Basis u. W.sche Reaktion. Ing.- Diss. Berlin 1908.
Simonelli: Verwend. d. syphil. Cornea zur W.-N.-B.-Reaktion. Gaz. d'ospedal. 1908, No. 89. Ref. D. M. W.
— Corneae v. Keratit. parench. als Antigen. Gaz. degl. osp. 1909, No. 19. Ref. M. M. W. 1909, Nr. 28.
Skwirsky, P.: Über den Mechanismus der Komplementbindungen. Zeitschr. f. Immunitätsforsch. u. experim. Ther. 1910, Bd. 5, H. 5, S. 538.
Slatineanu und Danielopulu: Serumdiagn. d. Lepra. Soc. biol. 1908, p. 309.
— Zentralbl. f. Bakt. (orig.) 1908, S. 480.
— Serumuntersuch. b. Lepra mit Tuberkul. als Antigen. Soc. biol. 1908, S. 530.
— Leprareakt. mit Lumbalflüssigk. Zentralbl. f. Bakt. (Orig.) 1909, S. 288.
— Dasselbe mit Lecithin als Antigen. Soc. biol. 1909, p. 332.
Sleeswijk, J. G.: Die Serodiagnostik der Syphilis nach Noguchi. D. M. W. 1910, Nr. 26, S. 1213.
Smith, Hinderson, J., und Candler, J. P.: W.sche Reaktion b. progr. Paralyse. Brit. med. Journ. 1909, 24. Juli. Ref. D. M. W. 1909.
Sobernheim: Serolog. Untersuch. b. Ozaena. Berl. laryng. Gesellsch. Ref. B. Kl. W. 1909, Nr. 21, S. 990. (Diskuss.: Alexander, Scheier, B. Fraenkel, Rosenberg, Halle.)
— Dasselbe. Arch. f. Laryng. 1909, Bd. XXI, H. 3.
— Zur Organisation der Serodiagnostik nach W. B. Kl. W. 1910, Nr. 29, S. 1365.
Sommerfeld: Komplementablenk. b. Scharlach. Arch. f. Kinderkrankh., Bd. L.
Sommerfeld, Paul: Verwendung von Thermosgefäßen zu bakteriologischen und serologischen Arbeiten. M. M. W. 1910, 57. Jahrg., Nr. 20, S. 1072.
Sonnenberg: Weitere Erfahr. über Serodiagn. d. Syphilis. Med. Gesellsch. Magdeburg, April 1909. Ref. M. M. W. 1909, Nr. 33, S. 1714.
Sormani: Quantitative Bestimmungen der luetischen Serumveränderungen. Arch. f. Derm. 1909, Bd. 98, S. 73.
— Zeitschr. f. Geneeskunde 1909, Nr. 18.
Sorrentino: Giorn. italiano de science med. 1899, No. 32/33.
Sourd und Pagniez: Porges-Reaktion. Gazzette des hôp. 1910, No. 79.
Soutzo fils: Séroréact. dans la paralysie. Ann. méd. psychol. 1908.
Spät: Über den Mechanismus der W.schen Reaktion. M. M. W. 1910, Nr. 23, S. 1261.
Spiegel: Die Dungernsche Modifikation. M. M. W. 1910, Nr. 45.
Spillmann und Lamy: Serodiagn. d. Syphilis. Soc. biol. 1908, p. 561.
Springenfeld: Serodiagn. in Kurorten. Wratschnebnaja Gaseta 1909, S. 953.
Springer: Über die Bedeutung der W.schen Reaktion für die Diagnose der Nerven- und Geisteskrankheiten. Norving Lekarskie 1910, H. 1. Ref. Derm. Zeitschr. 1910, Bd. 17, H. 7, S. 524.
Stade: Theorie u. Wesen d. Reaktion. Med. Klin. 1909, S. 263.

Stanculeanu und Liebreich: Modifik. Bauer-Hecht bei Augenkrankh. Revista stiintzelor med. 1909. Ref. D. M. W. 1909.

Steffenhagen, Karl: Über Komplementbindungsreaktion bei Lepra. B. Kl. W. 1910, Nr. 29, S. 1362.

Stern, M.: Zur Technik d. Reaktion. B. Kl. W. 1908, Nr. 32.

— Eine Verfeinerung d. Reaktion. Ztschr. f. Immunitätsf. 1909, Bd. I, H. 3.

— Über die Bewert. der unsicheren und paradoxen Reaktion bei der Serodiagn. d. Syphil. Ztschr. f. Immun.-Forsch. 1910, V, H. 2—3, S. 201.

— s. auch Bruck.

— Carl: Schürmannsche Reaktion. B. Kl. W. 1909, Nr. 23, S. 1068.

— Über einige Bedenken b. d. Bauerschen Modifik. usw. B. Kl. W. 1909, Nr. 11.

— Über die sogenannten „Verfeinerungen" der W.schen Reaktion. D. M. W. 1910, Nr. 24, S. 1118.

— Über den Einfluß der Zittmannschen Kur auf den Ausfall der W.schen Reaktion. Med. Klin. 1910, 6. Jahrg., Nr. 23, S. 898.

Sternthal: Ärztl. Kreisverein Braunschweig. Ref. Med. Klin. 1910, Nr. 7.

Stertz: Serodiagn. in d. Psychiatrie u. Neurol. D. M. W. 1908, S. 1611.

— Allg. Ztschr. f. Psychiatrie 1908, Bd. LXV, Nr. 4.

Stillmann: Noguchireaktion. Proceedings of the New York pathol. society 1909. Ref. Centralbl. f. allgem. Path. 1910, Nr. 4, S. 163.

Stoerk: Serodiagn. am Krankenbett. W. Kl. W. 1910, Nr. 2.

Stopczanski: W. R. W. Kl. W. 1909, Nr. 47, S. 1631.

Stroscher, A.: Die Therapie der kongenitalen Syphilis mit Einschluß serologischer Untersuchungsergebnisse. Derm. Zeitschr. 1910, Bd. 17, H. 7, S. 485.

Stühmer, A.: Schürmannsche Reaktion. Fortschr. d. Med. 1909, Nr. 19.

— Über 2 neuere Syphilisreakt. Med. Gesellsch. Magdeburg, 29. April 1909. Ref. M. M. W. 1909, Nr. 33, S. 1714.

— Über d. Tschernugobowsche Modifik. D. M. W. 1909, Nr. 35, S. 1517.

— Über die Verwend. autolysierter Lebern zu Organextrakten. Centralbl. f. inn. Med. 1910, Nr. 14.

Stuelp: Über Wesen und Technik der Wassermann-Neisser-Bruckschen Luesreaktion nebst Bemerkungen über ihre praktische Bedeutung. B. Kl. W. 1910, Nr. 32, S. 1523.

Stümpke, Gustav: Welche Beziehungen bestehen zwischen Jod (Jodkali) und dem Ausfall der Seroreaktion? M. M. W. 1910, Nr. 29, S. 1532.

Stukoffenoff - Selenew: Ref. Ann. de Derm. et Syphil. 1892.

Sugai, T.: Verwert. d. Kompl. b. Lepra. Arch. f. Derm. 1909, Bd. XCV, H. 2 u. 3.

Swift, H.: Vergleichende Studien der Serodiagn. d. Syphil. Arch. of int. med. 1909, Oktober.

— Die Benutzung von aktivem und inaktivem Serum bei der Komplementablenk. Ebenda 1909, November.

Symanski, Hirschbruch und Gardiewski: Schürmannsche Reaktion. B. Kl. W. 1909, Nr. 19, S. 874.

Taege: Technik d. Reaktion. M. M. W. 1908, S. 1730.

Takemura, M.: Über Phosphorgehalt der Sera bei Gesunden, Syphilitikern und Carcinomkranken. Biochem. Zeitschr. 1910, Bd. 25, H. 6, S. 508.

— Über den nichtkoagulablen Stickstoff des Serums von normalen Menschen, von Geschwulstkranken und Syphilitikern. Biochem. Zeitschr. 1910, Bd. 25, H. 6, S. 505.

Tanton und Combe: Serodiagn. von Porges. Soc. biol. 1910, No. 10.

Tarazawa: Serodiagn. d. Syphilis. Derm. urol. Gesellsch. Tokio, 6. Juni 1908.

Tedesco: Meiostagminreaktion. W. M. W. 1910, Nr. 26.

Ternuchi, J., und Toyoda, H.: Die Cuorinseroreaktion zur Diagnose der Syphilis. W. Kl. W. 1910, Nr. 25, S. 919.

Tessier und Benard: W. R. dans la scalatine. Soc. biol. 1910, Nr. 6, p. 272.

Thomson und Boas: Die Reaktion b. kongent. Syphilis. B. Kl. W. 1909, S. 539.

— W.sche Reaktion b. angebor. Syphilis. Hosp. stid. 1909, Nr. 3. Ref. M. M. W. 1909, Nr. 25, S. 1297.

Thomson: W. R. mit Milch. B. Kl. W. 1909, Nr. 46.

— Hospitalstid. 1909, Nr. 41.

— Die Bedeutung der positiven Reaktion mit Frauenmilch für die Wahl einer Amme. B. Kl. W. 1910, Nr. 38, S. 1748.

— Oluf und Bjarnhjedinsson, S.: Untersuchungen über Komplementbindung mit Serum von Leprapatienten. Hospitalstidende 1910, No. 33. Ref. M. M. W. 1910, Nr. 42, S. 2201.

Török, L., und Vas, B.: Anwend. d. W.schen Reaktion zur Diagn. d. Syphilis. Derm. Beil. zu Nr. 19 1909 des Budapesti Orvosi Ujság. Ref. Derm. Ztschr. 1909, Nr. 9.

Torday, A.: W.sche Reaktion. Budapesti Orvosi Ujság. 1909. Ref. Mon. f. pr. Derm. 1909, Nr. 7, p. 335.

Towle: Serodiagn. of syph. Boston. med. and surg. Journ. 1908, Nr. 15.

Toyosumi: Komplementabsorption durch Bakterienextrakte. Zentralbl. f. Bakt. (orig.) 1908, S. 325.
— Die Natur d. komplementbind. Stoffe b. Lues. W. Kl. W. 1909, Nr. 21.
— Welche Antikörper spielen bei der Komplementbind. eine Rolle? Arch. f. Hyg. 1909, Bd. LXIX, H. 1.
— H.: Über die komplementbindenden Stoffe luetischer Seren. Centralbl. f. Bakt. (Origin.) 1909, H. 5, S. 601.

Truffi, M.: Auftreten der W. R. bei syphil. Kaninchen. Med. Klin. 1910, Nr. 7, S. 269.

Tschernogubow: Einf. Methode d. Serumreakt. b. Syphilis. (Vorl. Mitt.) B. Kl. W. 1908, S. 2107.
— Prakt. Wratsch 1908, Nr. 25—28. Ref. M. M. W. 1908, S. 2458.
— Vereinf. Verfahren usw. (Vorl. Mitt.) D. M. W. 1909, S. 668.
— N.: Zur Frage der Anwendung akt. Seren. B. Kl. W. 1909, Nr.40, S. 1808.

Tschiknawerow: W.sche Reaktion b. Syphilis, Scharlach u. Malaria. Russki Wratsch. 1909, No. 26. Ref. D. M. W. 1909, No. 31, S. 1367.

Turchi, G.: Serodiagn. der Syph. mittels Farbreaktion. Riv. di Pathol. nerv. 1909, 7. Ref. Arch. f. Derm. Bd. 101, H. 2 u. 3, S. 450.

Uffenheimer, A.: Komplementbindung bei Scharlach. M. M. W. 1909, Nr. 48.

Uhlenhuth und Mulzer: Zur experimentellen Kaninchen- und Affensyphilis. B. Kl. W. 1910, Nr. 25, S. 1169.

Ullmann, K.: Diskussionsbemerkungen. W. Kl. W. 1910, Nr. 5, S. 185.
— Leukoplakie und W. R. W. Kl. W. 1910, Nr. 25, S. 961.

Varney, Henry Rockwell: Serumdiagnose of syph. Detroit med. Journ. 1908, p. 343. Ref. Arch. f. Derm. 1909, Bd. 97, S. 151.

Verotti: Giorn. intern. de science med. 1900, No. 9 u. 10.

Veszprémi: W. R. an der Leiche. Ztschr. f. path. Anatom. Bd. 21, H. 5. Ref. D. M. W. 1910, Nr. 14.
— Die Bedeutung der W.schen Reaktion bei Sektionen. Orvosi hetilap. 1909, Nr. 47 u. 48. Ref. Derm. Zeitschr. 1910, Bd. 17, H. 7, S. 521.

Waldvogel und Süßenguth: Folgen der Lues. B. Kl. W. 1908, S. 12 u. 13.

Wassermann, A. u. Bruck, C.: Ist die Komplementbindung beim Entstehen spezifischer Niederschläge eine mit der Präzipitierung zusammenhängende Erscheinung oder Amboceptorenwirkung? Med. Klin. 1905, S. 1409.
— — Experim. Untersuch. über d. Wirk. von Tuberkelbaz. Präp. usw. D. M. W. 1906, Nr. 12.
— — Über das Vorhandensein von Antituberkulin im tubercul. Gewebe. M. M. W. 1906, Nr. 49.
— **A. Neisser und Bruck, C.: Eine serodiagnostische Reaktion bei Syphil. D. M. W. 1906, No. 19, S. 755.**
— Neisser, Bruck und Schucht: Weitere Mitteil. über d. Nachw. spez. luet. Subst. durch Komplementverank. Ztschr. f. Hyg. u. Infekt.-Krankh. 1906, S. 451.
— und Plaut: Über Syphilisantistoffe in d. Cerebrospinalflüssigkeit b. Paralyse. D. M. W. 1906, Nr. 44, S. 1768.
— A.: Über d. Entwickl. u. d. gegenw. Stand d. Serodiagn. bei Syphilis. B. Kl. W. 1907, Nr. 50 u. 51.
— Serodiagn. d. Syphilis u. ihre Bedeut. f. d. prakt. Medizin. Kongr. f. inn. Med. Wien, 1908.
— W. Kl. W. 1908, S. 388 u. 745.
— M. und Meier, Georg: Zur klin. Verwertbark. d. Serumreakt. D. M. W. 1907, Nr. 32.

Wassermann, A., und Meier, G.: Die Serodiagnostik der Syphilis. M. M. W. 1910, Nr. 24, S. 1277.

Wassermeyer und Bering: Wassermannsche Reaktion in der Psychiatrie. Archiv f. Psych., Bd. 42, H. 2.

Wechselmann und Meier: Serumreakt. b. Lepra. D. M. W. 1908, Nr. 31.
— Postkonzept. Syphilis u. W.sche Reaktion. D. M. W. 1909, Nr. 15, S. 665.
— Über Verschleierung der W. R. durch Komplementoidverstopfung. Ztschr. f. Imm. Forsch. 1909, III, H. 5.

Weidanz: W.sche Reaktion b. Anwend. kleinster Blutmengen. B. Kl. W. 1908, Nr. 50, S. 2240.

Weigandt: Syphil. Antistoffe in d. Cerebrospinalflüssigkeit. M. M. W. 1907, S. 1458 u. D. M. W. 1907, S. 1239.

Weil, E.: Luesantikörpernachweis im Blute von Luetischen. W. Kl. W. 1907, S. 527.

— und Braun: Antikörperbefunde b. Lues, Tabes u. Paralyse. B. Kl. W. 1907, Nr. 49.

— — Gegenw. Stand d. Serodiagn. B. Kl. W. 1907, S. 1682.

— — Beeinfluss. d. Antistoffe durch alkohol. Organextrakte. W. Kl. W. 1908, Nr. 2.

— — Die Rolle der Lipoide b. d. Reaktion. W. Kl. W. 1908, Nr. 5.

— — W. Kl. W. 1908, S. 624.

— — Über Antikörper b. Tumoren. W. Kl. W. 1908, S. 650.

— — Über pos. W.-N.-B.-Reaktion b. nichtluet. Erkrank. W. Kl. W. 1908, S. 938.

— — W. Kl. W. 1909, Nr. 11, S. 372.

— Über die Bedeutung der Antigen-Antikörperverankerung für die spezifische Komplementbindung. Biochem. Zeitschr. 1910, Bd. 24, H. 3, 4, 5, S. 219.

— und Nakayama: Über Tuberk. u. Antituberk. M. M. W. 1906, Nr. 21.

— und Strauß: Rolle der Antikörper bei d. Tuberkulinreaktion. W. Kl. W. 1908, Nr. 29.

Weinstein, J.: Über die Bedeutung der W. R. für die Rhinolaryngologie. D. M. W. 1909, Nr. 39, S. 1696.

Weintraud: Ver. d. Ärzte, Wiesbaden. 1. September 1909. Ref. B. Kl. W. 1909, Nr. 47.

Welander: Les résultats des recherches sur le sérum des scarlatineux sont-ils de nature à enlever à la réact. de W. sa valeur pratique? Sem. méd. 1908, No. 42.

Wermel, M.: Zur Technik der Serodiagnostik der Syphilis nach Wassermann. Med. Obosrenje 1909, S. 955. Ref. Monatsh. f. prakt. Dermatol. 1910, Bd. 51, Nr. 8, S. 380.

Werther: Wesen und Wert der W. R. und 500 eigene Untersuchungen mit der Hechtschen Mod. Monatsh. f. Derm. 1910, Nr. 4.

— und König: M. M. W. 1910, Nr. 3, S. 161.

Wetterer: Ein schonendes Verfahren zur Entblutung von Tieren zu Zwecken der W. R. M. M. W. 1910, Nr. 15, S. 797.

Whitehouse, H.: W. R. bei Sklerodermie. Journ. of cut. diseases 1909, Ref. Monatsh. f. prakt. Derm. 1910, Nr. 3, S. 120.

Wile: Vergleichende Untersuch. über d. Gegenw. komplementbind. Stoffe im Serum u. Urin von Syphilitikern. Journ. of am. med. Ass., Bd. LI, No. 14. Ref. Mon. f. pr. Derm. 1909, S. 183.

Winfield, I.: Journ. of Cut. dis. 1909. Monatsh. f. Derm. 1909, Nr. 10, S. 456.

Winternitz: Ein weiterer Beitrag zur chem. Untersuchung des Blutes rezent luetischer. Arch. f. Derm. 1910 Bd. 99, S. 441.

— Ebenda Bd. 101, 1910, H. 2/3.

— Rudolf: Chem. Untersuch. d. Blutes rezent luetischer Menschen. Arch. f. Derm. 1908, H. 1 u. 2.

— Zweiter Beitrag zur chemischen Untersuchung des Blutes rezent luetischer Menschen. Arch. f. Derm. u. Syph. 1910, Bd. 101, H. 2 u. 3, S. 227.

Woiciechowski: Über d. prakt. Wert d. W.schen Reaktion u. d. von Bauer vorgeschl. Modifik. derselben. Poln. Ztschr. f. Derm. 1909, S. 2 u. 3. Ref. Mon. f. pr. Derm. 1909, Nr. 3.

— W. R. und Bauersche Modifikation. Przeglad Chorob. Skornych I. vener. 1909, Nr. 4. Ref. Arch. f. Derm. 1909, Bd. 98, S. 448.

Wolff - Eisner: Vitale Antikörperreakt. im Vergleich zur Komplementbind.-Reakt. b. Tbc. u. Lues. Med. Klin. 1908, S. 370.

Wolff, A.: Vergleichende Untersuchungen über W. R., Lymphocytose usw. bei Erkrankungen des Nervensystems. D. M. W. 1910, Nr. 16, S. 748.

— Serumdiagn. d. Syphilis. Tijdschr. f. Geneesk. 1908, No. 21.

Wolfsohn: W. R. und Narkose, D. M. W. 1910, S. 505.

— Verwend. d. Serodiagn. in d. Chirurgie. B. Kl. W. 1909, S. 444.

Wollstein, M.: Biol. study of the Cerebro-Spinal Fluid in anter. Poliomyelitis. Journ. of experim. med. 1908, p. 476. Ref. Fol. ser. 1908, p. 382.

— und Lamar: The presence of antag. substan. in the bloodserum in early and late syph., paral. and tabes. Arch. of intern. med. 1908, p. 314. Ref. Fol. serol. 1908, p. 382.

Wood-McMurtry, Ch.: Die Anwend. einer gedruckten Karte b. d. Serodiagn. d. Syphilis. New York. med. Journ., 8. Mai 1909. Ref. Mon. f. pr. Derm. 1909, Nr. 4, S. 188.

Xylander: Komplementbindungsreakt. bei Syph., Impfpocken und anderen Inf.-Krankh. Centralbl. f. Bakt. (Origin.) 1909, Bd. 51, S. 299.

Zaloziecki, A.: Zur klinischen Bewertung der serodiagnostischen Luesreaktion nach W. in der Psychiatrie, nebst Bemerkungen zu den Untersuchungsmethoden des Liquor cerebrospinalis. Monatsschr. f. Psych. u. Neurol. 1909, XXVI. Ergänzungsheft Flechsig-Festschr. Ref. Derm. Zeitschr. 1910, Bd. 17, H. 7, S. 520.

Zange, J.: Diagnose der syph. Erkrank. der ob. Luftwege. Med. Klin. 1910, Nr. 29, S. 1127.

Zaubitzer: W. R. in der Praxis. B. Kl. W. 1909, Nr. 46, S. 2079.

Zeißler, J.: Serumreakt. b. Scharlach. B. Kl. W. 1908, S. 1887.

— Quantitative Hemmungskörperbestimmung bei der W. R. B. Kl. W. 1909, Nr. 44.

— Quantitative Hemmungskörperbestimmung bei der W. R. B. Kl. W. 1910, H. 21, S. 968.

Zella, M.: La precipitazione della lecitina etc. Riv. de Patolog. Ment. e. nerv. 1908, No. 8. Ref. Biochem. Zentralbl. 1909, Bd. VIII, Nr. 19 u. 20.

Ziegelroth: Die W.sche Reaktion. Arch. f. phys.-diät. Ther. 1910, Nr. 2. Ref. Therap. Monatsh. 1910, H. 6, S. 315.

Zieler: Wesen und Bedeutung der W. R. und Mod. Stern. Würzburger Ärzteabend, 9. 11. 1909. Ref. M. M. W. 1909, Nr. 47.

Zumbusch, von: Ref. D. M. W. 1908, S. 2268.

— Lupus eryth. dissemin. und W. R. W. Kl. W. 1910, Nr. 15, S. 550.

Bisher erschienene größere Referate über die Serodiagnose der Syphilis:

Boas, Harald: Wassermanns Reaktion. Kopenhagen. August Bang, 1910. (dänisch)

Citron: Methode d. Komplementbind. in ihrer wissenschaftl. u. prakt. Bedeutung. Ztschr. f. Infektionskr. d. Haustiere 1908.

— Immunodiagnostik in Brugsch-Schittenhelm, Lehrbuch der klin. Untersuch. Berlin 1908.

— In Eulenburgs Realenzyklopädie, 4. Aufl.

— Kraus-Levaditi, Handbuch der Technik u. Method. der Immunitätsforsch., Jena 1909.

Levaditi und Roché: La Syphilis. Paris 1909.

Micheli und Borelli: Lo stato attuale della sierodiagnosi della sifilide. Pathologica 1909. Anno 1, No. 5—9.

Morgenroth-Halberstädter: Komplementbind. Dtsch. Kl. 1909.

Mulzer: Prakt. Anleitung zur Syphilisdiagnose auf biol. Wege. J. Springer, Berlin 1910.

Plaut: Die W.sche Serodiagn. in ihrer Anwend. auf. d. Psychiatrie. Jena 1909.

Sachs-Altmann: Komplementbind. in: Kolle-Wassermann, Handbuch der pathogenen Mikroorganismen. II. Ergänzungsbd., 3. H. 1909.

Über die Verwertbarkeit wässeriger und alkoholischer Extrakte aus normalen Organen zur Komplementbindungsreaktion bei Syphilis.

Von Dr. **Kobayashi,** Generaloberarzt der k. japanischen Marine.

Über das Wesen der von Wassermann, Neisser und Bruck entdeckten Serodiagnostik der Syphilis herrscht heute noch ziemliche Unklarheit. Seitdem die Reaktion im Jahre 1906 angegeben worden ist, haben sich die Anschauungen über ihr Wesen von Grund aus geändert. Wassermann, Neisser und Bruck hatten gefunden, daß, wenn man Luesseren vermischt mit wässerigen Extrakten aus Luesorganen, Komplementbindung eintritt, daß dagegen beim Vermischen von Luesseren mit wässerigen Extrakten aus normalen Organen die Hämolyse eine vollständige ist. Sie hatten daher im Luesorgan ein Spirochätenantigen supponiert und die ganze Reaktion angesehen als den Ausdruck des Zusammenwirkens eines spezifischen Syphilisantikörpers mit einem spezifischen Syphilisantigen. Diese Anschauung mußte modifiziert werden, als ungefähr gleichzeitig Wassermann, Levaditi sowie Landsteiner und seine Mitarbeiter den Nachweis erbrachten, daß alkoholische Extrakte auch aus normalen Organen vermischt mit Luesserum Komplementablenkung ergeben. Das gleiche konnte Bruck an Kalilaugeextrakten normaler Organe erweisen. Es wurde demnach die Anschauung über das Wesen der Reaktion dahin geändert, daß man die Annahme eines spezifischen Syphilisantigen fallen ließ und die Reaktion damit erklärte, daß eine im normalen Organe vorhandene Substanz zusammen mit einer nur im Syphilisserum vorhandenen das Phänomen auslöse. Die Versuche, die Natur dieser Substanzen festzustellen, sind nun äußerst zahlreiche gewesen. Da der im normalen Organe vorhandene Stoff in Alkohol löslich ist, ging man naturgemäß zuerst daran, die sog. Lipoide in dieser Beziehung zu studieren. Porges und Meier konnten zeigen, daß Luesseren vermischt mit Lecithinemulsionen Ausflockungsreaktion sowohl wie Komplementablenkung ergeben können, Erscheinungen, die aber erstens nicht immer Hand in Hand gehen mit der Komplementablenkung durch luetische Organextrakte, und zweitens für Syphilis nicht so charakteristische Ausschläge geben, wie diese. Das gleiche gilt für die Versuche mit taurocholsaurem Natrium (Levaditi) und glykocholsaurem Natrium (Elias und Mitarbeiter). Über die von Sachs und Rondini vorgeschlagenen Gemische von Lecithin, Oleinsäure und oleinsaurem Natrium liegen noch keine weiteren Erfahrungen vor. Im allgemeinen kann man sagen, daß die Natur des „Syphilisantigen" durch die Lipoiduntersuchungen noch keine völlige und ausreichende Erklärung gefunden hat. Es ist dieser Punkt um so beachtenswerter, als sowohl Wassermann wie Bruck bis in die letzte Zeit hinein, obgleich sie die Möglichkeit, alkoholische Normalorganextrakte zu verwenden, zugeben, doch immer hervorgehoben haben, daß Luesorganextrakte, seien diese nun alkoholisch oder wässerig, Vorteile vor den Normalextrakten bieten. Diese Erfahrung ist erst kürzlich wieder von Händel und Schulz in einer sehr eingehenden Arbeit vollauf bestätigt worden.

Wir haben es uns daher zur Aufgabe gemacht, die Verhältnisse, unter denen aus normalen Organen brauchbares Extrakt gewonnen werden kann, erneut zu studieren und haben insbesondere die Frage bearbeitet, ob die von Wassermann,

I. Organextrakte von nichtluetischen Foeten: A, B und C.

	Menge des Extrakts ccm	A · Normalserum w	A · Normalserum a	A · Σ Serum w	A · Σ Serum a	B · Normalserum w	B · Normalserum a	B · Σ Serum w	B · Σ Serum a	C · Normalserum w	C · Normalserum a	C · Σ Serum w	C · Σ Serum a
Gehirn	0,2	—	—	—	—					—	—	—	—
	0,1	—	—	—	—					—	—	—	—
Herz	0,2	—	—	—	+	—	—	—	—	—	—	—	—
	0,1	—	—	—	K	—	—	—	—	—	—	—	—
Lunge	0,2	—	—	—	—	—	—	—	+	—	—	+	—
	0,1	—	—	—	—	—	—	—	+	—	—	—	—
Brustdrüse	0,2					—	—	gr. K	+				
	0,1					—	—	gr. K	gr. K				
Leber	0,2	—	—	—	K	—	—	—	—	—	—	—	+
	0,1	—	—	—	—	—	—	—	—	—	—	—	+
Milz	0,2	—	—	—	—	—	—	—	—	—	—	—	—
	0,1	—	—	—	—	—	—	—	—	—	—	—	—
Pankreas	0,2						K		+	—	—	—	—
	0,1						—		+	—	—	—	—
Niere	0,2	—	—	—	—	—	—	—	—	—	—	—	+
	0,1	—	—	—	—	—	—	—	—	—	—	—	gr. K
Nebenniere	0,2	—	—	—	—								
	0,1	—	—	—	—								
Hoden	0,2					—	—	—	—	—	—	—	—
	0,1					—	—	—	—	—	—	—	—

Beim Lungenextrakt (B), Brustdrüsenextrakt und Pankreasextrakt (B) sieht man eine ziemlich starke Hemmung der Hämolyse (Kuppe) in den sämtlichen Kontrollröhrchen.

Abkürzungen in unseren Tabellen bedeuten: Σ Serum = syphilitisches Serum; w = wässeriges Extrakt; a = alkoholisches Extrakt; + = totale Hemmung der Hämolyse; — = komplette oder inkomplette Lösung; gr. K = große Kuppe; K = Kuppe.

Neisser und Bruck in ihren ersten Arbeiten gemachte Erfahrung, daß das „Antigen" aus normalen Organen in der von ihnen benutzten Versuchsanordnung mit Kochsalzlösung nicht extrahierbar ist, auf Zufälligkeiten beruhte, oder ob hier eine Gesetzmäßigkeit vorliegt. Es handelt sich also darum, zu entscheiden, ob aus normalen Organen brauchbares Extrakt in der Tat nur durch Alkohol und nicht durch Kochsalzlösung gewonnen werden könne, während luetische Organe ja bekanntermaßen sowohl mit Alkohol als mit Kochsalzlösung erfolgreich extrahiert werden können. Wir machten also genau nach den von Wassermann, Neisser und Bruck in ihren ersten Arbeiten gegebenen Vorschriften wässerige Extrakte aus den verschiedensten normalen Organen und verglichen dieselben in ihrer Wirksamkeit mit alkoholischen Extrakten aus denselben Organen. Die zur Prüfung dieser Extrakte verwendeten Luesseren mußten natürlich gleichzeitig mit sicheren Luesorganextrakten positive Reaktion ergeben. Unsere Versuche sind: (siehe Seite 508 u. ff.)

II. Organextrakte von nichtluetischen erwachsenen Menschen: A, B und C.

	Menge des Extrakts ccm	A Normalserum w	A Normalserum a	A Σ Serum w	A Σ Serum a	B Normalserum w	B Normalserum a	B Σ Serum w	B Σ Serum a	C Normalserum w	C Normalserum a	C Σ Serum w	C Σ Serum a
Gehirn	0,2	—	—	—	+	—	—	—	gr. K	—	K	K	gr. K
	0,1	—	—	—	+	—	—	—	—	—	—	K	K
	0,05								—				
Herz	0,2	—	—	—	+	—	—	—	+	—	—	K	+
	0,1	—	—	—	+	—	—	—	K	—	—	—	+
	0,05								K				+
	0,025												+
Lunge	0,2	+	gr. K	+	+	—	—	—	—	—	—	—	—
	0,1	+	gr. K	+	K	—	—	—	—	—	—	—	—
Leber	0,2	K	K	K	+	—	—	—	—	K	gr. K	+	+
	0,1	K	K	K	gr. K	—	—	—	—	K	gr. K	gr. K	gr. K
	0,05								—				
Milz	0,2	—	—	K	—	—	—	—	—	+	+	+	K
	0,1	—	—	—	—	—	—	—	—	+	+	+	—
	0,05								—				
Pankreas	0,2	—	gr. K	—	+	—	—	—	—	—	gr. K	—	+
	0,1	—	K	—	gr. K	—	—	—	—	—	—	—	K
	0,05				K								
Niere	0,2	—	—	K	—	K	—	—	—	+	+	+	+
	0,1	—	—	—	—	—	—	—	—	gr. K	+	+	+
	0,05								—				
Ovarium	0,2									—	—	—	—
	0,1									—	—	—	—
Hoden	0,2	gr. K	—	gr. K	K	gr. K	—	gr. K	—				
	0,1	—	—	K	K	gr. K	—	gr. K	—				
	0,05			K	K			gr. K	—				
	0,025			K	K			K	—				

Beim Lungenextrakt (A), Leberextrakt (A u. C), Milzextrakt (C), Pankreasextrakt (A, B u. C), Nierenextrakt (C) sieht man eine ziemlich starke Hemmung der Hämolyse (Kuppe) in den sämtlichen Kontrollröhrchen.

III. Meerschweinchen-Organextrakte:

Meerschweinchen-Gehirnextrakt.

Menge des Extrakts	1				2				3				4				5			
ccm	Normal-serum		Σ Serum		Normal-serum		Σ Serum		Normal-serum		Σ Serum		Normal-serum		Σ Serum		Normal-serum		Σ Serum	
	w	a	w	a	w	a	w	a	w	a	w	a	w	a	w	a	w	a	w	a
0,2	—	—	+	+	gr.K	—	+	+	—	—	fast +	+	—	—	—	—	gr.K	K	+	gr.K
0,1	—	—	gr.K	+	—	—	gr.K	—	—	—	K	K	—	—	—	—	K	K	+	gr.K
0,05											—	K							+	gr.K
Kontrolle	—	—	—	—	gr.K	—	—	—	—	—	—	K	—	—	—	—	K	—	K	—

Meerschweinchen-Lungenextrakt.

Menge des Extrakts	1				2				3				4				5			
ccm	Normal-serum		Σ Serum		Normal-serum		Σ Serum		Normal-serum		Σ Serum		Normal-serum		Σ Serum		Normal-serum		Σ Serum	
	w	a	w	a	w	a	w	a	w	a	w	a	w	a	w	a	w	a	w	a
0,2	—	—			K	—	—	—	—	—	—	+	—	—	K	gr.K	—	—	K	K
0,1	—	—			—	—	—	—	—	—	—	+	—	—	—	—	—	—	—	—
Kontrolle	—	—			—	—	—	—	—	—	—	—	—	—	—	—	—	—	—	—

Meerschweinchen-Herzextrakt.

Menge des Extrakts	1				2				3				4			
ccm	Normal-serum		Σ Serum		Normal-serum		Σ Serum		Normal-serum		Σ Serum		Normal-serum		Σ Serum	
	w	a	w	a	w	a	w	a	w	a	w	a	w	a	w	a
0,3		—		—		—		+								
0,2									—	—	—	+	—	—	—	—
0,1									—	—	—	+	—	—	—	—
0,05																
Kontrolle		—		—		—		K	—	—	—	—	—	—	—	—

Meerschweinchen-Herzextrakt (Fortsetzung).

Menge des Extrakts	5				6				7				8			
ccm	Normal-serum		Σ Serum		Normal-serum		Σ Serum		Normal-serum		Σ Serum		Normal-serum		Σ Serum	
	w	a	w	a	w	a	w	a	w	a	w	a	w	a	w	a
0,3																
0,2	—	—	—	—	+	—	+	+	—	—	—	+	K	—	K	+
0,1	—	—	—	—	+	—	+	+	—	—	—	+	—	—	—	+
0,05																K
Kontrolle	—	—	K	—	—	—	—	—	—	—	—	—	—	—	—	—

Meerschweinchen-Leberextrakt.

Menge des Extrakts	1				2				3				4				5				6			
	Normal-serum		Σ Serum		Normal-serum		Σ Serum		Normal-serum		Σ Serum		Normal-serum		Σ Serum		Normal-serum		Σ Serum		Normal-serum		Σ Serum	
ccm	w	a	w	a	w	a	w	a	w	a	w	a	w	a	w	a	w	a	w	a	w	a	w	a
0,2	—	—	—	+	—	—	—	—	—	—	—	gr. K	—	—	—	gr. K	=	—	K	gr. K	K	—	+	+
0,1	—	—	—	+	—	—	—	—	—	—	—	K	—	—	—	—	—	—	—	—	—	—	gr. K	+
Kontrolle	—	—	—	—	—	—	—	—	—	—	—	—	—	—	—	—	—	—	—	—	+	—	+	—

Meerschweinchen-Milzextrakt.

Menge des Extrakts	1				2				3				4				5			
	Normal-serum		Σ Serum		Normal-serum		Σ Serum		Normal-serum		Σ Serum		Normal-serum		Σ Serum		Normal-serum		Σ Serum	
ccm	w	a	w	a	w	a	w	a	w	a	w	a	w	a	w	a	w	a	w	a
0,2	+	—	gr. K	+	+	—	+	+	—	—	—	+	+	gr. K	+	+				
0,1	gr. K	—	—	—	+	—	+	+	—	—	—	K	+	gr. K	+	+				
0,05																	—		—	
0,025																	—		—	
Kontrolle	—	—	—	—	—	—	—	—	—	—	—	—	K	gr. K	K	gr. K	—		—	

Meerschweinchen-Nierenextrakt.

Menge des Extrakts	1				2				3				4				5				6				7			
	Normal-serum		Σ Serum		Normal-serum		Σ Serum		Normal-serum		Σ Serum		Normal-serum		Σ Serum		Normal-serum		Σ Serum		Normal-serum		Σ Serum		Normal-serum		Σ Serum	
ccm	w	a	w	a	w	a	w	a	w	a	w	a	w	a	w	a	w	a	w	a	w	a	w	a	w	a	w	a
0,2	—	—	gr. K	+	+	—	+	+	K	—	+	—	gr. K	—	+	+	+	—	+	—	—	—	+	+	K	—	+	+
0,1	—	—	K	gr. K	+	—	+	+	—	—	—	—	gr. K	—	+	—	K	—	K	—	—	—	+	+	—	—	K	+
0,05																—												
Kontrolle	—	—	—	—	—	—	—	—	—	—	—	—	gr. K	—	—	—	—	—	—	—	—	—	—	—	—	—	—	—

Meerschweinchenplacenta- und -Ovarienextrakt.

Menge des Extrakts	Placenta Normalserum		Placenta Σ Serum		Ovarium Normalserum		Ovarium Σ Serum	
ccm	w	a	w	a	w	a	w	a
0,2	K	K	+	+	gr. K	gr. K	+	+
0,1	—	—	+	gr. K	K	—	+	+
Kontrolle	—	—	—	—	—	—	—	—

Meerschweinchen-Hodenextrakt.

Menge des Extrakts	1 Normalserum		1 Σ Serum		2 Normalserum		2 Σ Serum		3 Normalserum		3 Σ Serum		4 Normalserum		4 Σ Serum	
ccm	w	a	w	a	w	a	w	a	w	a	w	a	w	a	w	a
0,2	+	—	+	—	—	—	—	K	+	—	+	+	K	—	K	—
0,1	+	—	+	—	—	—	—	—	+	—	+	+	—	—	—	—
0,05																
0,025																
Kontrolle	+	—	+	—	K	—	K	K	+	—	+	—	+	—	—	—

Meerschweinchen-Hodenextrakt (Fortsetzung).

Menge des Extrakts	5 Normalserum		5 Σ Serum		6 Normalserum		6 Σ Serum		7 Normalserum		7 Σ Serum		8 Normalserum		8 Σ Serum	
ccm	w	a	w	a	w	a	w	a	w	a	w	a	w	a	w	a
0,2	+	gr. K	+	+	+	—	+	+	—	—	+	+	+	gr. K	+	+
0,1	+	gr. K	+	+	+	—	+	+	—	—	gr. K	+	+	gr. K	+	gr. K
0,05				+	+		+	+	—	—	—	+	+	K	+	gr. K
0,025							+	+	—	—	—	+	+	K	+	gr. K
Kontrolle	+	—	+	—	K	—	K	—	—	—	—	—	gr. K	—	gr. K	—

Es geht also aus diesen Versuchen hervor, daß, während Alkoholextrakte aus den verschiedensten Organen für die Reaktion brauchbar sind, dies für wässerige Extrakte aus normalen Organen nur ganz ausnahmsweise der Fall ist. Es geben zwar wässerige Normalorganextrakte häufig scheinbar stark positive Reaktionen, aber es geht aus den angestellten Kontrollen hervor, daß in diesen Fällen die Extrakte allein, ohne Luesserum, stark Komplement binden. Diese Beobachtung haben ja Wassermann, Neisser und Bruck selbst schon an wässerigen Extrakten häufig gemacht. Was die Verwertbarkeit der alkoholischen Extrakte aus normalen Organen betrifft, so ergibt sich folgendes:

Bei meinen Versuchen hat sich gezeigt, daß die alkoholischen Organextrakte von nichtluetischen erwachsenen Menschen und Meerschweinchen im Vergleich zu Extrakten von nichtluetischen Kindern bei weitem besser zur Komplementablenkung zu benutzen sind. Bei erwachsenen Menschen und Meerschweinchen haben sich Herz und Gehirn als die wirksamsten Extrakte erwiesen; Leber, Milz, Niere und Lunge, Pankreasextrakt von Menschen und der

Placenta- und Ovarialextrakt von Meerschweinchen sind weniger wirksam. Es muß jedoch betont werden, daß nicht alle Herz- und Gehirnextrakte die gleiche Wirksamkeit zeigen, was wohl auf einem verschiedenen Gehalt an den charakteristischen Stoffen beruht, welcher seinerseits nach gewissen, nicht aufgeklärten, individuellen Verschiedenheiten wechseln kann. Im Hinblick auf diese Tatsache ist es zur Herstellung eines konstanten Extraktes notwendig, dasselbe aus mehreren Herzen oder Gehirnen zu bereiten, wodurch selbstverständlich Schwankungen durch individuelle Verschiedenheiten auf ein Minimum reduziert werden.

In neuester Zeit haben Schatiloff und Isabolinsky folgendes über diese Frage mitgeteilt: „Von den Extrakten aus normalen Organen verschiedener Tiere zeigen nur alkoholische Extrakte von Meerschweinchenherz zwar ein schwächeres Bindungsvermögen, verglichen mit Extrakten aus syphilitischer Leber, die aber trotzdem für diagnostische Untersuchungen brauchbar sind." Sie haben folgende Abstufungen in der Wirksamkeit der einzelnen Organe verschiedener Tierarten gefunden: Fast gleichwertige Resultate wie Extrakte aus syphilitischer Leber geben die Extrakte aus Meerschweinchenherz. Extrakte aus Meerschweinchenleber zeigen eine geringere Wirksamkeit, während Niere und Milz am schwächsten wirken. Bei Kaninchen zeigen Leberextrakte eine bessere Wirkung als Extrakte von Herz, Niere und Milz, immerhin ist ihre Wirkung unzweifelhaft eine viel geringere als diejenige der Extrakte von Meerschweinchenherzen. Extrakte von Ochsenherz geben ebenfalls gute Resultate, jedoch nicht in gleichem Maße wie Extrakte aus Meerschweinchenherzen. Bei Katzen zeigen sich die Nierenextrakte am wirksamsten. Von menschlichen normalen Organen erwiesen sich Leberextrakte als die wirksamsten.

Die von Wassermann, Neisser und Bruck behauptete Verschiedenheit luetischer und normaler Organe, die sich darin äußert, daß die ersteren mit Leichtigkeit brauchbare wässerige Extrakte liefern, die letzteren aber nicht, besteht also nach unseren Untersuchungen völlig zu Recht.

Stellen wir uns auf den Standpunkt, daß beim Zustandekommen der Syphilisreaktion nur Lipoide beteiligt sind, so müssen wir nach unseren Untersuchungen annehmen, daß diese Lipoide in Luesorganen entweder in weit größerer Menge als in Normalorganen vorhanden sind, oder daß sie in Luesorganen sich in einer leicht in Wasser übergehenden Form befinden. Nach der oben dargelegten Erfahrung aber, nach der Luesorgane bessere Extrakte liefern als normale Organe, erscheint es uns wahrscheinlich, daß neben den bei der Reaktion ja sicher mitwirkenden Lipoiden noch eine spezifische Komponente aus dem Luesorgan in das Extrakt übergeht, die ebenfalls am Zustandekommen des Phänomens beteiligt ist. Welcher Art dieser Körper ist, muß natürlich völlig dahingestellt bleiben. Jedenfalls braucht aber die Alkohollöslichkeit nicht gegen eine Eiweißnatur desselben zu sprechen, da ja Lipoidproteinverbindungen in Alkohol übergehen und man sich von dem Eiweißgehalt alkoholischer Luesorganextrakte mit Leichtigkeit überzeugen kann.

Experimentelle Studien über das Wesen der Wassermann-Neisser-Bruckschen Reaktion bei Syphilis.

Von Dr. Sh. Dohi aus Tokio (Japan).

Seit der ersten Publikation der Komplementbindungsreaktion bei Syphilis von A. Wassermann, A. Neisser und C. Bruck sind zahlreiche Untersuchungsresultate über deren theoretische und praktische Bedeutung veröffentlicht worden. Mit fast absoluter Übereinstimmung ist diese Reaktion als ein ungemein wichtiges und wertvolles Hilfsmittel der Diagnose bei Syphilis anerkannt worden. Doch über das Wesen der Komplementbindungsreaktion bei Syphilis ist man sich noch nicht klar.

Was die Natur des „Antigens" betrifft, so wurde sie schon von ziemlich vielen Autoren untersucht. Im großen und ganzen war das Untersuchungsresultat darin übereinstimmend, daß die wirksamen spezifischen Substanzen aus den luetischen und normalen Organen sich mit Alkohol extrahieren lassen, und daß sie demnach wahrscheinlich lipoider Natur seien.

Was sind nun die „Antikörper", die sich durch das vorhandene Komplement mit dem „Antigen" verankern, und also die Hämolyse von roten Blutkörperchen in einem wirksamen System von Amboceptor und Komplement aufheben? Diese merkwürdigen Substanzen, die „Antikörper", sind bis jetzt speziell im Serum syphilitischer Menschen und ferner bei Framboesie, Trypanosomenkrankheiten, Lepra, Scharlach, schwerem Diabetes usw. und auch bei gesunden niederen Affen und bei Kaninchen gefunden worden.

Marie und Levaditi gaben an, daß auch diese „Antikörper" wenigstens aus der Lumbalflüssigkeit durch Alkohol zu extrahieren sind. Man nimmt von diesen komplementverankernden Substanzen an, daß ihre Wirkung entweder auf physikalisch-chemischen Gesetzen beruht, oder daß sie „Antikörper" seien, welche durch eine normale Körpersubstanz, die unter dem Einfluß des Syphiliserregers eine Vermehrung erfährt, produziert werden.

Um weitere Aufschlüsse über das Wesen der Komplementbindungsreaktion bei Syphilis zu erhalten, habe ich experimentelle Studien an Tieren vorgenommen. Als Versuchstiere habe ich Kaninchen und Meerschweinchen benutzt. Nach meinen mehrmaligen Untersuchungen waren Meerschweinchensera immer bei der Komplementbindungsreaktion negativ. Dagegen zeigten sich die Kaninchensera bald positiv, bald negativ. So habe ich eine Anzahl von normalen Kaninchenseren mit der Komplementbindungsreaktion nach Wassermann, Neisser und Bruck und der Sternschen Modifikation (Zeitschr. f. Immunitätsforschung u. experim. Therapie, Bd. I, S. 422) geprüft. Ferner verwandte ich bei meinen Versuchen mit aktivem Serum entgegen der Angabe von Stern eine größere Dosis Leberextrakt, nämlich eine gleiche Menge mit der bei den inaktiven Serumversuchen angewandten Dosis. Die Resultate meiner Versuche wurden nach meist 1—2stündigem Aufenthalte im Brutschrank abgelesen, weil ich bei mehrmaligen Untersuchungen ein

---

und desselben Kaninchens oft folgende Erfahrung gemacht habe: Wenn man nach
zu kurzer Zeit die Resultate abliest — Kontrollröhrchen zeigen zeitweise schon
nach 10—15 Minuten eine komplette Lösung an — so bekommt man häufig eine
falsche positive Reaktion, insofern, als nach einer längeren Aufstellung im Brutschrank (etwa 1 Stunde) nachträglich noch eine starke Lösung erfolgt, während das
bei einem wirklich komplementverankernden Stoff enthaltenden Serum in derselben Zeitdauer nicht der Fall ist. Also habe ich stets die Versuchsröhrchen
$1^1/_2$ Stunde in den Brutofen gestellt und die Resultate abgelesen; dadurch konnte
ich regelmäßige und richtige Lösungen bekommen. Die Resultate waren
folgende:

Tabelle I.

Nummer des Kaninchens	Untersuchung des aktiven Serums		Untersuchung des inaktiven Serums
	Luesextrakt 0,1 ccm	Luesextrakt 0,25 ccm	Luesextrakt 0,25 ccm
1	—	—	+ + +
2	—	—	+ + +
3	—	—	+ +
4	—	—	+ +
5	—	—	+
6	—	—	+
7	—	—	+
8	0	—	+
9	0	—	+
10	0	—	+
11	0	—	±
12	0	—	+
13	0	—	+
14	0	—	+
15	0	—	+
16	0	—	+
17	0	—	±
18	0	+ + +	+ +
19	+ + +	+ + +	+ +
20	0	0	+
21	0	+ + +	+ +
22	+ +	0	+ +
23	0	0	±
24	0	0	+
25	0	0	+
26	0	0	+
27	0	0	±
28	+ + +	+ + +	+ + +
29	+ + +	+ + +	±
30	+ +	+	+
31	+ + +	+ + +	0
32	0	0	+
33	0	±	±
34	0	±	+
35	+	+ +	+ + +
36	+ +	+ + +	+ + +
37	0	+ +	±
38	0	+ + +	+ +
39	+ + +	+ + +	+ + +
40	0	+ + +	+ + +
41	0	+ +	+ + +
42	+ + +	+ + +	+ + +
43	0	+ +	0
44	0	+ + +	±
45	0	0	0
46	+ + +	+ + +	±
47	0	+ + +	+ + +
48	+ + +	+ + +	+ +
49	0	±	+ +
50	0	0	0
51	0	0	+ + +
52	0	0	±
53	0	0	+ +
54	0	±	+
55	+ + +	+ + +	+ +
56	+ + +	+ + +	+ +
57	+ + +	+ + +	+
58	+ + +	+ + +	+ + +
59	+ + +	+ + +	+ +
60	+ + +	+ + +	+ +
61	0	0	+ +
62	+ + +	+ + +	+ + +
63	+ + +	+ + +	+ +
64	+ + +	+ + +	+ + +
65	+ + +	+ + +	+ + +
66	+ + +	+ + +	+ + +
67	+ + +	+ + +	+ +
68	+ + +	+ + +	+ + +
69	0	0	+ + +
70	0	+ + +	+ + +
71	0	0	+ + +
72	0	0	+ + +
73	0	0	±
74	0	+ +	+ + +

Es wurden im ganzen 74 normale Kaninchen nach der Wassermann-
Neisser-Bruckschen Methode geprüft; von diesen waren 39 positiv und 35 negativ. In der hiesigen Klinik bezeichnen wir als positive Reaktion eine totale oder

33*

fast totale Hemmung der Hämolyse (große Kuppe) und als eine negative Reaktion alle niedrigen Grade von Hemmung (Kuppe inkomplett). Um den Hemmungsgrad genauer anzugeben, habe ich in allen Tabellen meiner Arbeit nicht nur einfach positiv oder negativ, sondern fünf Bezeichnungen (komplette 0 und inkomplette — Lösung, Kuppe +, große Kuppe ++ und totale Hemmung der Hämolyse +++) benutzt. Die Sera von 57 Kaninchen (Nr. 18—74) wurden aktiv und inaktiv untersucht; übereinstimmend bei allen drei Untersuchungen verhielten sich 31 Sera (17 positiv und 14 negativ). Bei den übrigen 26 Seren gingen die Resultate in den einzelnen Versuchsanordnungen auseinander, wie in der nächsten Zusammenstellung ersichtlich ist.

Tabelle II.

Seroreaktion	Untersuchung des		inaktiven Serums
	aktiven Serums		
	Luesextrakt		Luesextrakt
	0,1 ccm	0,25 ccm	0,25 ccm
Positiv	6	17	18
Negativ	20	9	8

Wir haben bei den inaktiven Serumuntersuchungen des Kaninchens mehr positive Resultate als bei den aktiven, während es bei den menschlischen luetischen Serumuntersuchungen umgekehrt der Fall ist. —

Ob diese negative oder positive Serumreaktion bei Kaninchen während einer gewissen Zeitdauer konstant sei, oder ob sie leichten Schwankungen nach der positiven oder negativen Seite hin unterworfen sei, habe ich bei zwei normalen Kaninchen, deren Sera bei einem negativ und beim andern positiv reagierten, eine Zeitlang zu verschiedenen Zeitpunkten geprüft. Gleichzeitig wurde aus später zu erwähnenden Gründen die Zahl der Leukocyten immer zu einem bestimmten Zeitpunkte, vormittags um 11 Uhr, gezählt. Es ergaben sich folgende Resultate:

Tabelle III.

	Datum	1	3	5	7	10	12
I	aktives Serum { Luesextrakt 0,1 ccm . . .	±	+ + +	0	0	0	0
	0,25 ccm . . .	+ +	+ + +	0	0	+ + +	0
	inaktives Serum { 0,25 ccm . . .	±	+	±	±	+	+
	Leukocytenzahl	—	11 000	12 900	11 700	13 750	15 050
II	aktives Serum { Luesextrakt 0,1 ccm . . .	0	+ + +	0	0	0	0
	0,25 ccm . . .	+ + +	+ + +	+ + +	0	+ + +	0
	inaktives Serum { 0,25 ccm . . .	+ +	+ +	+ + +	+ +	+ + +	+ + +
	Leukocytenzahl	—	10 250	13 550	15 150	11 800	14 650

Beim inaktiven Serumversuche zeigten die Resultate sehr wenige Schwankungen, das erste Kanichenserum blieb immer positiv und das zweite immer negativ. Die Zahl der Leukocyten unterlag ebenfalls nicht großen Schwankungen.

Dagegen waren die Schwankungen der Reaktion bei Versuchen mit aktivem Serum beträchtlich groß. So kam ich zu der Ansicht, daß der Komplementgehalt der Kaninchensera sehr leicht schwankend sei.

Ich habe in gewissen Zeiträumen Austitrierung des Komplementgehalts von Kaninchen gemacht und gleichzeitig bei demselben Kaninchenserum nach der ursprünglichen Wassermann - Neisser - Bruckschen Methode und der Sternschen Modifikation untersucht. Zur Austitrierung verwandte ich ebenso starken Amboceptor und Hammelblutkörperchen wie bei der aktiven Serumuntersuchung nach Stern. Die Resultate wurden stets nach $1^1/_2$ Stunden im Brutschrank abgelesen. Es ergaben sich folgende Resultate:

Tabelle IV.

Menge des Kaninchen- serums ccm	Versuch I 5. 4.	Versuch II 7. 4.	Versuch III 10. 4.	Versuch IV 13. 4.	Versuch V 15. 4.	
0,02	+ + +	+ + +	+ + +	+ + +	+ + +	
0,04	+ + +	+ +	+ + +	+ + +	±	
0,06	+ + +	+	+ + +	+ + +	±	Austitrierung des
0,08	+ + +	±	+ +. +	+ + +	0	Komplementge-
0,10	+ +	0	+ +	+ + +	0	halts von einem
0,12	+	0	±	+ + +	0	Kaninchenserum.
0,14	+	0	±	+ + +	0	
0,16	±	0	0	+ + +	0	
0,18	±	0	0	+ +	0	
0,20	0	0	0	+	0	
0,22	0	0	0	±	0	
0,24	0	0	0	0	0	
Menge des Luesextrakts						
0.20	+ + +	0	+ + +	+ + +	0	Untersuchung des
0,10	+ + +	0	+ + +	+ + +	0	aktiven Serums
0,06	+ + +	0	0	+ +	0	nach Sternscher
Kontrolle	0	0	0	+	0	Methode.
0,20	±	0	±	0	±	Untersuchung des inakt Serums nach
Kontrolle	0	0	0	0	±	ursprüngl. W.-N.-B.- scher Methode.

Wir ersehen deutlich aus obiger Tabelle, daß der Komplementgehalt des Kaninchenserums sehr schwankend ist und daß diese Schwankungen stets mit den Resultaten der aktiven Serumuntersuchungen in bestimmtem Zusammenhange stehen. Im ersten Versuche war der Komplementgehalt des Kaninchenserums ziemlich gering und es zeigte sich bei den aktiven Serumuntersuchungen eine totale Hemmung der Hämolyse in den verschiedenen Dosen des luetischen Leberextrakts und bei den Untersuchungen des inaktiven Serums eine inkomplette Lösung. Im zweiten und fünften Versuche fand sich das Komplement in sehr großer Menge vor, und bei aktiven Serumuntersuchungen trat die komplette Lösung an allen Extraktdosen ein. Es geht aus diesen Versuchen hervor, daß die Resultate des inaktiven Kaninchenserums bei mehrmaligen, zeitlich auseinanderliegenden Untersuchungen desselben Tieres nur in ganz engen Grenzen schwanken, und daß die großen Schwankungen der Resultate von aktiven Serumuntersuchungen bei demselben Tiere hauptsächlich vom Gehalt des Komplements abhängig sind. Die aktive Serumuntersuchung nach der Sternschen Methode, die bei menschlichen Serumuntersuchungen gute Erfolge bietet, kann man bei den Untersuchungen des Kaninchenserums, dessen Komplementgehalt sehr stark schwankend ist, nicht anwenden. Deshalb habe ich bei meinen weiteren Versuchen nur die inaktiven Serumuntersuchungen nach der ursprünglichen Wassermann-Neisser-Bruckschen Methode gemacht.

Aus den von Hauck mitgeteilten Befunden, bei denen nach der Injektion eines Hg-Präparates eine deutliche Vermehrung der Leukocyten eintrat, kam C. Stern (Med. Klin. 1907, S. 949) auf den Gedanken, daß diese Leukocytenvermehrung für die Heilwirkung der Syphilis eine besondere Bedeutung haben werde. Er spritzte bei 25 Syphilitikern als Hyperleukocytoseerregendes Mittel eine Lösung von nucleinsaurem Natrium ein und konnte daraufhin konstatieren, daß nach Einspritzungen von Nucleinsäure bei Syphilitikern sich eine erhebliche Hyperleukocytose erzielen lasse, und es gelang ihm auch, ohne jegliche Quecksilberanwendung luetische Erscheinungen zum Schwinden zu bringen.

Nun stellten wir die Frage, ob die Hyperleukocytose nach der Einspritzung von Nucleinsäure auch eine etwaige Beeinflussung auf die Komplementbindungsreaktion ausübe.

Zuerst habe ich bei mehreren Meerschweinchen die Zahl der Leukocyten im normalen Zustande gezählt. Zu dieser Zählung benutzte ich immer die Türksche Zählkammer, die mir zur Leukocytenzählung die geeignetste zu sein schien, unter Verdünnung des Blutes von 1:20 bei Meerschweinchen und von 1:10 bei Kaninchen mit der Türkschen Lösung. Um Fehler möglichst zu vermeiden, habe ich in allen Fällen 4 qmm ausgezählt. Die Zählung fand in allen Fällen gegen 10—11 Uhr vormittags statt. Nach der Zählung der Leukocyten habe ich Nucleinsäure in verschiedenen Mengen (0,02—0,5 g) entweder ins subcutane Gewebe oder in die Bauchhöhle eingespritzt. Nach der Injektion wurden die Leukocyten in verschiedenen Zeitpunkten ausgezählt und die Tiere 6—24 bis 72 Stunden nach der Injektion getötet. Die Sera von Meerschweinchen wurden nach der Komplementbindungsreaktion von Wassermann, Neisser und Bruck geprüft.

Tabelle V.

Nr.	Körpergewicht	Leukocytenzahl vor Injektion	Menge der Nucleinsäure	Nach der Injektion von Nucleinsäure						Seroreaktion
				2 Std.	6 Std.	12 Std.	24 Std.	48 Std.	72 Std.	
I	320	8 800	0,02	10 800	11 200	—	13 800	7 400	6 800	0
II	450	15 800	0,04	21 600	22 000	—	22 600	22 000	21 600	0
III	720	15 200	0,04	—	—	12 400	11 600	—	—	0
IV	440	8 900	0,06	—	—	18 400	10 600	—	—	0
V	720	11 600	0,04	—	—	8 800	8 100	—	—	0
VI	440	10 480	0,04	—	9 840	—	9 300	—	—	0
VII	470	6 480	0,04	7 440	9 080	—	3 800	—	—	0
VIII	420	10 100	0,04	—	16 080	—	—	—	—	0
IX	440	11 600	0,04	—	13 800	—	9 640	—	—	0
X	350	8 800	0,30	—	6 620	6 520	5 300	—	—	0
XI	370	10 100	0,50	—	—	9 540	7 400	4 222	5 200	0

Die Leukocytenzahl zeigte schon 2 Stunden nach der Injektion eine Vermehrung und nahm 6—12 Stunden nach der Injektion noch weiter zu; dann verminderte sie sich allmählich, und nach 24 Stunden war die Leukocytenzahl im großen und ganzen fast normal. Dagegen verminderte sich die Leukocytenzahl nach der Injektion von großen Dosen. In allen Fällen zeigten die Meerschweinchensera bei der Komplementbindungsreaktion eine negative Reaktion; also konnten keine komplementverankernden Substanzen im Serum des Meerschweinchens durch die Injektion von Nucleinsäure erzeugt werden.

Nun versuchte ich die Beeinflussung von Nucleinsäure auf die Komplementbindungsreaktion bei einer Anzahl von Kaninchen, deren Sera vor der Injektion eine totale oder fast totale Hemmung der Hämolyse erzielt hatten. Gleichzeitig wurde die Zahl der Leukocyten vor und nach der Injektion von Nucleinsäure aufgezählt. Zur Injektion benutzte ich jedesmal 2—3 ccm einer sterilen 5proz. Lösung von nucleinsaurem Natrium ins subcutane Gewebe. Die Resultate waren wie bei folgender Tabelle:

Tabelle VI.[1]

Nr.		Vor Injektion		Nach der ersten Injektion der Nucleinsäure				
	Datum	1 Tag	2 Tage	1 Tag	3 Tage	5 Tage	8 Tage	12 Tage
I	Seroreaktion . .	+ +	+ +	↓ + +	↓ + +	↓ +	↓↓ ±	+ + +
	Leukocytenzahl .	—	6 750	13 100	9 400	15 750	16 500	20 800
II	Seroreaktion . .	+ +	+ +	↓ +	↓ ±	↓ 0	↓↓ ±	+ + +
	Leukocytenzahl .	. —	12 650	15 600	9 800	13 300	15 200	17 800
III	Seroreaktion . .	+ +	+ +	↓ ±	↓ ±	↓ 0	↓↓ ±	+ +
	Leukocytenzahl .	—	9 500	12 800	11 250	12 550	8 600	15 650

Nr.		Vor Injektion	Nach der ersten Injektion der Nucleinsäure					
	Datum	1 Tag	1 Tag	5 Tage	6 Tage	8 Tage	12 Tage	15 Tage
IV	Seroreaktion . .	+ + +	↓ + +	↓↓↓ ±	±	↓↓ ±	↓↓ +	+ +
	Leukocytenzahl .	10 520	15 288	20 400	—	28 550	25 650	12 050
V	Seroreaktion . .	+ + +	↓ + +	↓↓↓ ±	±	↓↓ ±	—	—
	Leukocytenzahl .	3 400	8 044	9 500	—	28 800	—	—
	Datum	1 Tag	1 Tag	2 Tage	5 Tage	6 Tage	7 Tage	9 Tage
VI	Seroreaktion . .	+ +	↓ ±	↓ +	↓↓ + + +	+ +	↓ + +	+ + +
	Leukocytenzahl .	6 540	18 500	7 150	13 000	14 650	10 200	12 300
VII	Seroreaktion . .	+ +	↓ + +	↓ + +	↓↓ + + +	+ +	↓ + +	+ + +
	Leukocytenzahl .	9 700	14 200	14 800	17 000	12 600	14 200	17 800
VIII	Datum	1 Tag	1 Tag	4 Tage	6 Tage	8 Tage	10 Tage	
	Seroreaktion . .	+ + +	↓ + + +	↓ + + +	↓ + +	↓ + +	±	
IX	Seroreaktion . .	+ + +	↓ + + +	↓ + + +	↓ + + +	↓ + + +	+ + +	
X	Seroreaktion . .	+ + +	↓ + + +	↓ + + +	↓ ±	↓ +	+	
XI	Seroreaktion . .	+ + +	↓ + + +	↓ + +	↓ + + +	↓ + + +	+ + +	

[1] Die Pfeile bedeuten Injektionen von nucleins. Na.

Wie man aus der obigen Tabelle ersieht, ist es mir mehrfach gelungen, die positive Reaktion durch Injektion von Nucleinsäure in eine negative zu verändern. Von 11 Kaninchen, deren Sera vor der Injektion total oder fast total gehemmt waren, wurden 8 durch die Injektion von Nucleinsäure zu einer inkompletten oder kompletten Lösung alteriert. Bei einigen Kaninchen (I, II, III, IV) bemerkte ich sogar, daß die durch die Nucleinsäureinjektion eingetretene inkomplette oder komplette Lösung der Hämolyse nach dem Aufheben der Injektion sich wieder zu einer totalen oder fast totalen Hemmung oder Hämolyse umwandelte. Bei allen Fällen vermehrte sich die Leukocytenzahl erheblich nach der Nucleinsäureinjektion. Zwischen der Hyperleukocytose und der Umwandlung der Komplementbindungsreaktion durch die Nucleinsäureinjektion konnte ich kein bestimmtes Verhältnis konstatieren.

Ich versuchte weiter, ob die in vivo nachgewiesene Beeinflussung von Nucleinsäure auch in vitro konstatiert werden könne. Zum Versuche benutzte ich Nucleinsäurenatrium und Nuclein pur. (Grübler). Zu den positiv und negativ reagierenden Menschen- und Kaninchenseren setzte ich eine verschiedene Menge von Nucleinsäure und Nuclein zu und prüfte die Komplementbindungsreaktion. In vitro konnte ich aber in keiner Weise eine Veränderung der Reaktion feststellen. Es ergibt sich aber, daß es durch Injektionen von Nucleinsäure gelingt, positive Reaktion bei Kaninchen zum Schwinden zu bringen. Ob diese Erscheinung ihre Ursache in der Hyperleukocytose hervorrufenden Wirkung der Nucleinsäure findet, erscheint fraglich. In vitro wirkt die Nucleinsäure auf positiv reagierende Seren nicht ein.

Es wurde bereits von mehreren Autoren bestätigt, daß man den positiven Ausfall von luetischen Menschen- und Affenseren durch spezifische Behandlung zum Schwinden bringen kann. (Citron, Bruck und Stern, Lesser, Höhne, Blaschko, Pürckhauer usw.) —

Nun stellten wir die Frage auf, welchen Einfluß die Injektion von Syphilisheilmitteln auf normale Kaninchen, deren Sera nach der Komplementbindungsreaktion positiv reagiert haben, ausüben könne. Ich habe zum Versuche mehrere Kaninchen verwendet und eine Zeitlang mehreremal spezifische Mittel eingespritzt, wie auch vorher schon Herr Kollege Koppel in dieser Hinsicht einige Versuche angestellt hatte; er hat mir in liebenswürdiger Weise seine Versuchsresultate (Tabelle IX, X, XI) zu meiner Publikation überlassen[1]).

---

[1]) Außerdem hat Herr Kollege Koppel mir ein Untersuchungsresultat von einem normalen Kaninchen, dessen Serum viermal positiv und beim fünften Male negativ reagierte, überlassen; eine genaue Angabe über den Hemmungsgrad der Hämolyse war nicht gemacht worden. Ich stellte jedoch nach mehrmaligen, zeitlich auseinanderliegenden Untersuchungen bei zahlreichen Kaninchen fest, daß die komplementverankernden Substanzen im Serum nur in ganz engen Grenzen schwankten, wie ich schon betont habe.

Tabelle VII.[1]

Nr.		Vor Injektion		Nach der ersten Injektion von **Jodnatrium**				
	Datum	1 Tag	2 Tage	1 Tag	3 Tage	5 Tage	7 Tage	9 Tage
I	Seroreaktion . . .	+ + +	+ +	↓ + +	↓ + +	↓ +	↓ +	↓ + +
	Leukocytenzahl . .	—	10 300	11 400	10 700	11 400	11 700	31 300
II	Seroreaktion . . .	+ + +	+ +	↓ + +	↓ + +	↓ +	↓ +	↓ ±
	Leukocytenzahl . .	—	8 500	9 350	11 400	8 050	8 200	13 500
	Datum	1 Tag	2 Tage	1 Tag	3 Tage	5 Tage	8 Tage	11 Tage
III	Seroreaktion . . .	+ + +	+ +	↓ + +	↓ + +	↓ + +	+ + +	+ + +
	Leukocytenzahl . .	—	10 450	6 550	9 950	8 800	7 150	—

[1] Die Pfeile bedeuten Injektionen von JNa.

Tabelle VIII.[1]

Nr.		Vor Injektion		Nach der ersten Injektion von **Hg kolloidal**				
	Datum	1 Tag	2 Tage	1 Tag	3 Tage	8 Tage	12 Tage	15 Tage
I	Seroreaktion . .	+ + +	+ + +	↓ + + +	↓ + + +	↓↓ + + +	+ + +	+ + +
	Leukocytenzahl .	—	10 050	9 800	11 700	10 850	5 800	8 150
II	Seroreaktion . .	+ + +	+ + +	↓ + + +	↓ + + +	↓ + + +	+ + +	+ + +
	Leukocytenzahl .	—	9 300	14 900	10 350	11 750	13 850	12 350

[1] Die Pfeile bedeuten Injektionen von Hg colloidale.

Tabelle IX.

Seroreaktion vor Injektion 2. 10. positiv	Datum von Injektion	Menge des Sublimats	Seroreaktion 11. 10. positiv	Datum von Injektion	Menge des Sublimats	Seroreaktion 21. 10. positiv	Datum von Injektion	Menge des Sublimats	Seroreaktion 6. 11. positiv	Datum von Injektion	Menge des Sublimats	Seroreaktion 20. 11. positiv
Seroreaktion vor Injektion 2. 10. positiv	4. 10.	1 mg	Seroreaktion 11. 10. positiv	12. 10.	1 mg	Seroreaktion 21. 10. positiv	24. 10.	2 mg	Seroreaktion 6. 11. positiv	10. 11.	3 mg	Seroreaktion 20. 11. positiv
	5. 10.	1 „		13. 10.	1 „		25. 10.	2 „		11. 11.	3 „	
	6. 10.	1 „		14. 10.	1 „		26. 10.	2 „		12. 11	3 „	
	7. 10.	1 „		15. 10.	1 „		27. 10.	2 „		13. 11.	3 „	
	8. 10.	1 „		16. 10.	1 „		28. 10.	2 „		14. 11.	3 „	
	9. 10.	1 „		17. 10.	1 „		29. 10.	2 „		15. 11.	3 „	
	10. 10.	1 „		18. 10.	1 „		30. 10.	2 „				
	11. 10.	1 „		19. 10.	1 „		31. 10.	2 „				
				20. 10.	1 „		1. 11.	2 „				
				21. 10.	1 „		2. 11.	2 „				
							3. 11.	2 „				

Tabelle X.

Seroreaktion vor Injektion 2. 10. positiv	Datum von Injektion	Menge des Hg. salicyl.	Seroreaktion 11. 10. positiv	Datum von Injektion	Menge des Hg. salicyl.	Seroreaktion 21. 10. positiv	Datum von Injektion	Menge des Hg. salicyl.	Seroreaktion 7. 11. positiv	Datum von Injektion	Menge des Hg. salicyl.	Seroreaktion 20. 11. positiv
Seroreaktion vor Injektion 2. 10. positiv	4. 10.	5 mg	Seroreaktion 11. 10. positiv	14. 10.	5 mg	Seroreaktion 21. 10. positiv	24. 10.	10 mg	Seroreaktion 7. 11. positiv	9. 11.	15 mg	Seroreaktion 20. 11. positiv
	8. 10.	5 „		18. 10.	5 „		28. 10.	10 „		11. 11.	15 „	
	11. 10.	5 „		21. 10.	5 „		3. 11.	10 „		13. 11.	15 „	
										15. 11.	15 „	

Tabelle XI.

Vor Injektion		Datum von Injektion	Menge von **Arsacetin**	Seroreaktion 20. 11. positiv
Datum der Untersuchung	Seroreaktion			
2. 10.	positiv	9. 11.	5 cg	Seroreaktion 20. 11. positiv
11. 10.	positiv	11. 11.	5 „	
21. 10.	positiv	13. 11.	5 „	
7. 11.	positiv	15. 11.	5 „	

Wir ersehen aus den oben angegebenen Tabellen, daß die Komplementbindungsreaktion von Kaninchen nach mehrmaligen Injektionen von verschiedenen Syphilisheilmitteln immer positiv geblieben ist. Nur sieht man in Tabelle VII, daß die Reaktion beim ersten und zweiten Kaninchen nach der dritten Injektion von Jodnatrium eine Kuppe geworden ist; beim dritten Kaninchen blieb die Reaktion konstant im positiven Ausfall. Diesen kleinen Schwankungen kann man natürlich keine große Bedeutung beilegen. Es stimmen diese Resultate, die zeigen, daß die normalerweise im Körper kreisenden komplementbindenden Substanzen durch Injektionen von Syphilisheilmitteln nicht beeinflußt werden, überein mit den früheren Untersuchungen Brucks. Dieser fand, daß auch in vitro weder Hg noch Jod die Wirksamkeit der komplementbindenden Substanzen aufhebt oder herabsetzt. Aus diesen Resultaten muß man wohl schließen, daß der Einfluß der spezifischen Behandlung, den man bei luetischen Menschen und Affen konstatieren konnte, nicht auf die im lueserkrankten Organismus des Menschen und Affen kreisenden Substanzen direkt ausgeübt wird, sondern auf einer Schädigung oder Tötung der Syphiliserreger beruht, die zur Folge hat, daß eine Neuproduktion der Antikörper nicht mehr stattfindet. Was die Zahl von Leukocyten anbelangt, so ist im großen und ganzen eine Vermehrung nach der Injektion von Hg kolloidal und Jodnatrium zu bemerken.

Das **Lecithin,** dem in der Immunitätslehre eine große Bedeutung beigelegt worden ist, wurde von Porges und Meier in seinen Beziehungen zur Komplementbindungsreaktion untersucht und nun versucht, das reine Lecithin zur Anstellung der Komplementbindungsreaktion statt des Organextrakts zu verwenden. Außer dem Lecithin ist noch eine Anzahl anderer Lipoide, die gallensauren Salze (Levaditi und Yamanouchi), das Cholesterin und Vaselin (Fleischmann), das oleinsaure Natron (Sachs und Altmann) auf ihr Verhalten gegen Luessera geprüft worden.

Peritz hatte schon vor der Entdeckung von Porges und Meier nach einer Lecithininjektion einen guten therapeutischen Effekt bei Tabes und Paralyse festgestellt, und er konnte nach der Lecithininjektion die vorher positive Serumreaktion zum Schwinden bringen. Oppenheim versuchte auch intramuskuläre Lecithinolinjektionen als therapeutisches Verfahren bei fünf Luetikern, er konnte aber nach mehreren Injektionen keinen guten Erfolg beobachten, dagegen eine Verstärkung der syphilitischen Erscheinungen.

Welchen Einfluß hat nun das Lecithin auf die Komplementbindungsreaktion des Kaninchenserums? Bezüglich dieser Frage haben Wassermann und Citron bereits experimentelle Untersuchungen gemacht. Sie konnten nachweisen, daß sich im normalen Kaninchenserum keine bindenden Substanzen für Lipoide, speziell für Lecithin, finden lassen, und insbesondere gelang es auch nicht, derartige Substanzen künstlich zu erzielen, selbst wenn die Kaninchen lange Zeit subcutane Injektionen von Lecithin erhielten.

Meine Versuche mit Lecithin ergaben folgende Resultate:

Tabelle XII.[1])

Nr.		Vor Injektion		Nach der ersten Injektion von Lecithin				
	Datum	1 Tag	2 Tage	1 Tag	3 Tage	6 Tage	9 Tage	16 Tage
I	Seroreaktion . .	+ +	+ +	↓ +	↓ +	↓ +	↓↓ + +	—
	Leukocytenzahl .	—	10 800	14 250	16 800	16 800	12 300	—
II	Seroreaktion . .	+ + +	+ + +	↓ + + +	↓ —	↓ + +	↓↓ + + +	+ + +
	Leukocytenzahl .	—	13 050	9 450	13 650	10 000	11 950	11 500
III	Seroreaktion . .	+ + +	+ + +	↓ + + +	↓ + + +	↓ —	—	—
	Leukocytenzahl .	—	8 050	10 350	12 450	—	—	—
	Datum	1 Tag	2 Tage	1 Tag	3 Tage	8 Tage	10 Tage	15 Tage
IV	Seroreaktion . .	+	±	↓ ±	↓ ±	↓↓ ±	↓ ±	±
	Leukocytenzahl .	—	4 500	3 600	6 500	7 250	11 700	6 500
V	Seroreaktion . .	±	±	↓ + +	↓ + +	↓↓ + +	—	—
	Leukocytenzahl .	—	7 800	9 000	4 750	6 950	—	—
	Datum	1 Tag	2 Tage	1 Tag	3 Tage	7 Tage	13 Tage	19 Tage
VI	Seroreaktion . .	±	0	↓ ±	↓ 0	↓↓ +[2])	↓ +[2])	+[2])
VII	Seroreaktion . .	±	0	↓ ±	↓ 0	↓↓ ±	↓ ±	±

[1]) Die Pfeile bedeuten Injektionen von Lecithin.
[2]) Das Kontrollröhrchen zeigte auch eine geringe Hemmung der Hämolyse (Kuppe).

Zuerst habe ich meine Versuche an drei Kaninchen vorgenommen, deren Sera vor der Injektion nach der Komplementbindungsreaktion große Kuppe oder eine totale Hemmung der Hämolyse gezeigt hatten, und dann weiter bei vier Kaninchen, bei deren Sera vor der Injektion eine komplette oder inkomplette Lösung eingetreten war. Sämtliche Kaninchen wurden mit drei- bis fünfmaligen Injektionen von Lecithinemulsion (reines Lecithin 0,1 g) ins subcutane Gewebe behandelt. Beim fünften Kaninchen sahen wir nach der Lecithininjektion eine Veränderung der Serumreaktion, indem die inkomplette Lösung zu einer großen Kuppe geworden war; man kann aber dieser einzigen Veränderung keine große Bedeutung beilegen, weil man bei den anderen sechs Kaninchen keine nennenswerten Veränderungen nach der Lecithininjektion beobachten konnte. Also stimmen meine Resultate mit denen von Wassermann und Citron überein. Eine Leukocytose wird nach der Lecithininjektion nicht hervorgerufen.

Als wirksamstes Extrakt, das von normalen Tierorganen gewonnen werden kann, und das gegenüber luetischen Sera positive Resultate ergeben kann, wurde das Meerschweinchenherzextrakt schon von einigen Autoren bezeichnet. In letzter Zeit haben Schatiloff und Isabolinsky (Zeitschr. f. Immunitätsforschung u. experim. Therapie, Bd. I, S. 316) Kaninchen mittels wiederholter intravenöser Injektion von verdunsteten alkoholischen Extrakten — Meerschweinchenherz, Ochsenherz und luetische Menschenleber — vorbehandelt und dann die gewonnenen Kaninchenseren gegenüber den zur Immunisierung verwendeten Stoffen und die von diesen Tieren bereiteten Organextrakte in ihrem Verhalten gegenüber syphilitischen Menschenseren geprüft. Sie konnten aber im Blute solcher vorbehandelten Tiere keine komplementverankernden Stoffe erzeugen.

Mit demselben Gedanken habe ich meine Versuche bei Meerschweinchen und Kaninchen unternommen, schon vor dem Erscheinen der eben erwähnten Arbeit. Bei meinen Versuchen wurden die Meerschweinchen durch fünfmalige intraperitoneale Injektionen von alkoholischem Meerschweinchenextrakt vorbehandelt. Der Alkohol des Extrakts wurde vor der Injektion im Vakuum bei 40° C zum Verdunsten gebracht und dann der zurückgebliebene Satz mit physiologischer Kochsalzlösung wieder gelöst. Die Serumreaktion solcher behandelten Meerschweinchen zeigte in allen Fällen keine Veränderung, nämlich es trat eine komplette Lösung wie im normalen Falle ein.

Kaninchen- und Meerschweinchenherzbrei, der mit der Schere möglichst klein geschnitten und unter zugegossener physiologischer Kochsalzlösung im Mörser zerrieben wurde, wurde dreimal in Zwischenräumen von je einer Woche ins subcutane Gewebe mehrerer Meerschweinchen eingespritzt. 8 Tage nach der letzten Injektion wurden die Meerschweinchen getötet und untersucht. Bei allen Tieren konnte ich im Serum derselben keine komplementbindenden Stoffe erzeugen.

Kaninchen, deren Sera vor der Behandlung einen negativen Ausfall gezeigt hatten, wurden auch mit den subcutanen Injektionen von Meerschweinchenherzbrei vorbehandelt. Die Sera derselben wurden in verschiedenen Zeitpunkten mehrmals untersucht. Die Resultate zeigt folgende Tabelle:

Tabelle XIII.

Nr.		Vor Injektion		Nach der ersten Injektion von Meerschweinchenherzbrei				
I	Datum	1 Tag	2 Tage	7 Tage	8 Tage	9 Tage	14 Tage	21 Tage
	Seroreaktion . .	±	±	↓↓ + + +	+ + +	+ +	+ +	+
II	Datum	1 Tag	2 Tage	3 Tage	7 Tage	12 Tage		
	Seroreaktion . .	0	0	↓ ±	↓ ±	↓ ±		
III	Datum	1 Tag	2 Tage	1 Tag	3 Tage	5 Tage	8 Tage	12 Tage
	Seroreaktion . .	±	+	↓ ±	+	0	↓ +[1]	↓ +[1]
IV	Seroreaktion . .	0	0	↓ 0	±	0	↓ + + +[2]	↓ + + +[2]
V	Datum	1 Tag	2 Tage	5 Tage	9 Tage	14 Tage	16 Tage	
	Seroreaktion . .	+	+	↓ +	±	↓ ±	+ + +[2]	
VI	Seroreaktion . .	±	±	↓ ±	±	↓ ±	0	

[1] Eine große Kuppe
[2] Eine totale Hemmung der Hämolyse } zeigte sich auch beim Kontrollröhrchen.

Merkwürdigerweise zeigte sich eine totale oder fast totale Hemmung der Hämolyse in den Kontrollröhrchen bei den dritten, vierten und fünften Kaninchenseren nach zweimaligen Injektionen mit Meerschweinchenherzbrei, so scheint es mir als wahrscheinlich, daß eine an und für sich antikomplementär wirkende Substanz in den betreffenden Seren durch die Behandlung erzeugt worden sei. Beim ersten Kaninchen, dessen Serum vor der Behandlung deutlich negativ reagierte, konnte ich nach zweimaligen Injektionen während einer kürzeren Zeitdauer eine totale oder fast totale Hemmung der Hämolyse feststellen, und zwar bei den aktiven Serumuntersuchungen (ohne Meerschweinchenserum) nicht nur gegenüber Meerschweinchenherzextrakt (Präcipitine!), sondern auch gegen menschliches Luesextrakt. Aber bei anderen Fällen waren die Resultate negativ. **Also scheint sich doch — wenn auch schwierig — durch die Injektion von Meerschweinherzbrei ein komplementverankernder Stoff im Kaninchenserum erzeugen zu lassen.**

Um zu untersuchen, ob man durch physikalische Behandlung (Wärme und Kälte) statt der Injektion von chemischen Präparaten einen negativen Ausfall zum positiven umwandeln kann, habe ich die Meerschweinchen einerseits 30 bis 90 Minuten einer Wärme von 45—47° C einmal bis sechsmal, andererseits mehrere Stunden in Kälte unter 0° gehalten, wonach die Tiere gleich getötet und untersucht wurden. Beim Komplementbindungsversuche trat in allen Seren eine Lösung ein, wie beim normalen Meerschweinchenserum. **Also konnten auch bei dieser Behandlung keine komplementbindenden Substanzen im Blute von Tieren erzeugt werden.**

Alsdann erstreckten sich meine Versuche darauf, ob eine etwaige Veränderung der Komplementbindungsreaktion durch Nahrungsentziehung bei Kaninchen gesetzt werden kann. Acht Kaninchen wurden zuerst im normalen Zustande mit der Seroreaktion geprüft; in einer viertägigen Hungerkur wurde ihnen täglich Blut entnommen und geprüft. Nachdem die Kaninchen die nächsten vier Tage wieder gefüttert worden waren, untersuchte ich ihre Seroreaktion nochmals am zweiten und vierten Tage. Die Resultate ergaben folgende Tabelle:

Tabelle XIV.

Nr.	Vor Versuch	Erster Versuch						Zweiter Versuch Entziehung der Nahrung	
		Entziehung der Nahrung				Fütterung			
		1 Tag	2 Tage	3 Tage	4 Tage	2 Tage	4 Tage	$1^1/_2$ Tag	5 Tage
I	+ + +	+ + +	+ + +	+ + +	±	+	+ +	+ +	—
II	+ + +	+ + +	+ + +	+ + +	+	+ + +	+ + +	+ + +	+
III	+ + +	+ + +	+ + +	+ +	±	±	±	0	0
IV	+ + +	+ + +	+ + +	+ + +	+ + +	+ + +	+ + +	+ + +	+ + +
V	+ + +	+ + +	+ + +	+ +	±	±	+ +	+ +	+ +
VI	+ +	+ +	+ + +	+ + +	0	±	+ +	±	±
VII	+ + +	+ + +	+ + +	+ + +	+ + +	+ + +	+ + +	—	—
VIII	+ + +	+ + +	+ + +	+ + +	—	—	—	—	—

Sämtliche Kaninchen, deren Sera vor der Nahrungsentziehung positiv reagierten, zeigten am ersten, zweiten und dritten Tage im Hungerzustande stets eine starke positive Reaktion; doch eine Veränderung der Reaktion konstatierte ich am vierten Tage, an welchem bei fünf Kaninchensera unter acht sich die Reaktion zum negativen Ausfalle umwandelte. In diesen negativ veränderten Kaninchenseren vermehrten sich wieder mehr oder weniger die komplementverankernden Substanzen durch die viertägige Fütterung (der Hafer, das Brot, das Heu und das Stroh). Um die gefundene Reaktionsveränderung infolge Nahrungsentziehung nochmals festzustellen, habe ich sämtlichen sieben Kaninchen abermals die Nahrung entzogen und nach $1^1/_2$ und 5 Tagen denselben Tieren Blut entnommen und untersucht. Die Veränderung der Reaktion durch die Nahrungsentziehung trat beim zweiten Male viel schneller als beim ersten Male auf, wie man in Tabelle XIV sieht; nämlich schon $1^{1}/_{2}$ Tage nach der Nahrungsentziehung zeigte sich die Verminderung der komplementverankernden Substanzen bei Kaninchen III und IV.

Aus diesem Versuche kann man wohl schließen, daß die komplementverankernden Substanzen im Serum des Kaninchens durch Nahrungsentziehung sich vermindern. Außerdem scheint mir wohl die Annahme gerechtfertigt, daß das Futter auf die Menge der komplementverankernden Substanzen des Kaninchenserums einen großen Einfluß ausübt.

Aus den von Mayer und Terroine gewonnenen Befunden, nach denen sich aus Lecithin und Albumin im schwach sauren Medium Komplexe bilden, welche als Lecithinalbumine anzusprechen sind, kamen Sachs und Altmann (Berl. klin. Wochenschr. 1908, S. 699) auf den Gedanken, daß gerade derartige Lipoideiweißbindungen antikomplementär wirken, und versuchten sie die positive Reaktion syphilitischer Sera durch Zufügen von Alkali aufzuheben. Sie untersuchten zehn positiv reagierende luetische Sera. In allen Fällen gelang es ihnen, durch einen Gehalt des Gesamtgemisches an $^{1}/_{800}$—$^{1}/_{3200}$ n-NaOH die positive Reaktion aufzuheben, resp. bei sehr stark wirkenden Seris erheblich abzuschwächen. Bei nicht reagierenden Seris durch einen Zusatz von Salzsäure eine positive Reaktion zu erzielen, gelang ihnen ebenfalls mehrfach; nämlich von 11 syphilitischen Seris, welche negativ reagierten, wurden 7 durch einen Gehalt der Gesamtgemische an $^{1}/_{1000}$—$^{1}/_{2000}$ n-HCl mehr oder weniger stark positiv.

Ich habe auch diesen interessanten Einfluß der Alkalescenz auf das Zustandekommen der Komplementbindung nicht nur auf die syphilitischen Menschenseren, sondern auch auf die nichtsyphilitische Menschen-. Kaninchen- und Meerschweinchensera geprüft. Die Versuchsanordnung war folgendermaßen: Verschiedene Mengen von 0,5 proz. Natronlauge — oder 3 proz. Salzsäurelösung — wurden mit je 0,1 ccm Versuchsserum, gleichen Extraktmengen und je 0,5 ccm von 1:20 verdünntem Meerschweinchenserum (Gesamtmenge 1,5 ccm) 1 Stunde in den Brutofen gestellt, dann erfolgte ein Zusatz von 0,5 ccm 5 proz. Hammelblutemulsion und 0,5 ccm einer geeigneten Amboceptorverdünnung.

Zuerst habe ich syphilitische Menschen- und normale Kaninchensera, die positiv reagierten, geprüft. Die Resultate waren wie bei den folgenden Tabellen:

Tabelle XV.

Nr.	Menge von 5 proz. Natronlaugelösung ccm							Klinische Diagnose
	—	0,05	0,1	0,2	0,3	0,4	0,5	
I	+ + +	+ + +	+ + +	+ +	+ + +	+ + +	+ + +	Primäraffekt
II	+ + +	+ +	+	±	+	+ + +	+ + +	Primäraffekt
III	+ + +	+ + +	+ + +	+ + +	+ +	+ + +	+ + +	Primäraffekt
IV	+ + +	+ + +	+ + +	+ + +	+ +	+ + +	+ + +	Lues II
V	+ + +	+ + +	+ + +	+ +	+ +	+ +	+ +	Lues II
VI	+ + +	+ + +	+ + +	+ + +	+ +	+ + +	+ + +	Lues III
VII	+ + +	+ + +	+ +	+	+ +	+ + +	+ + +	Lueslatenz (Spätperiode)

Tabelle XVI.

Nr.	Menge von 5 proz. Natronlaugelösung ccm						
	—	0.05	0,1	0,2	0,3	0,4	0,5
I	+ +	+ +	+	±	+ +	+ +	+ +
II	+ + +	+ +	+ +	+ +	+	+ +	+ +
III	+ +	+	±	0	+	+	+ +
IV	+ +	+	±	+	+ +	+ + +	+ + +
V	+ +	+	±	±	±	+	+ +
VI	+ + +	+ + +	+ + +	±	±	+	+ +

Wir ersehen deutlich aus den Tabellen (XV und XVI), daß die gleichen
Resultate sich bei den nichtluetischen Menschenseren und bei den normalen Kaninchenseren durch den Alkalizusatz zeigten. Bei den Röhrchen, denen 0,2 ccm
0,5 proz. Natronlaugelösung zugesetzt war, sieht man die stärkste Aufhebung der
positiven Reaktion und bei den Röhrchen, denen weitere kleinere und größere
Mengen Natronlauge zugesetzt wurde, eine desto geringere Aufhebung, je nachdem
die Menge mehr oder weniger von 0,2 ccm differiert. Ich habe gleichzeitig ohne
Serum nur mit Natronlauge und unter gleichen Versuchsanordnungen untersucht
und beobachtet, daß die Natronlauge in den angegebenen Verdünnungen (0,2 ccm
0,5 proz. Lösung) sogar schwach antihämolytisch wirkt, wie auch andere Autoren
bereits betont hatten.

Was den Einfluß von Salzsäurezusatz auf die Komplementbindungsreaktion
der nichtluetischen Menschen-, der negativ reagierenden Kaninchen- und der Meerschweinchensera anbetrifft, so konnte ich auch eine deutliche Veränderung konstatieren, wie die folgenden Tabellen zeigen:

Tabelle XVII.

Nr.	Menge von 0,3 proz. Salzsäurelösung ccm						Klinische Diagnose
	—	0,1	0,2	0,3	0,4	0,5	
I	±	±	±	+ + +	+	0	Lupus vulgaris
II	0	0	±	+ + +	+ +	0	Lupus vulgaris
III	0	0	0	+ + +	+	0	Urethritis gon.
IV	0	0	0	+ + +	+	0	Ekzema chr.
V	0	0	0	+ + +	+ +	0	Prostatitis chr.
VI	0	0	0	+ + +	+	0	Lupus vulgaris

Tabelle XVIII.

Nr.	Menge von 0,3 proz. Salzsäurelösung ccm						
	—	0,1	0,2	0,3	0,4	0,5	
I	±	±	+ +	+	0	0	Das Serum
II	0	0	+	0	0	0	des
III	±	±	+ +	+ +	0	0	Kaninchens
IV	±	±	+	+ + +	0	0	
V	±	±	+	+ +	+	+	Das Serum
VI	±	±	+	+ + +	±	±	des
VII	±	±	+ +	+	±	±	Meerschweinchens

Die Resultate stimmten bei den menschlichen und tierischen Seren ebenfalls
überein. Wir konnten nämlich eine komplette oder inkomplette Lösung durch

den Zusatz von 0,2—0,3 ccm 0,3 proz. Salzsäurelösung gänzlich oder teilweise aufheben. Die unter dem Einfluß von Salzsäurezusatz eingetretene Hemmung der Hämolyse war aber nach weiteren 2—3 Stunden bei Zimmertemperatur wieder komplett oder inkomplett nachgelöst, während die nichtkünstliche, totale Hemmung der Hämolyse bei den syphilitischen Menschen- oder positiven Kaninchenseren in der oben angegebenen Zeitdauer gar nicht oder nur wenig sich veränderte.

Um festzustellen, ob der in vitro nachgewiesene Einfluß der Alkalescenz auf das Zustandekommen der Komplementbindung auch in vivo beobachtet werden kann, habe ich einerseits ins subcutane Gewebe von Kaninchen, deren Sera positiv reagierten, 200 ccm von 3 proz. Natriumcarbonatlösung, andererseits in die Subcutis von negativ reagierenden Kaninchen 200 ccm von 0,5 proz. Salzsäurelösung eingespritzt und dann in verschiedenen Zeitpunkten Blut entnommen und die Reaktion geprüft; gleichzeitig werden die weißen Blutkörperchen gezählt. Die Resultate ersieht man aus folgender Tabelle:

Tabelle XIX.

Nr.		Vor Injektion	Nach der Injektion					
			1 Std.	2 Std.	3 Std.	5 Std.	24 Std.	
I	Seroreaktion . .	+ + +	+ +	± ± ±	± ± ±	+ + +	+ + +	Injektion von Natr. carb.
	Leukocytenzahl	6 500	6 600	12 350	12 500	—	10 950	
II	Seroreaktion . .	+ +	+ +	+ +	± +	+ +	+ +	
	Leukocytenzahl	14 700	20 800	24 300	—	—	15 500	
III	Seroreaktion . .	±	±	+	±	±	±	Injektion von Salzsäure
	Leukocytenzahl	15 500	18 400	14 700	13 600	12 800	15 450	

Wir bemerken also in vivo eine bestimmte Veränderung weder nach der Alkali- noch nach der Säureinjektion. Die Zahl der Leukocyten hat sich nach der Injektion von Natronlauge bedeutend vermehrt, und zwar sieht man 2 Stunden nach der Injektion fast eine doppelt vermehrte Leukocytenzahl. Daraus ergibt sich auch hier, daß durch die Leukocytenvermehrung die Komplementbindungsreaktion in keiner Weise beeinflußt wird.

Zusammenfassung:

1. Serum von Meerschweinchen reagiert bei der Komplementbindungsreaktion immer negativ.

2. Kaninchenserum reagiert teils positiv, teils negativ; von 74 Untersuchungen normaler Kaninchen waren 39 positiv und 35 negativ.

3. Bei mehrmaligen, zeitlich auseinanderliegenden Untersuchungen ein- und desselben Kaninchens schwankt der Reaktionsausfall beim inaktiven Serumversuche nur ganz unbedeutend; dagegen sind die Schwankungen beim Versuche mit aktivem Serum erheblich größer.

4. Die Schwankungen bei aktiven Serumuntersuchungen sind von dem wechselnden Komplementgehalt des Kaninchenserums sehr abhängig.

5. Durch Injektionen von Nucleinsäure zeigt das Serum von Meerschweinchen bei der Komplementbindungsreaktion keine Veränderungen. Die Leukocytenzahl vermehrt sich deutlich nach Nucleinsäureinjektion.

6. Beim Kaninchen gelang es mir mehrfach, eine positive Reaktion des Serums durch subcutane Injektionen von Nucleinsäure zur negativen umzuwandeln. Die Hyperleukocytose tritt nach der Injektion bei allen Kaninchen sehr deutlich ein; doch konnte kein Zusammenhang zwischen der Hyperleukocytose und der Umwandlung der Komplementbindungsreaktion nachgewiesen werden.

7. In vitro konnte in keiner Weise eine Beeinflussung der Reaktion durch den Zusatz von nucleinsaurem Natrium und von Nuclein pur. konstatiert werden.

8. Durch mehrmalige Injektionen von Syphilisheilmitteln (Hg. kolloidal, Hg. salicyl., Sublimat, Arsacetin, Jodnatrium) konnte keine Beeinflussung der positiven Komplementbindungsreaktion beim Kaninchen ausgeübt werden. Es darf daher wohl angenommen werden, daß die Beeinflussung der Reaktion bei Lues durch spezifische Behandlung ihre Ursache findet nicht in einer direkten Einwirkung auf die komplementbindenden Substanzen, sondern daß die Erscheinung des Negativwerdens der Reaktion durch Hg und Jod bedingt wird durch eine Schädigung oder Tötung des Virus, die nunmehr erst zur Folge hat, daß eine Neuproduktion der komplementbindenden Substanzen nicht mehr stattfindet.

9. Lecithininjektionen beeinflußten in keiner Weise die Komplementbindungsreaktion.

10. Meerschweinchen und Kaninchen wurden teils mit homologem, teils auch mit heterologem Herzbrei und alkoholischem Herzextrakte vorbehandelt und die Seren dann geprüft. Doch konnten im Blute dieser Tiere beim Meerschweinchen gar nicht, beim Kaninchen sehr selten komplementbindende Substanzen erzeugt werden.

11. Durch physikalische Einwirkungen (Wärme und Kälte) auf Meerschweinchen konnten auch keine Veränderungen der Reaktion nachgewiesen werden.

12. Durch die Entziehung der Nahrung gelang es bei Kaninchen mehrmals, eine positive Komplementbindungsreaktion in eine negative umzuwandeln. So darf man wohl annehmen, daß die komplementverankernden Substanzen im Kaninchenserum durch Hungerkur vermindert werden, und daß bei Kaninchen die Nahrung auf die Komplementbindungsreaktion möglicherweise eine Beeinflussung ausübt.

13. Einen Einfluß von Alkali und Säure auf die Komplementbindung im Sinne Sachs und Altmann konnte ich in vitro nicht nur auf syphilitische Menschensera, sondern auch auf nichtsyphilitische Menschen-, Kaninchen- und Meerschweinchensera konstatieren. In vivo konnte eine solche Beeinflussung der Reaktion weder nach Alkali- noch nach Säureinjektion festgestellt werden.

Zum Schluß erfülle ich die angenehme Pflicht, meinem hochverehrten Lehrer Herrn Geheimrat Prof. A. Neisser für das meinem Versuche entgegengebrachte Interesse und Herrn Oberarzt Dr. C. Bruck für seine liebenswürdigen Ratschläge und seine freundliche Unterstützung bei dieser Arbeit meinen herzlichsten Dank auszusprechen.

Abschnitt XV.

Experimentelle Untersuchungen und praktische Vorschläge zur persönlichen Syphilisprophylaxe.

Von Dr. **Conrad Siebert**, Charlottenburg.

Mit der Entdeckung der Übertragbarkeit der Syphilis auf Affen waren auch alle Versuche bezüglich einer persönlichen Prophylaxe der Syphilis auf eine tatsächliche Basis gestellt. Natürlich hatte man sich schon vor dieser, für die ganze Syphilisforschung so ungemein wichtigen und befruchtenden Entdeckung mit derartigen Problemen beschäftigt, aber nur in spekulativer Weise oder sich auf analoge Versuche mit anderen Krankheitserregern stützend, ohne in der Lage zu sein, die Maßnahmen und Vorschläge auf ihre Wirksamkeit im Versuch kontrollieren zu können.

Über die Wichtigkeit der ganzen Bestrebung, eine den gegebenen Verhältnissen nach sichere Maßnahme zu finden, die das Eindringen des Virus in einen Organismus, der einer Infektion mit den Syphiliserregern ausgesetzt ist, verhindert, brauche ich wohl keine Worte zu verlieren. Von dem Werte des Grundsatzes, daß es im allgemeinen leichter ist, Krankheiten zu verhüten als zu heilen, der als Richtschnur unserer modernen Hygiene so ungeheure Triumphe gefeiert hat, ist wohl heute jeder Arzt durchdrungen. Wenn von mancher Seite die Anwendung dieses Prinzips auf die Geschlechtskrankheiten, also auch auf die Syphilis aus ethischen und pädagogischen Gründen bekämpft wird, so müssen wir als Ärzte und Hygieniker gegen alle derartigen Bestrebungen, wenn sie auch einer gewiß sehr vornehmen Gesinnung entspringen, aufs energischste Front machen. Und wir müssen um so mehr bestrebt sein, eine Weiterverbreitung der Syphilis zu bekämpfen, als wir dieselbe, wenn auch nicht als eine unheilbare, doch als eine äußerst langwierige und im Verlauf unberechenbare Krankheit kennen, deren zweckmäßige und erfolgreiche Behandlung große Anforderungen an die Energie und Ausdauer der betreffenden Patienten stellt. Dazu kommt noch die Kontagionsgefahr, die jeder Syphilitiker ohne Frage eine Zeitlang für seine Umgebung bildet, die Gefahr der Übertragung auf die Nachkommenschaft und die schweren Folgeerscheinungen in Gestalt der Tabes und Paralyse, lauter Momente, die es uns zur Pflicht machen, jedes Mittel, das sich uns bietet, zu ergreifen, um die Ansteckungsgefahr zu mildern. Wollten wir uns schließlich um die Übertragung der Syphilis durch sexuellen Verkehr nicht kümmern, so haben uns die letzten Dezennien gelehrt, daß auch zufällige und berufliche Syphilisübertragungen bei Ärzten, Hebammen, Ammen usw.

in erschreckend häufiger Zahl vorkommen. Nach dieser Richtung hin sind sicher alle Bestrebungen, die sich auf die Schaffung einer Syphilisprophylaxe erstrecken, durchaus am Platze.

Daß es uns jemals gelingen könne, mit einem noch so ausgezeichneten Prophylaktikum die Syphilis vollständig auszurotten, einem derartig utopischen Traum wird sich wohl niemand hingeben. Menschliche Leidenschaft und menschlicher Unverstand bilden nur zu oft im Leben die festesten Mauern gegen zweckmäßige und wohlgemeinte Ratschläge. Ich bin jedoch der Überzeugung, daß wir durch die Resultate unserer Forschungen der ganzen Frage eine solide Basis gegeben haben, und daß wir mit der Übertragung der Ergebnisse auf die Praxis manches Gute werden schaffen können. —

Bei der eminenten Wichtigkeit der Prophylaxefrage ist es ohne weiteres erklärlich, daß darauf gerichtete Versuche bei unseren Forschungen in Batavia einen sehr breiten Raum eingenommen haben. Wir haben dieselben ihrer Wichtigkeit entsprechend auch hier noch in Breslau fortgesetzt. Nachdem alle unsere Versuche einer Vaccination oder Immunisierung, die ja die idealste Prophylaxe gebildet hätte, leider fehlgeschlagen waren, spitzte sich die ganze Frage auf eine sofortige lokale Abtötung des Virus an der Eintrittspforte, auf eine Desinfektion zu. Zu diesem Zwecke mußten wir uns zunächst einmal auf das gründlichste über das Verhalten der Spirochäten zweckmäßigen chemischen Verbindungen gegenüber orientieren, um daraus unsere Konsequenzen für praktische Vorschläge zu ziehen.

I. Abtötung des luetischen Virus in vitro.

Die Technik der Untersuchungen über die Widerstandsfähigkeit des Syphilisvirus chemischen Agenzien gegenüber war folgende:

Wie bei jeder Gelegenheit, wenn wir uns virulentes syphilitisches Material von Affen verschaffen wollten, töteten wir kranke Tiere, deren Infektion nicht allzulange zurücklag. Milz, Hoden, Knochenmark dieser Tiere wurden fein zerschabt und gut durcheinander gerührt. Dieser Brei gab ein ausgezeichnetes Impfmaterial ab. Der Sicherheit halber wurde jeder Brei an Kontrolltieren, die gleichzeitig bei den vorgenommenen Experimenten geimpft wurden, auf seine Infektionstüchtigkeit geprüft. Selten haben wir es erlebt, daß mit einem solchen Brei ausgeführte Impfungen nicht angingen. Abgewogene Mengen dieses virulenten Materials wurden dann mit abgemessenen resp. abgewogenen Mengen des Desinfiziens auf das innigste vermischt. Bei Verwendung von Flüssigkeiten wurde der Brei nach bestimmten Zeiten durch mehrfache Mulllagen von der Flüssigkeit abgepreßt, um die Hauptmenge der desinfizierenden Flüssigkeit zu entfernen, und mit dem Rückstand wurden die Impfungen an den Augenbrauen der Affen vorgenommen.

Wir sind nun bei der Prüfung des Syphilisvirus chemischen Agenzien gegenüber von den einfachsten Verhältnissen ausgegangen und haben uns zunächst davon überzeugt, daß die gebräuchlichsten Lösungsmittel der chemischen Desinfektion Wasser und Kochsalzlösung, allein keinen deletären Einfluß auf das Virus ausüben.

Versuch 1. 14. I. 6 g virulenter Brei wird mit 20,0 ccm Aqua destillata innig gemischt und 15 Minuten stehen gelassen. Nach Abpressen des Wassers werden mit diesem Brei die Affen 610 und 612 geimpft. Resultat: positive Impfungen.

Versuch 2. 21. I. Gleiche Versuchsanordnung wie bei Versuch 1. Affen Nr. 370, 371 und 373 geimpft. Resultat: positive Impfungen.

Versuch 3. 4. XII. Anordnung wie bei Versuch 1. Statt des Aqua destillata aber Einwirkung von physiologischer Kochsalzlösung 1½ Stunden lang. Affen Nr. 818, 820 und 822 damit geimpft. Resultat: positive Impfungen.

Nach diesen Feststellungen konnten wir sicher sein, daß, wenn wir mit gelösten Desinfizienzien erfolgreiche Versuche ausführten, der Erfolg auf Rechnung des chemischen Agens zu setzen war.

Bei der Wahl geeigneter Desinfizienzien lag es zunächst nahe, die Aufmerksamkeit auf Quecksilberverbindungen wegen ihres bekannten spezifisch therapeutischen Einflusses zu richten, und zwar zunächst als das naheliegendste, auf das Sublimat.

Versuch 4. 21. I. Gleiche Versuchsanordnung wie früher mit reiner Sublimatlösung 1/50 000. 15 Minuten lange Einwirkung. Geimpft Affen Nr. 382, 383, 384, 385. Resultat: Alle Impfungen positiv.

Versuch 5. 21. I. Wie oben, aber reine Sublimatlösung 1/20 000. Geimpft Affen Nr. 378, 379, 380, 381. Resultat: Alles positive Impfungen.

Versuch 6. 21. I. Wie oben, aber reine Sublimatlösung 1/10 000. Geimpft Affen Nr. 374, 375, 376, 377. Resultat: Alles positive Impfungen.

Nach dem nicht sehr ermutigenden Ausfall der Versuche mit stark verdünnten reinen Sublimatlösungen verwendeten wir zu weiterer Experimenten Sublimatkochsalzlösungen; denn es lag die Möglichkeit vor, daß die Desinfektionskraft der reinen Sublimatlösungen durch ihre starke Reaktionsfähigkeit Eiweißkörpern gegenüber herabgesetzt war. Den Sublimatkochsalzlösungen fehlen ja bekanntlich die eiweißfällenden Eigenschaften, wodurch das Eindringen in eiweißhaltige Medien, hier in die Organpartikelchen des Breies, erleichtert wird.

Versuch 7. 16. III. 5 g Brei und 20 g Sublimatkochsalzlösung 1/10 000. Einwirkungsdauer 15 Minuten. Geimpft Affen Nr. 160, 161 und 162. Resultat: 160 einen zweifelhaften Primäraffekt; die beiden anderen völlig negativ.

Versuch 8. 13. XI. Die gleiche Anordnung und Lösung wie bei Versuch 7. Geimpft Affe Nr. 540, 542 und 543. Resultat: Negative Impfungen.

Versuch 9. 13. XI. Wie Versuch 7. Lösung 1/5000. Geimpft Affe Nr. 545. Resultat: Negative Impfung.

Es zeigte sich hier also unseren Erwartungen entsprechend ein günstigeres Verhalten der Sublimatkochsalzlösung, als der reinen Sublimatlösungen: mit Sublimatkochsalzlösungen konnte man schon bei einer Konzentration von 1/10000 ziemlich prompte Wirkungen erzielen.

Daß reine Sublimatlösung mit Eiweißkörpern zusammengebracht bedeutend an Desinfektionskraft den Spirochäten gegenüber einbüßt, konnten wir auch noch durch folgende Versuchsreihen beweisen:

Versuch 10. 15. XI. Defibriniertem Blut wird so viel Sublimat zugesetzt, daß es die Konzentration von 1/20 000 hat. Weitere Versuchsanordnung wie oben. Einwirkungsdauer 1¼ Stunden. Geimpft Affen Nr. 225, 227, 228, 229, 230 und 231. Resultat: Affe Nr. 225 hat einen zweifelhaften, die anderen alle aber einen typischen Primäraffekt.

Versuch 11. 15. XI. Wie 9. Sublimatblut 1/10 000. Einwirkungsdauer eine Stunde. Geimpft Affen Nr. 220, 221, 222, 223 und 224. Resultat: Affen Nr. 221 und 222 bleiben negativ, während die anderen drei Primäraffekte bekommen.

Versuch 12. 15. XI. Wie 9. Sublimatblut 1/5000. Einwirkungsdauer 15 Minuten. Geimpft Affen Nr. 214, 216 und 217. Resultat: Nr. 214 hat einen fraglichen, die beiden anderen einen typischen Primäraffekt.

Versuch 13. 14. XII. Wie 9. Sublimatblut 1/5000. Einwirkungsdauer 45 Minuten. Geimpft Affen Nr. 258 und 260. Resultat: Negative Impfung.

Diese Versuche lehren, daß eine Sublimatlösung 1/10 000 vorher mit Eiweißlösung, in diesem Falle Blut, zusammengebracht, ihre Wirksamkeit den Spirochäten gegenüber verliert, und daß sogar eine solche Lösung in der doppelten Konzentration 1/5000 auch nur eine äußerst unzuverlässige und schwankende, erst nach längerer Zeit eintretende Wirkung entfaltet, wie die Versuche 12 und 13 zeigen.

Das Kalomel, durch die Versuche Metschnikoffs bei der Syphilisprophylaxe in den Vordergrund gerückt, ist auch von uns auf seine spirochätentötende Kraft in vitro untersucht worden. Es wurden sowohl mit Kalomel als auch mit Kalomelol, einem kolloidalen, teilweise löslichen Präparat, die Versuche ausgeführt.

Versuch 14. 28. III. Virulenter Organbrei wird mit 10% Kalomel versetzt und gut im Mörser verrieben. Nach 15 Minuten wird der Brei verimpft auf Affen Nr. 341, 342, 344 und 345. Resultat: Alles negative Impfungen.

Versuch 15. 28. III. Gleiche Anordnung wie 14, aber 10% Kalomel zugesetzt. Geimpft Affe Nr. 346, 347, 348 und 350. Resultat: Alles negative Impfungen.

Wir ersehen aus Versuch 14, daß auch das zunächst unlösliche Kalomel eine gewisse abtötende Kraft auf die Spirochäten entfaltet, die wir auf Rechnung des Sublimats setzen müssen, das sich allmählich aus dem Kalomel mit Hilfe der in dem Organbrei enthaltenen Chloride bildet. Daß die Versuche so günstig ausgefallen sind, da die Umwandlung in Sublimat doch nur sehr allmählich erfolgt, schreiben wir dem Umstande zu, daß bei der Impfung, bei der der Brei auf die scarifizierten Augenbrauen verrieben wurde, mit diesem auch das darin enthaltene Kalomel in die gesetzten Läsionen gebracht wurde, so daß dasselbe hier noch weiter wirken konnte. Im Gegensatz dazu wurde, wie ich wieder in das Gedächtnis zurückrufen will, bei den Versuchen mit Sublimat die Flüssigkeit mit Hilfe von drei- bis vierfacher Gaze stark abgepreßt.

Als ein zweites Moment, das die Wirkung des Kalomels erhöht hat, könnte man vielleicht noch den Umstand anführen, daß die Mischung von Brei und Kalomelpulver in einem Mörser erfolgte, daß die Mischung viel inniger dadurch werden mußte, als wenn bei den Versuchen mit Flüssigkeiten der Brei nur in den Lösungen suspendiert wurde. Drittens war auch das Mengenverhältnis zwischen dem Brei und den Desinfiziens in diesen Fällen ein anderes als bei den Versuchen mit den Sublimatlösungen. In 20 ccm Sublimatlösung, die zu den Versuchen verwendet wurden, kam auf die 5 g Brei nur 0,002 g Sublimat zur Wirkung, während bei den Kalomelversuchen auf dieselbe Menge Brei 0,5 g Kalomel in Anrechnung zu bringen ist. Diese Umstände erklären es vielleicht, daß die Kalomelversuche günstiger ausgefallen sind, als wir es erwartet hatten.

Weiter wurden dann die beiden anderen als Specifica gegen die Syphilis bekannten Medikamente, das **Jodkalium** und das **Arsen**, geprüft.

Versuch 16. 27. IV. 6 g Brei werden mit 20 ccm einer Lösung von Jodkalium 1,0/10 000 versetzt. Einwirkungsdauer eine Stunde. Geimpft Affen Nr. 693, 694, 695 und 696. Resultat: Alle Impfungen positiv.

Versuch 17. 27. IV. Anordnung wie Versuch 16. Jodkaliumlösung 1/5000. Einwirkungsdauer eine Stunde. Am 26. 1. geimpft Affen Nr. 689, 692. Resultat: Alle Impfungen ergeben Primäraffekte.

Versuch 18. 27. IV. Wie 16. Jodkaliumlösung 1/1000. Einwirkungsdauer eine Stunde. Am 26. 1. geimpft Affen Nr. 685, 686, 687 und 688. Resultat: Primäraffekte.

Versuch 19. 27. IV. Wie 16. Jodkaliumlösung 1/500. Einwirkungsdauer eine Stunde. Am 16. 3. geimpft Affen Nr. 166 und 167. Resultat: Nr. 166 Primäraffekt, Nr. 167 fraglicher Primäraffekt.

Dem Jodkalium kommt also keine Einwirkung auf das Syphilisvirus in vitro zu. Denn Konzentrationen von 1/5000 haben selbst in einer Stunde nichts ausgerichtet.

Mit **Arsenverbindungen** wurden folgende Versuche ausgeführt:

Versuch 20. 28. VI. Virulentem Brei werden 2% **Atoxyl** zugefügt und gut damit verrieben. Geimpft Affen Nr. 549, 550, 551 und 552. Resultat: Alle Impfungen negativ.

Versuch 21. 4. X. 6 g Brei werden mit 20 ccm Arsacetinlösung 1/1000 versetzt. Einwirkungsdauer eine Stunde. Geimpft Affen Nr. 808, 809, 811 und 812. Resultat: Alle Impfungen positiv.

Versuch 22. 4. X. Wie 21. **Arsacetin** 1/500. Einwirkungsdauer eine Stunde. Geimpft Affe Nr. 799. Resultat: Positive Impfung.

Versuch 23. 4. X. Wie oben. Lösung **Löffler - Arsen** 1/500. Einwirkungsdauer 40 Minuten. Geimpft Affe Nr. 803 und 807. Resultat: Negative Impfungen.

Versuch 24. 4. X. Wie oben, Lösung **Löffler - Arsen** (1 g arsenige Säure wird bei Siedehitze in 10 ccm Normalnatronlauge gelöst und nachher mit 10 ccm Normalsalzsäure neutralisiert) 1/1000. Einwirkungsdauer 40 Minuten. Geimpft Affen Nr. 813 und 817. Resultat: Negative Impfung.

Versuch 25. 17. VI. Virulentem Breiwerden 2% Liqu. Kali arsenic. zugesetzt und innig verrieben. Einwirkungsdauer 5 Minuten. Geimpft Affen Nr. 451, 452 und 453. Resultat: Nr. 452 positiv, die anderen Impfungen negativ.

Aus diesen Versuchen geht hervor, daß auch dem **Arsacetin** kein besonders hervorragender Einfluß auf das Virus zuzuschreiben ist. Wenn der Versuch 20 mit Atoxyl, in dem dasselbe in Substanz dem Brei zugesetzt wurde, so günstig ausgefallen ist, so möchte ich hier dieselben Momente wie bei den Kalomelversuchen, die innige Mischung von Virus und Desinfiziens und die reichliche Übertragung der Substanz mit dem Impfmaterial dafür verantwortlich machen. Günstiger liegen die Verhältnisse bei der Löffler-Arsenlösung, bei der die Wirkung wohl auf dem Gehalt von Natr. arsenic., einer bekanntlich chemisch stark aktiven Substanz, beruht. Daß Kal. arsenic. einen Einfluß auf das Virus hat, führt uns Versuch 25 vor Augen, wobei der Fehlschlag von Affe 452 wohl auf der gar kurzen Einwirkungsdauer von 5 Minuten beruht.

Eine weitere Versuchsreihe umfaßte die Prüfung des bekannten Protozoengiftes **Chinin**.

Versuch 26. 4. I. Anordnung wie oben. Chininlösung 0,2/100. Einwirkungsdauer 15 Minuten. Geimpft Affen Nr. 621, 622, 623 und 624. Resultat: Alle Impfungen positiv.

Versuch 27. 14. I. Wie oben. Chininlösung 0,5/100. Einwirkungsdauer 15 Minuten. Geimpft Affen Nr. 617, 618, 619 und 620. Resultat: Nr. 617 und 618 fragliche Primäraffekte, 620 typischer Primäraffekt; 619 bleibt negativ.

Versuch 28. 14. I. Wie oben. Chininlösung 1/100. Einwirkungsdauer 15 Minuten. Geimpft Affen Nr. 613, 614, 615 und 616. Resultat: Alle Impfungen negativ.

Das Chinin hat also wohl auch eine spirochätentötende Kraft; jedoch kommt dieselbe erst in höheren Konzentrationen zur Geltung, so daß man das Chinin im Gegensatz zum Sublimat doch nicht als ein hervorragendes Desinfiziens gegen die Syphiliserreger bezeichnen kann.

Zum Schluß will ich noch einen Versuch anfügen, der mit Verreibung von virulentem Brei mit Lanolin angestellt wurde.

Versuch 29. 28. III. Lanolin und Brei werden zu gleichen Teilen verrieben und eine Stunde stehen gelassen. Damit werden geimpft Affen Nr. 351, 353, 354, 355 und 356. Resultat: Alle Impfungen verlaufen negativ.

Trotzdem werden wir dem Lanolin keine desinfizierende Eigenschaft den Spirochäten gegenüber zuschreiben. Es wird richtiger sein anzunehmen, daß durch das Lanolin eine mechanische Umhüllung der Parasiten eingetreten ist, die ihr Eindringen in die Haut verhindert hat. —

Überblicken wir die in Tabelle I zusammengestellten Resultate unserer Versuche nochmals, so sehen wir, daß Sublimatkochsalzlösung die besten Resultate als Abtötungsmittel ergeben hat. Eine Lösung 1/10 000 tötet das Syphilisvirus in vitro mit annähernder Sicherheit nach 15 Minuten vollständig ab. Auf die Bedeutung des Kochsalzes der Sublimatlösung ist zur Genüge hingewiesen worden. Der Grund der Überlegenheit liegt ohne Frage an der mangelnden Reaktionsfähigkeit der Sublimatkochsalzlösung den Eiweißkörpern gegenüber. Bringen wir reine Sublimatlösung mit dem Brei zusammen, so wird gleich bei der ersten Berührung der größte Teil des Sublimats durch seine Bindung mit den Eiweißkörpern in seiner Desinfektionskraft bedeutend geschädigt und vermag nicht tiefer in die einzelnen Partikelchen des Breies einzudringen. Als Beweis für diese Annahme können wir ohne weiteres unsere Versuche mit dem Sublimatblut ansehen. Wirksam fanden wir auch Kalomel und Kalomelol als 10 proz. Zusatz zu dem Brei. Allerdings lassen sich diese Versuche ebenso wie der Versuch mit Atoxyl in Substanz mit den Lösungsversuchen nicht recht in Parallele bringen, da, wie ich schon hervorgehoben, die ganzen Versuchsbedingungen sich nicht recht miteinander vergleichen lassen. Vollständig fehlgeschlagen sind die Versuche mit Jodkalium- und Arsacetinlösungen, während die Löfflersche Arsenlösung und Liqu. Kali arsenic. relativ gute Resultate ergeben haben. Das Chinin zeigte sich nur in stärkeren Konzentrationen als wirksam.

Kommt nun einem der verwendeten Mittel ein besonderer spezifischer Einfluß auf die Spirochäten zu? oder reiht sich die Wirkung in den Rahmen der uns sonst geläufigen Desinfektionskraft der einzelnen Mittel ein? Wir müssen sagen, daß wohl keiner der angewendeten chemischen Verbindungen ein besonders eklatanter, wenn wir so sagen können, spezifischer Einfluß zuzuschreiben ist. Bei Mitteln, die uns als schlechte Desinfizienten bekannt sind, wie Atoxyl, Jodkalium, Chinin, haben wir auch schlechte Erfahrungen gemacht. Von einer Sublimatkochsalzlösung, die wir schon in geringeren Konzentrationen als das beste Desinfektionsmittel gegen Mikroorganismen kennen, sehen wir auch hier den ausgesprochensten Effekt. Daß die Wirkung schon bei einer so niedrigen

Tabelle I.

Nr. des Versuchs	Nr. des Affen	Datum	Angewendetes Medikament	Mengenverhältnisse	Zeitdauer der Einwirkung	Konzentration des Medikamentes	Impfresultat
1	610	14. 1.	Aq. destillata	6 g Brei mit 20 ccm Aq. destillata	15 Minuten	—	+
1	612	14. 1.	desgl.	desgl.	„	—	+
2	370	21. 1.	desgl.	desgl.	„	—	+
2	771	21. 1.	desgl.	desgl.	„	—	+
2	773	21. 1.	desgl.	desgl.	„	—	+
3	818	4. 12.	Kochsalzlösung	6 g Brei 20 ccm Lösung	1½ Stunde	0,8 %	+
3	820	4. 12.	desgl.	desgl.	„	0,8 %	+
3	822	4. 12.	desgl.	desgl.	„	0,8 %	+
4	382	21. 1.	Sublimatlösung	desgl.	15 Minuten	1/50 000	+
4	383	21. 1.	desgl.	desgl.	„	1/50 000	+
4	384	21. 1.	desgl.	desgl.	„	1/50 000	+
4	385	21. 1.	desgl.	desgl.	„	1/50 000	+
5	378	21. 1.	desgl.	desgl.	„	1/20 000	+
5	379	21. 1.	desgl.	desgl.	„	1/20 000	+
5	380	21. 1.	desgl.	desgl.	„	1/20 000	+
5	381	21. 1.	desgl.	desgl.	„	1/20 000	+
6	374	21. 1.	desgl.	desgl.	„	1/10 000	+
6	375	21. 1.	desgl.	desgl.	„	1/10 000	+
6	376	21. 1.	desgl.	desgl.	„	1/10 000	+
6	377	21. 1.	desgl.	desgl.	„	1/10 000	+
7	160	16. 3.	Sublimatkochsalzlösung	5 g Brei 20 ccm Lösung	„	1/10 000	+ ?
7	161	16. 3.	desgl.	desgl.	„	1/10 000	0
7	162	16. 3.	desgl.	desgl.	„	1/10 000	0
8	540	13. 11.	desgl.	desgl.	„	1/10 000	0
8	542	13. 11.	desgl.	desgl.	„	1/10 000	0
8	543	13. 11.	desgl.	desgl.	„	1/10 000	0
9	545	13. 11.	desgl.	desgl.	„	1/5000	0
10	225	15. 11.	Sublimatblut	5 g Brei 20 ccm Blut	1¼ Stunde	1/20 000	+ ?
10	227	15. 11.	desgl.	desgl.	„	1/20 000	+
10	228	15. 11.	desgl.	desgl.	„	1/20 000	+
10	229	15. 11.	desgl.	desgl.	„	1/20 000	+
10	230	15. 11.	desgl.	desgl.	„	1/20 000	+
10	231	15. 11.	desgl.	desgl.	„	1/20 000	+
11	220	15. 11.	desgl.	desgl.	1 Stunde	1/10 000	+
11	221	15. 11.	desgl.	desgl.	„	1/10 000	0
11	222	15. 11.	desgl.	desgl.	„	1/10 000	0
11	223	15. 11.	desgl.	desgl.	„	1/10 000	+
11	224	15. 11.	desgl.	desgl.	„	1/10 000	+
12	214	15. 11.	desgl.	desgl.	45 Minuten	1/5000	+ ?
12	216	15. 11.	desgl.	desgl.	„	1/5000	+
12	217	15. 11.	desgl.	desgl.	„	1/5000	+
13	258	14. 12.	desgl.	desgl.	15 Minuten	1/5000	0
13	260	14. 12.	desgl.	desgl.	„	1/5000	0
14	341	28. 3.	Kalomel	—	„	10% d. Brei zugesetzt	0
14	342	28. 3.	desgl.	—	„	desgl.	0
14	344	28. 3.	desgl.	—	„	desgl	0
14	345	28. 3.	desgl.	—	„	desgl.	0
15	346	28. 3.	Kalomelol	—	„	desgl.	0
15	347	28. 3.	desgl.	—	„	desgl.	0
15	348	28. 3.	desgl.	—	„	desgl.	0
15	350	28. 3.	desgl.	—	„	desgl.	0
16	693	26. 1.	Jodkalium	6 g Brei 20 ccm Lösung	1 Stunde	1/10 000	+
16	694	26. 1.	desgl.	desgl.	„	1/10 000	+
16	695	26. 1.	desgl.	desgl.	„	1/10 000	+
16	696	26. 1.	desgl.	desgl.	„	1/10 000	+

Tabelle I (Fortsetzung).

Nr. des Versuchs	Nr. des Affen	Datum	Angewendetes Medikament	Mengenverhältnisse	Zeitdauer der Einwirkung	Konzentration des Medikamentes	Impfresultat
17	689	26. 1.	Jodkalium	6 g Brei 20 ccm Lösung	1 Stunde	1/5000	+
17	692	26. 1.	desgl.	desgl.	„	1/5000	+
18	685	26. 1.	desgl.	desgl.	„	1/1000	+
18	686	26. 1.	desgl.	desgl.	„	1/1000	+
18	687	26. 1.	desgl.	desgl.	„	1/1000	+
18	688	26. 1.	desgl.	desgl.	„	1/1000	+
19	166	16. 3.	desgl.	desgl.	„	1/500,0	+
19	167	16. 3.	desgl.	desgl.	„	1/500,0	+ ?
20	549	28. 6.	Atoxyl.	—	$^{1}/_{2}$ Stunde	2 % d. Brei zugesetzt	0
20	550	28. 6.	desgl.	—	„	desgl.	0
20	551	28. 6.	desgl.	—	„	desgl.	0
20	552	28. 6.	desgl.	– –	„	desgl.	0
21	808	4. 10.	Arsacetin	6 g Brei 20 ccm Lösung	40 Min.	1/1000	+
21	809	4. 10.	desgl.	desgl.	„	1/1000	+
21	811	4. 10.	desgl.	desgl.	„	1/1000	+
21	812	4. 10.	desgl.	desgl.	„	1/1000	+
22	799	4. 10.	desgl.	desgl.	„	1/500	+
23	803	4. 10.	Löffler-Arsen.	desgl.	„	1/500	0
23	807	4. 10.	desgl.	desgl.	„	1/500	0
24	813	4. 10.	desgl.	desgl.	„	1/1000	0
24	817	4. 10.	desgl.	desgl.	„	1/1000	0
25	451	17. 6.	Liq. Kal. arsenic.	—	5 Min.	2 % d. Brei zugesetzt	0
25	452	17. 6.	desgl.	—	„		+
25	453	17. 6.	desgl.	—	„		0
26	621	4. 1.	Chinin muriat.	6 g Brei 20 ccm Lösung	15 Min.	0,2/100	+
26	622	4. 1.	desgl.	desgl.	„	0,2/100	+
26	623	4. 1.	desgl.	desgl.	„	0,2/100	+
26	624	4. 1.	desgl.	desgl.	„	0,2/100	+
27	617	14. 1.	desgl.	desgl.	„	0,5/100	+ ?
27	618	14. 1.	desgl.	desgl.	„	0,5/100	+ ?
27	619	14. 1.	desgl.	desgl.	„	0,5/100	0
27	620	14. 1.	desgl.	desgl.	„	0,5/100	+
28	613	14. 1.	desgl.	desgl.	„	1/100	0
28	614	14. 1.	desgl.	desgl.	„	1/100	0
28	615	14. 1.	desgl.	desgl.	„	1/100	0
28	616	14. 1.	desgl.	desgl.	„	1/100	0
29	351	28. 3.	Lanolin	Lanolin und Brei zu gleichen Teilen	1 Stunde	—	0
29	353	28. 3.	desgl.	desgl.	„	—	0
29	354	28. 3.	desgl.	desgl.	„	—	0
29	355	28. 3.	desgl.	desgl.	„	—	0
29	356	28. 3.	desgl.	desgl.	„	—	0

Konzentration wie 1/10 000 zustande kommen kann, ist wohl darauf zurückzuführen, daß wir in den Spirochäten Protozoen vor uns haben, welche bekanntlich im Gegensatz zu den Bakterien gegen chemische Gifte sehr empfindlich sind.

II. Desinfektionsversuche an Affen.

Auf Grund unserer Erfahrungen bei den Abtötungsversuchen in vitro haben wir dann Desinfektionsversuche an Affen, die wir mit Lues infizierten, angestellt und haben hierbei außer den obigen auch noch einzelne andere desinfizierende

Mittel verwendet, von der Voraussetzung ausgehend, daß es bei den Versuchen auf keine besondere spezifische Beeinflussung der Erreger, sondern allein auf den gewöhnlichen Prozeß der Desinfektion ankommt.

Die Versuche an Affen teilen sich in zwei Gruppen, in solche, bei denen die Desinfektion mit Lösungen resp. Suspensionen ausgeführt wurde, und in solche, bei denen eine Salbe, der das Desinfiziens inkorporiert war, verwendet wurde. Die Technik der Versuche war folgende: Die Tiere wurden an beiden Augenbrauen tief scarifiziert und dann mit einem virulenten Brei in der sonst bei uns üblichen Weise geimpft. Nach einer bestimmten Zeit wurde dann von den Impfstellen mit Watte die oberflächlich anhaftenden Breipartikelchen leicht entfernt und die geimpften Partien mit der entsprechenden Lösung durch Waschen mit einem Wattebausch desinfiziert oder mit der betreffenden Salbe sorgfältig bestrichen.

Auch hier haben wir uns zunächst über die einfachsten Verhältnisse zu informieren gesucht und Abwaschungen infizierter Stellen mit gewöhnlichem Wasser vorgenommen.

Versuch 30. 23. VI. Affe Nr. 723 wird an beiden Augenbrauen geimpft, die Impfstelle nach 15 Minuten energisch mit gewöhnlichem Wasser abgewaschen. Resultat: Impfung geht nicht an.

Versuch 31. 4. IV. Affen Nr. 458, 459, 460 und 461 wie bei Versuch 30. Nach der Waschung, die 10 Minuten nach der Impfung vorgenommen wird, wird die Impfstelle mit Lanolin bestrichen. Resultat: Alle Impfungen ergeben Primäraffekte.

Wir ersehen aus diesen Versuchen, daß es wohl gelingen kann, durch einfache Waschungen mit Wasser das Virus aus der Infektionsstelle zu entfernen. In der Regel wird es wohl nicht möglich sein, diesen Zweck so einfach zu erreichen, wie die letzten Versuche lehren, denn das Bestreichen mit Lanolin nach der Waschung wird wohl für das Angehen der Primäraffekte ganz gleichgiltig gewesen sein.

Selbstverständlich interessierten uns weiter vorwiegend auf Grund der Abtötungsversuche in vitro die Sublimatlösungen, deren Prüfung eine stattliche Versuchsreihe umfaßt.

Versuch 32. 6. III. Affen Nr. 281, 282 und 283 werden auf beiden Augenbrauen geimpft. Nach einer Stunde werden die Impfstellen zwei Minuten lang mit einer Sublimatkochsalzlösung 1/1000 desinfiziert. Resultat: Nr. 281 und 282 bekommen Primäraffekte, 283 bleibt davon frei.

Versuch 33. 6. III. Wie 28. Affen Nr. 285, 286, 287 und 288. Sublimatlösung 1/500. Resultat: Keine Primäraffekte.

Versuch 34. 6. III. Wie 28. Affen Nr. 290, 291 und 292. Sublimatlösung 1/300. Resultat: Keine Primäraffekte.

Versuch 35. 30. III. Wie 28, aber 15 Minuten nach der Impfung mit folgender Lösung abgewaschen: Sublimat 0,2, Glycerin 20,0, Aqua destillata 80,0. Affen Nr. 382, 383, 385, 386 und 387. Resultat: Alle Impfungen negativ.

Versuch 36. 30. III. Versuch wie 28. Dieselbe Lösung, Desinfektion aber nach 3 Stunden vorgenommen. Affen Nr. 597, 600 und 609. Resultat: Keine Primäraffekte.

Versuch 37. 30. III. Wie 33. Desinfektion nach 6 Stunden. Affe Nr. 603. Resultat: Kein Primäraffekt.

Versuch 38. 30. III. Wie 33. Desinfektion nach 24 Stunden. Affen Nr. 596 und 606. Resultat: Keine Primäraffekte.

An diese Versuchsgruppe anzugliedern ist noch ein Versuch, bei dem Sublamin (Hg-Äthylendiamin) verwendet wurde.

Versuch 39. 30. III. Wie 28. Nach 15 Minuten desinfiziert mit Lösung: Sublamin 2,0, Glycerin 20,0, Aqua destillata 80,0. Affen Nr. 388, 389, 392 und 393. Resultat: Keine Primäraffekte.

Auch in der praktischen Anwendung am Tier bewähren sich die Sublimatlösungen mit Kochsalz gut. Allerdings sehen wir, daß bei niederen Konzentrationen wie 1/1000 die Erfolge nicht sicher sind, denn von drei Impfungen fielen bei Anwendung dieser Lösung zwei positiv aus. Auch Metschnikoff hat in einem Versuch erwiesen, daß Sublimatlösung 1/1000 nicht sicher bei Impfversuchen desinfiziert. Dieses Resultat steht etwas im Gegensatz zu dem, das wir bei den Versuchen in vitro gewonnen haben; denn dort gelang es bei Konzentrationen von 1/10000 regelmäßig, prompte Resultate zu erzielen. Wir müssen nun berücksichtigen, daß bei Gewebsimpfungen, bei denen das Virus tief und energisch in die durch den Scarificator gesetzte Läsion, in Winkel und Taschen hineingedrückt wird, und bei denen vielleicht schon im Laufe der Zwischenzeit die Spirochäten weiter in tiefere Gewebsschichten hineingedrungen sind, die Verhältnisse für eine Desinfektion viel ungünstiger liegen als bei Reagensglasversuchen. Oft wird die Lösung gar nicht mehr an das Virus herangelangen oder wird auf seinem Wege zu den Parasiten verdünnter und dadurch unwirksamer werden. Ferner ist bei den Versuchen in vitro die Menge der Desinfektionsflüssigkeit eine bei weitem größere und die Zeit der Einwirkung ist eine längere. Bei den Versuchen am Tiere dauert die Desinfektion bestenfalls 2—3 Minuten, während in vitro das Virus mindestens 15 Minuten der desinfizierenden Wirkung ausgesetzt war; auch wird die Menge der Desinfektionslösung, die beim Auspressen des Breies nach dem Versuch in vitro dem Brei noch anhaften bleibt, größer sein als die, die nach dem Abwaschen mit der Lösung in den Spalten der Haut und auf derselben zurückbleibt, da ja bekanntlich Flüssigkeiten zu der immer etwas fettigen Hautoberfläche wenig Adhärenz zeigen. Auf diese Weise erklärt sich leicht die etwas auffallende Differenz zwischen den Versuchen in vitro und in vivo.

Versuch 40. 6. III. Wie oben. Nach einer Stunde wird die Impfstelle mit einem Brei aus Kalomelsalzwasser bestrichen. Affen Nr. 297, 298 und 300. Resultat: Alle Impfungen negativ.

In diesem Versuch hat das Kalomel eine brauchbare Wirkung gezeigt, vielleicht wesentlich dadurch, daß wir das Kalomel mit Kochsalzlösung angerührt haben, wodurch eine Umwandlung in Sublimat bekanntermaßen gefördert wird. Unterstützt wurde die Wirkung wohl auch noch dadurch, daß die Substanz in der wässerigen Suspension in die Impfläsion hineingerieben wurde und dort verblieb.

Chinin fand in folgendem Versuch eine erfolgreiche Anwendung:

Versuch 41. 30. III. Anordnung wie oben. Lösung: Chinin 10,0, Glycerin 80,0, Aqua destillata 10,0. Desinfektion nach 15 Minuten. Affen Nr. 396, 397, 398 und 399. Resultat: Alle Impfungen negativ.

Eine Reihe von Versuchen mit guten Resultaten, bei denen Jodoform, Isoform, Carbolsäure und Argent. nitric. verwendet wurde, will ich hier noch anschließen:

Versuch 42. 20. I. Anordnung wie oben. Nach einer Stunde Impfstelle mit Acid. carbolic. lique fact. bepinselt. Affe Nr. 217. Resultat: Kein Primäraffekt.

Versuch 43. 20. I. Wie oben. Nach einer Stunde Impfstelle kräftig mit Jodoformpulver eingerieben. Affen Nr. 219 und 220. Resultat: Keine Primäraffekte.

Versuch 44. 20. I. Wie oben. Nach 15 Minuten mit einer 50proz. Isoformglycerinpaste die Impfstellen eingerieben. Affe Nr. 357, 359, 360, 361. Resultat: Keine Primäraffekte.

Versuch 45. 6. III. Wie oben. Affen Nr. 293, 294, 295. Nach einer Stunde Impfstelle mit 5proz. Argent. nitric.-Lösung bestrichen. Resultat: Keine Primäraffekte.

v. Prowazek hatte bei seinen Untersuchungen über die Spirochaete pallida bei uns in Batavia nachgewiesen, daß die Spirochäte durch Lösungen von taurocholsaurem Natrium aufgelöst wurde. Aus diesem Ergebnis haben wir versucht praktische Konsequenzen zu ziehen.

Versuch 46. 4. IV. Anordnung wie bekannt. Nach der Impfung wurden die Stellen mit einer 10proz. Lösung von taurocholsaurem Natrium in Glycerin eingerieben. Affen Nr. 472, 474, 475 und 476. Resultat: Nr. 476 negative, 472, 474 und 475 positive Impfungen.

Das taurocholsaure Natrium hat aus allerdings vorderhand nicht ersichtlichen Gründen die Hoffnung, die wir auf dasselbe gesetzt hatten, nicht gerechtfertigt, vielleicht sind auch hier wieder die viel schwierigeren Versuchsbedingungen am Tiere als in vitro daran schuld.

Wir ersehen aus den Desinfektionsversuchen — siehe Tabelle II — an luetisch infizierten Affenaugenbrauen, daß uns eine ganze Anzahl von Mitteln in Lösungen, Suspensionen oder auch in Pulverform zur Verfügung stehen, mit denen wir beim Experiment eine Vernichtung der eingedrungenen Keime herbeiführen können. Die Luesspirochäten scheinen also auch hiernach relativ empfindliche Mikroorganismen zu sein: Sublimat, Sublamin, Kalomel, Chinin, Carbolsäure und Isoform haben sich als wirksam erwiesen, während uns nur das taurocholsaure Natrium im Stich gelassen hat. Nur hat es sich gezeigt, daß man die Konzentrationen den erschwerten Versuchsbedingungen entsprechend höher wählen muß, als bei den Versuchen in vitro.

Bei der zweiten Versuchsgruppe, den Salbenversuchen, stand auf Grund der Metschnikoffschen Experimente die Kalomelsalbe im Vordergrund.

Versuch 47. 22. V. Gewöhnliche Impfung auf beiden Augenbrauen. Nach einer Stunde wird auf die geimpften Stellen eine Salbe von der Zusammenstellung: Kalomel 10,0, Natr. chlorat. 0,24, Aqua destillata 30,0, Vaselin 20,0, Lanolin 40,0 eingerieben. Affen Nr. 99 und 101. Resultat: Beide Impfungen ergeben Primäraffekte.

Versuch 48. 31. VII. Wie oben. Affen Nr. 170 und 171. Resultat: Beide Impfungen ergeben Primäraffekte.

Versuch 49. 4. IV. Wie oben. Salbe: Kalomel 33,3, Natr. chlorat. 1,0, Aqua destillata 20,0, Lanolin 100,0 angewendet. Affe Nr. 462. Resultat: Positive Impfung.

Diese Versuche ermutigten nicht sehr zur weiteren Anwendung von Kalomel. Hatten wir demselben doch sogar Kochsalz und Wasser zugefügt, um die Reaktionsfähigkeit des Kalomels zu heben.

Günstiger fielen die Versuche mit einer Salbe aus dem schon früher erwähnten kolloidalen Kalomel, dem Kalomelol, aus.

Versuch 50. 4. IV. Anordnung wie sonst. 33proz. Kalomelolsalbe. Nach einer Stunde. Geimpft Affen Nr. 467 und 468. Resultat: Beide Impfungen negativ.

Dieser Erfolg des Kalomelol ist wohl auf seine „Löslichkeit" in eiweißhaltigen Medien zurückzuführen.

Schlechtere Resultate wurden mit Ung. Hydrarg. ciner. und mit einer Arsensalbe erzielt.

Tabelle II.

Desinfektionsversuche luetisch infizierter Stellen an Affen.

Nr. des Versuches	Nr. des Affen	Datum	Angewendetes Mittel an der Impfstelle	Zeitdauer nach der Impfung	Resultat
30	723	23. 6.	Mit gewöhnlichem Wasser abgewaschen	15 Minuten	0
31	458	4. 4.	Mit gewöhnlichem Wasser abgewaschen, dann mit Lanolin bestrichen	10 Minuten	+
31	459	4. 4.	desgl.	"	+
31	460	4. 4.	desgl.	"	+
32	281	6. 3.	Sublimatkochsalzlösung 1/1000	1 Stunde	+
32	282	6. 3.	desgl.	"	+
32	283	6. 3.	desgl.	"	0
33	285	6. 3.	Sublimatkochsalzlösung 1/500	1 Stunde	0
33	286	6. 3.	desgl.	"	0
33	287	6. 3.	desgl.	"	0
33	288	6. 3.	desgl.	"	0
34	290	6. 3.	Sublimatkochsalzlösung 1/300	1 Stunde	0
34	291	6. 3.	desgl.	"	0
34	292	6. 3.	desgl.	"	0
35	382	30. 3.	Sublimatlösung 1/500 mit 20% Glyzerin	15 Minuten	0
35	383	30. 3.	desgl.	"	0
35	385	30. 3.	desgl.	"	0
35	386	30. 3.	desgl.	"	0
35	387	30. 3.	desgl.	"	0
36	597	30. 3.	desgl.	3 Stunden	0
36	600	30. 3.	desgl.	··	0
36	609	30 3.	desgl.	"	0
37	603	30 3.	desgl.	6 Stunden	0
38	596	30. 3.	desgl.	24 Stunden	0
38	606	30. 3.	desgl.	"	0
39	388	30. 3.	Sublamin 1/500 mit 20% Glycerin	15 Minuten	0
39	389	30. 3.	desgl.	"	0
39	392	30. 3.	desgl.	"	0
39	393	30. 3.	desgl.	"	0
40	297	6. 3.	Brei aus Kalomel und Kochsalzlösung	1 Stunde	0
40	298	6. 3.	desgl.	"	0
40	300	6. 3.	desgl.	"	0
41	395	30. 3.	10% Chinin-Glycerin	15 Minuten	0
41	396	30. 3.	desgl.	"	0
41	397	30. 3.	desgl.	"	0
41	398	30. 3.	desgl.	"	0
41	399	30. 3.	desgl.	"	0
42	217	20. 1.	Acid. carbolic. liquef.	1 Stunde	0
43	219	20. 1.	Jodoformpulver eingerieben	1 Stunde	0
43	220	20. 1.	desgl.	"	0
44	357	20. 1.	50% Isoformglycerin	1 Stunde	0
44	359	20. 1.	desgl.	"	0
44	360	20. 1.	desgl.	"	0
44	361	20. 1.	desgl.	"	0
45	293	6 3.	5% Argent. nitr.-Lösung	1 Stunde	0
45	294	6. 3.	desgl.	"	0
45	295	6. 3.	desgl.	"	0

Tabelle II (Fortsetzung).

Nr. des Versuches	Nr. des Affen	Datum	Angewendetes Mittel an der Impfstelle	Zeitdauer nach der Impfung	Resultat
46	472	4. 3.	$10^0/_0$ Taurocholsaures Natrium in Glycerin	?	+
46	474	4. 3.	desgl.	?	+
46	475	4. 3.	desgl.	?	+
46	476	4. 3.	desgl.	?	0
47	99	22. 5.	Kalomel 10,0, Lanolin 40,0, Vaselin 20,0, Sol. Natr. chlorat. $(0.8^0/_0)$	1 Stunde	+
47	101	22. 5.	desgl.	„	+
48	170	31. 7.	desgl.	„	+
48	171	31. 7.	Kalomel 33,0, NaCl 1,0. Aq. destill.	„	+
49	462	4. 4.	20,0, Lanolin ad 100	1 Stunde	+
50	467	4. 4.	$33^0/_0$ Kalomelolsalbe	1 Stunde	0
50	458	4. 4.	desgl.	„	0
51	221	20. 1.	Ungt. Hydrarg. ciner.	1 Stunde	+ ?
51	222	20. 1.	desgl.	„	+
52	450	17. 6.	Liq. Kal. arsenic. 2,0, Aq. destill. 20,0, Lanolin ad 100,0	15 Minuten	0
52	452	17. 6.	desgl.	„	+
52	553	17. 6.	desgl.	„	0

Versuch 51. 20. I. Nach einer Stunde wird Ungt. Hydrarg. ciner. 10 Minuten lang in die Impfstelle eingerieben. Affen Nr. 221 und 222. Resultat: Affe Nr. 221 fraglicher, 222 typischer Primäraffekt.

Versuch 52. 17. VI. Nach 15 Minuten wird eine Salbe: Liqu. Kal. arsenic. 2,0, Aqua destillata 20,0, Lanolin ad 100,0 eingerieben. Affen Nr. 450, 452 und 453. Resultat: Nr. 450 und 453 keinen Primäraffekt, 452 Primäraffekt.

Die Salbendesinfektionsversuche haben hiernach insgesamt keine sehr befriedigenden Resultate gezeitigt; und wir haben den Gründen dieser Erscheinung nachzugehen versucht.

III. Allgemeines über Salbendesinfektion. [1])

Die verhältnismäßig schlechten Resultate, die wir bei der Desinfektion infizierter Affenaugenbrauen mit Salben erhalten hatten, veranlaßten uns die ganze Frage der antibakteriellen Wirkung von Salben mit Zusätzen von Desinfektionsmitteln nach theoretischer Richtung hin wieder einmal zu prüfen, um hierbei die Gründe zu erurieren, die an unseren Mißerfolgen schuld waren.

R. Koch hat die merkwürdige Tatsache gefunden, daß die Carbolsäure in einem fettigen Lösungsmittel, wie z. B. Öl, keine Desinfektionskraft besaß. Breslauer prüfte in einer sehr ausführlichen, in der Breslauer Hautklinik gemachten

---

[1]) Die von früher bekannten Orientierungsversuche über die Desinfektionskraft von Lösungen und Salben mit zugesetzten Antisepticis sind alle in vitro mit angetrockneten Bakterien angestellt worden. Sehr willkommen wäre es nun gewesen, wenn man derartige Versuche auch mit einem geeigneten Mikroorganismus in vivo hätte anstellen können, ohne von vornherein auf das kostbare Affenmaterial zurückgreifen zu müssen. Leider haben unsere diesbezüglichen Experimente nicht das erwünschte Resultat ergeben. Es wurde der Versuch gemacht, virulente Streptokokken an einem Kaninchenohr einzuimpfen, — wobei sich normalerweise, von der Impfstelle ausgehend, im Laufe von 24—48 Stunden eine starke erysipelartige Entzündung mit außerordentlich deutlicher Schwellung und Rötung des betreffenden Ohres entwickelte — und dann mit einer Metschnikoffschen 33 proz. Kalomel-Lanolinvaseline das Angehen der Impfung zu verhüten. An beiden Ohren wurde eine etwa linsengroße Stelle des Kaninchenohres scarifiziert und in die Stelle eine Platinöse von einer

Arbeit das bactericide Verhalten von verschiedenen Desinfizienzien in verschiedenen fettigen Salbengrundlagen, da man darauf gefaßt sein mußte, auch hier ähnliche Verhältnisse zu finden. Er kam zu dem Schluß, daß die bactericide Kraft eines Desinfiziens in Salben in einer bestimmten Abhängigkeit von der Art der Salbengrundlage stand. Er wies nach, daß Desinfizienzien, die Lanolin oder Ungt. leniens inkorporiert waren, in weit höherem Maße ihre Wirksamkeit behielten, als wenn Vaselin oder ein anderes reines Fett das Konstituens bildete. In richtiger Weise erkannte er auch die Ursachen dieses Verhaltens und gab den Wassergehalt des Ungt. leniens und des Lanolins als dieselben an.

Wird in einer Apotheke z. B. eine 1 proz. Sublimatvaseline hergestellt, so mischt man das feingepulverte Sublimat entweder rein oder mit einer Spur Wasser verrieben sorgfältig in die Vaseline hinein. Es ist nun klar, daß jetzt in der fertigen Salbe die einzelnen Partikelchen des Sublimats wegen des großen Quantitätsunterschiedes zwischen Salbengrundlage und Medikament weit in der Masse verteilt sind, und daß außerdem noch jedes Sublimatpartikelchen mit einer fettigen Hülle umgeben ist, die die Aktionsfähigkeit des Desinfiziens noch weiter einschränkt. Man kann sich ohne weiteres vorstellen, daß eine solche Salbe keinen großen Desinfektionswert haben wird, da die Wirkung immer von dem zufälligen Aufeinandertreffen der Sublimatpartikelchen mit den abzutötenden Mikroorganismen abhängig sein wird. Die durch die Salbengrundlage ausgefüllten Zwischenräume zwischen den fein verteilten körperlichen Elementen des Medikamentes müssen in einer solchen Salbe immer ganz beträchtliche sein und bilden, wie ich mich ausdrücken will, für die Desinfektionswirkung „tote Punkte". Ich führe also die Herabsetzung der Desinfektionskraft von chemischen Körpern in Salben auf die Momente der mechanischen Verteilung und Umhüllung zurück.

Günstiger gestalten sich die Verhältnisse schon, wenn die Salbengrundlage an und für sich einen bedeutenden Wassergehalt hat. Hier wird Lösung der betreffenden Medikamente in dem feinverteilten Wasser der Salbengrundlage stattfinden, und die einzelnen Tröpfchen werden als desinfizierende Lösungen in Aktion treten können. Der eigentliche Desinfektionswert einer mit einer wasserhaltigen Grundlage hergestellten desinfizierenden Salbe wird nun zunächst von der Menge des Wassers, den die Grundlage an und für sich hat, abhängig sein. Je mehr feinverteilte Wassertröpfchen in derselben enthalten sein

---

virulenten Streptokokkenreinkultur mit einem kleinen Platinspatel hineingerieben. Fünf Minuten nach der Impfung wurde die Impfstelle des einen Ohres mit der Kalomelsalbe energisch eingerieben, das andere als Kontrolle unberührt gelassen. Nach 24 Stunden waren die Entzündungserscheinungen an beiden Ohren in der gleichen Weise ausgebildet. — Ein zweiter Versuch wurde in derselben Weise mit Jodtinktur ausgeführt. Auch hier entwickelten sich beiderseits an den Ohren die gleichen erysipelartigen Erscheinungen. Es hat also in den wenigen Minuten eine solche Verschleppung dieser außerordentlich virulenten Bakterien, allerdings durch das mechanische Hineinpressen durch die Manipulation des Impfens unterstützt, stattgefunden, daß die Kokken selbst für so energische Desinfektionsmittel, wie die Jodtinktur, nicht mehr erreichbar waren. Auf Grund dieser Erfahrungen haben wir dann von weiteren Versuchen mit Streptokokken Abstand genommen. —

werden, um so mehr werden die „toten Punkte" verringert werden. Weiter wird die Wirkung aber auch davon abhängig sein, daß sich das Desinfiziens gleichmäßig überall in gleicher Konzentration löst. Es ist aber leicht einzusehen, daß gerade diese Forderung bei der gewöhnlichen Herstellung von Salben sehr schwer zu erfüllen sein wird. Jedenfalls müßte solch eine Salbe sehr lange im Mörser gerieben werden und schließlich hat man doch kein Kriterium, um entscheiden zu können, ob in allen Wassertröpfchen ein solcher Ausgleich stattgefunden hat, daß wir nun überall eine gleiche Konzentration haben, daß nicht gerade in einigen, die vielleicht zufällig mit den abzutötenden Mikroorganismen in Berührung kommen, eine Konzentration vorhanden ist, die unter der Abtötungsgrenze derselben für die in Frage kommenden Bakterien liegt. Immer ist aber auch noch mit dem Umstande zu rechnen, daß durch die fettige Umhüllung der Wassertropfen die Aktion der Desinfektionslösungen zum Teil eine behinderte sein wird.

Beiden Forderungen, der des reichlichen Wassergehaltes der Salbengrundlage und der gleichmäßigen Verteilung des Desinfiziens, kann man nur dadurch gerecht werden, daß man eine zunächst wasserfreie Salbengrundlage von starker Wasseraufnahmefähigkeit wählt und ihr das Desinfiziens als wirksame Lösung in möglichst großer Menge einverleibt.

Daß diese meine theoretischen Überlegungen auch den tatsächlichen Verhältnissen entsprechen, konnte ich auf Grund von bakteriologischen Desinfektionsversuchen nachweisen. Die Methodik, der ich mich bediente, lehnte sich an die Versuche von Breslauer an. Als Prüfungsobjekt wurde ein gegen Desinfizientien relativ fester Staphylococcus aureus, der aus einem Kopfekzem gezüchtet war, verwendet. Eine 48stündige flächenhaft geimpfte Kultur wurde mit 5 ccm steriler Kochsalzlösung übergossen und die Kokken mit der Platinöse darin aufgeschwemmt. Diese Aufschwemmung wurde nach einigem Schütteln durch ein steriles Glaswollefilter in ein Reagensglas filtriert, auf dessen Boden sich einige Glasperlen befanden. Mit diesen Glasperlen wurde die Bakterienaufschwemmung so lange geschüttelt, bis bei mikroskopischer Betrachtung die Kokken, ohne Konglomerate zu bilden, gleichmäßig verteilt erschienen. Mit dieser Kokkensuspension benetzten wir 2 qcm große Glasplättchen und ließen diese dann bei Zimmertemperatur in einer Petrischale trocknen. Diese Glasplättchen wurden in die zu prüfende Salbe sorgfältig unter Vermeidung von Luftblasen versenkt und nach bestimmten Zeiten herausgenommen. Die an den Plättchen haftende Salbe wurde durch Schütteln derselben in einem Reagensglas mit Äther entfernt, was bei mehrmaligem Wechseln des Äthers ziemlich leicht vonstatten ging. Breslauer konnte die Unschädlichkeit dieser Prozedur für die angetrockneten Bakterien beweisen, und auch ich habe mich durch Kontrollversuche davon überzeugt. Nach nochmaligem Abspülen der Plättchen mit Kochsalzlösung kamen dieselben dann in Nährbouillon. Nach fünftägiger Beobachtungsdauer wurden die Resultate als die endgültigen angenommen. Breslauer dehnte die Beobachtungszeit auf 14 Tage aus; ich konnte aber bei einer Reihe von Versuchen nach einer fünftägigen Beobachtung Änderungen der Resultate nicht mehr beobachten und habe mich daher an diese Zeit gehalten.

Nach dieser Methodik habe ich nun eine Anzahl von Desinfektionsversuchen mit einer Sublimatsalbe angestellt. Als Grundlage benutzte ich zunächst das stark wasseraufnehmende Eucerin. Eine Zusammenstellung dieser Versuche lasse ich in der Tabelle folgen.

Tabelle III.

Versuchs-Nummer	Grundlage	Sublimat	Kochsalz	Wasser	5′	10′	15′	30′	1ʰ	2ʰ
53	Eucerin	0,5%	1%	5%	+	+	+	+	+	+
54	,,	0,5%	1%	7%	+	+	+	+	+	0
55	,,	0,3%	0,6%	20%	+	+	+	0	0	0

Aus der Zusammenstellung der drei Versuche ersehen wir, daß mit der Menge des Wassers, in der das Sublimat gelöst der Salbe einverleibt wurde, auch die Desinfektionskraft gewachsen war. In Versuch 55, in dem der Grundlage das Sublimat gelöst in 20 ccm Wasser zugesetzt war, finden wir, daß die Abtötung der angetrockneten Bakterien in einer halben Stunde erfolgt ist, obgleich der Sublimatzusatz etwas geringer ist als bei den Versuchen 53 und 54, bei welchen Versuchen, das Sublimat in 5 resp. 7 ccm Wasser gelöst, noch nach zwei resp. einer Stunde eine Abtötung nicht eingetreten war. Als ein sehr gutes Ergebnis konnte man aber auch das Resultat des letzten Versuches nicht bezeichnen. Ein Versuch, den ich mit einer 0,3 proz. Sublimatkochsalzlösung den angetrockneten Bakterien gegenüber anstellte, zeigte aber, daß man ein viel besseres Resultat nicht erwarten durfte, denn auch die reine wässerige Sublimatkochsalzlösung brauchte mitunter dieselbe Zeit, um die angetrockneten Bakterien, deren auffallende Resistenz ja bekannt ist, vollständig abzutöten.

Paul und Krönig hatten nun nachgewiesen, daß ein Alkoholzusatz sowohl bei Argent. nitric. als auch bei Sublimatlösungen die desinfizierende Kraft bedeutend erhöht, und zwar liegt das Optimum des Zusatzes zu Sublimatlösungen bei 25%. Mit solch einer 25% Alkohol enthaltenden 0,3 proz. Sublimatkochsalzlösung habe ich Abtötungsversuche bei den angetrockneten Bakterien gemacht und gefunden, daß eine 0,3 proz. Sublimatlösung dieselben resistenten Bakterien meistens schon in 5 Minuten abtötet. Mit einer 0,4 proz. Sublimatlösung erreichte ich immer sichere Abtötung der Bakterien in dieser Zeit, während, wie erwähnt, eine reine 0,3 proz. Sublimatkochsalzlösung mitunter eine halbe Stunde brauchte, um die angetrockneten Kokken zu vernichten.

Eine solche Konzentration mußte also die einer Salbengrundlage einverleibte Lösung haben, um gegen die angetrockneten Bakterien in kurzer Zeit sicher desinfizierend wirken zu können, und es lag nahe, der Salbengrundlage gleich eine möglichst große Menge dieser Lösung beizumischen. Nachdem ich eine Anzahl der gegebenen stark wasseraufnehmenden Salbengrundlagen probiert hatte, wie

Lanolin anhydric., Eucerin anhydric., Mitin usw., ergab sich, daß dieselben wohl einen sehr hohen Prozentsatz von Flüssigkeit sich einverleiben ließen, daß sie aber hoch mit Wasser gesättigt beim Verstreichen oder anderen mechanischen Insulten das Wasser nicht „hielten". Die Flüssigkeit trat hierbei in kleinen oder großen Tropfen aus, was, in Rücksicht auf das praktische Ziel der Syphilisprophylaxe, höchst unwillkommen war.

Ich konstruierte mir nun mit Hilfe von Cetylalkohol, Cera flava, Ungt. paraffini und Vaseline eine Salbengrundlage, der ich 50% der betreffenden Sublimatlösung zusetzen konnte, ohne daß diese Salben die oben gerügten Mängel zeigten. Mit solchen Salben, die eigentlich 0,2proz. Sublimatsalben waren, in Wirklichkeit aber das Sublimat in der wirksamen 0,4proz. alkoholischen Lösung enthielten, stellte ich nun weitere Versuche an. Es ergab sich, daß es nur in einer Anzahl von Fällen gelang, mit dieser Salbe die angetrockneten Bakterien auf allen zu einer Versuchsreihe verwendeten Glasplättchen abzutöten. Es kam vor, daß innerhalb der einzelnen Versuchsreihen mitunter doch noch von einzelnen Plättchen Kokken in der Bouillon angingen. Wenn sich z. B. die Plättchen nach 5—10 Minuten langer Einwirkung als steril erwiesen hatten, so ereignete es sich, daß Plättchen nach 15 Minuten langer Salbeneinwirkung noch Wachstum in der Bouillon hervorrufen konnten, während die Versuche mit längeren Zeiträumen wieder steril blieben.

Es zeigte sich also auch hier noch eine gewisse Unzuverlässigkeit in der Wirkung desinfizierender Salben, obgleich wir eine Kombination vor uns hatten, die nach unseren theoretischen Überlegungen und experimentellen Erfahrungen das denkbar Beste leisten mußte. Die Fehlschläge sind wohl, wie ich schon oben auseinandergesetzt habe, auf die zwischen den Lösungströpfchen befindliche indifferente Grundsubstanz der Salbe zurückzuführen. Wir mußten also versuchen, noch weiter das Verhältnis zwischen Salbengrundlage und desinfizierender Lösung in der fertigen Salbe zu verschieben. Mit Fetten, auch den wasseraufnehmenden, ließ sich der Zweck anscheinend nicht erreichen.

Am geeignetsten erschien es uns nun, die Sublimatlösung durch gewisse Quellungsmittel zu gelatinisieren, gewissermaßen in eine feste Form zu bringen. Nach mannigfachen Versuchen fanden wir in einem geringen Zusatz von Amylum, Traganth, Gelatine zu der 0,4proz. Sublimatkochsalzlösung (25% Alkohol enthaltend) den Weg, um unseren Zweck zu erreichen. Diese Salbe hatte nur den einen Nachteil, daß dieselbe sehr schnell auf der Haut trocknete, was immerhin für die praktische Anwendung nicht sehr zweckmäßig war. Wir versuchten nun, den größten Teil des Wassers durch Glycerin zu ersetzen, um diesem Mangel abzuhelfen. Bei den Desinfektionsversuchen machten wir aber die Erfahrung, daß in dieser stark glycerinhaltigen Salbe die Desinfektionskraft des Sublimats ganz besonders herabgesetzt war. Es stand diese Beobachtung im Einklang mit einer Erfahrung von Wunschheim, nach der Desinfizientien in Glycerin sich sehr unzuverlässig verhalten. Es galt nun durch Versuche die zulässige Grenze des Glycerinzusatzes in Sublimatlösungen zu ermitteln, wie es aus der folgenden Tabelle zu ersehen ist:

Tabelle IV.

Versuchs-Nummer	Lösung	Glycerin	5′	10′	15′	30′	45′	60′
56	0,4 Sublimat 0,8 NaCl, 25% Alkohol	85%	+	+	+	+	+	+
57	0,4 Sublimat 0,8 NaCl. 25% Alkohol	85%	+	+	+	+	+	+
58	0,4 Sublimat 0,8 NaCl, 25% Alkohol	60%	+	+	+	0	0	0
59	0,4 Sublimat 0,8 NaCl, 25% Alkohol	60%	+	+	0	0	0	0
60	0,4 Sublimat 0,8 NaCl, 25% Alkohol	25%	0	0	0	0	0	0
61	0,4 Sublimat 0,8 NaCl, 25% Alkohol	25%	+	0	0	0	0	0
62	0,4 Sublimat 0,8 NaCl, 25% Alkohol	25%	0	0	0	0	0	0

Bei einem Zusatz von 25% Glycerin tritt keine besonders ausgesprochene Herabsetzung der Desinfektionskraft der Sublimatlösung ein, während eine solche bei einem Zusatz von 85% Glycerin ganz eklatant ist. Die Versuche waren wieder mit demselben Kokkenstamm nach der Methode von Breslauer angestellt.

Mit dieser Amylum-Traganth-Gelatinesalbe aus einer 25% Alkohol und 25% Glycerin enthaltender 0,4 proz. Sublimatlösung hergestellt wurden dann wieder Desinfektionsversuche mit angetrockneten Bakterien ausgeführt. Bei vier Versuchen zeigte es sich, daß diese Salbe in 5 Minuten prompt desinfizierte. Bei Anstellung einer noch größeren Reihe von Versuchen wäre es wohl möglich gewesen, daß auch hin und wieder ein Versager eingetreten wäre, wie bei den Versuchen mit den Lösungen allein in Versuch 61. (Tabelle IV.) Es mag dies daher kommen, daß die Bakterienaufschwemmung manchmal an einzelnen Stellen in etwas dickerer Schicht eintrocknet und daß dann 5 Minuten nicht genügen, um die Kokken zusammen mit angetrockneten Resten der Bouillon durch die Salbenflüssigkeit zu weichen und in der Tiefe zum Absterben zu bringen. Im allgemeinen können wir aber sagen, daß wir in dem so zusammengesetzten Präparat eine Salbe haben, der wir die gleiche Desinfektionskraft zutrauen können, wie der entsprechenden Sublimatlösung.

Von Gottstein war die Behauptung aufgestellt worden, daß eine Sublimat-Lanolinsalbe, der Sublimat als Lösung zugesetzt wurde, dieselbe desinfizierende Kraft hätte, wie die inkorporierte Sublimatlösung. Diese Behauptung ist schon von Breslauer widerlegt worden und stimmt auch mit meinen diesbezüglichen Versuchen nicht überein.

Die individuelle Syphilisprophylaxe.

Zwei Wege sind es, die wir beschreiten müssen, um die Weiterverbreitung der Syphilis als Volksseuche einzudämmen:

1. den der allgemeinen und
2. den der persönlichen Prophylaxe.

Den ersten Weg einschlagend, müssen wir dafür Sorge tragen, daß möglichst alle im Volke vorhandene Syphilis einer rationellen Therapie unterworfen wird. Hierdurch erreichen wir, daß die Zahl der Infektionsquellen vermindert und damit die Verbreitung eingeschränkt wird. In dankenswerter Weise hat sich die von A. Neisser, Blaschko, Lesser u. a. gegründete „Deutsche Gesellschaft zur Bekämpfung der Geschlechtskrankheiten" dieser großen Aufgabe gewidmet. Eine möglichst vollkommene Sanierung der Prostitution, Gelegenheit zur ärztlichen Behandlung für jedes auch unbemittelte geschlechtskranke Individuum, sei es durch Krankenkassen, sei es durch öffentliche Mittel und namentlich allgemeine Belehrungen, sind die Ziele, die sich die genannte Gesellschaft gesteckt hat, und in der Tat hat sie schon bemerkenswerte Fortschritte durch von ihr inaugurierte Änderungen in der Gesetzgebung und durch öffentliche Aufklärung der breiten Volksschichten erreicht.

Der allgemeinen Prophylaxe muß aber die individuelle Syphilisprophylaxe ergänzend zur Seite stehen. Sie soll dem einzelnen Individuum die Vorschriften geben, die nach dem jetzigen Stande unserer Wissenschaft als die zweckmäßigsten erscheinen, nach einer etwaigen Berührung mit luetischem Virus dieses am Orte der Infektion möglichst schnell und sicher zu vernichten. Beide Arten der Prophylaxe, die allgemeine und die individuelle, stehen vollständig gleichwertig, sich gegenseitig ergänzend, nebeneinander. Beiden Wegen hat man das gleiche Interesse entgegenzubringen.

Entsprechend der uns gestellten Aufgabe werden wir uns an dieser Stelle nur mit der individuellen Prophylaxe befassen.

Die Versuche, die Syphilis durch eine individuelle Prophylaxe zu bekämpfen, reichen mehrere Jahrhunderte zurück, konnten aber ihre volle Wertigkeit erst durch den Aufschwung der experimentellen Syphilisforschung in den letzten Jahren beweisen. Bezüglich der Geschichte der persönlichen Syphilisprophylaxe verweise ich auf die ausführlichen Arbeiten von Le Pileur und Maisonneuve, die diese Materie in ausführlicher Weise behandelten. Ich will hier nur kurz auf Grund der genannten Arbeiten einige der Wege charakterisieren, die in früheren Jahrhunderten eingeschlagen wurden.

Der berühmte venezianische Arzt Nikolaus Massa empfahl in seinem Buche „De morbo Gallico" (1532) Waschungen post coitum mit weißem Wein oder Essig als Vorbeugungsmittel gegen die Syphilis. Frakastor gab den Gebrauch von Citronensaft an. Gabriel Fallopio (1555) zog Mundwässer, aus Quecksilber und Guajac bereitet, vor; sein Schüler Agoto (1564) ließ mit aromatischen Abkochungen waschen, Petronius mit Mischungen von Urin und Campherwein. Rauchin betrat 1640 einen neuen Weg, indem er durch Wärme verflüssigte Pflaster vor dem Coitus lokal angewendet wissen wollte. Der Leipziger Professor Ettmüller griff 1690 zur Anwendung einer Mischung von Terpentin und Wein. Palmarius glaubte an die Wirksamkeit einer Guajakabkochung mit Wein. 1733 empfahl Desault die Anwendung von Quecksilbersalben, indem er sich die Vorstellung machte, daß die Syphilis durch kleine „unsichtbare Würmer" hervor-

gerufen würde, die auf Grund der therapeutischen Erfahrungen durch Quecksilber deletär beeinflußt würden. Er schloß daraus weiter, daß das Quecksilber
die Erreger auch vernichten müßte, wenn dieselben sich kurz nach der Übertragung
nur in den oberflächlichsten Schichten der Haut befinden; eine also durchaus
unseren heutigen Anschauungen entsprechende Ansicht. 1770 versuchte Mahon
Waschungen mit Alaunlösungen einzuführen. Der Engländer Warren ließ Ende
des 18. Jahrhunderts ante coitum Einfettungen mit adstringierenden Salben vornehmen, post coitum Waschungen und Injektionen mit alkalischen Lösungen.
Guilbert de Préval schuf 1772 ein Prophylaktikum aus destilliertem Wasser,
Kalkwasser, Alkohol und Sublimat, Peyrilhe 1774 ein solches aus verdünntem
Ammoniak. Hunter, Fordyce und Mederer ließen in Anlehnung an Warren
schwache Lösungen von Lauge gebrauchen. Hunter empfahl außerdem noch
heißes Wasser und Sublimatlösung. Auf Sublimatlösungen legte auch Malpert
großen Wert. Coster stand 1829 auf dem Standpunkte, daß durch Chlor das
luetische Virus zerstört werden müßte und empfahl daher die Anwendung von
Chlor abspaltenden Chemikalien, wie Chlorkalk usw. Er will auch an Menschenmaterial die Beobachtung gemacht haben, daß diese Maßnahmen vor der Syphilisinfektion geschützt hätten; auch Ricord wandte sein Interesse derartigen chemischen Verbindungen zu. 1812 trat Luna Calderon mit einem neuen Prophylaktikum auf, dessen Zusammensetzung er aber nicht verraten und mit in sein
Grab genommen hat. Er machte auch an sich einen diesbezüglichen Versuch, der
günstig ausfiel. Nach der Beschreibung des Verlaufes der Erscheinungen an den
Kontrollimpfstellen scheint das Virus aber von einem Ulcus molle entnommen zu
sein, so daß der Versuch nicht viel besagt. Langlebert hatte 1851 ein aus Alkohol,
Kaliseife und Citronenöl bestehendes Prophylaktikum, erfunden und auch er machte
einen Versuch am Menschen, bei dem es sich aber wieder anscheinend auch nur
um Übertragung von Ulcus molle handelte, da schon am nächsten Tage die Kon-
trollstellen Reaktionserscheinungen zeigten, während die prophylaktisch behandelten Impfstellen reaktionslos verliefen.

In dem Zeitalter der Antisepsis mehrten sich die Empfehlungen von desinfizierenden Lösungen, und besonders waren es Quecksilberlösungen, die sich der
größten Beliebtheit erfreuten. Aus der Erfahrung wußte man, daß Applikationen
von Quecksilberverbindungen auf luetische Efflorescenzen diese zum Schwinden
bringen, und hieraus schloß man, daß das Quecksilber einen deletären Einfluß auf
die Syphiliserreger haben müßte. Daß die Erwägungen sich in richtigen Bahnen
bewegt haben, ist später durch die Beobachtungen von Lévy-Bing und Volk
bewiesen worden.

Lévy-Bing teilte Patienten mit annähernd gleich alter Infektionszeit in zwei
Gruppen. Die erste behandelte er mit Injektionen von Quecksilberbijodüre, bei der
anderen Gruppe wurden die Primäraffekte nur täglich mit Quecksilbersalbe eingerieben.
Täglich wurde mikroskopisch das Verhalten der Spirochäten untersucht und es
stellte sich heraus, daß man sowohl durch lokale, als auch durch allgemeine Behandlung die Spirochäten etwa in der gleichen Zeit zum Verschwinden bringen kann.

Volk konnte nachweisen, daß man in vorher reichliche Spirochäten aufweisenden Condylomata lata diese durch Aufstreuen von Kalomel bald zum Verschwinden bringen könne.

Sublimatwaschungen wurden in der neueren Zeit empfohlen von Acevedo, Bernheim, Guiard, Ferenery, Feistmantel, Loeb, W. Siebert, Sterne. Tandler u. a. Zwischen diesen Empfehlungen durch gingen Versuche, auch reines Quecksilber oder andere Mercurialverbindungen für diese Zwecke nutzbar zu machen. Behrmann empfahl Einreibungen der Genitalien mit grauer Salbe post coitum, Paul Cohn die Ledermannsche Resorbinquecksilbersalbe ante coitum und Waschungen mit einer Quecksilberseife post coitum. Für graue Salbe trat auch Richter ein, der dieselbe „in Form von Salbenkerzen“ mit ¼% Resorcinzusatz angewendet wissen wollte. Feibes riet zur Anwendung des Hg. salicylic. in schleimiger Lösung, Grosse zum Hydrarg. oxycyanatum in einer Mischung von Gelatine und Glycerin, Bonnet zur Kalomelsalbe. Von anderen nicht mercuriellen Desinfizienzien empfahlen Uhl, Erich Schulze und andere eine dem Gonokokkenprophylaktikum „Viro“ beigegebene 1% Formalin haltige Wachssalbe. Zenner eine Mischung von Sapo oleacei 1,0, Chinosol 0,005, Acid. benzoic. 0,1, Hexamethylentetramin 0,001. Hiervon sollen Vaginalkugeln hergestellt und in die Vagina ante coitum eingeführt werden.

Neben dem Prinzip der Abtötung des eventuell frisch in die Haut eingedrungenen Syphilisvirus verfolgte man auch den Gedanken, durch einen fettigen Überzug die gefährdeten Teile der Genitalien überhaupt vor dem Eindringen des Virus zu schützen. Neisser empfahl solche Einfettungen als aller Voraussicht nach zweckentsprechend 1895. Besonderen Wert auf das Prinzip der Einfettung ante coitum legten weiter Bernheim, Carle. Feibes, Fluß, Gerson, Erich Hoffmann, Max Joseph, Loeb, Micheli u. a., sei es, daß diese Autoren reine Fette oder solche mit einem medikamentösen Zusatz dazu in Vorschlag brachten. Für die Nützlichkeit solcher Einfettungen spricht auch unser Versuch 29.

In eine andere Phase trat die ganze Angelegenheit, als Metschnikoff und Roux zeigten, daß die Syphilis auf Affen übertragbar ist. Metschnikoff selbst war auch der erste, der in Gemeinschaft mit Roux die Syphilisprophylaxe in den Kreis seiner experimentellen Untersuchungen zog. Metschnikoff wies unter Anstellung von Kontrollversuchen, nach, daß man mit einer 50 proz. Hydrarg. ciner. Salbe bei einem Schimpansen und bei einem Macacus cynomolgus eine luetisch infizierte Impfstelle desinfizieren und so den Ausbruch der Krankheit, dem die Kontrolltiere verfielen, verhindern konnte. Mit gleichem Erfolge wendete er auch Salben mit Hydrarg. praecipitat. alb. und salicylarsenigsaurem Quecksilber an. Schließlich fand er als am geeignetsten für die Syphilisprophylaxe eine 33 proz. Kalomel-Lanolinvaseline. Mit diesem Präparat wurde dann auch der allbekannte Versuch am Menschen, an dem damaligen Studenten der Medizin Maisonneuve angestellt, bei dem es ebenso wie bei den Affenversuchen gelang, durch Anwendung der 33 proz. Kalomelsalbe in die Haut hineingeriebenes Virus in loco zu vernichten, während die Virulenz des verwendeten Materiales an Affen bewiesen wurde.

Von Metschnikoff, Roux und Maisonneuve ging nun auf Grund der ausgeführten Experimente eine sehr energisch befürwortete Empfehlung der 33 proz. Kalomelsalbe zur Syphilisprophylaxe aus. Maisonneuve schrieb z. B.: „Es ist unbestreitbar, daß die präventive Anwendung der Kalomelsalbe bei den Individuen, die davon Gebrauch machen werden, den Ausbruch der Syphilis verhindern wird." Die Tagespresse bemächtigte sich sowohl in Frankreich als auch bei uns in Deutschland der Angelegenheit, brachte sie den breiten Schichten des Publikums zur Kenntnis, und sehr zum Schaden der ganzen Angelegenheit griff eine kritik- und sorglose Anwendung des Mittels, gestützt auf die Autorität des Erfinders, zum größten Teil unter Umgehung persönlicher ärztlicher Ratschläge um sich. Es dauerte auch nicht lange, als eine Anzahl bekannt werdender Mißerfolge die Methode zu diskreditieren anfingen.

In ärztlichen Kreisen begegnete man den Metschnikoffschen Lobpreisungen von vornherein mit einem gewissen Mißtrauen, hervorgerufen durch die vorher schon erwähnte uneingeschränkte, geradezu eine absolute Sicherheit verbürgende Empfehlung Metschnikoffs. Neisser erhob schon auf dem Berliner internationalen Dermatologenkongreß aus rein theoretischen Gründen gegen eine solche apodiktische Anschauung über die unfehlbare Wirksamkeit der Kalomelsalbe Einspruch. Auf dem Berner Dermatologenkongreß stützte er sich dann noch in seinen Einwendungen gegen die Metschnikoffsche Vorschrift auf die von ihm bis dahin vorgenommenen Affenexperimente, die nicht sehr für die Zweckmäßigkeit der Kalomelsalben sprachen, und auf eine Anzahl von Mißerfolgen, über die in der Literatur berichtet wurde.

Metschnikoff suchte den Einwänden Neissers dadurch zu begegnen, daß er hervorhob, daß die bei den Neisserschen Versuchen angewendeten Salben nur 10% Kalomel enthalten hätten statt der von ihm verlangten 33%. Metschnikoff selbst stellte noch Versuche mit 10 proz. Kalomelsalben an, die auch bei ihm fehlschlugen. Aber nachträglich von uns angestellte Versuche mit einer 33 proz. Kalomelsalbe (siehe Versuch 46) zeigten, daß auch eine so hochprozentige Kalomelsalbe im Versuch versagen kann. (Siehe auch Hügel.)

Wie schon erwähnt, waren eine ganze Anzahl von Fehlschlägen bei der Anwendung der Metschnikoffschen Präventivsalbe aus der Praxis heraus publiziert worden. Carle zitierte vier persönliche Beobachtungen, bei denen die Patienten Opfer des Vertrauens zu der Metschnikoffschen Salbe wurden. Butte standen fünf Fälle des Mißlingens zur Verfügung; zwei der Patienten akquirierten Syphilis, obgleich sie die genauen Vorschriften zur Anwendung der Salben erhalten und befolgt hatten, bei den drei anderen Fällen, die Butte nachträglich in Behandlung bekam, konnte er sich nicht darüber äußern, ob eine zweckmäßige Anwendung stattgefunden hätte oder nicht. Zwei Fälle von erfolgter Infektion trotz angewendeter Prophylaxe werden von Gaucher angeführt. Es mehrten sich aus ärztlichen

Kreisen auf Grund rein theoretischen Erwägungen die Stimmen, die vor einem allzugroßen Vertrauen der Metschnikoffschen Salbe warnten, zum mindesten aber gegen die derselben nachgerühmten absoluten Sicherheit Front machten. Neben den schon erwähnten Äußerungen Neissers nahmen den Standpunkt der bedingten Sicherheit ein Gerson, Hügel, Lévy-Bing, Meschtscherski, Bogrow, Renault und Vorberg.

Haben wir nun in der **Metschnikoff**schen Präventivsalbe das Mittel in Händen, das trotz der günstigen experimentellen Erfahrungen **Metschnikoffs** aus rein **theoretischen** Überlegungen heraus uns als das beste erscheinen mußte?

Wir glauben dieser Annahme nicht ohne weiteres zustimmen zu können, wenn wir die Salbe, ihre Bestandteile und ihre Zusammensetzung einer näheren kritischen Betrachtung unterziehen.

Die Idee, die uns bei unseren prophylaktischen Maßnahmen leitet, ist die, durch Desinfektionswirkung das in die oberflächlichen Schichten der Haut eingedrungene luetische Virus zu zerstören. Aus schon vorher erläuterten Gründen hat man sich den Quecksilberverbindungen zugewendet. Es hatte sich, wie bekannt, herausgestellt, daß Quecksilber bei lokaler Anwendung Spirochäten zum Verschwinden bringt, d. h. vernichtet. Von allen Desinfizienzien scheint den Quecksilberverbindungen besonders diese Eigenschaft zuzukommen, etwa wie man gefunden hat, daß die Gonokokken gegen Silberverbindungen von ganz besonderer Empfindlichkeit sind. Von der Wirkung, die das Quecksilber, durch Inunktionen oder Injektionen einem luetischen Organismus einverleibt, in demselben auf das luetische Virus ausübt, wollen wir an dieser Stelle absehen. Es müssen hier ganz andere Faktoren mitspielen, die sich vorderhand noch unserer Beurteilung entziehen; die Heilwirkung des Quecksilbers kann man nicht ohne weiteres als eine direkte Desinfektion des Organismus auffassen, da die in die Zirkulation kommenden Quecksilbermengen im Verhältnis zur Größe eines menschlichen Organismus viel zu gering sind, um in solchen Konzentrationen als desinfizierend gegen Spirochäten in Betracht kommen zu können. Erinnern will ich hier an die an anderer Stelle angeführten Versuche, bei denen direkt unter die Infektionsstelle gleich nach der Impfung Quecksilberlösungen injiziert wurden, ohne daß es durch diese Maßnahmen gelang, das Entstehen eines Primäraffektes zu verhindern. Gewisse Analogien liegen hier wohl mit der Wirkung des Atoxyls auf die Syphilis vor. Das Atoxyl, außerhalb des Organismus von nur geringem Einfluß auf das luetische Virus, zeigt dem Organismus innerlich einverleibt eine ausgesprochene Beeinflussung desselben. Levaditi und Yamanouchi konnten dieses an der mit Syphilis infizierten Cornea des Kaninchens auch experimentell beweisen. Durch subcutane Injektionen von Atoxyl konnten diese Autoren die Entwicklung der luetischen Keratitis und die Vermehrung der Spirochäten ausschalten, während Atoxyl in die vordere Kammer injiziert keinen Einfluß auf die Parasiten ausübte. Hieraus wurde geschlossen, daß das Atoxyl im Organismus erst gewisse Umwandlungen erfahren müßte, um es gegen die Spirochäten wirksam zu machen. Anders aber liegen die Verhältnisse bei der örtlichen prophylaktischen Anwendung. Hier ist nur mit den direkt desinfizierenden Wirkungen der Quecksilberverbindungen zu rechnen, und nicht mit jener, die uns bei der im Organismus sich abspielenden Quecksilbertherapie entgegentritt.

Ein anderes Moment als das der reinen Desinfektion will Terebinsky zur Erklärung der Syphilisprophylaxe heranziehen. Er untersuchte Affenaugenbrauen histologisch, die scarifiziert, mit 33 proz. Kalomellanolin eingerieben waren und nach 6 Stunden excidiert wurden. Er fand hier am Orte der Salbenanwendung eine Entzündungsreaktion mit energischer aktiver Beteiligung der Polynucleären. Diese Entzündungserscheinungen sollen indirekt den deletären Einfluß auf die Syphiliserreger ausüben. Es läßt sich nun nicht von der Hand weisen, daß diese Momente, die nicht nur bei dem Kalomel, sondern höchstwahrscheinlich bei der Anwendung jedes anderen Quecksilberpräparates zutreffen werden, in manchen Fällen eine Rolle spielen können, und vielleicht in Fällen, in denen die Spirochäten schon tiefer eingedrungen sind, es auch tun werden. Wir müssen jedoch trotz alledem eine direkte Abtötung, als die sicherste Maßnahme, zu erstreben suchen.

Es ist also zu postulieren, daß ein gutes Syphilisprophylaktikum auch eine gute desinfizierende Wirkung entfaltet. Können wir nun eine solche von der 33 proz. Kalomelsalbe nach Metschnikoff erwarten?

Wenn wir die starke Herabsetzung aller Desinfizienzien in fettigen Vehikeln und die allgemeine chemische Indifferenz des Kalomels, das erst durch gewisse langsam erfolgende Umwandlungen desinfizierend wirksam wird, in Betracht ziehen, so müssen wir von vornherein dieser Frage mit großem Skeptizismus entgegentreten. Besonders beweisend für die Herabsetzung des Kalomels durch die Salbengrundlage, allein aus der praktischen Versuchserfahrung heraus, sind Versuch 40 und Versuche 47, 48, 49 nebeneinander gestellt. Durch die Anwendung einer wässerigen Kalomelsuspension gelang es, die Infektion zu vermeiden, während die Kalomelsalben versagten. Über einen Affenversuch, der mit Kalomelsalbe versagte, berichtet auch Hügel.

Zwecks Feststellung des allgemeinen Desinfektionswertes von Kalomel habe ich nach der schon angeführten Breslauerschen Methode eine Anzahl von Versuchen ausgeführt. Ich habe zunächst in eine Suspension von Kalomel zu 33% in Aqua destillata die Plättchen mit dem angetrockneten Staphylococcus aureus (derselbe Stamm wie bei den Versuchen in Tabelle III) getan und gefunden, daß eine Abtötung der Bakterien erst nach $^3/_4$ Stunden erfolgte. Ich hatte somit den Desinfektionswert, den das Kalomel ohne jeden Zusatz den angetrockneten Bakterien gegenüber hat. Bei zwei Versuchen mit einer 33 proz. Kalomelvaseline gelang es in einem Falle, die Kokken nach 2 Stunden abzutöten, in einem anderen Falle konnte ich aber, nachdem das Plättchen 3 Stunden sorgfältig eingebettet in der Salbe gelegen hatte, noch Wachstum in der Bouillon erzielen. Bei einem weiteren Versuch mit einem 33 proz. Kalomellanolin, dem noch 20% Wasser und 1% Kochsalz zugefügt war, konnte ich nach 3 Stunden ebenfalls noch lebensfähige Kokken durch die Kultur nachweisen.

Es ist nun gegen diese Versuche mit angetrockneten Bakterien oft der Einwand erhoben worden, daß diese Versuche nicht den natürlichen Verhältnissen entsprechen, da die angetrockneten Kokken resistenter gegen die Desinfizienzien wären, als solche in feuchten Medien. Ich habe daher die Versuche noch in folgender Weise modifiziert: Zu 10 g eines 33 proz. Kalomellanolins wurde 1 ccm einer frischen Aureuskultur getan und in einem sterilen Mörser sorgfältig verrieben. Ich nahm dann eine Anzahl Reagensgläser, die 10 ccm physiologische Kochsalzlösung und 10 ccm Äther in der bekannten Schichtung übereinander enthielten. Nach bestimmten Zeiten entnahm ich dem Salben-Kokkengemenge etwa 1 g mit einem sterilen Glasstabe, tat dasselbe in die Kochsalz-Äthermischung und schüttelte es durch. In wenigen Augenblicken löste sich das Lanolin in dem Äther, während das Kalomel und die Bakterien in der unteren Wasserschicht verblieben. Ich filtrierte jetzt durch ein steriles Papierfilter, um das Kalomel zurückzuhalten. Nach dem Filtrieren entnahm ich der unteren Wasserschicht drei Platinösen und übertrug dieselben auf eine möglichst reichliche Bouillonmenge. Bei dieser Versuchsanordnung trat auch erst nach einer halben Stunde Abtötung der Kokken ein, obgleich hier bei der innigen Vermengung von Kalomelsalbe und Kokkenaufschwemmung die allergünstigsten Bedingungen für die Abtötung vorlagen. Durch Kontrollversuche, die in denselben Mengenverhältnissen mit reinem Lanolin und Aureusaufschwemmung angestellt wurden, habe ich mich vorher davon überzeugt, daß die Prozeduren die Kokken nicht schädigen, denn nach 3 Stunden konnte ich mit Sicherheit noch auf die oben angegebene Weise die Kokken aus dem Lanolin wieder herauszüchten.

Ich möchte hier gleich anfügen, daß in derselben Versuchsanordnung auch Versuche mit fettigen Salben: Eucerin, Cetyl-Alkohol-Paraffin, die 0,4% Sublimat und 50% Flüssigkeit enthielten, angestellt wurden. Mit diesen Salben konnte ich bei der gleichen Versuchsanordnung die in den Salben verriebenen Kokken schon innerhalb 5 Minuten abtöten. Ich will hierbei noch hervorheben, daß dieser Versuch für die Abtötung der Versuchsbakterien die denkbar günstigsten Versuchsbedingungen schafft. Daher auch die prompte Wirkung der Sublimatfettsalben. Jedoch kommen die Glasplättchenversuche in ihren erschwerten Bedingungen nach meiner Meinung den Verhältnissen bei der individuellen Syphilisprophylaxe näher und sind daher besser für die Beurteilung des Desinfektionswertes von Salben zu verwenden.

Bei diesen Versuchen wäre vielleicht noch der Einwand möglich, daß beim Eintragen der drei Platinösen in Bouillon Sublimat, das ja nach dem Ausschütteln der Salbe mit der Wasser-Äthermischung in der Kochsalzschicht sein konnte, mit übertragen worden ist und daß dasselbe die Wachstumshemmung hervorgerufen haben konnte. Obgleich von vornherein anzunehmen war, daß nicht viel Sublimat in der Wasserschicht sein würde, da das Sublimat, als leichter löslich in Äther als in Wasser, sich in der Hauptmenge in der Ätherschicht befinden würde, so habe ich reine Sublimatsalbe ohne Kokkenaufschwemmung in derselben Weise behandelt: Aus der Wasserschicht der Wasser-Äthermischung habe ich drei Platinösen in Bouillon übertragen. Auf diese Weise hatte ich in der Bouillon dieselbe Sublimatkonzentration wie bei den obigen Versuchen. Diese Bouillon habe ich dann mit einer Platinöse einer verdünnten Aureusaufschwemmung geimpft und immer prompt ungehindertes Wachstum erzielt. Die geringen Sublimatmengen, die eventuell mit der Impfung in die Bouillon übertragen wurden, hinderten das Wachstum der Bakterien also in keiner Weise.

Durch obige Versuche glaube ich klargelegt zu haben, daß wir vom allgemeinen Standpunkte der Desinfektion aus das Kalomel und noch weniger die Kalomelsalbe als sehr wirksame Faktoren zu betrachten haben und daß es dem Sublimat an keimtötender Kraft in jeder Richtung nachsteht. Wir wollen natürlich nicht leugnen, daß die Kalomelsalbe nach Metschnikoff unter gewissen Verhältnissen eine Wirkung entfalten kann, wofür ja auch die Tierversuche Metschnikoffs, die Beobachtungen Bonnets, Wolbarsts und auch unsere, soweit dieselben Abtötungen in vitro betreffen (siehe Versuch 13), sprechen; nur stellen wir uns auf den Standpunkt, daß wir einer Salbe mit einer experimentell bewiesenen stärkeren Desinfektionskraft ein größeres Vertrauen entgegenbringen würden.

Fassen wir noch einmal die Punkte zusammen, die uns veranlassen, der Kalomelsalbe mit einem gewissen Mißtrauen zu begegnen, so sind dies

1. der geringe Desinfektionswert des Kalomels als solches,

2. die Herabsetzung, die diese keimtötende Kraft noch dadurch erfährt, daß dieselbe sich in einem fettigen Vehikel befindet,

3. kommt noch eine Beobachtung hinzu, die ich bei unseren Desinfektionsversuchen bei allen fettigen Salben gemacht habe. Alle fettigen Salben haften nämlich sehr schlecht auf nässenden und blutenden Flächen. In einer mit Flüssigkeit überzogenen Haut (seröse Exsudation, Blut) zeigen alle diese Salben eine sehr schlechte Adhärenz, und es erforderte große Geduld, die Impfstellen an den Affenaugenbrauen sorgfältig mit der Salbe so zu bedecken, daß man von derselben auch eine Wirkung erwarten durfte.

So sind wir denn geneigt, auf unsere Amylum-Traganth-Gelatinesalbe mit Sublimat zurückzugreifen, von der wir im Abschnitt III nachgewiesen hatten, daß die Desinfektionskraft auch ihrem Sublimatgehalte entspricht. Es erscheint von vornherein rationeller, gleich zu dem Sublimat zu greifen, dem Faktor, auf den wir die Wirkung zurückführen als auf eine chemische Verbindung wie das Kalomel, das schließlich auch nur Sublimat, aber auf Umwegen entstehen läßt.

Erwägen wir die Vorteile, die diese Salbe vor der Kalomelsalbe hat, so haben wir

1. als wirksames Agens das bekanntermaßen sehr kräftig desinfizierende Sublimat,

2. wird durch die Art der Zusammensetzung der Salbe die Wirkung des Sublimats in keiner Weise beeinflußt,

3. hat diese Salbe die Eigenschaft, auch auf feuchten, blutenden Flächen gut zu haften.

Entsprechend unserer Überzeugung, daß diese Salbe sich auch zur Syphilis-prophylaxe eignen müßte, haben wir noch weitere Versuche mit derselben an Affen nach der im zweiten Abschnitt dieser Arbeit angegebenen Methode angestellt, über die ich in Tabelle V berichte

Tabelle V.

Nr. des Versuchs	Nr. des Affen	Affenspezies	Datum der Impfung	Impfmaterial	Zeit, nach der die Des-infektion vor-genommen	Resultat	
63	474	Cercop. fuliginosus	15. 12.	Condyl. lat.	5 Min.	0	
	475	,, ,,	15. 12.	,, ,,	5 Min.	0	
	476	,, ,,	15. 12.	,, ,,	5 Min.	0	
	477	,, ,,	15. 12.	,, ,,	5 Min.	0	
64	480	,, ,,	21. 12.	,, ,,	10 Min.	0	
	481	,, ,,	21. 12.	,, ,,	10 Min.	Fragl. P.A.	Am 6. 3. vorgenommene Reinokulation ergab ein positives Resultat
	482	,, ,,	21. 12.	,, ,,	10 Min.	Fragl. P. A.	Am 26. 3. vorgenommene Reinokulation ergab negatives Resultat.
	483	Cynoceph. babuin	21. 12.	,, ,,	10 Min.	0	
63	496	,, ,,	20. 2.	,, ,,	15 Min.	0	
	498	,, ,,	20. 2.	,, ,,	15 Min.	0	
	500	,, ,,	20. 2.	,, ,,	15 Min.	0	

Die Versuche erstrecken sich auf 11 Affen. Bei 9 Tieren gelang es ohne jede Frage, das an Kontrolltieren sicher virulente Material an den Impfstellen durch die Salbe abzutöten. 2 Tiere, 481, 482, bekamen un-bestimmte, nicht sicher zu diagnostizierende Erscheinungen. Bei 481 ergab eine später erfolgte positive Reinokulation, daß es sich vorher nicht um eine Lues-infektion gehandelt hatte, während bei 482 die Reinokulation negativ verlief, so daß wir dieses Tier als einen Fehlschlag unserer Desinfektionsversuche ansehen müssen. Von den 11 Tieren war es also bei 10 Tieren gelungen, die Infek-tionsstelle zu desinfizieren. Wir haben als Zeiten, in denen die Desinfektion nach der Infektion einsetzte, 5, 10 und 15 Minuten gewählt, weil dieses Zeiträume sind, innerhalb der sich in der Praxis wohl immer eine Desinfektion nach voraus-gegangener Berührung mit einer möglichen Infektionsquelle herbeiführen lassen wird. Es ist selbstverständlich, daß, je länger der Zeitraum zwischen Infektionsmöglich-keit und Desinfektion wird, diese an Sicherheit verliert, obgleich wir, wie die Versuche 33, 34, 35 zeigen, mit Sublimatlösungen noch wirksame Desinfektionen nach 3, 6 und 24 Stunden! erzielen konnten.

Einfügen will ich hier noch einen Versuch, der beim Affenexperiment die Erfahrungen bestätigt, die ich bei den bakteriologischen Untersuchungen der Salben mit verschieden abgestuften Glycerinzusätzen gewonnen hatte (siehe Versuche 53—59). Es wurden zwei Affen (Nr. 470 und 471) mit einer Salbe, die denselben Sublimatzusatz, aber 85% Glycerin enthielt, desinfiziert. Beide Tiere be-

kamen prompt ihren Primäraffekt. Auch hier dokumentierte sich die starke Herabsetzung der Desinfektion des Sublimats bei allzu reichlichem Glycerinzusatz.

Das Experiment hat uns in einer über jeden Zweifel erhabenen Weise klargelegt, daß bei künstlich herbeigeführten Versuchsbedingungen eine Syphilisprophylaxe von Nutzen ist. Die Geschichte der praktischen Syphilisprophylaxe
hat uns gezeigt, daß man lange schon derartige Maßnahmen in den Gebrauch eingeführt hat. Es handelte sich zum größten Teil auch um Maßnahmen, die dasselbe
Prinzip, wie das von uns vorgeschlagene, verfolgten und auf eine Desinfektion
hinausliefen. Häufig ist es auch das gerade von uns vertretene Sublimat gewesen,
welches erfolgreich Anwendung gefunden hatte.

Es ist nun wohl wert, auch einmal die bekannt gewordenen Resultate der
praktischen Anwendung durchzugehen; denn nur diese können uns lehren,
ob es überhaupt einen Wert hat, auf die Einführung einer individuellen Syphilisprophylaxe zu dringen. Ich möchte nun hier die Beobachtungen über die Zweckmäßigkeit der Syphilisprophylaxe, die meistens auch immer gleich die Gonorrhoe-
prophylaxe mit dazu geeigneten Mitteln umfaßt, in zwei Gruppen einteilen.

1. in solche, die an Einzelindividuen angestellt sind, die sich bei sicher
luetischen Individuen einmal oder auch öfter der Infektionsgefahr durch geschlechtlichen Verkehr ausgesetzt hatten und diese Gefahr durch prophylaktische Maßnahmen zu paralysieren versucht hatten. Diesen Fällen kann man naturgemäß
keine unbedingte Beweiskraft zumessen, da die Erfahrung lehrt, daß nicht jeder Verkehr mit einem luetischen Individuum auch ohne prophylaktische Maßnahmen
unbedingt von einer luetischen Infektion begleitet zu sein braucht.

Es gibt so eine ganze Anzahl Momente, die bei verschiedenen Individuen
die Infektion bei den einen erleichtern, bei anderen erschweren. Ich möchte hierzu
die anatomischen Verhältnisse des Präputiums, einen mehr oder minder festen
Bau der Epidermis usw. rechnen.

2. Einen größeren Wert haben nach unserer Ansicht Beobachtungen, die
an einem unter bestimmten Bedingungen lebenden Menschenmaterial gemacht
werden, bei denen man durch vorhergehende jahrelange Beobachtungen die un-
gefähren Krankheitsziffern bezüglich der Geschlechtskrankheiten kannte. Ich habe
hierbei Garnisonen, Schiffsbesatzungen usw. im Auge. Nehmen hier die Zahl der
Erkrankungen nach Einführung einer Prophylaxe ab, so kann man wohl ohne
weiteres auf die Zweckmäßigkeit der ganzen Maßnahmen schließen.

Von der ersten Gruppe will ich zunächst die anscheinend sehr gut beobachteten Einzelfälle, die Bonnet gesammelt hat, aufführen. Dieser Autor berichtet über 16 Fälle, in denen Männer wiederholt Verkehr mit luetischen Frauen
hatten, die sich aber unter Anwendung von prophylaktischen Maßnahmen, von
Kalomelsalben, grauer Salbe, Vaseline vor einer Infektion schützen konnten.

Da einzelne derselben fast die Beweiskraft eines Experimentes haben, so
möchte ich die drei prägnantesten seiner Beobachtungen hier kurz anführen.

1. Beobachtung. Der luetisch infizierte Soldat Ba., 22 Jahre, infizierte
sein Verhältnis. Um sich des Mädchens zu entledigen, bietet er dasselbe einem

seiner Kameraden an, und es findet mit diesem neuen Liebhaber ein Verkehr während der ganzen Dauer der Sekundärerscheinungen bei dem Mädchen statt. Kurz vor dem Verschwinden der Symptome verkehren noch zwei andere Soldaten mit derselben Person. Alle drei Männer hatten regelmäßig Kalomelvaseline als Prophylaktikum angewendet. Keiner akquirierte Lues, was durch eine dreimonatliche ärztliche Beobachtung festgestellt wurde.

2. Beobachtung. Zwei Brüder akquirieren sich bei derselben Frau Syphilis. Ein Freund der Brüder, ein Student, verkehrt ohne Wissen derselben auch mit dieser Frau zu derselben Zeit. Derselbe infizierte sich aber nicht. Er hatte jedesmal Einfettungen mit Vaseline angewendet.

10. Beobachtung. Drei Freunde verkehren an einem Tage mit derselben syphilitischen Frau. Zwei derselben verwendeten graue Salbe als Prophylaktikum, der dritte nicht, und dieser bekam nach drei Wochen einen Primäraffekt, während die beiden anderen während einer zweimonatlichen ärztlichen Beobachtung keinerlei Erscheinungen zeigten. —

Loeb verfügt über eine Anzahl von privaten Beobachtungen bezüglich der persönlichen Syphilisprophylaxe. Bei Verordnung von grauer Salbe, die er 47 Personen zur Infektionsverhütung empfohlen hatte, erlebte er zwei Infektionen; bei der Verordnung von Einfettungen und folgenden Sublimatwaschungen aber bei 100 Männern nur eine.

Volbart berichtet über folgenden Fall: Zwei Freunde, A. und B., coitierten mehrmals in einer Nacht mit einer Prostituierten, die Papeln an den Labien, in der Analgegend und im Munde hatte. B. mußte sofort verreisen, A. konsultierte Volbart nach 5 Stunden. Ord.: 30 g 30 proz. Kalomellanolinsalbe, alle 4 Stunden 5 Minuten lang einreiben, bis zum Verbrauch. A. blieb von der Lues verschont, B. erkrankte.

Von der zweiten Gruppe der Beobachtungen über Zweckmäßigkeit einer praktischen Syphilisprophylaxe will ich folgende erwähnen:

Acevedo aus Valparaiso hat Beobachtungen über den Nutzen der Syphilispropylaxe bei der Besatzung chilenischer Kriegsschiffe gemacht. Seine Anordnungen bestanden in Seifenwaschungen post coitum, darauffolgendem lokalem Sublimatbad 1/1000 und Einfetten mit einer roten Quecksilbersalbe oder Einlegen eines mit Sublimat getränkten Wattebausches unter das Präputium. Acevedo hat 1435 derartige Desinfektionen ausführen lassen und ist mit den Resultaten äußerst zufrieden gewesen.

Ferenczy glaubt nach Einführung von Sublimatwaschungen als Syphilisprophylaxe in der Siebenburger Kaserne zu Temesvar einen Rückgang der Zahl der Infektionen beobachtet zu haben.

Feistmantel teilte Soldaten der Budapester Garnison in vier Gruppen. Die erste Gruppe erhielt Pastillen von Kalium hypermang. eingehändigt, der zweiten wurden Lösungen dieser Pastillen in den Kasernen zur Verfügung gestellt. Einer dritten Gruppe wurden Waschungen mit Sublimat 1/1000 anempfohlen und einer vierten Gruppe nur solche mit Wasser und Seife. Bei der vierten Gruppe wurde eine Abnahme der Syphilisinfektionen nicht beobachtet, wohl aber bei allen anderen drei Gruppen, in welchen sich nur Leute infizierten, die entweder aus Nachlässigkeit oder Trunkenheit die Desinfektion gar nicht oder später als drei Stunden ausführten. Die Zahl der geschlechtlichen Infektionen wurde durch diese Maßnahme (inkl. Gonorrhoe) von 57,6 pro mille auf 21,8 pro mille herabgesetzt, also um zwei Drittel vermindert.

Tandler beobachtete auch ein zahlenmäßig belegtes Zurückgehen der Syphilisinfektionen bei dem Wachdetachement in Tschili nach Einführung der Sublimatwaschungen von 1/1000. Bei 1560 vorgenommenen prophylaktischen Maßnahmen erkrankten nur drei Mann an Lues, was einen bedeutenden Rückgang im Verhältnis zur Zahl der früheren Luesinfektionen bedeutete.

Wicker konnte nach Einführung einer nur fakultativen Prophylaxe der amerikanischen Marine in Canton keine wesentliche Veränderung in den Krankheitsziffern feststellen, wohl aber, als eine solche obligatorisch, bestehend in Waschungen mit Wasser, Seife, Sublimatlösung und Einfettungen mit 50 proz. Kalomellanolin eingeführt wurde. Bei 426 Prophylaxeanwendungen kam im Laufe von 5 Monaten keine Luesinfektion vor, obwohl der größte Teil der Zeit in stark verseuchten chinesischen Häfen verbracht wurde.

W. Siebert hat bei der deutschen Marine im Auslande eingehende Beobachtungen gemacht. Durch Abwaschen des Gliedes und Einlegen von mit Sublimat getränkten Gazestreifen in den Sulcus coronarius will Siebert einen ganz ausgesprochenen Rückgang der Erkrankungsziffer konstatiert haben. —

Diese Reihe von Beobachtungen zeigt ohne Zweifel, daß man bei Durchführung einer zweckmäßigen Prophylaxe ganz Beträchtliches gegen die Weiterverbreitung der Syphilis leisten kann. Daß wir nicht jede Infektion durch eine auch noch so zweckmäßige Syphilisprophylaxe werden verhüten können, ist ohne weiteres einleuchtend. Vieles wird von der Geschicklichkeit und Sorgfalt abhängen, mit der der Gefährdete die Prozeduren an sich vornimmt. Ferner hat sich überall herausgestellt, daß nur dort günstige Resultate erzielt wurden, wo die Mannschaften der Schiffe usw. gezwungen wurden, sich den Desinfektionsmaßregeln zu unterziehen. Der Leichtsinn war immer größer als die Angst vor der Infektion. —

Weiter wird die Zeit, nach der post coitum die Desinfektion vorgenommen wird, eine Rolle spielen. Je früher die prophylaktischen Maßnahmen einsetzten, um so günstiger werden die Chancen für das Gelingen derselben sein.

Ist das Virus in die tiefen Nischen neben dem Frenulum eingedrungen, so werden größere Schwierigkeiten für eine wirksame Desinfektion zu überwinden und sorgfältigere Anwendung des Prophylaktikums erforderlich sein, als bei der Desinfektion einer Erosion auf der Glans. In einer Beziehung sind wir beim Menschen dem Tierexperiment gegenüber, das durch seine tiefe Scarification und durch das energische Einreiben des Virus viel ungünstigere Verhältnisse für die Desinfektion, als die natürlichen Ansteckungen schafft, im Nachteil. Beim Experiment wissen wir genau die Stelle der Infektion und lassen derselben unsere besondere Aufmerksamkeit angedeihen. Im anderen Falle kann die Infektion irgendwo auf der Hautfläche der Genitalien und ihrer Umgebung erfolgt sein und vielleicht an einer Stelle, wo man es weniger vermutet und daher dort mit der Desinfektion nicht so rigoros vorgeht.

Es wird schließlich Fälle geben, in denen wir mit unseren prophylaktischen Maßnahmen überhaupt nichts ausrichten können. Durch unsere Versuche in Batavia haben wir gezeigt, daß eine Infektion auf intravenösem Wege sehr leicht erfolgen kann. Es ist wohl denkbar, daß bei einer vorhandenen Erosion oder bei einem Riß, der Blutgefäße eröffnet hat, Spirochäten direkt in die Blutbahn oder Lymphbahn schlüpfen und so mit oder ohne örtliche Primäraffekte die Durchseuchung des Organismus herbeiführen. Wir haben dann das Bild der „Syphilis d'emblée" vor uns. Obgleich oft die Möglichkeit einer Syphilis d'emblée von einer Anzahl von Syphilidologen geleugnet worden ist, so beweisen die Affenversuche Neissers und auch eine Anzahl von Beobachtungen aus der Praxis, wie z. B. die von Waelsch, Jullien u. a. angeführten, ärztliche Berufsinfektionen betreffend, daß ohne Zweifel Syphilisansteckung ohne Ausbildung eines Primäraffektes möglich ist. Sehr instruktiv für derartige Vorkommnisse ist ein von Eméry herstammender und von Lévy-Bing berichteter Fall:

Ein junger Mann bemerkte nach einem verdächtigen Coitus eine Erosion im Sulcus coronarius. Gleich nach dem Vorgange nahm er Sublimat in Substanz, streute dasselbe auf den kleinen Substanzverlust und tat einige Tropfen Wasser darauf. Die Folge davon war eine oberflächliche Verätzung der betreffenden Stelle die aber nach einiger Zeit ohne jede Besonderheiten abheilte. Patient zeigte lange Zeit keine Erscheinungen irgendwelcher Art, bis er nach drei Monaten mit plötzlich erschienenen syphilitischen Hautaffektionen, denen auch bald Schleimhautplaques folgten, wiedererschien.

In diesem Falle war also eine Syphilisinfektion erfolgt, ohne daß es an der Stelle der Infektion zur Entwicklung irgendwelcher Erscheinungen kam. Wir können uns diese Erscheinung nicht anders als durch eine Infektion auf intravenösem oder Lymphbahnwege, die von der Erosion aus erfolgte, erklären. Es war dies ein typischer Fall einer Syphilis d'emblée. Daß wir in solchen Fällen machtlos mit unseren Desinfektionsmaßnahmen dastehen werden, wird jedem einleuchten. —

In welcher Weise haben wir nun denen, die uns darum angehen, eine rationelle Syphilisprophylaxe anzuraten? Zunächst möchte ich auf einige allgemein hygienische Ratschläge hinweisen, die nach meiner Ansicht zwar selbstverständlich sind, doch im allgemeinen eine viel zu geringe Beachtung finden. Schon früh muß die heranwachsende männliche Jugend darauf aufmerksam gemacht werden, daß sie durch häufige Waschungen ihren Genitalien eine gewisse Pflege angedeihen läßt. Das Präputium ist regelmäßig jeden Tag einmal zurückzuziehen und von dem anhaftenden Smegma zu befreien. Ich habe es während meiner mehrjährigen Tätigkeit als Studentenkassenarzt erlebt, daß in dieser Beziehung selbst unter den Studenten noch die unglaublichste Unwissenheit und Unsauberkeit herrschte. Infolgedessen waren Balanitiden, die zum Teil für Geschlechtsleiden gehalten wurden, sehr häufige Erkrankungen. Es ist selbstverständlich, daß ein solcher Präputialsack, in dem sich die Sekrete stauen, die Haut durch die Zersetzungsprodukte maceriert und erodiert, außerordentlich prädestiniert für

Syphilisinfektionen ist. Durch häufige Säuberungen und Waschungen des Präputialsackes und der übrigen Genitalien wird man die Haut bis zu einem gewissen Grade abhärten und sie widerstandsfähiger gegen kleinere mechanische Insulte machen.

Bei allen Circumcidierten sehen wir, daß die Haut in der Corona glandis, die nun einmal der Hauptsitz der luetischen Infektionen ist, viel derber ist als bei Männern, die ein Präputium besitzen, was wohl dadurch begründet ist, daß sich hier keine Macerationsprozesse abspielen können und durch die beständige Reibung mit den Kleidern die sonst durch das Präputium geschützten Partien des Penis viel derber werden. Es darf uns daher nicht wundernehmen, daß die Circumcision schon öfter als eine prophylaktische Maßnahme gegen Luesinfektionen empfohlen worden ist. Sehr interessant sind nach dieser Richtung hin von Breitenstein (u. a.) gesammelte Beobachtungen an der holländischen Kolonialarmee. Breitenstein konnte nachweisen, daß die europäischen Soldaten verhältnismäßig viel häufiger von Syphilisinfektionen befallen wurden, als die rituell circumcidierten malaiischen Soldaten (Mohammedaner). Breitenstein führt in einer sich über 11 Jahre hin erstreckenden Statistik an, daß die eingebornen Soldaten eine zwei- bis fünfmal kleinere Erkrankungsziffer, in den einzelnen Jahrgängen schwankend, aufweisen als ihre europäischen Kameraden. Sehr gut lassen sich diese Beobachtungen auch mit den Behauptungen Moyers in Einklang bringen, nach welchem Autor 75% der Syphilisfälle vom Präputium ihren Ausgang nehmen sollen.

Auch wir gewannen während unseres Aufenthaltes in Batavia, wo wir eine Zeitlang eine Poliklinik für die malaiische und die chinesische Bevölkerung unterhielten, den ganz bestimmten Eindruck, daß die Syphilis unter der circumcidierten malaiischen Bevölkerung viel weniger verbreitet als unter der sich im Besitze ihres Präputiums befindlichen chinesischen, während die Gonorrhoe bei beiden Rassen anscheinend in der gleichen Weise verbreitet ist. Trotzdem wird man nicht daran denken können, die Circumcision als allgemeine prophylaktische Maßnahme empfehlen zu wollen, zumal man sich leicht durch andere, oben genannte hygienische Vornahmen die Vorteile, die die Circumcision bietet, schaffen kann.

Weiter wären als allgemeine hygienische Regeln noch die Unterlassung des sexuellen Verkehrs beim Vorhandensein jeder auch noch so geringen Erosionen und Risse (Herpes progenitalis, Scabies usw.) zu nennen. Ebenso ist jeder Geschlechtsverkehr in der Trunkenheit auf das strengste zu vermeiden, da die Gefahr zur Akquisition von kleineren Verletzungen während des ganzen durch die Alkoholwirkung protrahierten Aktes eine viel größere wird, die auch durch die allgemeine Herabsetzung der Sensibilität sich der Wahrnehmung entziehen können.

Als Prophylaxe für den sexuellen Akt würden wir zunächst immer eine Einreibung mit unserer Sublimatsalbe[1] **vor dem Verkehr anemp-**

---

[1] Da die Herstellung der genannten Sublimatsalbe mit gewissen technischen Schwierigkeiten verknüpft ist und eine gleichmäßige Konsistenz von einem durchaus gleichmäßigen Material abhängig ist, so haben die Chemischen Werke vorm. Dr. Heinrich Byk, Charlottenburg, die Fabrikation übernommen und bringen die Salbe unter dem Namen Neisser-Siebertsche Desinfektionssalbe in besonders präparierten Tuben in den Handel (D. R.-P. angemeldet).

fehlen, in ähnlicher Weise, wie dieselbe von Neisser u. a. mit Salben überhaupt, von Hoffmann u. a. für die Kalomelsalbe empfohlen ist. Wir verfolgen damit einen zweifachen Zweck: erstens werden alle etwa vorhandenen kleinen unsichtbaren Läsionen mit einer schützenden Schicht bedeckt, und zweitens kommt das Virus gleich bei der Übertragung mit der desinfizierenden Salbe in Berührung, so daß eine Abtötung schon stattfinden kann, bevor das Virus in die Haut kommt. Wir müssen verlangen, daß Glans, Präputialsack, Schaft des Penis, vordere Seite des Scrotums und Mons veneris sorgfältig mit der Salbe eingerieben werden. Die Patienten sind darauf aufmerksam zu machen, daß die Salbe gründlich in alle Falten hinein zu bringen ist. Die oft in starken Falten liegende Haut des Penis ist an allen Stellen glatt zu ziehen und dann einzureiben. Besondere Sorgfalt ist auf die Gegend des Frenulums zu verwenden.

Nach dem sexuellen Verkehr hat möglichst bald eine Waschung der Genitalien mit Wasser und Seife zu erfolgen. Nach dieser Säuberung muß eine Abspülung der in Frage kommenden Partien mit reinem Wasser erfolgen, um möglichst alle Seife zu entfernen. Anhaftende Seifenreste könnten eventuell durch Bildung von Quecksilberseifen die Desinfektionskraft der Sublimatsalbe etwas herabsetzen, obgleich die Konzentration des Sublimats schon so gewählt ist, daß solche Vorfälle die desinfizierende Wirkung der Salbe den Spirochäten gegenüber nicht besonders beeinflussen werden. Nach dieser Waschung und Abspülung erfolgt nochmals eine in derselben Weise ausgeführte akkurate Einreibung mit der Sublimatsalbe.

Wir wissen, daß das Sublimat bei manchen Individuen gewisse Hautreizungen hervorrufen kann. Um mich davon zu überzeugen, ob die Eigenschaft der Hautreizung unserer Salbe in besonderem Maße zukommt, habe ich bei einer Anzahl von luetischen Patienten die mit Erscheinungen behafteten Genitalien in derselben Weise, wie ich es mir bei prophylaktischen Einreibungen gedacht habe, aus therapeutischen Gründen eingestrichen. Bei 40 Patienten ist die Prozedur vorgenommen worden und die Salbe 24 Stunden auf der Haut verblieben. Bei einer Anzahl von Patienten erfolgten die Einreibungen an zwei Tagen hintereinander. Bei diesen 40 Patienten habe ich nur bei einem eine leichte Reizung der Präputialhaut wahrnehmen können, und das war ein Patient, der eben eine Scabieskur durchgemacht hatte, und dessen Haut sich an den Genitalien schon vorher in einem gewissen Reizzustand befunden hatte. Bei all den anderen Patienten sind keine Reizerscheinungen aufgetreten. Diese Versuche zeigen, daß unsere Sublimatsalbe keine besonderen Reizerscheinungen hervorruft, wobei natürlich nicht ausgeschlossen bleibt, daß man solche wohl mitunter wird erleben können, wenn man auf Menschen mit einer ausgesprochenen Quecksilberidiosynkrasie stößt. Schließlich aber gibt es kein Medikament, gegen das nicht das eine oder das andere Individuum eine gewisse Überempfindlichkeit hätte, und mit dieser Tatsache wird man sich eben abfinden müssen.

Dieselben Vorschriften wie für den sexuellen Verkehr, nur entsprechend modifiziert, wird man auch anderen Personen zu geben haben, bei denen die Gefahr einer luetischen Infektion, wie Ärzten, Hebammen usw., vorliegt.

Wenn wir als Ärzte jemandem Vorschriften für die Syphilisprophylaxe geben, — und ich bin sehr dafür, daß dieses nur immer von ärztlicher Seite geschieht, — so werden wir immer in nachdrücklichster Weise darauf hinweisen müssen, daß wir damit nicht ein unfehlbares Mittel gegen die Syphilisansteckung in die Hände geben. Wie wir in unseren Ausführungen gesehen haben, spielt eine ganze Reihe von Faktoren mit, von denen das Gelingen abhängig ist. Besonders wichtig ist die Sorgfalt und Geschicklichkeit desjenigen, der die Prophylaxe anwendet. Außerdem können, wie bei der Infektion d'emblée, Umstände mitspielen, die wir gar nicht in der Hand haben. Weisen wir hierauf nicht mit besonderem Nachdruck hin, so kann nur zu leicht der Fall eintreten, daß Patienten sich im Vertrauen auf das Mittel, das sie in Händen haben, leichtsinniger und sorgloser als sonst dem geschlechtlichen Verkehr hingeben, wodurch eine absolute Gefahr der Ansteckung wieder erhöht und unsere Vorkehrungen eventuell paralysiert würden.

Freilich dürfen wir uns nicht verhehlen, wie groß die Schwierigkeiten sind, die sich der Belehrung des Publikums entgegenstellen. Das Thema ist bekanntlich ein sehr heikles, und nur allzuleicht kann durch eine öffentliche Propaganda das ethische und moralische Empfinden eines Teiles des Publikums verletzt werden. So werden sich Auseinandersetzungen über Syphilisprophylaxe wohl meistens in unserer Sprechstunde mit unserer Klientel, das vielleicht durch eine Gonorrhoe sich der Gefahr des sexuellen Verkehrs bewußt geworden, abspielen.

Auch bei der Belehrung der Krankenkassenmitglieder, ja selbst der Soldaten, dort, wo der Staat das größte Interesse hat, Infektionen von Geschlechtskrankheiten zu verhüten, stellen sich dieselben Schwierigkeiten entgegen, selbst wenn man an eine nur fakultative Prophylaxe denkt, da die Einführung einer obligatorischen die Schwierigkeiten der Durchführbarkeit noch bedeutend steigern würde. Anders liegen die Verhältnisse natürlich bei Feldzügen. Hier könnte sich der Staat jedes Mittels bedienen, um die Zahl der Soldaten nicht durch Abgänge infolge von Krankheiten zu vermindern. In der französischen Armee sind übrigens laut einer Verfügung vom 23. September 1907 regelmäßige Belehrungen der Mannschaften über das Wesen der Geschlechtskrankheiten und ihre Verhütung, die in Spülungen der Harnröhre mit Kalium permanganicum-Lösungen gegen Gonorrhoe, in der Anwendung einer 33 proz. Kalomelsalbe gegen Lues bestehen soll, angeordnet worden. Ich halte die Ausführung dieser oder ähnlicher Bestimmungen, namentlich aber die Auseinandersetzung über die Technik, die doch durch die Militärärzte vor versammelter Mannschaft erfolgen müßte, nach den Erfahrungen aus meiner Dienstzeit aus Gründen, die in der Disziplin liegen, für sehr schwierig, wenn nicht für unausführbar. Vielleicht ließen sich diese Schwierigkeiten durch gedruckte Verordnungen, die verteilt oder an geeigneten Stellen aufgehängt würden, teilweise überwinden.

Günstiger liegen, wie bereits durch Beobachtungen festgestellt ist, diese Verhältnisse bei der Marine, namentlich auf Auslandsreisen. Hier kommen die Leute nur relativ selten an Land, und vor Antritt eines Landurlaubes, der bei vielen doch

36*

nur zur Befriedigung der sexuellen Bedürfnisse dient, könnten die Landurlauber von den Unteroffizieren auf die Gefahren der Geschlechtskrankheiten und auf ihre eventuelle Verhütung aufmerksam gemacht werden. Auch besteht die Möglichkeit — und das ist das wichtigste — die Urlauber bei der Rückkehr aufs Schiff zur Durchführung der Desinfektion zu zwingen.

Mögen wir aber über die beste Gestaltung der praktischen Durchführung von gegen die Syphilisinfektion gerichteten Desinfektionsmaßregeln noch im Zweifel und im unklaren sein, jedenfalls wissen wir, daß man eine sehr große Anzahl von Infektionen verhüten und demgemäß viele Menschen vor einer Krankheit behüten kann, die zwar in der Mehrzahl der Fälle ausheilt, deren Folgen in somatischer und sozialer Richtung sich aber niemals vorher mit Sicherheit übersehen lassen.

Literaturverzeichnis.

Acevedo, Guillermo: Prophylaxe de la syphilis. Journ. des mal. cut. et syphil. 1908. No. 11, p. 868.

Behrmann: Die Prophylaxe der venerischen Krankheiten bei Männern. Klin.-therap. Wochenschr. 1903, Nr. 34.

— Die Prophylaxe der Syphilis bei Männern. Dermatol. Centralbl. 1900, S. 172.

Bernheim: Lutte contre l'avarie. Simple mesure prophylactique. Journal des Practiciens. 18. April 1908. Ref. Annal. malad. vénér. 1908, p. 713.

Bonnet, Gaston: Étude sur la prophylaxie de la Syphilis. Thèse. Lyon 1904.

Breitenstein: Circumcision in der Prophylaxe der Syphilis. Dermatol. Centralbl. 1903, S. 34.

Breslauer: Über die antibakterielle Wirkung der Salben mit besonderer Berücksichtigung des Einflusses der Konstituentien auf den Desinfektionswert. Zeitschr. f. Hygiene u. Infektionskrankheiten. Bd. 20.

Butte: Deux cas d'infection syphilitique malgré l'emploi prophylactique de la pommade au calomel. Bull. Soc. méd. Paris. 25. 1. 08. Ref. Journal des mal. cut. et syphil. 1908, p. 719.

Carle: Quelques réflexions prophylactiques sanitaires et morales. Lyon. méd. 9. Febr. 1908.

Cohn, Paul: Zur Prophylaxe der Syphilis bei Männern. Dermatol. Centralbl. 1900, S. 237.

Feibes, Ernst: Zur Verhütung von Geschlechtskrankheiten. Die Krankenpflege. Bd. 2. Nr. 6. Ref. Monatshefte f. prakt. Dermatol. 1903. Bd. 37, S. 522.

Feistmantel: Der persönliche Schutz vor geschlechtlicher Infektion. Wiener med. Wochenschr. 1905. Nr. 13.

Ferenczy, Alexander: Prophylaktische Maßnahmen gegen venerische Erkrankungen im allgemeinen und insbesondere in der Siebenburger Kaserne in Temesvar. Wien. med. Presse 1907, Nr. 39.

Fluß, Karl: Über ein sehr einfaches Vorbeugungsmittel gegen Blenorrhoe und andere Genitalinfektionen. Klin.-therap. Wochenschr. 1909, Nr. 2.

Gaucher: Encore la pommade au Calomel. Annal. des malad. vénér. I. 1906.

Gerson, Karl: Bemerkungen zu dem Vortrage von E. Metschnikoff, Über Syphilisprophylaxe. Med. Klin. 1906, Nr. 18.

Gottstein: Sublimatlanolin als Antiseptikum. Therap. Monatshefte 1889, S. 102.

Grosse, Otto: Schutzmittel gegen Geschlechtskrankheiten. Münch. med. Wochenschr. 1906, S. 2206.

Guiard: La prophylaxie publique des maladies vénériénnes par l'immunisation préventive antiseptiques des prostituées. Annal. de Dermatol. et Syphil. 1901, p. 1037.

Hoffmann, Erich: Bemerkungen über Syphilisprophylaxe. Verhandl. der Deutschen dermatol. Gesellschaft 1908, S. 162.

Hügel, G.: Quelques résultats d'études experimentales sur la syphilis. Annal. des mal. vénér. 1908, p. 737.

Joseph, Max: Handbuch der Prophylaxe (Prophylaxe der Haut- und Geschlechtskrankheiten).

Koch, Robert: Über Desinfektion. Mitteilungen aus dem Kaiserl. Gesundheitsamt. Bd. I, S. 234.

Le Pileur: Les préservatifs de la Syphilis à travers les âges. Annales des mal. vénér. Bd. II, Juli 1907.

Levaditi et Yamanouchi: Mécanisme d'action de l'atoxyl dans la syphilis expérimentale du lapin. Compt. rend. des séances de la soc. de biol. vol. 64, 1908, p. 911.

Lévy - Bing: Action du mercure sur les Spirochètes en général et sur la pallida en particulier. Bulletin médical 1905, No. 54. Ref. Annales des mal. vénér. I, 1906, p. 115.

— — La pommade au calomel peut-elle prévenir l'inoculation de la syphilis? Annales des mal. vénér. 1906, p. 115.

Loeb: Ein statistischer Beitrag zur Prophylaxe der geschlechtlichen Krankheiten. Dermatol. Centralbl. 1902, S. 322.

Loeffler u. Rühs: Die Heilung der experimentellen Nagana (Tsetsekrankheit). Deutsche med. Wochenschr. 1907, S. 1361.

Maisonneuve, Paul: Expérimentation sur la Prophylaxie de la Syphilis. Paris 1906. Steinheil.

v. Marschalko: Reflexionen über die Prophylaxe der venerischen Erkrankungen. Münch. med. Wochenschr. 1901, Nr. 21.

Meschtscherski u. Bogrow: Zur klinischen Bedeutung der Präventivwirkung der Kalomelsalbe, wie des Atoxyl. Russki Wratsch. 1908, Nr. 8. Ref. Dermatol. Zeitschr. 1908, S. 324.

Metschnikoff: Rapport sur la syphilis expérimentale. Verhandl. der Deutschen dermatol. Gesellschaft. 1907.

— — Über Syphilisprophylaxe. Med. Klin. 1906, Nr. 15.

— — u. Roux: Études expérimentales sur la Syphilis. Annales de l'Institut Pasteur 1903, vol. 17, p. 808.

— — Annales de l'Institut Pasteur 1908, vol. 19, p. 673.

Moyer: Journ. of the Amer. Med. Association 1901, No. 13. Nach Breitenstein zitiert.

Neisser: Zur Verhütung der gonorrhoischen Urethralinfektion. Deutsche Medizinalzeitung 1895, Nr. 69.

— — Die experimentelle Syphilisforschung nach ihrem gegenwärtigen Stande 1906. Verlag von Julius Springer.

Paul u. Krönig: Münch. med. Wochenschr. Bd. 39, Nr. 2. 1900.

v. Prowazek: Vergleichende Spirochätenuntersuchungen. Arbeiten aus dem Kaiserl. Gesundheitsamte. Bd. XXVI, Heft 1. 1907.

Putnam, Warren E.: Prophylaxe gegen Syphilis. (Amer. Journ. of Derm. and Gen.-Urinary Diseases 1909, No. 2.) Ref. in Monatshefte f. Pr. Dermatol. 1909, Bd. 48, Nr. 11, S. 519.

Renault: Fréquence et prophylaxie de la syphilis. Annales des mal. vénér. 1908, p. 708.

Richter, E.: Prophylaxe der venerischen Krankheiten. Dermatol. Centralbl. 1902, 5.

Siebert, W.: Zur Prophylaxe der Geschlechtskrankheiten. Vortrag, gehalten in der Abteilung für Militärsanitätswesen der 80. Versammlung Deutscher Naturforscher u. Ärzte. Ref. Deutsche med. Wochenschr. 1909, Nr. 15.

Sterne, Jules: Prophylaxie des maladies vénériennes. Journal des mal. cut. et syph. 1908, p. 627.

Tandler: Ein Beitrag zur Prophylaxe der Geschlechtskrankheiten. Wiener med. Wochenschr. 1905, Nr. 15.

Terebinsky: Über die reaktiven Prozesse in verschiedenen Hautschichten beim Affen (Entzündung und Resorption nach Einführung spezifischer und nichtspezifischer Fremdkörper). Archiv f. Dermatol. u. Syphilis, Bd. 95, Heft 2 u. 3.

Uhl, F.: Prophylaxe der Geschlechtskrankheiten. Ärztliche Praxis 1902, Nr. 17/18.

Volk: Die Injektionstherapie der Syphilis. Dermatol. Zeitschr. Bd. 15, S. 608.

Vorberg, Gaston: Ist die Metschnikoffsche Kalomelsalbe ein Vorbeugungsmittel gegen Syphilis? Med. Klin. 1906, Nr. 28.

Wälsch, L.: Über Syphilis d'emblée und die Berufssyphilis der Ärzte. Münch. med. Wochenschr. 1909, Nr. 17.

Wirker: Prophylaxe gegen Geschlechtskrankheiten. United States Naval Medical. Bulletin, Bd. I, H. 3. Ref. Archiv f. Schiffs- u. Tropenhygiene, Bd. XII, 4.

Wolbarst, A.: Contribution to the subject of syphilitic prophylaxis by the use of calomel oinment report of a case. Med. Record 1908, vol. 74, No. 17. Ref. Centralbl. f. Bakteriol. 1909, Nr. 17, S. 557.

v. Wunschheim: Archiv f. Hygiene, Bd. 39, 2. 1900.

Zenner: Neuere Mittel zur Verhütung der Geschlechtskrankheiten. Deutsche med. Presse 1905, Nr. 3.

Abschnitt XVI.

Prophylaxisversuche mit Chininsalben.
Von Dr. Schereschewsky.

Im Anschluß an die vorstehenden, von Siebert (Abschnitt XV) geschilderten Versuchsreihen möchte ich über einige prophylaktische Versuche berichten, die ich in Breslau mit einer Chininsalbe angestellt habe. Die erste Mitteilung über meine an der Wolffschen Klinik in Straßburg in Gemeinschaft mit Hügel ausgeführten Versuche findet sich bereits im Centralbl. f. Bakt., Orig., Bd 47, Heft 1; sie enthält die nachstehenden Versuche I und II.

Versuch I. Macacus rhesus Nr. 6 wurde am 2. 4. mit folgendem Material geimpft:

Eine excidierte luetische Papel wurde halbiert und die eine Hälfte für 10 Minuten in 10 ccm gesättigter Chinin.-muriat.-Lösung gebracht. Darauf wurden gleichzeitig an symmetrischen Stellen der Brauengegend jede der Papelhälften verimpft. Die Impfung geschah durch Stich mit Franquescher Nadel und nachträglichem Anlegen von Täschchen, eine Impfmethode, die mir die besten Resultate ergab. Links: Chininpapel. Rechts: Papel.

27. 4. Rechts: Typischer Primäraffekt. Spirochäten +.

Links: Keinerlei Erscheinungen.

20. 5. Links: Keinerlei Erscheinungen.

Versuchsergebnis: Der Aufenthalt einer gut verimpfbaren Papel in gesättigter Chinin.-muriat.-Lösung hat in 10 Minuten den Lueserreger avirulent gemacht. Das Gewebsstück hatte die Größe einer Erbse und wurde während der Impfung völlig zerfasert, somit muß eine ausreichende Tiefenwirkung des Chinins auf den Erreger stattgefunden haben.

Versuch II. Macacus rhesus Nr. 8.

27. 4. Rechts und links in der Brauengegend Impfung mit Affensklerose. Rechts 10 Minuten nach der Impfung Einreiben mit einer Chininsalbe: Chin. muriat. 20,0, Lanolin anhydr. 20,0, Glycerin puriss. ad 50,0 (5 Minuten lang).

4. 5. Impfaffekte beiderseits geschwunden.

23. 5. Links: Röte und Infiltration und Induration.

Rechts: Keinerlei Erscheinungen.

3. 6. Links: Ausgeprägte Sklerose. Spirochäten +.

Rechts: Erscheinungsfrei.

13. 6. Links: Borkenbildung.

Rechts: Frei von Erscheinungen.

Ergebnis: Nach weiterer dreimonatlicher Beobachtung ließ sich an der linken Impfstelle keinerlei Veränderung konstatieren, es hat somit die Chininsalbe den Ausbruch des Primäraffekts zu verhindern vermocht.

Diese Versuche, um mich kurz zu fassen, wurden in der geschilderten Weise an 5 Affen (III—VII) in Breslau wiederholt. In keinem der Fälle sahen wir an der Chininsalbenstelle einen Primäraffekt auftreten, obgleich bei 2 Tieren die Einreibung mit der Salbe erst 25—30 Minuten nach der Impfung erfolgte.

Bei Bestreichen der Impfstelle mit Chininsalbe kommt häufig etwas Salbe ins Auge, worauf sich eine Reizung der Conjunctiva und Trübung der Cornea einstellt, die jedoch in 2—3 Tagen wieder zurückgeht. In der Praxis käme ja diese unerwünschte Reizung wohl kaum in Betracht.

Diese meine Versuche zeigen deutlich, daß es angezeigt ist, solche Chininversuche weiter fortzusetzen. Sollte es an vielen weiteren solchen Affenversuchen erwiesen werden, daß dieser Chininsalbe eine prophylaktische Wirkung gegen Syphilis zukommt, so würde eine Verwendung der Salbe in praxi, also der Menschenversuch unter realen Bedingungen zu fordern sein. Uns erscheint eine Durchführung dieses Postulats am besten in der Weise möglich, daß Militär und Prostitution mit der Salbe zu versehen wären. Eine Vergleichung der Infektionszahlen würde eventuell eine Beurteilung des Wertes dieser prophylaktischen Methode möglich machen.

Auf einen vergeblichen, mit Metschnikoffscher Kalomelsalbe in vivo und mit einer 10 proz. Atoxyllösung in vitro angestellten Desinfektionsversuch gehe ich an dieser Stelle nicht näher ein.

Abschnitt XVII.

Syphilisübertragungsversuche auf verschiedene Tiere.

A. Eigene Versuche in Batavia.   Von A. Neisser.

Außer an den Affen haben wir in Batavia noch an einer ganzen Anzahl von anderen Tieren Syphilisübertragungsversuche gemacht, und zwar teils auf intravenösem, intramuskulären und intraperitonealem Wege, teils durch Injektion in den Hoden.

Da es uns wesentlich darauf ankam, festzustellen, ob sich bei den inokulierten Tieren eine Allgemeininfektion entwickle, haben wir die Prüfung der Organe auf eventuellen Virusgehalt nicht nur auf dem Wege der cutanen Verimpfung vorgenommen, sondern auch stets viele Tiere mit Organpreßsaft auf intravenösem Wege zu infizieren versucht. Wir gingen von dem Gedanken aus, daß auf diese Weise das vielleicht spärlich auf die inneren Organe verteilte Virus sicherer zur Verimpfung gebracht würde, als auf dem doch immerhin sehr unsicheren Wege der cutanen Inokulation.

Um es vorweg zu nehmen: alle diese Versuche verliefen negativ bis auf einige an Kaninchen vorgenommene Hodenimpfungen, über die ich schon einmal berichtet habe.

Bei den großen Tieren: Ziegenbock und Hammel entstanden in den Hoden scharf umschriebene käseartige Herde. Wir haben bei diesen Tieren nicht nur Milz, Leber, Knochenmark verimpft, sondern auch die im Hoden vorgefundenen Breimassen und die dieselben umgebenden Hodengewebe; aber diese Verimpfungen blieben erfolglos. Es wurden stets ca. 10 Affen geimpft. Nie entstand ein Primäraffekt. Probeinokulationen mit sicherem Lues-Material waren dagegen stets erfolgreich.

Die Verimpfungen wurden an folgenden Tieren vorgenommen:

I. Kaninchen.

a) 12 mal intravenöse Impfung: negativ.

b) 3 mal intraperitoneale Impfung: negativ.

c) 7 Hodenimpfungen, davon 5 positiv, 2 negativ.

II. Meerschweinchen.

4 mal intraperitoneal: negativ.

III. Hühner.

a) 10 intravenös: negativ.

b) 5 mal intramuskulär: negativ.

IV. Ziegen.

7 mal je 20 ccm Gewebssaft intravenös: negativ.

V. Schafe.

5 mal je 20 ccm Gewebssaft intravenös: negativ.

VI. Schweine.

a) 4 mal intravenös: negativ.

b) 1 mal intraperitoneal: negativ.

VII. Ziegenböcke.

3 mal Injektion in den Hoden: negativ.

VIII. Hammel.

3 mal Injektion in den Hoden: negativ.

Siehe im Literaturverzeichnis die analogen Versuche unter: Verschiedene Tierimpfungen.

B. Die bisherigen Resultate der an Kaninchen angestellten Syphilisversuche.

Von Dr. Rudolf Pürckhauer, Dresden.

Metschnikoff und Roux hatten bekanntlich durch Versuche an höheren und niederen Affen den Beweis erbracht, daß überhaupt eine Übertragbarkeit der Syphilis auf das Tier möglich sei. Mit diesen teueren und in Europa schwer zu beschaffenden Versuchstieren konnten jedoch nur größere mit reichen Geldmitteln versehene Institute experimentelle Studien über Syphilis anstellen. Es wurden daher von vielen Seiten Versuche aufgenommen, ein geeigneteres Experimentiertier ausfindig zu machen.

Haensell war es, wie wir jetzt wissen, schon im Jahre 1881 gelungen, positive Impfresultate mit Syphilis beim Kaninchen zu erzielen; doch wurden seine Versuche so wenig beachtet und gewürdigt, daß nicht einmal eine Nachprüfung stattfand, obgleich Haensell (in Gräfes Archiv Bd. 27) berichtet hatte, daß er mit primären, sekundären und tertiären! Impfprodukten am Kaninchenauge nach einer Inkubationsdauer von ca. 1 Monat Iritiden und Keratitiden erzeugen konnte. Auch Weiterimpfung der Produkte der Impfsyphilis von Kaninchen auf Kaninchen gelang in einem Fall. Schließlich fanden sich bei einem Tier 6 Monate post infectionem kleine harte Knoten, aus Epitheloid- und Rundzellen bestehend, in Lunge und Leber. Und doch waren diese anfangs so wenig beachteten, allerdings auch nicht ganz beweiskräftigen Versuche Haensells, die viele Jahre vor der Entdeckung des Erregers der Syphilis und der Übertragbarkeit der Syphilis auf Affen angestellt wurden, der Ausgangspunkt einer großen Reihe von Arbeiten über Kaninchensyphilis; wie es übrigens auf dem von Haensell eingeschlagenen Weg auch gelungen ist, außer Kaninchen: Meerschweinchen, Hunde, Schafe, Ziegen, Katzen, Füchse mit Syphilis zu infizieren.

Die von Schucht an unserer Klinik im Jahre 1906 begonnenen experimentellen Syphilisstudien an Kaninchen wurden auf Veranlassung von Herrn Geheimrat Neisser in den Jahren 1907 bis Mitte 1909 von mir fortgesetzt. Es galt uns in erster Linie an einem größeren Versuchsmaterial (ca. 200 Tiere) festzustellen, ob die Kaninchenimpfungen regelmäßig wie beim Affen angehen und ob eine allgemeine Durchseuchung beim Kaninchen, wenn auch erst nach langer Beobachtungsdauer, eintritt.

Unsere Breslauer Infektionsversuche waren (mit Ausnahme der in den letzten Monaten gemachten) fast ausschließlich solche, bei denen das Impfmaterial in das Auge des Tieres eingebracht wird. Hautimpfungen und Hodenimpfungen wurden in Batavia ziemlich reichlich vorgenommen,

Augenimpfungen.

Was die **Impftechnik** anlangt, so gibt es zwei Methoden, das Virus zu übertragen, die intracorneale und die intraokulare.

Das Versuchstier wird auf einem Brett aufgespannt, die Cornea mit einer 2 proz. Lösung cocainisiert und mit physiologischer Kochsalzlösung abgespült. Bei der intracornealen Impfung wird die Hornhaut ungefähr 50 mal mit einem Skalpell gestichelt und danach das Impfmaterial eingerieben, oder man bohrt mit einer zweischneidigen, spitz zulaufenden Lanze kleine Taschen in die Cornea, in die kleine Impfstückchen eingeschoben werden. Bei der intraokularen Methode eröffnet man durch einen Einstich dicht am Limbus die vordere Kammer, läßt das Kammerwasser ablaufen und bringt vorsichtig mit einer kleinen Pinzette ein luetisches Gewebsstückchen in die Kammer ein. Es ist vorteilhaft, das Impfstück möglichst bis auf den Boden der Kammer vorzuschieben, um ein Herausgleiten des Materials — besonders bei zu großen Cornealeinstichen — zu verhüten. Von diesen beiden Impfmethoden wählten wir meist die intraokulare, weil wir den Eindruck hatten, daß die Impfungen auf diese Weise besser hafteten. Simonelli bevorzugt die andere Methode, da so die Gefahr einer Panophthalmie so gut wie ausgeschlossen ist. Nach meinen Erfahrungen kommt eine Vereiterung der Kammer nur gelegentlich bei Ausgangsimpfungen mit menschlichem syphilitischen Material, dagegen fast niemals mit luetischem Kaninchenhornhautgewebe vor. Eine Irisverletzung, auf die besonders Scherber großen Wert legt, oder eine Impfung in den Glaskörper, wie sie Schucht empfiehlt, oder an den Skleren, von Schereschewsky ausgeführt, hat keine Vorteile bezüglich der Impfresultate. Auch die intraokulare Impfung, bei der das Infektionsmaterial mittels einer Pravazspritze eingebracht wird, dürfte sicher nicht dieselbe Gewähr für einen Erfolg bieten, als die Einbringung eines Impfstückes, da bei dieser Methode das zu einem dünnflüssigen Brei zerriebene Gewebsmaterial bzw. das Saugserum leicht wieder durch den Stichkanal abfließen kann.

Bei dem **Impfmaterial** kommt es darauf an, daß es möglichst frei von Bakterien und Eiterkörperchen ist. Am wenigsten geeignet dürften somit Schleimhautplaques und alle wuchernden Syphilishauteruptionen wie Condylomata lata, Papulae vegetantes usw. sein. Das beste, freilich meist wenig spirochätenhaltige Impfmaterial sind geschlossene Inguinaldrüsen unbehandelter Sekundärluetiker. Nächstdem kommen unbehandelte flach erodierte Initialsklerosen in Betracht. Hervorheben möchte ich, daß von einigen Autoren experimenti causa als Ausgangsmaterial auch andere Gewebsstücke zur Infektion genommen wurden. So hatten positive Impfresultate: Mühlens mit Organsaft aus Lunge, Leber, Nieren eines hereditär luetischen Kindes, Clausen mit luetischem Iris- und Cornealgewebe des Menschen, Hoffmann-Mühlens, Verf. mit Primäraffekten von Affen, Simonelli, Chirivino mit Gummen. Siegel und Schulze wollen auch Syphilisübertragungen gesehen haben mit Nierenemulsion luetischer Kaninchen, mit Luetikerblut, ferner mit konserviertem Impfstoff (Kondylom- und Schankergewebe mit Glycerin und Wasser a̅a̅), der nach 2, nach 6, nach 20 und sogar erst nach 42 Tagen verwendet wurde. —

Mag das Impfmaterial auch noch so „steril“ sein, so wird doch von fast allen Untersuchern betont, daß die Ausgangsimpfung mit menschlichem und auch mit Affenmaterial am schwersten haftet. Ich hatte bisweilen bei 10 Tieren nur einen oder zwei Impferfolge, obwohl die negativ reagierenden Tiere in derselben Weise inokuliert wurden und sich keinerlei Eiterung durch das eingebrachte Impfstück einstellte. Erst die luetische Hornhaut des Kaninchens gibt ein brauchbares Infektionsmaterial.

Die **Inkubationsdauer** wird von den meisten Autoren mit 3—6 Wochen angegeben. Ganz im Widerspruch hierzu stehen nur Siegel und Schulze, welche die Inkubationsperiode mit 3—4, höchstens 7 Tagen angeben und die schon am 10.—14. Tag den Höhepunkt des entzündlichen Stadiums beobachteten. Ich gebe zu, daß die Inkubation zuweilen, besonders bei Passageimpfungen, kürzer als einen Monat sein kann. Die Regel ist dies aber keinesfalls. Eine solch kurze Inkubationsfrist von 3—7 Tagen wurde von keinem andern Untersucher beobachtet. Sie dürfte nur gegen die Spezifizität der von Siegel und Schulze beobachteten Erkrankung sprechen, da gerade erst durch eine längere Inkubationsdauer der Einwand widerlegt wird, daß es sich bei den Augenerscheinungen um eine banale Reaktion auf einen experimentellen Reiz hin handelt. Daß die Inkubationszeit unter Umständen sich bedeutend verlängern kann, ist nicht ausgeschlossen. So zeigte sich bei einem der von Basile geimpften Tiere die Keratitis am 63. Tag, bei einem von Roussel inokulierten am 74. Tag und bei einem meiner Kaninchen (Passagevirus) gar erst am 150. Tag post inoculationem. Jedenfalls besteht eine Regelmäßigkeit in der Inkubationsdauer nicht.

Über die mikroskopischen Veränderungen während der Inkubation bringen Levaditi und Yamanouchi eine äußerst genaue Schilderung:

Die Spirochäten, die durch Einbringung eines luetischen Cornealstückes in die neue Cornea gelangen, vermehren sich erst, wenn sie dort einen guten Nährboden haben, d. h. wenn eine genügende Neubildung von Blut- und Lymphgefäßen sowie zelliger Elemente vor sich gegangen ist. Davon ist die Haftung, davon die längere oder kürzere Inkubationszeit abhängig, nicht aber von einem „cycle evolutif“ der Spirochäte. Ohne Vermittlung zelliger Elemente scheinen die Erreger nicht imstande zu sein, zirkulierende Nahrungssubstanzen des Organismus in sich aufzunehmen, also auch weiter zu existieren. Die Spirochäten finden sich nicht im Kammerwasser oder im fibrinösen Exsudat. Ihr Hauptsitz sind Knötchen, die sich im Impfstück bilden und Fibroblastenknäuel zwischen Impfstück und neuer Cornea. Erst zu Beginn des 15.—20. Tages verlassen die Spirochäten die alte Cornea und gehen auf die neue über. Die aktive Vermehrung der Erreger in der Cornea des Versuchstieres tritt also zu einer Zeit ein, wo weder makroskopisch noch mikroskopisch deutliche Veränderungen vorhanden sind.

Als **erste Erscheinungen,** nachdem die traumatische Reizung abgeklungen und die Cornea wieder spiegelglatt geworden ist, werden von Siegel, Schulze, Greef und Claussen, Schucht, Tomasczewski, Grouven, Valerio und Salomon, Fontana entzündliche **Veränderungen der Iris** beschrieben. Die Iris schwillt an, verfärbt sich graurot, zeigt eine radiäre Fältelung, es bilden sich mitunter stecknadelkopfgroße Knötchen, zuweilen kommt es zu hinteren Synechien. Schulze erwähnt bei allen seinen Irisimpfungen jene Knötchenbildung, die schon nach Verlauf weniger Tage einsetzen und ihre bedeutendste Größe nach 3 Wochen erreichen soll. Schucht unterscheidet zwei Formen der Iritis, eine diffuse, die ganze Iris befallende, wobei es zu hinteren Synechien kommt und eine circumscripte, die der kondylomatösen Form des Menschen gleicht. — Auch ich konnte mehrfach obige Veränderungen an der Iris feststellen, in wenigen Fällen kam es zu einer ausgesprochenen Iritis: Die Iris zeigte eine durch Hyperämie und exsudative Prozesse hervorgerufene Veränderung der Färbung und der Struktur, die Pupille nahm infolge hinterer Synechien eine zackige Form an, am Pupillarrand bildeten sich, jedoch erst nach Verlauf mehrerer Wochen, stecknadelkopfgroße Knötchen.

Es gelang uns wie den übrigen Autoren nicht, Spirochäten in der erkrankten Iris vorzufinden noch das Irisgewebe auf Affen zu übertragen. Nur Schulze und Siegel haben wieder glücklicher experimentiert, denn Schulze schreibt: „Die Impfungen der Affen mit Kancheniris oder mit Nierenemulsion eines 14 Tage vorher mit Menschenlues am Auge geimpften Kaninchens haben beim Affen stets syphilitische Primär- und Sekundärerscheinungen ergeben." Eine Kritik dieser Behauptung liegt mir fern, es genügt, daß für diese Primär- und Sekundärerscheinungen beim Affen keine Beweise vorliegen. Die vielerseits beobachteten Iritiden sind aller Wahrscheinlichkeit nach syphilitischer Natur, doch betont Tomasczewski sehr richtig, daß erst mit dem Nachweis der Spriochaeta pallida diese Irisveränderungen als sicher spezifisch angesprochen werden können.

Was nun die wichtigste Veränderung am Auge, die **Keratitis,** anlangt, so macht sich diese zuerst bemerkbar in einer zarten hauchartigen Cornealtrübung, die bei intraokularer Infektion in der Nähe der Inokulationsstelle beginnt. Vom Limbus aus schieben sich besenreisartig sich verästelnde Gefäße vor, es kommt zu einer perivasculären Entzündung, bis schließlich der Prozeß mit einer diffusen opaken Trübung der gesamten Cornea ihren Höhepunkt erreicht. Die Rückbildung erfolgt im allgemeinen erst nach Wochen, mitunter vergehen Monate. Am längsten hält sich die Trübung im Zentrum der Cornea. In einzelnen Fällen gehen die Hornhauterscheinungen aber auch rapid zurück. Eine typische pallidareiche Keratitis mit zahlreichen Gefäßneubildungen, die wir tags darauf für Weiterimpfungen verwenden wollten, war über Nacht fast völlig abgeheilt; auch ließen sich die Syphiliserreger nicht mehr auf der Cornea (Schabepräparat) nachweisen.

Die **parasitologische** Untersuchung der erkrankten Hornhaut ergibt das Vorhandensein einer mehr oder minder reichlichen Anzahl von Pallidaspirochäten.

Bertarelli fand mit seiner Silberimprägnationsmethode zuerst die Erreger zwischen den einzelnen Lamellen der Cornea und entlang der Saftkanäle in reichlichen Mengen. Diese Befunde Bertarellis konnten die ersten Nachuntersucher nicht bestätigen. Der Mißerfolg war darauf zurückzuführen, daß die Spirochäten nur in Flachschnitten der Cornea, nicht dagegen in Querschnitten sichtbar werden wegen ihrer Lagerung in den präformierten Saftspalten der Cornea. Daß die Gegner der Pallida, Schulze und Siegel, die mit dem Silberverfahren zur Darstellung gebrachten Spirochäten nicht für die Erreger der syphilitischen Hornhauterkrankung hielten, soll nur erwähnt werden. Für ihre „positiven" Inokulationen war der

Nachweis des Cytorrhyctes flagellatus entscheidend. Schulze unternahm sogar den Versuch, experimentell am Kaninchen zu beweisen, daß die „Silberspirochäten" auch bei nicht spezifischer Infektion sich in der Cornea zeigten. Er brachte in die vordere Augenkammer Straßenschmutz, worauf sich eine Hypopionkeratitis entwickelte. Nach Abklingen der entzündlichen Erscheinungen wurde der Bulbus enucleiert und die Cornea nach Bertarelli-Volpino untersucht. Es fanden sich der „Silberspirochäte" analoge „Spirochäten". Siegel und Schulze erkannten auch dann noch nicht die Pallida an, als Schucht in oberflächlichen Excisionen der erkrankten Hornhaut zahlreiche Syphilisspirochäten mit der Giemsafärbung zur Darstellung bringen konnte. Die exakteste Untersuchung, die Beobachtung der Erreger in vivo, führten mit der Dunkelfeldbeleuchtung zuerst Hoffmann und Mühlens aus. — Bei einer floriden Keratitis genügte uns meist ein ganz oberflächliches Abkratzen der Cornea, um die Pallidae in großer Anzahl im Dunkelfeld oder mit Giemsalösung gefärbt nachzuweisen.

Wird ein Kaninchen **beiderseits zu gleicher Zeit** geimpft, so gelingt es häufig, an beiden Augen einen Impferfolg zu erzielen, auch dann noch, wenn die Impfung einige Tage nach der des anderen Auges ausgeführt wird. Die Infektionsmöglichkeit ist größer bei Benutzung von Übergangsvirus (Bertarelli, Mühlens, Fontana, Ossola, Truffi, Chirivino, Verf.). Ossola hat bemerkt, daß beim Auftreten der Keratitis am zweiten Auge die Cornea des erstbetroffenen Auges wieder klar oder zum mindesten die Keratitis im Rückgang begriffen ist.

Kann nun eine völlig zurückgebildete **Keratitis rezidivieren?** Die erste derartige Beobachtung wurde von Levaditi und Yamanouchi gemacht.

Sie inokulierten beiderseits ein Kaninchen. Die Keratitis entwickelte sich rechts nach 34, links nach 36 Tagen. Das rechte Auge wurde zur Weiterimpfung enucleiert. Die linksseitige Hornhautentzündung heilte allmählich ab, in der Cornea waren Spirochäten nicht mehr nachweisbar. Am 113. Tag nach der Impfung trübte sich plötzlich die Hornhaut von neuem. Zahlreiche Pallidae bestätigten die Spezifizität der erneuten Keratitis.

Ähnliche Befunde hatten:

Roussel: Abheilung der primären Keratitis am 50. Tag. Wiederauftreten am 120. Tag.

Ossola: Wiederholung der Keratitis nach völliger Abheilung 3—4 mal in Abständen von 15 bis 20 Tagen an verschiedenen Stellen der Cornea. Pallidabefund positiv bei bestehender, negativ bei abgeheilter Keratitis.

Truffi: Rezidiv 31 Tage nach Abheilung der ersten Keratitis.

Fontana: Nach einseitiger intraokularer Impfung mit Passagevirus trat nach 30 Tagen eine Keratitis parenchymatosa auf. Diese heilte ab am 71. Tag. Am 77. Tag I. Rezidiv (bleibt 60 Tage bestehen). Sechs Monate post inoculationem II. Rezidiv (Abheilung nach $2\frac{1}{2}$ Monaten). 18 Monate post inoculationem 3. Rezidiv. Ausgedehnte tiefe Keratitis, Iris nur noch durch einen winzigen Spalt nichterkrankter Cornea sichtbar. Zwei Reinokulationsversuche auf demselben Auge im 11. und 13. Monat mit 2. bzw. 5. Passagevirus waren negativ.

Wir selbst konnten einige Male rezidivierende Keratitiden beobachten. Das meiste Interesse bietet nachstehender Fall:

86 Tage nach linksseitiger intraokularer Impfung mit luetischer menschlicher Inguinaldrüse bildete sich eine typische Spirochätenkeratitis, die am oberen Limbus entstand. Nach Verlauf eines Monats war die Cornea wieder klar und spiegelnd.

$6^1/_2$ Monate post inoculationem begann sich die Cornea von neuem zu trüben, diesmal am unteren Limbus; es kam zu einer ausgedehnten Keratitis parenchymatosa. Ein ganz oberflächlicher Cornealabstrich bot reichliche Mengen von Spir. pall. in einem Gesichtsfeld (Giemsafärbung). Wieder verschwand die Hornhautentzündung völlig, bis $8^1/_2$ Monate nach der Infektion plötzlich eine abermalige starke Trübung der Cornea im Pupillargebiet und eine erneute Vascularisation auftrat. Spir. pall. wieder nachweisbar. In der Zeit zwischen dem ersten und zweiten Rezidiv waren auf der Hornhaut Pallidae nicht zu finden. Das Tier, welches auf das genaueste kontrolliert wurde, starb ohne andere Erscheinungen als eine universelle Alopecie zu bieten, $14^1/_2$ Monate nach der Inokulation. Die inneren Organe wiesen keine pathologischen Veränderungen auf.

Einen sehr merkwürdigen Befund, der meinerseits gemacht wurde und den nur Uhlenhuth und Weidanz besonders hervorheben, bilden die **Spätkeratitiden.** Bei dem obenerwähnten Tier sowie bei einem andern mit menschlicher luetischer Inguinallymphdrüse geimpften trat die Keratitis erst 3 Monate post inoculationem auf. Zwei weitere Kaninchen, eins mit Kaninchenvirus II. Passage, das andere mit Kaninchenvirus III. Passage geimpft, reagierten gleichfalls erst nach Verlauf von 3 Monaten mit einer Keratit. parenchymatosa, obwohl bei anderen gleichzeitig infizierten Kaninchen die Inkubationsperiode viel kürzer war. Mit der luetischen Hornhaut dieses letzten Tieres wurden inokuliert: 2 ungebrauchte Kaninchen, 3 bereits mit Erfolg einerseits geimpfte Kaninchen, 1 bereits zweimal erfolglos geimpftes Kaninchen. Die drei Tiere, die schon eine Keratitis überstanden hatten, reagierten negativ trotz beiderseitiger Impfung, das früher erfolglos auf demselben Auge inokulierte Kaninchen bekam nach 18 Tagen eine deutliche Iritis. Von den beiden frischen Tieren starb das eine nach $1^1/_2$ Monaten reaktionslos, das andere zeigte erst nach Ablauf von 5 Monaten eine Spirochätenkeratitis. Stücke der Hornhaut dieses Tieres auf 12 ungebrauchte Kaninchen intraokular verimpft, gab bei keinem einen positiven Erfolg (6 Tiere starben vorzeitig). Der verspätete Eintritt des Impferfolges ist vielleicht damit zu erklären, daß die inokulierten Pallidae schlechte Nahrungsverhältnisse vorfinden, daß hierdurch der größte Teil der Erreger zugrunde geht und die wenigen überlebenden längere Zeit brauchen, bevor sie imstande sind, sich zu vermehren und eine sichtbare Veränderung in der Hornhaut zu erzeugen. Diese Erklärung dürfte ihre Bestätigung finden durch die histologisch-parasitologischen Untersuchungen von Levaditi und Yamanouchi (vgl. oben). Auch scheint es, als ob die Spirochäten bei solchen verspätet auftretenden Hornhautentzündungen an Virulenz abnehmen; ist es doch anders nur schwer verständlich, daß die Cornea gerade dieses Tieres (IV. Passage) keinen einzigen Impferfolg brachte. Uhlenhuth und Weidanz haben bei ihren präventiven Versuchen mit Sublimatinjektionen zwei Kaninchen gefunden, die unter dieser Behandlung erst am 112. bzgl. 122. Tag an Keratitis erkrankten. Sie glauben diese lange Inkubationszeit dem Sublimat zuschreiben zu müssen. Wie aus meinen Beobachtungen hervorgeht, kann eine derart lange Inkubationsdauer auch ohne medikamentöse Beeinflussung möglich sein.

Passageimpfungen, Impfungen von Kaninchen auf Kaninchen. Die syphilitische Cornea ist zweifellos ein ausgezeichnetes Impfmaterial, da wir es dabei fast mit einer Reinkultur von Spirochäten zu tun haben. Aus diesem Grund ist es natürlich, daß die Infektionen mit luetischer Kaninchenhornhaut leichter angehen. Bertarelli kann ich jedoch nicht darin beistimmen, daß nach der II. Passage immer 100% der Kaninchenimpfungen gelingen. Es ist mir ein einziges Mal geglückt, bei einer II. Überimpfung 100% positive Resultate zu erzielen. Nach den zahlreichen Versuchen, die wir anstellten, zu urteilen, darf man im Durchschnitt nicht mehr als **50%** positive Inokulationen rechnen, vorausgesetzt, daß jedesmal zum mindesten 6—10 Tiere mit demselben Material geimpft werden. Eine häufigere Haftung des Virus, also eine sog. Zunahme der Virulenz konnten wir auch bei weiteren Passageimpfungen nicht feststellen.

Ja es scheint sogar Kaninchen zu geben, die bei Augenimpfungen gegen Syphilis refraktär sind; denn wir beobachteten solche, die innerhalb 12 bis 16 Monaten viermal beiderseits intraokular — auch mit Übergangsvirus — infiziert wurden, ohne daß jemals spezifische Erscheinungen eintraten.

Was die **Inkubationszeit bei Reihenimpfung** anlangt, so glaubt Bertarelli, daß sie nach dem II. Übergang konstanter wird, meist 3—4 Wochen. Tomasczewski gibt bei 2. und 3. Tierpassage eine Inkubation von 4—5 Wochen, bei 20.—22. Passage 4—6 Wochen an, Hoffmann bei einer 11. Passage $1\frac{1}{2}$ Monat, bei einer 12. 37 Tage. Bei 18. und 19. Tierpassage soll sich nach Hoffmann die Inkubationszeit verlängern. Die Inkubationszeit der von mir mit Reihenvirus inokulierten Tiere schwankte zwischen 3 Wochen und 5 Monaten (obiger Fall). Von einer Regelmäßigkeit kann nicht im entferntesten die Rede sein; denn es kommt sehr häufig vor, daß von einer Serie ein Tier schon nach 3 Wochen, ein anderes erst nach Verlauf von 2—3 Monaten den Impfeffekt zeigt. Eine Verkürzung der Inkubationsdauer stellt sich auch bei höheren Passagen nicht ein.

Die bei weitem wichtigste und für die Syphilisforschung entscheidende Frage ist folgende: **Tritt bei dem geimpften Tiere eine Generalisierung des Virus ein?** Wie ist diese eventuell zu erreichen?

Gegen die Allgemeinerkrankung beim Kaninchen nach Augenimpfungen sprachen anfangs drei wichtige Gründe:

1. Von keinem Autor — Siegel und Schulze ausgenommen — wurden Sekundärerscheinungen beobachtet.

2. Die inneren Organe von an Keratitis luetica erkrankten Kaninchen zeigten keine spezifischen Veränderungen und waren nicht überimpfbar, auch dann nicht, wenn die Tiere erst lange Zeit nach gelungener Infektion ad exitum kamen. Syphiliserreger konnten in keinem inneren Organ nachgewiesen werden.

3. Reinokulationen der zweiten Cornea fielen positiv aus, mochte das zuerst erkrankte Auge enucleiert sein oder nicht.

Derartige erfolgreiche Reinokulationen wurden von Bertarelli, Uhlenhuth und Weidanz, Fontana und mir beobachtet.

Bertarelli gelang es, drei Kaninchen, die einerseits positiv mit Übergangsvirus inokuliert waren, nach Abheilung der Erscheinungen auch auf dem anderen Auge zu infizieren. Eine nochmalige Impfung dieser drei Tiere mit Virus 7. Passage ergab bei einem Tier einen nochmaligen positiven Erfolg nach Verlauf eines Monats.

Uhlenhuth und Weidanz hatten bei Nachimpfungen positive Resultate; es war dabei gleichgültig, ob das zuerst geimpfte Auge enucleiert war und ob das Impfmaterial von dem erkrankten Auge stammte oder von einem anderen Kaninchen.

Fontana hatte einen positiven Reinokulationserfolg bei noch bestehender Keratitis des anderen Auges.

Wir beobachteten in drei Fällen eine Empfänglichkeit der Kaninchen gegen Reinokulationen, und zwar wurde die Nachimpfung vorgenommen:

1. $7^1/_2$ Monate nach der ersten Inokulation. Impfmaterial: menschlicher P. A. Keratitis nach 14 Tagen.

2. 6 Monate nach der ersten Inokulation. Impfmaterial: Reihenvirus 4. Passage. Keratitis nach 3 Monaten (bleibt 4 Monate bestehen).

3. 21 Tage nach der ersten Inokulation. Impfmaterial: Cornea des zu gleicher Zeit enucleierten anderen Auges. Keratitis nach $2^1/_2$ Monaten.

Durch diese zu verschiedenen Zeiten nach der ersten Infektion vorgenommenen positiven Reinokulationen ist festgestellt, daß bei okularer Impfung eine „Immunität" gegen Neuinfektion nicht besteht. „Immunität" bei Syphilis bedeutet aber stets, wie Neisser wohl sicher festgestellt hat, noch bestehende Krankheit, Wiederimpfbarkeit also entweder Heilung, oder — und das trifft hier wohl zu — es ist gar keine Generalisierung des Virus und keinerlei refraktär machender Einfluß des Körpers von der erkrankten Cornea ausgegangen.

Daß jedoch — wenn auch ausnahmsweise — eine Allgemeindurchseuchung des Kaninchens nach Augenimpfung eintreten kann, hat Grouven bewiesen.

Er sah bei einem einerseits intracorneal geimpften Kaninchen eine gummiartige Bildung an der Inokulationsstelle, ein papulo-pustulöses Exanthem der Haut, Papeln am Präputium und Anus, Rhagaden an der Nase und eine Keratitis am anderen, nichtgeimpften Auge sowie eine Hoden- und Nebenhodenerkrankung auftreten. Der positive Befund von Spirochaeta pallida in sämtlichen soeben aufgeführten Affektionen sowie weiterhin in einer Beckendrüse, in der Mesenterialschleimhaut und in den Nieren ist beweisend dafür, daß eine hämatogene bzw. lymphogene Verallgemeinerung der Syphilis beim Kaninchen möglich ist. Neuerdings berichtet Grouven von zwei weiteren Kaninchen, die nach cornealer Impfung mit Übergangsvirus nässende Papeln an den Hinterfüßen, besonders den Interdigitalfalten zeigten, das eine Tier $7^1/_2$ Monate, das andere (welches nur an einer Iritis erkrankte) 25 Monate post infectionem.

Außer Grouven hat kein Autor derartige Beobachtungen bei Augenimpfungen gemacht, abgesehen von Siegel und Schulze, die keine Beweise für ihre Behauptungen erbrachten. Wohl wurde von einigen Seiten auf Haarausfall, Rhagaden an Nase und Mund, Abmagerung usw. aufmerksam gemacht; aber niemand konnte die Spezifizität dieser Erscheinungen beweisen. Ich glaube nun sicher behaupten zu können, (nachdem ich $2^1/_2$ Jahre luetische und andere Kaninchen in Beobachtung hatte), daß die letzterwähnten Symptome im allgemeinen nichts mit der Syphilis zu tun haben; denn man beobachtet sie bei den meisten längere Zeit im Stall eingesperrten Kaninchen. Diese Affektionen sind mannigfacher Natur, hauptsächlich aber auf Scabies zurückzuführen, an der die Tiere häufig erkranken. Die Scabies ruft bei Kaninchen, sobald sie nicht behandelt wird, Haarausfall und ekzematös-rhagadiforme Erscheinungen hervor. Der Nachweis der Milbe ist ohne Schwierigkeit zu erbringen. Spirochäten jedoch konnten wir trotz häufiger Untersuchung in fraglichen Hautefflorescenzen niemals entdecken. Auf der Neisserschen Javaexpedition, wobei viele Kaninchenversuche angestellt wurden, sind dieselben Erfahrungen gemacht worden.

Um uns von einer eventuellen Allgemeindurchseuchung zu überzeugen, versuchten wir mehrere Male Milz-Knochenmarkbrei von Kaninchen mit frischer noch bestehender oder nach abgelaufener Keratitis parenchymatosa auf Affen zu überimpfen. Der Erfolg war stets ein negativer. Nur einmal ist uns die Generalisierung der Syphilis beim Kaninchen nach okularer Impfung gelungen:

13. 11. 08. Linksseitige vordere Kammerimpfung mit Kaninchenhornhautvirus 3. Passage.

12. 1. 09. Typische Keratitis parenchymatosa.

16. 1. Die Keratitis hat an Umfang noch zugenommen. Zahllose Pallidae im oberflächlichen Geschabsel der Cornea. Enucleatio bulbi. Überimpfung der Cornea auf sechs ungebrauchte Kaninchen.

6. 3. An der linken Bauchseite hat sich subcutan ein pflaumengroßer, gut abtastbarer weichlicher Knoten gebildet. Excision: Der Tumor ist allseitig durch Bindegewebe abgekapselt. Der Inhalt besteht aus einer gelblichen, zähen, breiigen Masse. Keine Spirochäten, keine Mikroorganismen, keine zelligen Elemente nachweisbar.

16. 3. Plötzliches Auftreten einer typischen tiefen Keratitis mit zahlreichen Gefäßneubildungen. Im Ausstrich (Giemsafärbung) und Dunkelfeld reichliche Mengen von Pallidae.

26. 3. Keratitis in Rückbildung. Neue Hautgeschwülste analog der oben beschriebenen an der Bauchwand.

25. 4. Keratitis abgeheilt. Die alten Geschwulstbildungen, die bis Kleinapfelgröße erreichten, sind zum Teil durchgebrochen. Erneute Tumoren an der rechten Bauchseite.

30. 4. Über Nacht plötzlicher Exitus. Innere Organe ohne jeden pathologischen Befund.

Da das Kaninchen mit keinem anderen an florider Augensyphilis erkrankten zusammen in einen Stall gesperrt war, so ist die Möglichkeit einer Übertragung (Reinokulation) von seiten eines anderen Tieres, wie Bertarelli einen solch einzig beobachteten Fall beschreibt, ausgeschlossen. Es ist daher die an der nicht geimpften Cornea, 123 Tage post inoculationem aufgetretene Keratitis parenchymatosa nicht anders als hämatogen bezgl. lymphogen entstanden zu erklären, zumal der Bulbus des anderen Auges enucleiert war.

Ob die eigenartigen subcutanen Geschwülste mit tertiären Produkten der Syphilis in Zusammenhang zu bringen sind, wage ich nicht zu entscheiden, da Spirochäten darin niemals gefunden werden konnten. — Histologisch erwies sich die Wand dieser Neubildungen zusammengesetzt aus Bindegewebslamellen, zwischen denen wenig Lymphocyten und Plasmazellen lagen; dagegen bestand eine reichliche polynucleäre Leukocyteninfiltration. Die homogene breiige Masse ließ jeden Bakterienbefund und jede Zellstruktur vermissen. Diese ausschließlich subcutanen Geschwulstbildungen traten auch bei mehreren anderen mit Passagevirus geimpften Kaninchen auf, darunter bei einigen, die keine Keratitis oder Iritis bekamen. Der Sitz der Tumoren, die häufig spontan nach außen durchbrachen, war hauptsächlich die Bauchhaut, dann die Hals-, Kiefer-, Stirn-, Augenbrauengegend. Bemerkenswert ist, daß unsererseits niemals bei einem der vielen

Kaninchen, die zu anderen experimentellen Untersuchungen verwendet wurden, eine derartige Beobachtung gemacht worden ist.

Eine vielleicht ähnliche Bildung bei einem Kaninchen, nach syphilitischer Infektion finde ich in der Literatur nur von Grouven angegeben:

Nach einer positiv verlaufenen cutanen Inokulation entwickelt sich 25½ Monate nach der Impfung am linken Unterkieferast eine schnellwachsende, erweichende Geschwulst, die bald die Größe eines Apfels erreicht. Das Tier geht kurz danach ein. Die Geschwulst erwies sich als eine mit rahmigem Eiter gefüllte Höhle ohne Spirochäten und Tuberkelbacazillen. Grouven läßt gleichfalls die Frage der Zugehörigkeit des Tumors zur Syphilis offen.

Wenn nun auch festgestellt ist, daß nach Augeninfektion eine Allgemeindurchseuchung mit Syphilis beim Kaninchen eintreten kann, so gehören diese Fälle doch zu den größten Seltenheiten. Gelingt aber vielleicht die Gesamtinfektion auf eine andere Weise?

Siegel ist wieder derjenige, der behauptete, auf cutanem und intravenösem Wege Allgemeinerscheinungen beobachtet zu haben. Der Beweis durch die Spirochaeta pallida wurde nicht erbracht.

Neisser gelang es nach zahlreichen in Batavia angestellten, vergeblichen cutanen, subcutanen und intravenösen Impfversuchen, auf eine andere Methode eine Allgemeindurchseuchung beim Kaninchen hervorzurufen. Es war ihm zuvor geglückt, bei Affen nach Hodeninfektion eine Generalisierung des Virus herbeizuführen. Milz-Knochenmark dieser so behandelten Tiere gaben, auf andere Affen übertragen, positive Impfresultate. Dementsprechend wurde mehreren Kaninchen Milz-Knochenmarkbrei luetischer Affen in die Hodensubstanz injiziert. 7—8 Wochen post inoculationem wurden diese Kaninchen getötet und Milz-Knochenmark auf Affen überimpft. Bei drei derart behandelten Kaninchen mußte eine Infektion, und zwar eine Allgemeininfektion eingetreten sein, da fünf Affen typische Primäraffekte bekamen. Hiermit hat Neisser bewiesen, daß das luetische Virus nicht nur in die Hodensubstanz von Kaninchen überimpfbar ist, sondern daß auch nach einer Hodenimpfung eine Generalisierung der Erkrankung eintreten kann.

Auf demselben Wege, durch Einbringung des Virus unter die Tunica vaginalis des Hodens konnte zuerst Parodi einen Impfeffekt mit positivem Pallidabefund erzielen. Das Kaninchen wurde vier Wochen post infectionem getötet. Im Hodenparenchym und in den Tubuli seminiferi zeigten sich zahllose Pallidae. Das histologische Bild sprach für ein echtes Syphilom.

Gleichfalls auf dem Wege der Hodeninfektion erreichten Hoffmann, Löhe und Mulzer eine **cutane** Haftung des Virus. An der Eintrittsstelle bildete sich nach einer Inkubationszeit von 34 Tagen ein Initialaffekt, in dem sich zahlreiche Syphilisspirochäten fanden.

Levaditi und Yamanouchi berichteten zur selben Zeit von einem Impfeffekt am Präputium, der sich 14 Tage nach der Inokulation entwickelte. Mit der Silberimprägnationsmethode ließen sich zahlreiche Pallidae auch innerhalb der Gefäßlumina nachweisen. Eine gleichzeitig am Ohr vorgenommene Impfung mißlang.

Therapeutische Versuche

und zwar präventive wie Heilungsversuche, wurden von Uhlenhuth und seinen Mitarbeitern, von Levaditi und Yamanouchi und neuerdings von Tomasczewsky angestellt. Uhlenhuth, Hoffmann und Weidanz behandelten zwei Kaninchen unmittelbar nach der Impfung mit Atoxyllösung intravenös. Diese Tiere blieben erscheinungsfrei, während die Kontrollen zum größten Teil angingen. Uhlenhuth und Weidanz führten diese Versuche dann an einem größeren Kaninchenmaterial fort. Von den Präventivtieren blieben die mit Atoxyl intravenös gespritzten stets gesund, während die mit Sublimat intravenös behandelten nur zum Teil an Lues erkrankten. Die Kontrollen gingen zum größten Teil an. Sie glauben, daß durch die Einwirkung des Sublimats die Inkubationszeit bedeutend verlängert wird, da zwei Tiere erst im vierten Monat an Keratitis erkrankten. Zur Prüfung der Heilwirkung des Atoxyls wurden Kaninchen mit florider Keratitis jeden 4. Tag mit Atoxyl 0,1 gespritzt. Nach der 4. Injektion zeigte sich eine leichte Besserung, nach der 10. Injektion war die Keratitis ganz oder wenigstens zum größten Teil verschwunden. Noch bessere Heilerfolge erzielten Uhlenhuth und Manteufel mit dem atoxylsauren Hg. Durch eine einmalige Einspritzung von 0,06 Hydrarg. atoxyl. wurden schwere experimentell erzeugte Keratitiden in 5—6 Tagen zum Schwinden gebracht. Ein Rezidiv wurde nur einmal beobachtet. Atoxyl, Sublimat, Hydrarg. salicyl. hatten, jedes für sich gegeben, nicht diese rasche Heilwirkung, auch mußten größere Dosen gegeben werden. Die unlöslichen Hg-Präparate waren dem Sublimat im Heilerfolg überlegen.

Levaditi und Yamanouchi gaben Kaninchen post infectionem mehrere subcutane Injektionen von 0,25 Atoxyl. 24 Stunden nach der ersten Injektion fanden sich meist keine Pallidae mehr im Impfstück oder in der Kammer; nur wenige Tiere zeigten noch nach 2—3 Injektionen vereinzelte Spirochäten. Die Kontrolltiere, zur selben Zeit untersucht, wiesen an der Cornea mikroskopische Verletzungen auf und beherbergten zahlreiche Pallidae im Impfstück. Sie schließen daraus, daß das Atoxyl das Zustandekommen einer Keratitis unmöglich macht. Bleiben selbst einige Spirochäten am Leben, so wird die Aktivität des spezifischen Virus durch das Atoxyl völlig zerstört. Versuche, Hornhäute atoxylierter und nicht atoxylierter Kaninchen zu verschiedenen Zeiten auf andere Kaninchen zu überimpfen, ergaben bei diesen positive, bei jenen negative Resultate. Die Verfasser nehmen an, daß nicht das Atoxyl abtötend auf die Spirochäten wirkt, sondern daß es erst im tierischen Körper modifiziert wird und erst dann durch Vermittlung des Organismus die Spirochäten zum Zerfall bringt. Beweis: Atoxyl in die vordere Kammer inokulierter Kaninchen gebracht, zeigt sich ohne jede Einwirkung auf die Spirochäten.

Bei unseren präventiven Versuchen konnten wir gleichfalls die Beobachtung machen, daß keins der mit Atoxyl behandelten Kaninchen (0,05—0,1 mehrere Male subcutan gegeben) an einer Keratitis erkrankte. Leider stellte sich aber auch

37*

bei mehreren Kontrollen der Impfeffekt nicht ein, so daß diese Versuche als nicht einwandfrei gelten können.

Tomasczewski hat erst kürzlich seine Resultate bei der Präventivbehandlung der experimentellen Syphilis mit Quecksilber und Jod mitgeteilt: „Kaninchen erkranken ohne Verlängerung der normalen Inkubationszeit an syphilitischer Keratitis, wenn sie im Moment der Impfung und noch kurze Zeit nachher unter der Wirkung der Sublimatinjektionen stehen. Unter dem Einfluß längere Zeit (5 bis 9 Wochen) fortgesetzter Sublimatinjektionen erkrankt nur ein Teil der Tiere zu der gewöhnlichen Zeit, ein Teil später, ein kleiner Teil überhaupt nicht. Voraussetzung dabei ist, daß die verwendeten Sublimatmengen unter Berücksichtigung des Durchschnittsgewichtes der Kaninchen etwa denjenigen entsprechen, die wir bei der Behandlung der menschlichen Syphilis benutzen. Steigert man den Quecksilbergehalt der Sublimatinjektionen um das Acht- bis Zehnfache, so bleiben fast alle Impftiere ohne klinisch erkennbare Krankheitserscheinungen, auch wenn man mit den Einspritzungen schon nach einer Woche aufhört. Das Jod läßt keine präventive Wirkung erkennen, auch wenn die Tiere vom Moment der Impfung an unter einer kontinuierlichen intensiven Jodwirkung stehen. Die syphilitischen Erscheinungen solcher Jodtiere heilen unter Hg-Behandlung in kurzer Zeit ab.“

Seit einem Jahre sind nun die Publikationen über Kaninchensyphilis bedeutend zahlreicher geworden. (Meine Versuche wurden vor einem Jahre beendet.) Fast sämtliche Autoren wählten als Inokulationsstelle nicht mehr die Cornea, sondern nahezu ausschließlich die Haut bzw. Unterhaut und den Hoden. Ich teile im folgenden kurz die wichtigsten Befunde mit:

Positive Impferfolge auf cutanem bzw. subcutanem Weg oder durch Hodeninfektion hatten: Ossola, Uhlenhuth und Mulzer, Truffi, Mezinesku, Grouven, Wiman, Tomasczewski, Kolle, Bruckner und Galasesko, Mucha, Koch.

Die Übertragung des Virus fand in verschiedener Weise statt:

1. Durch Scarification der Haut mit folgender Einreibung des Impfmaterials.

2. In kleine Hauttaschen, mit Lanzettstichen gebildet, werden Gewebsstückchen eingeschoben.

3. Einbringen von Impfgewebe unter die Tunica vaginalis des Hodens.

4. Injektion von Saugserum bzw. des zu einem Brei zerkleinerten Impfmaterials in das Hodengewebe.

Die meisten Inokulationen wurden in der Scrotalgegend vorgenommen, doch kann das Virus gelegentlich auch an anderen Stellen der Haut zur Entwicklung kommen. So hatte Wiman einen Impferfolg an der Rückenhaut, Grouven am oberen Augenlid, Ossola an Augenbraue, Anus, großen Schamlippen, Präputium, Truffi an Vulva und Präputium. Die Impfungen gelingen sowohl mit menschlichem syphilitischen wie mit Kaninchenhornhautgewebe. Sehr beachtenswert ist der positive Impferfolg von Bruckner und Galasesko mit Schereschewskyscher

Spirochaeta pallida-Kultur (2. Passage) in den Hoden eines Kaninchens nach einer Inkubationsdauer von 60 Tagen (vgl. unten). Koch berichtet von einem experimentellen Hodensyphilom beim Kaninchen durch Verimpfung gummösen Lebergewebes eines hereditär luetischen Kindes.

Der Impfeffekt macht sich zunächst in einem Knötchen bemerkbar, welches an der Oberfläche erodiert und später meist in Ulceration übergeht. Die Geschwürsränder sklerosieren. Es kommt, analog der menschlichen Syphilis, zu regionären Drüsenschwellungen. Die Drüsen, auf andere Kaninchen cutan oder subcutan (Taschen) übertragen, erzeugen wieder Impfeffekte (Ossola, Truffi). Nach den Beobachtungen von Uhlenhuth und Mulzer zeigt sich der Initialeffekt entweder in einem Geschwür oder in einer chronischen Hautentzündung mit diffuser oder circumscripter Orchitis oder schließlich nur in einer schwieligen diffusen oder circumscripten Periorchitis. In den Impfprodukten finden sich konstant Pallidaspirochäten. Das Syphilom kann von der Tunica vaginalis ausgehen oder sich direkt unter der Scrotalhaut ohne Zusammenhang mit der Tunica entwickeln. Bei gleichzeitiger Augen- und Hautimpfung können an beiden Stellen Syphilome auftreten (Truffi). Rezidive kommen vor; Ossola berichtet von einem Rezidiv in der Narbe einer excidierten Hautinitialsklerose.

Ossola, Truffi, Tomasczewski, Uhlenhuth und Mulzer gelang die Überimpfung der Scrotalsyphilome von Tier auf Tier, und zwar mit großer Regelmäßigkeit. Als durchschnittliche Inokulationsdauer bei Scrotalimpfungen gibt Ossola bei Kaninchenmaterial 31 Tage, bei menschlichem $46^1/_2$ Tage, Truffi folgende Zeiten an:

1. Serie   2 Monate,
2.   ,,   45 Tage,
3.   ,,   30   ,,
4.   ,,   12   ,,
5.   ,,   20   ,,
6.   ,,   11   ,,
7.   ,,   13   ,,

Truffi schließt aus dieser Skala, daß eine Tendenz zur progressiven Verminderung der Inkubationsperiode bestehe. Seine Versuche erscheinen mir jedoch zu wenig zahlreich, um daraus etwas Sicheres folgern zu können.

Tomasczewski gelang die Passageimpfung bis zur fünften Generation. Inkubationszeit: 10—18 Tage; bei 45 Kaninchen 39 positive Impfresultate.

Uhlenhuth und Mulzer, die die 7. Tierpassage erreichten, glauben bei den Weiterimpfungen eine Steigerung der Virulenz beobachtet zu haben. Während bei erster und zweiter Überimpfung nur 8% bzw. 25% der Tiere einen positiven Impfeffekt boten, gingen bei 5. und 6. Passage 75% bzw. 85% der Tiere an. Auch wurde die Inkubationszeit kürzer: anfangs 8—12 Wochen, in höheren Passagen 2—4 Wochen.

Bei Übertragung der Hautsyphilome auf die Cornea soll — nach Ossola — dort meist eine schwere Keratitis sich entwickeln.

Während nun bei okularen Infektionen eine **Allgemeinausbreitung** der Syphilis nur äußerst selten eintritt, scheint bei Impfungen an der Scrotalhaut und am Hoden eine Generalisierung des Virus sich viel häufiger zu entwickeln. Es wurden diesbezügliche Beobachtungen gemacht von:

Uhlenhuth und Mulzer:

1. Nach linker Scrotalimpfung Initialaffekt an der Impfstelle. Gleichzeitig Auftreten einer spezifischen Affektion mit positivem Pallidabefund im rechten, nichtgeimpften Hoden.
2. Linksseitige positive Hodenimpfung. Sekundäre Papelbildung in der Umgebung des Afters mit positivem Pallidabefund. In der Punktionsflüssigkeit des rechten, anscheinend gesunden Hoden gleichfalls Spir. pall. nachweisbar.
3. Spezifische Erkrankung des nichtinokulierten Hodens nach Excision des anderen, mit positivem Erfolg geimpften.
4. Leber-Milz-Knochenmarkbrei eines luetischen Kaninchens auf ein gesundes Kaninchen überimpft, gibt dort eine typische circumscripte Periorchitis mit positivem Pallidabefund.

Mezinesku: Nach beiderseitiger Hodenimpfung Auftreten von Initialsklerosen an beiden Einstichstellen und von spezifischen, gummiartigen Veränderungen mit positivem Pallidabefund in beiden Hoden. 50 Tage post infectionem, nach Abheilung der Hautsklerosen spontan erscheinende beiderseitige Keratitis parenchymatosa.

Truffi:

1. Beiderseitige positive Scrotalhautimpfung. Etwa vier Monate nach der Infektion bilden sich oberhalb der Initialsklerosen oberflächlich erodierte Knötchen, in welchen Spir. pall. vorhanden sind, und eine linksseitige Keratitis parenchymatosa, ohne daß eine Augenimpfung stattgefunden hat.
2. Es gelingt, mit dem Hoden eines luetischen Kaninchens, der keinerlei makroskopische und mikroskopische (Spir. pall.) Veränderungen zeigt, ein Kaninchen am Scrotum nach 40 Tagen zu infizieren.
3. Auftreten gummataähnlicher Bildungen am Nebenhoden und der Tunica vaginalis lange Zeit nach der positiv ausgefallenen Scrotalinokulation.
4. Durch Inokulation von Knochenmarkgewebe eines luetischen Kaninchens in eine Scrotaltasche ist es einmal geglückt, einen Primäraffekt acht Wochen post infectionem zu erzeugen.

Bruckner und Galasesko injizierten 1 ccm Schereschewskyscher Spirochätenkultur zweiten Überganges (einen Monat nach der Isolierung vom menschlichen Körper) in den rechten Hoden eines Kaninchens, wonach sich ca. zwei Monate später in beiden Hoden Infiltrate bildeten. Die Hoden waren von einem gelatinösen Ödem eingehüllt, in welchem sich durch Punktion ungeheure Mengen Pallidaspirochäten feststellen ließen.

Sprechen diese Impfresultate schon für eine Allgemeininfektion des Kaninchens, so ist der gelungene Versuch Uhlenhuth und Mulzers, das Virus auf **intravenöse** Impfung zur Haftung zu bringen, für die Möglichkeit der Allgemeindurchseuchung ausschlaggebend. Es gelang den beiden Autoren, durch intravenöse Injektion spirochätenhaltigen Kaninchenhodenmaterials 7 Wochen nach der Infektion im Hoden und an der Scrotalhaut von Kaninchen Affektionen hervorzurufen, die zahlreiche Pallidae enthielten. In einem Fall trat 6 Wochen nach Abheilung der luetischen Erscheinungen spontan eine Keratitis parenchymatosa auf. Zwei wiederholt intravenös mit Luesmaterial behandelte Kaninchen zeigten bei der Sektion in allen Organen Spirochaetae pallidae. Zwei weitere intravenös infizierte junge Kaninchen bekamen 8 Monate nach der ersten Injektion gummataähnliche Knoten an der Nase, die zahlreiche Pallidae enthielten.

Therapeutisch konnten Uhlenhuth und Mulzer syphilitische ulcerierte Hodenaffektionen mit subcutanen Injektionen atoxylsauren Quecksilbers

und mit intravenöser Injektion von Atoxyl in kurzer Zeit (in einem Fall innerhalb 8 Tagen) zur Heilung bringen. Auch wurden luetische Kaninchenaffektionen
therapeutisch günstig beeinflußt mit einem aus Kaninchensyphilomen hergestellten Vaccin.

Tomasczewski hatte bei der Behandlung syphilitischer Kaninchen mit
Ehrlichs Arsenobenzol günstigere Resultate als mit Sublimatinjektionen.

Bezüglich der Wassermannschen Reaktion hebt Truffi hervor, daß sie
ihm bei syphilisierten Kaninchen gelungen ist. Dem Autor scheint nicht bekannt
zu sein, daß Kaninchen normalerweise sehr häufig die positive Reaktion zeigen,
und daß diese Reaktion sich bei Kaninchen ohne nachweisbaren Grund in eine
negative bzw. umgekehrt verwandeln kann.

Zum Schluß einiges über die „Immunitätsfrage" bei der Kaninchensyphilis. Neisser hat nach jahrelangen umfangreichen tierexperimentellen Versuchen festgestellt, daß die Annahme einer wahren Immunität bei der Affensyphilis unberechtigt ist, d. h. einer „Immunität" nach vollständiger Abheilung
und mit absolutem Freisein von Virus. Es gibt vielmehr nur eine „Anergie", d. h.
ein Refraktärsein gegen neue Impfungen, solange das Tier noch Spirochäten
beherbergt. Wie liegen nun die Verhältnisse bei der Kaninchensyphilis?
Sehen wir zunächst ab von der Kaninchenhornhautsyphilis, so kommen für „Immunitätsfragen" nur die Versuche von Ossola, Truffi und Uhlenhuth und
Mulzer in Betracht. Die beiden ersten Autoren nahmen an, daß nach gelungenen
Hautimpfungen ein absolutes Refraktärsein gegen Neuinfektion entstehe, da Reinokulationen nicht angingen, mochte die Hautsyphilis noch bestehen oder schon
abgeheilt sein. Sie sprechen von einer absoluten Immunität. Demgegenüber
werden wir als Ursache der mißlungenen Reinokulationsversuche nicht eine echte
„Immunität" annehmen, sondern analog den Beobachtungen Neissers bei der
Affensyphilis ein noch Erkranktsein der betreffenden Tiere, demzufolge das
neueingebrachte Virus nicht haften kann. —

Neuerdings berichtet nun Truffi, daß Reinokulationen doch positiven Erfolg haben können, selbst zwei Monate nach der ersten Infektion zu einer Zeit,
wo das primäre Syphilom bereits abgeheilt ist. Da jedoch bei diesen positiven
Reinokulationen die Impfeffekte viel milder, bisweilen makroskopisch kaum
sichtbar! verlaufen, spricht Truffi von einer „relativen Immunität" beim Kaninchen nach Hautimpfungen. Aus den Protokollen Truffis geht nun hervor, daß
er zu den Wiederimpfungen stets andere Stellen als bei der ersten Inokulation gewählt hat. Ferner ist die Zeit zwischen erster und zweiter Inokulation relativ kurz.
Es ist also denkbar, daß die Reinokulationen aus diesem Grunde geglückt sind,
weil die zur zweiten Inokulation benutzte Körperstelle noch nicht von der ersten
Inokulation her beeinflußt war.

Nach Uhlenhuth und Mulzer tritt eine Immunität bei der Kaninchensyphilis nicht ein, da Nachimpfungen erkrankter und geheilter Tiere bisweilen

positiv ausfallen können. Im Serum erkrankter oder intravenös behandelter Kaninchen bilden sich keine spezifischen Immunkörper[1]).

Aktive wie passive Immunisierungsversuche, von Bertarelli durch subcutane Behandlung der Kaninchen mit Emulsion luetischer Hornhäute und Autolysaten von Hornhäuten, von Truffi durch Einbringung von Blutserum syphilisierter zum Teil gegen Reinokulation refraktärer Kaninchen oder durch subcutane Injektion syphilitischen Leberbreies ausgeführt, mißlangen stets.

Was die „Immunität" bei der experimentellen Kaninchenhornhautsyphilis anlangt, so liegen hier die Verhältnisse anders. Die Cornealsyphilis scheint ähnlich der cornealen Vaccination eine Sonderstellung einzunehmen. Bei beiden Erkrankungen, der Syphilis und der Vaccine, gelingt eine Nachimpfung am zweiten Auge selbst Monate nach der ersten Infektion; bei beiden sind cutan bzw. subcutan mit Erfolg geimpfte Kaninchen für corneale Nachimpfungen empfänglich: bei der Vaccine tritt eine Generalisierung des Virus nach cornealer Impfung niemals auf, bei der Syphilis nur in den seltensten Fällen (nur zwei Beobachtungen: Grouven und Verf.). Die Ursache hierfür mag darin zu finden sein, daß die Hornhaut selbst keine Gefäße aufzuweisen hat. Nur gelegentlich können bei einer Keratitis parenchymatosa mit reichlicher Vascularisation die die neugebildeten Blutgefäße umlagernden Spirochäten in die Blutbahnen eindringen und so eine Allgemeindurchseuchung des Kaninchens hervorrufen. (Für andere Infektionsstellen als die Cornea liegen die Verhältnisse bei der Vaccine allerdings ganz anders als bei der Syphilis, da bei der Vaccine nach cutaner, subcutaner, intravenöser und intraperitonealer Infektion eine wahre Immunität eintritt.)

Schlußfolgerungen:

1. Es gelingt auf okularem, cutanem, subcutanem, intravenösem Wege und vom Hoden her Kaninchen mit menschlicher (primären, sekundären, tertiären Produkten) und mit tierischer Syphilis zu infizieren.

2. Die Inkubationsdauer schwankt; sie beträgt im allgemeinen 3—6 Wochen, doch kommen primäre Impfeffekte auch erst nach Verlauf von 5 Monaten vor.

3. Die Kaninchensyphilis äußert sich zunächst in einer Keratitis parenchymatosa bzw. Iritis oder in einem Hoden- bzw. Hautsyphilom, welches der menschlichen Initialsklerose ähnelt.

4. In den Impfeffekten ist stets die Spirochaeta pallida nachweisbar, meist in reichlicher Menge.

---

[1]) In einer während der Drucklegung der Arbeit erschienenen Abhandlung über die Ergebnisse der Superinfektion bei der Syphilis der Kaninchen (Berl. klin. Wochenschr. 1910, Nr. 31) faßt Tomasczewski seine Beobachtungen in folgenden Sätzen zusammen:

1. Kaninchen mit syphilitischer Keratitis sind für scrotale Nachimpfungen auch Monate post infectionem ebenso empfänglich wie gesunde Tiere.

2. Bei Kaninchen mit scrotalen Primäraffekten scheint in einer Reihe von Fällen 7—9 Wochen post infectionem eine veränderte Reaktionsfähigkeit der Hautdecke, eine sogenannte Hautimmunität einzutreten (negative Impfresultate).

3. Kaninchen mit scrotalen Sklerosen bleiben für intraokulare Impfungen auch Monate post infectionem ebenso empfänglich wie gesunde Tiere.

5. Die syphilitische Kaninchencornea stellt ein sehr brauchbares Impfmaterial, bisweilen in Reinkultur, dar.

6. Im allgemeinen gehen 50% der Augenimpfungen an; ob durch Haut- oder Hodeninokulationen ein besseres Resultat erzielt werden kann, bleibt abzuwarten.

7. Die Kaninchensyphilis ist sowohl okular wie cutan und subcutan von Kaninchen auf Kaninchen übertragbar. Dabei tritt vielleicht eher eine Verstärkung als eine Abschwächung der Virulenz ein.

8. Rezidive sind beobachtet worden, hauptsächlich bei okularer Infektion

9. Es gelingt durch Quecksilber, Atoxyl, atoxylsaures Quecksilber und durch Arsenobenzol Syphilismanifestationen zum Abheilen zu bringen, sowie eine Präventivheilung zu erzielen. Jod übt keine Präventivwirkung aus.

10. Eine Allgemeindurchseuchung des Kaninchens mit syphilitischem Virus kann, wenn auch sehr selten nach okularer Impfung erfolgen, häufiger nach Haut- und Hodenimpfungen.

11. Reinokulationen gelingen meist bei Augenimpfungen, bei Hautimpfungen anscheinend nach den bisherigen Beobachtungen nur in einem relativ kurzen Zeitraum (2 Monate).

12. Eine wahre Immunität tritt bei der Kaninchensyphilis nicht ein.

13. Syphilitisches Kaninchenhornhautgewebe ist übertragbar auf Hunde, Ziegen, Schafe, Meerschweinchen, Affen, Füchse, Katzen.

Literatur.

Basile: Giorn. ital. della mal. ven. e della pelle 1909, Bd. 50, H. 1.

Bertarelli: Über die Transmission der Syphilis auf das Kaninchen. Centralbl. f. Bakt. Bd. 41, S. 320.
— Über die Transmission der Syphilis auf das Kaninchen. Centralbl. f. Bakt. Bd. 43, H. 2 u. 3.
— Das Virus der Hornhautsyphilis des Kaninchens und die Empfänglichkeit der unteren Affenarten und des Meerschweinchens für dasselbe. Centralbl. f. Bakt. Bd. 43, H. 5.
— Über die Empfänglichkeit der Fleischfresser und Wiederkäuer für experimentelle Syphilis. Centralbl. f. Bakt. Bd. 43, H. 8.
— Über Immunisierung des Kaninchens gegen Hornhautsyphilis. Centralbl. f. Bakt. Bd. 46, H. 1.
— Centralbl. f. Bakt. Bd. 43, S. 793.

Bruckner et Galasesko: Orchite syphilitique chez le lapin par cultures impures de spirochètes. Compt. rend. de la Soc. de Biol. 1910, No. 13, vol. 68.

Bruhns und Morgenrot: Die bisherigen Resultate der experimentellen Syphilisforschung. Berl. klin. Wochenschr. 1906, Nr. 48.

Campana: La cornea del coniglio inoculata di prodotti sifilitici. Giorn. ital. della mal. ven. e della pelle 1909, Bd. 50, H. 1.

Canni: Inoculazioni di prodotti sifilitici nelle cornee di conigli senza trovare spirochete. Clinica Dermosifil. della Università di Roma 1909, H. 8.

Chirivino: Intorne agli innesti del prodotti sifilitici nell' occhio del coniglio. Riforma medica anno XXV num. 26.

Ciuffo: La sifilide del coniglio. Pathol. Rivista Quindicinale 1909, No. 19.

Clausen: Kaninchencorneasyphilis, erzeugt durch menschliche Augensyphilis. Deutsche med. Wochenschr. 1907, Nr. 38.

Fontana: Contribuzione allo studio della sifilide corneale del coniglio Rivista di Igiene e di Sanità pubblica 1907, No. 21.
— Ancora sulla recidività della cheratite sifilitica del coniglio. Gazzetta degli Ospedali e delle Cliniche, Nov. 1908.

Greef und Clausen: Spiroch. pall. bei experimentell erzeugter interstitieller Hornhautentzündung. Deutsche med. Wochenschr. 1906, Nr. 36.
Grouven: Über positive Syphilisimpfungen an Kaninchenaugen. Med. Klin. 1907, Nr. 26.
— Über klinisch erkennbare Allgemeinsyphilis beim Kaninchen. Dermatol. Zeitschr. 1908, H. 4.
— Über bemerkenswerte Resultate der Syphilisforschung beim Kaninchen. Med. Klin. 1908, Nr. 8.
— Sitzungsberichte der Niederrhein. Gesellsch. für Natur- und Heilkunde zu Bonn vom: 10. 12. 1906, 21. 1. 1907, 13. 5. 1907, 22. 7. 1907, 18. 5. 1908, 25. 10. 1909.
— Experimentelles zur Kaninchensyphilis. Dermatol. Zeitschr. 1910, H. 3.
Haensell: Vorläufige Mitteilung über Versuche von Impfsyphilis der Iris und Cornea des Kaninchenauges. Graefes Archiv f. Ophthalmol. Bd. 27, S. 93. 1881.
Hoffmann: Mitteilungen und Demonstrationen über experimentelle Syphilis. Dermatol. Zeitschr. 1906, H. 8.
— Berl. med. Gesellschaft. Sitzung vom 13. 3. 1907. Berl. klin. Wochenschr. 1907, Nr. 12.
— Verein für innere Medizin Berlin. Sitzung vom 24. 6. 1907.
— Experiment. Granuloma corneale bei Kaninchen 18. und 19. Tierpassage. Münch. med. Wochenschr. 1909, Nr. 35.
— und Brüning: Deutsche med. Wochenschr. 1907, Nr. 14.
— Löhe und Mulzer: Verein für innere Medizin Berlin. Sitzung vom 18. 5. 1908. Deutsche med. Wochenschr. 1908, Nr. 27.
Koch: Experimentelle Hodensyphilis beim Kaninchen durch Verimpfung kongenital syphilitischen Materials. Berl. klin. Wochenschr. 1910, Nr. 30.
Kolle: Syphilisübertragung auf Kaninchen. Med. Klin. 1910, Nr. 6.
Levaditi und Yamanouchi: Recherches sur l'incubation dans la syphilis. Annales de l'inst. Pasteur 1908, vol. 22.
— — Compt. rend. de la Soc. de Biol. 1908, No. 9.
— — Mécanisme d'action de l'atoxyl dans la syphilis experim. du lapin. Compt. rend. de la Soc. de Biol. 1908, 23. Mai.
— — La transmission de la syphilis au chat. Compt. rend. de la Soc. de Biol. 1908, 25. Mai.
— — Inoculation de la syphilis au prépuce du lapin. Compt. rend. de la Soc. de Biol. 1908, No. 19.
Mezinescu: Hodensyphilome beim Kaninchen nach Impfung mit Syphilisvirus. Deutsche med. Wochenschr. 1909, Nr. 27.
Milian et Roussel: Les kératites syphilitiques du lapin. Progrès. méd. 1909, No. 3.
Mucha: Wiener klin. Wochenschr. 1910, Nr. 27.
Mühlens: Centralbl. für Bakt. Bd. 43, H. 6 u. 7.
— Beiträge zur experimentellen Kaninchenhornhautsyphilis. Deutsche med. Wochenschr. 1907, Nr. 30.
Mulzer (vgl. auch Uhlenhuth): Berl. med. Gesellschaft 9. 12. 09. Berl. klin. Wochenschr. 1909, Nr. 51.
Neisser: Verhandlungen der Deutsch. dermatol. Gesellschaft 1906. Bern.
— Beitrag zur Lehre von der Kaninchensyphilis. Dermatol. Zeitschr. 1908, H. 2.
Ossola: Sulla sifilide del coniglio. Giorn. ital. della mal. ven. e della pelle 1909, Bd. 50, H. 1.
— Sifilide del testicolo nel coniglio. Giorn. ital. della mal. ven. e della pelle 1909, Bd. 51, H. 1.
— Sifilome allo scroto di coniglio ottenuto con material di cheratite sifilitica sperimentale di coniglio. Bollet. d. soc. med.-chirurg. di Pavia, 5. Juni 1908.
— Sulla cheratite sifilitica sperimentale nel coniglio. Bollet. d. soc. med. chirurg. di Pavia. 5. Juni 1908.
— Un caso di sifilide del testicolo nel coniglio. Bollet. d. soc. med.-chirurg. di Pavia, 7. März 1909.
Parodi: Übertragung der Syphilis auf Hoden des Kaninchens. Centralbl. f. Bakt. Bd. 44, H. 5.
Pürckhauer: Allgem. med. Centralztg. 1909, Nr. 17.
Roussel: La syphilis expérimentale de l'oeil. Le Progrès méd. 1908, No. 31.
— Doktordissertation Paris 1909. Étude sur la syphilis du lapin.
Scherber: Durch Syphilisimpfung erzeugte Keratitis parenchym. beim Kaninchen. Wiener klin. Wochenschr. 1906, Nr. 24.
— und Benedek: Verhandlungen der Deutsch. dermatol. Gesellschaft 1906. Bern.
Schereschewsky: Experimentelle Beiträge zum Studium der Syphilis. Centralbl. f. Bakt. Bd. 44, H. 1.
Schucht: Zur experimentellen Übertragung der Syphilis auf Kaninchenaugen. Münch. med. Wochenschr. 1907, Nr. 3.
Schulze: Impfungen mit Luesmaterial an Kaninchenaugen. Klin. Mon.-Blätter f. Augenheilk., Jahrg. 43, 1905.

Schulze: Impfungen mit Cytorrhyctes luis an Kaninchenaugen. Med. Klin. 1905, Nr. 19.
— Die Silberspirochäte. Berl. klin. Wochenschr. 1906, Nr. 37.
— Das Verhalten des Cytorrhyctes luis in der mit Syphilis geimpften Kanincheniris. Beiträge
z. pathol. Anat. u. z. allg. Pathol. 1906, Bd. 39.
— Bemerkungen zu den Kaninchenaugenimpfungen. Med. Klin. 1907, Nr. 19.
Siegel: Untersuchungen über die Ätiologie der Pocken, der Maul- und Klauenseuche, des Scharlachs
und der Syphilis. Med. Klin. 1905, S. 446.
— Münch. med. Wochenschr. 1905, Nr. 29; 1906, Nr. 2.
Simonelli: Nuove richerche sulla recettivita dei carnivori alla sifilide sperimentale. Giorn. ital. della
mal. ven. e della pelle 1909, Bd. 50, H. 1.
— Su la contagiosità delle gomme sifilitiche. Giorn. ital. della mal. ven. e della pelle 1909, Bd. 50, H. 1.
Tomasczewski: Übertragung der experimentellen Augensyphilis des Kaninchens von Tier zu Tier.
Münch. med. Wochenschr. 1907, Nr. 21.
— Syphilitische Affektion der Kaninchenhaut. Dermatol. Zeitschr. 1909, Bd. 16, S. 802.
— Sitzung der Berl. dermatol. Gesellschaft vom 8. 3. 1910 und 10. 5. 1910.
— Untersuchungen über die Wirkung des Quecksilbers und Jods bei der experimentellen Syphilis.
Deutsche med. Wochenschr. 1910, Nr. 14.
— Über eine einfache Methode, bei Kaninchen Primäraffekte zu erzeugen. Deutsche med.
Wochenschr. 1910, Nr. 22.
Truffi: Contributo allo studio della cheratite sifilitica sperimentale del coniglio. Atti della Societa
Milan. di Med. e Biol., vol. 3, No. 5.
— Sulla transmissibilità della sifilide alla cute del coniglio. Giorn. ital. della mal. ven. e della pelle
1909, Bd. 50, H. 1.
— Richerche sulla transmissibilita della sifilide agli animali. Giorn. ital. della mal. ven. e della pelle
1909, Bd. 51, H. 1.
— Über die Übertragung eines menschlichen Primäraffektes auf die Scrotalhaut des Kaninchens.
Centralbl. f. Bakt. Bd. 48, H. 5.
— Centralbl. f. Bakt. Bd. 52, 1909.
— Neue Untersuchungen über die Syphilis des Kaninchens. Med. Klin. 1910, Nr. 7.
— Über die Empfänglichkeit des Kaninchens gegenüber syphilitischen Reinfektionen. Centralbl.
f. Bakt. Bd. 54, H. 4.
Uhlenhuth: Eine durch Einspritzung von Spirochäten erzeugte Hodensyphilis beim Kaninchen.
Berl. klin. Wochenschr. 1909, Nr. 26.
— Hoffmann und Weidanz: Über die präventive Wirkung des Atoxyls bei experimenteller
Affen- und Kaninchensyphilis. Deutsche med. Wochenschr. 1907, Nr. 39.
— und Manteuffel: Chemotherapeuth. Versuche mit einigen neueren Atoxylpräparaten bei
Spirochätenkrankheiten, mit besonderer Berücksichtigung der experimentellen Syphilis. Zeitschr.
f. Immunit.-Forschung u. experiment. Ther. 1908, H. 1.
— — Über die Wirkung von atoxylsaurem Hg bei Spirochätenkrankheiten, insbesondere bei experi-
menteller Syphilis. Med. Klin. 1908, Nr. 43.
— und Weidanz: Untersuchungen über die präventive Wirkung des Atoxyls im Vergleich mit
Quecksilber bei der experimentellen Kaninchensyphilis. Deutsche med. Wochenschr. 1908, Nr. 20.
— und Mulzer: Demonstration einer experimentell beim Kaninchen erzeugten Hodensyphilis.
Berl. militärärztl. Gesellschaft 21. 4. 1909.
— — Arbeiten aus dem Kaiserl. Gesundheitsamte, 1909, Bd. 33, H. 1.
— — Berl. med. Gesellschaft 12. Jan. 1910. Berl. klin. Wochenschr. 1910, Nr. 4.
— — Zur experimentellen Kaninchen- und Affensyphilis. Berl. klin. Wochenschr. 1910, Nr. 25.
— — Allgemeine Syphilis bei Kaninchen und Affen nach intravenöser Impfung. Arbeiten aus
dem Kaiserl. Gesundheitsamte 1910, Bd. 34, H. 2.
— — Diskussion in der Sitzung der Berl. Dermatol. Gesellsch. vom 8. 3. 1910.
— — Die experimentellen Grundlagen chemotherapeutischer Versuche mit neueren Arsenpräparaten
bei Spirochätenkrankheiten mit besonderer Berücksichtigung der Syphilis. Deutsche med.
Wochenschr. 1910, Nr. 27.
Volk und Kraus: Verhandlungen der Deutsch. dermatol. Gesellschaft 1906. Bern.
Wiman: Archiv f. Dermatol. u. Syphilis 1908, Bd. 93.
— Über experimentelle Syphilis beim Kaninchen. Hygiea, Sept. 1908.

Abschnitt XVIII.

Über Analogien in den Immunitätsverhältnissen zwischen der experimentellen Syphilis und der experimentellen Taubenpocke.

Von Dr. **Conrad Siebert,** Charlottenburg.

Durch die experimentellen Studien der Syphilis sind wir genötigt worden, an unseren bisherigen Anschauungen über die Immunitätsverhältnisse bei der Syphilis eine durchgreifende Revision vorzunehmen und dieselben nach mancher Richtung hin zu ändern. Es gelang Neisser unter anderem nachzuweisen, daß infizierte Affen, die im Laufe von etwa drei Jahren wiederholten Reinokulationen gegenüber sich refraktär verhalten hatten, schließlich bei der Verimpfung ihrer inneren Organe sich doch noch als infektiös erwiesen. Die Tiere hatten während dieses mehrjährigen Krankheitsverlaufes keinerlei Symptome gezeigt und während der ganzen Zeit den Eindruck durchaus gesunder Tiere gemacht. Die Affen waren also nicht im eigentlichen Sinne „immun", womit man bis dahin auch bei der Syphilis den Zustand der Unempfänglichkeit neu zugeführtem Virus gegenüber bezeichnet hatte, sondern sie waren krank geblieben; nur hatte die Haut die Eigenschaft verloren, auf neu inokuliertes Virus in der sonst eigenen Art zu reagieren. Der Beweis dafür, daß dieses scheinbare immune Verhalten in der Anwesenheit der Spirochäten in dem Tierkörper lag, wurde durch die therapeutischen Versuche erbracht; denn nach einer wirklichen Heilung syphilitischer Affen durch Quecksilber oder Arsen reagierten die Augenbrauen der Affen in der gleichen Weise auf eine Wiederimpfung mit einem Primäraffekt, wie bei einer erstmaligen Impfung. Die sogenannte Immunität bei Syphilistieren gegenüber Neuimpfungen coindiziert also immer mit der Anwesenheit von lebenden Parasiten im Organismus. —

Es erschien nun wünschenswert, in der Tierpathologie Umschau zu halten, um bei einer bequem zu übertragenden Tierkrankheit, bei der analoge Verhältnisse vorlagen, das Studium dieser Vorgänge fortzuführen. Eine solche Krankheit fanden wir in der Taubenpocke, und die folgenden Versuche sind zwecks Erweiterung unserer Kenntnisse dieser Krankheit und zwecks Feststellung der Analogien in den Immunitätsverhältnissen zwischen der Syphilis und der Taubenpocke angestellt worden.

Zwecks Vereinfachung der Darstellung möchte ich für diese Unempfindlichkeit neu inokulierten Virus gegenüber bei noch bestehender Krankheit, wie wir dieselbe bei der Syphilis finden, und wie ich dieselbe auch bei der Taubenpocke nachgewiesen habe, in meinen Ausführungen die Bezeichnung „Anergie" gebrauchen. Ich verstehe also unter „Anergie" oder „anergischem" Verhalten mangelnde oder wenigstens stark herabgesetzte Fähigkeit eines schon infizierten Organismus, auf frisch inokuliertes Virus mit pathologisch-anatomischen Produkten zu reagieren. Ich hebe hier hervor „mangelnde oder stark herabgesetzte Fähigkeit"; denn wir haben es hier, wie auch häufig in der Biologie nicht mit einem absoluten Begriff zu tun, worauf ich aber weiter unten noch bei der Besprechung der Experimente zurückkomme. Um weiteren Mißverständnissen vorzubeugen, möchte ich noch darauf hinweisen, daß der Begriff „Anergie" nicht eo ipso Abtötung der dem kranken Organismus zugeführten neuen Mikroorganismen mit umfaßt, etwas, was wieder unter einen wirklichen Immunitätsbegriff fallen würde, sondern einzig und allein eine bestimmte Änderung der Reaktionsfähigkeit des Organismus bei einer bestehenden Infektion bezeichnet. Bei einer Inokulation treten, im Gegensatz zum unberührten Organismus, die Abwehrmaßregeln des normalen Organismus, wie Infiltration, Entzündung usw. stark in den Hintergrund oder fallen ganz aus.

Die Taubenpocke, deren Ätiologie und Pathologie von Benda, Apolant, Borrel, Burnet, Marx, Sticker, Reischauer, Löwenthal, Landsteiner, Lipschütz, Juliusberg u. a. genauer studiert worden ist, und auf deren Arbeiten ich bezüglich der nicht in den Rahmen dieser Publikation gehörenden Details verweise, stellt im Experiment eine Infektionskrankheit der Vögel dar, die sich leicht nach oberflächlichen Scarificationen der Taubenhaut an der Brust, unter den Flügeln von Tier zu Tier übertragen läßt. Nach 4—5 Tagen entwickeln sich bei einigermaßen reichlicher Virusanwendung an den geimpften Partien zunächst den Follikeln entsprechende, später konfluierende, oft die Dicke von 1—1,5 cm erreichende Tumormassen, die die Tendenz haben, im Laufe von 4—5 Wochen nach der Impfung abzuheilen. Bei geringer Virusmenge kommt es nur zur Tumorentwicklung auf ganz vereinzelten Follikeln mit verlängerter Inkubation. Die Tumormassen geben mit etwas Kochsalzlösung verrieben ein ausgezeichnetes Impfmaterial ab. Geimpfte Tiere sind nun für eine weitere Impfung nicht mehr empfänglich. Man ist etwa drei Wochen von der Impfung an nicht mehr in der Lage, einen typischen Taubenpockenprimäraffekt zu erzeugen, der Zustand der Gewebsanergie neu inokuliertem Virus gegenüber ist in dieser Zeit eingetreten.

Was das Wesen des Erregers der Taubenpocke betrifft, so handelt es sich nach Lipschütz um einen Erreger, der mit dem des Molluscum contagiosum des Menschen, des Trachoms, wahrscheinlich auch dem der Lyssa, Hühnerpest usw. verwandt sein wird. All diesen Erkrankungen gemeinsam ist das Eindringen des Virus in die Zellen bestimmter Gewebe, wodurch degenerative Veränderungen von seiten des Protoplasmas und der Kerne ausgelöst werden, die zur Bildung von sogenannten „Einschlüssen" führen. Während bei der Lyssa und der Hühnerpest das Virus morphologisch noch nicht bekannt ist, erblickt Lipschütz in den von Borrel bei der Taubenpocke, von ihm beim Molluscum contagiosum und von Halberstädter und v. Prowazek beim Trachom in den pathologischen

Geweben aufgefundenen, kleinsten, morphologisch wenig differenzierten Körnchen die Erreger der betreffenden Krankheiten.

Reinokuliert man Tiere in der Zeit, bevor die Anergie sich vollständig entwickelt hat, also innerhalb der ersten drei Wochen nach der Impfung, so entstehen nach den Beobachtungen von Burnet und Lipschütz, die auch ich bestätigen konnte, nur unbedeutende rudimentäre Impfaffekte, deren Entwicklung um so geringfügiger ist, je weiter der Termin der ersten Impfung von dem der zweiten entfernt ist. Hand in Hand mit der Herabsetzung der Reaktionsintensität geht auch eine Verkürzung der Inkubationszeit und Neigung zur schnelleren spontanen Abheilung.

Derartige rudimentäre Impfaffekte habe ich hin und wieder auch nach Reinokulationen an Tieren gesehen, bei denen die erste Impfung monatelang zurück lag. An der Reinokulationsstelle entwickelte sich nach 3—4 Tagen leichte Schwellung, die den Eindruck machte, als sollte ein neuer Primäraffekt entstehen. Nach einigen Tagen aber heilten diese Impfstellen unter starker Schuppung ab. Das Auftreten dieser rudimentären Impfaffekte, außer denen, die immer kurz nach einer ersten Impfung erzeugt werden können, steht in keiner Abhängigkeit von der Zeit der ersten Impfung. Ich habe dieselben aber, wie gesagt, als ein relativ seltenes Vorkommnis, bei Tauben in der Zeit von 6 Wochen bis 6 Monaten nach der ersten Infektion beobachten können.

Burnet, der diese Wahrnehmung auch gemacht hat, führt diese unentwickelten Impfaffekte auf eine unvollständige Immunisierung infolge zu geringer räumlicher Ausdehnung der Primäraffekte zurück, und nimmt den Standpunkt ein, daß der Grad und die Dauer der Unempfänglichkeit für weitere Impfungen in einem direkten Verhältnis zur Größe der primär geimpften Stelle steht. Von mir nach dieser Richtung hin angestellte Versuche konnten die Annahme Burnets nicht bestätigen. Es ergab sich, daß auch Tiere, denen nur ein kleiner Impfaffekt beigebracht wurde, nach 5 Monaten sich noch als vollständig anergisch zeigten.

5 Tauben wurden am 2. 7. 08 nur mit einem etwa 0,5 cm langen Impfstrich, ähnlich wie bei der menschlichen Vaccination, geimpft. Am 9. 7. bei allen Tieren an der Impfstelle typischer Primäraffekt. Am 5. 12. vollständig ergebnislose Reinokulation.

Hierdurch war erwiesen, daß die Entstehung der Anergie von der räumlichen Ausdehnung des Primäraffektes vollständig unabhängig ist.

Noch beweisender sind folgende Versuche: aus bestimmten Gründen hatte ich eine Anzahl von Tauben nur mit einem ganz kleinen Impfstrich, ähnlich wie bei den oben berichteten Versuchen, nicht seitlich an der Brust unter den Flügeln, sondern in der Nähe der Crista sterni geimpft, eine Stelle, die keine Follikel aufweist. Der größte Teil der Tiere bekam an der Impfstelle einen Initialaffekt. Derselbe entwickelte sich bei den meisten Tauben nach der gewöhnlichen Inkubationszeit, unterschied sich aber deutlich von einem solchen, der an einer follikelreichen Hautstelle entsteht. Der Primäraffekt bildet nur einen kleinen flachen, glatten, leicht erhabenen Wulst. Die Reaktion der Haut dem Virus gegenüber war also viel weniger intensiv, als sonst an den befederten Stellen. Die Größe und Entwicklung des Impfaffektes in bezug auf das pathologisch-anatomische Produkt scheint auf der äußeren Haut von der Anwesenheit von Follikeln, an denen sich ja auch immer die ersten Erscheinungen zeigen, abhängig zu sein.

Bei zwei Tieren konnte ich sogar trotz zweimaliger wöchentlicher Inspektion augenscheinliche Veränderungen an der Impfstelle überhaupt nicht wahrnehmen. Aber auch diese Tiere erwiesen sich bei einer nach mehreren Wochen vorgenommenen Reinokulation als anergisch. Es hatte also hier eine Infektion stattgefunden, bei der das Virus die Haut passiert hatte, ohne eine deutliche Reaktion hervorzurufen, also eine Infektion „d'emblée". Eine derartige Infektion ist uns ja bei der Syphilis bekannt. Auch haben wir seit der Entdeckung der Spirochäte gelernt, daß trotz der im allgemeinen starken Reaktionsfähigkeit der menschlichen Haut dem Spirochäteneintritt gegenüber, es doch Fälle gibt, in denen die Eintrittspforte des Virus keinerlei besonders ins Auge fallende Veränderungen aufweist, und daß syphilitische Primäraffekte als die unscheinbarsten Erosionen, die keine klinische Diagnose erlauben, verlaufen können.

Es ergibt sich aus diesen Untersuchungen, daß die Anergie weder von der Größe, noch von der Intensität des Primäraffektes abhängig ist, und daß allein die Tatsache der Infektion genügt, um dieselbe hervorzurufen. Wie sich nun die hin und wieder auftretenden rudimentären Impfaffekte bei schon infizierten Tieren erklären, ob sie ihren Grund in periodischen Schwankungen der Anergie haben, daß müssen wir dahingestellt sein lassen. Es geht jedenfalls daraus hervor, daß die Anergie keine absolute Erscheinung ist. Wir finden hier, worauf schon Lipschütz hingewiesen, ähnliche Verhältnisse wie bei der Pirquetschen „Frühreaktion" der Vaccine. Weiter möchte ich diese Tatsache in Analogie setzen mit den von Finger und Landsteiner ausgeführten Reinokulationen an luetischen Patienten. Auch hier zeigte sich, daß in allen Stadien die Haut einzelner Luetiker nicht vollständig anergisch neu einverleibten Virus gegenüber ist, daß aber in all diesen Fällen doch die Reaktionsfähigkeit ungemein stark herabgesetzt ist, was sich in der geringen, oft kaum bemerkbaren Entwicklung der Impferscheinungen dokumentierte.

Ist nun die Anergie auch bei der Taubenpocke, ebenso wie bei der Syphilis, an die Anwesenheit von Virus im Organismus gebunden? Burnet hatte nachgewiesen, daß die Taubenpocke keine lokale, sondern eine allgemeine Erkrankung ist. Burnet konnte durch Verimpfung von Leber, Milz, Blut kranker Tiere, Lipschütz auch durch Verimpfung von Gehirn und Nieren, wieder typische Initialaffekte erzeugen. Dabei wurde festgestellt, daß die verwendeten infektiösen Organe keinerlei pathologisch-anatomische Veränderungen aufwiesen; also auch hier die gleichen Verhältnisse, wie sie Neisser bei der Syphilis der niederen Affen gefunden hat.

Um mir einen Überblick über den Grad und die Häufigkeit der Verimpfbarkeit der Organe infizierter Tiere zu verschaffen, habe ich 6 Tauben in der Zeit vom

18. bis zum 25. Tage nach der Infektion verimpft. Die Resultate sind in Tabelle I zusammengestellt.

Tabelle I.

Taube Nr.	Ge-impft	Primär-affekt	Ge-tötet	Wieviel Tage nach der Injektion?	Verimpfte Organe	Auf Taube Nr.	Re-sultat	Bemerkungen
1	26. 4.	3. 5.	4. 6.	39	Organbrei aus Leber, Milz, Niere	20	+	
					„ „ „ „ „	21	+	Reinokul. 0 *)
2	26. 4.	3. 5.	29. 5.	33	„ „ „ „ „	22	0	Reinokul. +
					„ „ „ „ „	23	+	
3	26. 4.	3. 5.	23. 5.	27	„ „ „ „ „	18	vorzeitig gestorben	
					„ „ „ „ „	19	+	
4	15. 5.	22. 5.	6. 7.	52	Blut	24	+	
					Organbrei aus Leber, Milz, Niere	25	0	
					„ „ „ „ „	26	+	Reinokul. 0
5	19. 6.	25. 6.	7. 7.	18	Blut	33	+	Reinokul. 0
					Organbrei aus Leber, Milz, Niere	34	0	Reinokul. +
					„ „ „ „ „	35	+	
6	19. 6.	25. 6.	14. 7.	25	Blut	44	0	
					Organbrei aus Leber, Milz, Niere	45	0	
					„ „ „ „ „	46	0	

*) Zwecks Kontrolle der Resultate sind anfangs bei einzelnen Tieren Reinokulationen vorgenommen worden.

Es zeigte sich, daß das Virus, wie schon Burnet hervorgehoben hatte, nicht in konstanter Reichlichkeit in den inneren Organen vorhanden ist. Neben selten sich einstellenden üppigen Initialaffekten konnte ich meistens nur das Angehen einzelner Follikel beobachten, woraus es sich erklärt, daß einzelne Impfungen, bei Taube Nr. 6 sogar alle, versagten. Das Virus ist also in den weitaus meisten Fällen nur spärlich in den Organen enthalten. Bei allen Tieren wurden die Impfungen mit dem reichlich verwendeten Organmaterial auf möglichst ausgedehnten Hautpartien zu beiden Seiten der Brust gemacht.

In einer zweiten Serie habe ich die inneren Organe einer Anzahl von Tauben untersucht, deren Impfung über ein halbes Jahr zurücklag (siehe Tabelle II).

Bei der Betrachtung der Tabelle II zeigte es sich, daß ein gewisser Unterschied in der Anzahl der positiven Impfungen erzielt worden ist, im Gegensatz zu den Tieren, die kürzere Zeit nach der Infektion untersucht worden sind. In beiden Serien wurden je 6 Tiere auf je weitere 14 Tiere verimpft. Mit den Organen der kürzere Zeit infiziert gewesen Tiere (Tabelle I) ergaben sich 8 positive Impfungen, mit den Organen der länger infiziert gewesen Tiere jedoch nur 5. Es hatte so den Anschein, als wenn das Virus im Laufe der Zeit in den infizierten Tieren an Quantität abnähme.

Weitere Untersuchungen zeigten aber, daß diese Annahme falsch war. Es wurde eine Anzahl von Tieren (9) genommen, deren Infektion etwa ein Jahr und noch länger zurück lag. Aus Leber, Niere, Milz und Blut jedes dieser Tiere

Tabelle II.

Taube Nr.	Ge-impft	Primär-Affekt	Getötet	Wieviel Monate nach der Injektion?	Verimpfte Organe	Auf Taube Nr.	Resul-tat	Bemerkungen
7.	15. 5.	21. 5.	14. 12.	7	Blut	95	0	
					Organbrei aus Milz, Niere, Leber	96	0	
8.	15. 5.	21. 5.	14. 12.	7	Blut	97	+	9. 2. Reinoku-lation 0
					Organbrei aus Milz, Niere, Leber	98	0	
9.	15. 5.	21. 5.	15. 12.	7	Blut	157	+?	30. 1. Reinok. 10. 2. +
					Organbrei aus Milz, Niere, Leber	158	0	
10.	15. 5.	21. 5.	15. 12.	7	Blut	159	÷	Reinokulation 9. 2. 0
					Organbrei aus Milz, Niere, Leber	160	0	
11.	19. 6.	26. 6	11. 1. 09	6½	Blut . . . . {	101	0	3. 3. Reinoku-lation +
						102	0	
					Organbrei aus Milz, Niere, Leber	103	+	
12.	19. 6.	26. 6.	11. 1. 09	6½	Blut . . . . {	104	+	
						105	0	
					Organbrei aus Milz, Niere, Leber	106	+	

wurde ein Brei hergestellt, der auf je 5 Tiere weiterverimpft wurde. Bei dieser
reichlicheren Verwendung von Impftieren (jetzt 5 Tiere statt der 2 in den anderen
Versuchen) erhielten wir nun auch von den Organen der älteren infizierten Tiere
eine reichliche Anzahl positiver Impfungen (siehe Tabelle III). Der Organbrei von
2 Tauben (Nr. 52 und Nr. 5) ergab negative Impfungen. Die Reinokulation von
3 solcher Tiere, die keinen Primäraffekt bekommen hatten (Nr. 311, 312, 327) zeigte
aber durch ihr negatives Verhalten, daß die Tiere doch infiziert worden sind. Das
Virus ist in den getöteten Tieren anscheinend so spärlich gewesen und hat zu so
geringfügigen Primärefflorescenzen geführt, daß dieselben übersehen worden sind.
Jedenfalls haben diese Untersuchungen ergeben, daß das Virus der Taubenpocke
sich über ein Jahr unverändert im Organismus der infizierten Taube hält.

Die Qualität des Virus scheint aber bei längerem Bestande der
Krankheit keine Veränderung zu erfahren; denn die Impfaffekte, die
nach Verwendung des schon lange im Organismus weilenden Virus entstanden,
zeigten keine Besonderheiten, was Inkubation oder Entwicklung des Impfaffektes
betraf.

Neben diesen Versuchen liefen große Reihen von Reinokulationen an
Tauben mit gleich alter Krankheit. Bei keinem dieser Tiere gelang es, auch
nicht 7 Monate nach der Infektion, einen typischen Primäraffekt
der Taubenpocke zu erzielen, desgleichen auch bei einer Serie von Tieren,
deren Infektion ein Jahr lang zurück lag. Wir begegnen wiederum denselben
Verhältnissen, wie bei der experimentellen Syphilis, und es ist wohl der Schluß
berechtigt, daß auch bei der Taubenpockenerkrankung die Anergie ihren Grund
in der fortbestehenden latenten Anwesenheit des Virus im Organismus hat.

Tabelle III.

Taube Nr.	Geimpft	Getötet	Wieviel Monate nach der Injektion?	Verimpfte Organe	Auf Taube Nr.	Resultat	
52	21. 7. 08	26. 6. 09	11	Brei aus Blut Leber, Milz, Nieren	308	0	
					309	0	
					310	0	
					311	0	Reinokulation negativ
					312	0	Reinokulation negativ
9	5. 0. 08	26. 6. 09	13	desgl.	313	0	
					314	+	
					315	+	
					316	0	
					317	+	
7	2. 7. 08	26. 6. 09	11	desgl.	318	+	
					319	+	
					320	+	
					321	0	
					322	+	
5	2. 7. 08	26. 6. 09	11	desgl.	323	0	
					234	0	
					325	0	
					326	0	
					327	0	Reinokulation negativ
6	2. 7. 08	26. 6. 09	11	desgl.	328	+	
					329	+	
					330	+	
					331	+	
					332	+	
56	25. 7. 08	30. 6. 09	11	desgl.	338	+	
					339	+	
					340	+	
					341	+	
					342	+	
15	25. 5. 08	30. 6. 09	13	desgl.	243	+	
					344	0	
					345	+	
					346	+	
					347	+	
54	25. 7. 08	30. 6. 09	11	desgl.	353	0	
					354	+	
					355	0	
					356	+	
					257	+	
12	5. 0. 08	30. 6. 09	13	desgl.	358	+	
					359	+	
					360	+	
					361	+	
					362	0	

Um denselben, wie bei der Affensyphilis, als sicher zu erweisen, müßte durch therapeutische Maßnahmen versucht werden, das Virus zu eliminieren, um dadurch das Angehen eines zweiten Impfaffektes zu demonstrieren, daß Virusanwesenheit und Anergie, Virusbeseitigung und Reinfektionsmöglichkeit in einem direkten Zusammenhange stehen. Die therapeutischen Versuche, auf die ich weiter unten noch zu sprechen komme, sind leider noch nicht so weit gediehen, daß ich mit denselben den gewünschten Beweis herbeiführen kann. Verhältnisse aber, die sich bei den weiter unten zu erörternden Vererbungsversuchen ergeben haben, glaube ich an Stelle dieses ausfallenden Beweises setzen zu können.

Impfversuche und nach verschiedenen Zeiten vorgenommene Excisionen der Impfstellen hatten bei der Affensyphilis gezeigt, daß es mitunter gelingt, durch diese Maßnahmen innerhalb gewisser, allerdings stark schwankender Zeiträume die Generalisation des Virus zu verhüten. Auf Grund dieser Beobachtungen kann man wohl annehmen, daß das Virus eine Zeitlang an der Impfstelle verweilen kann, ohne stets sofort in die Lymph- und Blutbahn einzutreten. Gleiche Versuche sind auch von mir bei der Taubenpocke mit ähnlichem Resultat angestellt worden.

Es wurden 7 Tauben an einer umschriebenen, etwa markstückgroßen Stelle geimpft; nach wechselnden Zeiträumen, wie aus Tabelle IV ersichtlich, wurden die Impfstellen excidiert und gründlich mit Jodtinktur verätzt. Rezidive an den Excisionsstellen wurden nicht beobachtet. Nach einem gewissen Zeitraum wurden die Tiere reinokuliert.

Tabelle IV.

Nummer	Datum der Impfung	Datum der Excision	Zahl der Tage nach der Impfung	Datum der Reinoku-lation	Resultat
109	12. 1.	19. 1.	7	2. 3.	0
111	12. 1.	22. 1.	10	2. 3.	+
110	12. 1.	22. 1.	10	2. 3.	+
112	12. 1.	26. 1.	14	2. 3.	+
96	8. 1.	26. 1.	18	2. 3.	0
108	12. 1.	30. 1.	18	2. 3.	0
188	23. 12.	14. 1.	22	2. 3.	0

Die Tabelle IV zeigt, daß es in dem ersten Versuch nach 7 Tagen nicht gelungen war, durch Excision des Impfaffektes die Generalisation aufzuhalten; denn die Reinokulation verlief negativ. Wohl aber waren die Excisionsversuche nach dem 10. und 14. Tage gelungen. Versuche nach dem 18. und 22. Tage waren wieder negativ. Es kann also auch hier das Virus gewisse Zeit nur an der Impfstelle verweilen, ohne in den Kreislauf zu treten. Warum dies in den einzelnen Fällen früher, in anderen später erfolgt, entzieht sich unserer Beurteilung. Vielleicht liegen die Verhältnisse auch so, daß bei der Impfung bei einem Teil der Tiere gleich ein Eintritt des Virus in die Blutbahnen erfolgt. In diesem Falle werden natürlich Excisionen der Impfstellen den Krankheitsverlauf in keiner Weise beeinflussen können.

38*

Übrigens verfügen wir ja nicht nur bei der Affensyphilis, sondern auch bei der menschlichen Syphilis über derartige Beobachtungen. Hier lehren die sehr schwankenden Resultate der therapeutischen Excisionsversuche, daß im Einzelfalle der Erfolg bezüglich der Verhütung einer Generalisierung durch Excision eines beginnenden Primäraffektes gar nicht vorher zu beurteilen ist. Aber die Affenversuche, ebenso wie die Versuche mit der Taubenpocke, bei der wir es sicher mit einem ähnlichen Infektionsmechanismus zu tun haben, lassen immerhin auch beim Menschen einen derartigen Versuch gerechtfertigt erscheinen. —

Sehr verlockend war es nun, bei so bequemen Versuchstieren, wie Tauben, auch die Vererblichkeit dieser Krankheit seitens infizierter Tiere zu studieren. Zu diesem Zwecke wurden eine Anzahl Männchen und Weibchen geimpft und nach Angehen des Impfaffektes in einen großen Käfig zusammengesetzt. 5 von diesen Tieren frisch gelegte Eier wurden verimpft. Als Impfmaterial diente sowohl der Eidotter, als auch die Keimscheibe des Eies. Es gelang mit 4 Eiern positive Impfaffekte zu erzielen, wie aus Tabelle V ersichtlich ist. Bei dem ersten Ei, dessen Ablage aber wahrscheinlich in die Zeit vor der Generalisation der Krankheit fällt, war der Erfolg ein negativer. Das Virus war allerdings in den Eiern, ebenso wie in den inneren Organen, nicht sehr reichlich vorhanden; denn es gingen auch hier immer nur einzelne Follikel an.

Tabelle V.

Datum der Impfung der Eltern	Datum der Verimpfung des Eies	Material	Resultat	Reinokulation	Resultat
27. 4.	13. 5.	Keimscheibe	0	—	—
		Dotter	0	27. 6.	+
27. 4.	16. 5.	Keimscheibe	0	4. 6.	+
		Dotter	+	4. 6.	0
19. 5.	29. 6.	Keimscheibe	+	15. 12.	0
		Dotter	+	15. 12.	0
19. 5.	19. 6.	Keimscheibe	+	15. 12.	0
		Dotter	+	—	—
?	1. 7.	Keimscheibe	+	15. 12.	0
		Dotter	0	—	—

In einer zweiten Versuchsserie: Mai 1908, wurden eine Anzahl männlicher und weiblicher Tauben geimpft und erst nach Abheilen aller Erscheinungen, im Juli 1908, zusammengesetzt. Von diesen Eltern wurden im Juli und August eine ganze Anzahl Tauben gezogen und diese jungen Tiere erst nach dem vollständigen Auswachsen im Dezember der Untersuchung unterzogen. 8 solcher Tauben wurden am 4. Dezember zur Probe inokuliert. Von diesen 8 Tieren bekamen 7 typische Primäraffekte, waren also gesund, während 1 Tier keine Erscheinungen aufwies. Dies war schon eine höchst auffallende Tatsache, und da ich bei der Impfung von mehreren hundert Tauben niemals auf ein Tier gestoßen war, das sich bei der ersten Impfung als vollständig refraktär erwiesen hatte, war der Schluß berechtigt, dieses eine Tier für krank — also kongenital infiziert — zu halten. Zwar ergab die vorgenommene Verimpfung seiner Organe kein positives Resultat; aber aus Tabelle I und II ist ja ersichtlich, daß bei der mitunter vorkommenden Spärlichkeit des Virus die Organimpfungen häufig negativ ausfallen können.

In einer dritten Serie wurden dann die Organe einer Anzahl aus derselben Brutperiode stammenden, von kranken Eltern gezogener Tauben untersucht. Es wurden 10 Tiere verimpft und bei 4 Tieren gelang es mir, wenn auch wieder nur sehr spärlich, Virus nachzuweisen.

Es war somit der Beweis erbracht, daß das „vererbte“ Taubenpocken- virus sich lange Zeit latent noch in dem erwachsenen Nachkömm- ling erhalten kann. Allerdings scheint es mit der Zeit in dem sich entwickeln- den Organismus zum Teil zugrunde zu gehen; den häufigen positiven Impfergeb- nissen mit Eiern stehen die spärlicheren mit den Organen der erwachsenen ge- züchteten Tauben gegenüber. Es macht den Eindruck, als ob in dem Tierkörper die wahrscheinlich geringen Mengen Virus, die ihm in dem Ei mitgegeben werden, mit der Zeit zugrunde gingen.

Gibt es bei der Taubenpocke neben der Anergie auch eine echte künstlich hervorgerufene Immunität? Burnet gibt an, daß durch Hitze abgetötetes Virus weder cutan noch subcutan appliziert eine immunisatorische Kraft ausübt. Dagegen soll das Serum geheilter Tauben nach demselben Autor eine sehr schwache präventive Wirkung ausüben. — Lipschütz fand, daß es durch subcutane Injektionen von Taubenpockenvirus gelingt, einen Teil der Versuchs- tiere zu immunisieren.

Ich selbst habe eine Anzahl von Tieren mit Extrakt aus den Initialaffekten, aus Organen infizierter Tiere, aus anergischen Taubenhäuten, und mit Serum kranker Tauben, zum Teil in sehr ausgiebiger Weise, behandelt, ohne aber jemals einen immunisierenden Erfolg zu sehen. Alle Probeinokulationen gingen prompt an. Die Extrakte aus den verschiedenen Substanzen wurden durch 24stündiges Schütteln mit einer physiologischen Kochsalzlösung und 0,5proz. Acidum car- bolicum hergestellt und erst nach 2—3 Tagen verwendet. Bei jedem Extrakt habe ich mich durch Hautimpfungen von der vollständigen Abtötung des etwa enthaltenden Virus überzeugt. Es versagten, wie bei der Affensyphilis, auch hier alle Immunisierungsversuche mit abgetötetem Virus.

Es lag nahe, daran zu denken, daß die Befunde von Lipschütz bezüglich der gelungenen subcutanen Immunisation eines Teiles der Versuchstiere wohl auf eine durch subcutane Infektion mit nicht abgetötetem Virus hervorgerufene Anergie zurückzuführen sei. Besonders nahegelegt wurde dieser Gedanke auch dadurch, daß die Möglichkeit der prompten intravenösen Infektion bekannt war. Durch folgende Versuche gelang es mir, meine Vermutungen zu beweisen.

16 Tauben erhielten subcutan eine Injektion von 0,5 ccm einer lebenden Virusaufschwemmung. Bei einer nach 6—8 Wochen ausgeführten Reinokulation bekamen 3 Tauben einen typischen Initialaffekt, während 5 Tauben sich als

„immun" erwiesen. Von den anderen 8 Tauben wurden in der Zeit von der 2. bis 4. Woche nach der Injektion die Organe verimpft, und bei 4 Tauben gelang es hierdurch, Virus nachzuweisen.

Was von Lipschütz als „Immunisation" angesehen wurde, war also in Wahrheit: subcutane Infektion. Bemerkenswert ist, daß nicht alle subcutanen Infektionsversuche, trotz der großen Empfänglichkeit der Tauben, von Erfolg begleitet waren. Es bildeten sich an der Injektionsstelle sehr starke Infiltrate, in denen das Virus mitunter zugrunde zu gehen scheint. Dieselben Erfahrungen mit subcutanen und intravenösen Infektionen haben wir auch bei der Affensyphilis gesammelt. Während auch dort intravenöse Infektionen leicht zu erzielen sind, sind subcutane nur in einer einzigen Serie von Erfolg begleitet. Neisser führt die Schwierigkeit der subcutanen Injektion bei Affen auf die örtliche Leukocytose zurück, da festgestellt wurde, daß die subcutane Infektion erleichtert wird, wenn alle eine örtliche Leukocytose hervorrufenden Momente ausgeschaltet werden.

Durch folgenden Versuch glaube ich die Behauptung, daß Entzündungsprozesse es sind, die die subcutane Infektion so häufig verhüten, noch erhärten zu können. Ich hatte ein Taubenpockenvirus, das etwa 4 Wochen im Exsiccator über Schwefelsäure gelegen hatte. Von diesem vollständig ausgetrockneten Material machte ich eine Suspension in Kochsalzlösung im Verhältnis von 1 : 10,0. Von dieser Aufschwemmung infizierte ich am 15. März 6 Tauben je 0,5 ccm. Die Tauben bekamen an den Injektionsstellen keine Entzündungserscheinungen. Als diese Tauben am 17. April alle reinokuliert wurden, verliefen die Reinokulationen bei allen Tieren negativ. Dadurch, daß das Virus stark getrocknet war, waren höchstwahrscheinlich die saprophytischen Keime abgetötet worden; das Material war steriler als das sonst zu den Suspensionen verwendete, frisch vom Tierkörper abgenommene Material, und es machte keine besonderen Entzündungserscheinungen, was wieder die Aufnahme und Verbreitung des Virus im Organismus erleichterte.

Versuche über die therapeutische Beeinflussung der Taubenpocke sind von mir noch nicht in so ausgedehntem Maße angestellt worden, daß ich hierüber mich in entscheidender Weise äußern könnte. Gleichzeitig mit der Infektion, gewissermaßen als Präventivbehandlung, habe ich Sublimat, Jodkalium, Chinin bimur., Collargol, Atoxyl, Liquor kal. arsenicos., Arsenophenylglycin (Ehrlich) und Methylenblau angewendet. Gar keinen Einfluß auf die Entwicklung des Initialaffektes habe ich bei Jodkalium, Atoxyl, Arsenophenylglycin, Liquor kal. arsenicosum und Methylenblau gesehen. Eine augenscheinliche Beeinflussung des Impfaffektes war bei Sublimat, Chinin und Collargol vorhanden. Die Initialaffekte entwickelten sich nur langsam und sehr flach, so daß ich anfangs darüber im Zweifel war, ob es sich überhaupt um solche handelte. Nachträgliche ergebnislose Reinokulationen lehrten aber, daß doch eine Infektion mit Generalisierung des Virus stattgefunden hatte.

Mit Sublimat (2 Tiere), Atoxyl (2 Tiere) und Arsenophenylglycin (6 Tiere) wurden kranke Tauben, bei denen die Infektion schon eine Zeitlang zurücklag, energisch behandelt. Bei der Abimpfung der Organe dieser Tiere gelang es bei den Sublimat- und Atoxyltauben nicht, Virus nachzuweisen, während einige der Arsenophenylglycintauben positive Impfresultate ergaben. Die Zahl der Versuche ist natürlich zu gering, um bei der Unzuverlässigkeit der Organimpfungen die Entscheidung darüber treffen zu können, daß man mit Sublimat oder Atoxyl die Taubenpocke heilen könne. Vom Arsenophenylglycin glaube ich diese Annahme mit Recht verneinen zu können.

Diese, vor der Hand allerdings ja etwas dürftigen therapeutischen Versuche weisen aber gewisse Unterschiede zu denen bei Affensyphilis auf, was sicherlich in der Verschiedenheit der Erreger beider Krankheiten begründet ist. Obwohl ich es eigentlich für überflüssig halte, so will ich hier zum Schluß, um Mißverständnissen vorzubeugen, doch ausdrücklich darauf hinweisen, daß all die hervorgehobenen Analogien zwischen der Taubenpocke und der Affensyphilis sich nur auf den Infektions- und Immunitätsmechanismus beziehen und keinerlei Bezug auf die Erreger dieser beiden Krankheiten haben.

Zusammenfassung.

Durch meine experimentellen Untersuchungen über die Taubenpocke glaube ich die weitgehendsten Analogien in dem Verlaufe dieser Krankheit und der experimentellen Syphilis nachgewiesen zu haben, und will die einzelnen Punkte noch einmal hier hervorheben:

1. Bei beiden Krankheiten entwickelt sich in der Regel an der Eintrittspforte des Virus nach einer gewissen Inkubationszeit ein durch intensive Gewebsreaktion entstehender „Primäraffekt".

2. Bei beiden Krankheiten kann das Virus eine Zeitlang allein an der Hautimpfstelle lokalisiert bleiben.

3. Bei beiden Krankheiten tritt nach dem Verlauf einiger, allerdings unbestimmter Zeit von dem Primäraffekt aus eine Durchseuchung des ganzen Organismus ein.

4. Bei beiden Krankheiten kann in selteneren Fällen unter gewissen Bedingungen das Virus die Haut passieren, ohne augenscheinliche Hautveränderungen hervorzurufen. (Infection d'emblée.)

5. Bei beiden Krankheiten reagiert nach der allgemeinen Durchseuchung des Organismus die Haut auf Neuimpfungen gar nicht oder in ganz geringer Weise. Die Haut wird „anergisch".

6. Die „Anergie" dauert bei beiden Krankheiten so lange, als das Virus in dem Organismus enthalten ist.

7. Bei beiden Krankheiten ist eine intravenöse Infektion leicht, eine subcutane aber nur schwer und nur unter gewissen Bedingungen zu erzielen.

8. Beide Krankheiten werden durch Vererbung auch auf die Nachkommenschaft übertragen.

9. Bei beiden Krankheiten hat sich bis jetzt eine echte künstliche Immunität nicht erzeugen lassen.

10. Es hat den Anschein, als ob auch der Verlauf der Taubenpocke, ebenso wie der der Affensyphilis, durch bestimmte chemische Verbindungen beeinflußt werden kann.

Nach Vollendung obiger Arbeit ist eine Publikation von Manteufel, „Beiträge der Immunitätserscheinungen bei den sogenannten Geflügelpocken" im 33. Bande der Arbeiten aus dem Kaiserlichen Gesundheitsamte erschienen. Manteufel weist auch auf die rudimentären Impfaffekte hin, die sich bei schon geimpften Tieren bei einer Reinokulation zeigen können. Immunisierungsversuche mit Serum von kranken Tieren, die noch Virus subcutan injiziert erhalten hatten, schlugen auch fehl. Behandelt man Tiere zugleich mit einem Virus und einem solchen nach obiger Angabe gewonnenen Immunserum, so scheint mitunter im Tierkörper doch eine Abtötung stattzufinden, die in vitro nicht erfolgt. Die Abtötung des Virus durch taurocholsaures Natrium und Galle ist Manteufel niemals gelungen. Galle scheint aber einen gewissen schwächenden Einfluß auf das Virus auszuüben insofern, als bei cutaner Applikation noch Krankheitserscheinungen auftreten, während sie von der Subcutis nicht mehr auszulösen sind.

Literatur.

Apolant, Virchows Archiv B, **174**, 86.

Benda, Centralbl. f. allg. Pathol. u. pathol. Anat., 8. 862.

Borrel, Compt. rend. de la Soc. de Biol., 24. Dezember 1904.

Burnet, Annales de l'Inst. Past. 1906, S. 742.

Halberstädter und v. Prowazek, Arbeiten a. d. Kaiserl. Gesundheitsamte, **26**, H. 1, 1907.

— — Deutsche med. Wochenschr. 1907, S. 1285.

Juliusberg, Deutsche med. Wochenschr. 1904, Nr. 43.

Landsteiner, Centralbl. f. Bakt., Abt. I, Ref. **38**.

Lipschütz, Wiener klin. Wochenschr. 1907.

— Centralbl. f. Bakt., **46**. 1908.

Löwenthal, Deutsche med. Wochenschr. 1906, Nr. 17.

Marx und Sticker, Deutsche med. Wochenschr. 1902, Nr. 50; 1903, Nr. 5.

Reischauer, Centralbl. f. Bakt. **40**, 356, 1906.

Abschnitt XIX.

Experimentelle Untersuchungen über die Vaccine der Affen.

Von Dr. **L. Halberstädter** (Berlin) und Dr. **S. v. Prowazek** (Hamburg).

Das im Jahre 1905 bei der deutschen Syphilisexpedition nach Niederländisch-Indien reichlich zur Verfügung stehende Affenmaterial wurde auch dazu benützt, einige Fragen der Vaccineätiologie und Immunität experimentell zu untersuchen.

In erster Linie erregte unser Interesse die Frage, ob das Vaccinevirus von der cutanen Impfstelle aus im Tierkörper längere Zeit kreist, oder ob nur eine mehr oder weniger lokale Infektion zustande kommt, worauf erst sekundär von hier aus der Immunisierungsvorgang seinen Ausgang nimmt.

Frühere Versuche an mehr als 60 Kaninchen, unter denen sich auch Albinos, die für Vaccine empfänglicher zu sein scheinen, waren, belehrten uns zunächst, daß von der cornealen, cutanen oder intraperitonealen Impfstelle das Vaccinevirus im allgemeinen nicht in den Blutkreislauf eintritt. Wir konnten mit dem feinzerriebenen Organbrei der Leber, Milz und Niere andere, zum Teil albinotische Kaninchen in keiner Weise corneal impfen. Nach der Organbreiimpfung wurden nach entsprechender Zeit weder makroskopisch noch mikroskopisch (Guarnierische Körperchen) Veränderungen in der Hornhaut der geimpften Tiere nachgewiesen, auch sind stets mit positivem Erfolg diese Hornhäute mit normaler Glycerinlymphe nachgeimpft worden. Diesen Beobachtungen stehen allerdings die Angaben von Siegel gegenüber; Wasielewski berichtet ferner über einen Fall von positiver Impfung mit Organbrei, desgleichen Aldershoff (Diss. Groningen-Utrecht 1906), ferner behaupten auch Mulas und Casagrandi, daß sich das Vaccinevirus im Knochenmark geimpfter Kaninchen nachweisen lasse. Unsere Versuchsergebnisse stehen demgegenüber mit den Beobachtungen von Calmette u. Guèrin, Haaland, Hauser, Jürgens, Muhlens und Hartmann, Nobl, Ohly, Taschen, Süpfle u. a. im festen Einklang.

In Batavia haben wir zunächst die eben geschilderten Kaninchenresultate wiederholt. Die Organe wurden in einem Porzellanmörser mit physiologischer Kochsalzlösung fein zerrieben und längere Zeit stehen gelassen, damit eventuell das dem Zelldetritus anhaftende oder von Zellen eingeschlossene Material Gelegenheit findet, sich zu befreien und in die freie Impfflüssigkeit überzutreten. Dann wurden große Mengen des Organbreis, der in verschiedenen Zeiträumen getöteten Kaninchen entstammte, auf die vorher mit der Impflanzette scarifizierten Hornhäute der Kaninchen gegossen, und die Augen wurden in entsprechenden

Zwischenräumen leicht massiert. In keinem einzigen Falle erhielten wir ein positives Impfergebnis.

Immerhin konnte noch der Einwand erhoben werden, daß wir mit ungeeigneten Versuchstieren gearbeitet haben, und daher gingen wir auf Veranlassung von Herrn Geheimrat Neisser bald daran, die Versuche im größeren Maßstab an Affen fortzusetzen. Die von Herrn Geheimrat Neisser vorgeschlagene Versuchsanordnung war folgende:

Es wurden am 10. November 1905 48 Affen (Makaken, Macacus cynomolgus) cutan mit Vaccine geimpft, von diesen wurden in verschiedenen Zeitabständen (nach 24, 48 Stunden, 4, 5, 6, 7, 8, 9, 10, 11, 12 Tagen) je zwei Tiere getötet, während je zwei folgende Affen zur Kontrolle am Leben gelassen und revacciniert wurden. Von den zwei getöteten Tieren wurde an je drei weitere Affen der Organbrei von Milz, Knochenmark und Niere sowohl cutan als auch subcutan verimpft. Um dem Einwand zu begegnen, daß bei einer subcutanen Impfung sich vielleicht das Virus doch irgendwo in den inneren Organen ohne eigentliche Korruption hält, wurden je drei Affen, die subcutan mit Milz-, Knochenmark- und Nierenbrei infiziert worden sind, nach 9—14 Tagen getötet und ein Organbreigemisch von Milz und Knochenmark an weitere drei Affen verimpft. Im ganzen wurden für diesen Versuch 228 Affen verwendet. Der Ausfall der Vaccination wurde durch Revaccinationen geprüft.

Am 10. November 1905 wurden 48 Tiere mit Vaccine geimpft. 1—48. 11. November Nr. 1 und 2 nach 24 Stunden getötet (Vacc. negativ) und verimpft.

Von Nr. 1 cutan:

Nr. 49. Milz, negativ. Revacc. 1. 12., positiv.

Nr. 50. Knochenmark, negativ. Revacc. 1. 12., positiv.

Nr. 51. Niere, negativ. Revacc. 1. 12., positiv.

Von Nr. 1 subcutan:

Nr. 52. Milz. Revacc. 1. 12., positiv.

Nr. 53. Knochenmark. Revacc. 1. 12., positiv.

Nr. 54. Niere. Revacc. 1. 12., positiv.

Von Nr. 2 cutan:

Nr. 55. Milz, negativ. Revacc. 1. 12., positiv.

Nr. 56. Knochenmark, negativ. Revacc. 1. 12., positiv.

Nr. 57. Niere, negativ. Revacc. 1. 12., positiv.

Von Nr. 2 subcutan:

Nr. 58. Milz. ⎫
Nr. 59. Knochenmark. ⎬ Getötet 21. 11.
Nr. 60. Niere. ⎭

Nr. 61. Mit Milz u. Knochenm. von 58, negat. ⎫
Nr. 62. ,, ,, ,,   ,,   von 59, negat. ⎬ Revacc. 9. 12., positiv.
Nr. 63. ,, ,, ,,   ,,   von 60, negat. ⎭

Nr. 3. Revacc., positiv.

Nr. 4. Revacc., positiv.

12. November 1905.

Nr. 5 und 6 nach 48 Stunden getötet (Vacc. negativ).

    Von Nr. 5 cutan:

Nr. 64. Milz, negativ. Revacc. 1. 12., positiv.

Nr. 65. Knochenmark, negativ. Revacc. 1. 12., positiv.

Nr. 66. Niere, negativ. Revacc. 1. 12., positiv.

    Von Nr. 5 subcutan:

Nr. 67. Milz. Revacc. 1. 12., positiv.

Nr. 68. Knochenmark. Revacc. 1. 12., positiv.

Nr. 69. Niere. Revacc. 1. 12., positiv.

    Von Nr. 6 cutan:

Nr. 70. Milz, negativ. Revacc. 1. 12., positiv.

Nr. 71. Knochenmark, negativ. Revacc. 1. 12., positiv.

Nr. 72. Niere, negativ. Revacc. 1. 12., positiv.

    Von Nr. 6 subcutan:

Nr. 73. Milz.   }

Nr. 74. Knochenmark. Getötet 21. 11. 1905.

Nr. 75. Niere.

Nr. 76. Mit Milz u. Knochenm. von 73, negat.

Nr. 77. „   „   „   „   von 74, negat. Revacc. 9. 12., positiv.

Nr. 78. „   „   „   „   von 75, negat.

Nr. 7 und 8 Vacc. negativ. Revacc. 12. 11., positiv.

13. November 1905.

Nr. 9 und 10 nach 72 Stunden getötet (Vacc. negativ).

    Von Nr. 9 cutan:

Nr. 79. Milz, negativ. Revacc. 2. 12., positiv.

Nr. 80. Knochenmark, negativ. Revacc. 2. 12., positiv.

Nr. 81. Niere, negativ. Revacc. 2, 12., positiv.

    Von Nr. 9 subcutan:

Nr. 82. Milz. Revacc. 2. 12., positiv.

Nr. 83. Knochenmark. Revacc. 2. 12., positiv.

Nr. 84. Niere. Revacc. 2. 12., positiv.

    Von Nr. 10 cutan:

Nr. 85. Milz, negativ. Revacc. 2. 12., positiv.

Nr. 86. Knochenmark, negativ. Revacc. 2. 12., positiv.

Nr. 87. Niere, negativ. Revacc. 2. 12., positiv.

    Von Nr. 10 subcutan:

Nr. 88. Milz.   }

Nr. 89. Knochenmark. Getötet 23. 11. 1905.

Nr. 90. Niere.

Nr. 91. Mit Milz u. Knochenm. von 88, negat. ⎫
Nr. 92. ,, ,, ,, ,, von 89, negat. ⎬ Revacc. 9. 12., positiv.
Nr. 93. ,, ,, ,, ,, von 90, negat. ⎭

Nr. 11 und 12 (Vacc. negativ). 13. 11. Revacc. positiv.

14. November 1905.
Nr. 13 und 14 nach 4 Tagen getötet. Vaccine beginnend.
    Von Nr. 13 cutan:
Nr. 94. Milz, negativ. Revacc. 2. 12., positiv.
Nr. 95. Knochenmark, negativ. Revacc. 2. 12., positiv.
Nr. 96. Niere, negativ. Revacc. 2. 12., positiv.
    Von Nr. 13 subcutan:
Nr. 97. Milz. ⎫
Nr. 98. Knochenmark. ⎬ Revacc. 2. 12., positiv.
Nr. 99. Niere. ⎭
    Von Nr. 14 cutan:
Nr. 100. Milz, negativ. ⎫
Nr. 101. Knochenmark, negativ. ⎬ Revacc. 2. 12., positiv.
Nr. 102. Niere, negativ. ⎭
    Von Nr. 14 subcutan:
Nr. 103. Milz. ⎫
Nr. 104. Knochenmark. ⎬ Getötet 23. 11.
Nr. 105. Niere. ⎭

Nr. 106. Mit Milz u. Knochenm. von 103, negat. ⎫
Nr. 107. ,, ,, ,, ,, von 104, negat. ⎬ Revacc. 9. 12., positiv.
Nr. 108. ,, ,, ,, ,, von 105, negat. ⎭

Nr. 15 und 16. Vaccine beginnend. Revacc. 14. 11., positiv.

15. November 1905.
Nr. 17 und 18 nach 5 Tagen getötet. Vaccine positiv.
    Von Nr. 17 cutan:
Nr. 109. Milz, negativ. ⎫
Nr. 110. Knochenmark, negativ. ⎬ Revacc. 2. 12., positiv.
Nr. 111. Niere, negativ. ⎭
    Von Nr. 17 subcutan:
Nr. 112. Milz. ⎫
Nr. 113. Knochenmark. ⎬ Revacc. 2. 12., positiv.
Nr. 114. Niere. ⎭
    Von Nr. 18 cutan:
Nr. 115. Milz, negativ. ⎫
Nr. 116. Knochenmark, negativ. ⎬ Revacc. 2. 12., positiv.
Nr. 117. Niere, negativ. ⎭

Von Nr. 18 subcutan:

Nr. 118. Milz.
Nr. 119. Knochenmark. } Getötet 25. 11.
Nr. 120. Niere.

Nr. 121. Mit Milz u. Knochenm. von 118, negat.
Nr. 122. „ „ „ „ „ 119, „ } Revacc. 9. 12., positiv.
Nr. 123. „ „ „ „ „ 120 „

Nr. 19 und 20. Vacc. positiv. Revacc. 15. 11., positiv.

16. November 1905.

Nr. 21 und 22 nach 6 Tagen getötet. Vaccine positiv.

   Von Nr. 21 cutan:

Nr. 124. Milz, negativ.
Nr.125. Knochenmark, negativ. } Revacc. 2. 12., positiv.
Nr. 126. Niere, negativ.

   Von Nr. 21 subcutan:

Nr. 127. Milz.
Nr. 128. Knochenmark. } Revacc. 2. 12., positiv.
Nr. 129. Niere.

   Von Nr. 22 cutan:

Nr. 130. Milz, negativ.
Nr. 131. Knochenmark, negativ. } Revacc. 2. 12., positiv.
Nr. 132. Niere, negativ.

   Von Nr. 22 subcutan:

Nr. 133. Milz.
Nr. 134. Knochenmark. } Getötet 25. 11. 1905.
Nr. 135. Niere.

Nr. 136. Mit Milz u. Knochenm. von 133, negat.
Nr. 137. „ „ „ „ „ 134, „ } Revacc. 9. 12., positiv.
Nr. 138. „ „ „ „ „ 135, „

Nr. 23 und 24. Vaccine positiv. Revacc. 16. 11., negativ.

17. November 1905.

Nr. 25 und 26. Vaccine positiv, nach 7 Tagen getötet.

   Von Nr. 25 cutan:

Nr. 139. Milz, negativ.
Nr. 140. Knochenmark, negativ. } Revacc. 2. 12., positiv.
Nr. 141. Niere, negativ.

   Von Nr. 25 subcutan:

Nr. 142. Milz.
Nr. 143. Knochenmark. } Revacc. 2. 12., positiv.
Nr. 144. Niere.

Von Nr. 26 cutan:
Nr. 145. Milz, negativ.
Nr. 146. Knochenmark, negativ. } Revacc. 2. 12., positiv.
Nr. 147. Niere, negativ.
  Von Nr. 26 subcutan:
Nr. 148. Milz.
Nr. 149. Knochenmark. } Getötet 27. 11.
Nr. 150. Niere.

Nr. 151. Mit Milz u. Knochenm. von 148, negat.
Nr. 152. „   „   „   „   „ 149, „ } Revacc. 9. 12., positiv.
Nr. 153. „   „   „   „   „ 150, „

Nr. 27 und 28. Vaccine positiv. Revacc. 17. 11., negativ.

18. November 1905.
Nr. 29 und 30. Vaccine positiv, nach 8 Tagen getötet.
  Von Nr. 29 cutan:
Nr. 154. Milz, negativ.
Nr. 155. Knochenmark, negativ. } Revacc. 2. 12., positiv.
Nr. 156. Niere, negativ.
  Von Nr. 29 subcutan:
Nr. 157. Milz.
Nr. 158. Knochenmark. } Revacc. 2. 12., positiv.
Nr. 159. Niere.
  Von Nr. 30 cutan:
Nr. 160. Milz, negativ.
Nr. 161. Knochenmark, negativ. } Revacc. 2. 12., positiv.
Nr. 162. Niere, negativ.
  Von Nr. 30 subcutan:
Nr. 163. Milz.
Nr. 164. Knochenmark. } Getötet 30. 11.
Nr. 165. Niere.

Nr. 166. Mit Milz u. Knochenm. von 163, negat.
Nr. 167. „   „   „   „   „ 164, „ } Revacc. 9. 12., positiv.
Nr. 168. „   „   „   „   „ 165, „

Nr. 31 und 32. Vaccine positiv. Revacc. 18. 11., negativ.

19. November 1905.
Nr. 33 und 34. Vaccine positiv, nach 9 Tagen getötet.
  Von Nr. 33 cutan:
Nr. 169. Milz, negativ.
Nr. 170. Knochenmark, negativ. } Revacc. 2. 12., positiv.
Nr. 171. Niere, negativ.

Von Nr. 33 subcutan:

Nr. 172. Milz.
Nr. 173. Knochenmark. } Revacc. 2. 12., positiv.
Nr. 174. Niere.

Von Nr. 34 cutan:

Nr. 175. Milz, negativ.
Nr. 176. Knochenmark, negativ. } Revacc. 2. 12., positiv.
Nr. 177. Niere, negativ.

Von Nr. 34 subcutan:

Nr. 178. Milz.
Nr. 179. Knochenmark. } Getötet 30. 11.
Nr. 180. Niere.

Nr. 181. Mit Milz u. Knochenm. von 178, negat.
Nr. 182. ,, ,, ,, ,, ,, 179, ,, } Revacc. 9. 12., positiv.
Nr. 183. ,, ,, ,, ,, ,, 180, ,,

Nr. 35 und 36. Vaccine positiv. Revacc. 19. 11., negativ.

20. November 1905.

Nr. 37 und 38. Vaccine positiv, nach 10 Tagen getötet.

Von Nr. 37 cutan:

Nr. 184. Milz, negativ.
Nr. 185. Knochenmark, negativ. } Revacc. 4. 12., positiv.
Nr. 186. Niere, negativ.

Von Nr. 37 subcutan:

Nr. 187. Milz.
Nr. 188. Knochenmark. } Revacc. 4. 12., positiv.
Nr. 189. Niere.

Von Nr. 38 cutan:

Nr. 190. Milz, negativ.
Nr. 191. Knochenmark, negativ. } Revacc. 4. 12., positiv.
Nr. 192. Niere, negativ.

Von Nr. 38 subcutan:

Nr. 193. Milz.
Nr. 194. Knochenmark. } Getötet 4. 12.
Nr. 195. Niere.

Nr. 196. Mit Milz u. Knochenm. von 193, negat.
Nr. 197. ,, ,, ,, ,, ,, 194, ,, } Revacc. 12. 12., positiv.
Nr. 198. ,, ,, ,, ,, ,, 195, ,,

Nr. 39 und 40. Vaccine positiv. Revacc. 20. 11., negativ.

21. November 1905.

Nr. 41 und 42. Vaccine positiv, nach 11 Tagen getötet.

Von Nr. 41 cutan:

Nr. 199. Milz, negativ.
Nr. 200. Knochenmark, negativ. } Revacc. 4. 12., positiv.
Nr. 201. Niere, negativ.

Von Nr. 41 subcutan:

Nr. 202. Milz.
Nr. 203. Knochenmark. } Revacc. 4. 12., positiv.
Nr. 204. Niere.

Von Nr. 42 cutan:

Nr. 205. Milz, negativ.
Nr. 206. Knochenmark, negativ. } Revacc. 4. 12., positiv.
Nr. 207. Niere, negativ.

Von Nr. 42 subcutan:

Nr. 208. Milz.
Nr. 209. Knochenmark. } Getötet 4. 12.
Nr. 210. Niere.

Nr. 211. Mit Milz u. Knochenm. von 208, negat.
Nr. 212. ,,   ,,   ,,   ,,   ,, 209, ,, } Revacc. 12. 12., positiv.
Nr. 213. ,,   ,,   ,,   ,,   ,, 210, ,,

Nr. 43 und 44. Vaccine positiv. Revacc. 21. 11., negativ.

22. November 1905.

Nr. 45 und 46. Vaccine positiv, nach 12 Tagen getötet.

Von Nr. 45 cutan:

Nr. 214. Milz, negativ.
Nr. 215. Knochenmark, negativ. } Revacc. 4. 12., positiv.
Nr. 216. Niere, negativ.

Von Nr. 45 subcutan:

Nr. 217. Milz.
Nr. 218. Knochenmark. } Revacc. 4. 12., positiv.
Nr. 219. Niere.

Von Nr. 46 cutan:

Nr. 220. Milz, negativ.
Nr. 221. Knochenmark, negativ. } Revacc. 4. 12., positiv.
Nr. 222. Niere, negativ.

Von Nr. 46 subcutan:

Nr. 223. Milz.
Nr. 224. Knochenmark. } Getötet 4. 12.
Nr. 225. Niere.

Nr. 226. Mit Milz u. Knochenm. von 223, negat.
Nr. 227. ,,   ,,   ,,   ,,   ,, 224, ,, } Revacc. 12. 12., positiv.
Nr. 228. ,,   ,,   ,,   ,,   ,, 225, ,,

Nr. 47 und 48. Varcine positiv. Revacc. 22. 11., negativ.

Wie aus dem Protokoll hervorgeht, lieferte die gesamte Versuchsserie durchweg negative Resultate.

In keinem einzigen Falle konnten wir uns von einem Kreisen des Vaccinevirus von der Impfstelle aus überzeugen, und wir nehmen auf Grund dieser Versuche an, daß bei der cutanen Impfung im allgemeinen kein Übertritt des Virus in den Blutstrom stattfindet.

Bei der Variola kreist naturgemäß das Virus im Blute, aber immerhin in nicht erheblicher Menge und verschwindet auf späteren Stadien des Krankheitsverlaufes aus dem Blutstrom. Kaninchencorneaimpfungen mit Blut, sowie mit Milz-, Nieren- und Leberextrakten von konfluierender und hämorrhagischer Variola, die während der Variolaepidemie 1908 von Beaurepaire Aragao und Prowazek im Institut „Oswaldo Cruz" in Rio de Janeiro (Brasilien)[1] ausgeführt worden sind, lieferten zweifelhafte, in der Mehrzahl der Fälle jedoch negative Resultate.

Die Hornhäute der Kaninchen sind im letzteren Falle mit Vaccine mit Erfolg nachgeimpft worden. In einem Falle von Blutimpfung (hämorrhagischer Variolafall) an zwei Kaninchencornea sowie an die rasierte Bauchhaut trat auf einer Cornea erst am 6. Tage verspätet eine Reaktion auf, und es sind auch in den Schnittpräparaten Guarnierische Körperchen nachgewiesen worden.

In einem Falle konnte mit Leberextrakt eines Foetus, dessen Mutter an konfluierender Variola gestorben war, mit positivem Erfolg eine Kaninchencornea geimpft werden, in der auch spärliche Guarnierische Körperchen nachgewiesen worden sind.

Alle diese Versuche sprechen dafür, daß die Variolavaccine mehr eine epitheliale Erkrankung ist und in die Gruppe der Epitheliosen gehört. —

Im Anschluß an die eben mitgeteilten Versuche gingen wir daran, den Vorgang der Immunisierung an den uns zur Verfügung stehenden Affen zu untersuchen. Diese Frage ist sehr kompliziert und bedarf ausgedehnter Versuche, von denen wir während der Zeit, da wir an den Arbeiten in Batavia teilgenommen hatten, nur einen Teil ausführen konnten.

Zunächst wurden Makaken zuerst mit 1 ccm, später mit 5 ccm einer 1 : 500 verdünnten Lymphe subcutan in entsprechenden Zeiträumen vom Oktober bis Anfang November 1905 behandelt.

Leider gingen uns in dieser Zeit viele Affen an Tuberkulose ein, und die Versuche sind durch diese Kalamität erheblich gestört worden. Von den derart auf subcutanem Wege immunisierten Affen wurde Serum gewonnen, dieses nach entsprechender Inaktivierung und darauffolgender Komplettierung mit normalem Affenserum mit verdünnter Vaccinelymphe auf die Hälfte verdünnt und auf 24 Stunden in den Eisschrank gebracht. Als Kontrolle diente normales Affenserum. Die subcutan vorbehandelten Affen sind mit negativem Resultat revacciniert worden und waren demnach immun.

---

[1] Münch. med. Wochenschr., 1908, Nr. 44.

Nach 24 Stunden wurde das Serumvaccinegemisch auf eine vorher sorgfältig scarifizierte Kaninchencornea verimpft.

Die Ergebnisse dieser Versuchsserie waren durchaus nicht eindeutig. In einigen Fällen konnten wir uns auf Grund des Ausfalles der Reaktion von einer Abschwächung des Virus überzeugen, in anderen Fällen fiel die Impfung negativ aus, während wiederum in einigen Fällen die Impfung auf die Kaninchencornea deutlich positiv war. In den nach Giemsa gefärbten Abstrichen sind auch die Guarnierischen Körperchen in den Epithelzellen nachgewiesen worden. So tötete das Serum des Affen Nr. 5, der am 3. 10. 1 ccm, am 8. 10. 5 ccm, am 30. 10. 10 ccm, am 1. 11. 5 ccm, am 5. 11. 5 ccm der Vaccinelymphe 1 : 500 subcutan bekam, das Virus in keiner Weise ab. Die Versuche waren um so weniger eindeutig, als die Kontrollimpfung mit gewöhnlichem Affenserum + Vaccine merkwürdigerweise auch in einigen Fällen negative Resultate ergab, während dieselbe Lymphe nach anderen Versuchen doch vollvirulent war. Wir prüften auch das Serum von drei Menschen, von denen der eine infolge wiederholter Impfung innerhalb von zwei Jahren gegenüber der Vaccine so überempfindlich war, daß er auf Virusverdünnungen 1 : 10 000 noch deutlich reagierte. Auch in diesen Fällen besaß das Serum keine parasiticiden Eigenschaften, ebensowenig wie das Kammerwasser einer immunisierten Kaninchencornea. Süpfle (Archiv f. Hygiene 1909, 68. Bd.) schreibt bezüglich ähnlicher Versuche im gleichen Sinne: „Allerdings erscheinen diese Immunkörper nicht mit Gesetzmäßigkeit bei jedem einzelnen Tier, wie überhaupt die abtötende Kraft des Serums großen Schwankungen unterworfen ist."

Es konnte bei den Kaninchencorneaimpfungen der Einwand gemacht werden, daß das Virus durch das Serum zwar hochgradig abgeschwächt wurde, daß jedoch die Kaninchencornea auf selbst geringe Virusspuren jederzeit sehr lebhaft reagiert und für unsere Versuche zu empfindlich ist. Durch das Entgegenkommen der Herren Dr. Neyland und Dr. Nordhoek Heght vom Institut Pasteur in Batavia sind wir in die Lage versetzt worden, die Impfungen an Kindern ausführen zu dürfen.

Zu diesem Zwecke wurden am 17. Dezember 1905 subcutan vollkommen gesunde Makaken (M. cynomolgus) mit 5 ccm einer 1 : 500 durch physiologische Kochsalzlösung verdünnten Vaccinelymphe immunisiert. Nach einiger Zeit entwickelten sich an der Injektionsstelle harte Infiltrate, die nicht in Eiterung übergingen und von wo aus offenbar im subcutanen Gewebe der Immunisierungsprozeß seinen Anfang nahm. Am 23. Dezember erhielten wir deutliche Vaccinereaktionen einer gleichzeitig vorgenommenen Cutanimpfung; die Revaccinationen waren negativ.

Das Serum dieser Affen wurde durch mehrere Wochen auf seine parasiticiden Eigenschaften hin geprüft. Das Vaccinevirus wurde in der Weise gewonnen, daß die Vaccinepulpa eines Kalbes 24 Stunden in Glycerin aufbewahrt, dann mit steriler physiologischer Kochsalzlösung ausgewaschen und mit drei Volumen physiologischer Kochsalzlösung verrieben wurde. Am 30. Dezember 1905 wurde zum erstenmal das Serum abgenommen, auf die Hälfte mit der so gewonnenen Vaccinelymphe vermischt und auf 24 Stunden im Eisschrank aufbewahrt. Die Impfungen an Malaienkindern sind in den Impfräumen des Institut Pasteur in Batavia von Herrn Dr. Neyland vorgenommen und kontrolliert worden. Zur Kontrolle diente normales Affenserum und dieselbe Vaccinelymphe, die in allen Fällen positive Impfergebnisse lieferte. Im Verhältnis zu den Kontrollimpfungen zeigte nach 13 Tagen nach der subcutanen Impfung das „Immunserum" eine gewisse Zunahme von parasiticiden Substanzen insofern an, als die Impfpusteln in der Entwicklung zurückblieben und später verkümmerten. Nach 26 Tagen nach den subcutanen Injektionen schwächte das Immunserum das Vaccinevirus derart ab, daß die Impfreaktion bei drei geimpften Kindern absolut ausgeblieben ist, während die Kontrollimpfungen deutliche und normale Impfpusteln zeitigten. Am 28. 1. 1906 wurden nach der Impfung bei zwei Kindern (es sind drei Kinder geimpft worden) geringe Reaktionen beobachtet. Die virustötende bzw. virusabschwächende Kraft des Serums nahm demnach wiederum 42 Tage nach der Impfung ab.

Aus diesen Beobachtungen geht hervor, daß nach subcutaner Impfung beim Affen im Serum virusabschwächende Substanzen nach und nach vom 13. Tage nach der Impfung auftreten, am reichlichsten am 26. Tage nachweisbar sind und von da wiederum abnehmen. Nach einer cutanen Impfung allein konnten wir uns nicht von der Existenz parasiticider Substanzen im Serum überzeugen, und wir sind der Meinung, daß dieser Art von Serumimmunität in der Praxis keine tiefere Bedeutung zukommt.

Diese Auffassung wird wesentlich durch die oben mitgeteilten Versuche gestützt, die zu dem Ergebnis führten, daß die Vaccine vorwiegend eine epitheliale Erkrankung (Epitheliose) ist und daß bei ihr das Virus im allgemeinen nicht in den Blutkreislauf übertritt. Es tritt demnach bei der Vaccine im allgemeinen eine ektodermale, histogene Immunität auf, die vorwiegend auf die Gewebe gebunden ist, während im Serum nur spärliche virulicide Antikörper, an deren Existenz bei subcutanen Impfungen nicht zu zweifeln ist, in variablen Mengen auftreten.

Abschnitt XX.

Über experimentelle Hauttuberkulose bei Affen.

Von Dr. **Gustav Baermann** (Petoemboekan, Sumatra) und Dr. **L. Halberstädter** (Berlin).

Während die Tuberkulose unter den bei uns in Gefangenschaft gehaltenen Affen nicht selten ist und sich bei der Durchführung von Versuchen in großem Maßstabe an höheren und niederen Affen recht störend bemerkbar macht, waren die sehr beträchtlichen Affenbestände bei der Syphilisexpedition in Java frei von Tuberkulose, solange nur frisch eingefangene Tiere in die Laboratoriumsställe gebracht wurden. Bei vielen Hunderten von Autopsien an derartigen höheren und niederen Affen fanden sich nie tuberkulöse Veränderungen an den Organen. Diese Erfahrungen decken sich mit denen von de Haan und von v. Dungern.

Das erste Tier, bei dem wir eine Tuberkulose konstatieren konnten, war ein Orang-Utan, der vor Einlieferung in unseren Tierbestand schon ein Jahr lang anderweitig in Gefangenschaft gehalten worden war. Bei diesem Tier fand sich bei der Sektion eine Tuberkulose der Milz, während die anderen Organe makroskopisch keine tuberkulösen Veränderungen erkennen ließen.

Auf Veranlassung von Herrn Geheimrat Neisser wurden damals (August 1905) von diesem Tiere eine Anzahl von Makaken (Mac. cynomolg.) infiziert, und zwar cutan, intraperitoneal und intravenös.

Die Versuche, über die wir in der Berl. klin. Wochenschr. 1906 Nr. 7 bereits berichtet hatten, ergaben, daß die intraperitoneal und intravenös infizierten Tiere innerhalb eines Monats an ausgebreiteter Organtuberkulose zugrunde gingen, während die cutan infizierten zum Teil sehr ausgebreitete tuberkulöse Veränderungen an den Impfstellen bekamen.

Von dieser ersten Serie wurden dann weitere Impfungen auf niedere Affen vorgenommen, und zwar wurde die cutane Impfung stets an den Augenbrauen, bisweilen auch am Nasenrücken, durch Einreiben des tuberkulösen Materials in die leicht skarifizierte Impfstelle ausgeführt. Die örtlichen Erscheinungen traten durchschnittlich 3—5 Wochen nach der Impfung auf und bestanden anfangs stets in einer akut entzündlichen Schwellung und diffusen Rötung. Dann bildete sich innerhalb dieses Bezirkes eine seichte Ulceration aus, die rasch an Ausdehnung zunahm und sich in ein tiefes Ulcus mit ausgezackten, unterminierten Rändern und schmierigem Grunde umwandelte; oder es bildeten sich isolierte Infiltrate aus, die einschmolzen und sich so in kleine, scharfbegrenzte Ulcerationen umwandelten, aus denen schließlich durch Konfluenz eine größere Geschwürsfläche entstand. In einzelnen Fällen konnten auch kleine, schuppende, lupusähnliche Knötchen konstatiert werden, die keine Tendenz zur eitrigen Einschmelzung zeigten.

In allen diesen Erscheinungen ließen sich Tuberkelbacillen im Abstrich mehr oder weniger reichlich nachweisen.

Auf Injektion von Alttuberkulin ($^1/_{10}$, $^1/_2$, 1 und 5 mg subcutan) erfolgte bei einigen Tieren nach 24 Stunden eine deutliche Lokalreaktion, bestehend in stärkerer Rötung und Schwellung, die nach weiteren 24 Stunden von einer verstärkten Schuppung abgelöst wurden. Eine sichtliche Einwirkung auf den Verlauf der allgemeinen Tuberkulose, die sich bei den cutan infizierten Tieren dieser Serie entwickelte, wurde durch die Tuberkulininjektionen nicht erzielt.

Im weiteren Verlauf breiteten sich die tuberkulösen Hauterscheinungen in der Peripherie aus, liefen eventuell kreisförmig um das Auge herum und nahmen schließlich einen großen Teil der betreffenden Gesichtshälfte ein. Hand in Hand mit dieser Ausbreitung ging eine Schwellung und Verkäsung der regionären Lymphdrüsen.

Der Tod der Tiere erfolgte gewöhnlich unter starker Abmagerung durch allgemeine Tuberkulose. Bei der Sektion von Tieren dieser ersten Versuchsserie fand sich stets eine ausgebreitete Tuberkulose von Milz und Leber, in vielen, aber nicht in allen Fällen auch eine solche der Lunge.

Studien über experimentelle Hauttuberkulose bei Affen waren gleichzeitig auch von Kraus und Kren in Wien gemacht worden, die sich in ihren Ergebnissen, was die Hauptpunkte betrifft, mit den unsrigen decken. Die erste Mitteilung dieser Autoren[1]) erfolgte einige Monate vor der unsrigen.

Durch die Experimente von Kraus und Kren sowie die bei der Syphilisexpedition in Java ausgeführten war gezeigt worden, daß der niedere Affe ein ausgezeichnetes Laboratoriumstier zum Studium der Hauttuberkulose ist. Auf entsprechende, von anderen Autoren ausgeführte Versuche an Meerschweinchen und Kaninchen wollen wir hier nicht eingehen, die ausführliche Literatur hierüber findet sich in einer umfassenden Arbeit von Lewandowsky über „Experimentelle Studien über Hauttuberkulose".

Bei acht Tieren haben wir nach Ausbildung der Hauttuberkulose eine zweite cutane Impfung mit tuberkulösem Material vorgenommen, und zwar in zwei Fällen 82 Tage nach der ersten Impfung (55 Tage nach Auftreten der Hauterscheinungen) und in sechs Fällen 20 Tage nach der ersten Impfung (gleichzeitig mit dem ersten Beginn der Hauterscheinungen), bei den beiden ersten Tieren wurde dann 20 Tage nach der zweiten Hautimpfung noch eine dritte cutane Inokulation ausgeführt. Zu den Reinokulationen wurden teils tuberkulöse Organstückchen frisch sezierter Affen, teils eine Reinkultur von Tuberkelbacillen aus menschlichem Sputum benutzt. Bei dieser Versuchsreihe konnte irgendein abweichendes Verhalten im Verlaufe der zweiten und dritten Hautimpfung nicht beobachtet werden, etwa im Sinne Kochs, der konstatierte, daß bei bereits tuberkulösen Tieren die durch nunmehr erfolgende subcutane Injektion tuberkulösen Materials entstehenden lokalen Prozesse (Abscesse und Ulcerationen) abortiv verlaufen.

[1]) Sitzungsber. d. Kaiserl. Akad. d. Wiss. in Wien **94**. Abt. III. (Sitzung vom 23. Nov. 1905.)
[2]) Archiv f. Dermatol. u. Syph. **98**, 335.

Diese Resultate stehen im Gegensatz zu denjenigen, welche Kraus und Volk[1]) bei entsprechenden Versuchen mit cutaner Revaccination bei bereits tuberkulösen Affen gewannen. Kraus und Volk konnten nämlich konstatieren, daß bei bereits bestehender progredienter Hauttuberkulose der Affen der Versuch einer zweiten cutanen Infektion nicht mehr zu makroskopisch wahrnehmbaren Veränderungen der Haut führt, und zwar sowohl bei der Verwendung eines homologen wie eines heterologen Stammes zur zweiten Infektion. Wenn dagegen die erste cutane Infektion mit einem Tuberkulosestamm ausgeführt war, welcher eine spontan ausheilende örtliche Tuberkulose erzeugt, wie gewisse Stämme menschlicher Tuberkulose und Geflügeltuberkulose, so fiel die zweite Hautimpfung positiv aus.

Worauf es beruht, daß unsere Versuche anders ausfielen, als die von Kraus-Volk, läßt sich nicht entscheiden. Alle unsere Tiere, die einer zweiten cutanen Infektion unterzogen wurden, litten an progredienter Tuberkulose. Der Zeitpunkt der Nachinfektion kann ebenfalls nicht schuld an dem andersartigen Ausfall unserer Versuche sein, da bei einigen derselben die zweite Infektion 20 Tage nach der ersten erfolgte, übereinstimmend mit Kraus und Volk, welche die Reinfektion nach 16—20 Tagen vornahmen.

Die einzige Möglichkeit, welche die Differenzen erklären könnte, wäre die, daß bei diesen Versuchen die Dosierung eine Rolle spielt. Kraus und Volk betonen aber ausdrücklich, daß sie bei ihren Tuberkulose-Immunitätsversuchen an Affen ganz ohne jede Dosierung vorgegangen sind, während eine solche nach Römer, Hamburger und ihren eigenen Experimenten bei entsprechenden Versuchen am Meerschweinchen notwendig sei.

Unsere weiteren Tuberkuloseversuche mußten leider aufgegeben werden, weil durch Stallinfektion ein großer Teil unserer Syphilistiere von Tuberkulose befallen wurde. Es scheint, daß die Affen außerordentlich empfänglich für Tuberkuloseinfektionen sind, denn sobald in einem Stall ein oder mehrere Tuberkulosetiere auftauchten, wurden auch die anderen rasch von der Krankheit befallen. Wir haben daher, um eine weitere Ausbreitung der Tuberkulose, welche die anderen Experimente sehr empfindlich zu stören geeignet ist, zu unterdrücken, alle Tuberkuloseversuche abgebrochen, sämtliche noch auftauchenden tuberkulösen Tiere getötet und die betreffenden Ställe niedergebrannt.

Erst ein Jahr später ließ Herr Geheimrat Neisser bei der Expedition Tuberkuloseversuche in kleinerem Umfange wieder aufnehmen, welche sich damit beschäftigen sollten, das Verhalten verschiedener Tuberkulosestämme bei cutaner Verimpfung auf niedere Affen zu studieren. Die Gelegenheit zu diesen vergleichenden Untersuchungen bot sich durch die Liebenswürdigkeit von Frau Dr. Lydia Rabinowitsch, welche für diese Zwecke eine Anzahl von Reinkulturen verschiedener Typen von Tuberkelbacillen zur Verfügung stellte. Diese Stämme betrafen menschliche, Rinder- und Geflügeltuberkulose, sowie einen atypischen Stamm.

---

[1]) Gesellsch. d. Ärzte Wien 1909, 12. Nov. Wiener klin. Wochenschr. 1909, 1654 und Wiener klin. Wochenschr. 1910, Nr. 19.

Wie **Lydia Rabinowitsch** bereits in ihrer ausführlichen Arbeit über spontane Affentuberkulose[1]) betont, war zu vermuten, daß auch bei cutaner Verimpfung von **Rindertuberkulose** sich beim Affen ähnliche Hauterscheinungen hervorrufen lassen würden, wie bei Verimpfung von menschlicher Tuberkulose, da auch der Mensch eine Hauttuberkulose sowohl durch Infektion mit menschlicher wie mit typischer Rindertuberkulose akquirieren könne und daß ferner auch durch **Vogeltuberkelbacillen** eine experimentelle Hauttuberkulose bei Affen erzeugt werden könne, da bei Vögeln, spez. Papageien, eine solche durch Säugetiertuberkulose zu erzielen sei. Diese Vermutung wurde durch die Ergebnisse unserer Experimente bestätigt, und auch die in der Zwischenzeit veröffentlichten Versuche, welche **Kraus** und **Groß**[2]) in der gleichen Richtung ausführten, ergaben dieselben Resultate. **Kraus** und **Groß** fanden nämlich, daß menschliche, Rinder-, Vogel- und Froschtuberkelbacillen bei cutaner Verimpfung auf niedere Affen imstande sind, eine Hauttuberkulose zu erzeugen. Während aber bei der Verwendung von Rindertuberkelbacillen eine **progrediente** Tuberkulose entsteht, welche letal endet, bleibt die durch menschliche Tuberkelbacillen erzeugte mehr lokal und kommt, ohne daß eine erhebliche Tendenz zur Gewebseinschmelzung besteht, schließlich zur Ausheilung. Vogel- und Froschtuberkulose dagegen erzeugen überhaupt nur ganz geringfügige, makroskopisch wahrnehmbare Veränderungen ohne progredienten Charakter, obwohl auch in den durch Vogeltuberkulose hervorgerufenen unscheinbaren Impfeffekten sehr reichlich Tuberkelbacillen nachgewiesen werden können.

Es sei hierbei erwähnt, daß Übertragungsversuche mit Vogeltuberkulose auf Affen bereits von **Hericourt** und **Richet**[3]) vorgenommen worden sind, welche zwei Affen subcutan mit Bacillen des Type aviaire injizierten, ohne ein positives Impfergebnis zu erhalten.

Aus den Protokollen unserer eigenen Versuche, die sämtlich an Makaken (Macac. cynomolg.) ausgeführt wurden, geben wir zunächst folgenden kurzen Auszug.

Stamm I: **Rindertuberkulose. Bouillonkultur.**

Verimpft am 18. 6. 1906.

a) Cutan linke Braue.

Nr. 1199. 3. 7. schuppendes Infiltrat. 9. 7. Infiltrat, seichte Ulceration. Tuberkelbacillen im Abstrich positiv. 30. 7. Ulceration. 15. 8. abheilend. 9. 9. +. Lokal kleine abscedierte Herde. Leber-, Milz-, Lungentuberkulose.

Nr. 1255. 9. 7. Infiltrat. 30. 7. Infiltrat, seichte Ulceration. Tuberkelbacillen im Abstrich positiv. 15. 8. abheilend. 7. 9. +. Lokal geheilt, Milz-, Leber-, Lungentuberkulose.

Nr. 1248. 9. 7. infiltrierter, schuppender, zum Teil erodierter Herd. Tuberkelbacillen im Abstrich positiv. 9. 8. +. Lokal im Abheilen. Milz-, Leber-, Lungentuberkulose.

[1]) Virchows Archiv **190**, Beiheft.
[2]) Wiener klin. Wochenschr. 1907, Nr. 26.
[3]) Compt. rend. de la Soc. de Biol. 1891.

b) Subcutan. Innenseite der Oberschenkel.

Nr. 1246. 9. 7. Absceßbildung. 26. 8. +. Milz-, Lebertuberkulose.

Nr. 1198. 3. 7. Absceßbildung. 18. 8. +. Milz-, Lungentuberkulose.

Stamm II: Tuberkulose aus menschlichem Sputum (atypischer Stamm). Glycerin-Bouillonkultur. Verimpft am 18. 6. 06.

a) Cutan. Linke Braue.

Nr. 91. Nr. 1583. Nr. 164. Bei sämtlichen Tieren kein sicher tuberkulöser cutaner Impfeffekt.

b) Subcutan Innenseite der Oberschenkel.

7. 9. +. Lokalabscesse. Tuberkulöse Inguinaldrüsen. Milz-, Lebertuberkulose.

Nr. 1259. 9. 9. +. Derselbe Befund wie beim vorigen.

Stamm III: Darmtuberkulose vom Menschen. Kartoffelkultur. Verimpft am 25. 6. 06.

a) Cutan.

Nr. 113. Nr. 219. Nr. 630. Sämtlich ohne Impfeffekt.

b) Subcutan.

Nr. 614. 9. 9. +. Tuberkulöse Inguinaldrüsentuberkulose. Milztuberkulose.

Nr. 726. 9. 9. getötet. Nihil.

Stamm IV: Tuberkulose aus Orang-Utan gezüchtet. Typ. human. Kartoffelkultur. Verimpft am 25. 6.

a) Cutan. Linke Braue.

Nr. 115 und Nr. 372 ohne Impfeffekt.

Nr. 1131. 30. 7. schuppendes, erodiertes Infiltrat.

7. 9. getötet. Lokal fast geheilt. Milz-, Lebertuberkulose.

b) Subcutan. Innenseite der Oberschenkel.

Nr. 929. 7. 9. getötet. Inguinaldrüsen- und Milztuberkulose.

Nr. 1175. 7. 9. getötet. Derselbe Befund.

Stamm V: Tuberkulose aus Schimpanse gezüchtet. Typus humanus. Kartoffelkultur. Verimpft am 25. 6. 06.

a) Cutan. Linke Braue und Nase.

Nr. 160. 9. 7. schuppendes Infiltrat. Stellenweise Erosionen. Tuberkelbacillen im Abstrich positiv. 9. 9. getötet. Lokal geheilt. Milz-, Lebertuberkulose.

Nr. 178. Ebenso.

Nr. 656. Ebenso.

b) Subcutan. Innenseite der Oberschenkel.

Nr. 153. 7. 9. getötet. Inguinaldrüsen-, Leber-, Milztuberkulose.

Nr. 280. Ebenso.

Stamm VII: Tuberkulose von der Ente. Kartoffelkultur. Verimpft am 25. 6. 06.

a) Cutan. Linke Braue und Nase.

Nr. 104. 9. 7. große, schuppende, infiltrierte Herde an Braue und Nase, Tuberkelbacillennachweis positiv. 30. 7. abheilend. 7. 9. getötet. Lokal geheilt. Organe makroskopisch frei von tuberkulösen Veränderungen.

Nr. 131. Derselbe Verlauf.

Nr. 1115. Derselbe Verlauf.

b) Subcutan.

Nr. 373 und 408. Keine Tuberkulose.

Aus diesen Versuchen geht hervor:

1. daß sich sowohl mit dem Typus humanus, wie mit dem Typus bovinus und mit Vogeltuberkulose durch cutane Verimpfung beim Affen Hauttuberkulose erzeugen ließ;

2. daß die Rindertuberkulose prompter zu einer Infektion führte als die uns zur Verfügung stehenden Stämme menschlicher Tuberkulose;

3. daß die durch den Typ. bovinus erzeugten Hauttuberkulosen heftiger waren (Ulceration) als die durch manche Stämme des Typ. humanus hervorgerufenen und daß die letzteren eine größere Tendenz zur Abheilung hatten;

4. daß eine allgemeine Ausbreitung der Tuberkulose in den inneren Organen nach cutaner Verimpfung nur bei Verwendung von menschlicher und Rindertuberkulose zu konstatieren war, während sie nach Verimpfung von Vogeltuberkulose, trotzdem in den Hauterscheinungen Tuberkelbacillen nachgewiesen werden konnten, makroskopisch ausblieb;

5. daß nach cutaner Verimpfung von menschlicher und Rindertuberkulose eine Verbreitung in den inneren Organen nachweisbar war, selbst wenn die Hauterscheinungen in der Rückbildung begriffen (Rindertuberkulose) oder gänzlich ausgeheilt (menschliche Tuberkulose) waren;

6. daß sich durch subcutane Verimpfung von Vogeltuberkulose eine sichtbare Infektion bei Affen nicht erzielen ließ.

Es ist aber ausdrücklich zu betonen, daß diese Versuchsergebnisse nicht verallgemeinert werden dürfen, und daß man nicht etwa auf das Bestehen prinzipieller Unterschiede durchgreifender Art schließen darf. So ist zwar die cutane Impfung mit Reinkulturen des Typ. humanus in einigen Fällen nicht angegangen, wenn dieselbe aber glückte, so bildete sich eine progrediente Tuberkulose der inneren Organe aus, wie bei der Impfung mit dem Typ. bovinus. Auf ein ganz abweichendes Verhalten könnte man aus den Resultaten der Impfung mit Vogeltuberkulose für diesen Typus schließen, denn es ist hierbei trotz deutlicher Hauttuberkulose nicht zu einer makroskopisch nachweisbaren allgemeinen Tuberkulose gekommen und die subcutane Impfung hatte überhaupt keinen sichtbaren Effekt. Ein gleiches Verhalten konstatierten auch Kraus und Groß sowie Héricourt und Richet (l. c.). Trotzdem kann aber auch der Geflügeltuberkelbacillus zu einer allgemeinen Tuberkulose bei Affen führen, wie aus Untersuchungen bei spontaner Affentuberkulose hervorgeht, wenn auch verhältnismäßig selten. Bei derartigen Untersuchungen fand Lydia Rabinowitsch einmal den Geflügeltuberkelbacillus als Erreger einer allgemeinen Tuberkulose eines Affen, und neuerdings berichtet auch Plimmer[1] über einen derartigen Befund.

---

[1] Coll. papers of Listers Institute 1909/10, No. 6, p. 128.

Dr. **Carl Bruck**:
Die biologische Differenzierung von Affenarten und menschlichen Rassen durch spezifische Blutreaktion.
(Berl. klin. Wochenschr. 1907, Nr. 26.)

Wie Uhlenhuth gezeigt hatte, gelingt es, durch kreuzweise Immunisierungen nahe verwandter Tiere Differenzen innerhalb der Gattungen mittels der Präcipitinmethode festzustellen. Verf. versucht nun, ob mit Hilfe der noch feinere Ausschläge gebenden Komplementbindungsmethode Unterschiede innerhalb der Arten festzustellen seien. Es wurden zu diesen Versuchen die in Java zur Verfügung stehenden Vertreter menschlicher Rassen (Javanen, Malaien, Chinesen. Weiße) sowie die verschiedenen Affenarten herangezogen. —

Zuerst mußte die Vorfrage entschieden werden: Sind vielleicht biologische Unterschiede der Blutseren einzelner Individuen derselben Art bzw. Unterart vorhanden? Ist dies der Fall, so würden sich natürlich einer biologischen Rassendifferenzierung große Schwierigkeiten bieten.

Es wurden daher die Blutseren einer großen Reihe Affen derselben Art, Mac. cynomolgus, Mac. rhesus und Orang-Utan, mit ihren homologen Immunseren auf den Endtiter geprüft. Stets war der Titer der Hämolysenhemmung bei allen Tieren derselben Art gleich. Ein mit Orangserum erzieltes Kaninchenimmunserum wirkte auf sämtliche untersuchten Orangseren gleichstark, ein Cynomolgusantiserum auf sämtliche Cynomolgi usw. Dasselbe war der Fall, wenn Blutseren menschlicher Individuen derselben Rasse gleichzeitig nebeneinander ausgewertet wurden. Stets war der Titer der Individuen der gleichen Rasse derselbe.

Nachdem festgestellt war, daß Eiweißunterschiede bei Individuen der gleichen Art (Orang-Utan, Mac. cynomolgus) und der gleichen Unterart (menschliche Rassen) mit der Komplementbindung nicht zu konstatieren sind, stand der Untersuchung, wie sich die Rassen einer Art biologisch zueinander verhalten, nichts mehr im Wege.

Es wurden Kaninchen vorbehandelt mit den Blutseren von Orang-Utan. Mac. cynomolgus und Mensch. Nach den Erfahrungen bei anderen Immunisierungen wurde dabei im Auge gehalten, nicht allzu hochwertige Immunseren zu erzielen.

Aus den nachstehenden Untersuchungen, die mit mehreren Immunseren und zahlreichen Seren der einzelnen Arten bzw. Unterarten wiederholt wurden, geht also hervor, daß es mit Hilfe der Komplementbindung gelingt, die einzelnen Affenarten nach ihrer Stellung im System und ihrem Verhältnis zum Menschen biologisch zu differenzieren. Aus den drei Tabellen ergibt sich gleichmäßig folgende Abstufung der untersuchten Arten:

Tabelle 1.

Biologische Blutdifferenzierung von Affenarten untereinander und in ihrem Verhalten zum Menschen[1].

I. Kaninchen, vorbehandelt mit Orang-Utanserum (Kan. Or. Ser.).

0,1 Kan. Or. Ser. geprüft mit	Orang-Utan	Hylobates (Gibbon)	Mac. rhesus	Mac. nemestrinus	Mac. cynomolgus	Mensch Holländer	Chinese	Malaie
1 : 2000	0	0	0	0	0	0	0	0
1 : 1000	+	0	0	0	0	0	0	0
1 : 900	+	0	0	0	0	0	0	0
1 : 800	+	+	0	0	0	0	0	0
1 : 700	+	+	0	0	0	0	0	0
1 : 600	+	+	0	0	0	0	0	0
1 : 500	+	−	0	0	0	0	0	0
1 : 400	+	+	0	0	0	0	0	0
1 : 300	+	+	0	0	0	0	0	0
1 : 200	+	+	+	+	0	+	+	−
1 : 100	+	+	+	+	+	+	+	−

[1] 0 = komplette Hämolyse. + = Hämolysenhemmung.

II. Kaninchen, vorbehandelt mit Mac. cynomolgusserum (Kan. Cyn. Ser.).

0,1 Kan. Cyn. Ser. geprüft mit	Mac. cynomolgus	Mac. rhesus	Mac. nemestrinus	Gibbon	Orang-Utan	Mensch Holländer	Chinese	Malaie
1 : 4000	0	0	0	0	0	0	0	0
1 : 3000	+	0	0	0	0	0	0	0
1 : 2000	+	+	+	0	0	0	0	0
1 : 1000	+	+	+	0	0	0	0	0
1 : 900	+	+	+	0	0	0	0	0
1 : 800	+	+	+	+	0	0	0	0
1 : 700	+	+	+	+	0	0	0	0
1 : 600	+	+	+	+	+	0	0	0
1 : 500	+	+	+	+	+	0	0	0
1 : 400	+	+	+	+	+	0	0	0
1 : 300	+	+	+	+	+	+	+	+
1 : 200	+	+	+	+	+	+	+	+

III. Kaninchen, vorbehandelt mit Menschenserum (Malaie).

Titer: Mensch 4000, Orang-Utan 600, Gibbon 400, Mac. rhesus 300, Mac. cynomolgus 200.

1. Mensch,
2. Orang-Utan,
3. Gibbon,
4. Mac. rhesus und nemestrinus,
5. Mac. cynomolgus.

Die Art Mensch steht biologisch ungefähr so weit vom Orang-Utan entfernt, wie dieser vom Macacus rhes. und nem. Mensch und Orang-Utan scheinen sich sogar etwas näher zu stehen, wie der Orang gewissen Macacenarten. Unterschiede der einzelnen menschlichen Rassen untereinander ließen sich mit den gegen Affen gerichteten Immunseren nicht konstatieren.

Zu einer etwaigen Differenzierung menschlicher Rassen wurden in derselben Weise Kaninchenimmunsera für Menschenrassen hergestellt, wie dies oben für die Antiaffensera beschrieben wurde.

Es wurden im ganzen untersucht: 7 Holländer (in Holland geborene Soldaten), 5 Chinesen (zum Teil in Batavia, zum Teil in China selbst geboren), 6 Malaien. Hierzu kommen noch 7 Javanen (zum Teil aus Solo), ferner 1 Westjavane (Sudanese). Schließlich bot sich noch Gelegenheit, ein Araberserum zu untersuchen. Im ganzen gelangten also 26 Menschensera zur Untersuchung.

Folgende Tabelle 2 gibt einen Überblick über die Resultate, die wieder mit mehreren Immunseren und sämtlichen zur Verfügung stehenden Menschenseren in der gleichen Weise erzielt wurden.

Tabelle 2.

Biologische Differenzierung menschlicher Rassen.

Kaninchen, vorbehandelt mit Holländer-Serum.

0,1 Kan. Holl. Ser. geprüft mit	Holländer I	Holländer II	Holländer III	Holländer IV	Araber	Chinese I	Chinese II	Chinese III	Chinese IV	Malaie I	Malaie II	Malaie III	Malaie IV	Orang-Utan	Mac. cynom.
1 : 2000	0	0	0	0	0	0	0	0	0	0	0	0	0	0	0
1 : 1000	+	+	+	+	0	0	0	0	0	0	0	0	0	0	0
1 : 900	+	+	+	+	+	0	0	0	0	0	0	0	0	0	0
1 : 800	+	+	+	+	+	0	0	0	0	0	0	0	0	0	0
1 : 700	+	+	+	+	+	+	+	+	+	0	0	0	0	0	0
1 : 600	+	+	+	+	+	+	+	+	+	0	0	0	0	0	0
1 : 500	+	+	+	+	+	+	+	+	+	+	+	+	+	0	0
1 : 400	+	+	+	+	+	+	+	+	+	+	+	+	+	0	0
1 : 300	+	+	+	+	+	+	+	+	+	+	+	+	+	0	0
1 : 200	+	+	+	+	+	+	+	+	+	+	+	+	+	0	0
1 : 100	+	+	+	+	+	+	+	+	+	+	+	+	+	0	0
1 : 50														+	0

Aus dieser Tabelle geht hervor, daß es mit Hilfe eines gegen Vertreter der weißen Rasse gerichteten Immunserums möglich ist, diese von Angehörigen der mongolischen und malaiischen Rasse biologisch zu unterscheiden, und gleichzeitig aus den erzielten Titergrößen auf die Verwandtschaft der einzelnen Rassen untereinander zu schließen. Gleichzeitig zeigt die Tabelle die Übereinstimmung der Titer bei Angehörigen derselben Rasse.

Bei der nun folgenden Untersuchung von Immunseren gegen Chinesen und Malaien ergaben sich folgende interessante Resultate: Die Chinesenantiseren zeigten denselben Endtiter gegen Chinesen und Holländer, einen geringeren gegenüber Malaien. Die Malaienantiseren hingegen wiesen denselben Wert gegen Vertreter aller drei Rassen auf.

Demnach gebührt einer morphologisch am höchsten stehenden Unterart, auch vom biologischen Standpunkte bezüglich ihres Eiweißbaues, dieser Platz.

Daß die beschriebenen feinen biologischen Rassendifferenzen für die Bearbeitung anthropologischer und zoologischer Fragen sich praktisch verwerten lassen, kann natürlich aus diesen relativ wenigen Versuchen nicht geschlossen werden. Darüber könnte erst ein großes, von Fachmännern ausgewähltes Material Gewißheit bringen. Immerhin scheinen diese Untersuchungen aber zu zeigen. daß die Anthropologie und Zoologie sich möglicherweise mit Vorteil der biologischen Methoden bedienen könnte, um sowohl mit anatomischen Methoden erzielte Resultate biologisch zu vergleichen, als die Bearbeitung solcher Fragen auf biologischem Wege zu versuchen. bei denen andere Methoden schwer oder gar nicht zum Ziele führen.

(Autoreferat.)

Verzeichnis
der sonstigen während der Java-Expedition und später mit Unterstützung der gewährten Subvention gemachten und bereits veröffentlichten Arbeiten.

Baermann und Halberstädter: Experimentelle Hauttuberkulose bei Affen. Berl. klin. Wochenschr. 1906, Nr. 7.

Bruck, Carl: Die biologische Differenzierung von Affenarten und menschlichen Rassen durch spezifische Blutreaktion. Berl. klin. Wochenschr. 1907, Nr. 26.

— Zur forensischen Verwertbarkeit und Kenntnis des Wesens der Komplementbindung. Berl. klin. Wochenschr. 1907, Nr. 47.

— Weitere Versuche mit der Komplementbindungsmethode. Geneeskundig Tijdschr. voor Nederlandsch Indië, Deel 47, afl. 6. 1907.

— und Stern, Marg.: Die Wassermann-A.-Neisser-Brucksche Reaktion bei Syphilis. Deutsche med. Wochenschr. 1908.

— Die Serodiagnostik der Syphilis nach Wassermann, Neisser und Bruck. Archiv f. Dermatol. u. Syphilis 91, H. 2 u. 3. 1908.

— und Cohn, Leo: Scharlach und Serumreaktion auf Syphilis. Berl. klin. Wochenschr. 1908, Nr. 51.

— und Geßner, E.: Über Serumuntersuchungen bei Lepra. Berl. klin. Wochenschr. 1909, Nr. 13.

— Über die gegenseitige Beeinflussung von Quecksilber und Schwefel im Organismus. (Ein Beitrag zur Frage der Zweckmäßigkeit von Schwefelbädern bei Quecksilberkuren.) Zeitschr. f. experim. Pathol. u. Ther. 6. 1909.

— und Stern, Marg.: Quecksilberwirkung und Syphilisreaktion. Wiener klin. Wochenschr., 23. Jahrg., Nr. 15. 1910.

— — Über das Wesen der Syphilisreaktion. Zeitschr. f. Immunitätsforsch. u. experim. Ther. 6, H. 4. 1910.

Coenen, Herrmann: Die praktische Bedeutung des serologischen Syphilisnachweises in der Chirurgie. Beiträge z. klin. Chir. 60, H. 1/2.

Cohen, Kurt: Die Serodiagnostik der Syphilis in der Ophthalmologie. Berl. klin. Wochenschr. 1908, Nr. 18.

Dohi, Sh.: Über das Vorkommen der Spirochaete pallida im Gewebe nebst einigen Bemerkungen über Spirochaetenfärbung und die Kernfärbung mit Silber imprägnierter Präparate. Centralbl. f. Bakt. usw., 1. Abt., Orig. 44, H. 3. 1907.

— Über die hämolytische Wirkung des Sublimats. Zeitschr. f. experim. Pathol. u. Ther. 5. 1908.

— Über die lokalen Veränderungen nach Injektionen unlöslicher Quecksilbersalze, insbesondere des grauen Öles. Dermatol. Zeitschr. 16. 1909.

— Über Einfluß von Heilmitteln der Syphilis (Quecksilber, Jod und Arsen) auf die Immunsubstanzen des Organismus (Hämolysine, Agglutinine und Präcipitine). Zeitschr. f. experim. Pathol. u. Ther. 6. 1909.

— Über die Einwirkung des Sublimats auf die Leukocyten. Zeitschr. f. Immunitätsforsch. u. experim. Ther. 5, H. 5. 1909.

Fischer, H. W.: Das negative Eisenhydroxyd. I. Biochem. Zeitschr. 27, H. 3. 1910.

— Das negative Eisenhydroxyd. II. Biochem. Zeitschr. 27, H. 3. 1910.

— und Kuznitzky, Erich: Über negatives Eisenhydroxyd. III. Biochem. Zeitschr. 27, H. 4. 1910.

Halberstädter, L.: Untersuchungen bei experimentellen Trypanosomenerkrankungen. Centralbl. f. Bakt. Orig. **38**, H. 5. 1905.
— und v. Prowazek: Untersuchungen über die Malariaparasiten bei Affen. Arbeiten a. d. Kais. Gesundheitsamte **26**, H. 1. 1907.
— Weitere Untersuchungen über Framboesia tropica an Affen. Arbeiten a. d. Kais. Gesundheitsamte **26**, H. 1. 1907.
Meirowsky, E.: Über die diagnostische und spezifische Bedeutung der v. Pirquetschen Hautreaktion. (Beitrag zur Kenntnis der Tuberkulose der Haut.) Archiv f. Dermatol. u. Syphilis **94**, H. 2/3. 1909.
— Über die von Bauer vorgeschlagene Technik der Wassermann-A. Neisser-Bruckschen Reaktion. Berl. klin. Wochenschr. 1909, Nr. 4.
Merz, Hans: Über die klinische Verwendbarkeit der Wassermann-Neisser-Bruckschen Seroreaktion. Korrespondenzschr. f. Schweiz. Ärzte 1909, Nr. 10.
Neisser, A.: Versuche zur Übertragung der Syphilis auf Affen. 2. Mitteilung. Deutsche med. Wochenschr. 1905, Nr. 19.
— Baermann und Halberstädter: Versuche zur Übertragung der Syphilis auf Affen. 3. Mitteilung. Deutsche med. Wochenschr. 1906, Nr. 1—3.
— mit Siebert und Schucht: Versuche zur Übertragung der Syphilis auf Affen. 4. Mitteilung. Deutsche med. Wochenschr. 1906, Nr. 13.
— Bruck und Schucht: Diagnostische Gewebs- und Blutuntersuchungen bei Syphilis. Deutsche med. Wochenschr. 1906, Nr. 48.
— mit Baermann und Halberstädter: Experimentelle Versuche über Framboesia tropica an Affen. Münch. med. Wochenschr. 1906, Nr. 28.
— Die experimentelle Syphilisforschung nach ihrem gegenwärtigen Stande. Verhandl. d. Deutschen Dermat. Gesellsch. 9. Kongr. Bern 1906.
— Atoxyl bei Syphilis und Frambösie. Deutsche med. Wochenschr. 1907, Nr. 38 u. 43.
— Ein Beitrag zur Lehre von der Kaninchensyphilis. Dermatol. Zeitschr. **15**, H. 2. 1908.
— Sind Syphilis und Frambösie verschiedene Krankheiten? Archiv. f. Schiffs- u. Tropenhyg. **12**. 1908.
— Über die Verwendung des Arsacetins (Ehrlich) bei der Syphilisbehandlung. Deutsche med. Wochenschr. 1908, Nr. 35.
— Asurol, ein neues Quecksilbersalz zur Syphilisbehandlung. Therap. Monatshefte, Dezember 1909.
v. Prowazek: Vergleichende Spirochaetauntersuchungen. Arbeiten a. d. Kais. Gesundheitsamte **26**, H. 1. 1907.
— Untersuchungen über Hämogregarinen. Arbeiten a. d. Kais. Gesundheitsamte **26**, H. 1. 1907.
Pürckhauer, Rudolf: Wie wirkt die spezifische Therapie auf die Wassermann-A. Neisser-Brucksche Reaktion ein? Münch. med. Wochenschr. 1909, Nr. 14.
Sakurane, K.: Über das Schicksal subcutan injizierter Substanzen, insbesondere des Paraffins. Archiv f. Dermatol. u. Syphilis **80**. 1906.
— Histologische Untersuchungen über das Vorkommen der Spirochaete pallida in Geweben. Archiv f. Dermatol. u. Syphilis **82**, H. 2. 1906.
Schereschewsky, J.: Weitere Mitteilungen über die Züchtung der Spirochaete pallida. Deutsche med. Wochenschr. 1909, Nr. 29.
— Bisherige Erfahrungen mit der gezüchteten Spirochaete pallida. Deutsche med. Wochenschr. 1909, Nr. 38.
Schucht, Arthur: Zur experimentellen Übertragung der Syphilis auf Kaninchenaugen. Münch. med. Wochenschr. 1907, Nr. 3.
Siebert, Conrad: Über die Spirochaete pallida. Deutsche med. Wochenschr. 1905, Nr. 41.
— Über die Bestimmung des Quecksilbers in Harn und Faeces. Biochem. Zeitschr. **25**, H. 4 u. 5, S. 328. 1910.
Stern, M.: Zur Technik der Serodiagnostik der Syphilis. Berl. klin. Wochenschr. 1908, Nr. 32.
— Eine Verfeinerung und Vereinfachung der serodiagnostischen Syphilisreaktion. Zeitschr. f. Immunitätsforsch. u. experim. Ther. **1**, H. 3, S. 422. 1909.
— Über die Bedeutung der unsicheren und „paradoxen" Reaktionen bei der serodiagnostischen Untersuchung der Syphilis. Zeitschr. f. Immunitätsforsch. u. experim. Ther. **5**. 1910.

Terebinsky, W. J.: Über die reaktiven Prozesse in verschiedenen Hautschichten beim Affen (Entzündung und Resorption nach Einführung spezifischer und nichtspezifischer Fremdkörper). Archiv f. Dermatol. u. Syphilis **95**, H 2 u. 3. 1909.

Wassermann, Neisser, Bruck und Schucht: Weitere Mitteilungen über den Nachweis spezifischluetischer Substanzen durch Komplementverankerung. Zeitschr. f. Hyg. u. Infektionskrankh. **55**. 1906.

— — und Bruck: Eine serodiagnostische Reaktion bei Syphilis. Deutsche med. Wochenschr. 1906, Nr. 19.

Zieler: Zur Anatomie der Hautimpfungen mit Extrakten syphilitischer Organe. Vortrag geh. i. d. med. Sektion d. Schles. Ges. f. vaterl. Cultur am 13. März 1908. Allgem. med. Centralztg. 1908. Nr. 16.